J. Hirschberg

Handbuch der gesamten Augenheilkunde

J. Hirschberg

Handbuch der gesamten Augenheilkunde

ISBN/EAN: 9783742813619

Hergestellt in Europa, USA, Kanada, Australien, Japan

Cover: Foto ©Lupo / pixelio.de

Manufactured and distributed by brebook publishing software
(www.brebook.com)

J. Hirschberg

Handbuch der gesamten Augenheilkunde

HANDBUCH

DER

GESAMTEN AUGENHEILKUNDE

ZWEITE, NEUBEARBEITETE AUFLAGE

VIERZEHNTER BAND

ZWEITE ABTEILUNG

GRAEFE-SAEMISCH
HANDBUCH
DER
GESAMTEN AUGENHEILKUNDE

UNTER MITWIRKUNG

VON

PROF. TH. AXENFELD IN FREIBURG IN B., PROF. ST. BERNHEIMER IN INNSBRUCK, PROF. A. BIELSCHOWSKY IN MARBURG, PROF. A. BIRCH-HIRSCHFELD IN LEIPZIG, PROF. O. EVERSBUSCH IN MÜNCHEN, DR. A. FICK IN ZÜRICH, PROF. DR. S. GARTEN IN GIESSEN, † PROF. ALFRED GRAEFE IN WEIMAR, PROF. R. GREEFF IN BERLIN, PROF. A. GROENOUW IN BRESLAU, DR. E. HEDDAEUS IN EISENACH, PROF. E. HERING IN LEIPZIG, PROF. E. HERTEL IN STRASSBURG, PROF. C. VON HESS IN MÜNCHEN, PROF. E. VON HIPPEL IN HALLE A. S., PROF. J. HIRSCHBERG IN BERLIN, PROF. E. HUMMELSHEIM IN BONN, PROF. E. KALLIUS IN GREIFSWALD. † DR. MED. ET PHILOS. A. KRAEMER IN SAN DIEGO, PROF. E. KRÜCKMANN IN BERLIN, DR. EDMUND LANDOLT IN PARIS, PROF. TH. LEBER IN HEIDELBERG, PROF. F. MERKEL IN GÖTTINGEN, † PROF. J. VON MICHEL IN BERLIN, PROF. M. NUSSBAUM IN BONN, DR. E. H. OPPENHEIMER IN BERLIN, PROF. A. PÜTTER IN BONN, DR. M. VON ROHR IN JENA, † PROF. TH. SAEMISCH IN BONN, PROF. H. SATTLER IN LEIPZIG, PROF. G. VON SCHLEICH IN TÜBINGEN, PROF. H. SCHMIDT-RIMPLER IN HALLE A. S., PROF. L. SCHREIBER IN HEIDELBERG, PROF. OSCAR SCHULTZE IN WÜRZBURG, DR. R. SEEFELDER IN LEIPZIG, † PROF. H. SNELLEN IN UTRECHT, PROF. H. SNELLEN JR. IN UTRECHT, PROF. W. UHTHOFF IN BRESLAU, PROF. HANS VIRCHOW IN BERLIN, PROF. A. WAGENMANN IN HEIDELBERG, PROF. K. WESSELY IN WÜRZBURG, DR. M. WOLFRUM IN LEIPZIG

BEGRÜNDET VON **PROF. THEODOR SAEMISCH** — FORTGESETZT VON **PROF. C. VON HESS**

ZWEITE, NEUBEARBEITETE AUFLAGE

VIERZEHNTER BAND
ZWEITE ABTEILUNG

J. HIRSCHBERG, GESCHICHTE DER AUGENHEILKUNDE

DRITTES BUCH, ACHTER ABSCHNITT:
DEUTSCHLANDS AUGENÄRZTE VON 1800—1850

MIT 20 FIGUREN IM TEXT UND 9 TAFELN

LEIPZIG
VERLAG VON WILHELM ENGELMANN
1911

Inhalt
des vierzehnten Bandes II.

Kapitel XXIII.
(Fortsetzung.)

Geschichte der Augenheilkunde.

Von J. Hirschberg,
Professor in Berlin.

Mit 20 Figuren im Text und 9 Tafeln.

Drittes Buch.
(Fortsetzung.)

Die Augenheilkunde in der Neuzeit.

Achter Abschnitt. Deutschlands Augenärzte von 1800—1850.

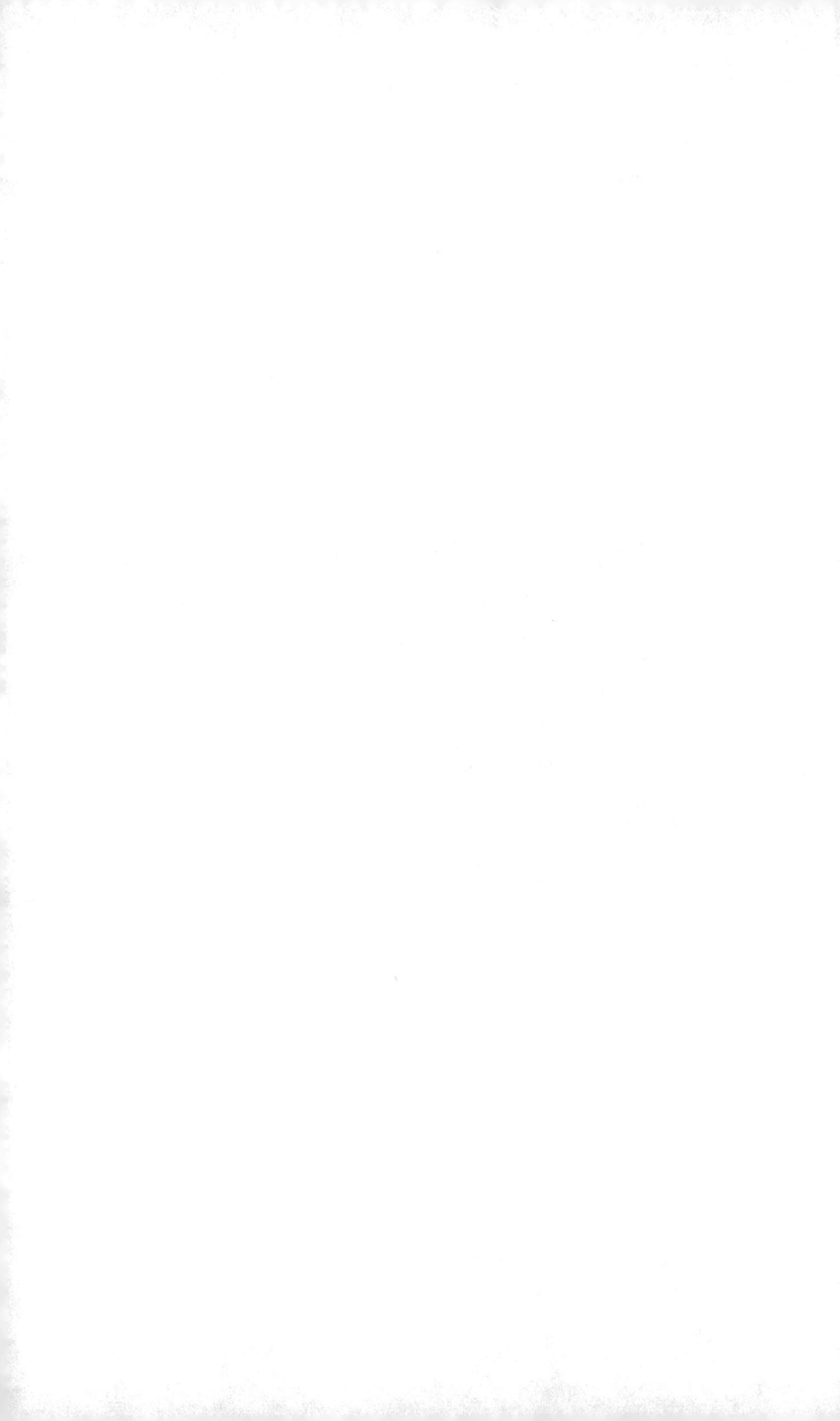

Kapitel XXIII.
(Fortsetzung.)

Die Augenheilkunde in der Neuzeit.

Von

J. Hirschberg,
Professor in Berlin.

Mit zahlreichen Figuren im Text und mehreren Tafeln.

Eingegangen im Juni 1911.

Drittes Buch.

Achter Abschnitt.

Deutschland's Augenärzte, von 1800 bis 1850.

§ 482. Das leuchtende Beispiel Wiens fand in Deutschland[1]) während der ersten Hälfte des 19. Jahrhunderts eine etwas langsame und zögernde Nachahmung; die Augenheilkunde erlangte auch nicht gleich die ihr zur vollen Entfaltung nothwendige Freiheit und Selbständigkeit, meist wurde sie von den Professoren der Chirurgie mit gelehrt und verwaltet.

Voran ging die ruhmreiche, 1734 vom Kurfürst Georg II gegründete Universität von

1) Vgl. 1. Die deutschen Universitäten. Für die Welt-Ausstellung in Chicago, unter Mitwirkung zahlreicher Univ.-Lehrer herausg. von W. Lexis, ö. Prof. d. Staatswissenschaft in Göttingen, II. Bd. 1893. VIII. Ophthalmologie von A. v. Hippel, S. 308—314. 2. Das Unterrichtswesen im Deutschen Reich. Aus Anlass der Welt-Ausstellung in St. Louis ... herausg. von W. Lexis, Berlin 1904. (655 S.) S. auch Hirschberg, Festschrift zur Eröffnung der neuerbauten Augenheilanstalt Karlstraße 36, Juni 1908. — Professoren der Augenheilkunde, Dekane der med. Fakultäten an deutschen Universitäten u. A. haben mein Bestreben, möglichst genau und vollständig zu sein, durch schriftliche Mittheilungen, namentlich durch Auszüge aus den Vorlesungsverzeichnissen, in dankenswerther Weise vielfach unterstützt. Endlich haben meine Bestrebungen auch einige geschichtliche Arbeiten in's Leben gerufen, deren Ergebnisse für mein Buch zu benutzen mir eine besondere Freude bereitet hat.

Göttingen[1]),

wo der berühmte Prof. der Chirurgie A. G. Richter nach zehnjährigem, vergeblichem Kampf endlich 1781 die Gründung eines kleinen, auch zur Aufnahme von Augenkranken bestimmten, akademischen, medicinisch-chirurgischen Hospitals (mit 16 Betten), durchsetzte, an dem, nach seinem Rücktritt, Karl Himly und Martin Langenbeck thätig gewesen sind.

1. Karl Himly[2]),

geboren am 30. April 1772 zu Braunschweig, studirte seit 1790 auf dem dortigen anatomisch-chirurgischen Kolleg, dann in Göttingen unter Richter, unter dem er auch ein Jahr lang als Obergehilfe am akademischen Krankenhaus thätig war, und diente danach in den Lazareten der preußischen Armee am Rhein. Im Jahre 1795 wurde er zum Professor an der medicinisch-chirurgischen Klinik ernannt, 1801 als ord. Prof. der Medicin und Mitdirektor der Klinik nach Jena berufen; 1805 folgte er einem Ruf als Professor der Heilkunst und Direktor des akademischen Hospitals in Göttingen, dessen Bettenzahl nunmehr bedeutend, d. h. auf 28, für innere, chirurgische und Augenkranke, erweitert wurde. Damit war ein Ambulatorium verbunden, bei dem etwa 70 Augenkranke im Semester Hilfe suchten.

Himly's Ruf als Augen-Operateur zog die Kranken von weiter Ferne herbei. Er war auch ein begeisterter, äußerst gewissenhafter Lehrer und ein menschenfreundlicher, erfolgreicher Arzt. »Seine schöne, klangvolle Stimme machte das Zuhören zum Vergnügen und lockte sogar manchmal Laien in sein Auditorium. Durch ruhige, ernst freundliche Mienen und Worte übte er auf seine ihm leicht vertrauenden Kranken eine moralische Gewalt«. (B, 3, S. VII.) Zu seinen bedeutendsten Schülern gehörte F. v. Ammon in Dresden.

L. Stromeyer, der von Michaelis 1823 bis dahin 1825 in Göttingen studirte, hat in seinen »Erinnerungen eines deutschen Arztes« (1875, I, 128) das folgende berichtet: »Himly war jedenfalls der anziehendste Lehrer der medizinischen Fakultät. Eine hohe Stirn und seelenvolle Augen bekundeten den denkenden Beobachter. Er war von untersetzter Statur, aber lebhaft und gewandt in seinen Bewegungen. Alles, was er sagte, verrieth den

1) Vgl. XIV, S. 167. — Die Personal-Union des Kurfürstenthums Hannover mit dem Königreich Großbritannien, die von 1714—1837 bestand und, trotz handelspolitischer Vortheile, für Hannover und ganz Deutschland verhängnissvoll geworden ist, hat auch der Universität Göttingen nur wenig Nutzen, vielmehr überwiegenden Schaden zugefügt.

2) Biogr. Lexikon III, 209, 1886. (Sehr unvollständig.) A. Hirsch, S. 384. — Unsre Tafel I (aus B, 3) stellt Himly dar, wie er die Scleronyxis beginnen will, und seinen damaligen Obergehilfen Ruete.

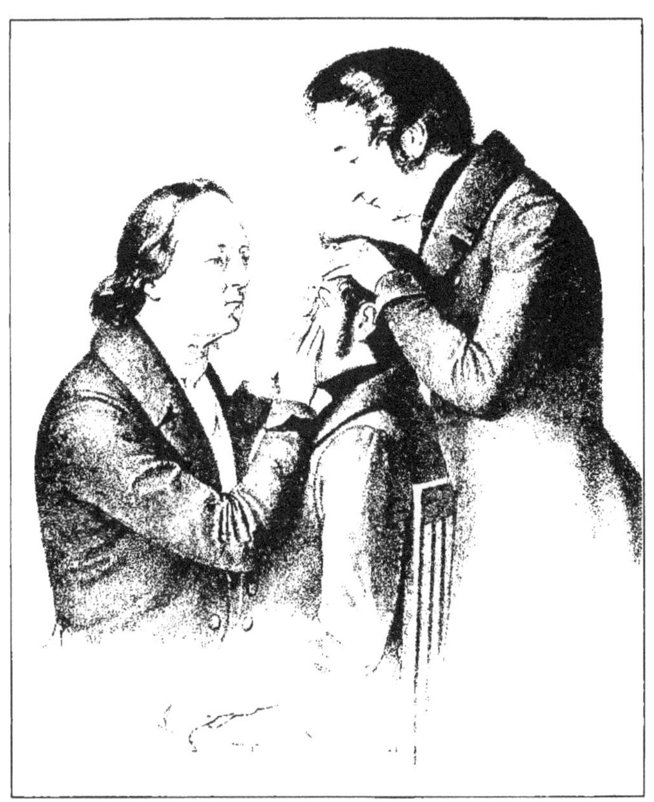

Karl Himly und C. G. Th. Ruete.

Verlag von Wilhelm Engelmann in Leipzig.

vielseitig gebildeten Mann: kein triviales Wort entschlüpfte seinem beredten Munde. Ein volles, weiches Organ fesselte durch seinen Klang allein schon des Hörers Aufmerksamkeit. Er verstand die Kunst, ein Heft zu diktiren, ohne dass seine Rede den Charakter des freien Vortrags verlor; kein Gebiet der Heilkunst war ihm fremd. . . . Am Krankenbett war er der treue Beobachter der Natur, der vorsichtige Therapeut, der feine Eklektiker« . . .

So wirkte er bis zu seinem Tode, der am 22. März 1837, durch Ertrinken in der Leine, erfolgt ist.

Himly hat die Wissenschaft bereichert durch seine Studien über die künstliche Pupillen-Erweiterung, über die Pupillen-Bildung; aber in etwas hochmüthiger und eigensinniger Art noch eine Reihe von Prioritäten für sich in Anspruch genommen, sowie öfters den Vorwurf des Plagiats gegen andre ausgesprochen [1]).

Ein umfassendes Lehrbuch der Augenheilkunde hat er uns handschriftlich hinterlassen: es ist von seinem Sohn herausgegeben worden. (B, 3.)

Sein größtes Verdienst besteht darin, mit Johann Adam Schmidt 1803 die erste Zeitschrift für Augenheilkunde begründet zu haben, unter dem Namen Ophthalmologische [2]) Bibliothek. (III B., 1802—1807.) Fortsetzung war die Bibliothek für Ophthalmologie, Kenntniss und Behandlung der Sinne überhaupt, in ihrem gesunden und kranken Zustande, herausgegeben von K. Himly, 1816—1819.

Ph. v. Walther hat 1821 (J. f. Ch. u. A., S. 66) Beer und Himly als »unsre großen deutschen Augenärzte« bezeichnet.

Unter Himly's zahlreichen Schriften sind solche allgemein medicinischen oder wissenschaftlichen Inhalts und ferner augenärztliche:

A 1. Abhandlung über den Brand der weichen und harten Theile, Göttingen 1800.

2. Ueber einige wirkliche und scheinbare Verschiedenheiten des älteren und neueren Heilverfahrens, Braunschweig 1801.

3. Lehrbuch der praktischen Heilkunde, Göttingen 1807.

4. Ueber das Zusammenkugeln des Igels, Braunschweig 1801.

B 1. Ophthalmologische Beobachtungen und Untersuchungen oder Beyträge zur richtigen Kenntniss und Behandlung der Augen im gesunden und kranken Zustande von K. Himly, der Arzneiwissenschaft und Wundarzneykunst Doktor, Professor der Klinik am anatomisch-chirurgischen Colleg und a. o. Assessor des Fürstlichen Ober-Sanitätscollegium zu Braunschweig, der physischen Privatgesellsch. zu Göttingen o. Mitglied, der K. Josephinischen Academie zu Wien und K. Societät der Wissensch. zu Göttingen Correspondenten. Erstes Stück, Bremen 1801.

— —

1) Z. B. gegen Kieser. Vgl. § 528.

2) Das von Himly eingeführte Wort Ophthalmologie »soll die umfassende Lehre vom Auge in seinen gesunden und kranken Zuständen bezeichnen«. (Ophth. Bibl. II, 3, 175.) Auch die Worte Ophthalmiatria und Ophthalmoiatrotechnik klangen ihm schön.

2. Einleitung zur Augenheilkunde. 3. Auflage. Göttingen 1830. (Ist in Nr. 3 aufgenommen worden.)

3. Die Krankheiten und Missbildungen des menschlichen Auges und deren Heilung von Dr. Karl Himly, K. Grossbrit.-Hannoverschem Hofrath, ordentlichem Professor der Heilkunde an der Georg-August-Universität zu Göttingen, Director des academischen Hospitals daselbst, mehrerer Academien und gelehrter Gesellsch. des In- und Auslandes Mitglied und Ehrenmitglied, Ritter des Guelphen-Ordens etc. Nach den hinterlassenen Papieren desselben herausgegeben und mit Zusätzen versehen von Dr. E. A. W. Himly, Prof. d. Heilk. a. d. Univ. zu Göttingen etc. Berlin 1843, 2 Bände. (585 u. 521 S., 4°.)

4. Himly und Schmidt, Ophthalmologische Bibliothek, Band 1—3, Jena 1805—1807.

5. K. Himly, Bibliothek f. Ophthalmologie, Kenntniss und Behandlung der Sinne überhaupt, Hannover 1816—1819.

In 4 und 5 sind von Himly selber:

6. Einiges über die Polarität[1]) der Farben. (Ophth. Bibl. I, 3, 1—20, 1803.)

7. Principien der Gesch. der wahren und der falschen Thränenfistel. (Ebendas. S. 99—116.)

8. Zusatz, Ueber Pupillenbildung. (Ebendas. II, 1, 48, 1803.)

9. Wiederherstellung des Gesichts bei Central-Leukomen durch Verziehen der Pupille. (Bibl. f. Ophth. I, 1, S. 175, 1816.)

10. Beobachtung eines behaarten Gewächses auf dem Augapfel. (Ophth. Bibl. II, 1, 199, 1803.)

11. Die Hauptarten der Amblyopie und Amaurose. (Ebendas. II, 3, 124, 1804.)

12. Ueber den Schaden, welchen Wissenschaft, Kunst und bürgerliches Wohl durch die Vernachlässigung des ophthalmologischen Studiums leiden. (Ebendas. III, 2, 1—28, 1806.) »Ich bin nicht blos, sondern auch Augenarzt.«

13. Formular zur richtigen Behandlung kranker Augen. (Ebenda, S. 29 bis 107.)

B, 1. Die wichtigste Arbeit in B, 1 ist die erste: »Lähmung der Regenbogenhaut durch örtliche Anwendung des Bilsenkrautes und Benutzung desselben bei der Behandlung einiger Augenkrankheiten«[2]).

H. beobachtete 1799, dass ein Auge, in das von einer Lösung des Bilsenkraut-Auszugs (1 Э : 1 ℥) geträufelt worden, alsbald stärkste Zusammenziehung der Regenbogenhaut (bis kaum 1''' Breite) erfuhr, ohne Aufhebung der Sehkraft, und überzeugte sich durch 20 Versuche, dass dies regelmäßig eintrat, sobald die Regenbogenhaut nur ihre Beweglichkeit besaß. Die Lähmung der Pupille entsteht nach einer Stunde und dauert gewöhnlich 5—6 Stunden. Aber bei Anwendung des Tollkirschen-Auszugs 24 Stunden. Ein Schaden für die Netzhaut tritt nicht ein.

1) Der naturphilosophischen Richtung war Himly ergeben und hielt ihren Vertretern seine Bibliothek offen. III, 3, S. 97, 1807, spottet er über die vielen, denen es ein Gräuel ist, etwas von Polaritäten zu lesen, — weil sie nichts davon verstehen.

2) Der Göttinger Soc. d. Wiss. vorgelegt und December 1800 in den Gött. gelehrten Anzeigen zuerst veröffentlicht.

Die Anwendung dieses Mittels beim grauen Star zeigt sicher, ob derselbe mit der Regenbogenhaut verwachsen ist, und gestattet die genaueste Untersuchung des Stars. Sie ist auch ein Palliativ-Mittel bei dem gewöhnlichen grauen Star, namentlich im Anfang; und schafft Gesicht auch bei manchen Hornhaut-Verdunklungen. Sie erleichtert die Ausziehung des Stars, wenn man vorher die Pupille zwar beweglich, aber doch eng gefunden hatte. Es ist rathsam, 4 Stunden vor der Ausziehung einzuträufeln, damit zur Zeit der Operation die Verengung schon wieder begonnen hatte. Besonders nützlich ist das Mittel bei der Eröffnung der Kapsel zur Zertheilung des Stars. Nützlich ist es auch bei Verengerung der Pupille, die nicht (!) mit Verklebung der Iris und Kapsel verbunden ist. Beachtung verdient, dass Betrüger es zur Erheuchelung des schwarzen Stars anwenden könnten.

Dies ist die erste genaue, systematische Abhandlung über künstliche Pupillen-Erweiterung in der gesamten Welt-Literatur. H. war sehr stolz auf seine Entdeckung und auf diese Abhandlung, die auch bald in's französische und in's italienische übersetzt wurde; aber er selber, sein Uebersetzer EHLERS, ferner sein Sohn, der Herausgeber seines Lehrbuches, mussten alle einräumen, dass es auch für diese »Entdeckung« Vorläufer gegeben, ganz alte und ganz neue.

De la paralysie de l'iris occasionée par une application locale de la belladonna . . . Traduit par EMILE-AUGUSTE EHLERS d'Altona en Holstein, Docteur en chir. et en méd., membre associé étranger de la Soc. de méd. de Paris, séante au Louvre. Avec des notes et des observations. Paris, An X, 1802. (30 S.) — 2. Aufl. 1803, wo für Belladonna richtig jusquiame gesetzt worden.

TANTINI Opuscoli scientifici, Vol. II, p. 247—271.

(T. wurde 1816 Honor. Prof. in Pisa, seine Opuscoli scientifici erschienen von 1812—1830 in 3 Bd.)

Den Namen Mydriatica, d. h. pupillen-erweiternde Mittel, hat K. HIMLY, (nicht gleich 1801, sondern später) gebildet, und zwar von dem Wort μυδρίασις, Pupillen-Erweiterung[1]), nach Analogie des schon bekannten Wortes Narcotica.

Kurzgefasste Geschichte der Mydriatica und ihrer Anwendung.

I. Aus dem Alterthum sind uns drei Nachrichten überliefert[2]):

1. Zu schmerzstillenden Kollyrien wurde der Saft von Hyoskyamos

---

1) XII. S. 388, § 243. Diese Paragraphenzahl ist dort, vor 32, ausgefallen. — Nach unsrem Text ist der Anfang des Artikels Mydriatica (im encyklopädischen Wörterbuch der med. Wissensch. herausg. von den Prof. der med. Facultät zu Berlin, 1840, Bd. 24, S. 343) zu verbessern, ein Artikel, der im übrigen für seine Zeit sehr lobenswerth gewesen. In der ersten und dritten Auflage von EULENBURG's Real-Lexikon fehlt ein Artikel über Mydriatica, doch findet sich in der zweiten eine von mir verfasste Abhandlung darüber, 1885, II, S. 202—208. SCHWARZ hat in seiner neuen Encyclopädie der Augenheilkunde keinen Artikel Mydriatica, wohl aber DRASCHE in seiner Bibl., Augenkr., 1898.

2) Vgl. unsre § 135 u. 198.

verwendet, ebenso auch Strychnos, Nachtschatten. (Dioscurides, ma. med., IV, 69, 71, 72.)

Gegen Augenschmerz pflegten griechische Aerzte die aus Opium, Mandragora[1]) und Hyoskyamos zusammengesetzten Mittel in's Auge zu streichen, was Galen (meth. med. III.) herb tadelt, da er danach Star oder Pupillen-Erweiterung, oder Verengerung, oder Hornhaut-Runzelung eintreten sah.

2. »Für Blau-Äugige (πρὸς γλαυκοφθάλμους), dass sie schwarze Pupillen bekommen . . . Träufle Hyoskyamos-Blüthe, mit Wein verrieben, ein oder Hyoskyamos-Saft . . .«

Dies folgt bei Galen (XII, 740) unmittelbar auf die Färbung der Leukome und ist eine kosmetische Vorschrift, die von den Späteren wörtlich wiederholt wird. Ganz ebenso ist auch der Satz zu verstehen, den Galen (XII, S. 802) aus dem Arzneischatz des Archigenes uns überliefert hat: »Für blau-äugige (πρὸς γλαυκούς), der Saft des Nachtschattens eingeträufelt macht schwarze Augen.«

Dass aber »Archigenes den Nachtschatten zur Verbesserung der Sehschärfe bei cataractösen Trübungen benutzt zu haben scheine, eine Indication, welche die moderne Medicin ja bekanntlich auch kennt«, dies ist eine der Phantasien von H. Magnus[2]), welche weder durch den Text der obigen Stelle, die übrigens für jeden Kundigen deutliche Spuren der Verderbniss an sich trägt[3]), noch durch irgend eine andre Bemerkung in der gesamten Ueberlieferung der Griechen gestützt wird. Man vergleiche mit jenen Stellen des Galenos und des Archigenes noch die folgende des Aetios[4]), die sich an Galen's obige, hier wörtlich wiederholte Vorschrift anschließt: »Mit dem Saft der wilden Feldgurke träufle ein die blauäugigen Frauen, das macht sie schwarzäugig.«

Selbst wenn Oreibasios[5]) zur Färbung von Weißflecken der Hornhaut die Einträuflung von Hyoskyamos-Saft für 14 Tage empfiehlt, hat er nicht an die heutige Indikation der Pupillen-Erweiterung gedacht.

3. Die merkwürdige Stelle des Plinius (§ 198), dass man vor dem Star-Stich die Pupille durch Einträuflung des Saftes von Anagallis (Gauchheil) erweitert, ist völlig unbekannter Herkunft, — natürlich von den griechischen Aerzten nie gelesen worden, bei den Arabern und im europäischen Mittelalter völlig unberücksichtigt geblieben, ja auch in der Neuzeit erst 1818 durch Wallroth (Syntagma ophth. veterum p. 222), wenigstens den Aerzten, bekannt geworden.

1) § 141.
2) S. § 230 seiner inzwischen (1901) erschienenen Augenheilkunde der Alten.
3) Vgl. Theoph. Nonn., Ed. Bernard, 1795, I. S. 230.
4) Meine Ausgabe, S. 105.
5) Eupor. IV, 24. (Bd. V. S. 714.)

Aber unsre Anagallis erweitert die Pupille gar nicht: das hat schon HIMLY jun. durch sorgsame Versuche am Kaninchen und an seinem eignen Auge nachgewiesen; das hat H. MAGNUS (S. 340), ohne Jenes zu gedenken, »durch umfassende Versuche« bestätigt.

II. In der Neuzeit wurde die mydriatische Wirkung gewisser Pflanzen zu wiederholten Malen mehr zufällig entdeckt, ehe die systematische Untersuchung eingriff.

On the discovery of the mydriatic action of the solanaceae, by Dr. R. KOBERT, Prof. of the History of Medicine and Pharmac. in Dorpat, Therapeutic Gazette, Juli 1886. (S. A., 16 S.)

Eine vortreffliche Arbeit, besonders für Zeitabschnitt II. Einige Kleinigkeiten sind zu berichtigen, z. B. S. 1: »in PAULUS Ä., CELSUS and ISAGOGES«. Gemeint ist die Schrift εἰσαγωγή (Einführung) in der GALEN'schen Sammlung, B. XIV, S. 674 fgd. Ferner die angeblichen Beobachtungen von EVERS (Berlin, Samml. z. Beförd. d. Arzneiwissensch. V, 385, 1773), dass er an 6 Personen Erweiterung der Pupille und Schwäche der Augen als Folge der Belladonna-Vergiftung gesehen habe. Keine Silbe davon steht in der Abhandlung; sondern nur folgendes: Als er selber, um für seinen melancholischen Reitersmann die Gabe zu probiren, sechs Gran Belladonna-Blätter verschluckt, »nahm diese Dosis das Gesicht ein und machte den Kopf schwindlich.«

Bezüglich der Namen vergleiche mein Wörterbuch, S. 8. Atropa Belladonna stammt von LINNÉ. Das Wort Atropa (ἄτροπος, unabwendbar,) bezieht sich auf die giftigen Eigenschaften; Belladonna auf den Gebrauch zum Schminken, bzw. Einträufeln, wodurch die Italienerinnen[1]), namentlich Schauspielerinnen, sich glanzvolle Augen zu verschaffen suchten, wie schon — die Griechinnen. (Bella donna, schöne Dame.) Dieser Name tauchte um die Mitte des 16. Jahrh. in Venedig auf. (MATTHIOLUS, Commentarii in sex libr. P. DIOSCORID. 1558, fol. 533. Vgl. Flückiger, Pharmacoagnosie d. Pflanzenreiches, 1881, S. 689.) Somit war die Sache Laien früher bekannt, als den Aerzten.

1. Im Jahre 1686 berichtete Dr. RAY, ein berühmter englischer Arzt, n seiner Historia plantarum (I, 680), dass eine Dame, welche auf ein in der Nähe des Auges befindliches kleines Geschwür ein Belladonna-Blatt gelegt, störende Pupillen-Erweiterung davon trug. Der Arzt hielt dies zuerst für einen Zufall, bis Versuche ihm zeigten, dass es die Wirkung der Belladonna sei.

VAN SWIETEN hat in seinem Commentar zu BOERHAAVE's aphor. III, S. 336, nur RAY's Fall citirt, — nicht eine eigne Beobachtung, wie HIMLY angenommen.

2. Dr. REIMARUS[2]) in Hamburg, der ein Belladonna-Recept verordnet hatte, hörte von des Apothekers Neffen Jo. ANDR. DARIES, dass ihm ein

1) Nicht »les femmes romaines«, wie Encycl. fr. d'opht., VIII, S. 927, geschrieben.

2) Als Sohn des berühmten Philosophen Herrmann Samuel R. 1729 zu Hamburg geboren, studirte und promovirte er zu Leyden, ließ sich in seiner Vaterstadt nieder, war seit 1790 Professor der Physik und Naturgeschichte daselbst und starb 1814.

Tropfen von dem Saft in's rechte Auge gespritzt, und gleich danach starke Erweiterung der Pupille und Sehstörung gefolgt sei: schrieb, dass er Erweiterung der Pupille nach innerlicher Verabreichung von Belladonna kenne, und nun auch zu seiner Ueberraschung erfahre, dass äußerliche Anwendung dasselbe bewirke. REIMARUS hat die Sache weiter verfolgt und namentlich die Einträuflung vor der Star-Operation zur Erleichterung des Linsen-Austritts empfohlen und darüber nach Paris berichtet. (Nr. 3 der Bulletins des Sciences, p. 22, par la Société Philomatique, prairial, an 5 de la République, juin 1797.) Er hat dies auch mündlich empfohlen, wie EHLERS 1802 berichtet, der die Anwendung bei dem Doctor GREISMAIER in Hamburg gesehen.

3. Diese Praxis hat, unabhängig von REIMARUS, auch Prof. LODER in Jena entdeckt und vorgetragen, wie sein Schüler SCHIFFERLI 1796 (in seiner dissert. de cataracta, Jen. 1796) berichtet und wie LODER selber (in s. J. f. Chir. 1800, III, S. 36 fgd.) ausführlich uns mittheilt.

L. verwandte die Belladonna-Einträuflung, um den Star ganz zu übersehen und um die Ausziehung zu erleichtern. In England folgte LODER's und HIMLY's Beispiel PAGET 1801 (London med. and phys. J. 1801, VI, p. 352) und SAUNDERS 1809 (Eye diseas., 1811.) Vgl. auch E. WISHART (Edinburg) und PAGET (Leicester), Erfahrungen über den Nutzen der örtlichen Anwendung des Hyosc. bei Augenkrankheiten, namentlich bei Star-Operationen, Verengerung der Pupille, Adhäsionen der Iris und Vorfällen derselben. (Edinb. med. and surg. J. IX, 1813). Ersterer hat dadurch ein Jahr lang die Sehkraft bei unvollständigem Star verbessert.

4. Bevor des Dr. REIMARUS Brief ankam, hatte DARIES[1]) schon selbständig durch Einträuflung von frischem Belladonna-Saft in das Auge der Katze die mydriatische Wirkung festgestellt. (De Atropa Belladonna, Diss. inaug., auctore PETRO JOHANNE ANDREA DARIES, Lips. 1776; auch in BALDINGER's Sylloge, II, 58.)

5. Im Jahre 1801 erschien HIMLY's ausführliche Arbeit. Jetzt wurde die Sache bekannter und ist auch in TROMMSDORFF's pharmakologischem Wörterbuch, Hamburg und Leipzig 1802, I, S. 299, erwähnt.

6. Aber die Thatsache muss doch im ersten Drittel des 19. Jahrh. noch nicht allgemein bekannt gewesen sein, da sie wieder neu entdeckt wurde.

Der junge Chemiker FRIEDRICH FERDINAND RUNGE[2]) arbeitete 1819 in Jena über Strammonium-Vergiftung und erschien, auf Veranlassung DOEBEREINER's, im Frack und mit Cylinder, vor GOETHE, — eine Katze unter dem

1) Nicht DARIER, wie die Encycl. fr. d'opht. VIII, S. 927, 1909, geschrieben.

2) (1795—1867), 1825 Prof. in Breslau, später Beamter der Seehandlung in Berlin, Vf. eines Grundrisses der Chemie (1847/8) und einer Farben-Chemie (1834). Der obige Bericht ist aus seinen »hauswirthschaftlichen Briefen«. 1866, Br. 36.

Arm, welcher er die Pupille des einen Auges durch Einträuflung von Hyoscyamus-Saft aus dem linienförmigen, senkrechten Spalt zu dem breiten Kreise erweitert hatte. GOETHE rief aus: »Das ist der zukünftige Schrecken der Giftmischer!« Als er vernommen, dass nur Hyoscyamus, Belladonna und Strammonium so wirkten, nach den zahllosen Versuchen von Dr. CARL HEISE; aber einige Pflanzen, wie Aconit, die entgegengesetzte Wirkung hätten, nämlich Pupillen-Verengerung hervorzurufen; fügte er hinzu, dass also eine Aussicht gegeben sei, das Gegenmittel gegen Belladonna-Vergiftung zu entdecken, und rieth, die beiden Arten der Mittel gleichzeitig oder nacheinander am Auge der Katze zu erproben, und fragte, wie RUNGE seinen Fund gemacht hätte.

Dieser erzählte, dass er 1810 zu Lübeck als Apotheker-Lehrling eine Belladonna-Medicin anzufertigen hatte: ein Tropfen des Belladonna-Saftes spritzte in das eine seiner Augen und bewirkte Erweiterung der Pupille und Sehstörung, die 36 Stunden dauerten. Einen guten Freund, der unter Napoleon's Fahnen nach Russland ziehen sollte, aber dem Feind des Vaterlandes nicht dienen wollte, habe er durch den in diesen Zeitläuften verzeihlichen Betrug einer Einträuflung von Belladonna in beide Augen vor der Ausmusterung bewahrt und sein Leben gerettet, da von allen, die aus Lübeck nach Russland zogen, nur sehr wenige zurückgekehrt sind.

GOETHE selber hat in seinen Annalen (1819) diese Begegnung kurz erwähnt: »Sodann lernte ich noch einen jungen Chemikus, Namens RUNGE, kennen, der mir auf gutem Wege zu sein schien.« (Jubil. Ausg. in 40 B., 30. B., S. 327.)

In seiner Dissertation »de novo methodo veneficium dijudicandi, Jenae 1819«, hat RUNGE empfohlen, bei vermutheter Belladonna-Vergiftung einen Tropfen vom Urin der vergifteten Person ins Auge eines Kätzchens[1] zu träufeln. RUNGE hat das Alkaloid der Solanaceen schon nahezu rein dargestellt und dasselbe Koromegyn, Pupillen-Vergrößerer, genannt. (κόρη, Pupille; μηκύνω ich dehne.)

Schon 1824 (Bayer. Annal.) empfahl REISINGER die von BRANDES und RUNGE entdeckten narkotischen Basen von Hyoscyamus und Belladonna, die er Hyoscyamin und Atropin nannte, bei drohender Synechie, bei Keratonyxis[2].

III. Das Atropin[3], das giftige Alkaloid der Tollkirsche, wurde zuerst 1831 vom Apotheker MEIN zu Neustadt-Goeders aus der Belladonna-Wurzel dargestellt; dann 1833, unabhängig von MEIN's erst später veröffentlichten

---

1) Das ist heute noch die einfachste und rascheste Probe, die ich selber mit positivem Erfolge vorgenommen, als ein Apotheker mir statt Pilocarpin, das ich gefordert und das er auf das Fläschchen geschrieben, Atropin geliefert hatte. Am folgenden Tag erhielt ich die Bestätigung durch die chemische Analyse.

2) Vgl. auch (Salzburger) med. chir. Zeitung, 1825, I, S. 237.

3) Handwörterbuch der Chemie herausg. v. Prof. LADENBURG, 1882, I, 307.

Untersuchungen, von GEIGER und HESSE in dem Kraut der Atropa Belladonna nachgewiesen und von GEIGER auch zur Erweiterung der Pupille benutzt. Noch in demselben Jahre isolirten Letztere auch aus der Datura Strammonium die von ihnen als Daturin bezeichnete Base, ferner auch das Hyoscyamin, das im Hyoscyamus, von dem isomeren Hyoscin begleitet, vorkommt. Atropin ist identisch mit Daturin, Hyoscyamin mit Duboisin; alle vier sind isomer. ($C_{17}H_{23}NO_3$)[1].

1879 war es LADENBURG geglückt, aus den Zersetzungsprodukten des Atropin, dem Tropin und der Tropa-Säure, das Atropin wieder aufzubauen, so dass die Möglichkeit gegeben war, eine ganze Reihe von Atropin-ähnlichen Verbindungen herzustellen, unter denen das aus Mandelsäure und Tropin aufgebaute Homatropin ($C_{16}H_{21}NO_3$) besondere Bedeutung gewonnen hat, zur diagnostischen Pupillen-Erweiterung. (Passend ist die 1%ige Lösung des bromwasserstoffsauren Salzes.)

Im Jahre 1892 fand E. SCHMIDT, dass ein im Handel vorkommendes, aus Scopolia atropoïdes gewonnenes »Hyoscin« nicht die von LADENBURG ihm zugeschriebene Zusammensetzung $C_{17}H_{23}NO_3$, sondern $C_{17}H_{21}NO_4$ besitzt, und schlug vor diese Base mit dem Namen Scopolamin zu bezeichnen. Man verordnet, wegen seiner Giftigkeit, Scopol. hydrochlor. in der Lösung von 1 : 1000 zur Einträuflung, nicht (wie Atropin. sulfur.) in der von 1 : 100 oder 200.

Also in den verschiedenen Solanaceen — aus den Gattungen Atropa, Hyoscyamus, Datura, Mandragora, Solanum, Anisodus — sind wenigstens zwei Alkaloide enthalten, von denen das eine $C_{17}H_{23}NO_3$, das andre $C_{17}H_{21}NO_4$ zusammengesetzt ist, so dass das zweite als Oxydations-Produkt des ersten betrachtet werden kann. Das erste ist Hyoscyamin, das durch Einwirkung von Alkalien leicht in eine isomere Base, Atropin, sich umwandelt. Das zweite ist Hyoscin oder, was dasselbe ist, Scopolamin.

IV. Die therapeutische Einträuflung der Mydriatica in's Auge bei akuter Iritis hat nur langsam sich Bahn gebrochen. Unter dem hochtrabenden Titel »Der erste gelungene Versuch, den überwiegenden Expansions-Trieb der Iris bei anfangender Iritis durch Erregung des Contractionstriebes zu beschränken«, hat JOH. AD. SCHMIDT 1805 (Ophth. Bibl. III, 1, 178) einen Fall beschrieben, wo in der ersten Nacht nach doppelseitiger Star-Ausziehung bei einem 48jährigen heftige Iritis des linken Auges ausbrach, sofort von der Lösung des Bilsenkraut-Auszuges eingeträufelt wurde, schon nach 48 Stunden Besserung eintrat und am siebenten Tag der Kur wieder Sehkraft eintrat. (HIMLY schreibt 1816 [Bibl. f. Ophth. I, S. 117], dass er damals [1805] schon sehr oft das Mittel gegen diesen Zweck angewendet.) 1809 verfasste

1) Vgl. meine Einführung I, 38, 1892, und II, S. IX; und die Chemie der Atropin-Alkaloïde von Prof. PINNER, Centralbl. f. Augenh. 1898, S. 1—9.

SAUNDERS das zweite Kapitel seines Lehrbuchs »Von den Krankheiten der Regenbogenhaut und dem Nutzen des Belladonna-Extrakts, der Schließung der Pupille vorzubauen.« (Übersetzt in LANGENBECK's neuer Bibl. II, 2, 211—237. Der Herausgeber fügt hinzu: »Belladonna ist bei der Entzündung der Regenbogenhaut im Stadio inflammationis oft ganz unwirksam und erweitert oft erst nach der Blut-Entziehung die Pupille«. L. empfiehlt auch Einreibung von Belladonna in die Augenbrauen-Gegend.) Auch C. F. GRAEFE hat 1817 vernünftige Regeln gegeben. Vgl. § 484. F. A. v. AMMON erklärt 1835, dass alle Augenärzte einig wären, bei Iritis serosa, um Pupillen-Verschluss zu verhüten, täglich mehrmals Belladonna-Extract einzuträufeln; — wenn dies aber nicht möglich sei, Belladonna-Salbe in die Orbitalgegend einzureiben. (De iritide S. 28, 1838). Aber bei akuter Entzündung scheinen ihm diese Einträuflungen wirkungslos und schädlich.

Als DESMARRES 1847 bei Iritis die sofortige Erweiterung der Pupille (durch reichliche, alle 5—10 Minuten wiederholte) Einträuflung einer Belladonna-Lösung empfahl, um die Pupille sogleich zu erweitern, und dann (durch seltner erneute Einträufelungen) während der ganzen Kur weit zu erhalten; da hatte sein Uebersetzer SEITZ (1852, S. 354) erhebliche Bedenken, weil er in einem Fall jedes Mal nach der Einträuflung Ansteigen der Entzündung beobachtete.

Noch schlimmer ist EMMERICK, der in seinen »Ketzerischen Betrachtungen über die Anwendung der Belladonna bei Iritis« (GRIESINGER's Arch. f. physiol. Heilk. 1847, 8) die Mydriatica hierbei völlig verwirft; während andre, wie GERHARD (Ann. d'Ocul. B. 24, S. 235, 1850) sie nur im Stadium der Abnahme anwenden wollen. 1854 spricht sich BOUQUET (ebend. B. 33, 103) etwas mehr zu Gunsten der Belladonna gegen Iritis aus.

Inzwischen hatte aber schon das Atropin seinen Einzug in die augenärztliche Literatur gehalten. Anfangs war es schwer oder fast gar nicht erhältlich. (Dr. ÖHLER, 1832, AMMON's Z. II, 225.) Noch 1845 erklärt PH. v. WALTHER (J. d. Chir. u. Augenh. B. 35, S. 37), dass die Schwierigkeit, eine gesättigte Lösung des Tollkirschen-Auszugs sich zu beschaffen vermieden wird, »wenn man im Besitze eines gut bereiteten, wirksamen Atropins ist«. (!) Von der Anwendung des Atropins bei Iritis, Hornhautgeschwüren und vorderer Synechie handelt 1847 W. R. WILDE in Dublin (Annal. d'Ocul. B. 17, S. 22); A. BERARD, Prof. der Chir. am Hop. St. Pitié zu Paris (ebendas. S. 25) und FLORENT CUNIER zu Brüssel (ebendas. S. 25). Letzterer berichtet, dass er seit fünf Jahren das Mittel anwendet: es zerreißt, bei der chronischen Iridocapsulitis, Synechien, die seit mehreren Monaten bestanden. Ja, mit einer Salbe von sechs Gran auf ein Quentchen erhielt er bei vollständiger Pupillensperre nach syphilitischer Iritis Wiederherstellung der Sehkraft durch umschriebene Ablösung der Iris-Peripherie. Bei der akuten Iritis soll das Atropin von Anfang an gebraucht werden. Daturin und Hyoscyamin sind ebenfalls wirksam. Leider kostete das Gran damals noch einen Franken!

In der zweiten Auflage seines Lehrbuchs (1855, II, S. 454) hat dann Desmarres die Belladonna durch das Atropin ersetzt.

Aber erst A. v. Graefe ist es gelungen, die Atropin-Behandlung der Iritis auf sichere Grundlage zu stellen. (1856, Arch. f. O., II, 2, S. 206.) »Dass die mydriatische Behandlung der akuten Iritis noch immer Gegner findet, beruht offenbar in einem ungenügenden Studium derselben . . . Man darf die Lösung (gr. IV : $\bar{3}$ I, = 0,2 : 30,0) bei leichter Iritis 6—10 Mal täglich einträufeln . . . Bei heftiger Iritis muss man oft 20—30 Mal einträufeln, um einen Einfluss auf die Pupille zu gewinnen . . . Es ist gerade die Einführung des schwefelsauren Atropin statt des Extract. Belladonnae, welche dieser Behandlungsweise bei akuter Iritis Bahn gebrochen . . .

Der empirische Erfolg der Mydriatica bei Iritis ist für mich so bewährt, dass ich wirklich nicht wüsste, ob ich diesen mehr rühmen sollte, oder die treffliche Wirkung derselben Mittel bei um sich greifenden Hornhaut-Abscessen«. (A. f. O. I, 1, 228).

Vgl. auch meine Einführung, I, S. 31—40, 1892, und die augenärztlichen Heilmittel von Dr. H. Snellen jr., in unsrem Handbuch IV, II, III, S. 54—65, 1905, sowie Collyres mydriatiques, Encycl. française d'Opht. VIII, 927—934, 1909.

(B, 3). Karl Himly's Lehrbuch, das von seinem Sohn Dr. E. A. W. Himly (1800—1881, seit 1832 a. o. Prof. der Heilkunde zu Göttingen,) im Jahre 1843 nach älteren und neueren Heften, sowie nach Notizen des Vaters unter Benutzung einiger Abhandlungen desselben sowie auch nachgeschriebener Kollegien-Hefte, mit Einschaltungen und Zusätzen des Herausgebers, veröffentlicht hat, ist der »literarischen Welt die willkommene Erscheinung« nicht geworden, die der Herausgeber und der Verleger erwarteten.

Es kam zu spät, — als die Morgenröthe der Reform schon angebrochen; es wäre auch zu spät gekommen, wenn Karl Himly es noch bei seinen Lebzeiten veröffentlicht hätte, da er selber in seinen letzten Jahrzehnten den Fortschritten der Wissenschaft nicht genügend gefolgt war.

Das zeigt sich ganz besonders in seiner Verurtheilung der Star-Ausziehung und einseitigen Bevorzugung der Reklination[1]. (Vgl. B. XIII, S. 527.)

[1] In seiner Jugend hat Karl Himly noch die Extraktion regelmäßig geübt. Vgl. B, 1, 1801. Sein Starmesser siehe XIV, 518, Taf. VIII, Fig. 61. — Himly's Star-Operation durch Verschiebung hat noch 1837, im J. d. Chir. u. Augenh., B. 25, S. 152 bis 159, Dr. Tott (nach Meyer's Diss. sistens cataractae operationem perficiendi methodum, qua utitur Himly,) ganz eingehend geschildert. Während Himly selber angiebt (Ophth. Bibl. III, 2, S. 15 und Lehrbuch II, 321), schon 1806 unter 50 Reklinationen nur zwei Misserfolge gehabt zu haben; sagt sein eifriger und wohlwollender Schüler aus den Jahren 1823—1825, L. Stromeyer, dass »Himly, der

Trotzdem muss man zugestehen, dass der Plan des Werkes umfassend, und dass die Ausführung vollständig und bis ins Einzelne genau durchgeführt ist. Zum ersten Mal sind in einem Lehrbuch neben den Erkrankungen auch die Missbildungen zu ihrem vollen Recht gekommen.

In ihrer Anlage vortrefflich ist auch die Einleitung, — nicht der so oft schon gebotene Auszug aus der Anatomie und Physiologie des Seh-Organs, deren Kenntniss der Student ja mitbringen muss, — sondern Betrachtungen über die Augenkrankheiten überhaupt, eine Anweisung zur systematischen Untersuchung des Auges[1]) und zur arzneilichen und chirurgischen Behandlung desselben.

Von Himly's eignen Arzneiformeln erwähne ich nur das Collyrium probatorium:

Extracti Hyoscyami nigri ℈i
Aq. destill. ℥ii,

wofür wir heutzutage ja des Homatropin oder des Cocain uns bedienen. Ein sehr vernünftiger Grundsatz Himly's ist der folgende: Nur ein Arzt kann und darf Augenarzt sein, jeder Arzt soll Augenarzt sein.

Endlich ist der genaue Literatur-Nachweis zu rühmen. Sowohl die allgemeine Literatur im Beginn des Werkes ist sehr vollständig, — wenn gleich einige eingewurzelte Fehler wiederholt werden, — als auch die bei jeder einzelnen Krankheit angeführte Aufzählung der Sonderschriften bis zum Anfang der dreißiger Jahre fortgeführt und für jeden, der einzelne Kapitel aus der Geschichte unsres Faches ernsthaft studiren will, noch heute brauchbar, zumal das Werk mit einem ausgezeichneten Register versehen ist.

Karl Himly war ein scharfsichtiger und scharfsinniger Beobachter. Bei Einfall des Lichts verengt sich die Pupille nicht nur, um sich gleich danach wieder etwas zu erweitern, was ja schon Haller gefunden (§ 458); sondern sie geräth in eine oscillatorische Bewegung: 4—6 Abwechslung von Systole und Diastole bei einem und demselben Licht konnte H.,

---

vorzügliche Nadel-Operationen machte, nur 14 Proc. misslungener Fälle hatte«. Vgl. unsren B. XIII, S. 527; Himly's Ophth. Bibl. III, 2, S. 15 und Lehrbuch II, 321; Stromeyer's Erinnerungen I, S. 264.) Merkwürdig scheint mir, dass Himly die vergleichende Statistik von Schiferli (Abh. über den grauen Starr, Jena und Leipzig 1797, S. 111,) gar nicht in Betracht gezogen. Schifferli's Lehrer, der praktische Augenarzt Jutzler in Bern hatte in 15 Jahren unter 143 Ausziehungen 117 gute Erfolge und 26 mehr oder weniger üble Ausgänge; unter 28 Niederdrückungen 19 Erfolge und 9 mehr oder weniger üble Ausgänge: danach verhält sich die Zahl der Nichtgeheilten bei der Ausziehung zu der bei der Niederdrückung, wie 1 : 2.

1) Ophthalmoscopie genannt; so auch noch bei Ruete, 1845. — Eine sehr gründliche Abhandlung über diese Ophthalmoscopie, wie sie vor Erfindung des Augenspiegels möglich war, hat Warnatz in dem encyclopädischen Wörterbuch der medizinischen Wissenschaften (1841, B. 26, S. 39—59) veröffentlicht.

besonders auf dem hellen Grunde des grauen Stars, deutlich unterscheiden. (B, 1, S. 47.) Der schwarze Ring um den harten Star ist der Schatten, den die Regenbogenhaut auf den Star wirft. (S. 95.) Die rauchige Pupille bei dem schwarzen Star hängt davon ab, dass in die erweiterte Pupille mehr Licht einfällt.

Hornhautgeschwüre können (gegen Antoine und St. Yves, XIV, S. 17) ohne Lichtscheu und Schmerzen verlaufen: bei seitlicher Betrachtung findet man die Grube. (S. 127.) Blei-Mittel sind dabei zu meiden, da sie undurchsichtigere Narben machen. (S. 130.) Bei seitlichem Lichteinfall in das gesunde Auge sieht man gelegentlich auf der entgegengesetzten Seite einen Lichtbogen auf der Sclerotica durchschimmern. (Ophth. Bibl. I, 2, 202.)

Zusatz. Die Gründung der ersten augenärztlichen Zeitschrift, welche in der Welt-Literatur erscheint, der

Ophthalmologischen Bibliothek
von K. Himly und Jo. Ad. Schmidt

war eine wissenschaftliche That; sie bedeutete die Emancipation der Augenheilkunde.

A. G. Richter's chirurgische Bibliothek (1771—1797, vgl. XIV, S. 217) hatte ja auch die Augenheilkunde, als Theil der Chirurgie, mit großer Liebe gepflegt; aber sie gab nur Auszüge, keine Originalien. In der ophthalmologischen Bibliothek wird ausschließlich die Augenheilkunde gefördert, in erster Linie durch Original-Mittheilungen, größere wie kleinere, in zweiter Linie auch durch die möglichst vollständige, kritische Anzeige aller ophthalmologischen Schriften. Schon wird die freie Erörterung angeregt, durch Meinungs-Austausch der Fortschritt der Wissenschaft gefördert.

Von wichtigeren Abhandlungen erwähne ich:

I. Zur Anatomie:
Die Metamorphose des Thierauges, von Kieser.

II. Zur Physiologie:
Über Polarität der Farben, von Himly.
Über Iris-Bewegung, von Troxler.
Praeliminarien zur physiologischen Optik, von demselben.
Über Einfachsehen, über Schielen und Doppeltsehen, von demselben.

III. Zur Pathologie:
Untersuchung der Augen, von Himly.
Ophthalmonosologie, von Schmidt.
Bindehautkrankheiten, von demselben.
Augengeschwülste bei Kindern, von demselben.
Über Thränenfistel, von Himly.

IV. Zur Therapie:
Die Anwendung des Bilsenkrautes, von Himly.
Formular zur Behandlung kranker Augen, von demselben.

Über Pupillen-Bildung, von SCHMIDT und HIMLY).
Über die Ausziehung des Stars, von J. P. WEIDMAN[1], Prof. in Mainz. (Beschreibt ein dem SIEGEMUNDT'schen, von RICHTER verbesserten ähnliches Starnadel-Messer. Vgl. Taf. VIII, Fig. 28 unsres B. XIII, S. 518.) — SCHMIDT hält das Messer nicht für zweckmäßig, obwohl es in der Hand von W. brauchbar sein mag.
Über Stahlfunken, von AUTENRIETH. (XIV, S. 327.)

Wer den Inhalt dürftig findet, möge jedenfalls erst die in Nachahmung der deutschen Zeitschrift gegründete, erste französische Bibliothèque ophtalmologique von 1820—1821 vergleichen, die überhaupt nur zwei nennenswerthe Abhandlungen enthält.

Unter den Kritiken sind die über die Werke von RICHTER, SCARPA, DESMOURS bemerkenswerth.

Aber die beiden Herausgeber fanden doch nur wenige Mitarbeiter. Die 1801 begründete Zeitschrift hörte schon nach dem 3. Bande, 1807, wieder auf.

Neun Jahre später ging HIMLY an ihre Fortsetzung. Sie führt den Titel:

Bibliothek für Ophthalmologie,
Erkenntniss und Behandlung der Sinne überhaupt in ihrem gesunden und kranken Zustand, herausgegeben von Dr. KARL HIMLY, K. Großbrit. Hofrath, Prof. d. Med. u. Dir. d. akad. Hospitals zu Göttingen . . . Hannover 1816.

Furchtsam wagte ich damals (1801) mit einer der Ophthalmologie besonders gewidmeten Zeitschrift hervorzutreten . . . jetzt verkennen die Ärzte nicht mehr die Nothwendigkeit, sich mit ihr bekannt zu machen . . . Die Engländer hat eine Leidenschaft für dieses Fach ergriffen. Auch in Italien reiften gute Früchte. Nur Frankreich blieb ziemlich auf dem alten Fleck. Was in Deutschland für das Fach in den Jahren gearbeitet ist, kann ich als bekannter voraussetzen. Was ich selbst fand, ist durch meine Schüler schon in Umlauf gekommen. Ich werde mich deshalb vorzüglich bemühen, die Fortschritte der Augenheilkunde in England anzuzeigen, erkläre aber, daß in Deutschland vor allen andren Nationen die Augenheilkunde in vollkommenster Blüthe steht und dass der deutsche Maaßstab jetzt gelte für die Ophthalmologie. Durch die Kontinental-Sperre war Englands Literatur den Deutschen fremd geblieben, weniger die deutsche den Engländern.«

So enthält die erste Lieferung Nachrichten vom Zustand der Augenheilkunde in England von GÜNTHER, Übersetzungen und Recensionen von WARDROP's und SAUNDERS' Veröffentlichungen.

1) (1751—1819), Prof. der Chir. und Geburtshilfe zu Mainz. — Die 1477 gegründete Universität zu Mainz wurde 1798 wieder aufgehoben.

Das 2. Heft (1819) bringt einen Nachtrag über die englische Augenheilkunde, Beobachtungen über Keratokonus, Darstellung des die Pupille erweiternden Princips im Hyoscyamus von Runge.

Dann war auch die neue Zeitschrift wieder zu Ende!

§ 483. II. Christian Georg Theodor Ruete[1]),

der auf unsrer Tafel I (S. 2) als Himly's Gehilfe abgebildet ist, wurde am 2. Mai 1810 zu Scharenbeck bei Bremen geboren, studirte und promovirte zu Göttingen, war 4 Jahre lang Assistent am akademischen Krankenhause unter Himly, habilitirte sich als Privatdocent in seinem 26. Jahre, gründete eine eigene kleine Augenklinik, welcher die Studenten fleißigen Besuch widmeten, wurde 1841 zum außerordentlichen, 1848 zum ordentlichen Professor der Medizin und Examinator ernannt. Im Jahre 1852 folgte er einem Ruf nach Leipzig als ordentlicher Professor der Augenheilkunde und Direktor der Augenklinik und wirkte daselbst bis zu seinem Tode, der am 23. Juni 1867, in Folge eines Schlaganfalls, erfolgt ist.

Ruete hatte eine hohe Allgemeinbildung und Sinn für alles Schöne und Edle. Er war ein eifriger Lehrer, ein guter Freund und vortrefflicher Kollege, ein vornehmer Mensch, der fremdes Verdienst neidlos anerkannte. In seinem Göttinger Hause verkehrten die Philosophen, namentlich Lott und Lotze. Auch in Leipzig hatte er eine glänzende Stellung.

R. gehört schon zu den Begründern der Reform der Augenheilkunde; rührt doch von ihm eigentlich die Augenspiegelung im umgekehrten Bilde her! — Somit werden wir ihm später noch einmal begegnen.

Hier haben wir seine Leistungen aus der ersten Göttinger Periode zu würdigen. Doch wollen wir, um den Zusammenhang nicht zu zerreissen, an dieser Stelle eine Liste seiner sämtlichen Veröffentlichungen und Schriften anfügen, unter denen, wie bei Himly, allgemein medizinische und augenärztliche zu unterscheiden sind.

1838. 1. Die Scrophelkrankheit, insbesondere die scrophulöse Augenentzündung. Mit 8 Steindruck-Tafeln. Göttingen, Dietrich. 8°, XII u. 222 S.

1839. 2. Verbessertes Verfahren bei der Skleroticonyxis. (Ein in Freiburg vor der Versammlung der Naturforscher und Aerzte gehaltener Vortrag.) Holscher's Annalen, Bd. III, Heft 4.

3. Ueber Haarbildung in der hinteren Augenkammer, v. Ammon's Monatsschrift II, S. 81. (Es war Einpflanzung, nicht Bildung von Haaren, — nach durchbohrender Verletzung.)

1840. 4. Ueber Skotome, Holscher's Annalen Bd. IV.

1841. 5. Mittel gegen unterdrückte Fußschweisse, v. Ammon's Monatsschrift Bd. II, Heft 1.

6. Ueber die Anwendung des Kohlensäuregases bei Krankheiten der Augen und Ohren. Hannov. Annal. N. F. 1811, Heft 3.

---

1) Vgl. den ausgezeichneten Nekrolog von W. Zehender in dessen klin. Monatsbl. V, S. 187 bis 209, 1867.

1841. 7. Ueber Heilung der Amaurose durch die Schieloperation. Vortrag, gehalten in der 19. Versammlung der Naturforscher und Aerzte in Braunschweig 1841.
8. Ueber pollutiones diurnae. Vortrag, gehalten in der Versammlung der Naturf. u. Aerzte zu Pyrmont. Hannov. Annal. Bd. V. Heft 3.
9. Neue Untersuchungen und Erfahrungen über das Schielen und seine Heilung. Göttingen, Dietrich. 1841. 8°. 148 S. Mit 3 xylograph. Fig.
1843. 10. Klinische Beiträge zur Pathologie und Physiologie der Augen u. Ohren. Nach der numerischen Methode bearbeitet. I. Jahresheft, Braunschw. Fr. Vieweg & Sohn, 1843. 8°, XXIV. 347 S.; davon 314 S. über Augenkrankheiten.)
1845. 11. Ueber die Gesichtserscheinungen, welche von Körperchen abhängen, die sich in oder auf dem Auge selbst befinden. Hannov. Annal. IV, 4.
12. Lehrbuch der Ophthalmologie für Aerzte und Studirende. Braunschw., Fr. Vieweg & Sohn. 1845. 8°, 820 S.[1]) Mit eingedr. Holzschn.
1846. 13. Das Ophthalmotrop, dessen Bau und Gebrauch. Göttingen, Vandenhoek & Ruprecht, 1846. 8°, 42 S., mit 2 in den Text eingedr. Holzschn. (Abgedr. a. d. Göttinger Studien, 1845.)
14. Die Physiologie in ihrer Anwendung auf die Augenheilkunde. R. Wagner's Handwörterbuch d. Physiol. III, 2. 1846.
1848. 15. Beitrag zur Physiologie des Fiebers. (Abgedr. a. d. Göttinger Studien 1847.) Göttingen, Vanderhoek u. Ruprecht. 8°. 51 S.
1851. 16. Rezension von Hasner's Beiträgen zur Physiologie und Pathologie des Thränen-Ableitungsapparates. Prager Vierteljahrsschrift Bd. XXXI.
17. Ueber Hypopyon. Deutsche Klinik 1851, Nr. 12, S. 130.
1852. 18. Ueber die Grundregeln des therapeutischen Verfahrens. Antrittsrede, gehalten in Leipzig den 22. October 1852. Abgedr. in Schmidt's Jahrb. Bd. 77, No. 1, S. 98.
19. Der Augenspiegel und das Optometer für praktische Aerzte. Mit 1 Steindr.-Tafel. Göttingen. gr. 8° (32 S.).
20. Lehrbuch der allgemeinen Therapie. Göttingen 1852. 8°.
1853. 21. Commentatio de signis morborum ex oculorum habitu sumptis. Programm, Leipzig 1853.
1854. 22. Zweite, umgearbeitete und vermehrte Auflage des Lehrbuches der Ophthalmologie für Aerzte und Studirende, in 2 Bänden. Braunschweig. Fr. Vieweg & Sohn. (443 + 751 S.)
1854—60. 23. Bildliche Darstellung der Krankheiten des menschlichen Auges. Mit 40 Kupfertafeln und zahlreichen Holzschnitten im Text. gr. Fol. (56 Thlr.)
1855. 24. De Irideremia congenita ejusque vi in facultatem accommodationis oculorum. Lipsiae 1855. 4°.
1857. 25. Ein neues Ophthalmotrop. Zur Erläuterung der Funktionen der Muskeln und brechenden Medien des menschlichen Auges. Mit 1 Kupfertafel. Leipzig gr. 8°.
1859. 26. Explicatio facti, quod minimae paulum lucentes stellae tantum peripheria retinae cerni possint. Lipsiae 1859. 4°.
1860. 27. Das Stereoscop. Eine populäre Darstellung mit zahlreichen erläuternden Holzschnitten und mit 20 stereoscopischen Bildern in einer Beilage. Leipzig, A. G. Teubner, 1860.
1861. 28. Ueber Binocularsehen. Vortrag, gehalten auf der Versammlung der Naturf. u. Aerzte zu Speyer, d. 18. September 1861.
29. Commentatio de visu insectorum cum oculis polyedricis. Lipsiae 1861. 4°.

1) Bei Z. steht 192 Seiten; das entspricht ungefähr der theoretischen Einleitung.

1861. 30. Ueber die Einheit des Princips im Bau der Augen. Leipzig 1861. 8°. Jubelschrift für K. G. Carus.

1863. 31. Ueber die Existenz der Seele vom naturwissenschaftlichen Standpunkte. Rektorats-Rede, gehalten am 31. October 1863. Leipzig, A. G. Teubner. 8°.

1864. 32. Ueber die Richtungslinien des Sehens. Klinische Monatsblätter für Augenheilkunde II, S. 386.

1866. 33. Untersuchungen über die Augenkrankheiten bei Schulkindern. Zeitschr. f. Med., Chir. u. Geburtsh. V, 4.

1867. 34. Uebersicht der in den Jahren 1862—64 in der Augenheilanstalt zu Leipzig verrichteten Lappen-Extractionen. gr. 4°., S. 4. Leipzig, Dürr'sche Buchhandl.

35. Die zweite Auflage des »Stereoscops« vom J. 1860.

Im Beginn seiner literarischen und praktischen Thätigkeit steht Ruete noch unter dem Bann seines Lehrers Himly. Seinen ersten öffentlichen Vortrag vor einem größeren Zuhörerkreis hielt er 1838 auf der Naturforscher-Versammlung zu Freiburg im Breisgau (2) über ein verbessertes Verfahren der Scleronyxis. Aber während sein Lehrer Himly in seiner Jugend den Star-Schnitt geübt und im Alter lediglich den Star-Stich pflegte, finden wir bei Ruete das umgekehrte: der 28jährige berichtet über Scleronyxis, der 57jährige über den Lappenschnitt! (No. 34.)

Das Werk über scrophulöse Augen-Entzündung (1) hat s. Z. neben lobender Anerkennung, die es gewiss verdiente, auch mancherlei Tadel gefunden. Uns kann ja heutzutage weder die Definition der Scrophel-Krankheit befriedigen, noch die Beschreibung derselben, noch die ausführliche Darstellung der scrophulösen Augenleiden von der Blepharitis und dem Hordeolum zur Conjunctivitis und Dacryocystitis und bis zur Amaurosis scrofulosa; obwohl einzelne Bemerkungen und einige künstlerisch vollendete Abbildungen der scrophulösen Hornhaut-Leiden dauernden Werth beanspruchen.

Bemerkenswerth ist aber die Einleitung über Semiologie oder Zeichen-Deutung vom Auge aus[1]).

»Das Auge, ungeachtet es gleichsam in dem Gesammt-Organismus vermöge seiner hohen organischen Ausbildung wieder einen sehr vollständigen und vollkommenen Organismus im Kleinen ausmacht, steht doch durch seinen ausgezeichneten Nervenreichthum mit den übrigen Systemen des Körpers in einem so innigen Wechselverhältniss, dass sich in keinem Organ des Körpers die Veränderungen des Lebens in allen seinen Formen so schnell und deutlich aussprechen, als eben im Auge: das Auge ist nicht allein ein Spiegel der Seele, sondern auch des körperlichen Lebens[2]), eine

1) Semiologia, von σημεῖον, Zeichen, und λόγος, Rede, Lehre. Auch Semiotice, σημειωτική, genannt, wie denn schon in der galenischen Sammlung die Worte σημείωσις und σημειωτικόν vorkommen. Vgl. Galen XIV, S. 689, 690, 693 und XVIII[b], 633, woselbst der Name als ein neuerer bezeichnet wird.

2) »Ein zierlicher Miniatur-Spiegel der Körperkrankheiten«, wie J. H. Schmidt in Berlin sich ausdrückt. (v. Ammon, Ueber Iritis, S. 5. 1843.)

Beobachtung, die schon HIPPOKRATES[1]), der Vater der Medizin, gemacht hat, wie aus seinem Ausspruche hervorgeht, dass so, wie das Auge, sich auch der ganze Körper verhalte.«

In der That, der Zusammenhang zwischen Augen- und inneren Leiden ist früher geahnt, als richtig erkannt worden[2]).

So interessant schon einzelne Bemerkungen RUETE's sind, z. B. über die Veränderungen der Pupille, das Ganze kann den heutigen Arzt nicht mehr befriedigen.

Aber dieser Gegenstand hat unsren RUETE dauernd gefesselt; nach einem halben Menschen-Alter (**21**, 1853) ist er wieder darauf zurückgekommen. In diesem elegant geschriebenen Programm heißt es, dass Dyskrasien und Circulations-Störungen wohl am Auge erkannt werden; dass man sich aber täusche, wenn man aus dem Verlaufe und der Vertheilung der Blutgefäße im Auge die Eigenart der verursachenden specifischen Krankheit erkennen wolle. Wenn alle Aeste eines Nervenstamms gelähmt sind, sitzt das Leiden im Stamm; wenn auch noch dazu die Thätigkeit benachbarter Nerven gehemmt ist, im Central-Organ. Amaurosen vom Consensus mit ferneren Organen, ohne Leiden des Hirns oder des Auges, kann es nicht geben. Endlich hat er in der 2. Auflage[3]) seines Lehrbuches (1853, I, 334—358) eine Abhandlung über

> Symbolik des menschlichen Auges im gesunden und kranken Zustand

geliefert, in welcher er zunächst vor der Ueberschätzung der Symbolik des Auges warnt, das Streben der Aerzte verurtheilt, für jede besondere Krankheit ein derselben eigenthümlich zukommendes und ihre Gegenwart verrathendes Kennzeichen an den Augen nachzuweisen, am Auge pathognomonische[4]) Kennzeichen für jede Krankheit zu finden.

Das Auge zeigt mehr zur Beurtheilung des allgemeinen Ernährungszustandes, . . . der Innervations-Störungen, als zur Erkennung örtlicher Entartungen im Gesammt-Organismus.

Ich benutze diese Gelegenheit, um die Literatur der Semiologie (Zeichendeutung) des Auges, die früher eine so große Rolle spielte, hier möglichst vollständig anzugeben. (Die allgemeinen Werke über Semiologie übergehe ich.)

---

1) Vgl. unsren § 67.

2) Vgl. den 25jähr. Bericht m. Augenheilanstalt, Berlin 1895, S. 94 u. C.-Bl. f. Augenheilk., 1880, S. 5.

3) Die erste enthielt (1845, S. 187—197) ein Kapitel über Physiognomik des menschlichen Blicks.

4) παθογνωμικός und παθογνωμονικός (von πάθος, Leiden, und γνώμη, Erkenntniss, bezw. γνώμων, Anzeiger,) bereits in der Galenischen Sammlung. — Pathognomonicum est signum proprium inseparabile, quod singulari morbo convenit ejusque essentiam indicat. KÜHN, Lex. med., 1832, II, S. 1099.

1. Samuelis Fuchsii, Custino-Pomerani, Metoposcopia et ophthalmoscopia. Argent. 1615. Ein wesentlich physiognomisches Werk. — (Μέτωπον die Stirn; σκοπός, der Späher. — Das Wort Ὀφθαλμοσκοπία, von ὀφθαλμός, Auge, und σκοπός, der Späher, erscheint hier zum ersten Male, aber in andrer Bedeutung, als heutzutage, nämlich als Betrachtung des Auges überhaupt, — eine Bedeutung, die wir ja noch bei Himly [§ 482] und ebenso bei seinem Schüler Ruete finden.)

2. H. Cardani, Medici mediolanensis, Metoposcopia, Lutetiae Parisiorum, 1658.

3. Sim. Paul Hilscheri, Pr. de oculis, sanitatis et morbi judicibus. Jen. 1745.

4. P. J. Schulz, De oculis ut signis. Erfurti 1748.

5. Herm. Paul Juch, v. Schütz, Diss. de oculo, ut signo. Erford. 1748.

6. Andr. El. Büchner, v. Oswald, Diss. de oculo, ut signo. Halae 1752.

7. Hertel, De oculo, ut signo. Gotting. 1786.

8. Phil. Theod. Meckel, v. Fabricio, Diss. de signis morborum, quae ex oculorum habitu petuntur. Hal. 1793.

9. Aug. Herrich, Praeside Boehmer, de ophthalmoscopia pathologica. Viteb. 1794.

10. Heilbronn's Preisschrift in Nieuwe Verhandelingen van het Bataafsch genotschap te Rotterdam. Tweede Del. Amsterdam 1801.

11. Loebenstein-Loebl[1], Grundriss der Semiologie des Auges für Aerzte. Jena 1817. (180 S.)

Das ist das Hauptwerk der älteren Schule.

»Das Ewige und Unendliche spricht sich in der Totalität und isochronisch in der Subjectivität aus.... Die Totalität des Menschen ist durch die Einzelheit in ihm bedungen; die Systeme und Organe sind das Seyn der Totalität und das Band dieser Sphären ist Geist und Leben.«

Hier finden wir Kapitel wie: das Bild des Auges in der Gehirn-Entzündung, in der Lungen-Entzündung, in der Hepatitis u. a.

12. Stix, Die Blicks-Lehre oder Kennzeichen, das Innere des Menschen aus dem Auge zu erforschen. Frankfurt 1837.

13. Ruete, C. de signis morborum ex oculorum habitu sumptis. Lips. 1853.

In der Encycl. fr. d'opht. (IV, S. 207—609, 1905) hat V. Morax eine Abhandlung veröffentlicht: Examen du malade et sémiologie oculaire, — natürlich nach dem heutigen Standpunkt der Wissenschaft.

Auf Ruete's Werk über das Schielen (9) werden wir noch zurückkommen.

Ein eigenartiges Buch sind die klinischen Beiträge. (10, 1843. — Augenkr., 314 S.)

Es beginnt mit der formellen Absage an die Naturphilosophie und mit der Einführung der numerischen Methode.

»Es ist mehr als je die Aufgabe unsrer Zeit, die Erfahrungswissenschaften und besonders auch die Heilwissenschaft vorläufig von jeder Specu-

---

1) Geboren 1779 zu Lübben, 1802 zu Jena promovirt, wurde daselbst 1811 Prof. e. o. und 1814 Sachsen-Weimar'scher Med.-Rath und ist schon 1819 gestorben. Schrieb auch noch Hygiene für Frauen und Kinder (1804), der freymüthige Heilkünstler (2 Th. 1805—1807), über Bräune, Gehirn-Entzündung, Epilepsie u. a. Biogr. Lex. IV, 24.

lation zu sondern und die Wahrheit auf dem Wege der Erfahrung festzustellen. ... Die Heilwissenschaft ist ein Wissen von Wahrscheinlichkeiten.« Zu dem Sammeln naturgetreuer Beobachtungen soll sich die numerische Methode gesellen, um aus dagewesenen Thatsachen den numerischen Ausdruck für die Wahrscheinlichkeit ihrer Wiederkehr zu finden.

Allerdings betrug die Zahl der vom 23. November 1840 bis zum 1. September 1842 behandelten Augenkranken nur 455, — eine nach unsren Begriffen zu kleine Zahl. Interessanter, als die Statistiken, sind die mitgetheilten Krankheitsgeschichten und hinzugefügten Bemerkungen.

R. macht den Versuch, die geschwollene Bindehaut bei einem Kinde mit Blenorrhoea neonat., das an Lungen-Entzündung verstorben war, zu mikroskopiren. Der Eiterfluss ist ansteckend durch seinen Eiter. Bei der Behandlung des frischen Stadiums legt R. immer noch den Hauptwerth auf Blut-Entziehungen.

Die ägyptische Augen-Entzündung (Granulation) verbreitete sich von den Soldaten auf die Bürger von Göttingen und schien aus dem Eichsfeld eingeschleppt zu sein. Exstirpation der Granulationen, die binnen 4 Jahren nicht geschwunden waren, bewirkt Heilung. Bei einem auf seiner Wanderung durch Aegypten und Syrien angesteckten Tischlergesellen waren die Granulationen nicht verschieden von denen bei einheimischen Fällen der contagiösen Augen-Entzündung. Verletzung des Supra-Orbitalnerven macht an sich keine Sehstörung; zum mindesten ist, wenn solche eintritt, Commotio retinae mit im Spiel. Die Star-Bildung erfolgt durch Ablagerung feinkörniger Masse zwischen den Fasern und dann auch in den letzteren. Durch streifige Verdunkelungen der Linse entsteht Doppel- und Mehrfachsehen.

Die Lähmung des Oculomotorius wird mit zum ersten Mal genau beschrieben: 1. Lid-Fall durch Lähmung des Levator, wobei stärkerer Lidschluss (durch den Orbicularis) erhalten bleibt; 2. Auswärtsschielen[1]), ohne Beweglichkeit nach innen; 3. Blick nach oben und nach unten gehemmt, nur nach unten und außen kann der Augapfel gewälzt werden; 4. die Pupille wird mittel-weit, unempfindlich gegen Licht, kann aber durch Belladonna noch erweitert werden, so dass also der Oculomotorius nur die Kreisfasern der Iris versorgt, Belladonna noch die Speichenfasern derselben, die vom Sympathicus versorgt werden, in Reizung versetzt; 5. die Accommodation für die Nähe wird geschwächt.

Von Skotomen (vgl. unsren B. XIV, S. 265) unterscheidet R.: 1. paralytische, wo Lähmung, vollständige oder unvollständige, einer (oder mehrerer)

1) Ph. v. Walther, der 1822 (J. d. Ch. u. Aug. III, S. 23) schon den Versuch gemacht, diese Krankheitsform genauer zu umschreiben, giebt irriger Weise Einwärts-Schielen als das gewöhnliche an. Das richtige hatte schon Canstatt 1839 (§ 532, IV.), Bonnet 1841 (§ 495, 9) und Pauli 1844 (§ 533).

kleiner Stellen der Netzhaut vorliegt; 2. irritative oder inflammatorische; 3. nervöse, die den Neuralgien in andren Organen zu vergleichen sind. Hier beschreibt R. das Flimmerskotom. 4. Die »beweglichen Mücken« rühren her von kleinen beweglichen Körperchen im hintersten Theil des Glaskörpers. Jeder Mensch hat solche; wenigstens kann man sie ihm Abends im Mikroskop oder bei Tage, wenn er durch einen Nadelstich im Kartenblatt gegen den hellen Himmel blickt, nachweisen. Das einzelne Körperchen mißt im Durchschnitt $\frac{1}{110}$—$\frac{1}{130}$'''. (Man projicirt sie auf ein Papier, das Kreislinien enthält, mißt ihre Größe und die Entfernung des Papiers vom Kreuzungspunkt der Richtungs-Strahlen im Auge.) An und für sich sind sie nicht als krankhafte Erscheinung zu betrachten. Sie stören das Sehen nur dann, wenn sie in großer Zahl auftreten.

Im Alter von 35 Jahren, also noch ziemlich jung, veröffentlichte Ruete sein Lehrbuch der Ophthalmologie (12.). »Weder das Wechselverhältniss des Auges mit den übrigen Systemen des Körpers . . . noch die Entstehungsweise, Erkenntniss und Heilung seiner Krankheiten kann richtig aufgefasst und gewürdigt werden, wenn nicht das Ganze auf einem physiologischen Fundament erbaut wird. Ich hielt es daher für nöthig, der Nosologie und Therapie die Anatomie und Physiologie des menschlichen Sehorgans voranzuschicken, umsomehr, da bisher in keinem Werke die Physiologie dieses Organs hinreichend mit der Nosologie desselben in Einklang gebracht ist.«

In der That ist dieser erste Theil das Beste an dem ganzen Werke, der ähnlichen Einleitung von Rosas (§ 473) aus dem Jahre 1830 so überlegen, dass man die beiden nicht als Produkte desselben Jahrhunderts, nur durch ein halbes Menschenalter getrennt, ansehen möchte; noch heute lehrreich, trotz der Fortschritte des letzten Halbjahrhunderts. Ja, ich möchte wünschen, dass der Vf. eines heutigen Schulbuchs der Augenheilkunde es unternehmen würde, diese Einleitung[1], passend verbessert und ergänzt, den Schülern darzubieten, — wenn er gleichzeitig fähig wäre, die Klarheit und Schönheit von Ruete's Sprache einigermaßen sich zu eigen zu machen. (Denselben wissenschaftlichen Geist finden wir in dem überaus lehrreichen Aufsatz von Ruete über »die Physiologie in ihrer Anwendung auf die Augenheilkunde«, 1846, 14.)

»In der Klassification der Augenheilkunde folge ich dem jetzt herrschenden System. Dieses ist das sogenannte naturhistorische, welches in seiner jetzigen Gestalt zuerst von Schönlein[2]) in's Leben gerufen und unter

1) Eine treffliche Einleitung über allgemeine Physiologie, Pathologie und Therapie des Auges enthält die neueste (zwölfte) Auflage des Lehrbuchs der Augenheilkunde von E. Fuchs, Leipzig und Wien 1910.

2) (1793—1864,) Professor der Medizin in Würzburg, Zürich, Berlin bis 1859. Vgl. den im § 543 erwähnten Vortrag von W. Roser »die Pathologie als Naturwissenschaft«.

Andren von seinem geistreichen Schüler C. H. Fuchs (Lehrb. d. spec. Nosol. u. Therapie, Göttingen 1844,) weiter ausgebildet ist. Die naturhistorische Methode stellt sich die Aufgabe, die verschiedenen Krankheitsformen ebenso genau und allseitig und auf ähnliche Weise zu betrachten, wie die Naturgeschichte mit den Naturkörpern zu thun pflegt. Dieses ist unendlich schwierig und nur bis zu einem gewissen Grade möglich, weil die Krankheiten nicht, wie Thiere oder Pflanzen, in sich geschlossene, sondern stets sich verändernde und entwickelnde anomale Vorgänge im lebenden Organismus sind.

Bis jetzt giebt es noch keine Anordnung, die als völlig gelungen zu betrachten wäre ... In dem System, welchem ich folge, werden die Krankheiten in drei Klassen eingetheilt, die dann wieder in Ordnungen, Familien u. s. w. zerfallen. Die erste Klasse bilden die Krankheiten des Blutlebens oder Hämatonosen, die zweite die Neuronosen oder Krankheiten des Nervenlebens, die dritte die Morphonosen oder Krankheiten der Form und Bildung[1]).

Obgleich diese Eintheilung wesentliche Vortheile gewährt, ist sie, streng genommen, doch nicht absolut richtig; denn das Nervensystem steht mit allen übrigen Organen und Systemen in inniger physiologischer und anatomischer Verbindung.

Die oben aufgestellten Klassen stehen nicht so isolirt da, obgleich ein vorwaltendes Leiden des einen oder andern Systems nicht zu verkennen ist. Bisweilen tritt diese Eintheilung auch mit praktischen Zwecken in Widerspruch ... Der Star ist in vielen Fällen die Folge einer Erkrankung des Blutlebens, in andren das Resultat einer Krankheit der Bildung und Form.« ...

Die allgemeine Literatur steht am Ende, die specielle an den entsprechenden Stellen. Das ist ein großer Vorzug des Werkes, der durch die eingeklammerten Verfasser-Namen der meisten neueren Lehrbücher nicht ersetzt wird.

Bei der Anleitung zur Augen-Untersuchung werden die Purkinje-Sanson'schen Bilder und die Lupe empfohlen. Die allgemeine Therapie der Augenkrankheiten ist durchaus systematisch und giebt gute Arznei-Formeln. Aber im Haupttheil zeigen sich gleich die Schwächen der Eintheilung. Da kommen als erste Familie der ersten Ordnung der ersten Klasse, nämlich der Hämatonosen, zunächst die Hyperhämien. Wir müssen uns durch die Hyperhämien der Lider, der Bindehaut, der Hornhaut, der Iris u. s. w. durcharbeiten und werden denselben bei der Entzündung dieser Theile wieder begegnen. Das gleiche gilt für die Hämorrhagien. Danach folgen die Hydropsien und die Hauptsache, die Phlogosen oder Entzündungen, die nach anatomischer Reihenfolge abgehandelt werden. Wardrop's

1) νόσος Krankheit, αἷμα Blut, νεῦρον Nerv, μορφή Gestalt.

Hydromeningitis (v. J. 1807) oder Entzündung der Descemet'schen Haut wird richtig zur chronischen Iritis einbezogen. Periphakitis und Hyaloditis werden beschrieben. Die Kyklitis hat R. nie selbständig, sondern nur in Verbindung mit Iritis oder Chorioditis gesehen.

Hierauf werden die Modificationen der Augen-Entzündungen durch ihre Ursachen betrachtet. Unter den idiopathischen[1]) Augen-Entzündungen werden die durch mechanische und chemische Verletzung abgehandelt und dann die durch contagiöse Ansteckung. Die Tripper-Entzündung der Bindehaut ist stets Folge der materiellen Uebertragung des Tripper-Eiters auf das Auge. Auch bei der Neugeborenen Eiterung kommt ähnliches in Betracht, wenigstens als Hauptursache.

Die symptomatischen Augen-Entzündungen hängen mit den Krankheitszuständen des Gesamt-Organismus zusammen.

Durch Temperatur-Wechsel entstehen die katarrhalische und die rheumatische Augen-Entzündung. »Die Ophthalmia rheumatica abdominalis ist aber schwer von einer gichtischen zu unterscheiden.«

Ophth. morbillosa, scarlat., variolosa, erysip. sind ja annehmbar; weniger die scorbutica.

Unter der Ophth. metastatica finden wir menstrualis, haemorrhoidalis, e phlebitide (nach Fischer, § 477), a plica Polonica (Weichselzopf). Mit der Ophth. haemorrhoïdalis verwandt ist auch die Ophth. abdominalis[2]), durch Unterleibs-Stockung.

»Die Abdominal-Gefäße sind vereinzelte, dicke, varikös ausgedehnte, mit dunklem Blut gefüllte Kapillar-Gefäße, welche den Charakter der Venen angenommen haben, aus verschiedenen Punkten des Umfanges der Conj. (des Augapfels) entspringen und in zahlreichen kleineren und größeren Biegungen fast bis zur Hornhaut fortlaufen.«

(Natürlich, daß der Unterleib keine Gefäße zum Auge sendet, wusste man auch damals; man beschuldigte aber Unterleibs-Stockungen, — während gesteigerter Binnendruck des Augapfels die eigentliche Ursache abgiebt[3]).)

Zur Ophth. cacochymica[4]) gehört die scrofulosa, arthritica, syphilitica. R. erwähnt eine O. syphilitico-mercurialis in der Iris, von unzureichender Behandlung mit Hg.

1) ἰδιοπαθής (von ἴδιος, eigen, und πάθος, Leid,) schon bei Galen, bei dem es heißt (de loc. aff. I, 3): ἰδιοπάθειαν δὲ συμπαθείᾳ (ἀντικεῖσθαι φήσομεν). »Das selbstständige Leiden stellen wir dem Mit-Leiden gegenüber.« Vgl. mein Wörterbuch S. 103. Σύμπτωμα, der Zufall, von συμπίπτειν, zusammenfallen.

2) Verschieden von der sogen. O. abdominalis ist die O. gastrica bei Rosas (II, § 424, = Furunkel oder Rothlauf.) Aehnlich die O. plethorica bei Plenck.

3) Der Geschicht-Schreiber muss auch die Irrthümer der früheren Zeit darstellen; die unsrer Zeit aufzudecken bleibt unsren Nachfolgern vorbehalten. — Jüngken hat den Namen der Abdominal-Gefäße geschaffen. Vgl. § 487.

4) Κακοχυμία, Schlechtheit der Säfte, (von κακός, schlecht, und χυμός, Saft,) schon bei Galen.

Aber Andere beschreiben eine O. mercurialis vom Missbrauch des Quecksilbers, die im niederen Grade eine Entzündung der Bindehaut, im höheren eine solche der Regenbogenhaut darstelle. (Radius, Handwörterbuch d. g. Chir. u. Augenh. IV, S. 818, 1839.) Vgl. noch Ammon, Zeitschr. f. d. Augenh. I, S. 120, 1830 u. Haffner, ebendas. IV, S. 217—345, 1835.

Unter den Neuronosen werden die Hyperästhesien (Neuralgien), Anästhesien (Amaurose) und der Strabismus abgehandelt. Unter den Krankheiten der Form-Bildung finden wir auch die angeborenen Störungen und zum Schluss den Star.

Die Dislocation ist immer zweifelhaft. Die Discission paßt für weiche Stare uud kindliches Alter. Bei der Extraction soll der Hornhaut-Schnitt etwas mehr als die Hälfte betragen, (bei größerem Star $\frac{9}{16}$,) und innerhalb $\frac{1}{4}'''$ vom Rande der Hornhaut verlaufen.

»Schon vor mehreren Jahrhunderten wurde diese Operation ausgeführt (1), jedoch erst in neuerer Zeit von Wenzel in Frankreich (2), von Richter und Beer in Deutschland (3), von Scarpa in Italien (4), von Taylor in England (5) verbreitet.«

Dieser geschichtliche Satz ist sehr anfechtbar; die Sätzchen 1, 2, 4, 5 sind falsch, nur 3 kann als richtig bezeichnet werden.

Die partielle Extraction Jäger's paßt für den partiellen Star.

Ruete's Werk wurde von Donders in's Holländische übersetzt und mit wertvollen Zusätzen versehen.

Als die erste Auflage vergriffen war, schritt Ruete 1853 zu einer zweiten, die wohl als eine verbesserte bezeichnet werden kann. Aber die Eintheilung der Krankheiten ist unverändert. Der Augenspiegel war 1851 entdeckt worden. Schon ist der Ausblick in das gelobte Land angedeutet.

Zehender's Urtheil lautet folgendermaßen: »Ueberall steht R. im Begriff, die anatomischen Veränderungen in letzter Instanz als maßgebend zu betrachten und von den herrschenden Vorstellungen specifischer Augen-Entzündung sich loszusagen; nichtsdestoweniger hält er noch an den letzteren fest. . . . Es ist nicht etwa eine neue ophthalmologische Schule von Ruete gegründet worden. Vielmehr bezeichnet die künstliche und etwas gewaltsame Amalgamirung einer exakt physiologischen Richtung mit der naturhistorischen Schule einerseits und mit den Specifitäts-Auffassungen Himly's und Beer's andrerseits den eigenthümlichen Standpunkt, welchen Ruete inmitten zweier großer Entwicklungs-Epochen der Ophthalmologie einnimmt.«

Eine Hauptleistung der exakt physiologischen Richtung aus Ruete's erster Epoche ist die wunderbare Abhandlung[1] (14) vom Jahre 1846 über »die Physiologie in ihrer Anwendung auf die Augenheilkunde«.

---

1) Natürlich ist sie heute durch den Fortschritt der Wissenschaft längst überholt. Aber das Bedürfniss zu solchen Uebersichten ist nicht geschwunden.

I. Die Gesetze der Endosmose gelten für die Linsenkapsel. Spritzt man in lebende Augen, z. B. von Hunden oder Kaninchen, kleine Mengen verdünnter Essigsäure, Kali-Lösung oder Alkohols, so findet man stets, sehr bald danach, eine Trübung der Linse ohne Theilnahme der Linsenkapsel. Sowie die normale Wechselwirkung gestört ist, erfolgt chemische Veränderung und Trübung der Linsen-Substanz: so bei fehlerhafter Mischung der Ernährungsflüssigkeiten, bei Erschütterung, nach Eröffnung der Linsenkapsel.

Linsen-Trübung tritt ein bei der Synchysis und dem Hydrops der Augenkammern, bei vermehrter Säure-Bildung (Gicht, Zuckerharnruhr); wenn neugebildete Substanz an der Innenseite der Linsenkapsel das Eindringen der Flüssigkeit umändert. Wenn die Linsen-Substanz durch die eindringende Flüssigkeit ganz aufgelöst wird, so findet man bisweilen die Linsenkapsel ganz leer bis auf einige Niederschläge von Protein-Substanzen und Kalk-Salzen.

II. Die Gesetze der Mechanik gelten für die Axen-Drehung des kugel-ähnlichen Augapfels, bei welcher ja stets der Drehpunkt in der Orbita an derselben Stelle bleibt. Soll eine Kugel nach allen Richtungen, nach den 3 Dimensionen des Raumes, sich drehen können; so muss sie drei Drehungs-Achsen haben, auf welche die drehenden Kräfte in sechs verschiedenen Richtungen wirken. So war es beim Auge. Daher waren sechs Augen-Muskeln unumgänglich notwendig. Die Lage der Drehungs-Achsen wird nach der Richtung der auf die Kugel wirkenden Kraft bestimmt. Die Richtung der Kraft wird beim Auge leicht aus dem Ursprung und dem Ansatz-Punkte der Augenmuskeln entnommen[1].

III. Die Gesetze der Optik lehren, dass wir von keinem Punkt der hinteren Wand der Augapfelhöhle ein bestimmtes Bild gewinnen, auch wenn die des Menschen hinreichend erleuchtet wäre, indem diese Wand mehr oder weniger genau im Brennpunkt des Systems von brechenden Mitteln des Auges liegt[2]. Wird aber die Brechung an der Hornhaut ausgeschaltet, indem man ein frisches Auge oder ein lebendes Thier unter Wasser taucht[3], — auf der Stelle erscheinen uns die im Hintergrund des Auges liegenden Theile in ihrer natürlichen Farbe und Gestalt. Wird die Linse ausgeschaltet, durch glückliche Star-Operation beim Menschen, so sehen wir bei erweiterter Pupille die Eintritts-Stelle des Sehnerven gelblich. Wird die Netzhaut undurchsichtig und nach vorn getrieben, z. B. bei dem Markschwamm; so erscheinen uns einzelne Theile deutlich. (»Und zwar in umgekehrter Lage«, sagt R.; dies ist unrichtig.)

---

1) Die Ausführung dieser Sätze Ruete's wird später gegeben werden.

2) Ein Schritt weiter, — und der Augenspiegel war erfunden. Vgl. Kussmaul (1845), § 535.

3) XIII, S. 379, Anm. 1.

Ein theoretischer Irrthum in der Wissenschaft ist stets, wenn er sich Geltung verschafft, von nachtheiligen Folgen für das Leben. Dies hat sich sehr auffallend bei der falschen Ansicht gezeigt, dass das Accommodations-Vermögen von den Augen-Muskeln abhänge[1]. Noch in der neuesten Zeit nehmen viele, nicht von geläuterten physiologischen Ansichten geleitete Chirurgen die Durchschneidung einzelner oder mehrerer Augenmuskeln vor, um, je nach ihren Ansichten, die Kurzsichtigkeit oder Weitsichtigkeit dadurch zu heilen.

Von allen Hypothesen, welche zur Erklärung des Accommodations-Vermögens aufgestellt sind, hat die, dass die in der tellerförmigen Grube etwas bewegliche Krystall-Linse beim Nahesehen um ein Minimum vorrücke, theoretisch am wenigsten gegen sich. Fehlt das Accommodations-Vermögen völlig, so wird das Auge übersichtig genannt. Das Sehen wird durch passende Convex-Brillen verbessert. Doppelt- oder Vielfach-Sehen kann von Fehlern der brechenden Medien des Auges abhängen; dann verschwindet immer (?) das Doppelbild derselben Seite[2], wenn man die Pupille zur Hälfte mit einem Kartenblatt verdeckt. In Ruhe und in Unthätigkeit durch Verdunklung der brechenden Theile ist ja das Auge für die Ferne eingestellt.

Die entoptischen Körper kommen nur dadurch zur Anschauung, dass sie einen Schatten auf die Netzhaut werfen, und wenn sie nahe vor der Netzhaut liegen. Die Grundform der fliegenden Mücken ist kreisrund, ihre Schattirung hängt von der Stärke des Lichtes ab; sie brechen das Licht in der Art, wie ein Wassertropfen unter dem Mikroskop, der mit einem dunklen Rande und heller Mitte erscheint. Befestigt man im Ophthalmotrop[3] Schnüre von hellen Glasperlen vor der Hornhaut, vor und hinter der Linse in verschiedenen Entfernungen, und richtet das Ophthalmotrop gegen den hellen Himmel; so erscheinen nur diejenigen Perlen, die ganz nahe vor der künstlichen Netzhaut liegen, in dunklen, scharfen Schatten.

Klebt man auf die Hornhaut des künstlichen Auges ein rundes Stück Papier von einem etwas geringeren Durchmesser, als derjenige der Pupille ist; so werden trotzdem alle Objekte, auf welche das Auge gerichtet ist, deutlich und scharf auf dem Glase, welches die Netzhaut darstellt, erscheinen: und zwar nicht blos die, welche zur Seite, sondern auch die, welche in der Richtung der optischen Achse, also der des künstlichen Fleckes liegen. Auch das natürliche, mit einer Macula oder Cataracta centralis behaftete

---

1) Vgl. § 456. — Auf die Myotomie zur vermeintlichen Heilung der Kurzsichtigkeit werden wir in § 495 noch zurückkommen.

2) Vgl. § 456, I.

3) So hat R. sein zur Veranschaulichung der Augendrehungen construirtes künstliches Auge genannt. (Von ὀφθαλμός, Auge, und τροπή, Wendung.)

Auge sieht unter ähnlichen Verhältnissen alle im Sehfeld liegenden Gegenstände, aber am deutlichsten die, welche ihr Bild auf den gelben Fleck werfen.

Es liegt kein Grund zu einer falschen Achsenstellung der Augen vor[1]).

Verdunklungen, welche unmittelbar hinter der Pupille sitzen, aber noch einen kleinen Theil derselben frei lassen, stören die Wahrnehmung der Gegenstände nur in der Art, dass sie das Bild im Ganzen etwas dunkler, aber keineswegs einen Theil des Gegenstandes ganz unsichtbar machen.

Schon sehr kleine Verdunklungen, welche unmittelbar vor der Netzhaut liegen, können, vorzüglich wenn sie in der optischen Achse sich befinden, den Zutritt aller Lichtstrahlen zur Netzhaut, welche von einem Punkte oder vom ganzen Objekte in das Auge fallen, verhindern und dadurch einzelne Punkte oder ganze Objekte unsichtbar machen. Einen ähnlichen Einfluss üben partielle Lähmungen der Netzhaut auf das Sehen aus. Anders ist es, wenn der Vereinigungspunkt der Lichtstrahlen weit hinter der Netzhaut liegt, wenn die Lichtstrahlen parallel oder sogar divergent auf die Netzhaut fallen; dann kommen Körperchen von außerordentlicher Kleinheit, die weiter von der Netzhaut entfernt sind, in dem Glaskörper, in der Linse, im Kammerwasser oder auf der Hornhaut, zur subjektiven Anschauung.

Wird ein Lichtpunkt nahezu im vorderen Brennpunkt der Augen angebracht, so sehen wir ein mäßig erleuchtetes, fast kreisförmiges Feld, den seiner Form nach durch die Pupille erzeugten Zerstreuungskreis. Jede Abweichung der Pupille von der Kreisform wird deutlich. Natürlich sehen wir unsre Pupille in umgekehrter Lage. Abweichungen, die wir am oberen Rande des Zerstreuungskreises wahrnehmen, liegen am unteren Rande der Pupille.

Oeffnet man das vorher geschlossene gesunde Auge, so verengt sich der Zerstreuungskreis. Bei Bewegung des Auges erleiden alle hinter der Pupille befindlichen feststehenden Trübungen eine mit den Bewegungen des Visirpunktes gleichsinnige, alle vor der Pupille stehende eine entgegengesetzte Bewegung im Zerstreuungskreise, während Trübungen in der Pupille von dieser Bewegung frei bleiben[2]).

---

1) Beer (1817, II, 196, Note), ja Arlt in seiner ersten Periode (1853, Kr. des Auges, II, S. 133) hatten die irrige Ansicht. — Desmarres (maladies des yeux, 1847, S. 479; S. 394 in der deutschen Uebersetzung von 1852), vollends A. v. Graefe (1855, Arch. f. O., II, 2, 193) haben das richtige gelehrt, worin unser R. ihnen voraufgegangen. Später hat Arlt (1874, in der ersten Auflage unsres Handbuches, III, S. 340) die richtige Anschauung klar auseinander gesetzt.

2) Nahezu umgekehrt ist das Verhältniss bei der ophthalmoskopischen Durchleuchtung der Pupille: die vor dem Krümmungsmittelpunkt der Hornhaut gelegene Trübung verschiebt sich in Bezug auf den Hornhaut-Reflex in demselben Sinne, wie der vordere Scheitel der Hornhaut u. s. w. Vgl. m. Einführung II, 1, S. 76.

Das Gefühl der Dunkelheit ist auch etwas Positives, indem es nur eine Qualität der Energie des Sehapparates darstellt. Aus diesem Grunde reicht das Gefühl der Dunkelheit nur so weit, wie unser Sehfeld. Sind einzelne Stellen unsrer Netzhaut gelähmt, so stellen sich diese als dunkle Flecken dar, die nur bei geöffnetem Auge und freiem Zutritt des Lichts erscheinen. Sie besitzen keine selbständige Bewegung, sondern nur eine von den Bewegungen des Auges abhängige. Ist die Hälfte der Netzhaut gelähmt, so hat das dunkle Gesichtsfeld, z. B. bei geschlossenen Augen, nur die Hälfte der normalen Ausdehnung. Ist die Mitte der Netzhaut gelähmt, so kommt es dem Kranken vor, als sei das entsprechende Stück der Außenwelt gar nicht im Raume vorhanden.

Nachbilder, auch der gar nicht stark beleuchteten Gegenstände, verharren oft ungewöhnlich lange, wenn die Netzhaut sich im Zustand krankhafter Reizung befindet[1]).

Die Contrast-Farbe, z. B. grün nach roth, ist als subjektive Thätigkeits-Aeußerung der Netzhaut an die früher gereizte Stelle gebunden, daher folgt sie, wie alle Nachbilder, im Gesichtsfeld den Bewegungen des Auges.

Eine jede Reizung, welche dem Cerebral-Theil des Seh-Organs durch den Sehnerv zugeführt wird, veranlaßt Gesichts-Empfindung. Dies ist die Folge einer angeborenen Thätigkeit, die man mit dem Namen der spezifischen Energie belegt.

Alle subjektiven Licht-Erscheinungen setzt der Mensch aus sich heraus, und zwar an die Stelle des Sehfeldes, welche der Richtungslinie der afficirten Netzhaut-Stelle entspricht.

Aehnlich dem mit Glück vom Star befreiten Blindgeborenen verhielt sich ein junger Mann, der durch Unglück sein gesundes Auge verlor, so dass er gezwungen wurde, später nur mit dem andern, schwachsichtigen Auge zu sehen; auch dieses brauchte lange Zeit, bis es die Entfernung richtig schätzen lernte.

Befindet sich das Auge in Ruhe, während die Bilder über die Netzhaut sich bewegen; so halten wir die Gegenstände, von denen die Bilder herrühren, für bewegt. Ruhen die Gegenstände, während unsre Augen sich willkürlich bewegen; so erscheinen uns die Gegenstände ruhend, während alle subjektiven Gesichtserscheinungen sich in demselben Sinn mit den Augen zu bewegen scheinen. Lange andauernde, unwillkürliche Bewegungen des Auges (Nystagmus) wird der Mensch so gewohnt, dass das Auge dabei nicht mit Scheinbewegungen zu kämpfen hat.

IV. Gesetze der Nervenphysik. Alle Nerven besitzen Erregbarkeit, d. h. die Eigenschaft, durch innere oder äußere Reize in Thätigkeit gesetzt

---

1) Von nervösen, stark kurzsichtigen Frauen (seltner auch von Männern) wurde mir dies gelegentlich als Ursache größter Qualen geschildert.

zu werden. Wir theilen die Reize ein in adäquate und unadäquate. Jede Reizung ist mit einer entsprechenden Verzehrung von organischer Kraft und Stoff verbunden. Ein Uebermass von Reizen bringt Ueberreizung, d. h. Anästhesie, hervor. Bei der Schneeblindheit wird die Netzhaut durch den unausgesetzten Anblick der weissen, blendenden Fläche überreizt.

Mit der Ansicht von der Abhängigkeit der Netzhaut vom N. trigeminus fällt auch die von der Entstehung gewisser Amaurosen durch Verletzungen und Lähmungen des N. supraorbitalis. Die Antlitz-Nerven des Auges üben keinen direkten Einfluss auf die optische Sensibilität aus. Noch viel weniger lässt sich ein direkter Einfluss der entfernteren, z. B. der Verdauungs- und Geschlechts-Organe, nachweisen. Consensuelle Amaurosen im wahren Sinne des Wortes existiren nicht.

In den meisten Fällen hängt die Fortpflanzung des Krankheitsprocesses nicht von der Gleichartigkeit der histologischen Verhältnisse, sondern einestheils von der Vertheilung, Continuität und Begrenzung des den betheiligten Gewebstheilen angehörigen Haargefäss-Systems, anderntheils von der Natur und Verbindung der betreffenden Nerven ab. Heftige Entzündungen der Bindehaut verbreiten sich leicht auf die Hornhaut. Die der Aderhaut auf Strahlenkörper und Regenbogenhaut. Die Netzhaut bleibt in den meisten Fällen von der Gemeinschaft dieser Entzündungen ausgeschlossen. (?)

Je mehr eine Nerven-Affektion auf einzelne Fasern beschränkt ist, um so peripherischer ist der Sitz der Krankheit. (Dies ist nicht allgemein giltig. Es giebt ganz isolirte Kern-Lähmungen.)

Der rechte Sehnerven-Tractus bildet die rechte Hälfte beider Netzhäute, der linke die linke.

Lähmung einzelner Stellen einer Netzhaut, Lähmung einer ganzen Netzhaut, deuten auf peripherischen Sitz. Sind die gleichseitigen Hälften beider Netzhäute gelähmt, so liegt die Ursache in dem Stamm hinter dem Chiasma (oder seiner Fortsetzung bis zum Central-Organ des Sehens). Sind beide Netzhäute vollständig ergriffen, und noch andre Nerven gleichzeitig, so liegt die Ursache im Central-Organ.

Die beiden Augen des Menschen sind in Beziehung auf ihre Funktion als die Auseinanderlegung eines einzigen Auges zu betrachten, wenigstens gilt dieses vollständig von den beiden Netzhäuten.

Mitempfindungen erfolgen stets zuerst und am heftigsten in denjenigen Nerven, welche mit dem ursprünglich gereizten Nerven in der innigsten Verbindung stehen.

Entzündungen der Iris veranlassen zuerst Schmerz im Auge, dann in der Stirn und in dem oberen Theil der Nase, dann in der Infra-Orbitalgegend und im Jochbein, zuletzt in der unteren Zahn-Reihe.

Mit der Iritis ist immer Lichtscheu verbunden.

Die Mitbewegungen verhalten sich ähnlich. Mit der Zusammenziehung des oberen graden Muskels tritt stets eine solche des Lidhebers ein und ferner, ebenso wie mit der des inneren, eine Zusammenziehung der Pupille. In der Norm wirken bei der Richtung der Seh-Achsen von nahen auf ferne Gegenstände die beiden äußeren, bei der von fernen auf nahe die beiden inneren, bei der nach der einen oder andern Seite ein innerer und ein äußerer Muskel gleichzeitig. Erblindet ein Auge oder gar beide, so bleiben die Sehachsen parallel. Die Netzhaut kann nicht mehr nach dem Bedürfniss des einfachen und deutlichen Sehens die Neigung der beiden Seh-Achsen verbessern.

Auch beim Schielen mit starker Schwachsichtigkeit des schielenden Auges verharren die Seh-Achsen beim Blick auf nahe und ferne Gegenstände in demselben Neigungswinkel, indem das schielende Auge die des gesunden concomitirend mitmacht. Lähmung des Sympathicus und Reizung des Oculomotorius bewirken Verengerung der Pupille, Reizung des Sympathicus und Lähmung des Oculomotorius Erweiterung derselben. Die Pupille wird weit bei Lähmung des Gehirns, auch bei der des Rückenmarks.

V. Anatomie in ihrer Anwendung auf die Augenheilkunde. Die bei der Entzündung der Regenbogenhaut sichtbar werdenden Blutgefäße darf man nicht für neugebildet halten. Doch giebt es auch solche, die dann auch mit Gefäßen auf der Vorderkapsel anastomosiren.

Entzündung der Descemet'schen Haut ist chronische Iritis. Ebensowenig giebt es eine selbständige Entzündung der Vorderkapsel oder der Linse. Die Kreuzung der Sehnerven im Chiasma ist nur eine theilweise, der inneren Bündel; während die äußeren auf ihrer Seite verbleiben. Amaurosis dimidiata (gleichseitige Halb-Blindheit) entsteht daher immer aus der Lähmung der einen Wurzel (Tractus) des Chiasma oder der Theile einer Seite des Gehirns, aus welchen jene entspringt. Es ist noch nicht festgestellt, wie sich bei Zerstörung eines Auges die Entartung der Sehnerven vor und hinter dem Chiasma verhält.

Die accommodative Vorwärtsbewegung der Linse wird durch die Zusammenziehung des Aderhaut-Spannmuskels vermittelt, der vorn an der inneren Wand des Schlemm'schen Kanals sich ansetzt und durch Zusammenziehung seiner Längsfasern die Ader- und Netzhaut um den Glaskörper anspannt und die Zonula nach vorn zieht und etwas entspannt.

Die pathologische Anatomie in ihrer Anwendung auf die Augenheilkunde behandelt die erworbenen Veränderungen, nicht blos die entzündlichen und die Entartungen, sondern auch die Parasiten und die Gewächse, ferner die angeborenen.

Da bei dem neugeborenen Kinde das Pigment in der Hinterschicht der Iris (Uvea) schon vollständig vorhanden ist, das Stroma der Iris aber noch kein Pigment hat; so werden die Kinder mit blauen Augen geboren. Entwickelt sich auch später kein Pigment im Stroma, so bleiben die Augen blau. Entwickelt sich wenig und zerstreutes Pigment, so werden die Augen hellgraubraun; bei stärkerer Pigment-Entwicklung werden sie nußbraun und endlich tief dunkelbraun.

Die numerische Methode in ihrer Anwendung auf die Augenheilkunde macht den Beschluss.

Der Calcül bietet nur das Mittel, um aus den Elementen der medizinischen Statistik die Grenzen des Irrthums zu finden.

§ 484. Die übrigen Mitglieder der Göttinger Schule.

III. Über JUSTUS ARNEMANN vgl. XIV, S. 230 und 505.

IV. KONRAD MARTIN LANGENBECK[1]),

geboren am 5. Dezember 1776 zu Horneburg im Hannöverschen, studierte von 1794 ab zu Jena, erlangte daselbst die Doktorwürde mit der »Dissertatio sistens paradoxa medica seculi XVIII«; ging darauf nach Wien, wo er, nach eigner Angabe[2]), den Unterricht von JOSEPH BEER genossen, und prakticirte ein Jahr lang als Arzt in seiner Vaterstadt. Durch glückliche Augen-Operationen lenkte er die Aufmerksamkeit der Regierung auf sich, die ihm ein mehrjähriges Reise-Stipendium bewilligte, worauf er sich nach Würzburg und noch ein Mal nach Wien begab.

Im Jahre 1802 wurde er zu Göttingen als Privatdozent und später als Wundarzt an dem akademischen Hospital angestellt, neben HIMLY, welcher daselbst eine med.-chir. Klinik und eine Augen-Abtheilung besaß. Aber, da Unzuträglichkeiten sich herausstellten, gründete LANGENBECK 1807 ein eignes klinisches Institut für Chirurgie und Augenheilkunde, das 1809 und 1821 noch einmal vergrößert wurde[3]); und begann 1806 auch die Herausgabe der Bibliothek für die Chirurgie (4 B., 1806—1813) und der neuen Bibliothek für Chirurgie und Augenheilkunde (4 B. 1818—1828), in der seine eignen Beiträge zur Augenheilkunde enthalten sind. 1814 wurde er zum ordentlichen Professor der Anatomie und Chirurgie ernannt, auch zum General-Chirurgen der Hannöverischen

1) Biogr. Lexikon, III, 602, 1887.

2) In seiner Bibl. f. Chir. III, S. 192, 1810.

3) »Auch Entfernte und Ausländer, ... die den grauen Staar haben und ohne Vermögen sind, können in das chir. Hospital, das meiner Direction anvertraut ist, aufgenommen, daselbst unentgeltlich verpflegt und von mir operirt werden.... Bei der Vergrößerung des Hospitalgebäudes durch einen Anbau können nun auch Augenkranke in meinem Hause eigne Zimmer bekommen und sind beständig unter meiner Aufsicht«. (Keratonyxis, 1811, Vorbemerk.)

Armee, 1848 auf die anatomische Professur beschränkt und ist am 24. Januar 1851 verstorben. Im Jahre 1818 bezeichnet er sich (I. Bd. der neuen chir. Bibl.) als »Ritter des Königlichen Ordens der Guelphen, königl. Großbritannisch-Hannövrischen Generalchirurgus, ord. Prof. der Anatomie und Chir., und Direktor des chirurgischen Hospitals zu Göttingen«.

Louis Stromeyer hat (in s. Erinnerungen, 1875, I, S. 131) das folgende Bild von Langenbeck, aus dem Jahre 1823, entworfen:

»Hofrath L., Prof. d. Anat. u. Chir., galt für eine der größten Zierden der Universität und fand in der That unter den Studenten viele Verehrer. Er war schon 47 Jahre alt, als ich ihn zuerst sah, und noch ein ausgezeichnet schöner Mann mit regelmäßigen Gesichtszügen und einer heroischen Figur; alle seine Bewegungen deuteten auf Kraft und Elastizität der wohlgeformten Glieder, er hatte aber etwas Theatralisches in seinem Auftreten.

Dem körperlichen Auftreten entsprach seine meisterhafte Technik in der Anatomie sowohl wie in der Chirurgie. Kein Professor der Anatomie hat besser präpariert, kein Chirurg sein Messer flinker geführt, als er. Dabei war er ein Mann von unermüdlichem Fleiß, von unerschöpflicher Ausdauer. Er stand im Sommer morgens um 4 Uhr auf, im Winter um 5 Uhr und war den ganzen Tag entweder Anatom oder Chirurg. Sich zu zerstreuen, fand er keine Zeit; er hatte auch keinen Sinn für Poesie, Musik und Kunst. Er wollte die Welt beglücken durch ein großes Werk über Chirurgie und durch ein zweites, großartig angelegtes Werk über Anatomie . . . Aber die Welt blieb kalt, man erobert sie nicht dadurch, daß man früher aufsteht, als andre Leute. Das Genie schläft oft bis in den hellen Tag hinein . . . Nie hat L. die kleinste Entdeckung in der Anatomie gemacht . . . In der Chirurgie war es um nichts besser.«

Seine großen Werke »Nosologie und Therapie der chirurg. Krankheiten« (Bd. I 1822, Bd. V 1850), Icones anatomicae (1826—1841), Handbuch der Anatomie (1831—1842), mikroskopisch-anatomische Abbildungen (1847—1850) sollen hier nur eben angedeutet werden.

Von seinen augenärztlichen Arbeiten, denen geringere Bedeutung zukommt, sind zu erwähnen:

1. Prüfung der Keratonyxis, 1811. Ferner Bibl. f. Chir. 1809, II, S. 537; 1811, IV, S. 33. Neue Bibl. 1818, I, und 1820, II, S. 418. Über diesen Gegenstand vgl. unsren B. XIII, S. 525—527.

2. Über Trichiasis und Entropium. (Neue Bibl. f. Chir. und Ophth. I, 3, 415, 1818.) Er befürwortet Ausschneidung einer Hautfalte und hat, zum Fassen der genügenden Haut-Breite, eine besondere Pincette erfunden.

(Solche hatten schon die Alten! Vgl. XII, S. 406. Die Stelle bei Paul. Aeg. VI, 8, S. 104 der Ausgabe von Briau, Paris 1855, lautet folgendermaßen: »Einige pflegen nach dem Unterminir-Schnitt mit einer Lidfass-Pincette d. h. einer solchen, die der Convexität des Lides entsprechend gearbeitet ist, die überschüssige Haut emporzuspannen und mit dem Messer abzuschneiden.«

3. Künstliche Pupillen-Bildung. (N. B. I, 676—736. »Das Fixiren der abgetrennten Iris durch einen Prolaps ist mein Eigenthum. (1815, 16.) Vgl. XIII, S. 449 und 459, und ferner § 505 I): Ph. v. Walther (1805) hat die Priorität.

4. Belladonna erweitert, erst nach der Blut-Entleerung, die Pupille. (N. B. II, 13.) Einen ähnlichen Satz, auf die Atropin-Einträuflung bei akuter Regenbogenhaut-Entzündung angewendet, hat noch in unsren Tagen H. Knapp veröffentlicht.

5. Über Exophthalmos. (N. B. III, S. 329.)

6. Ansichten des Baues vom menschlichen Auge, welche bei der Star-Operation, bei der Pupillen-Bildung und beim schwarzen Star von Wichtigkeit sind, durch Abbildungen erläutert. (N. B. III, 1 u. 2.)

7. Förderung des ophthalmologischen Studium. (N. B. III, S. 453.)

»Täglich fühlt man den Schaden des noch nicht völlig aufgehobenen Vorurteils, die Heilkunde müsse in zwei Gebiete getheilt sein, in Chirurgie und Medizin. Der Arzt kann den Wundarzt und dieser den Arzt nicht entbehren. Beides muss vereinigt sein. Das gilt ganz besonders von der Ophthalmotherapie. Keineswegs soll man die Augenkranken einem sogenannten Augenarzt anvertrauen. Aber heutzutage getrauen die Ärzte sich nicht recht, Augenkrankheiten zu behandeln. Das wird besser werden, da jetzt alle angehenden Ärzte Augenheilkunde studieren. Es giebt heute keine Akademie mehr ohne klinisches augenärztliches Institut.

Man soll also nicht glauben, dass die Heilung der Augen-Übel besondere Kunstverständige erheische. Andrerseits ist es nicht nothwendig, ja nicht einmal zweckmäßig, daß jeder Arzt Augen-Operateur sei. Für letzteren ist Übung am lebenden Thier- und todten Menschen-Augen unerlässlich.«

8. Ein neuer Wirkungskreis meines Koreoncion. (N. B., IV, S. 98, 1822. Vgl. unsren B. XIII, S. 459, Nr. 39.)

9. Der Nervus Sympathicus in der Pathogenie. (N. B. IV, S. 729, 1828). Handelt von der Amaurose.

V. Maximilian Adolf Langenbeck[1],

als Sohn von K. Martin L. 1818 zu Göttingen geboren, war von 1842 ab Leiter der Abtheilung für Augenkranke im chirurg. ophthalm. Hospital zu Göttingen[2]), von 1846—1848 a. o. Professor daselbst, und ist 1877 zu Hannover verstorben. M. A. Langenbeck hat, außer zahlreichen chirurgischen Arbeiten, auch die folgenden augenärztlichen, verfasst:

1. Klinische Beiträge aus dem Gebiet der Chirurgie und Ophthalmologie, Göttingen 1849.
2. Die Insolation des menschlichen Auges, der Glaskörperstich und die Accommodationsfasern, Hannover 1859.
3. Lehre von der Accommodation und ihren Störungen, Memorabilien 1870.

I enthält werthvolle Bereicherungen unsres Faches.

A. Die Ausziehung des Stares »scheint mit Unrecht heutzutage von den Nadel-Operationen verdrängt zu werden«.

Mit einer 6″ langen Schieber-Pincette (nach Art der Bloemer'schen) wird eine Schleimhaut-Falte des Auges, einige Linien von dem unteren, äußeren Rande der Hornhaut, gefasst, wodurch der Augapfel ganz in die Gewalt

1) Biogr. Lex. III, 603.
2) Nach S. 31 seiner Klin. Beitr. (1).

der nicht operierenden Hand gegeben ist, während die andre rasch und frei die Operation beendigen kann. Unter 40 auf diese Weise vollzogenen Extraktionen ist nicht eine einzige verunglückt. Das einfache Emporheben des Lids, durch den Gehilfen, genügt, selbst für den Schnitt nach oben.

Zusatz. Geschichte der Pincetten zum Fassen des Augapfels. Die alten Griechen bevorzugten Häkchen (ἄγκιστρα) zum Fassen. (XII, S. 405.) Aber sie kannten die Pincette (λαβίς, λαβίδιον). Schon in der hippokratischen Sammlung (p. 687, 7 Foes.) wird sie zum Fassen und Ausziehen empfohlen. Die kleinen Pincetten, die man in Pompei gefunden, dienten meistens wohl zum Ausrupfen von Wimpern u. dgl. (Gurlt, Gesch. d. Chir. I, 1898, Taf. II, Fig. 12, 43. John Stewart Milne, surg. instrum. in greek and roman times, Oxford 1907, Taf. XXVI. Sie fanden sich auch in den Gräbern römischer Augenärzte, z. B. des Gaius F. Severus zu Rheims. Ihr Name war τριχολάβιον, lat. vulsella. Paul. Aeg. VI c. 13.)

Eine Pincette zum Sammeln des überschüssigen Haares ist in dem arabischen Lehrbuch von Ḫalīfa abgebildet. (XIII, S. 198, 18 u. S. 201.)

Aber Instrumente zum Festhalten des Augapfels, z. B. bei der Star-Operation, hatten weder die Griechen noch die Araber. Auch nach dem Wiedererwachen der Augenheilkunde im 18. Jahrhundert, und selbst noch im ersten Drittel des 19., wurde von den meisten Operateuren der Augapfel dabei nur mit den Fingern fixirt, nicht mit Instrumenten gepackt. Im Jahre 1759 hatte allerdings Pamard zur Fixation des Augapfels seinen Spieß (trèfle = Kleeblatt) erfunden (XIV, S. 56), den er in die Hornhaut einsenkte. Dies Instrument ist bis auf unsre Tage gekommen; doch hat man, auf Desmarres' Rath, dasselbe in das Weiße des Auges eingesetzt. Rumpelt in Dresden (1768—1850) hat den Spieß an einem Fingerhut befestigt. (§ 516, II.) Schweigger hat noch in unsren Tagen den Starschnitt mit Messer und Gabel verrichtet; die letztere war eine Umänderung des Pamard'schen Spießes.

Dass die Klassiker, wie Richter, Beer u. a. die Fass-Instrumente verwarfen, war eben darin begründet, dass sie kein gutes kannten. Das erste brauchbare ist das von Dr. J. D. Bloemer in Berlin: »Beschreibung einer verbesserten Augenpinzette«, J. d. Chir. u. Augenh. I, S. 730—733, 1820. Die Abbildung in unsrem Handbuch (IV, 2, S. 16, Taf. II, Fig. 19, übernommen aus der ersten Ausgabe, B. III, Taf. I,) ist nicht ganz richtig. Denn Bloemer verlangte, dass die hakenförmigen Spitzen (zwei an dem einen Schenkel, eine an dem andren, welche in die Lücke zwischen den beiden ersten genau hineinpasst,) unter einem stumpfen Winkel, von etwa 120°, mit den Schenkeln zusammenstoßen, — wie in der Fig. 18 der genannten Tafel.

1825 operirte C. F. Graefe das Augenfell mit Bloemer's Pincette. (§ 486, 4° i.) Bei der Schiel-Operation wurden zunächst noch mehr die Haken in Anwendung gezogen.

Dieffenbach fand sogar, dass das Bindehauthäkchen den Augapfel sehr gut fixirt. Aber allmählich kam die Pincette mehr und mehr in Gebrauch. Bonnet verwendete 1841 eine Fass-Pincette mit Schloss, nicht nur zur Schiel-, sondern auch zur Star-Operation. (§ 495, 9.) M. A. Langenbeck schreibt 1849, dass er seine Schieber-Pincette schon seit 4 Jahren anwendet. »Desmarres bedient sich, wie es scheint, dieser Methode erst seit kurzem.« Uebrigens erklärt Desmarres (Maladies des yeux 1847, S. 602) die Pincette, welche er auch abbildet, für weniger zweckentsprechend.

Für A. v. Graefe's modificirte Linear-Extraction stellte die schließbare Fixir-Pincette ein nothwendiges Zubehör dar. (1865, A. f. O. XI, 3, S. 24.) Die meisten Operateure unsrer Tage gebrauchen Fass-Pincetten bei der Star-Operation. Doch sah ich 1877 R. Liebreich, 1901 und 1906 A. Trousseau ganz ohne solche geschickt operiren. Bei der Iridektomie dürften Fass-Pincetten unentbehrlich sein.

B. Die zu gewissenhafte Befolgung der Eintheilung der Ophthalmien in idiopathische und specifische ist für den Kranken oft sehr nachtheilig[1]. Die entzündliche Hyperhämie durch örtliche und allgemeine Antiphlogose, die krankhaft gesteigerte Nerventhätigkeit durch besänftigende Mittel zu beseitigen, ist ohne Zweifel der richtige Weg zur Bekämpfung wahrer Entzündung überhaupt, so auch der Ophthalmie.

In 6 Jahren (mit etwa je 120 Ophthalmien im Durchschnitt) hat L. folgendes gefunden: Nützlich sind Ableitungen auf den Darm, auf die Haut, auf die Drüsen, auf die Gelenke. Blut-Entziehungen sind bei oberflächlichen Ophthalmien überflüssig, aber bei den inneren von hoher Bedeutung, so dass man sich bei üblem Ausgang, falls eine kräftige, der Constitution und dem Alter entsprechende Blut-Entleerung unterlassen wurde, mit Recht Vorwürfe zu machen hat. Die Kälte ist wirksam, aber nicht immer die begleitende Feuchtigkeit: hörnerne Ringe (Näpfchen), die ein Stückchen in Leinwand gewickelten Eises enthalten, werden (ohne Druck) auf das Auge angewendet.

C. Musculus compressor lentis.

Neben den Längsfasern des Brücke'schen tensor chorioïdis (1847) fand Verfasser Kreisfasern zwischen den äußersten Spitzen der Strahlenfortsätze, ein wenig vor dem Linsenrand, tensor capsulae; durch ihre Zusammenziehung wird die vordere Kapsel convexer.

»Beobachtet man, während Jemand sein Auge verschiedenen Entfernungen adaptirt, die Lichter, welche durch ein dicht vorgehaltenes Kerzenlicht, dessen Spitze der sich Accommodierende als nächstes Objekt fixiren kann, in demselben entstehen: so wird man nicht die geringste Veränderung in dem Abstand des der hinteren Kapsel angehörigen, verkehrt stehenden Lichtes von dem ersten, durch die Hornhaut erzeugten wahrnehmen; beide stehen unbeweglich . . . Dagegen beobachtet man an dem dritten, allerdings sehr schwachen, durch die vordere Kapsel erzeugten Licht eine unbestimmte Bewegung, welche durch nichts anderes, als durch die wechselnde Zu- und Abnahme der Convexität der vorderen Kapsel veranlasst werden kann.«

»Die Purkinje-Sanson'sche Lichtprobe ist meinen, Jahre lang fast täglich angestellten Beobachtungen zufolge eines der schätzbarsten diagnostischen Hilfsmittel, nicht bloß für beginnenden Star.

[1] Das hatte auch schon Weller (§ 524) ausgesprochen.

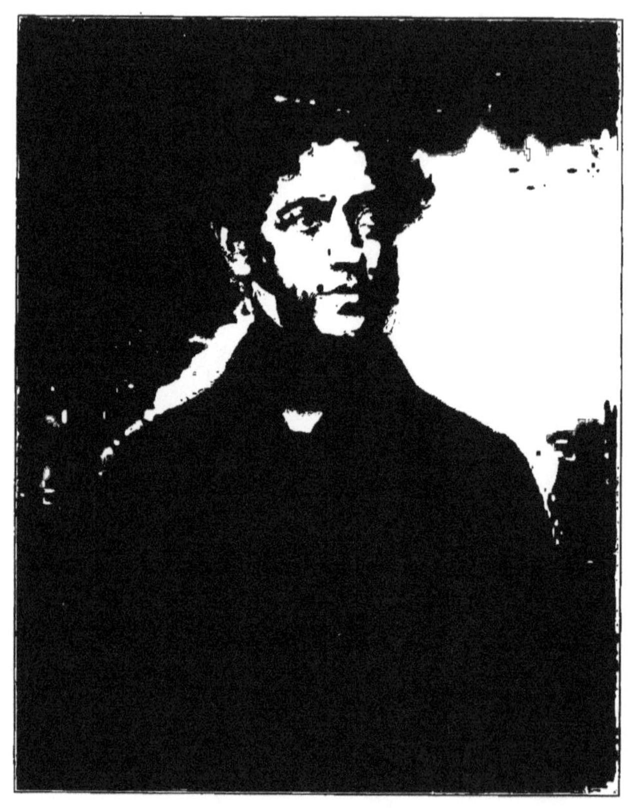

Bernhard von Langenbeck

Verlag von Wilhelm Engelmann in Leipzig.

Für Anfänger ist es rathsam, sich eines 2" langen, 1½" breiten, schwarz ausgekleideten Cylinders zu bedienen.

Die drei Lichter scheinen uns in dem einen Auge um ein weniges näher aneinander zu stehen, als in dem andern; das hat seinen Grund in einer bei verschiedenen Augen nicht vollkommenen Gleichheit der drei Spiegel.«

HELMHOLTZ, physiol. Opt. S. 121, 1867, erklärt folgendes: »LANGENBECK's Beobachtungsweise war ungünstig, indem er den Beobachteten direkt in die Flamme blicken ließ, wobei die drei Spiegelbildchen dem Beobachter sehr nahe an einander zu stehen scheinen, und das überwiegend helle Hornhautbild die Wahrnehmung der beiden andren erschwert. Dies mag der Grund sein, weshalb LANGENBECK's Beobachtung die Aufmerksamkeit der Physiologen nicht erregte.« Vielleicht haben sie aber überhaupt die »klinischen Beiträge« nicht gelesen.

VI. BERNHARD R. K. LANGENBECK[1]),

am 9. November 1810 zu Horneburg, als Neffe von K. MARTIN LANGENBECK, geboren, war von 1848 bis 1882 o. Prof. der Chirurgie zu Berlin und der berühmteste deutsche Chirurg dieser Zeit und ist am 29. September 1887 zu Wiesbaden verstorben. B. LANGENBECK hat in seiner frühen Jugend[2]) zwei ausgezeichnete Abhandlungen, die unser Fach berühren, veröffentlicht:

1. Seine Inaugural-Dissertation de retinae structura penitiori, Gotting. 1835.

2. Seine Habilitations-Schrift de retina observationes anatomico-pathologicae, Gotting. 1836.

In der zweiten Schrift hat L. zuerst mit dem Mikroskop den Nachweis geliefert, dass der Markschwamm der Netzhaut aus Hyperplasie der normalen Netzhaut-Kügelchen (Zellen) besteht. In dem geschwollenen Chiasma und Sehnerven fand er »fibrillas nodosas et globulos nerveos variae magnitudinis in retinae normalis descriptione supra memoratos«. Die markige Substanz des linken Auges »nativam retinae et n. optici fabricam dilucide exhibuit.«

Vgl. meinen Markschwamm der Netzhaut, S. 62, 1869, sowie die unter meiner Leitung verfasste Inaugural-Dissertation über den Markschwamm der Netzhaut von BRUNO WOLFF, 1893, S. 11.

L.'s Habilitations-Schrift enthält auch noch andre wichtige Beobachtungen, z. B. über traumatische Netzhaut-Blutung. (Vgl. § 519.)

3. Einen Fall von comminutiver Fraktur der rechten Nasenknochen und des rechten Oberkiefers, Versenkung des Augapfels in die rechte Ober-

1) Biogr. Lex. III, 604.

2) Deshalb habe ich auch im Bilde (Taf. II) den jugendlichen LANGENBECK dargestellt.

kieferhöhle, hat L. 1845 beobachtet und 1867, auf von Graefe's Wunsch, in des letzteren Archiv f. O. XIII, 2 447 fgd., veröffentlicht.

Zusatz 1. Für die folgende Uebersicht bin ich Herrn G. R. Prof. Dr. A. von Hippel in Göttingen zu besonderem Danke verbunden.

»Nach den in der Bibliothek vorhandenen Vorlesungs-Verzeichnissen haben im 19. Jahrhundert in Göttingen Augenheilkunde gelehrt:

Die Professoren Arnemann, C. Himly, Joh. Mart. Langenbeck, Ruete, Baum, Schweigger, Th. Leber, Schmidt-Rimpler.

Bis 1868 standen für Augenkranke nur wenige Betten in der chirurgischen Klinik zur Verfügung. (Wie viele? kann ich nicht feststellen.) Die erste Augenklinik wurde hier 1873 eröffnet, die zweite von mir gebaute 1905.

Den ersten speziellen Lehrauftrag für Augenheilkunde erhielt Schweigger 1868.«

Zusatz 2. Der Göttinger Prof. der Physiologie Arnold Adolf Berthold[1]) veröffentlichte 1839 das »Myopodiorthotikon[2]) oder Apparat, die Kurzsichtigkeit zu heilen«. Es war dies ein Gestell, das den Kurzsichtigen hindern sollte, bei der Nahearbeit einen zu geringen Abstand zu wählen: bezw. ihn allmählich gewöhnen sollte, einen größeren zu nehmen (z. B. 11", statt 5"). Das Verfahren hat s. Z. großen Beifall gefunden; ja es hat Dr. H. Meyer, Privatdozent in Tübingen, zu dem Vorschlag an die Kurzsichtigen begeistert, einfach ihre Concavbrille allmählich abzuschwächen [z. B. von 12" auf 16", 20", 24"] und dann ganz abzulegen, — wie er es selber gethan.

Weitere Veröffentlichungen von Berthold sind: Das Aufrechtsehen der Gesichts-Objekte trotz des umgekehrt stehenden Bildes auf der Netzhaut, Göttingen 1830, 2. Aufl. 1834.

Ueber das Auge des Fischotters, Ammon's Z. f. O., IV, 464—467, 1835. Feste Verbindung zwischen Glaskörper und Sehnerven.)

Zusatz 3. Meyer in Minden[3]).

Die geographische Nachbarschaft führt uns zu einem Manne, der für unser Fach zwar nur einige Zeilen veröffentlicht, aber damit, ohne es zu ahnen, ein Samenkorn eingesenkt hat, aus dem im Laufe der Zeit ein mächtiger, fruchttragender Baum erwachsen ist.

Nikolaus Meyer, geboren am 29. Dezember 1775 zu Bremen, studirte seit 1793 in Halle, Kiel und Jena, praktizierte seit 1801 zu Bremen, seit 1808 zu Minden, wurde 1816 Physikus, 1825 preußischer Regierungs-Med. Rath, auch Hebeammen-Lehrer, und ist hochbetagt im Jahre 1855 verstorben.

1) 1803 zu Soest in Westphalen geboren, 1835 a. o., 1836 o. Prof. der Medizin, 1861 gestorben. (Biogr. Lex. I. S. 429.)

2) »Kurzsichtigkeits-Besserer« (von μύωψ, der Kurzsichtige, und διόρθωσις, Verbesserung. Vgl. Ammon's Monats-Schr. III, 332—336, 1840.

3) Biogr. Lex. IV, S. 222 und VI, S. 931.

Von seinen Übersetzungen und eignen geburtshilflichen Arbeiten wollen wir absehen und nur hervorheben, dass er der erste gewesen, der einen Riesen-Magneten zur Entfernung eines in's Augen-Innere eingedrungnen Stahlsplitters verwendet hat.

Welcher Art sein Magnet gewesen, wie sein Fall ausgegangen, das wissen wir nicht. Wir haben nur einen kurzen, offiziellen Bericht über die Operation, die M. (als 64jähriger) ausgeführt hat.

Medicinische Zeitung,

herausgegeben von dem Verein für Heilkunde in Preußen. Elfter Jahrgang. 1842. No. 11, Berlin, den 16. März, S. 50. — (Aus dem General-Sanitäts-Bericht von Westphalen auf das Jahr 1839. Extraction eines Stahlsplitters aus dem Auge mittelst des Magneten.

Der Regierungs-Medicinal-Rath Dr. MEYER in Minden erzählt: »Ich wurde zu dem Schmied G. gerufen, dem ein Stück glühenden Stahls in's Auge geflogen war. Das schmale lange Stück war durch die Sclerotica bis unter die Iris gedrungen und nicht zu fassen. Mit Hülfe eines über 30 Pfund tragenden Magneten gelang es, den fremden Körper hervorzuziehen. Die sehr schmerzhafte Entzündung wich Blutegeln und Umschlägen von kaltem Wasser, dem nachher zur großen Erleichterung Aqua Laurocerasi zugesetzt wurde.«

§ 485. Die Berliner Schule.

Der im Unglück wieder neugeborene Staat Preußen errichtete die Universität zu Berlin 1810, die zu Breslau 1811, die zu Bonn 1818.

1. Die Universitäten des deutschen Reiches . . . herausgeg. von W. LEXIS, Berlin 1904. (655 S.).

2. Geschichte der königl. Friedrich Wilhelms-Universität zu Berlin von MAX LENZ. Halle a. S. 1910. (III Bände.)

3. 1710—1910. Zweihundert Jahre des Charité-Krankenhauses zu Berlin von Prof. Dr. SCHEIBE, Generalarzt und San.-Inspekteur, ärztl. Direktor des Charité-Krankenhauses. Berlin 1910. (178 S.)

4. Vorlesungs-Verzeichniß und Index lectionum der Universität Berlin für das erste Semester ihres Bestehens 1810/11. Facsimile-Druck, den Theilnehmern an der Jahrhundert-Feier überreicht von der Universität Berlin.

5. Die Augenheilkunde als Unterrichtsfach an der Universität Berlin in der Zeit von 1811—1870. Von J. v. MICHEL, Berliner klin. Wochenschr., 1910, Nr. 41, S. 1891—1892.

6. Geschichte des augenärztlichen Unterrichtes in der königl. Charité von Prof. R. GREEFF, Direktor der Univ.-Klinik und Poliklinik für Augenheilkunde an der königl. Charité zu Berlin. Ebendas., S. 1892—1893.

Jede Zeit muss nach ihren Bedingungen und nach ihren Leistungen beurtheilt werden. Es ist ein sehr geläufiger, aber darum noch nicht verzeihlicher Irrthum, die Versumpfung des augenärztlichen Unterrichts, welche nach der Reform unsrer Wissenschaft, an einer oder der andren Universität, in jener Uebergangsperiode eintrat, wo noch die alten Professoren der Chirurgie, theils hochmüthig, theils widerwillig, die Augenheilkunde mit behandelten, bis diese sich ihre Selbständigkeit durch Errichtung eigner Professuren errang, ganz allgemein auch auf die erste Hälfte des 19. Jahrhunderts auszudehnen, wo unser Fach tatsächlich noch ein Zweig der Chirurgie gewesen, und von den tüchtigen Chirurgen auch mit Liebe, Verständniß und Erfolg gepflegt worden ist. Die beiden großen Errungenschaften jener Zeit, die Lid-Bildung und die Schiel-Operation, sind ja nicht von der schon selbständig erstarkten österreichischen Schule der Augenheilkunde, sondern von Chirurgen der berliner Schule geschaffen worden. Ja, vermöge ihrer Allgemeinbildung, waren diese Chirurgen vielfach durch weiten Blick ausgezeichnet.

Uebrigens sehen wir, dass schon das erste Vorlesungs-Verzeichniß der unter den größten Schwierigkeiten gegründeten Berliner Universität den Unterricht in der Augenheilkunde sorgsam berücksichtigt. »Die ambulatorisch-klinischen, medizinisch chirurgischen Uebungen, sowie das Klinikum für Augenkrankheiten, wird Herr Prof. Hufeland in Verbindung der Herrn D. Bernstein und D. Flemming im Universitätsgebäude täglich fortsetzen.«

»Klinische Uebungen werden von Herrn Prof. Reil im medizinischen, von Herrn Prof. Graefe im chirurgischen Klinikum angestellt.«

Jo. Gottlob Bernstein hatte sich zu einem tüchtigen Chirurgen emporgearbeitet. (Vgl. XIV, S. 242—243.)

Flemming, ein Schüler von Frank und Beer, seit 7 Jahren in Berlin als Armenarzt angestellt, hatte hier eine Augenklinik errichtet; 1810 vereinigte er die letztere mit der Poliklinik Hufeland's, der ihm den augenärztlichen Unterricht in seiner Abtheilung anvertraute. Bald erhielt er auch die Erlaubniß zur Habilitation.

Jo. Chr. Reil (1759—1813), der Verfasser der berühmten Abhandlung »über die Lebenskraft«, des 5bändigen Werkes »über die Erkenntniß und Kur der Fieber« (1794—1815), der Forscher über den Bau des Gehirns und der Nerven, der Begründer einer »psychischen Kur-Methode der Geisteszerrüttungen« (1803) und Vf. der Entwürfe einer allgemeinen Pathologie und einer allgemeinen Therapie, konnte ja allerdings die Augenkrankheiten hauptsächlich nur vom Standpunkt des inneren Arztes her behandeln; er hat aber doch auch, was bisher nicht beachtet zu sein scheint, in Halle Star-Operationen verrichtet. (Vgl. XIV, S. 406.) Ueber C. F. Graefe werden wir gleich mehr zu sagen haben.

Die Freiheits-Kriege fanden dann die Mediziner in den Lazareten. Nach dem Kriege ging es wieder an die friedliche Arbeit.

1817 wurde an der Charité eine chirurgisch-ophthalmiatrische Klinik begründet; ihr erster Direktor war Joh. Nep. Rust. Vier mal wöchentlich hielt er Vorlesungen über Augenkrankheiten ab, deren Frequenz nicht nur seinem Vorsitz in der Prüfungskommission, sondern auch dem lebendigen und anregenden Vortrag zu danken war.

Seit dem Wintersemester 1818/1819 wurden also in Berlin an drei verschiedenen Stellen Vorlesungen über Augenheilkunde gehalten: 1. in der Charité durch RUST; 2. in dem klinischen chirurgisch-augenärztlichen Institut der Universität, das 1813, auf Betreiben des Prof. C. F. GRAEFE und für ihn eingerichtet war und 1819 durch einen für die damalige Zeit glänzenden Neubau[1] ersetzt wurde. 3. An HUFELAND's Institut wirkten, außer FLEMMING, noch BUSSE, der 1816 sich habilitirte und 1821 die Venia docendi aufgab (XIV, S. 243), sowie KELLING.

Im Sommersemester 1828 erscheint zum ersten Mal eine besondere Augenklinik, geleitet von JÜNGKEN. Dieser hatte 1819 sich habilitirt, war von GRAEFE zu RUST nach der Charité übergegangen, und erhielt 1828 die Leitung des in diesem Krankenhaus begründeten »Klinischen Institut für Augenheilkunde«. Als er dann 1840 auch die der chirurgischen Klinik dazu erhielt, vereinigte er beide wieder, bis zu seinem Rücktritt, 1868.

1828 errichtete der a. o. Prof. FR. W. GEORG KRANICHFELD ein ophthalmiatrisch-poliklinisches Privat-Institut und kündigte im Wintersemester 1829/1830 eine Vorlesung an über Anatomie, Physiologie, Pathologie und Therapie des Auges und hielt auch praktisch ophthalmologische Uebungen ab.

Geboren am 30. August 1789 zu Hohenfelden in Thüringen, praktizierte er 1816 zu Wien, war 1818—1821 Arzt der österreichischen Gesandschaft zu Constantinopel, wurde 1822 kaiserlich russischer Hof-Medicus, darauf a. o. Professor in Berlin.

Er schrieb (außer andrem): 1. Anthropologische Uebersicht der gesamten Ophthalmiatrie, . . . 1841 (158 S.). »Ihrer Majestät Elisabeth Königin von Preußen« gewidmet. 2. Conspectus publicus morborum ophthalmicorum, qui . . . instituto ophthalm. privato suo . . . ab a. 1830 usque a. ann. 1842 tractati & sanati sunt. 1842. 1868 hat er seine Professur niedergelegt und Berlin verlassen.

Er war ein excentrischer Mann, Stifter einer neuen Religions-Sekte. Uns Studenten galt er für verdreht, da er eine Vorlesung über die Stiftshütte der Juden ankündigte. Wer seine Ophthalmiatrie (1) in die Hand nimmt, wird diese Auffassung theilen. In der Übersicht steht IV, I, 1 »Schwinden der Augengefäße aus Verkräftigungsschwäche ihrer Faserschicht.«

Im Wintersemester 1831—1832 überließ C. F. GRAEFE die Vorlesung (und sein Heft!) über Augenheilkunde seinem jüngeren Bruder, EDUARD ADOLF GRAEFE (1799—1859), der, seit 1831 als Privat-Docent habilitirt, eine

[1] Allerdings, fast ein halbes Jahrhundert später, als ich selber meinen Unterricht daselbst empfing (1863—1866), war die Klinik in der Ziegelstraße wieder recht veraltet. Neubau 1878—1882, mit eigner Augenklinik. (K. SCHWEIGGER, 1881).

große literarische Thätigkeit entfaltete, besonders auf dem Gebiete der Uebersetzungen und encyklopädischen Artikel[1]).

Im Sommersemester 1832 kündigte ANGELSTEIN, — seit 1824 Assistent an GRAEFE's Klinik, seit 1831 habilitirt,[2]) — Vorlesungen über Augenheilkunde an.

1840 wurde DIEFFENBACH der Nachfolger F. C. GRAEFE's; 1841 habilitirte sich sein Assistent LUDWIG BÖHM; 1847 trat B. v. LANGENBECK an DIEFFENBACH's Stelle und kündigte im Sommer 1849 einen Kurs der chirurgischen und augenärztlichen Operationen an.

Im Winter-Semester 1852/1853 trat der Privat-Docent ALBRECHT V. GRAEFE, der Sohn von CARL FERDINAND, in die Schranken. Mit ihm beginnt eine neue Zeit. Aber, obwohl derselbe 1857 zum außerord., 1866 zum ord. Prof. ernannt wurde und auch eine Abtheilung für Augenkranke von 40 Betten in der Charité erhalten hatte, — die officielle Vertretung der Augenheilkunde blieb bis zum Schluß des Sommersemesters 1868 mit der der Chirurgie verknüpft, d. h. in den Händen JÜNGKENS.

Im Wintersemester 1868/1869 hielt A. v. GRAEFE die Klinik für Augenkrankheiten noch in seinem Privat-Institut, erst seit Sommer 1869 in der Charité ab. (Vgl. SCHMIDT-RIMPLER, klin. Monatsbl. für Augenheilk. 1911, S. 729.) Schon am 20. Juli 1870 ist er verstorben.

§ 486. CARL FERDINAND GRAEFE.

1. Siehe ALBRECHT V. GRAEFE von J. HIRSCHBERG, Leipzig 1901. Wenn meine Angaben hie und da von den überlieferten (z. B. von den bei H. S. MICHAELIS, Berlin 1840 und den bei A. HIRSCH 1877 gedruckten,) abweichen, so müssen sie doch als die zuverlässigeren betrachtet werden, da sie sich auf urkundliche Angaben stützen. Die stattliche Handschrift der »GRAEFE'schen Familien-Aufzeichnungen« ist durch die Güte des Herrn Rittmeisters A. v. GRAEFE, des Sohnes von ALBRECHT V. GRAEFE, mir zur Verfügung gestellt und noch durch briefliche Mitteilungen ergänzt worden.

2. Vgl. auch »C. F. GRAEFE in seinem 30jährigen Wirken für Staat und Wissenschaft« von Dr. H. S. MICHAELIS, königl. preuß. Stabsarzt a. D., Berlin 1840. 98 S. — Noch vor GRAEFE's Tode veröffentlicht und zwar auf Veranlassung der Broschüre des General-Divisions-Arztes WASSERFUHR »Ueber die preußische Medizinal-Verfassung vom Jahre 1837« und gegen dieselbe gerichtet.

3. Die Schrift von MICHAELIS ist »eine Lobhudelei, deren GRAEFE's Verdienste nicht bedurften« sagt BENEDIKT 1842 (Abhandl. zur Augenheilk.) in seiner Denkschrift auf C. F. v. GRAEFE, die eine wahrheitsgetreue Darstellung brachte, zwei Jahre nach dem Tode des großen Mannes, — »da es schon Sitte geworden, GRAEFE's Leistungen zu schmähen, oder mit einem vornehmen Stillschweigen zu übergehen«.

1) Erfahrungen über das Lichtstrahlen-brechende Vermögen der durchsichtigen Gebilde im menschlichen Auge. Aus den Edinb. Phil. Journ. No. 1, 1819, mitgetheilt von Dr. EDUARD GRAEFE. Journ. d. Chir. u. Augenheilk. I. S. 356—358.

2) Mit der Schrift: De Senegae radice, remedio ophthalmiatrico praestantissimo.

4. Vgl. ferner E. Gurlt in der allgem. Deutschen Biographie Bd. IX, H. Frölich im biographischen Lexikon der Ärzte II, 618, und R. Klapp und H. Doenitz in der Berl. klin. Wochenschrift 1910, No. 41, S. 1883—1884; endlich die Geschichte der Friedrich-Wilhelms-Universität von Max Lenz, II, 1, 459 flgd.

Carl Ferdinand Graefe,

als Sohn des aus Pulsnitz in Sachsen nach Polen eingewanderten Intendanten (Marszalek) und Freundes vom Grafen Moscynski, dem Congressmarschall des Königreichs Polen, im Jahre 1787 zu Warschau geboren, kehrte zu seiner wissenschaftlichen Ausbildung sehr jung[1]) schon wieder in das deutsche Vaterland zurück, wurde bereits 1807 in Leipzig zum Doktor der Heilkunde und Wundarzneikunst befördert und, nachdem er als Leibarzt des Herzogs von Anhalt-Bernburg und als Leiter des Medizinalwesens im ganzen Herzogthum Großes geleistet, ein Krankenhaus zu Ballenstädt und das Alexis-Bad begründet, und nachdem er drei Berufungen (an die Akademie zu Krzemieniec in Volhynien, an die Universitäten zu Halle und Königsberg) ausgeschlagen, Ostern 1811 nach Berlin an die eben neu gegründete Universität als ordentlicher Professor und Direktor der chirurgisch-augenärztlichen Klinik berufen, — eine Beförderung, die wohl seitdem in Deutschland einem 24jährigen Jüngling nie wieder zutheil geworden ist.

Aber er zeigte sich der Stellung gewachsen, in der Lehre der Wissenschaft wie in der Ausübung der Kunst.

Er vollführte die Gaumen-Naht, schuf die deutsche Rhinoplastik, die überhaupt für den wundärztlichen Ersatz verloren gegangener Teile von Wichtigkeit wurde, stellte bleibende Grundsätze auf für Ablösung der Gliedmaßen, verbesserte sowohl die Star-Operation durch den aufwärts geführten Hornhaut-Schnitt[2]) als auch die Pupillen-Bildung durch neu erfundene Instrumente[3]), begründete das Journal für Chirurgie und Augenheilkunde, half thätig mit an dem großen encyclopädischen Wörterbuch der medizinischen Wissenschaften und schrieb ein umfangreiches Werk über die aegyptische Augen-Entzündung in den europäischen Befreiungs-Heeren. Als Lehrer war Graefe der eigentliche S c h ö p f e r d e r c h i r u r g i s c h e n K l i n i k. Er theilte zuerst die Klinicisten ein in Auskultanten und Praktikanten, verpflichtete sie zur Theilnahme an den Kranken-Besuchen, leitete sie zum eignen Operieren und überwies ihnen Stadtkranke[4]).

---

1) Gleich einem Roman erscheint uns die Beschreibung, wie der 13jährige Knabe, das Beutelchen mit Dukaten um den Hals gehängt, die Pistole in der Tasche, 1800 von Volhynien nach Bautzen geritten ist.

2) Nach Friedrich Jäger, vgl. § 472, XIV, S. 554 und XIII, S. 528.

3) XIII, S. 449, 4 und S. 459, 37.

4) Die genauere Erörterung findet sich in seinem klinischen Bericht f. 1824.

Louis Stromeyer, der im Wintersemester 1825/1826 zu Berlin studirte, hat in seinen Erinnerungen (I, S. 180 fgd. und S. 307 fgd., 1875) eine fesselnde Schilderung von ihm entworfen: »Graefe's Persönlichkeit machte auf mich einen sehr günstigen Eindruck. Er hatte schwarzes Haar und schöne blaue Augen, seine nicht ganz regelmäßigen Gesichtszüge besaßen einen freundlichen Ausdruck. Er war erst 38 Jahre alt und stand doch schon auf der Höhe seines Ruhmes . . . Sein Vortrag war klar und verständlich, seine operative Geschicklichkeit eminent. Er besaß den Willen und die Fähigkeit ein guter Lehrer zu sein. Ich habe in den beiden Semestern, in welchen ich seine Klinik besucht, nichts von ihm gesehen, was er nicht vor Gott und den Menschen hätte rechtfertigen können . . . Er suchte die Diagnose soviel als möglich festzustellen, ehe er operirte, und wandte alles an, um den Erfolg sicher zu stellen. Er war in allem exakt . . .« »Graefe's Extraktionen (mit dem oberen Hornhaut-Schnitte) waren das Vollkommenste, was ich in dieser Art gesehen. Er operirte mit schwebender Hand, mit der linken so gut, wie mit der rechten, ohne den kleinen Finger aufzustützen. Alle 6 Fälle verliefen auf das günstigste mit geringer Reaktion bei schneller Wundheilung und vollkommener Aufhellung der in Form und Funktion intakt gebliebenen Pupille.«

Fig. 1.

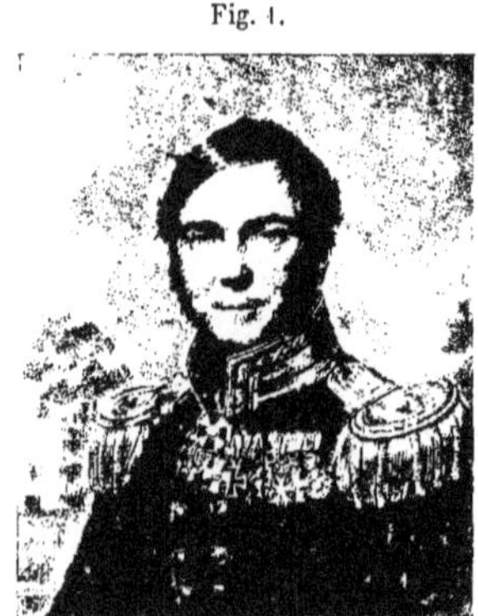

C. F. Graefe.

Graefe's großer Zeit- und Fachgenosse, Philipp von Walther, hat 1834 (Journ. d. Chir. u. Augenheilk. XXI, 2) das folgende Urtheil über sein Lehren gefällt: »Eine eigenthümliche, glänzende Erscheinung, kühn und genial improvisiert, wie alles was von seinem Urheber ausging, ist v. Graefe's Clinicum in Berlin, — zu welchem ein Vorbild weder in Frankreich noch in England oder im nördlichen Italien oder in Holland sich findet. Die Einrichtung ist ganz national, rein deutsch[1]).«

Endlich erklärt Benedikt 1842: »Im Colleg ausnehmend klar, vollständig und genau. Als Schriftsteller arbeitete er fast immer allein.«

In den Kriegen vom Jahre 1813 und 1814 sowie 1815 entfaltete G. eine großartige Thätigkeit und bewies die größte Tapferkeit, Uneigennützig-

1) Dabei kannte Philipp von Walther, der 1803 Paris besucht hatte, aus eigener Erfahrung die chirurgische Klinik, welche Desault 1788 am Hôtel-Dieu geschaffen; er kannte auch das London vom Jahre 1830.

keit[1]) und Opferwilligkeit, Umsicht und Arbeitskraft. Im Jahre 1822 wurde er zum dritten Generalstabsarzt der Armee, ferner zum Mitdirektor der militär-ärztlichen Bildungs-Anstalten, auch zum Mitglied der wissenschaftlichen Deputation für das Medizinal-Wesen und der Ober-Examinations-Kommission sowie zum Geheimrat ernannt.

Nicht nur ein großer Chirurg, — ein umfassendes Genie tritt uns in C. F. Graefe entgegen. Sowohl an der Erhebung der Chirurgie aus roher Technik zu einer auf Wissenschaft begründeten Kunst, wie auch an der Preußens aus tiefer Erniedrigung zu neuer Blüte hat er, soweit es einem Einzelnen möglich ist, kräftig und erfolgreich mitgearbeitet.

Der Adel ward ihm vom Kaiser Nicolas von Rußland im Jahre 1826 verliehen und vom König von Preußen anerkannt.

Im Jahre 1827 reiste G. nach Wien, 1830 nach Italien und Sicilien (wo er durch einen Schuss verwundet, aber glücklich geheilt wurde); 1830 auch noch nach London, um dem Prinzen Georg von Cumberland (späterem Kronprinzen von Hannover) augenärztlichen Beistand zu leisten.

Im Sommer des Jahres 1840 fuhr er wiederum nach Hannover, um an dem (nach Verletzung des einen Auges durch sympathische Entzündung des zweiten) vollständig erblindeten Kronprinzen die geforderte Augen-Operation vorzunehmen. Schon krank reiste er von Berlin ab, wurde unterwegs noch kränker, in Hannover von einem »hitzigen Nervenfieber« ergriffen und verstarb daselbst am 4. Juli 1840. »Graefe starb im Alter der noch ungeschwächten Geistes- und Körperkraft. Er hatte in seinem Leben viel großes und herrliches vollbracht; man konnte hoffen, dass er noch größeres und herrlicheres vollbringen werde«. »Was kann es besseres geben«, sagt Stromeyer über ihn, »als in der Mitte einer glänzenden Laufbahn abberufen zu werden, beklagt und ersehnt? Es giebt Professoren, die so lange leben, daß die Studenten sagen, wenn sie sich ausstopfen ließen, so würden sie der Welt gerade so nützlich sein, wie jetzt.«

C. F. Graefe war der Berather der vornehmen Welt, ein vollendeter Hofmann, als Arzt menschenfreundlich, als Lehrer und Prüfer gerecht, durchgreifend als Organisator, sorgsam und umsichtig bei den Operationen und in jeder Lage des Lebens: außerordentlich rührig auf literarischem Gebiet.

Enthält doch das von ihm und Philipp von Walther, Prof. zu Bonn, 1820 gegründete Journal der Chirurgie und Augenheilkunde[2]) in den ersten zwanzig

[1]) Sein Gehalt schenkte er den Lazareten, dem damals so bedrückten Staat ersparte er durch umsichtige Verwaltung $1/2$ Million Thaler.

[2]) Karl Ferd. von Graefe und das Journal der Chir. und Augenheilk. Von Ph. Fr. von Walther, (im XXX. Bd. desselben, S. 741—748, 1841), nach dem Tode Graefe's geschrieben. »Sein Geist hat in der Redaktion gelebt.« (120 Hefte in 2 Dezennien.)

Bänden, d. h. bis 1834, nicht weniger als 440 Erwähnungen seines Namens, sei es in eignen Arbeiten oder Bemerkungen, sei es in den von auswärtigen Gelehrten ihm eingesendeten wissenschaftlichen Briefen u. dgl.

Von seinen augenärztlichen Schriften, Abhandlungen, Einzel-Beobachtungen seien die folgenden hervorgehoben:

1. Angiektasie. Ein Beitrag zur rationellen Kur und Erkenntniß der Gefäß-Ausdehnung. Leipzig 1808. (Mit 3 Kupfer-Tafeln, 4°, 88 S.) Es ist eine Erweiterung seiner lateinischen Dissertation vom Jahre 1807.

2. Repertorium augenärztlicher Heilformeln vom Ritter[1]) Carl Graefe, königl. preuß. geheimen Rathe, ord. Prof. der Heilkunde an der Univ. zu Berlin ... Direktor des Clinischen chir.-augenärztl. Instituts, ord. Prof. der Chirurgie a. d. königl. med.-chir. Militär-Akademie ... Berlin, 1817. (236 S.) »Seinen hochgeehrten Zuhörern am Schluss der ophthalmiatrischen Vorlesungen des Sommersemesters 1816 zur freundlichen Erinnerung gewidmet vom Vf.«

3. Die epidemisch-contagiöse Augenblennorhöe Aegyptens in den Europäischen Befreiungsheeren, ihre Entstehung, Erkenntniß, Vorbeugung und Heilart während der Feldzüge 1813, 1814 und 1815, beobachtet von Dr. Carl Ferdinand Graefe, Königl. preuß. Generalstabsarzte der Armee, geheimen Rathe, Mit-Director der Königl. medicinisch-chirurgischen Academie für das Militär, und des Friedrich-Wilhelm-Instituts, Mitgliede der wissenschaftlichen Deputation im Ministerio der Geistlichen-, Unterrichts-, und Medicinal-Angelegenheiten, Ritter des rothen Adlerordens dritter Klasse, des eisernen Kreuzes und des Kaiserlich russ. St. Annenordens zweiter Klasse, Offizier in der Königl. französischen Ehrenlegion, Ritter des Königl. Schwedischen Wasa-Ordens und des Kaiserl. Russischen St. Wladimir-Ordens vierter Klasse, ordentlichem öffentlichen Professor der Medicin und Chirurgie an der Universität zu Berlin, Director des Königl. klinischen Instituts für Chirurgie und Augenheilkunde daselbst, der Pariser Königl. Societät der medicinischen Fakultät, der Pariser Societät der Nacheiferung, der Königl. Societät der Wissenschaften zu Göttingen, der Kaiserl. Russischen natur-historischen Gesellschaft zu Moscau, der Erlanger physicalisch-medicinischen Societät, der Halleschen naturforschenden Gesellschaft, der Nieder-Rheinischen Societät für Heilkunde zu Bonn, der Großherzogl. Gesellschaft für Naturwissenschaft zu Heidelberg u. m. a. Mitgliede u. Korrespondenten. Mit 5 Kupfertafeln, Berlin 1823. (Groß-Folio. 169 S.)

»Den glorreichen Souverainen, welche Europens Glück und Frieden gründeten! den erhabenen Beförderen des Wohles Ihrer Völker, den huldvollen Beschützern der Künste und Wissenschaften in tiefster Verehrung und unauslöschlicher Dankbarkeit allerunterthänigst zugeeignet vom Verfasser«[2]).

4. Jahresbericht über das klin. chir. augenärztl. Institut zu Berlin für das Jahr 1817—1819 und 1821—1832. Berlin 1819—1833. 4°.

---

1) Von Eitelkeit war der große Mann nicht ganz frei. Manch' andrer auch nicht. (Max Lenz berichtet gleichfalls, dass Graefe auf Titel und Rang mehr Werth legte, als es seiner inneren Bedeutung entspräche.)

2) Die Überschriften der wichtigen Bücher gebe ich ganz genau. Die Hinzufügung aller Titel des Verfassers könnte man ja für Raum-Verschwendung halten: aber einerseits bringt sie uns den Helden psychologisch näher, andrerseits wirkt sie — abschreckend auf diejenigen, die einer solchen bei uns längst abgeschafften Sitte auf diesem oder jenem Punkt des Erdballs noch heutzutage huldigen sollten.

4a Jahresberichte, aus d. J. f. Chir. u. Augenheilk.

(Nur einige wichtigere sind hier angeführt.)

a) f. 1817—1818.

Die Zahl der Studenten betrug 192, die der Augenkranken 240, die der Augen-Operationen 70. Darunter waren 11 Depressionen, 26 Extractionen, von den ersteren 9, von den letzteren 24 mit vollkommener Heilung, während je zwei Fälle als »in Heilung begriffen« angeführt werden. Bei den Extractionen hat sich auch JÜNGKEN betheiligt.

b) f. 1819.

Zahl der Studenten 188, der Augenkranken 209, der Augen-Operationen 35, darunter 5 Depressionen mit 3, und 7 Extractionen mit 6 vollkommenen Erfolgen. Bei einem jungen Mädchen hatten sich nach Vernarbung eines bösartigen Geschwürs an der rechten Kopfseite epileptische Zufälle, vollständiger schwarzer Star und beginnende Lähmung der linken Ober-Extremität eingefunden. Nach Aussägen des verdünnten Knochenstücks mussten mehrfache Abtragungen der vorgedrängten Hirnsubstanz (9 Quentchen 3 Gramm) vorgenommen werden. Vier Tage nach der letzten Hirn-Abscission erfolgte der Tod. Die Sektion zeigte bedeutende Wasser-Ansammlung im rechten Hirn-Ventrikel.

c) f. 1822.

Der siebente Bericht zeigt als Vignette das Bild des neuen Clinicum chirurgicum et ophthalmiatricum Univ. Berolin. MDCCCXIX[1].

i) f. 1825.

256 Hörer, darunter 78 Doctoren und mehrere junge Ärzte, aus fast allen Theilen Deutschlands, aus Frankreich, England, den Niederlanden, Russland, Polen, Griechenland.

Das DUPUYTREN'sche Röhrchen wurde bei 4 Individuen eingesetzt, musste aber bei zweien nach Verlauf einiger Wochen wieder herausgenommen werden. (Vgl. XIV, S. 38.)

Das gefäßreiche Augenfell wurde (auf beiden Augen) nahe der Hornhaut mit der BLOEMER'schen Pincette emporgehoben und zur Hälfte des Hornhaut-Umfangs mit der Scheere abgeschnitten; bald danach auch die andre Hälfte: das Sehvermögen kehrte wieder. Augenkrankheiten 407, Operationen 70[2]: 6 Ausziehungen des Stars, alle gut; 19 Verlagerungen, 17 gut; 6 Zerstückelungen, alle gut.

m) f. 1828.

In einer Bemerkung über Rhinoplastik erwähnt GRAEFE, dass die einst für fabelhaft gehaltene Haut-Ueberpflanzug aus entfernten Körpertheilen auch den Ersatz von Augenlid-Theilen möglich macht. —

»Die Operation des grauen Stares gehört unstreitig zu den Unternehmungen, welche dem fühlenden Arzt die größte Genugthuung gewähren; durch dieselbe wird, ohne Schmerzen, ohne Verunstaltung, ohne Lebensgefahr, der schönste Sinn, welchen uns die Vorsehung schenkte, war er verloren, in wenigen Sekunden wieder geschaffen.«

---

1) In der Ziegelstraße.

2) Unter den Operateuren waren Dr. HERZBERG (1802—1876), seit 1828 Assistenz-Arzt der Anstalt, später Leiter des jüdischen Krankenhauses; und Dr. BOAS. — GRAEFE ließ die jüngeren Ärzte reichlich operieren. Dies hat auch STROMEYER, für sich selber, rühmend hervorgehoben.

45 Star-Operationen (14 Verschiebungen, 18 Zerstücklungen, 13 Ausziehungen, 11 nach oben) lieferten 43 vollkommene Erfolge; keiner der Operirten verließ ohne Herstellung des Sehvermögens die Anstalt. Nicht minder, als die zweckmäßige Wahl der Operations-Methoden, trug zu den erfreulichen Resultaten auch die Nachbehandlung[1]) bei, welche besonders in den ersten Tagen mit der größten Aufmerksamkeit besorgt wurde, weil innerhalb der ersten 72 Stunden größtenteils Alles zu gewinnen oder zu verlieren ist. Ohne bleibende Nachtheile darf um diese Zeit kein wirklich angezeigtes Mittel, namentlich der Aderlass, auch nur um einige Stunden aufgeschoben werden.

Es ist schade, dass GRAEFE nicht selber die Zusammenstellung der Erfolge der in den 15 Jahren verrichteten Star-Operationen gemacht hat. Das will ich nachholen.

In 163 Star-Ausziehungen, die übrigens fast alle von GRAEFE selber ausgeführt sind, ergaben sich 141 vollkommene Erfolge; 14 Misserfolge, das sind $8\frac{1}{2}\%$; 7 waren in Heilung begriffen, eine endigte mit dem Tode. Die Ausziehung nach oben lieferte entschieden bessere Erfolge, als die nach unten. Unter 149 Niederdrückungen, die meist von Assistenten und jüngeren Ärzten gemacht wurden, waren 119 vollkommene Erfolge; 9 Misserfolge, das sind ungefähr 6%; 9 waren in Heilung begriffen, vier endigten mit dem Tode.

Merkwürdiger Weise erklärt C. F. GRAEFE ausdrücklich (Augenblenn., § 269 und § 271, 1823), »die Vorliebe vieler Ärzte für die Nadel-Operationen sei nur dadurch zu erklären, dass der Hornhautschnitt höhere, nicht jedem Individuo zu Gebote stehende manuelle Geschicklichkeit erfordere; die Niederdrückung sei nur da zu üben, wo Ausziehung und Zerstücklung unstatthaft erscheinen«; und doch hat er noch 149 Niederdrückungen gegen 163 Ausziehungen!

i) f. 1833, J. f. Chir. u. Augenheilk. XXII. 262 Hörer, 478 Augen-Krankheiten, 80 Operationen.

Die Ausrottung des Augapfels samt beiden Augenlidern wurde vorgenommen, da durch vernachlässigte langjährige Trichiasis der Augapfel mitsamt den Lidern bis an den Rand der Orbitalhöhle in dem Grad fungös entartet war, dass völliger Übertritt zum Krebs bevorstand[2]). Die Heilung erfolgte binnen der 4. Woche in der Art, dass beide Augenlider genau zusammenwuchsen und die Augenhöhle fast ganz eben verschlossen. Obwohl die Thränendrüse zurückgelassen wurde, zeigte sich doch nicht die leiseste Spur von Thränen-Absonderung. — Gegen heftigste Augenlid-Blennorhöe braucht G. schon seit mehreren Jahren Sol. Arg. nitr. 0,5 : 30,0.

(Man muss zugestehen, dass das Institut nach dem damaligen Zustand der Wissenschaft das möglichste geleistet hat.)

---

5. Das J. d. Chir. u. Augenheilk. enthält, schon im ersten Bande, die wichtigen Briefe an C. GRAEFE von ADAMS, LARREY, OMODEI, über die aegyptische Ophthalmie.

[1]) Vgl. übrigens J. L. MEYER, de cura cataractae secundaria, Berlin 1834.

[2]) Dieser Irrthum der damaligen Kliniker beruhte darauf, dass die bei wirklichen Geschwülsten des Augen-Innern im späteren Stadium erfolgende (damals sogenannte rheumatische) Entzündung für den Anfang des Leidens genommen wurde. Vgl. Prof. SALOMON, (Jahresber. d. chir. Clinic zu St. Petersburg. J. d. Chir. u. Augenheilk. Bd. XXII, S. 498, 1834). Dieser Forscher hatte sich bereits überzeugt, dass der melanotische Fungus aus der Aderhaut hervorgeht.

6. Kadmium sulfur. als Augenheilmittel[1]) ebendas. — 1 (oder 2, 4, 6) Gran auf vier Quent, bei Bindehaut-Entzündung und Auflockerung.

7. Winke über das Bilden vikärer Pupillen. J. d. Chir. u. Augenheilk. II. S. 562, 1821; vgl. XIII. S. 459, 37.

8. Trichosis bulbi, J. d. Chir. u. Augenheilk., IV. S. 132, 1822.

Den Fällen von Himly (1805), Wardrop (1808), Demours (1818) fügt G. einen eigenen angeborenen Fall hinzu, der durch Exstirpation geheilt wurde. Das Gebilde, das lateralwärts, halb auf der Horn-, halb auf der Leder-Haut, aufsaß, bestand aus Fettgewebe mit einer Kapsel; die beiden Haare hatten eine gemeinschaftliche Wurzel. (Auf die Geschichte dieser Dermoïde werden wir in § 517 zurückkommen.)

9. Die Chichm-Samen als Heilmittel gegen Augenblennorrhöe, J. d. Chir. u. Augenheilk. IV, S. 164; vgl. III, S. 252; VI, S. 408 u. XIII, S. 166.

I. Angiektasie.

Der Name findet sich noch nicht in den älteren ärztlichen Wörterbüchern, z. B. dem von Castelli, 1746: wohl aber in den neueren, wie dem von Kühn, 1832: er ist von C. F. Graefe geschaffen, dessen Dissertation vom Jahre 1807 den Titel führt »de notione et cura Angiektaseos labiorum«. Das Wort ist zusammengesetzt aus ἀγγεῖον, Gefäß, (Blutgefäß, schon bei den alten Griechen,) und ἔκτασις, Ausdehnung.

C. F. Graefe (S. 26) schuf auch das Wort Teleangiektasie, (aus τέλος, Ende, ἀγγεῖον und ἔκτασις), Angiotelektasis wollte Ammon lieber schreiben. (1829, Hecker's Annalen, S. 83). Kühn (II, S. 1452) irrt sich.

Vgl. mein Wörterbuch, 1887, S. 106.

In seiner Angiektasie hat C. Graefe die Gefäß-Erweiterungen, die früher vielfach mit Krebs (Blutschwamm) verwechselt wurden, genauer umschrieben und natürlich auch die des Seh-Organs in Betracht gezogen.

Teleangiektasien der Lidhaut, die Aëtius[2]) schon erwähnte, hat er öfters beobachtet; ebenso solche der Bindehaut. Er legt auch bei den Staphylomen der Lederhaut auf die zarten Verästlungen der Gefäße Werth und fand bei der Zergliederung einer Frau, die amaurotisch an Gehirn-Verhärtung gestorben, die Central-Arterie[3]) im Sehnerven bis zur Stärke eines Strohhalms ausgedehnt, die Gefäße der Aderhaut, namentlich die Wirbel-Venen, erweitert und die Netzhaut in ein hochrothes Netzwerk verwandelt[4]).

---

1) Nach Himly, Bibl. f. Ophth. 1819, 2, 408.

2) Τοὺς ἐπὶ τῶν βλεφάρων κιρσοὺς μὴ θεράπευε. »Die Krampfader-Geschwülste auf den Lidern soll man nicht behandeln«. (Kap. 86 m. Ausgabe. Graefe citirt die lat. Übersetzung. II,3, c. 84.)

3) Vielleicht war es die Vene.

4) »Um die Furcht meines Kranken (eines Knaben) zu mindern und die Schmerzen der Operation (wegen Teleangiektasie der Lippen) erträglicher zu machen, gab ich ihm einige Stunden vorher Mohnsaft in einer Dose, nach welcher merkliche Betäubung erfolgte«. (S. 69.) Graefe war schon mit 20 Jahren ein kühner, unternehmender Chirurg.

II. Das Repertorium augenärztlicher Heilformeln aus dem Jahre 1817, dessen schönes Titelbild wiederzugeben wir uns nicht versagen können, wird bei A. Hirsch nicht einmal erwähnt; und doch ist es das erste Buch seiner Art in der Welt-Literatur.

Fig. 2.

Oculus ad vitam nihil facit,
ad vitam beatam nihil magis.

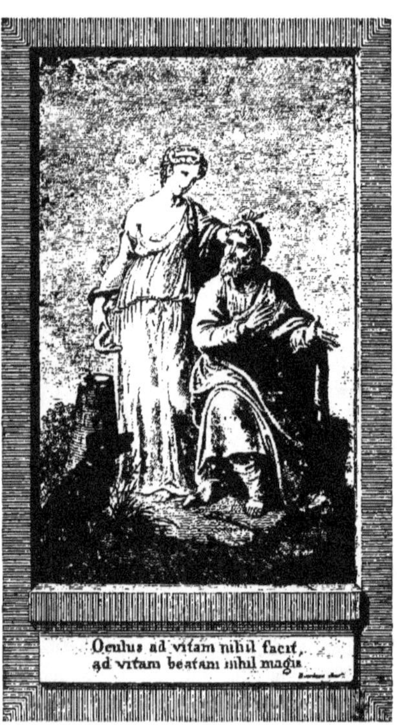

Lang und breit haben schon Griechen und Araber von den Augenheilmitteln gehandelt; aber immer nur in einzelnen Kapiteln ihrer Werke, — sei es, wie bei Galen, in dem von den örtlichen Heilmitteln; sei es, wie bei ʿAlī b. ʿĪsā, in dem über Augenheilkunde, (vgl. § 148, § 219 und § 277, XIII, S. 144): und zwar haben sie hauptsächlich die Wirkungsweise zum Eintheilungs-Princip benutzt, gelegentlich aber die einzelnen Augenheilmittel nach dem Alphabet aneinandergereiht.

Nach dem Wieder-Erwachen der Augenheilkunde im 18. Jahrh. begann man, den Lehrbüchern unsres Faches einzelne Vorschriften, dann Sammlungen von solchen beizufügen.

Aber erst Carl Graefe erkannte, »dass in keinem Theil der Heilkunde der Werth geprüfter Formeln so hoch, als in der Ophthalmiatrie, geachtet werden muss«. Die Einleitung seines Buches, welche in der naturphilosophischen Schale einen brauchbaren Kern birgt, lautet folgendermaßen:

»Meine Freunde!

Wo die Systeme des Organismus mehr ineinander fließen, wo mehr universelle Gebildungsform waltet, da finden wir zu heilbringendem Zwecke das entsprechende Gegenüberstellen des äußern, des objectiven Factors leichter: schwieriger hingegen da, wo die Systeme im Organe getrennter vorkommen, wo denselben eine mehr individualisirte Natur zu eigen ward. Das Auge, die zarteste und schönste Blüthe des Nervensystems, ist das Gebilde, in welchem sich die einzelnen Systeme am vollkommensten trennen, in welchem alles zum individuellsten Ausdrucke des Daseins gelangt. Bei ihm erfordert daher das Gegenüberstellen des objectiven Factors die vielseitigste Prüfung, die schärfste Erwägung.

So lange wir die Heilkräfte der Arzeneien nicht aus ihrem Wesen selbst, sondern aus den Wirkungen, die sie auf den Organismus hervorbringen, so lange wir sie blos erfahrungsgemäß erkennen; so lange kann uns überhaupt und bei Abschätzung der Augenmittel ganz vorzüglich nur der Versuch leiten. Erndten wir aber auf diesem Wege den reichsten Gewinn für die thätige Ophthalmiatrie: so müssen uns vor allem anderen solche Versuche, welche Jahre lang fortgesetzt wurden, unendlich viel wert sein; so müssen uns Zusammensetzungen geheiligt bleiben, die Jahrhunderte hindurch als der Augen-Individualität entsprechend von einer Generation der Ärzte auf die andere forterbten.«

Die Eintheilung, welche die Griechen nach der Wirkung vorgenommen (§ 148), macht Graefe nach den chemischen Bestandtheilen, — natürlich auf Grund der Chemie vom Beginn des 19. Jahrh., die von der des 20. himmelweit verschieden ist.

Er unterscheidet zwölf Klassen: Schleimartige Mittel, Fette, aetherische Stoffe, narkotische Stoffe, scharfe Stoffe, zusammenziehende Stoffe, Schwefel-Mittel, Kalien, Säuren, Neutralsalze, Metalle, kieselhaltige Mittel. (Die moderne Eintheilung[1]) in keimtödtende, zusammenziehende, entzündungswidrige, specifische und Betäubungsmittel, ist wieder nach der Wirkung.)

---

1) S. m. Einführung in die Augenheilk. S. 3—43. 1892. (Eulenburg's Real-Encycl. II, S. 196—214, 1885.) Vgl. ferner unser Handbuch. II. Kap. 3, 1905. und Encycl. franç. d'opht. VIII, S. 922—1005, 1909.

Die Recepte der ersten drei Klassen übergehe ich, auch das gegen Augenschwäche empfohlene Balsamum Fioraventi, welches 22 Mittel enthält!

Bei den narkotischen Mitteln finden wir schon brauchbare Grundsätze: »Gegen Iritis die Belladonna, das Bilsenkraut und den Kirschlorbeer, welche unmittelbar auf die Bindehaut gebracht werden, wonach sie Erweiterung der Pupille am sichersten bewirken« . . .

Bei Star dient die Einträuflung erstlich zur Diagnose der Form, zweitens zur Erleichterung der Operation, drittens palliativ, im Beginn, zur Verbesserung des Sehens.

Unter den metallischen Mitteln sind solche, die mit leichter Abänderung noch heute brauchbar wären, z. B. rothe Praecipitatsalbe 0,5 : 15,0, Sublimat-Lösung 1 : 3000. Auch Einstäuben von Calomel-Pulver gegen Hornhautflecke wird erwähnt, aber noch nicht die Höllenstein-Lösung gegen Blennorrhöe, deren Wirksamkeit GRAEFE erst einige Jahre später gefunden hat. (Jahresbericht f. 1826, Z. d. Chir. u. Aug. X, S. 379, 1827.)

JÜNGKEN (§ 487, 7a) der Verächter örtlicher Heilmittel bei Augenkrankheiten, hat 1844 spöttisch hervorgehoben, dass noch 1817 ein berühmter und verdienstvoller Lehrer der Chirurgie und Augenheilkunde etwas ersprießliches geleistet zu haben glaubte, als er eine Sammlung von Recepten herausgab. Wir sind dankbarer, als J. gegen seinen Lehrer gewesen, und gerechter.

Sehr nützlich war auch der Anhang über die Anwendungsweise der Augenmittel. Zur Einträuflung wird ein beiderseits offnes Stückchen eines Federkiels empfohlen. (Tropfgläser sind eine neuere Erfindung.)

Zusatz. GRAEFE hatte einen kleinen Vorgänger auf diesem Gebiet: Jo. AUG. TITTMANN[1]), der Phil., Med. und Chir. Doctor und prakt. Arzt zu Dresden, von den topischen Mitteln gegen Augenkrankheiten, Dresden 1809. (12°, 150 S.).

Der Vf. dieser Compilation ist sehr verständig. »Die Arzneimittel-Lehre ist durch Erfahrung gegeben . . . ich habe bei Entwerfung dieser Schrift weder auf BROWN's Lehre noch auf die Naturphilosophie Rücksicht genommen.« Nach den erweichenden folgen die narkotischen. Stärker als Bilsenkraut wirkt Tollkirsche auf die Pupille. Stechapfel-Tinktur dient bei scrofulöser Augen-Entzündung. Tinct. Theb. und Laud. liqu. werden vielfach als Einträuflung gegen Augen-Entzündung empfohlen.

Die dritte Klasse bilden die Mercurialien. Hier sind schon zahlreiche Augensalben und auch ein Calomel-Pulver angegeben. Sublimat wird zu 0,05 : 120 bis 240 (also 1 : 2400 bis 4800) empfohlen. Unter den Adstringentien ist Blei-Essig verzeichnet, Zinkvitriol (0,05 : 30,0), Kupfer-Vitriol, Lapis divinus. Blutegel, spanische Fliegen, Elektricität machen den Beschluss.

---

1) Geboren 1774 zu Bülau im Hannöverschen, 1797 Privatdozent in Leipzig, dann Arzt in Dresden, wo er seit 1804 Vorlesungen über pharmaceut. Botanik am Colleg. med. hielt; gab 1813 die Praxis auf, um sich nur schriftstellerischen Arbeiten zu widmen, und starb 1840. (Biogr. Lex. V, 680.)

C. F. Graefe's Nachfolger auf diesem Gebiet war Elias Altschul (1812 zu Prag geboren, erst Gemeindearzt zu Boskowitz in Mähren, später, von 1848 an, Privatdocent der Homoeopathie an der Prager Hochschule). Der Titel seines Werkes lautet: Taschenwörterbuch für praktische Augenärzte nach den vielfältigsten klinischen Erfahrungen der berühmtesten Augenärzte und den besten Schriftstellern älterer und neuerer Zeit bearbeitet von E. Altschul, Doctor d. Heilkunde, Wien 1833 und 1834 (2 Bändchen, 12°, 331 und 361 S.).

Die Arten und Unter-Arten der Augenkrankheiten (178 Nummern) werden in lateinischer Schreibweise nach dem Alphabet angeführt — von Albugo und Amaurosis über Conjunctivitis und Iritis bis zum Xerophthalmos, — und bei jedem Namen die Heilmittel angeführt. Recepte von Fischer und Rosas, Fabini und Jüngken sind häufig anzutreffen.

Die Schrift entbehrt der Selbständigkeit und hat nur geringen Wert, außer für die bequeme Verschreibung des Receptes. Schon nach dem Erscheinen des ersten Bandes wurde das Werkchen in der Zeitschr. f. Ophth. (III, 510, 1833) sehr abfällig beurtheilt und für schädlich erklärt, da es die Unwissenschaftlichkeit und die Empirie beförderte.

Aber zum Beweis der Thatsache, dass es träge Leute genug giebt, die Eselsbrücken gebrauchen, ist doch noch 1837 eine zweite vermehrte Auflage erschienen, die, sonst wenig geändert, allerdings einen besseren Titel hat, als die erste, — nämlich »Vollständiges Recept-Taschenbuch der praktischen Augenheilkunde nach den vielfältigsten klinischen Erfahrungen für Ärzte und Wundärzte bearb. von E. Altschul, Doct. d. Med., Mitglied der med. Facult. zu Pesth und ö. angestellt. Arzt zu Boskowitz in Mähren.«

Bescheidener in seinem Titel, dabei umfassender in seiner Anlage, aber doch im ganzen werthlos war das

Handwörterbuch der augenärztlichen Therapie zum Gebrauch für praktische Ärzte von San.-Rath Dr. Ed. Michaelis in Berlin, Leipzig 1883. (12°, 252 S.)

Es ist gleichfalls nach dem Alphabet geordnet, enthält solche Kapitelchen wie Behandlung der Conjunctivitis, Argent. nitr., Atropin u. s. w. und zahlreiche Recepte. Die letzteren, der Praxis von A. v. Graefe entnommen, sind vielleicht das einzig Brauchbare in dem Büchlein gewesen.

Neuere Werke über Therapie der Augenkrankheiten sind veröffentlicht:

1) Von L. Wecker, Paris, 1878. (803 S.)

2) Von Ohlemann in München, 1896. (166 S.)

3) Von Goldzieher in Budapest, Leipzig 1899—1900. (480 S.)

4) Von Hanke in Wien, 1901. (234 S., alphabetisch geordnet nach d. Krankheitszuständen.)

5) Von Darier in Paris, 1901 (392 S.). 3. Aufl. 1907.

6) Von Scrini in Paris, 1904.

7) Von Adam in Berlin, 1909 (263 S.). 2. Aufl. 1910.

8) Von Casey A. Wood in Chicago, 1909 (926 S.).

Noch 3 kleine französische Bücher will ich hier erwähnen:

9) Traitement des maladies des yeux par le Dr. A. Trousseau, Paris 1895. (12°, 158 S.).

10) La pratique des maladies des yeux dans les hôp. d. Paris par le Prof. P. Lefert, Paris 1895. (324 S.).

11) Thérap. oculaire usuelle par S. Baudry, Prof. à l'Univ. de Lille, Paris 1901. (166 S.)

III. CARL F. GRAEFE's bedeutendste Leistung für unser Fach ist sein Werk über die Augenblennorrhöe[1]), vom Jahre 1823, in das er übrigens alles, was ihm sonst noch am Herzen lag, hineingebracht hat, — etwa wie Goethe in seinen Wilhelm Meister.

An Erfahrung hat es GRAEFE nicht gefehlt, da er in den Befreiungskriegen die Verwaltung mehrerer Feld- und die Aufsicht über sämmtliche Reserve-Lazarete erhielt, in denen über 100000 Personen, darunter von der ersten Zeit an, ungewöhnlich viele Augenkranke sich befanden; und 1815 die wichtigeren, transportfähigen Kranken dieser Art an dem Central-Ort seines damaligen Wirkens, dem St. Caecilien-Lazaret zu Cöln vereinigte, um ihre Behandlung, unterstützt von Oberarzt Dr. ZITTERLAND, persönlich zu übernehmen.

Das erste Buch enthält die Phaenomenologie.

Das Leiden hat drei Entwicklungs-Stufen, die Hydrorrhöe, die Phlegmatorrhöe, die Pyorrhöe.

G. huldigt griechischen Krankheitsnamen.

Phaenomenologia soll die Lehre von »Krankheits«-Erscheinungen« bedeuten. (Φαίνω ich zeige, φαίνομαι ich scheine; λόγος, Rede. Τὰ φαινόμενα waren, bei den griechischen Astronomen, die Himmels-Erscheinungen; bei den Philosophen theils das Offenbare, theils auch das Scheinbare, das dem Seienden entgegengesetzt ist. GRAEFE hat das Wort wohl dem Titel von HEGEL's 1807 erschienenen Werke entnommen.)

Den Ausdruck Hydrorrhoea (ὕδωρ, Wasser; ῥέω, ich fließe; ῥοία, die Schwemme,) hat GRAEFE in diesem Sinne zuerst angewendet; bei den Alten bedeutete ὑδρόῤῥοια [ὑδροῤῥόα] eine Wasser-Rinne, Dach-Traufe. (Doch hat der Komiker EUBULOS, wie uns ATHENAIOS überliefert, das Wort schon zufällig mit den Augen verbunden: τοῦ θέρους ἀπὸ τῶν ὀφθαλμῶν ὑδροῤῥόαι δύο ῥέουσι μέλανος. »Im Sommer fließen aus Euren Augen zwei Rinnen schwarzer Schminke«.)

Φλέγμα (von φλέγω ich brenne,) bedeutet schon bei den alten Ärzten den Schleim, (den kalten, verbrannten); πῦον den Eiter. Auch die Worte Phlegmatorrhoea und Pyorrhoea sind von C. F. GRAEFE gebildet.

Bei der Hydrorrhöe, der mäßigen Absonderung, treten in der Lidbindehaut zarte, mit der Lupe sichtbare Spitzchen hervor, und eine gleichförmige Röthung. Bei der Phlegmatorrhöe wird ein zäher, weiß-grauer, halbdurchsichtiger Schleim abgesondert; die Lidschleimhaut wird wulstig.

Bei der Pyorrhöe ist die Absonderung rein eitrig. Bei einzelnen Kranken kann man binnen 24 Stunden 2—4 Unzen aufsammeln. Der geringere

1) 1821, J. d. Chir. und Augenheilk., S. 64, hatte sein Freund PH. v. WALTHER die Abfassung einer vollständigen, historisch-kritischen Geschichte der Ophth. bellica (aegypt.) gefordert. »Geschieht dies nicht in unsren Tagen, wo wir der unheilschwangeren Quelle nahe sind; so wird in der Folgezeit über die contagiöse Augen-Entzündung dieselbe nicht mehr aufzuklärende Dunkelheit herrschen, welche gegenwärtig auf dem Ursprung und der ersten europaeischen Verbreitung der Lustseuche liegt.«

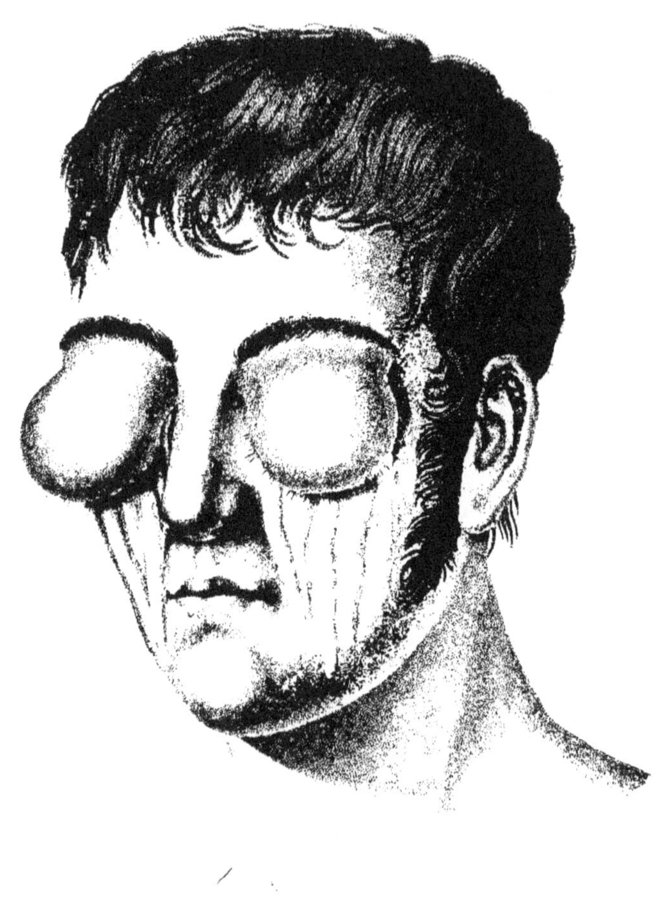

Verlag von Wilhelm Engelmann in Leipzig.

Ausdehnungsgrad wird Blepharopyorrhöe[1]), der höhere Ophthalmopyorrhöe genannt. Bei der letzteren ist auch die Augapfelbindehaut blutroth aufgeschwollen, die Krankheit geht auch auf die Hornhaut und das Augeninnere über. In akuten Fällen berstet die Hornhaut schon am 3. oder 7. Tage nach entstandenem Eiterfluß. In andren Fällen währt derselbe bis zur 3., ja 5. oder 8. Woche.

Der Normalzustand kehrt nie direkt wieder; auf Pyorrhöe folgt immer erst wieder Phlegmatorrhöe, darauf Hydrorrhöe, ehe Genesung eintritt.

Graefe's bildliche Darstellung der Pyorrhöe (Taf. 3) will ich dem Leser nicht vorenthalten: er erkennt darin einen Fall von gonorrhoischem Augentripper von solcher Stärke, wie er heutzutage sehr selten zur Beobachtung gelangt.

Das zweite Buch enthält die Krankheitslehre (»Nosologie«).

Die aegyptische Augenkrankheit gehört zur Blennorrhöe, die der Vf. naturphilosophisch definirt »als vorwaltende, mit Tendenz zur Papillarkörper-Bildung und mit Secretion überschüssigen Incremential-Stoffes geeinigte Zellgewebung«. Das Secret ist contagiös, das hydrorrhoische am wenigsten, das pyorrhoische am meisten; aber auch dies »bald weniger, bald mehr, — bald gar nicht«. Im ersteren Fall geschieht die Ansteckung blos durch Contakt; im zweiten durch zarte, verflüchtigte, unsren Sinnen nicht mehr wahrnehmbare Ausströmung, in distans.

(Hier haben wir die genauere Ausbildung dieser Irr-Lehre, deren Widerlegung zu Pieringer's Ruhmesthaten gehört. Vgl. § 478, XIV, S. 581 und § 222.)

»In Folge meiner oft wiederholten Versuche brachte von fiebernden Augenkranken frisch entnommener, sowohl Hunden wie Katzen unter die Augenlider gepinselter Eiter fast durchgängig binnen 24 Stunden hydrorrhoïsche, nach Ablauf von 2—3 Tagen wahrhaft pyorrhoïsche Affekte hervor.« Auch andere Beobachter (Rima, Vasani, Wiebe) haben durch unmittelbare Übertragung des Eiters bei Hunden Augen- und Harnröhren-Eiterung hervorgerufen. »Wärter, die das vorschriftsmäßige Reinigen von vielen Triefäugigen besorgten und sich dabei mit ungesäuberten Fingern zufällig die Augen rieben, sah ich öfter nach 2—4 Tagen von fürchterlichen Augenblennorrhöen ergriffen. Die Verbreitung des Übels in den einzelnen Kranken-Anstalten schritt immer weit schneller vor, so lange es mir nicht gelungen war, den gemeinschaftlichen Gebrauch der Wasch-Schüsseln, Handtücher, Betten u. s. w. ganz zu verhindern.« Die Ansteckung in distans werde bewiesen, da mehrere, rücksichtlich der Augen, völlig gesunde Soldaten, auf die früher von Blennorrhoischen bewohnt ge-

1) Die schematische Auffassung der Zeit und des Vfs. zeigt sich in der Behauptung, dass die an die Lider grenzende Partie der Augapfel-Bindehaut phlegmatorrhoïsch, die der Hornhaut näher belegene hydrorrhoïsch erkrankt sei.

wesenen Zimmer verlegt, plötzlich heftige Augenschleimflüsse erlitten; und als das Übel ferner 2—7 Tage nach der Ankunft von solchen Individuen allgemein ward, an welchen man zwar nicht den mindesten Affekt des Sehorgans entdecken konnte, die sich aber zuvor, längere Zeit, in Lazareten für Augenkranke aufgehalten hatten. Mitunter gebricht es dem Eiter an Ansteckungsfähigkeit sowohl beim Versuch am Thiere wie auch (nach Adams) am eignen Auge. Fieberhafte Pyorrhöen besitzen ein Ansteckungsvermögen in distans, fieberlose nur ein solches durch Contakt, regressive gar keines.«

Graefe fühlt das Bedürfniss eines neuen Namens und schlägt vor — Logadoblennorhöe, da λογάς, das Weiße im Auge, für Bindehaut genommen werden könne.

Unglücklicher Weise fand er (wohl in Foes. Oecon. Hippocr. [vgl. unsern § 32], unter σφενδόνη, oder in Gorraei defin. med. unter λογάς den Hinweis auf das Onomastikon des Pollux, vom Ende des 2. Jahrh. u. Z., woselbst es heißt (II, 70): τὸ δὲ μετὰ τὴν κόρην λευκὸν ἅπαν σφενδόνη, καὶ λογάς. »Das ganze Weiße, das nach der Pupille folgt, (heißt) Schleuder und Logas.« Aber wenn auch der Scholiast des Nicander, das Etymol. M., Suidas und Hesychius den Satz wiederholen (Thes. l. gr. III., Ed. V, 345); so habe ich doch bei keinem griechischen Arzt diese Anwendungsweise des Wortes gefunden: λογάς heißt bei den Griechen für gewöhnlich auserlesen. Nur in Nicander's Gedicht stehen αἱ λογάδες für τά λευκά τῶν ὀφθαλμῶν. Glücklicher Weise hat Graefe's Vorschlag keinen Erfolg gehabt. Schon Rust (§ 490) hat den Namen verworfen. Mir scheint Bindehaut-Eiterfluss nicht blos klarer, sondern auch geschmackvoller.

Das 3. Buch handelt von der Geschichte der epidemischen Augenblennorrhöe.

Dieses wichtige Kapitel, in dem Graefe mit der größten Kühnheit die gewaltigsten Irrthümer uns auftischt, werde ich später in der Geographie der Augenkrankheiten behandeln und auch die ganze ungeheure Literatur mittheilen.

Auch das 4. Buch, von der Ätiologie, giebt uns mehr Räthsel, als Lösungen. Aber gelegentlich kommt hier doch die Erfahrung zum Durchbruch. »Mehrere von mir umständlich geprüfte Subjekte gestanden, wie dem Augenübel unmittelbar Gonorrhöen vorhergegangen wären!«

Das 5. Buch von der Therapeutik enthält ein wichtiges Kapitel, von der Vorbeugung.

Untaugliche sollen nicht eingestellt, die Aushebung von erfahrenen Ärzten geleitet werden. — Die Czako's sind unzweckmäßig, desgl. die steifen, festschließenden Kragen und Gürtel. — Die Blennorrhoïschen sind abzusondern, auch in den Lazareten. Zur Kur, bei synochösem Charakter, werden Blutentziehung, Abführmittel, und zahllose andere Dinge, z. B. eventuell Wiederherstellung eines unterdrückten Trippers empfohlen[1]; ört-

[1]) Vgl. XIV, S. 333.

lich, nach Blutegeln, nur milde Mittel, kühle Wasser-Umschläge, keine Adstringentien. Bei torpidem Charakter passen innerlich Roborantien und örtlich Adstringentien (Vitriol, Lap. div., essigsaures Blei.)

Die Behandlung aller Nachkrankheiten, — wo G. seine Grundsätze über Pupillen-Bildung und Star-Operation mittheilt, — Arzneiformeln und eine Literatur-Übersicht machen den Beschluss des merkwürdigen Werkes.

IX. Chichem, der Samen von Cassia Absus Linn., Leguminos., wird von Karawanen aus Darfour nach Caïro gebracht, mit gleichen Theilen von Zucker von den Aegyptern, auch von ihren Wundärzten, in der Menge eines Gerstenkornes auf das Auge angewendet, im Beginn und gegen Ende der Augen-Entzündung.

Graefe verschaffte sich das Mittel, veranlasste chemische Untersuchungen und therapeutische Prüfungen, in Lazareten des In- und Auslandes, mit großer Rührigkeit. Die Versuche fielen im ganzen nicht ungünstig aus.

1829 (J. d. Chir. u. Augenkrankh., VI, 167) berichtet Dr. Branco, er habe 1828 in Aegypten beobachtet, dass ein in Syrien bereitetes Pulver (aus Zinkoxyd und Zucker) den Chichem Samen zu verdrängen beginne[1].

Zusatz. Ich finde, dass bereits die um 970 u. Z. in persischer Sprache verfasste pharmakologische Schrift der Abu Mansur Mowaffak (XIII, S. 8) unter No. 124 das folgende enthält: Dschasch migadsch . . ., Tschaschm . . . sie werden bei chronischen Augenkrankheiten und Schwellungen gebraucht.« Ludwig Frank (1820, de peste, dyssent. et ophthalmia aegyptiaca) hat in Aegypten die vortheilhafte Anwendung des Chichem gegen die dortige Ophthalmie persönlich beobachtet.

Kobert nimmt ein dem Abrin, dem Gift des Jequirity (Abrus precatorius) ähnliches Toxalbumin im Chichem an.

Vgl. Hirschberg, Körnerkr. 1904, S. 26. Kobert, histor. Studien III, 1893, S. 181; und Lehrbuch der Intoxicationen, Stuttgart 1893. Dragendorff, Heilpflanzen 1898, S. 304.

Schuchard (Corresp.-Bl. des ärztl. Vereins f. Thüringen, Bd. 13, Hft. 8, 25. Aug. 1884, S. 296—312) hat alles, was durch Prosper Alpinus, der zuerst Absus sowie Abrus erwähnt, L. Frank, Assalini, Graefe über Chichem veröffentlicht wurde, genau zusammengestellt.

Absus ist arabisirt aus dem persischen afrouz, glänzend; und wohl identisch mit Abrus.

§ 487. C. F. Graefe's Schüler und Assistent war

Joh. Chr. Jüngken[2].

Am 12. Juni 1793 zu Burg bei Magdeburg, als Sohn des dortigen Physikus, geboren, studierte J. von 1812 an zu Göttingen, besonders unter

[1] Heutzutage kommt Chichem im europaeischen Handel nicht mehr vor. Vgl. Schuchard, S. 310.

[2] Biogr. Lexikon III, S. 422—423, 1886 (Gurlt).

K. J. M. LANGENBECK und HIMLY, diente 1815 als freiwilliger Lazaret-Wundarzt in den Reserve-Feldlazareten unter C. F. GRAEFE, besuchte danach noch die Berliner Kliniken, wurde 1816 Assistent an GRAEFE's Klinik, promovierte 1816, habilitierte sich 1817 an der Berliner Universität für Chirurgie und Augenheilkunde, machte 1818 eine wissenschaftliche Reise über Wien, Landshut, München nach Italien, wurde 1825 zum außerordentlichen Professor ernannt und 1828 mit der Leitung des im Charité-Krankenhause neugegründeten »Klinischen Instituts für Augenheilkunde« betraut, 1834 ord. Prof. der Chir. u. Augenheilk., vom König von Belgien in die zu Brüssel tagende Kommission von Augenärzten zur Eindämmung der sog. ägyptischen Augenentzündung berufen, erhielt 1840 nach RUST's Tode die Leitung der chirurgischen Klinik und der ganzen Station für äußere Kranke in der Charité, mit welcher er nunmehr die Augenklinik wieder vereinigte. Im Jahre 1837 Geh. Med.-Rath, 1861 Geh. Ober-Med.-Rath, feierte er in körperlicher Rüstigkeit 1867 sein 50jähriges Doktor-Jubiläum, legte 1868 die Leitung der beiden Kliniken nieder, blieb aber noch wissenschaftlich tätig und ist am 8. Sept. 1875, auf der Rückreise von Pyrmont, verstorben.

Fig. 3.

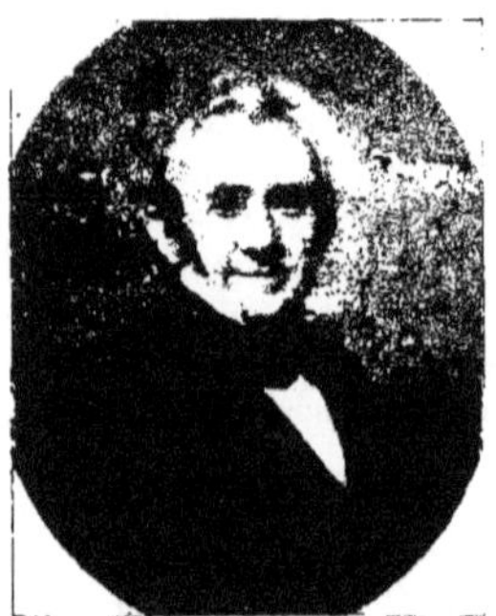

Joh. Chr. Jüngken.

JÜNGKEN war als Augenarzt viele Jahre hindurch die berühmteste Persönlichkeit[1]) in Norddeutschland, ein glänzender Operateur, ein beliebter Lehrer. Pflichtgetreu, geistreich[2]), elegant, aber in den exakten Wissenschaften nicht beschlagen, vom Fortschritt überholt, — so wirkte er viele Jahre hindurch. Original ist er weder in der Augenheilkunde, der er zwei ausführliche Handbücher geliefert, noch in der Chirurgie gewesen.

Im Jahre 1864 habe ich seine Klinik besucht; zweimal wöchentlich wurden Fälle von Augenkrankheiten vorgestellt. Vortrag und Demonstration waren gründlich und eingehend. Aber der veraltete Standpunkt blieb auch uns Studenten nicht verborgen.

1) »Unser großer Augenarzt JÜNGKEN befand sich leider auf Reisen«. — »Ein JÜNGKEN bedarf dieser Hilfe zwar nicht«. (DIEFFENBACH, das Schielen u. s. Heilung, 1842, S. 80 u. 195.)

2) Sein Salon war berühmt. Er verstand es, durch geschickte Beschaffung und Benutzung der neuen Revuen seine Besucher zu blenden.

Wer seinen Plauder-Styl kennen lernen will, nehme seine Rede (7a) zur Hand.

Dass Jüngken jedoch gar nichts Neues angenommen, ist unrichtig. Vor mir liegt ein vergilbtes Kollegien-Heft aus dem Jahre 1864. Bei Iritis syphilitica wurde Einträuflung von Atrop. acet. gr. II, Aq. dest. ℥ii, allerdings nur einmal täglich, neben örtlichen Blut-Entleerungen, innerlich Calomel in größeren Gaben, eine Abkochung von Sassaparilla und ferner Einreibungen in Stirn und Schläfe verordnet. Bei Pannus wurde die Ausschneidung von Stückchen der dicken »Vasa nutrientia« verrichtet. Der Star wurde damals in der Klinik durch Reclination operiert(!)[1].

Jüngken's für unser Fach wichtige Schriften sind die folgenden:

1. Dissert. inaug. de pupillae artificialis per coreoncion Graefianum conformatione, Berolini 1817. — Das coreoncion, ein Beitrag zur künstlichen Pupillenbildung. Berlin und Leipzig 1817. (Vgl. XIII, S. 459, Nr. 36.

2. Nunquam lux clara ophthalmiae neonatorum causa est occasionalis. Berolini 1817. (Habilitations-Schrift. Vgl. XIV, S. 207 Nr. 7 und 204, unten.)

3. Bemerkungen auf einer Reise[2]) über Wien nach Italien 1818. — Journ. d. Chir. und Augenheilk. I, 3, 513—536, 1820 und II, 2, 344—385, 1821.

4. Die Lehre von den Augen-Operationen. Ein Handbuch für angehende Ärzte und Wundärzte, von J. C. Jüngken, der Med. und Chir. Doktor, a. o. Prof. der Med. an der Univ. zu Berlin, Dir. des Klinischen Institutes für Augenheilkunde, der K. Ober-Exam.-Kommission und mehrerer gelehrter Gesellsch. Mitgliede. Mit 4 Kupfertafeln, Berlin. In der Schüppel'schen Buchhandl., 1829. (898 S.)

5. Die Lehre von den Augenkrankheiten. Ein Handbuch zum Gebrauche bei Vorlesungen und zum Selbst-Unterricht für angehende Ärzte. Von J. C. Jüngken, Ritter des K. belg. Leopolds-Ordens, der Med. und Chir. Dr., o. ö. Prof. der Heilk. an der Fr. W. Univ. zu Berlin, Direktor des Klin. Inst. für Augenheilk., dirig. Arzt am Charité-Krankenhause. Zweite vermehrte Aufl. Mit einer diagnostischen Tabelle der Augen-Entzündungen. Berlin 1836, Verl. von W. Schüppel. (995 S. — Erste Aufl. 1832, dritte 1842.) In der Vorrede zur zweiten schrieb J.: »Im wesentlichen ist diese neue Auflage der vorigen gleich«; und in der dritten: »Im wesentlichen sind die Ansichten und Grundsätze, welche

1) 1866 bin ich als Assistent in A. v. Graefe's Klinik eingetreten, 1869 habe ich meine eigene Tätigkeit in Berlin begonnen; aber merkwürdigerweise doch nur wenige von Jüngken Reklinierte zu sehen bekommen. Um das Jahr 1880 habe ich einen 70jährigen behandelt, der 30 Jahre zuvor von Jüngken auf beiden Augen, offenbar durch Lederhaut-Stich, operiert worden: die Sehkraft war vollkommen, die Pupille rund und beweglich; von der Operation überhaupt keine Spur zu entdecken, außer dem Fehlen der Kristall-Linsen. (D. med. W. 1886 Nr. 18.)

2) Durch Reisen ihren Blick zu erweitern, war das Bestreben der meisten Männer, von denen wir in diesem Abschnitt handeln. Manchen erschien die wissenschaftliche Reise als das Glück ihres Lebens. (§ 505, 543.) Wohl den besten Bericht über seine wissenschaftlichen Reisen nach deutschen und österreichischen Universitäten sowie nach Paris und London (1825—1828) hat L. Stromeyer in seinen Erinnerungen eines deutschen Arztes (Hannover 1875) uns aufbewahrt. Ein Reisehandbuch für Aerzte und Naturforscher schrieb W. Stricker in Frankf. a. M. 1841, 2. Aufl. 1845. Eine spöttische Bemerkung finde ich 1841 bei Szokalski (die Hospitäler von Paris, Arch. f. physiol. Heilk., S. 317): »Es ist einmal Sitte, das deutsche Doktordiplom mit Pariser Sand bestreuen zu lassen«. Uebrigens reisten schon damals auch fremde Aerzte durch Deutschland, um Heilkunde zu studieren. (Viaggio medico in Germania nelle state del 1837 par B. Bertini, Consigliere del Collegio di medicina etc., Torino 1838. [174 S.])

mich bei der Bearbeitung . . . geleitet, dieselbe geblieben; und eine 25jährige Praxis, in welcher mir das Vertrauen des Publikums und meine amtliche Stellung jedes Jahr fast 4000 Augenkranke zuführen, hat mich von der Richtigkeit überzeugt . . . Daher darf ich hoffen, daß der angehende Arzt das Buch, auch bei dieser unveränderten Gestalt, nicht ohne Nutzen in die Hand nehmen werde.«

Auf dem Titel der 3. Auflage zeichnet der Vf.

J. C. Jüngken,

Ritter des Königl. Preuß. roten Adler-Ordens vierter Klasse und des Königl. Belg. Leopold-Ordens, der Medizin und Chirurgie Doktor, Königl. Geheimer Medizinal-Rate, ordentlicher öffentlicher Professor der Chirurgie und Augenheilkunde an der Königl. Friedrich Wilhelms-Universität, ordentlicher Professor der Chirurgie und der chirurg. Klinik bei der Königl. Mediz.-Chirurg. Militär-Akademie, Direktor der klinischen Institute für Chirurgie und für Augenheilkunde im Charité-Krankenhause, dirigierender Arzt am Charité-Krankenhause, erster Arzt des Königl. Blinden-Institutes, der Königl. Mediz. Ober-Examinations-Commission Mitglied, so wie vieler gelehrten Gesellschaften Ehrenmitglied und Mitglied.

Jüngken's Lehrbuch ist fleißig benutzt in der »Augenheilkunde und Lehre von den wichtigsten Augen-Operationen, nach den Erfahrungen Jüngken's, Beer's, Himly's und Scarpa's und andrer berühmter Augenärzte, sowie nach eignen Beobachtungen in gedrängter Kürze dargestellt von L. S. Weiss, der Medicin und Chirurgie-Doctor, praktischen Arzt und Geburtshelfer in Berlin.« Quedlinburg und Leipzig, 1837. (251 S.)

Von Jüngken's erster Auflage (1832) ist mehr, als ein Menschen-Alter verflossen, bis wieder ein Berliner Augenarzt ein vollständiges Lehrbuch unsres Faches veröffentlicht hat, — Karl Schweigger, im Jahre 1871.

6. Mémoire sur l'ophthalmie qui règne dans l'armée belge, Bruxelles 1834.

6a. Über die Augenkrankheit, welche in der belgischen Armee herrscht; nebst Bemerkungen über die Augenkrankheiten am Rhein und über Augenblennorhoen im allgemeinen, Berlin 1834. (4°, 51 S.)

»In diesen Blättern erlaube ich mir . . . mitzutheilen, was ich für den Herrn Kriegsminister Evain über diesen Gegenstand in Brüssel geschrieben habe, nach meiner Abreise hat derselbe dies Mémoire zu drucken und in 1000 Exemplaren in der Armee zu verteilen befohlen, damit alle Offiziere der Armee mit den Ursachen dieser Krankheit und den nötigen Schutzmitteln gegen dieselbe sowie mit ihrer Behandlung vertraut würden, um dadurch in den Stand gesetzt zu sein, alles zur Tilgung dieser Geißel in der Armee beitragen zu können«. Die Ursache der Augenkrankheit findet er in Umständen, die uns nebensächlich erscheinen. Sein Rat, die leidenden und verdächtigen Soldaten in ihre Heimat zurück zu schicken, hat verhängnisvoll gewirkt und die bürgerliche Bevölkerung mit der Krankheit durchseucht[1]). Wir werden hierauf noch zurückkommen.

6b. De blenorrhoeis oculi humani, Berlin 1837.

7. Die Augenkrankheiten in der Armee, 1844.

7a. Rede zur Stiftungsfeier des K. F. W.-Instituts am 2. August 1844. (Handelt auch von der Augen-Entzündung im Heere, wie 7.)

---

1) Ammon meinte allerdings 1837 (in s. Z., V, S. 106), dass Jüngken's Verhütungs-Hilfsmittel »das Siegel der Zweckmäßigkeit an der Stirn tragen«. (!)

8. Über die Anwendung des Chloroforms bei Augen-Operationen, Berlin 1850.

9. Die Augendiätetik oder die Kunst das Sehvermögen zu erhalten und zu verbessern, Berlin 1870. (Vgl. XIV, S. 529 und 530 sowie S. 410.)

III. In seiner Reisebeschreibung zeigt sich der junge (25jährige) JÜNGKEN als guter Beobachter und trefflicher Schilderer. Zuerst wird BEER's Klinik in Wien beschrieben. (Vgl. XIV, S. 497.) Dann zu Landshut die von PH. v. WALTHER, welcher die Stare durch Hornhautstich niederlegt oder zerstückelt. Hierauf München und Bad Gastein, für welches J. stets eine große Vorliebe behalten[1]).

In Padua fand er, dass es in Italien ein Studium der niederen Chirurgie für die gewöhnlichen Wundärzte und eines der höheren für die Doktores der Chirurgie und auf jeder Universität einen Prof. der theoretischen und einen der praktischen Chirurgie gebe. Die Augenheilkunde war in Padua vernachlässigt, doch erwartete man von Wien aus die Errichtung eines eignen Lehrstuhls derselben.

In Florenz fand er schon viele Blinde, »im Ospedale di S. Maria nuova viele Blennorrhoische, die, meist ohne Aderlass, nur mit Zinc. sulf. und roter Praecipitat-Salbe behandelt wurden«.

Im päpstlichen Rom waren die wundertätigen Heiligen-Bilder eigentlich die wahren Ärzte. Auch hier sah er viele Augenkranke und Blinde; die in der heißen Jahreszeit häufige Blennorrhöe ist die gewöhnliche Ursache der Augen-Zerstörung.

In Neapel sind die Erzeugnisse des Jahrhunderts mit einer tausendjährigen Vorzeit gepaart. Im Studio (jetzt Nationalmuseum) finden sich neben den antiken Bronzen auch die chirurgischen Instrumente aus Pompeji, vielleicht auch Star-Nadeln.

ASSALINI lebt als Privat-Arzt hier. Er hat PELLIER's Lidhalter und SCARPA's Star-Nadel verbessert. Eine alte Stopfnadel, mit Zwirn an eine Feder gebunden, war ihm von größtem Nutzen gewesen: in einem elenden Dorf Ungarns hatte er damit eine alte Frau recliniert und sich dadurch die Freiheit errungen. Lehrer der Augenheilkunde war Quadri, Arzt an drei Hospitälern, die mit Augenkranken überfüllt sind. Im militärischen waren Blenorrhöen, wie während der Befreiungszüge. Bei den Waisenkindern sah er Bindehautwucherungen, die mit Excision bekämpft wurden.

Pupillen-Bildung macht Qu. »nach der älteren (!) Methode, durch Ausschneidung eines Stückes der Iris«. Er hat dazu eine federnde Scheere ohne Ringe, die in der vollen Hand gefasst und durch einfachen Druck geschlossen wird[2]).

---

1) »Die Natur der Quelle muss ein Etwas beigemischt haben, das die große Wirksamkeit erzeugt und jeder chemischen Analyse verborgen bleibt«.

1863 docirte er uns, dass Gastein's Akratotherme ausgezeichnet sei durch großen elektrischen Gehalt, worüber wir Studenten überlegen lächelten. Und heute? »Die Leitungsfähigkeit für Elektrizität verhält sich zu der des destillierten Wassers, wie 6 : 1«. — Vom Radium will ich gar nicht erst sprechen.

2) Wer von den »Erfindern« einer derartigen Schere, zu denen COWELL, WECKER, NOYES und ich selber gehören, hat wohl daran gedacht, dem alten Quadri den Zoll des Dankes abzutragen?

Aber ich habe ähnliche Scheren unter den ärztlichen Instrumenten aus Pompei gefunden, im National-Museum zu Neapel. Abgebildet sind diese in GURLT's Gesch. d. Chir., 1898, I, Taf. III, Fig. 16, und bei JOHN STUART MILL,

Iris-Vorfall schneidet er immer ab. Höllenstein verwendet er bei vernarbenden Hornhautgeschwüren und bei Lidrand-Verschwärung. Nach der Ausziehung des Stars, die er auf BEER'sche Art verrichtet, nimmt er sogleich mit feiner Pinzette die Kapsel fort. Das Militär-Hospital S. Trinita, von Murat aus einer Kirche nebst Kloster umgeschaffen, befindet sich in herrlicher Lage mit Terrasse neben Orangerie und mit prächtigster Aussicht.

V. Prof. JÜNGKEN's Lehrbuch von den Augenkrankheiten aus dem Jahre 1831 ist nicht gerade schlechter, als die meisten dieser Zeit in Deutschland, aber jedenfalls auch nicht besser!

Noch 1848 hat Dr. WENGLER, Augenarzt in Dresden, dasselbe als klassisch bezeichnet! (J. d. Chir. u. Augenheilk. S. 544.) Aber WENGLER's Meister, F. A. v. AMMON, hatte 1832 (in s. Zeitschrift, II, S. 422—424) nur bedingtes Lob gespendet, da JÜNGKEN die pathologische Physiologie, Anatomie und die Entwicklungsgeschichte nicht genügend berücksichtige, mehr Krankheits-Gruppen als Erkrankungen der Systeme darstelle, gewagte Behauptungen (z. B. über die semiotische Bedeutung der Iris betreffs der Syphilis, Gicht, Onanie,) vorbringe, die Leistungen Andrer mit zu früher Selbständigkeit übersehe. RICHARD MIDDLEMORE zu London, Vf. eines zweibändigen »Treatise on the diseases of the eye« (London 1835) rühmt von JÜNGKEN: »The author has published two large and highly meritorious works connected with ophthalmic practice.«

JÜNGKEN selber betont zuvörderst, das Bild der Krankheit solle treu nach der Natur gezeichnet werden, die Therapie der Krankheiten des Auges dürfe durchaus nicht von derjenigen der übrigen Krankheiten des Körpers abweichen; auf die Anwendung örtlicher (»topischer«) Mittel legt er wenig Wert. Die Augen-Entzündungen werden eingeteilt: A) nach ihrem Charakter in a) synochöse, b) erethische, c) torpide; B) nach ihren Ursachen, in 1. idiopathische, 2. sympathische oder specifike, (die von irgend einer andren, im Körper vorhandenen Krankheit erzeugt oder unterhalten werden,) 3. symptomatische, wo das Augenleiden als Symptom irgend einer andren Krankheit erscheint, z. B. der Masern oder des Scharlach.

Die Schwäche dieser Einteilung springt in die Augen; eine scharfe Grenze zwischen 2 und 3 ist nicht zu ziehen. In der Tat hat JÜNGKEN auch, nachdem er im II. Kap. des II. Abschnittes die idiopathischen Augen-Entzündungen abgehandelt, das III. Kap. insgesamt den sympathischen, symptomatischen und specifiken Augen-Entzündungen gewidmet. »Diese Entzündungsformen charakterisieren sich, im Gegensatz zu den idiopathi-

Surg. instr. in greek and roman times, 1907, Taf. X, Fig. 5. (Ähnliche, aber größere Scheren, wohl zur Pferde-Schur, aus etruskischen Gräbern, fand ich im Mus. Kirch. zu Rom; ähnliche, zur Schaf-Schur, zeigen Rafael's Arrazzi im Vatican.) — Beiläufig, die augenärztlichen Scheren der Araber hatten Niet und Griff-Ringe. XIII, S. 198. Die neueren Scheren beschreibt LEO in RUST's Chir. VII, 358, 1832.

schen, durch Disharmonie in den Erscheinungen, welche dadurch entsteht, daß der Entzündung noch etwas fremdartiges, nämlich ein Teil der Erscheinungen der ihr zu Grunde liegenden Ursachen, und wenn diese in Dyskrasien oder Cachexien bestehen, ein Teil der Erscheinungen dieser letzteren beigemischt ist. . . .«

»Alle diejenigen Augen-Entzündungen, denen Störungen der Unterleibs-Organe, besonders im Pfortader-System zu Grunde liegen, die gichtische Augen-Entzündung z. B., charakterisieren sich durch einen langsamen Verlauf, durch eine gelbe Farbe der Conjunctiva, . . . vorzüglich durch das Vorhandensein der Abdominal-Gefäße[1]), d. s. variköse Gefäße von dunkler Farbe, welche in der Augapfelbindehaut bis zum Hornhaut-Rand laufen . . . Die zweckmäßigste Einteilung dieser Entzündungsformen ist nach den Ursachen . . . Diese Eintheilung allein gewährt Nutzen für Erkenntniss und Heilung . . .«

Natürlich fehlt es nicht an dem Versuch einer genaueren Lokalisation. JÜNGKEN versetzt die katarrhalische Ophthalmie in die Schleimhaut des Auges, die rheumatische in die fibrösen und serösen Häute des Auges, Lederhaut, Bindehaut, Descemet, die arthritische in die Leder- und Bindehaut, Iris, Glaskörper und Linsenkapsel, die syphilitische, welche von dem Augentripper gänzlich unterschieden wird, in die Regenbogenhaut und den Strahlenkörper.

Zur Heilung der letzteren ist Hg erforderlich, Calomel, Sublimat (beide innerlich) und Einreibungskur, je nach der Stärke des Leidens; 14 Tage lang ist Speichelung zu unterhalten. Daneben Blut-Entziehung und ein Mal täglich Einträuflung von einigen Tropfen eines erwärmten, starken Belladonna-Aufgusses.

Bei Wöchnerinnen, die an puerperaler Ophthalmie litten, will J. mehrmals eine Milch-Metastase in die vordere Augenkammer gesehen haben, sowie sie das Kind absetzten; die Prognose sei günstig. (Daraus kann ich mir keinen Vers machen).

Als veranlassende Ursache der Augen-Blennorhöe gilt für JÜNGKEN die Erkältung; doch vermag der Schleim, auf ein gesundes Auge übertragen, daselbst die gleiche Krankheit hervorzurufen. Eine Hebeamme der Stadt verlor ein gesundes Auge durch die heftigste Blennorrhöe, nachdem sie in dasselbe etwas von dem Schleim eines an Blennorrhöe leidenden ⟨neugeborenen⟩ Kindes gebracht hatte, um den anderen ⟨Hebeammen-Zöglingen⟩[2]) zu zeigen, dass dieser Schleim unschädlich sei.

---

1) Dieser Name ist von JÜNGKEN geschaffen. (Augenkr. II. Aufl., S. 28.) Vgl. oben, S. 24. Aber von Augen-Entzündungen, deren Ursache im Unterleib sitzen, sprechen schon PLENCK 1777, S. 71) u. A. G. RICHTER (1790, III, S. 50).

2) Die eingeklammerten Zusätze habe ich aus JÜNGKEN's Vorlesungen ergänzt.

»Bei kleinen Mädchen kommen Schleimflüsse der Scheide häufig vor, in Folge von Wurm-Reiz oder Skrofel-Schärfe[1]); ich habe es oft erlebt, dass sich die heftigsten Augen-Blennorrhöen entwickelten, wenn die Kinder zufällig von dem Schleim aus der Vagina etwas an die Augen brachten. In einem Falle wurde von einem solchen augenkranken Kinde eine ganze Familie von 7 Personen durch Übertragung des Giftes von Individuum zu Individuum angesteckt und geriet dadurch in die größte Gefahr«. »Die Kontagiosität aller Augenblennorrhöen ist am größten, wenn sie den Grad der Pyorrhöe [§ 486, III) erreicht haben.« »Wenn man glaubt, dass das Kontagium einzelner Augen-Blennorrhöen jahrelang an leblosen Körpern haften könne, ohne seine ansteckende Kraft zu verlieren; so beruht dies auf einem Irrtum«. »Befinden sich mehrere Individuen mit stärkerer Augenblennorrhöe in einem geschlossenen Raume vereinigt, so wird die Atmosphäre Träger des Kontagium«. (Vgl. § 478.) Zur Behandlung der akuten Blennorrhöe der Augen empfiehlt Jüngken dreiste Blut-Entziehungen (Aderlass), sorgfältigste, regelmäßig wiederholte Reinigung der Augen, Kälte — nicht zu lange! —, Calomel innerlich; Astringentien erst beim Abklingen der Entzündung.

Auf J.'s Anschauungen von der ägyptischen Augenblennorhöe, die Richtiges mit Unrichtigem vermischen, werden wir noch zurückkommen. »Die gonorrhoische Augenblennorrhöe erscheint gewöhnlich primär, entweder a) durch Metastase des Harnröhrentrippers oder b) durch Einimpfung des Trippergiftes in das Auge«. (Vgl. XIV, S. 15 und 19). Das zweckmäßigste Mittel, um in a) den unterdrückten Harnröhren-Tripper wieder hervorzurufen, besteht in der Einspritzung von Tartar. emet. (0,15 bis 0,3 : 30,0) in die Harnröhre(!). Augenblennorrhöe der Neugeborenen entsteht hauptsächlich durch Erkältung, viel seltner durch Ansteckung von einer unreinen Mutter. (Vgl. XIV, S. 205.) Die Prognose ist besser, als bei den andren Augen-Blennorrhöen. Die Behandlung besteht in Reinigung der Augen, anfangs kalten Umschlägen, im zweiten Grade kommen warme in Betracht, ferner ein Blutegel; beim Nachlass der Geschwulst und Absonderung sind Adstringentien am Platz.

Unter den Exsudationen werden die Abscesse und Geschwüre besprochen, danach die lymphatischen Ausschwitzungen. Zu diesen werden auch Star und Glaukom gerechnet. (Wie man sieht, hat diese Systematik viel Gezwungenes!). Glaukom ist eine durch Exsudation erzeugte Trübung des Glaskörpers, Folge gichtischer Entzündung und von ungünstiger Prognose.

1) Die Ursache ist unrichtig. Es sind meistens Gonorrhöen. Jüngken scheint diese Krankheitsform zuerst beschrieben zu haben. (Nach ihm Piringer, § 478). Über die weitere Literatur derselben vgl. Th. Saemisch in unserem Handbuch, V, I, I, § 127, 1904: Galezowski 1870, Steffan 1873, Nettleship 1875, Schmidt-Rimpler 1875, Pflüger 1878, Wecker 1878, Hirschberg 1878, Arlt 1881, Hirschberg 1884.

Folgen die Hypertrophien. Dazu gehört Chalazion: Pinguecula, die ganz unschädlich; Pannus, Staphyloma corneae pellucidum, das als Hyperkeratosis angesehen und in das sphärische und konische eingeteilt wird: Staph. corn. opacum, Tophi, Nodi, Exostoses.

Unter den Atrophien figuriert Rhyas, Schwund der Karunkel mit Thränenträufeln (§ 240 und XIII, S. 128), Atrophia bulbi, Synchysis, Verknöcherung im Auge.

Unter den After-Organisationen werden erst die gutartigen beschrieben, dann die bösartigen. Der Markschwamm des Auges gehe häufiger von der Schädelhöhle aus, als von der Netzhaut(!). Der Blutschwamm, nach J.'s Beobachtungen, von der Regenbogenhaut. Unter den Afterprodukten werden die Thränensteine und die Läusesucht abgehandelt.

Folgen die Stenochorien und Atresien[1]), sowohl in den Thränenwegen, wie in der Pupille. Unter den Ektasien wird die Atonie des Thränensacks abgehandelt, die Staphylome, die Varicen der Iris (d. i. buckelförmige Entartung der Regenbogenhaut), Cirsophthalmus (d. i. buckelförmige Entartung des ganzen Augapfels). Bei dem letzteren und bei dem Staphyloma opacum corneae solle man, um dem üblen Ausgang in Augapfelkrebs (!) vorzubeugen, eine partielle Exstirpation des Augapfels verrichten.

Bei den Fehlern der Urbildung werden, neben den Muttermälern, die Spalten der Regenbogenhaut erwähnt. Bei der Verletzung wird hervorgehoben, dass auf die des Strahlenkörpers immer eine äußerst schmerzhafte und heftige Entzündung folgt.

Unter den Nervenkrankheiten der Augen wird auch die Scharfsichtigkeit (Oxyopia)[2]) erwähnt, die Jüngken bei Frauen zu Anfang der Schwangerschaft, bei Hysterischen und als Symptom beginnender Amblyopie beobachtet zu haben behauptet. Die Gesichtsschwäche (hebetudo visus) ist entweder a) primär, sei es durch Überanstrengung (Hyperopsia bei J.), sei es durch mangelnde Übung (Anopsia)[3]); oder b) sekundär: ple-

---

1) στενοχωρία, Eng-Ort, Klemme, von στενός eng, u. χώρα, Ort. Das Wort kommt schon bei Galen vor; bei Hippokr. στενυγροχωρία, von στενυγρός, jonisch. = στενός. In einem Lehrbuch vom Jahre 1877 lautet die Überschrift eines Abschnitts: Stenosen u. Atresien des Thränenschlauchs. Gemeint sind Verstopfungen u. Verschließungen.

Atresia soll Nicht-Durchbohrung heißen. (Ἄτρητος, undurchbohrt, von ἀ — u. τράω, τετραίνω, ich durchbohre, τρῆσις, Durchbohrung.) Das Wort Atresia kommt bei den Alten nicht vor; wohl aber hat es J. N. Pechlin (1644—1706), Prof. zu Kiel u. Leibarzt des Herzogs von Holstein in seinen Observat. (Hamburg. 1691) gebraucht. Von da kam es in die med. Lexika. (Castelli 1756, Kühn 1832.) Vgl. m. Wörterbuch.

2) Ὀξυωπία (von ὀξύς, scharf, u. ὤψ, Gesicht,) schon bei Alexander (Aristot.?), Problem. 4,3. Beiwort ὀξυώπης, ὀξυωπός (Aristot.), ὀξυωπίας (Pollux) Zeitwort ὀξυωπέω. Vgl. m. Wörterbuch.

3) Ἀνοψία heißt keineswegs Nichtsehen, sondern Mangel an Zukost (ὄψον). Nichtsehen heißt Ἀβλεψία, von βλέπω, ich schaue. Castelli und Blancard-Kühn kennen Anopsie nicht. Ein Wort, ἀνώψια (von ὤψ, Gesicht) worauf Mauclerc und Kraus hinauswollen, gibt es nicht. Aber Anopsia im Sinne von Nichtsehen

thorica, nervosa (ex onania, hypochondriaca), abdominalis, nervosa, rheumat., arthrit., syphil.; oder c) symptomatisch: tabidorum, ex Hydrocephalo, gravidarum.

Bei Tabes gehört die Gesichtsschwäche oft mit zu den ersten Erscheinungen. Die der Schwangeren schwindet von selbst, wenn die Schwangerschaft über die Hälfte hinaus ist oder nach der Entbindung. Obwohl J. ausdrücklich die Gesichtsschwäche als mangelnde Ausdauer von der Amblyopie als undeutlichem Sehen (oder Herabsetzung der Sehschärfe) unterscheidet, so scheint er beide tatsächlich nicht immer auseinander gehalten zu haben.

Mouches volantes sind meistens ungefährlich. Vollkommene Achromatopsie, wobei alle Farben gleich, meist grau, erscheinen, ist sehr selten.

Beim Schielen wird Verbinden des gesunden Auges und Sonderübung des schielenden (täglich mehrmals, durch Jahre fortzusetzen,) als erfolgreich empfohlen.

Den Schluss machen die augenärztlichen Heilmittel, und zwar werden zuerst die Formen der Anwendung, dann die Arten der Mittel beschrieben (narkotische, erweichende, mischungsändernde, zusammenziehende, reizende). Die diagnostische Tabelle der 18 Augen-Entzündungen, die noch der dritten Ausgabe von 1842 beigegeben wurde, hat den Zorn von W. Roser (1847, § 545) entfesselt.

Man kann wohl sagen, dass das umfangreiche Werk (von 996 Seiten) einen reichen Inhalt besitzt, aber doch nur einen mäßigen Gehalt, namentlich an eignen Forschungen und neuen Tatsachen. A. Hirsch (S. 389) lobt J.'s Augenkrankeiten gar sehr: »übrigens enthält die Schrift viele dem Verfasser eigne Ansichten, zeugt von einer reichen Erfahrung und manche in demselben ausgesprochene therapeutische Grundsätze haben sich bis auf die neueste Zeit in Ansehen erhalten«. Doch führt er keine einzige an, sein Urteil zu begründen.

Danach fährt A. Hirsch fort: »Weniger günstiges lässt sich von der von Jüngken bearbeiteten »Lehre von den Augen-Operationen, Berlin 1829 sagen.«

Dem möchte ich gleichfalls widersprechen.

findet sich noch in den neuesten (und besten) Lehrbüchern der Augenheilkunde, auch in französ., engl. und italienischen Fach-Schriften und in Wörterbüchern der Medizin vom Jahre 1908 u. 1909, von denen eines allerdings das s einklammert, u. sogar in Villaret's Handwörterbuch der Medizin, das sich sonst durch sprachliche Genauigkeit auszeichnet. Jedoch heißt ἀνώπιον die Gegend über der Tür (von ἀνά, auf, und ὀπή, Öffnung). Eingewurzelte Missbräuche sind schwer auszurotten. Vgl. m. Wörterbuch v. Jahre 1887. — Neuerdings ist im englischen Sprachgebiet, Argamblyopia aufgekommen, von ἀργός, untätig, und ἀμβλυωπία, Stumpfsehen. Das Wort ist unverständlich. Argoblepsia wäre weniger schlimm.

Nach PELLIER DE QUENGSY's Augen-Operationskurs aus den Jahren 1789 und 1790 (§ 381) und nach R. GUTHRIE's Lectures of operative surgery of the eye, London 1823, ist JÜNGKEN's Werk die dritte Sonderschrift über Augen-Operationen, ausgezeichnet durch Systematik, durch geschichtliche Einleitungen für jede Operation, (die allerdings K. SPRENGEL's Geschichte der Chirurgie, auch mit allen ihren Irrthümern, entnommen sind,) und schon mit einigen neueren Errungenschaften, z. B. mit der Lid-Bildung, freilich nicht mit vielen eignen Erfindungen des Verfassers ausgestattet.

Seit 12 Jahren hatte J. jungen Aerzten Unterricht in der Verrichtung von Augen-Operationen ertheilt, (auch L. STROMEYER 1826, zu dessen völliger Zufriedenheit,) kam aber immer in Verlegenheit, wenn sie ihn nach einem Handbuch fragten. (ROSAS' Augenheilk., die im 3. Band ausführlich, auf 411 Seiten, die Augen-Operationen abhandelt, ist erst 1830 erschienen. Das englische Werk von R. GUTHRIE, das ihm damals unbekannt war, während in seiner Augenheilkunde von 1832 der Titel erscheint, wäre für seine Hörer wohl nicht brauchbar gewesen.)

Versuchen wir, von dem hauptsächlichen Inhalt des Werkes uns Rechenschaft zu geben.

Nach einer dichterisch-naturphilosophischen Einleitung erklärt der Verfasser:

Operiren heißt durch Operation heilen. Die Ausübung der Augen-Operation erfordert einen hohen Grad von ärztlicher Bildung und von Kunstfertigkeit. Die Hand des Augen-Operateurs muss ruhig, leicht und gewandt sein. Zur Erlernung empfiehlt J. sein Augen-Phantom mit eingespannten Schweins-Augen, das einfacher sei, als das von REISINGER[1]).

J.'s »Kurze Geschichte der Augen-Operationen« ist für die ältere Zeit nicht frei von groben Irrthümern, die Literatur reicht nur bis 1819.

Aus den allgemeinen Regeln möchte ich folgendes hervorheben. Bei trübem veränderlichem Wetter wird man weder im Sommer noch im Winter operiren; ebenso wenig, wo Gewitter im Anzuge sind[2]). Auch Frauen nicht zur Zeit der Menstruation. Ueber Beleuchtung und Augen-Instrumente werden die genauesten Regeln gegeben.

Alle Vorbereitungs-Kuren an Gesunden müssen als unnöthig, ja selbst als nachtheilig, durchaus verworfen werden. Gesunde Individuen müssen sich so wenig, wie möglich, von ihrer gewohnten Lebensart entfernen. Kranke, besonders dyskrasische müssen freilich erst geheilt werden[3]).

1) Diss. v. J. 1814, vgl. § 529. An solchen Phantomen haben wir noch gelernt u. — gelehrt; aber Star-Operation u. Iridektomie ließ ich am lebenden, durch Aether betäubten Kaninchen einüben, d. h. an jedem Thier nur auf einem Auge.

2) Vgl. XIV, S. 17 und 327.

3) »Diese Vorschrift ist doch etwas zu scholastisch und erinnert fast an die Regel, welche man Kindern über den Schwalbenfang mittheilt«. (Deutsche med. Wochenschr., 1896 No. 18, über Star-Operation.)

Die Instrumente müssen geordnet da liegen, die wichtigsten doppelt. Der Kranke sitzt. Der Operateur steht[1]).

Den Star operirt J. in den geeigneten Fällen auf beiden Augen gleichzeitig. Sehr selten gehen beide zu Grunde. Tritt heftige Entzündung ein, so ergreift sie gewöhnlich das eine Auge stärker, und dies dient als Ableiter(!) für das andre. Es giebt aber auch Gründe, die für das Gegenteil sprechen: manch' ungünstiger Zufall lässt sich durch eine noch sorgfältigere Vorbereitung abwenden.

Große Vorsicht erheischt die Vorhersage. Oft werden Augen-Operationen unter den günstigsten Umständen unternommen und mit der größten Kunstfertigkeit ausgeführt, und der Erfolg ist dennoch unglücklich . . . Dagegen ertragen manche Augen die fehlerhaftesten Eingriffe ohne nachtheilige Folgen. Gewöhnlich steht die Vulnerabilität des Auges mit der des Hautsystems in Verbindung[2]).

Nicht minder wichtig, als die Operation, ist die Nachbehandlung; jene vermittelt die Heilung, diese bestimmt den Erfolg. Nach den Star-Operationen wird das Auge nur durch zwei schwache Streifen englischen Pflasters, von $1\frac{1}{2}$ Linien Breite und $1\frac{1}{2}$ Zoll Länge, geschlossen, so dass die Thränen abfließen können, und mit einer Compresse verhängt. (Also offene Wundbehandlung, die neuerdings neu entdeckt worden.) Das Zimmer wurde verdunkelt, aber nicht zu stark und nicht zu lange.

Traumatische Augen-Entzündungen erfordern den antiphlogistischen Heil-Apparat, Aderlass, Blutegel, Kälte, innerlich kühlende Mittel (Acid. tart., Kali nitr.) und Calomel.

Das erste Kapitel handelt von dem Anlegen der Blutegel bei Augenkrankheiten, denen nach J. unzählige Menschen die Erhaltung ihrer Augen zu danken haben.

Das Scarificiren, Brennen, Eröffnen von Abscessen und das Nähen, alles bei Jüngken ausführlich behandelt, will ich übergehen. Bei der Operation des Lid-Koloboms wird der erste Operateur Guillemeau (1585, vgl. XIII, S. 329) nicht erwähnt, wohl aber Fabric. ab Aquapendente (1613), St. Yves (1722, I c. 10) und Titsing (1730), von denen die beiden letztgenannten die umschlungene Naht empfohlen haben.

Folgen die Operationen gegen Hagelkorn, Balggeschwülste der Lider, Ein- und Ausstülpung, Lidfall, Lid-Verkürzung, Haarkrankheit, Lidkrebs, Lidverwachsung und die gegen Thränenleiden. Bei der Entfernung der Fremdkörper wird die Magnet-Operation des Fabriz aus Hilden zwar

1) Snellen sr., in diesem Handbuch, II, IV, II § 10 irrt, wenn er angiebt, dass »in Nachfolge von Graefe, der schwächlich war und rasch ermüdete, in Deutschland vielfach sitzend operirt wird«. Vor und nach A. v. Graefe haben in Deutschland zahlreiche Augenärzte die stehende Stellung vorgezogen.

2) Solche Gedanken, von denen Schmidt und Beer fest überzeugt gewesen, haben noch über ein Menschen-Alter Geltung behalten. Erst die Einführung der Asepsie hat Wandel geschaffen.

erwähnt, aber nicht verwerthet. Bei der Ausrottung des Augenfells (Pannus) zeigt sich klar die Ueberlegenheit der Araber. (Vgl. XIII, S. 172.)

Jüngken's Behauptung, dass die Punktion der Hornhaut den Alten unbekannt gewesen, ist schon widerlegt durch unsren § 215. Wardrop's Hornhaut-Punktion gegen Augen-Entzündungen mit starker Spannung (vom Jahre 1807) hatte »in Deutschland noch keine häufige Nachahmung gefunden«; aber Jüngken empfiehlt sie bei solchen Zuständen, besonders auch mit variköser Entartung der Bindehaut-Gefäße [1]).

Die Pupillen-Bildung ist zwar erst eine Erfindung des 18. Jahrhunderts; allein durch die rege Theilnahme, welche sie sogleich gefunden, wurden die Methoden und der Instrumenten-Apparat so mannigfach und reichhaltig, dass sie in dieser Beziehung den ältesten Operationen an die Seite gestellt werden kann. Die Geschichte der verschiedenen Verfahren wird gründlich abgehandelt, (vgl. unseren § 343); und drei Hauptverfahren zugelassen, Iridotomie, Iridektomie, Iridodialysis. Die Iridektomie ist bei J. ein wichtiges, aber noch nicht das hauptsächliche Verfahren.

Bei der Star-Operation ist die Prognose immer mit Vorsicht zu stellen. Zweifelhaft wird sie bei Personen mit feiner, rother, gefäßreicher Haut. Die Zufälle sind am heftigsten nach der Extraktion. Wenn bei den andren Methoden die Entzündung weniger zu fürchten, so ist es dagegen zweifelhaft, ob die Entfernung der starigen Linse so sicher gelingt. Die Klugheit des Arztes erfordert, mit der Operation so lange zu warten, bis der Kranke nicht mehr deutlich sieht; aber nicht, bis das Sehvermögen ganz erloschen, — das hieße den Kranken unnütz quälen. J. hat seit einer Reihe von Jahren immer beide Star-Augen zugleich operirt: niemals sind beide Augen erblindet. Im Allgemeinen verdient die Extraktion den Vorzug. (Aber ein Menschen-Alter später, als ich ihn kennen lernte, hat er hauptsächlich nur die Verschiebung des Stars geübt, bzw. ausführen lassen!) Die Ausziehung erfordert allerdings die größte Kunstfertigkeit. Aber, wer Augen-Operationen verrichten will, soll auch die hinreichende Kunstfertigkeit besitzen. (Höchst seltsam ist das Fehlen jeder Operations-Statistik, obwohl doch Daviel 1752 mit so gutem Beispiel voraufgegangen.) »Wenn ich die Exstirpation des Augapfels verrichten muß, schaudert es mich jedes Mal, weil diese so schreckliche Verwundung so selten von Nutzen ist, — wegen der Bösartigkeit des Grundleidens.«

---

1) Wie heutzutage die (denn doch für unentbehrlich gehaltenen) geschichtlichen Einleitungen der Abhandlungen gehandhabt werden, — dafür ein typisches Beispiel, aus den Klinischen Monatsblättern für Augenheilk. 1911, S. 355: »Ueber die therapeutische Wirkung der Paracentese der vorderen Kammer bei verschiedenen Krankheiten des vorderen Augen-Abschnittes, welche besonders von C. Reymond (Turin) und seiner Schule geübt worden ist, hatte zur Nedden im Heidelberger Congress 1906 seine Erfahrungen zuerst mitgetheilt«. Wardrop schrieb hundert Jahre vor jener Sitzung, und ausgezeichnet.

§ 488. Geschichte der Blut-Entziehung bei Augenkrankheiten.

Da Jüngken die Blutegel und den Aderlass so ausnehmend preist und hervorhebt; da er von einem Zeitgenossen (Pauli, 1838) als »Anführer der schweren antiphlogistischen Batterien«[1]) bezeichnet wird; so scheint es mir geboten, über diesen Irrthum der Jahrtausende eine besondere Betrachtung einzuschieben und zuvörderst eine

Geschichte der Blutegel,

soweit sie die Augenheilkunde betrifft, an dieser Stelle einzufügen.

Erwähnt wird zwar der Blutegel (βδέλλα) schon in der hippokratischen Sammlung, ferner bei dem Geschichts-Schreiber Herodot und dem Dichter Theokrit; aber als Heilmittel wird er zuerst bei dem Arzt-Dichter Nikandros, (um 150 v. Chr.,) gepriesen:

Δή ποτε καὶ βδέλλας κορέσαις ἐπὶ τύμμασι βόσκων.

»Dann kannst Du auch Blutegel auf den Wunden sich satt trinken lassen«.

Themison aus Laodikea, der Gründer der ärztlichen Sekte der Methodiker, (um die Mitte des ersten Jahrh. v. Chr.,) soll nach K. Sprengel (und also auch nach Jüngken) die Blutegel in die Heilkunst eingeführt haben; aber die angeführte Stelle des Caelius Aurelianus vermag dies nicht zu beweisen. Soviel ist allerdings sicher, dass die Methodiker schon reichlichen Gebrauch von den Blutegeln gemacht haben, wie aus den Schriften des genannten Caelius Aurelianus hervorgeht.

Auch der Eklektiker Aretaios, der Zeitgenosse des Galenos, gedenkt öfters der Blutegel.

Galenos selber, der erbitterte Gegner der Methodiker, empfiehlt sie nicht in seinen therapeutischen Werken. Die in der galenischen Sammlung uns überlieferte, kleine Schrift »über Blutegel und Schröpfköpfe« ist eben, wie Wellmann richtig erkannt hat, gar nicht von Galen; sondern, wie die Sammlung des Oreibasios (VII, c. 21) lehrt, aus des Antyllos Compilation über die ausleerenden Heilmittel.

Oreibasios hat a. a. O. noch ein zweites Kapitelchen über die Blutegel, das dem methodischen Arzt Menemachos (aus dem 1. Jahrhundert n. Chr.), dem Schüler des Thessalos aus Tralles, entnommen ist.

Bei den Augen-Entzündungen haben übrigens die Griechen, so wie die Araber, zwar Blutgefäß-Durch- und Ausschneidungen angewendet, aber nicht Blutegel. Wohl aber wird im griechischen Kanon das Ansetzen von Blutegeln an die Schläfe (βδελλῶν προσβολὴ κατὰ τοὺς κροτάφους) gegen Amaurose empfohlen, und blutige Schröpfköpfe gegen beginnenden Star. (Paul. Aegin. III, c. 24, 36—39; XII, S. 392.)

1) Dzondi (§ 499, I, viii,) erwähnt einen Fall, wo Jüngken in die Umgebung des einen Auges 108, in die des andern 98 Blutegel hat ansetzen lassen, — natürlich nicht auf einmal!

Guy de Chauliac erklärt ausdrücklich, nach Abulkasim, dass Blutegel nur an den Lippen, der Nase, dem Zahnfleisch, den Fingern und Gelenken angesetzt werden sollen. (Actuarius, III, c. 3, gestattet sie an allen Gliedern, an jedem Theil des Kopfes u. s. w.)

A. Paré und Bartisch kannten die Blutegel noch nicht als Heilmittel für Augenkrankheiten.

Aber der berühmte Jacques Houiller, seit 1539 Prof. der Medizin an der Pariser Fakultät, und der »batavische Hippokrates« Pieter von Foreest (1522—1597) haben sich schon der Blutegel bei Augen-Entzündungen bedient. Erst im 18. Jahrhundert kamen sie in regelmäßigen Gebrauch für unser Fach.

Maître Jan (II, xiii) setzt bei heftiger Ophthalmie Blutegel nur an den After, wenn er in Unterdrückung der Haemorrhoiden die Ursache erblickt.

Heister hingegen erklärt in seiner Chirurgie (K. 17): »Man applicirt Blutegel an die Schläfen und hinter die Ohren in allerlei Augen- und Haupt-Beschwerden, die von Vollblütigkeit herrühren«. (Bei der Entzündung nach Star-Operation erwähnt er nur Aderlaß und Schröpfen.)

A. G. Richter (III, § 28) zieht das Einschneiden der Augapfelbindehaut dem Ansetzen der Blutegel vor, um bei Ophthalmien eine örtliche Blutentziehung zu bewirken. Voll Begeisterung preist aber Schmucker 1785 den herrlichen Nutzen der Blutegel bei Augen-Entzündungen. Der jüngere Wenzel (1808) empfiehlt wohl die Blutegel bei Ophthalmien, zieht aber den Aderlass vor. Bei Beer hingegen (I, S. 242, 1813) gehören zu den Hauptmitteln bei Augen-Entzündungen: I. Kalte Umschläge, II. örtliche Blut-Entziehungen, 1. durch Blutegel, 2. durch Scarificationen. 1820 erklärt der preußische Regiments-Chirurgus Th. Friedr. Baltz[1]): »Nur die Application von Blutegeln, und zwar zu oft wiederholten Malen und in großer Menge, jedes Mal 10—12—16 Stück, und später immer um den andern Tag zu 4—6 Stück, ist das einzige und unersetzliche Heilmittel bei der Augen-Entzündung unter den Truppen«. Aber Blutegel waren ein kostspieliger Gegenstand. Der General-Chirurgus Dr. Starcke in Berlin, der bei 40 Kranken binnen 2 Monaten 6000 Blutegel verbrauchte, erklärt: »Nur durch Blutegel kann ich diese Krankheit curiren; sobald mir diese genommen werden, lasse ich ab von der Behandlung«.

Ein ungeheurer Missbrauch mit Blutegeln hat sich im ersten Drittel des 19. Jahrhunderts eingebürgert, durch Broussais' verderblichen Einfluss. Seine »Haematomanie« hat Dzondi 1835 auf seinen Reisen durch Deutschland, Holland, Frankreich, Großbritannien allgemein in Wirksamkeit getroffen.

---

1) S. Bernstein II, S. 585.

Allmählich scheint gegen die Mitte des 19. Jahrhunderts dieser Missbrauch sich ein wenig gemindert zu haben. Aber die Blutegel werden weiter angewendet, DESMARRES empfiehlt 1847 bei akuter Bindehaut-Entzündung mit beginnender Chemosis »einen Aderlass, so stark wie möglich, und 4—5 Stunden nachher 20 Blutegel am Ohr«. ARLT verordnet 1851 den Erwachsenen bei Blennorhöe, nach dem Aderlass, mindestens 6 Stück an die Schläfengegend. MACKENZIE erklärt in der 4. Auflage seines Werkes (1840), dass Aderlass, Blutegel um den Augapfel und Scarificationen der Bindehaut die drei gewöhnlichen Blutentlerungen darstellen.

Blutegel als Heilmittel bei Augenkrankheiten figuriren noch heute in einigen der besten Lehrbücher. Doch giebt es auch solche, die sogar bei der Behandlung der Chemosis, sowohl derjenigen des Eiterflusses wie auch der nach Star-Schnitt, die Blut-Entziehungen nicht mehr erwähnen.

Die erste, noch schüchterne Bekämpfung dieses uralten Blut-Aberglaubens haben wir 1774 bei BLOCH in Berlin gefunden. (XIV, S. 240.) Ihm folgte im 19. Jahrh. BENEDICT in Breslau (§ 503) und, mit noch größerer Thatkraft, DZONDI in Halle, 1835. (XIV, S. 207 u. § 499, I, VII, B.) Bei seinen Zeitgenossen fand DZONDI nur wenig Anerkennung, aber sie fehlte doch nicht ganz. (Vgl. SCHINDLER's Urtheil aus dem Jahre 1839, § 504, I, VII.) Dass in jener Zeit gelegentlich ein von Blutegel-Stichen ausgehender Rothlauf das Auge sowie ein die Haarseil-Wunde befallender Hospital-Brand das Leben zerstört hat, ersteres in der Praxis von DIEFFENBACH, letzteres in der von DUPUYTREN, wird der angehende Arzt von heute mit Staunen und Grauen vernehmen.

Stärkere Opposition habe ich selber gemacht. (Einführung I, S. 21—22, 1892]. »Auch Blutegel bis zur Ohnmacht, zehn bis zwanzig und mehr, sind völlig wirkungslos gegen Augen-Entzündung, z. B. Augen-Tripper. Nur der entzündliche Schmerz, der bei Betastung der Augen lebhaft hervortritt, wird [bisweilen] durch Blutegel gelindert. Vier Blutegel werden (Abends) dem Erwachsenen an die Schläfe gesetzt, da wo dem Mann der Backenbart sprießt, nicht näher zum Lidwinkel, weil sonst Lidschwellung erfolgt; und nicht an den Augapfel, weil dies gefährlich ist.

Der künstliche Blutegel[1]), dessen Glas-Cylinder 30 Gramm fasst, (eine Erfindung von HEURTELOUP zu Paris 1840,) ist bei vielen Aerzten beliebt gegen die inneren Augen-Entzündungen. Die einzig sichere Wirkung . . . besteht in den häßlichen Narben der Schläfenhaut . . .«

1) Auch dieser hatte Vorgänger. Vgl. Dr. SARLANDIÈRE's Beschreibung eines neuen Blut-Saugers, a. d. Franz. übers. u. mit einer erläut. Vorrede versehen von Dr. E. GRAEFE 1820. Ein ähnliches Instrument war vier Jahre zuvor in England (von WHITEFORD) erfunden worden. — COLLIN hat HEURTELOUP's Instrument verbessert: die Klinge befindet sich im Innern des Stempels der Saugspritze.

Ehe wir diesen Gegenstand verlassen, will ich noch eines Punktes gedenken: des Ansetzens von Blutegeln an den Augapfel selber.

Allerdings wurde dies sogar in der blutegelfrohen Zeit verboten. (1830, im encykl. Wörterbuch d. m. W.) Aber PELLIER DE QUENGSY hatte schon 50 Jahre zuvor einen Blutegel an einen schmerzhaften Iris-Vorfall angesetzt, wonach der letztere sich verminderte und zurückzog.

Und JÜNGKEN erklärte 1829, dass man »bei dem inveterirten Pannus mit Erfolg Blutegel sogar an den Augapfel selber angesetzt habe.«

In neuerer Zeit sind recht schlimme Erfolge solcher Versuche mitgetheilt worden. A. v. GRAEFE führte 1860 einen Fall an, wo einem zarten 5jährigen Mädchen wegen Kopfschmerzen Blutegel an die rechte Schläfe gesetzt worden, ein Blutegel in den rechten Bindehautsack entschlüpft war, die Hornhaut unten, 1‴ vom Rande, durchbohrt und durch Saugwirkung jeden Lichtschein zerstört hatte; Schrumpfung des Augapfels war eingeleitet. Noch tragischer verlief der zweite Fall, den LEBRUN 1869 in der Brabanter Augenheilanstalt beobachtete: einem 39jährigen war wegen leichter Augen-Entzündung vom Arzt ein Blutegel an den Augapfel selber angelegt worden; die Hornhaut zeigte außen-unten die dreistrahlige Narbe des Blutegel-Bisses, das Auge war blind und weich; es erfolgte sympathische Entzündung des zweiten.

TALKO fand 1882 bei Russen, die sich dem Kriegsdienst entziehen wollten, in der Hornhaut-Mitte die dreistrahlige Narbe des Blutegel-Bisses und eine entsprechende Kapsel-Narbe. Kaninchen-Versuche ergaben, dass, wenn der Blutegel an den Hornhaut-Rand gesetzt wird, Blutungen in die Vorderkammer, in den Strahlen- und in den Glaskörper erfolgen.

Auch SEIDEMANN sah mehrmals bei russischen Gestellungspflichtigen Zerstörung des rechten Augapfels durch Blutegel, die, an die Hornhaut gesetzt, Netzhaut- und Aderhautablösung bewirkt hatten.

Literatur

der Blutegel im allgemeinen sowie ihrer besonderen Anwendung in der Augenheilkunde.

1. Hippokr., Prorrhet. II, 17.
2. Herodot. II, 68.
3. Theokrit. II, 55.
4. Horat., ars poet., v. 476.
5. Nikandros, Theriak., v. 930.
6. Cael. Aurel. m. chron. I c. 1; m. acut. III c. 3. (Sanguisuga, hirudo).
7. Aret. (A. v. Kühn S. 275, 290, 337.) Galen. B. XI, S. 317—319.
8. Oreibas. Coll. med. VII, 21, 22, B. II, S. 71—72. Dort findet sich auch das Anschneiden des saugenden Blutegels, das Daremberg als lächerlich hingestellt, das aber von Julius Beer in Berlin 1863 als Bdellotomie neu erfunden worden. (Deutsche Klinik 1863.) Oreibas., B. II S. 787, flgd. finden sich geschichtl. Bemerkungen v. Bussemaker u. Daremberg, die sehr werthvoll und auch von mir benutzt sind.

9. Plin. XXXII, 42.
10. Suśrutas, c. 13; Jolly Med. d. Hindu, S. 35, (»mildeste« Blut-Entziehung).
11. Ibn-Sina, qanun, I, 4, 5, c. 22.
12. Abulqasim, II, c. 99.
13. Guy de Chauliac VII, I. 1. 14. A. Paré (Ausg. v. Malgaigne), II, 524, 525.
15. Sprengel, Gesch. d. Arzneik. II, S. 31, 1800.
16. J. G. Bernstein, Gesch. d. Chirurgie 1823, II, S. 583.

---

17. Desmarres. Maladies des yeux 1847, S. 177.
18. Arlt, Kr. d. Auges, 1851, I, S. 80.
19. Mackenzie, mal. de l'oeil, IV Ed., 1856 S. 633.
20. Encykl. Wörterbuch der med. Wissensch. Band 5, S. 632, 1830.
21. Pellier de Quengsy, Recueil p. 372. Vgl. XIV, S. 93, 3.
22. A. v. Graefe A. f. O., VII, 2, S. 142, 1860.
23. Lebrun, Ann. d'Ocul., B. 64, S. 136, 1870.
24. Talko, Centralbl. f. A. 1882, S. 400.
25. Seidenmann, Ctrbl. f. A. 1910, S. 293.
26. Der ganz kurze Artikel von Braunschweig in der Encyklopaedie der Augenheilkunde von Schwarz (Leipzig 1902, S. 145) beginnt mit den Worten: »Trotz ihres ehrwürdigen Alters wird die Blut-Entziehung noch heute geschätzt«. Empfiehlt die natürlichen Blutegel bei Iritis, die künstlichen bei Chorioïditis. (Ersteres auch in der Encyk. der Chir. v. Kocher, 1901, S. 192.) Vgl. auch noch Encyclopédie française d'Opht., 1906, VI, S. 68. (Blutegel, schmerzstillend bei Iritis.) Ferner unser Handbuch, II, Kap. III. Endlich Ophth. Therapeutics von Casey A Wood in Philadelphia, 1909, S. 75—90.

Interessant ist, dass im Gothischen, Nordischen, Alt- u. Mittel-Englischen dasselbe Wort den Blutegel u. den Arzt bedeutet. (Leech = physician, noch bei Shakespeare).

Da wir uns einmal in eine Kritik der Blut-Entleerung gegen Augenleiden eingelassen haben, so ist hier auch der Ort, eine kurze

Geschichte des Aderlasses,

soweit sie für unser Fach von Wichtigkeit ist, gleichfalls hinzuzufügen.

Sein kühner Erfinder verliert sich im Dämmern der Urzeit.

Fertig tritt der Aderlass auf in den Schriften der hippokratischen Sammlung, als ein altbekannter und offenbar längst geübter Eingriff.

In den galenischen nimmt er einen ungeheuren Raum ein, ebenso bei Oreibasios und den noch späteren Griechen, bei den Arabern, den Arabisten, in dem europäischen Mittelalter und der Neuzeit bis zum 19. Jahrhundert. Dies auszuführen ist nicht meine Sache.

Aber höchst bemerkenswerth scheint mir, dass in einer Schrift, die man, bis zu den kritischen Erörterungen unsrer Tage hin, für ein »göttliches Werk des Vaters der Heilkunde« erklärt hatte, in den hippokratischen Aphorismen, der Aderlass für ein Hauptmittel gegen Augenleiden erklärt wird. (§ 38, § 39).

Dieser Satz wird von Galen als die höchste Weisheit gepriesen und hat die Jahrtausende überdauert. Wir können ihn durch die

Schriften der Griechen und Araber, (auch der Hindu[1]), durch das Mittelalter bis in das neunzehnte Jahrhundert verfolgen.

Noch im ersten Drittel des 19. Jahrhunderts wurde bei schweren Augen-Entzündungen, wie bei dem Eiterfluss, bei der »aegyptischen Augen-Entzündung«[2]), ferner bei den heftigen Reaktionen nach der Star-Operation, der Aderlass als das erste und souveräne Mittel allgemein gepriesen. So erklärt auch JÜNGKEN (in s. Augen-Operat.): »Bei allen heftigen Augen-Entzündungen mit synochösem Charakter, besonders solchen, die nach Verletzungen entstanden sind, und bei denen, die sehr akut verlaufen, wie der gonorrhoischen Ophthalmie, müssen allgemeine Blutentleerungen angewendet werden«. Ein so ausgezeichneter und klarblickender Arzt wie WARDROP hat (um 1827) einer Frau mit Augentripper binnen wenigen Tagen 170 Unzen Blut entzogen, so dass sie wie ein Wachsbild aussah!

Und doch sind dabei Hunderte, ja Tausende erblindet[3])! Und Viele sind gestorben! Der von Prof. JÄGER in Erlangen durch Niederdrückung des Stars am 2. Juli 1833 operirte 64jährige, blasse und magre Kranke starb am 11. Tage nach der Operation an Schwäche, »obwohl nur zwei Aderlässe zu 8 Unzen, 8 Blutegel und im Ganzen sechszehn Gran Calomel, $^1/_2$ Unze Senega und 3 Drachmen Tart. tartaris. sowie 2 Drachmen ung. merc. verbraucht worden waren, und man schon, mit dem eingetretenen Speichelfluss, Fleischbrühe, Eigelb und schleimige Mixturen verordnet hatte«. (Dr. F. RINECKER, Ammon's Z., V. S. 358, 1837.)

Einige klarblickende Fachgenossen jener Tage haben dies auch schon erkannt und, zum Heile der Menschheit, bereits aus ihrer Erkenntnis einige praktische Folgerungen gezogen. Der vorher erwähnte BRUNO SCHINDLER erklärt 1839: »Angesehene Therapeuten haben sich nicht entblödet, den trotz der übermäßigsten Blut-Entziehung erfolgten Tod ihrer Pflegebefohlenen nur dem unbedeutenden Umstand zuzuschreiben, dass der arme Erschöpfte nicht mehr Blut gehabt habe[4]), um mit seiner Entziehung die Entzündung voll-

---

1) Aderlass bei Augenleiden wird bei Suśrutas erwähnt (JOLLY, S. 35). Im Pap. Ebers sind weder Blutegel noch Aderlass genannt.

2) ADOLF KUSSMAUL, der durchaus nicht grundsätzlich den Aderlass verwarf, ja an sich selber mehrmals die »wohlthätigen« Folgen desselben erfahren, berichtet in s. Jugend-Erinnerungen eines alten Arztes (Stuttgart 1899, S. 295) das folgende: »1847, in Wien, ließ ich mir wegen eines akuten Trachoms mit starker, schmerzhafter Anschwellung der Augenlider wieder ein Pfund Blut nehmen, aber diesmal verspürte ich keine Erleichterung, hatte überhaupt keinen Nutzen davon«.

3) Vgl. noch 1840, EULENBURG, Augenblenn., CASPAR's W. No. 36 u. 37.

4) Aufsehen erregte der Fall des Leiters der inneren Klinik zu München, Prof. GROSSI, welcher 1829 an Rippenfell-Entzündung erkrankt und nach 9 Aderlässen verstorben ist. »Inanis« war sein letztes Wort. Vgl. FRIEDRICH ALEXANDER SIMON, der Vampyrismus im 19. Jahrhundert oder über wahre und falsche Indication zur Blut-Entziehung, nicht mit Beziehung auf E. VON GROSSI's tragischen Tod, nach 9maligen Aderlässen innerhalb 6 Tage, Hamburg 1831.

kommen zu bekämpfen . . . Der Aderlass heilt den Harnröhren-Tripper so wenig wie den Augentripper.«

1845 handelt BENEDICT, ein erfahrener, bedächtiger Augenarzt, vom Aderlass bei den Augenkrankheiten (Abh. II, VIII, S. 60—69) und verkündet die folgenden Grundsätze: »Der Aderlass, der früher vor und nach der Star-Operation an sich geübt wurde, ist schädlich und lediglich nach Eintreten der Entzündung angezeigt, besonders bei der akuten Iritis mit Chemosis, nicht bei der Ophthalmoblennorrhöe. Dagegen bei der wahren Ophthalmitis (Pantophthalmie).«

Dass der Aderlass noch um die Mitte des 19. Jahrhunderts, z. B. bei Chemose in Folge von Eiterfluss der Bindehaut, gang und gäbe gewesen, beweisen schon die soeben, in der Geschichte der Blutegel, angeführten Stellen aus DESMARRES, ARLT und MACKENZIE. Ich will noch einige hinzufügen.

Bei der Phlegmone des ganzen Auges (Pantophthalmie) empfiehlt DESMARRES (S. 770) »in der ersten Periode die Aderlässe, Schlag auf Schlag, nach der Formulirung des Prof. BOUILLAUD, mit der allergrößten Energie auszuführen«. ARLT (II, 230) beschränkt sich allerdings hierbei auf örtliche Blut-Entziehung und hat (II, 320) selbst nach dem Starschnitt, wenn Panophthalmitis droht, »vom Aderlassen, das er in den ersten Jahren seiner Praxis mehrmals geübt, keinen entschiedenen Nutzen wahrgenommen«. Aber MACKENZIE (II, 80) fordert bei der Phlegmone des Auges, wie auch ihre Natur sei, den Aderlass, — jedes Mal von neuem, so oft die Härte des Pulses und die andren Symptome eine neue Entleerung zweckmäßig erscheinen lassen.

Im Jahre 1855 erklärt SPERINO, dass nach Starschnitt bei einem 75-jährigen Bettler am 10. Tage nach guter Wundheilung »Phlegmone und Verlust des einen Auges eintrat, da Aderlass unmöglich«. (Compte rendu du Congrès d'ophth. de Bruxelles, 1855, S. 450. Vgl. XIV, S. 508).

Auch A. v. GRAEFE war noch ein (wenn gleich nicht unbedingter) Anhänger des Aderlasses, für den Fall des anhaltenden Wundschmerzes nach Star-Ausziehung[1]).

Ich selber musste noch als GRAEFE's Assistent bei Wundschmerz nach Star-Schnitt den Aderlass anwenden. Da bei den greisen Star-Operirten öfters Delirien danach eintraten, erbat und erlangte ich das Aufgeben des Aderlasses, — unter der Bedingung, ganz sorgfältig Buch zu führen: die Erfolge blieben ohne das heroische Mittel genau so, wie zuvor.

---

1) A. f. O. XII, 1, 187, 1866: »Nur, wenn die Individuen plethorisch und namentlich an Aderlässe gewohnt sind, verordne ich bei anhaltendem Wundschmerz eine Venaesektion, dieser pflege ich die Morphium-Injektion nachzuschicken« . . . Vgl. A. f. O. IX, 2, 131, 1863: »Bei wiederkehrendem Wundschmerz, . . . verabreiche ich ein Opiat, mache eventuell eine kleine Venaesektion von 4 bis 6 Unzen«. . . .

Bemerkenswert erscheint mir, dass in dem trefflichen Lehrbuch der allgemeinen Chirurgie von TILLMANNS, aus dem Jahre 1907, vom Aderlass nur so viel bemerkt ist, dass »er gegenwärtig in der chirurgischen Praxis nur noch selten ausgeführt wird«. (S. 453).

In den neueren Lehrbüchern der Augenheilkunde (J. MICHEL, SCHMIDT-RIMPLER, FUCHS, VOSSIUS, PANAS, SWANZY, LAWSON, DE SCHWEINITZ) fehlt der Hinweis auf den Aderlass. Aber CASEY A. WOOD hat ihm in seinen Ophth. Therapeutics (Chicago, 1909, S. 76) ein kleines Kapitel gewidmet und ihn nach Umständen bei akuter Iritis, akutem Glaukom, beginnender Pantophthalmie empfohlen, auch (nach KYRIELEIS) bei wiederkehrenden Augenblutungen. Auch CHEVALLEREAU (Encycl. fr. d'opht. 1909, VIII, S. 399) vertritt einen ähnlichen Standpunkt.

O. EVERSBUSCH hat bei albuminurischen Netzhaut-Prozessen kleine, nöthigenfalls wiederholte Aderlässe angerathen. (Handbuch der Therapie innerer Krankheiten von PENZOLDT und STINTZING, 1894—1896, VI. B. S. 374.)

Anm.: Die Beschränkung der Blasenpflaster bei Augen-Entzündungen verdanken wir 1. BASEDOW, 2. AMMON und 3. RÜTE. (Zeitschr. f. Chir. u. Augenheilk. B. VII, S. 615—623, 1825 u. B. 32, S. 19 flgd. 1843.).

1. BASEDOW erklärt 1825 bei psorischer Ophthalmie) die Blasenpflaster in der Nähe des Auges für schädlich.

2. »Wie viele Thränen habe ich dadurch den Müttern, wie viele Schmerzen den Kindern erspart?«

3. »Wir haben die Augen-Entzündungen jetzt schneller ohne Blasenpflaster und dgl. geheilt, als früher mit demselben.«

Dass alle die beliebten Ableitungen, wie Haarseilchen und Blasenpflaster, ganz nutzlos und eher schädlich sind, habe ich selber ausgesprochen. (Therap. Monatshefte, 1888). — Die Haarseil-Plage bei Augenleiden stammt übrigens erst aus dem Anfang des 19. Jahrhunderts.

§ 489. Die Betäubung in der Augenheilkunde.

JÜNGKEN's Leistungen mag man gering schätzen, — eine Priorität kommt ihm unzweifelhaft zu: er hat Oktober 1850 die erste Sonderschrift über Allgemein-Betäubung in der Augenheilkunde, nämlich über die Anwendung des Chloroforms bei Augenoperationen, veröffentlicht[1]).

Dies ist die reifste Schrift von JÜNGKEN, die er, im Alter von 57 Jahren, auf der Höhe seiner Erfahrung und seiner operativen Kunst, verfasst hat.

Auch der heutige Leser wird, wenn er sich auf den damaligen Zustand unsrer Wissenschaft zurückversetzt, kaum Einwendungen zu machen haben.

Im Mai 1849 kam zu JÜNGKEN ein 20jähriges Mädchen, das in früher Jugend an Star erblindet und auf jedem Auge bereits 3mal vergeblich operiert war. Das eine Auge war hoffnungslos, das zweite zeigte eine verdickte, getrübte Linsenkapsel, wie weißes Handschuhleder.

1) A. HIRSCH (S. 389) ist JÜNGKEN nicht gerecht geworden, da er dieser Schrift mit keiner Silbe gedacht hat. Das gleiche gilt von VALUDE, Encycl. fr. d'Opht., 1910, IX, III.

Die Kranke wurde, auf Verlangen, chloroformiert; ein mäßig großer Hornhaut-Lappenschnitt angelegt, die Linsenkapsel mit einer feinen Haken-Pincette gefasst, durch wiederholtes, vorsichtig verstärktes Anziehen hervorbefördert, wobei sich feste Verwachsung derselben mit der Strahlenkrone herausstellte, und dicht an der Hornhautwunde abgeschnitten. Vollkommene Heilung.

»Der Gedanke, sich einer Operation an den Augen zu unterwerfen, hat für jeden Menschen, auf welcher Bildungsstufe er auch stehen mag, etwas Erschütterndes. Der Ungebildete fürchtet den Schmerz, wenn ihm auch immerhin versichert wird, dass die Operation schmerzlos sei. Dem Gebildeten treten alle die Folgen vor Augen, welche der wichtige Akt, der über sein zukünftiges Schicksal zu entscheiden hat, nach sich ziehen kann. Nicht gering ist die Zahl derer, welche es daher aus Furcht vor der Operation vorziehen, ihr Leben in Blindheit zu vollbringen. Für alle ist es eine Wohlthat, können sie Furcht und Sorge verschlafen, um sehend zu erwachen. Es scheint in das Gebiet der Fabel zu gehören, dass man dem Blinden sagen kann: ‚er soll während eines sanften Schlafes wieder in den Besitz seines Sehvermögens kommen!' und dennoch verhält es sich wirklich so«.

Jüngken zog, nach seinen Erfahrungen, das Chloroform vor, zumal der Schwefel-Aether eine große Hyperhämie in den Augen zur Folge hatte. Das Chloroform soll vollkommen rein sein; der Kranke sei nüchtern, um Erbrechen zu vermeiden. Der Kranke sitzt auf einem Stuhl und wird von zwei seitlich stehenden Gehilfen gehalten. Das Chloroform verabreicht ein damit völlig vertrauter Assistent. Nie lasse man sich verleiten, früher zu operieren, als bis der Rausch vorüber, und der tiefe Schlaf eingetreten, d. h. bis der Kranke vollkommen bewusstlos und gelähmt ist. Das Auge allein giebt das sichere Zeichen: man kann das geschlossene, obere Augenlid wie einen Vorhang erheben und fallen lassen, die Augäpfel stehen unempfindlich gegen Lichtreiz nach oben[1]) gerollt, die Pupille ist starr und unbeweglich, in mittlerer Weite[1]), der Augapfel gegen leise Berührung ganz unempfindlich. War die Pupille vorher durch eine Einträuflung von Hyoscyamus erweitert, so bleibt sie in diesem Zustand. Angezeigt ist die Narkose bei Kranken mit reizbarem Auge, Neigung zum Lidkrampf, wo sonst bei der Extraction leicht Glaskörper austritt; bei allen Blindgeborenen; bei dem Augenzittern (Nystagmus); bei Kindern und jugendlichen Personen, bei allen sehr furchtsamen Menschen. Bei der Iridektomie ist sie anzurathen, die Star-Operation kann man in der Mehrzahl der Fälle auch ohne Narkose glücklich ausführen. Soweit Jüngken.

---

1) Hier könnte man einwenden, dass in vollkommenster Betäubung die Augäpfel geradeaus gerichtet, die Pupillen verengt sind.

Aber sowohl A. Pagenstecher (1866, Klin. Beob., III, S. 31) als auch Mauthner 1877) behaupten, dass in der Narkose das Auge nach oben gerichtet sei.

Schon seit uralter Zeit hat man gelegentlich den Versuch gemacht, die Empfindlichkeit der Kranken bei wundärztlichen Eingriffen herabzusetzen. Aber erst das neunzehnte Jahrhundert tödtete den Schmerz und gewährte dem Chirurgen das kostbare Geschenk der Betäubung des Kranken[1].

Drei Zeit-Abschnitte sind zu unterscheiden. Der erste reicht von den ältesten Zeiten bis gegen die Mitte des 19. Jahrhunderts, d. h. bis zur Einführung der Allgemein-Betäubung mit Schwefel-Aether und Chloroform. Der zweite reicht von da bis zum Jahre 1884, d. h. bis zur Einführung der örtlichen Betäubung des Auges durch Cocaïn-Einträuflung. In dem dritten Abschnitt leben wir noch jetzt.

I. 1. Die Chinesen (XII, S. 52) behaupten, durch innerliche Verabreichung eines Hanf-Praeparates, seit Jahrtausenden wundärztliche Betäubung hervorzurufen. (Dass es um 225 n. Chr. geschah, scheint bezeugt zu sein.

2. Bei den alten Hindu rieth Suśrutas[2] (I, 38), vor der Operation dem Kranken auf seinen Wunsch Branntwein zu verabreichen, damit er im Rausch das Messer nicht fühle.

3. Den alten Aegyptern (§ 141) war die betäubende Kraft der Mandragora (Alraune) bekannt. Ob sie dieselbe zur wundärztlichen Betäubung benutzten, ist unbekannt, da wir keine altaegyptische Schrift über Wundarzneikunst besitzen.

4. Aus der griechisch-römischen Welt (§ 142) wissen wir das folgende:

Dioscurides berichtet, 1. dass Einige Mandragora-Wein geben, um Unempfindlichkeit beim Schneiden und Brennen hervorzurufen; 2. dass Mandragora-Wein betäubt, wenn man daran riecht; 3. dass der memphitische Stein aus Aegypten, gepulvert eingerieben, gefahrlose ⟨örtliche⟩ Betäubung hervorruft. Plinius hat dasselbe.

---

1) Auf Fabeln und Dichtungen gehe ich nicht ein. Auch nicht auf die Betäubung durch Zusammenpressen der Hals-Adern, die für uns nicht in Betracht kommt. Der gewöhnlich als Quelle citirte Caspar Hoffmann (1572—1648), Prof. der Medizin in Altdorf, schreibt in s. Werk de thorace (Francofurti 1627, S. 77b): Benedictus, I Pract. 34, scribit, in Assyria moris esse, ut adolescentibus, quibus praeputia adimere volunt, ligent venas circa guttur, his enim perire sensum et motum. Alexander Benedetti (1450? bis 1525), Prof. in Padua, hat um 1490 eine wissenschaftliche Reise in's Morgenland gemacht. Die alten Assyrer hat er wohl nicht gemeint.

Aber den alten Griechen war das thatsächliche wohlbekannt. In Aristoteles' Thierkunde (III, 3, 37) heißt es: »Werden die Halsadern von außen gepresst, so stürzen die Menschen manchmal ohne Erstickungs-Erscheinungen bewusstlos mit geschlossenen Lidern zu Boden.« Galen kannte den Handgriff, — ebenso Colombo in Pisa (1554); Parrey (1797), Jacobi und Gudden wandten ihn bei Geisteskranken an. (Kussmaul. »Aus m. Doc. Zeit«; h. von V. v. Czerny, 1903.) Auch Laien ist er in unsrer Zeit bekannt, sowohl in Bayern, wie auf Java.

2) Jolly, Medizin der Hindu, S. 34, 1901.

Die chirurgischen Abhandlungen der Alten (Celsus und Paullos) erwähnen die wundärztliche Betäubung nicht, obwohl die schlafmachende Wirkung der Mandragora bei den Alten ganz allgemein bekannt, ja sprichwörtlich gewesen.

(Beiläufig sei erwähnt, dass Mandragora nicht blos das dem Atropin isomere Mandragorin enthält, sondern auch Scopolamin, das ja in unsren Tagen für eine besondre Art der wundärztlichen Betäubung benutzt wird. Ich meine die Schneiderlin-Korff'sche Narkose, durch Einspritzung von Scopolamin und Morphin unter die Haut. Für Augen-Operationen ist diese weniger geeignet[1], da Bewusstsein und Reaktion nicht völlig aufgehoben sind. Für unsre typischen Operationen ist aber die Angst des Kranken schädlicher, als der Schmerz.)

5. Die alten Araber (§ 282) wussten zwar, wie die Griechen, dass Einnehmen von Mohnsaft, Riechen an Mandragora oder Opium den Kranken in Schlaf bringt: doch haben sie uns keine unzweifelhafte Nachricht über wundärztliche Betäubung überliefert.

Dass ʿAlī b. ʿĪsā bei einzelnen schmerzhaften Operationen an den Lidern die Betäubung angerathen, dass Ḫalīfa von einer unter Betäubung an einer vornehmen Dame ausgeführten Star-Operation berichtet, muss nach kritischer Betrachtung der Texte durchaus als zweifelhaft angesehen werden.

6. Das europäische Mittelalter, sonst so unfruchtbar auf ärztlichem Gebiet, hat die Schlaf-Schwämme gezeitigt, die auf Nicolaus Praepositus (aus Salerno, um 1110,) zurückgeführt werden und im 13. Jahrhundert von Theodoricus de Cervia, nach dem Recept seines Lehrers Hugo de Lucca, beschrieben sind. Schwämme wurden mit narkotischen Pflanzensäften (aus Opium, Bilsenkraut, Alraun, Lattich, Schierling) impraegnirt, getrocknet, vor dem Gebrauch in warmes Wasser getaucht und den Kranken zur Einathmung vorgehalten. Man gab auch Opium und andre Schlaf-Tränke innerlich, im 14. Jahrhundert. (Vgl. Guy de Chauliac, VII, I, 8, S. 436.)

Aber theils wegen der Gefahren, theils wegen der Unsicherheit wurden diese Verfahren bald wieder verlassen.

7. In der Neuzeit, namentlich im 18. Jahrhundert, als die Chirurgie, auch die des Auges, jenen Riesenschritt nach vorwärts machte, den wir ausführlich geschildert, ist in den Schriften unsres Faches weder von der Möglichkeit, noch von der Zweckmäßigkeit oder gar von der Nothwendigkeit einer chirurgischen Betäubung überhaupt die Rede[2].

---

1) Trotzdem wird gelegentlich doch in unsren Tagen die Scopolamin-Morphin-Betäubung für die Augen-Operationen angepriesen.

2) Merkwürdig ist der folgende Satz in Jüngken's Augen-Operation., 1829, S. 36: »Jüngeren Individuen, und vorzüglich ängstlichen Kranken, gebe man einige Stunden vor der Operation ein kleines Opiat; sie verhalten sich darauf sowohl

Haben sich nun vor der Einführung der Betäubung auf unsrem Gebiet Übelstände gezeigt, die von der Empfindlichkeit der Kranken bei Augen-Operationen abhingen? Ohne jeden Zweifel, obschon die älteren Wundärzte vom Anfang des 19. Jahrhunderts, da sie von der Möglichkeit einer sicheren Betäubung keine rechte Vorstellung haben konnten, dies nicht so ausdrücklich hervorheben. Aber sie sprechen doch von der Nothwendigkeit, die einmal beschlossene Operation sofort auszuführen, da die Ängstlichkeit der Kranken von Tag zu Tag, ja von Stunde zu Stunde zunehme. (J. Beer. — Ähnlich Jüngken.) Sie sprechen davon, dass man die angeborene oder sehr früh erworbene Pupillensperre nicht ordentlich operiren könne. Waren die Kranken noch jung, ihre Netzhaut noch empfindlich; so hielten sie nicht still. Waren sie älter und vernünftiger geworden, so vereitelte die durch Nichtgebrauch des Auges verursachte Abstumpfung der Netzhaut den Erfolg für die Sehkraft. (Pieringer.)

An der Schwelle des zweiten Zeit-Abschnitts, um 1850, erklärt Jüngken, dass früher nicht wenige aus Furcht vor der Operation vorgezogen hatten, ihr Leben in Blindheit zu verbringen.

II. Als dann gegen die Mitte des 19. Jahrhunderts die so segensreiche Betäubung durch Einathmung von Schwefel-Aether (1846 durch zwei Amerikaner, den Chemiker Jackson und den Zahnarzt Morton) und von Chloroform (1847 durch den Schotten Simpson) eingeführt worden, als darnach 1850 Jüngken den Nutzen der Narkose bei Augen-Operationen deutlich nachgewiesen hatte; da theilten sich die Augenärzte in drei Parteien mit ganz verschiedenen Grundsätzen:

1. Die einen verabscheuten die Betäubung bei allen inneren Augen-Operationen und auch bei der Mehrzahl der äußeren. Eine Star-Operation sei weder so langwierig, noch so schmerzhaft, um Betäubung zu erheischen; ja man könne dazu gar nicht narkotisiren. Arlt und Zehender widerriethen die Betäubung bei Star-Operation wegen des Erbrechens und der krampfhaften Muskelbewegungen bei dem Erwachen.

Ganz ohne Betäubung wurde der Star ausgezogen in Österreich, Niemand hat wohl bei F. Arlt oder Hasner unter ihren Tausenden von Alterstar-Ausziehungen eine Operation unter Narkose gesehen! — und ziemlich ohne Chloroform, so weit A. v. Graefe's unmittelbarer Einfluss reichte. (1866 wandte er Chloroform in etwa 7% der Extraktionen an[1]). Auch in Paris[2] sah ich 1876 alle Star-Operationen ohne Narkose ausführen, auch bei Wecker, der zehn Jahre zuvor den Aether beim Lappenschnitt, und bei

während als nach derselben ruhiger«. Sein Lehrer F. C. Graefe hatte dies schon 1810 geübt (§ 486, I) und Weinhold es mit gutem Erfolg bei einem blindgeborenen Mädchen von $5^1/_2$ Jahren angewendet und bereits 1809 veröffentlicht. (§ 499, II, 2.)

1) Ich selber 1876 in 1%. Berl. Klin. W., 1876, Nr. 1.

2) Die Pariser Augenkliniken, Berl. Klin. W., 1876, Nr. 43.

den verschiedensten Augen-Operationen an ganz jungen Kindern, so warm empfohlen hatte, ferner bei GALEZOWSKI, A. SICHEL, DESMARRES JR. u. a.

Waren nun durch das vollständige Vermeiden der Betäubung Nachteile zu beobachten? Allerdings, — ich habe sie in meinen Lehr- und Wanderjahren oft genug beobachtet. Einem morphinistischen Arzt, der flehentlich um Narkose für die Star-Operation bat, hätte man sie nicht versagen sollen: der Glaskörpervorfall mit seinen üblen Folgen wäre wahrscheinlich vermieden worden. Ich sah, wie einem der geschicktesten und erfahrensten Star-Ärzte der Starschnitt völlig mißlang, da das operirte Bauernweib gegen den Eingriff ankämpfte, wie ein nicht redendes Wirbelthier. Vollends schien es mir völlig zeitwidrig, sogar bei Kindern die Betäubung zu unterlassen. Der eine versetzte einem Kranken, zur Iridektomie wegen Schichtstar, eine fürchterliche, betäubende Ohrfeige; der andere bediente sich eines riesenstarken Gehilfen, der den Kopf der Kranken mit seinen Händen, wie in einem Schraubstock, festhielt, auch bei der schmerzhaften Ausschälung des Augapfels.

2. Die zweite Gruppe der Augenärzte operirte nur unter Betäubung. Hierzu gehörten die Amerikaner (JOY JEFFRIES) und die Engländer. In London sah ich 1877 keine Star-Operation ohne Betäubung. Aether wurde von ihnen für sicherer gehalten. (PRIDGIN TEALE hat 1882 im Brit. med. Journ. noch besonders hervorgehoben, dass bei Benutzung des Einathmungs-Apparates von CLOVER, den ich regelmäßig in Gebrauch gesehen, alle dem Aether vorgeworfenen Nachtheile vermieden wären.) POWER bevorzugte allerdings Chloroform, und WOLFE in Glasgow sah ich ohne Narkose extrahiren.

In Deutschland hat JACOBSON die Ausführbarkeit der Betäubung bei Augen-Operationen in der glänzendsten Weise dargethan, da er in 26 Jahren unter 10 000 Operationen keinen unglücklichen Fall[1]) zu verzeichnen hatte. Beseitigung des Schmerzes, Verminderung physischer wie psychischer Leiden, die neben dem eigentlichen Heilzweck eine nicht zu unterschätzende ärztliche Aufgabe bilden, und Vermeiden der üblen Zufälle bei den Operationen waren seine Ziele. »Dem Vorwurf leichtfertigen Spielens mit Menschenleben... habe ich immer den Rücken gekehrt«. Das konnte JACOBSON, der durch Kenntnis und Erfahrung auf dem Gebiete der inneren Medizin und der Chirurgie die meisten Augenärzte seiner Zeit überragte, mit vollem Recht erklären.

3. Die dritte Gruppe von Augenärzten verhielt sich auswählend gegenüber der Narkose. Zu diesen gehörte auch ich. Der Hauptzweck der Augen-Operation lässt sich bei vernünftigen Erwachsenen fast immer ohne Betäubung erzielen. Aber entscheidend ist nur der Versuch. Tags vor

1) Auch ich nicht, in 40 Jahren, bei mehreren Tausenden von Narkosen.

der Star-Operation wird der Lidsperrer eingelegt und damit die Drehung des Auges eingeübt. Wer sich dagegen sträubt, wie eine Wildkatze, muss zur Star-Operation betäubt werden.

Die schönste Gesamt-Statistik, die der Wundarzt bei der Nicht-Betäubung erhält, befriedigt den Einzelfall gar nicht, der dabei schlechter fährt. Darum soll man auch dem absoluten Wunsch des Kranken nach Betäubung sich nicht widersetzen, wenn man nicht Grund hat, ganz besondere Gefahren von derselben zu befürchten.

III. Nunmehr komme ich zu dem dritten und letzten Abschnitt, dem der örtlichen Betäubung durch Einträuflung einer zweiprocentigen Lösung des salzsauren Cocaïn. Das Mittel, das uns Dr. Koller aus Wien (jetzt in New York) im September 1884 geschenkt, hat bei der praktischen Anwendung allen vernünftigen Erwartungen entsprochen und die geringe Zahl der zur Alterstar-Ausziehung nothwendigen Allgemein-Betäubungen noch ganz erheblich weiter eingeschränkt.

Die Einträuflung von Cocaïn gehört zu den größten Errungenschaften der neuesten Augenheilkunde. Ihr Erfolg ist so sicher gestellt, dass jetzt, nach 26 Jahren, der Geschichts-Schreiber schon davon sprechen darf. Ich selber habe bei vieltausendfacher Anwendung immer nur Vortheil, niemals aber Nachtheil davon beobachtet.

Die Unempfindlichkeit der Horn- und Binde-Haut ist eine vollständige, für die kurze Dauer der Augen-Operation. Wird der Starschnitt ohne Iris-Ausschneidung vollendet, so fühlt der Kranke überhaupt nichts von der Operation, jedenfalls keinen Schmerz. Wird ein Stückchen der Regenbogenhaut mit ausgeschnitten, so hat der Kranke in diesem Augenblick eine unbedeutende Empfindung. Die örtliche Betäubung hat bei der Star-Operation namhafte Vortheile, die wir zur Ausführung der willkürlichen Augen-Bewegungen, also einiger Mithilfe des Kranken, nicht gern entrathen.

Wir können dem Star-Blinden jetzt tröstend verheißen, er werde bei vollem Bewusstsein und ohne den geringsten Schmerz von seiner Starblindheit befreit werden.

Allerdings bleibt die Allgemein-Betäubung unbedingt räthlich, wenn man den durch stark entzündliche Drucksteigerung gespannten Augapfel zu eröffnen hat.

Sowie die Muskeln erschlaffen, wird noch Cocaïn (bezw. Holocaïn) auf das Auge geträufelt, um durch die örtliche Betäubung die allgemeine zu ergänzen.

Unmündige, d. h. Kinder, und auch Unvernünftige, müssen zu allen Operationen im Augen-Innern mit Chloroform (oder Schwefel-Aether oder einer entsprechenden Mischung) betäubt werden. Die Betäubung muss aber eine vollständige sein. Ist bei halber Betäubung der Augapfel eröffnet, so kann das schlimmste folgen.

Leichtere Iridektomien bei Erwachsenen lassen sich unter Cocaïn-Einträufelung regelrecht, wiewohl nicht ganz ohne Empfindung, verrichten. Auch Schiel-Operationen, diese mit dem besonderen Vortheil, dass der Kranke uns durch seine Augenbewegung unterstützt. Bei Lid-Operationen, ja sogar bei der Ausschälung des Augapfels genügt es, 1—2 Gramm der zweiprozentigen Lösung des Cocaïn nach verschiedenen Richtungen unter die Haut bezw. die Schleimhaut zu spritzen. Von Nutzen ist auch die SCHLEICH'sche Mischung (1894): Cocaïn. hydrochlor. 0,2; Natr. chlor. 0,4; Morph. hydrochlor. 0,05; Aq. dest. rec. c. 200,0.

Es giebt nur ein wirklich brauchbares Ersatz-Mittel[1]) des Cocaïn, das ist die einprocentige Lösung des salzsauren Holocaïn, die uns Dr. TÄUBER in Berlin 1897 kennen gelehrt, und die auch dann brauchbar bleibt, wenn das Cocaïn versagt, nämlich bei entzündlich-geschwollener Bindehaut, z. B. beim Ausbrennen des Hornhaut-Abscesses. Wenn man das (immerhin giftigere) Holocaïn richtig kennt und behandelt, so leistet es vorzügliche Dienste und ist von mir bei den intraocularen Operationen, bei Star-Ausziehungen und Iridektomien, in zahllosen Fällen so angewendet worden, dass mit Cocaïn die örtliche Betäubung eingeleitet, mit Holocaïn vollendet wurde.

Anm. 1. Die Entdeckung der Aether- und Chloroform-Betäubung hatte Vorgänger. Der Geschichts-Schreiber muss die merkwürdige, ja beschämende Thatsache feststellen, dass Nicht-Ärzte — es waren allerdings hervorragende Naturforscher! — schon 44, bezw. 28 Jahre vor der Einführung jener Betäubung, mit größter Entschiedenheit darauf hingewiesen hatten.

Im Jahre 1800 empfahl der (damals erst 22jährige) englische Chemiker HUMPHRY DAVY die Einathmung von Stickstoff-Oxydul (Lachgas) zur Beseitigung des Schmerzes bei chirurgischen Operationen, mit den folgenden Worten: As nitrous oxide in its extensive operation seems capable of destroying physical pain, it may probably be used with advantage during surgical operations, in which no great effusion of blood takes place.

Fürwahr, man brauchte nur zuzugreifen. Aber niemand that es.

Der englische Physiker FARADAY berichtete 1818, dass die Einathmung der (mit atmosphärischer Luft gemischten) Aether-Dämpfe dieselbe Wirkung, wie die des Lachgases, besitze.

Aber noch 1828 erklärte die Pariser Akademie die Behauptung des englischen Arztes HICKMANN, ein Mittel gefunden zu haben, um Operationen schmerzlos zu machen, für Schwindel und weigerte sich, in eine Berathung einzutreten. Und zehn Jahre später schrieb VELPEAU: »Den Schmerz bei Operationen gänzlich beheben zu wollen, ist eine Chimäre«[2]).

Erst im Jahre 1844 hat der amerikanische Zahnarzt HORACE WELLS ein Dutzend Zahn-Ausziehungen unter Lachgas-Betäubung schmerzlos ausgeführt; aber dann, wegen Ausbleibens der Anerkennung, sich selbst den Tod gegeben.

FLOURENS in Paris hatte die betäubende Wirkung der Chloroform-Dämpfe auf Thiere 8 Monate vor SIMPSON's Veröffentlichung mitgeteilt.

1) Die andren s. bei LÜHMANN (22), in diesem Handbuch.
2) ALBERT. Chirurgie. 1884. I. S. 5.

Auch Jüngken hatte seinen Vorgänger. Florens Cunier in Brüssel wollte 1847 einen ganz analogen Fall von Pupillen-Sperre operiren; aber die Aether-Narkose gelang ihm überhaupt nicht, da er zu furchtsam war. Für die Star-Operation verwarf er, ebenso wie Jacob in Dublin, die allgemeine Narkose. Weder Cunier noch Stoeber (1860) gebührt das Verdienst, welches Valude ihnen zuschreibt; auch nicht Herrn Chaissagnac, der 2 Jahre nach Jüngken geschrieben: den Namen des letzteren hat Valude nicht erwähnt.

Ausschneidung des Augapfels, Lidbildung u. dgl. war schon vor Cunier von Chirurgen in Narkose mehrmals vorgenommen worden. Aber J. Sichel in Paris hatte sogar bei der Enucleation vor Betäubung gewarnt, Hasner 1847 vor dem Aether bei Star-Operation. (S. 228.)

Koller hatte einen Mitbewerber um seinen Ruhm. Königstein in Wien hat gleichzeitig und unabhängig die anästhesierende Wirkung der Cocaïn-Einträuflung in den Bindehaut-Sack gefunden und gewürdigt, aber erst einige Wochen nach Koller's vorläufiger Mitteilung veröffentlicht. (Wiener med. Presse. 1884, S. 1342 u. 1365, Nr. 42 u. 43.)

Königstein erklärt freimütig, dass er seine Untersuchungen unabhängig von Koller begonnen habe, aber zur Zeit von dessen Mitteilung noch zu keinem abschließenden Urtheil über die auch von ihm selber bemerkte Cocaïn-Anaesthesie gelangt sei.

Anm. 2. Aether galt und gilt noch vielfach für sicherer, als Chloroform. Störend bei Augen-Operationen ist mitunter das Speicheln und die Kopf-Congestion, welche Blutungen begünstigt.

Die Sammelforschung des deutschen Chirurgen-Congresses (über 330 000 Narkosen) ergab 1897 einen Todesfall auf 2075 Chloroform — und einen auf 5112 Aether-Narkosen: aber die so häufigen[1] nachträglichen Todesfälle in Folge des Aethers waren nicht berücksichtigt. Das englische Chloroform-Comité empfahl, ausgehend von der Beobachtung, dass Chloroform vorwiegend die Herzthätigkeit, Aether die Athmung beeinträchtige, eine Mischung von Chloroform mit Aether (2 : 3). In Guy's Hospital zu London fand ich 1877 die Mischung aus 1 Theil Alkohol, 2 Theilen Chloroform, 3 Theilen Aether.

Die Billroth'sche Mischung besteht aus Chloroform 100, Aether 30, Alkohol 30.

Genaue Voruntersuchung des Kranken, vorausgeschickte Morphium-Einspritzung (nach Nussbaum, 1863) und Billroth's Mischung (oder eine andre, in einem modernen Einathmungs-Apparat), sorgfältige Überwachung des Kranken (3 Hilfsärzte bei jeder Narkose,) dürften bei den kurzdauernden Augen-Operationen, obwohl tiefe Betäubung nothwendig, die Lebensgefahr auf ein Minimum herabzudrücken im Stande sein.

Baudry hat (schon 1885) 50 Todesfälle bei der Narkose für Augen-Operationen gesammelt. Es ist möglich, dass einzelne Augenärzte nicht die nöthige Übung und Erfahrung im Narkotisieren erworben hatten; es ist wahrscheinlich, dass tiefe Betäubung bei 70 und 80jährigen zur Star-Operation nicht immer frei von Gefahren sein dürfte. Aber die Unglücksfälle bei Kindern waren zahlreicher, als die bei Greisen!

Das Chloraethyl hat nicht vermocht sich an Stelle des Aethers oder Chloroforms einzubürgern.

---

1) 1894, 1 : 1055.

Anm. 3. Wie im natürlichen Schlaf (Rählmann und Wittkowski, 1869) wird auch im Chloroform-Schlaf die Pupille eng durch Fortfall der sensiblen Vorstellungsreize (Kappler 1880); kann aber im Beginn der Betäubung durch Empfindungsreize, z. B. Nadelstiche, wieder erweitert werden (Westphal sr., 1864). Plötzliche Spontan-Erweiterung der während des tiefen Chloroform-Schlafes verengten Pupillen bedeutet Lebensgefahr.

Anm. 4[1]). Νάρκωσις, Betäubung, ist ein altgriechisches Wort, hatte aber die passive Bedeutung, vom Zustand des Betäubten[2]). Die aktive, von der Handlung des Betäubens, hat es erst seit der Einführung der Aether- und Chloroform-Betäubung, d. h. seit der Mitte des vorigen Jahrhunderts, erhalten.

Das Wort kommt schon häufig in den hippokratischen Schriften vor, z. B. νάρκωσις τῆς κοιλίης, Trägheit des Darms; νάρκωσις γνώμης, Betäubung des Geistes; νάρκη ἐν τοῖς σκέλεσι, Taubheit in den Füßen. Erotian[3]) erklärt in seinem Hippokrates-Wörterbuch: ναρκῶσαι· πραῦναι καὶ οἱονεὶ εἰς ἀναισθησίαν ἀγαγεῖν τῆς ἀλγηδόνος, also »lindern und gewissermaßen zur Nichtempfindung des Schmerzes hinleiten«.

Es heißt νάρκη (νάρκησις) die Erstarrung, ναρκάω ich erstarre, ναρκόω ich mache starr, ναρκώδης taub, gefühllos, ναρκωτικός betäubend, ναρκωτικά (Galen) die betäubenden Arzneimittel.

Das deutsche Wort Betäubung hat bei unsren Klassikern nicht blos die passive, sondern gelegentlich auch die aktive Bedeutung. (So bei Goethe, natürl. Tochter, I, 5; auch bei Schiller, Kab. III, 1.)

Auch ἀναισθησία, Unempfindlichkeit (von ἀ- und αἰσθάνομαι, ich empfinde,) ist ein altgriechisches Wort. Die Alten verstanden darunter die Lähmung der Empfindung. (Aret. Cappad., chron. m. I c. VII: ἢν δὲ ἁφὴ ἐκλείπῃ μούνη κοτὲ ... ἀναισθησίη κικλήσκεται. »Wenn nur die Berührungs-Empfindung fortfällt, so heißt dies Anaesthesie«.)

Also auch dies Wort hatte ursprünglich nur die passive Bedeutung; und so wird es meistens auch heute in der ärztlichen Sprache angewendet. Nur selten wird jetzt »chirurgische Anaesthesie« im aktiven Sinne gebraucht; häufiger spricht man allerdings von lokaler Anaesthesie. (Vgl. den Titel von Nr. 6 der Literatur.)

Das Beiwort ἀναίσθητος heißt unempfindlich, gelegentlich auch unempfunden.

Eine neue Bildung ist Anaesthetica, Mittel zur Erzielung der Unempfindlichkeit, sowohl der örtlichen, wie der allgemeinen, besonders die Mittel zur wundärztlichen Betäubung. Denn das Wort Narcotica hat seine uralte Bedeutung beibehalten: es bezeichnet diejenigen Mittel, welche (innerlich gegeben, gelegentlich auch äußerlich angewendet,) das gereizte Nervensystem betäuben, auch Schlaf bewirken, wie Opium u. dgl. In letzterem Sinne heißen sie auch Hypnotica. (Ὑπνωτικὰ φάρμακα, schon bei Plutarch, Mor. p. 625c, von ὕπνος, Schlaf.)

Ἀναλγησία (von ἀ- und ἄλγος, Schmerz,) heißt die Schmerzlosigkeit. Das Wort kommt bei den Alten vor, wiewohl nicht bei den Ärzten.

Ἀναλγής und ἀνάλγητος heißt schmerzlos. Von dem letzteren Wort stammt die neue Bildung Analgetica, d. h. schmerzaufhebende Mittel.

1) Vgl. mein Wörterbuch der Augenheilkunde, 1887, S. 61 u. S. 4.

2) C. E. Kühn, Lex. med. 1832: Narcosis est stuporis inductio, ut fit in paralysi vel ex opio...

3) Arzt aus der 2. Hälfte des 1. Jahrhunderts n. Chr.

In neueren Werken findet man das Wort Spinal-Analgesie. Es bedeutet die Einspritzung von Cocaïn u. dgl. in den Subarachnoidal-Raum der Lendenwirbelsäule (nach BIER, 1899). Freilich eignet sich dies Verfahren nicht für Augen-Operationen, da der Kopf nicht unempfindlich wird[1].

Auch das Wort Anodyna bedeutet schmerzstillende Mittel. (Ἀνώδυνος, schmerzlos von ἀ- und ὀδύνη, Schmerz. Bei PLUTARCH, Mor. 614 c, ἀνώδυνον φάρμακον.)

Ἄλυπον (von ἀ- und λύπη, Betrübniß,) war bei den Alten (DIOSCUR.) ein schmerzstillendes Kraut. Alypin ist heute der Name für ein örtliches Betäubungsmittel, das salzsaure Benzoyltetramethyldiaminoaethyldimethylcarbinol.

Literatur zu § 489.

1. Dr. O. Kappeler, Anaesthetica, in der deutschen Chirurgie von Billroth und Lücke, 1880. (Geschichte, S. 1—12. Brauchbare Quellen-Sammlung. Für das Alterthum nicht kritisch.)
2. Zur Geschichte der Betäubungsmittel für schmerzlose Operationen. Rektorats-Rede von Prof. Dr. F. v. Winkel, München, 1902.
3. Friedrich Helfreich, Geschichte der Anaesthesie, in Puschmann's Handbuch der Gesch. d. Medizin. III, S. 51—64, 1905.
4. Dennert, Handbuch der allgemeinen und lokalen Anaesthesie, 1903.
5. Witzel und Wentzel, die Schmerzverhütung in der Chirurgie, 1906.
6. Narkologie, Ein Handbuch der Wissenschaft für allgemeine und lokale Schmerzbetäubung von Dr. med. W. B. Müller in Berlin, I. Band. Narkosiologie, Berlin, 1908. (608 S.) II. B. Anaesthetologie, Berlin, 1908. 234 + XLIII S.) Der kurze historische Überblick dieses umfang- und inhaltreichen Werkes ist nicht frei von Ungenauigkeiten.
7. Florent Cunier, de l'emploi des inhalations éthérées pendant les opérations qui se pratiquent sur l'œil et ses annexes. Annal. d'Ocul., B. 17, S. 205—216, 1847.
8. J. Sichel, Annal. d'Ocul.. B. 18, S. 40, 1847.
9. Mackenzie[2], de l'emploi des inhalations éthérées comme moyen curatif de quelques ophthalmies. Annal. d'Ocul., B. 18, S. 155, 1847.
10. Sedillot, Op. de strabisme prat. pendant l'action anesthésique du Cloroforme. Ebendas. B. 19, S. 88, 1848.
11. Dr. Smith (Cheltenham). Emploi d'éther dans la pratique ophth. Annal. d'Ocul., B. 22, S. 85, 1849. (Aus Dublin quarterly J.).
12. Jüngken, Chloroform bei Augen-Operationen, 1850.
13. Chassaignac, Recherches sur l'anésthesie oculaire. Annal. d'Ocul. B. 28, S. 237, 1852. (Spricht von Chloroformirung bei der Star-Operation, sowohl bei derAusziehung als auch bei der Niederlegung.)
14. White Cooper, über die Anwendung des Chloroform in der Augenheilkunde. Annal. d'Ocul., B. 29, S. 41—50, 1853. (Lässt zur Narkose für die Star-Ausziehung den Kranken auf den Rücken legen.)
15. Stoeber, des inhalations du chloroforme dans les opérations .... sur les yeux. Gazette méd. de Strassburg, November 1860 und Annal. d'Ocul. B. 45, S. 82, 1861.
16. L. Wecker, de l'opportunité des agents anésthésiques dans les op. ocul. et notamment dans l'extraction de la cataracte. Annal. d'Ocul., B. 55, S. 185, 1866.

---

1) JONNESCU aus Bukarest erklärte 1908, durch Einspritzung zwischen dem 3. und 4. Halswirbel auch vollständige Kopf-Anaesthesie erzielt zu haben.

2) Es steht G. Mackenzie, Prof. d'ophth. à l'Univ. de Glasgow. Also sollte stehen William M.

17. A. v. Graefe, A. f. O., XII, I, 158—160, 1866.
18. Warlomont, Cataracte, Dict. des sciences med. 1873.
19. Duwez, des agents anésth. .. en chirurgie oculaire, Annal. d'Ocul., B. 69, S. 13, 1873.
20. Arlt, in der ersten Ausgabe dieses Handbuches, III, S. 293, 1874.
21. J. Jacobson, Mittheilungen aus der Königsberger Augenklinik, 1880. S. 207 ff.
22. J. Hirschberg, a) Über die chirurgische Anaesthesie bei Augen-Operationen, Berl. klin. Wochenschr., 1884, No. 50; b) Über Betäubung, Einführung in die Augenheilkunde. I, 1892, S. 62—68; c) Die Londoner Augenkliniken. Deutsche Zeitschrift f. prakt. Medizin, 1877. No. 27—31.
23. Baudry, de l'anésthesie en chirurgie oculaire, 1885.
24. General Anaesthetics in ophthalmic operations by Hermann D. Petersen, M. D., Chicago. (Kap. 20 von Casey A. Wood's ophth. therapeutics, S. 576 bis 385, 1900).
25. Betäubung. I, S. 88—93, in Czermak-Elschnig's augenärztl. Operationen, 1908.
26. Narkose und Analgesie von H. Snellen, in diesem Handbuch, II. Abth., Band IV, II, § 2 u. 3, 1902.
27. Encycl. française d'Ophth., IX, 3, S. 22—33, 1910 (Valude).

---

28. Über die Verwendung des Cocaïn zur Anaesthesirung am Auge. Von Dr. Carl Koller, Sek.-Arzt des k. k. Allg. Krankenhauses zu Wien. Vortrag in der Sitzung k. k. G. d. Ärzte vom 15. Oktober 1884. Wiener med. Wochenschr. 1884, No. 43 u. 44. (Vorläufige Mittheilung in der Heidelberger ophth. G., 15. September 1884.)
29. Über Coca von Dr. Siegmund Freud, Wien, 1885 (und Aug.-Heft d. C.-Bl. f. die ges. Therapie, 1884).
30. Histoire de la Coca, la plante divine des Incas par le Dr. W. Golden Mortimer (New York), Traduction de la 2me éd. (1902) par H. B. Gausseron, Prof. a. de l'Univ. de Paris, P. 1904. (328 S.)
31. Cocaine and its use in ophthalmic and general surgery by H. Knapp, Prof. in New York, Wiesbaden, 1885 (87 S.).
32. J. Hirschberg, Einführung, I, S. 29—31, 1902. (C.-Bl. f. Aug., 1884, 1885).
33. J. Hirschberg, C.-Bl. f. A., 1897, S. 30. (Erste augenärztliche Anwendung des Holocaïn.)
34. E. Täuber, Über Holocaïn. C.-Bl. f. A., 1897, S. 54. Ebendaselbst, S. 55:
35. R. Kuthe, Versuche mit Holocaïn in Prof. Hirschberg's Augenheilanstalt.
36. A. Lürmann, die Anaesthetica und Analgetica in der Augenheilkunde, in diesem Handbuch, II. Abth., Bd. IV, III, § 24—28, 1905. (S. 36, Z. 17, lies zweiprocentig statt 20 procentig. — Cocaïn hydrochlor. löst sich in reinem Wasser, ohne Säure-Zusatz, nur bis zu 5%. — S. 50, Z. 15 v. u.: Acoin ist Dipara-anisylmonophenetylguanidin-Chlorhydrat.)
37. Über Idiosynkrasie für Kokaïn von Dr. C. Hirsch in Prag. Ärztl. Standeszeitung, Wien, 1910, No. 9.

§ 490. Neben Ferdinand Graefe wirkte zu Berlin

Johann Nepomuk Rust[1]).

Geboren auf Schloss Johannisberg zu Jauernig in Österreich-Schlesien am 5. April 1775, war er seit 1802 Prof. der Anatomie und Chirurgie auf dem Lyceum zu Olmütz, von 1803—1809 Prof. der Chirurgie zu Krakau, seit 1810 Primär-Chirurg im Allgemeinen Krankenhaus zu Wien.

1) Biogr. Lex. V, S. 127—129 (Gurlt), 1887.

Die Widerwärtigkeiten, die er sich durch Gründung einer Klinik in seiner Kranken-Abteilung zuzog, veranlassten ihn, 1815 eine Berufung nach Preußen anzunehmen, woselbst er General-Divisionsarzt, 1816 auch ord. Prof. d. Chirurgie und Augenheilkunde an der medizinisch-chirurgischen Militär-Akademie (als Nachfolger Mursinna's, § 426), erster Wundarzt der Charité und Direktor der an derselben 1817 neuerrichteten chirurg. ophth.[1]) Klinik, 1818 auch a. o., 1824 o. Prof. an der Universität wurde, 1821 Geh. Ober-Med. Rath, 1822 Generalstabsarzt, 1829 Praesident des von ihm geschaffenen Kuratorium für Krankenhaus-Angelegenheiten, 1837 Direktor des chirurgischen und pharmaceutischen Studiums an der Universität.

Am bedeutendsten ist seine Thätigkeit als Medizinal-Beamter; sein Werk ist auch die Errichtung von vier medizinisch-chirurgischen Lehranstalten für Wundärzte erster und zweiter Klasse (in Münster, Breslau, Magdeburg, Greifswald, 1822—1831), die allerdings später, den veränderten Zeitverhältnissen entsprechend, wieder aufgehoben wurden, von denen aber die zu Magdeburg, Dank der unermüdlichen Thätigkeit von Dr. Andreae, in der Geschichte der Augenheilkunde einen ehrenvollen Rang sich erobert hat. 1837 wurde Rust von seinem Amt als Generalstabsarzt entbunden. Obwohl Star bei ihm sich entwickelte, hielt er noch die Klinik ab, während Dieffenbach die Operationen ausführte. Am 9. Oktober 1840 ist er auf seinem Gut Kleutsch bei Frankenstein in Schlesien verstorben.

Fig. 4.

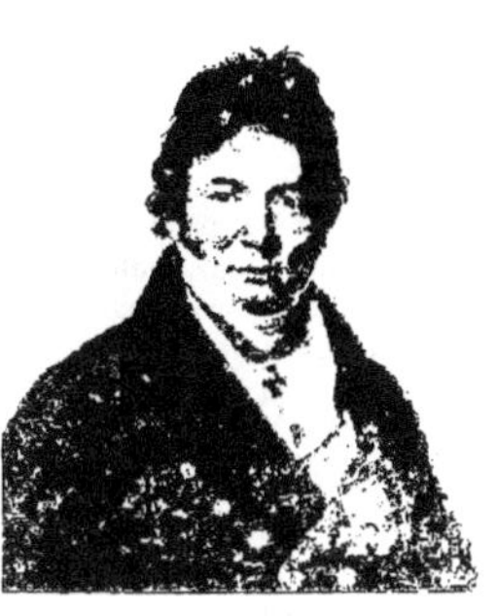

Johann Nepomuk Rust.

L. Stromeyer (Erinn. I, 183, 1875) entwirft das folgende Bild von Rust, aus dem Jahre 1825: »Er war ein kleiner, dicker Mann, sehr kurzsichtig, seine rechte Hand war ebenso ungeschickt, wie die linke; man freute sich bei jeder seiner Operationen, wenn der Assistent unverletzt davon kam: aber er war doch ein guter Lehrer. Sein Genre war das Capitel von den Entzündungen, besonders der Gelenke und der Haut mit ihren Folgen, den Geschwüren. Er verfolgte diese Processe mit einem nicht geringen Grade von Beobachtungsgabe. . . . Billroth spöttelt jetzt, er würde in einem Examen (über Rust's Helkologie) sicher durchfallen. Ich wollte mich gern anheischig machen, alles aus ihm heraus zu examiniren, was Rust von seinen Schülern darüber zu wissen wünschte . . . Von längerer Dauer sind seine Bemühungen um die Einführung der Inunktions-Kur gewesen«.

1) Die Augenabth. gab er 1828 an Jüngken ab. (§ 487.)

Von Rust's überaus reicher literarischer Thätigkeit kommt für uns hauptsächlich das folgende in Betracht:

1) Theoret. prakt. Handbuch der Chirurgie, mit Einschluss der syphilitischen und Augenkrankheiten; in alphabetischer Ordnung. Unter Mitwirkung eines Vereins von Ärzten und Wundärzten herausgegeben. 17 Bände und ein Registerband. Berlin, 1830—1836.

2) Die aegyptische Augen-Entzündung unter der K. Preuß. Besatzung in Mainz. Ein Beitrag zur nähern Kenntniss und Behandlung dieser Augenkrankheitsform von Dr. J. N. Rust. Der Ertrag ist zur Unterstützung der blinden K. Preuß. Invaliden bestimmt. Berlin, 1820. (291 S.)

3) Rust's Magazin der ges. Heilkunde, Berlin 1816—1848 (66 Bde.), und sein Krit. Repert. d. ges. Heilkunde, Berlin 1823—1833 (32) bilden eine Fundgrube, aus der wir noch manche Schätze heben werden.

I. Das erstgenannte umfasssende Werk, das der Herausgeber möglichst einheitlich zu gestalten sich bemüht hat, und das auch durch besondere Berücksichtigung der Geschichte ausgezeichnet ist, enthält an großen Abhandlungen: Amaurosis von Jüngken; Augenarzt, Augenbinde, Augengläser, Augenheilkunde, (Geschichts- und Literatur-Übersicht); Blennorrhoea oc. von demselben; Blepharoplastik von Radius; Bulbus oculi von Schlemm; Cataracta von Jüngken; Chirurgia curtorum von Dieffenbach; Ectropium und Entropium von Radius; Forfex von Leo; Hebetudo visus von Jüngken, Hydrophthalmus von demselben; Macula corneae von Radius; Markschwamm des Auges von Nisle; Ophthalmia, Ophthalmoscopia[1] von Kessler; Paracentesis corneae von Krahn; Pupilla artific. von Kessler; Speculum oculi von Leo; Staphyloma von Kessler; Synchysis, Synechia, Synizesis, Ulcus oculi, Unguent. ophth. von demselben.

II. Die Augenkrankheit begann im preußischen Heere 1813 bei den York'schen Truppen, welche dieselben Quartiere einnahmen, aus denen kurz zuvor die fliehenden Franzosen gewichen waren. Nach der Schlacht von Lützen breitete sich das Übel bedeutend aus, so dass ein beträchtlicher Theil der Streitkräfte dem Heere entzogen wurde. Aber zuerst zeigte die Krankheit einen katarrhösen, nicht bösartigen Charakter; erst gegen Ende 1813, in den Kantonnirungen am Rhein, nahm sie einen furchtbaren Charakter an, breitete sich 1814/15 in der Feld-Armee aus und pflanzte sich in die Garnison-Spitäler der friedlichen Heimath fort. Nicht unbedeutend ist die Zahl der Unglücklichen, die in Folge dieser Augenentzündungs-Epidemie zum Theil oder ganz erblindeten. Der Krieg hatte endlich aufgehört, aber mit ihm nicht das Übel. 1816 wüthete es in der Garnison in Berlin, 1818 ebendaselbst und in Mainz, so dass Rust am 22. April 1819 als K. Commissar dorthin entsendet wurde.

Offenbar war das Übel dem 34. preuß. Infanterie-Regiment durch Ansteckung mitgeteilt worden: einzelne Leute nahmen (Mai 1818) die Quartiere ein, welche die Nacht zuvor von einem aus Frankreich zurückkehrenden

[1]) D. h. Untersuchung des Auges. (§ 482, 483.)

Transport von Invaliden, an dieser Krankheit ganz oder halb Erblindeten bewohnt gewesen war. Seit dem Mai 1819 war der dritte Mann der ganzen K. preuß. Besatzung in Mainz von dem Übel ergriffen. (Die Österreicher frei!). 529 Augenkranke waren am 4. Mai 1819 vorhanden: nur elf ganz Erblindete, bei 18 waren beide Augen mäßig beschädigt, bei 20 das eine Auge verloren. Die Gesunden wurden, mit allen ihren Utensilien, gereinigt und aufs Land verlegt; ebenso die Kranken, mit allen ihren Utensilien, gereinigt und in 5 Sektionen getheilt. Die Krankheit war dadurch nicht abgeschnitten, da viele der scheinbar Gesunden das Gift schon eingesogen hatten; aber der Zuwachs war unbedeutend. Ende September waren nur noch 57 in Behandlung. Vom 1. Mai ab hatte die Behandlung nur noch bei 8 Individuen einen mehr oder minder unglücklichen Ausgang genommen. (Vom Beginn der Epidemie, d. h. vom Juni 1818 bis Ende April 1819, betrug die Zahl der Augenkranken 1146; 652 sind vom 1. Mai ab bis Ende September 1819 hinzugekommen: Gesamtzahl also 1798. Aber darunter sind 250, welche die Krankheit zwei Mal überstanden, doppelt gerechnet. Nicht einbegriffen sind aber 1 Regiments-Arzt, 2 Lazaret-Chirurgen und 12 Krankenwärter, die gleichfalls durch Ansteckung von der Augenkrankheit befallen wurden.)

R. theilt die Krankheit in 3 Grade und 4 Stadien; das letzte ist die Reconvalescenz, mit körniger Auflockerung der Bindehaut der Lider. Die Krankheit ist bald chronisch, bald akut, aber stets ein örtliches Leiden, ohne Fieber. Der beste Name sei aegyptische Augen-Entzündung. Die Krankheit sitzt in der Bindehaut und gehört zu den contagiösen. Das Contagium solle sich nicht blos durch Berührung, sondern auch in Distanz fortpflanzen. Die jetzige Krankheit stammt aus Aegypten. Daselbst ist sie aber erst eine Geburt der neueren Zeit[1]).

Die Erscheinungen der Contagien zeigen viel Analogie mit denen organischer Wesen. Eine Bestätigung liefert das jetzt völlige Aufhören der Augen-Entzündung, z. B. in der preußischen Armee; die frühere Beschränkung auf das Heer, auf einzelne Regimenter, ja Bataillone. Das spricht gegen miasmatischen Ursprung und erfordert das Vorhandensein eines Contagium, das sich entwickelt, und, bevor es sein Dasein beschließt, ein Individuum derselben Art erzeugt. Das Hauptmoment zur Erzeugung dieser Augenkrankheit ist ein durch die Krankheit selbst sich stets neu reproducirendes Contagium.

Fast kein Officier wurde befallen. Schwüle Witterung steigert die Krankheit. Die Fliegen mögen (nach McGregor) sehr oft das Medium der Übertragung bilden.

---

1) R. ist der Wahrheit näher gekommen, als irgend einer seiner Zeitgenossen. Er hat auch die relative Gesundheit des alten Aegyptens richtig erkannt.

Höchst bemerkenswerth sind RUST's Vorschläge. Jeder Erkrankte ist im Spital isolirt unterzubringen; jeder Gesunde, der mit ihm verkehrte, unter Quarantäne (21 Tage lang) zu beobachten. Ist bereits ein Regiment befallen, so müssen die gesammten des Ansteckungsstoffes verdächtigen Truppen nach vollkommener Reinigung der Utensilien in Baracken verlegt und täglich untersucht werden. Für die Augenkranken ist ein eigenes Spital zu errichten; sie müssen nach dem Grade ihres Leidens gesondert werden. Die Behandlung erheischt Mercurial-Purganz und Arteriotomie (bis zur Ohnmacht) und kalte Umschläge aufs Auge. Ist dickliche, gelbe oder gelbgrüne Eiter-Absonderung vorhanden, so passen laue warme Umschläge (mit Blei-Essig-Zusatz), Reinigung der Augen, Einträuflung von Opium-Tinctur. Sowie der dicke gelbe Ausfluss wieder weiß und schaumartig zu werden anfängt, ist die größte Gefahr vorüber: jetzt passen Einträuflungen von Sublimat, Lap. div. und dgl. Zieht sich aber die Reconvalescenz in die Länge, kann die Lidbindehaut nicht in ihren normalen Zustand zurückgeführt werden; so muss die entartete Bindehaut ohne weiteres mit dem Messer oder der Scheere rein weggenommen werden.

(Also die zahlreichen »Entdecker« der Ausschneidung der Granulationen finden nicht nur bei Griechen, Arabern und Arabisten, sondern auch bei Wund- und Militär-Ärzten aus dem Anfang des 19. Jahrh. ihre Vorgänger.)

Anmerkung. Die übrigen Schriften der preußischen Militär-Ärzte über die aegyptische Augen-Entzündung werden wir später im Zusammenhang behandeln. Die eines hervorragenden österreichischen will ich doch hier wenigstens nennen: Die sogen. contagiöse oder aegyptische Augen-Entzündung von BURKHARD EBLE, Dr. d. Med. und Chir., pens. K. K. Reg.-Arzt, Bibliothekar der Joseph's Academie. Mit 9 illustr. Abbild., Stuttgart, 1839.

Zusatz. AUGUST WILHELM ANDREAE[1]),

geb. am 27. Mai 1794 zu Neu-Haldensleben, promovierte 1814 zu Berlin und machte im Hauptfeldlazaret des preußischen Garde-Korps den zweiten und den letzten Feldzug gegen Napoleon mit, studierte Augenheilkunde von 1815 ab zu Wien unter BEER und FR. JÄGER und ließ sich 1817 zu Magdeburg nieder. An der daselbst begründeten medicinisch-chirurgischen Lehranstalt hielt er Vorträge sowohl über allgemeine Pathologie und Therapie als auch, mit besondrem Erfolge, über Augenheilkunde, wurde Mitglied des Direktoriums dieser Anstalt, Regierungs- und Medicinalrath und hat eine bedeutende praktische und literarische Thätigkeit entfaltet. Am 7. März 1867 ist er verstorben.

---

1) Biogr. Lex. I, 139.

Andreae hat die folgenden augenärztlichen Schriften verfasst:

1. Grundriss der gesammten Augenheilkunde. 2. Th., 1834 und 1837 (123 und 559 S.). Zweite Aufl. 1846.

2. Aus den Vorträgen über specielle Augenheilkunde, Programm 1834.

3. Über die Augen-Entzündung im Allgemeinen, Programm 1835.

4. Zur ältesten Geschichte der Augenheilkunde, Programm 1841.

5. Die Augenheilkunde des Hippokrates, Programm 1843.

6. Über die Lehre vom grauen Staar und die Methoden denselben zu operiren, Journal d. Chirurgie und Augenheilkunde, 1820, I, 480—512 und 612—729.

I. A.'s. Grundriss der Augenheilkunde ist aus seinen Vorträgen erwachsen. Diese mussten einfach sein, da er sie vor nur mäßig vorgebildeten, zukünftigen Wundärzten hielt. Das war ein Vortheil für seine Darstellung, die einfach, klar und bestimmt geworden.

Der erste Theil des Werkes ist die allgemeine Augenheilkunde. Sie erörtert, nach einer geschichtlichen und bibliographischen Einleitung, die Lebensordnung für gesunde, schwache und kranke Augen, auch Wahl und Gebrauch der Augengläser, die Untersuchung kranker Augen, die Augenmittel und die Augen-Operationen i. A.

Der zweite Theil, die specielle Augenheilkunde, bringt zuerst die Verletzungen des Auges, dann die Krankheiten der Augenlider, der Thränenwerkzeuge, der Augenhöhle, danach die Augen-Entzündungen, wo er die einfachen von denen mit einem Nebencharakter unterscheidet, die Nervenkrankheiten, die organischen Krankheiten des Auges. Hier wird auch der Star abgehandelt. Die Verschiebung ist nach A. in denjenigen Fällen angezeigt, wo weder die Ausziehung noch die Zerschneidung mit Vortheil verichtet werden kann.

Das Buch macht keinen Anspruch darauf, die Grenzen der Wissenschaft und Kunst erweitern zu wollen; ist aber eine redliche Arbeit, wohl geeignet, den Anfänger sicher zu leiten, vielleicht besser und sicherer, als die anspruchsvollere seines Zeitgenossen Jüngken.

IV und V. Von Andreae's Werken zur Geschichte der Augenheilkunde ist das erste, zur ältesten Geschichte der Augenheilkunde, durch die neueren Untersuchungen völlig überholt und veraltet. (XII, S. 5.)

Das zweite, die Augenheilkunde des Hippokrates, nach Wallroth's Syntagma de opththalmologia veterum, Halae 1819, der erste Versuch dieser Art, verdient hohes Lob, da es aus der großen hippokratischen Sammlung alle Stellen, die vom Auge, von Augenkrankheiten und Augenheilkunde handeln, sorgsam zusammengestellt und somit allen späteren, auch mir selber, die Arbeit erleichtert hat. (Vgl. XII, S. 64, 72, 74, 89, 94 Anm. 4, 106.)

§ 494. J. N. Rust's Gehilfe, später C. F. Graefe's Nachfolger war

Johann Friedrich Dieffenbach[1]),

der genialste Wundarzt der Berliner Schule aus der ersten Hälfte des 19. Jahrhunderts.

Geboren am 1. Februar 1792 zu Königsberg i. Pr., frühzeitig seines Vaters beraubt, studierte er von 1812 an Theologie zu Rostock und Greifswald; sodann aber, nachdem er als freiwilliger reitender Jäger den Krieg von 1813—14 mitgemacht, Medicin in Königsberg von 1816—20, wo er bereits Versuche der Überpflanzung von Haaren und Federn an Thieren anstellte.

Obwohl er schon eine Anstellung als Prosektor erhalten, verließ er 1820 Königsberg in Folge eines romantischen Liebesverhältnisses zu Johanna Moterby, der Frau eines Arztes, ging nach Bonn, begleitete auf Ph. v. Walther's Empfehlung eine kranke, blinde, russische Dame (die Witwe Rostoptschin's, der 1812 Moskau in Asche gelegt,) als Arzt nach Paris, wo er Dupuytren, Boyer, Larray, Magendie kennen lernte; und ging darauf nach Montpellier zu Delpech und Lallemand.

Schon war er in Marseille im Begriff, nach Griechenland sich einzuschiffen, um den Griechen im Kampfe gegen die Türken seine Kunst, wohl auch seinen Arm, zu leihen, als Frau Johanna erschien und ihn zur Rückkehr bewog. Sie brachte ihn zur Promotion nach Würzburg, (»Nonnulla de transplantatione et de regeneratione« war der Titel seiner Dissertation,) sowie zum Kursus nach Berlin und zum Schluss an den Altar[2]): denn ihre Ehe mit Dr. Moterby war endgültig getrennt.

Im Jahre 1823 ließ D. sich zu Berlin nieder und begründete in einer kleinen Wohnung der Mittelstraße seine Praxis.

Nicht leicht war es ihm aufzukommen, trotz seiner Begabung, seines Äußeren, der Sicherheit seines Auftretens. Übrigens war und blieb D., der Freiheitskämpfer, der alte Burschenschafter, immer und gern der Mann des Volkes, der Arzt der Armen. Die Kinder sangen auf der Straße:

»Wer kennt nicht Doctor Dieffenbach,
den Doctor der Doctoren!
Er schneidet Arm' und Beine ab,
macht neue Nas' und Ohren.«

D. war keineswegs ohne Selbstgefühl. Das Jugendlich-Frische, die Mischung von Kraft und Milde, das Heldenhafte[3]) in seiner Natur machten

1) Biogr. Lexikon II, 179—182 (Gurlt). — Geschichte der Friedrich-Wilhelms Universität von Max Lenz, II, 1, S. 457 u. fgd.

2) Die Ehe mit der um 10 Jahre älteren endigte nach 10 Jahren, in denen Johanna ihm mit Eifersucht das Leben vergällt, doch schließlich mit der Scheidung.

3) »Die operative Chirurgie ist . . . am meisten geeignet, ihre Jünger zur Begeisterung hinzureissen.« (Operative Chirurgie, S. 1.)

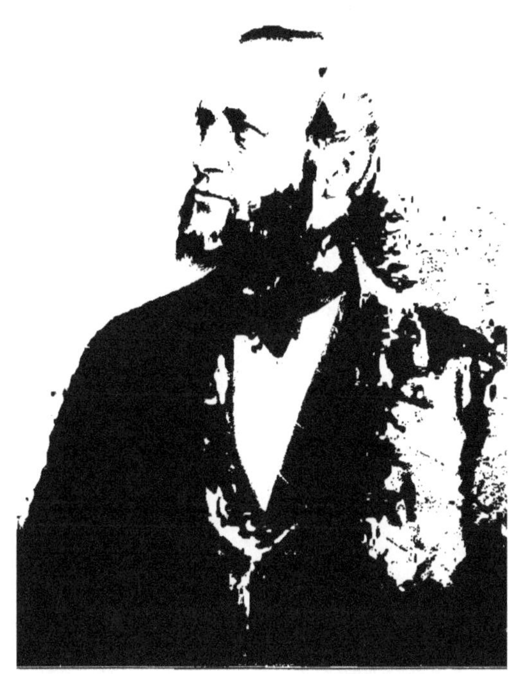

Joh. Friedr. Dieffenbach

Verlag von Wilhelm Engelmann in Leipzig.

ihn zum Liebling seiner Patienten und später seiner Praktikanten und Assistenten.

Seine *plastischen Wunderthaten* und die *Schiel-Operation* hatten ihm schon einen europäischen Ruf verschafft, während er in Berlin noch immer auf die wohlverdiente Anerkennung warten musste. Zwar war er 1829 zum dirigirenden Arzt der chirurgischen Abtheilung der Charité und 1832 zum a. o. Professor ernannt worden und hatte, nachdem RUST in seinen letzten Jahren schwachsichtig geworden, in dessen Klinik die meisten Operationen ausgeführt: aber, als im Sommer 1840 C. F. GRAEFE starb, schlug die Fakultät JÜNGKEN, CHELIUS und v. WALTHER vor.

Schon dachte er daran, das undankbare Vaterland zu verlassen. Da ernannte der Minister *Altenstein* unsren DIEFFENBACH, für den auch der Kronprinz thatkräftig eingetreten, zum Nachfolger GRAEFE's, d. h. zum ord. Prof. der Chirurgie, und übergab ihm die Leitung der Universitäts-Klinik für Chirurgie und Augenheilkunde in der Ziegelstraße.

Nunmehr entfaltete D. als Operateur und Lehrer eine glänzende Thätigkeit. Leider war ihm nur eine kurze Lebenszeit beschieden. Wie ein Soldat auf dem Schlachtfeld, ist er am 11. November 1847 in seiner Klinik, eben im Begriff eine Operation vorzunehmen, ganz plötzlich verstorben.

DIEFFENBACH war ein Chirurg ersten Ranges, genial, von großer Schnelligkeit und Schärfe der Auffassung, kraftvoll und feurig, dabei von unzerstörbarer Ruhe, Besonnenheit und Geistesgegenwart, von größter Geschicklichkeit: die Hand galt ihm für das vollkommenste Instrument.

Er war der erste deutsche Chirurg, der zu Paris durch seine (1834) in den dortigen Hospitälern ausgeführten Operationen Aufsehen erregte. Ebenso in Wien, 1840.

Seine Zuhörer waren bezaubert[1]), seine Kranken durch seine Menschenfreundlichkeit und Liebenswürdigkeit[2]) hingerissen.

Er ist auch der erste deutsche Chirurg, dessen *Darstellungsweise eine wahrhaft künstlerische Vollendung* erkennen lässt.

Aus der gewaltigen Zahl seiner Werke wollen wir nur die folgenden, die r uns in Betracht kommen, hervorheben:

1. Die abgeänderte umschlungene Naht als schnelles Heilmittel bei Gesichts-Wunden. J. HECKER's literar. Annalen f. d. ges. Heilkunde, Bd. 8, S. 129, Berlin 1827.

2. Neue Heilmethode des Ectropium. J. N. RUST's Magazin f. d. ges. Heilkunde, Berlin 1830, S. 938.

---

1) Er wusste sie zu packen, auch durch theatralische Kunst. »Er war doch ein großer Mann, der zuerst das Messer in den lebenden Körper des Menschen einsenkte«, sagte er und nahm dem zitternden Praktikanten das Messer aus der Hand, um selber die Operation auszuführen.

2) In der Zeit vor der Einführung der Narkose hatte er eine glücklich am eingeklemmten Darmbruch Operirte als Wärterin zurückbehalten, um durch ihre Heilung den neuen Patienten der Art Muth einzuflößen.

3. Fall von Blepharoplastik. v. AMMON's Zeitschrift, Bd. IV, S. 438. — Fall von Blepharoplastik. CASPER's Wochenschr., 1835, No. 1.

4. Beitrag zur Verpflanzung der Hornhaut. AMMON's Zeitschr. f. d. Ophth. I, 2, 172—176, 1831. Vgl. § 344, XIII, S. 462, No. 77 und 78.

5. Beiträge zur subkutanen Orthopädie. CASPER's Wochenschr. f. Heilkunde. 1839, den 28. Sept. No. 38.

»STROMEYER gebührt das Verdienst, Gründer der operativen Orthopädie zu sein . . . Die Durchschneidung der Achilles-Sehne heilt nicht den Klumpfuß, sondern macht das Glied für die leichte orthopaedische Nachbehandlung empfänglich . . . Ich habe bis jetzt 300 Klumpfüße und 60 Schiefhälse operiert.«

[Dies ist wenige Wochen vor D.'s erster Schiel-Operation geschrieben.]

6. Chirurgische Erfahrungen, besonders über die Wiederherstellung zerstörter Theile des menschlichen Körpers nach neuen Methoden. Berlin 1827—34. Drei Bd. (Engl. Übersetzung von ST. BUCHANAN, London 1833.) Darin: 1. Heilung der Thränensackfistel durch Haut-Überpflanzung. 2. Heilung des Ectropium durch Verpflanzung der Conjunctiva an die äußere Haut. 3. Von der Ausfüllung der Augenhöhle, nach Exstirpation des Augapfels, durch Hautüberpflanzung.

6a. Chirurgia curtorum, in RUST's Handbuch d. Chirurgie, IV, S. 496 bis 588, 1831.

6b. Besondre Ausgabe von 6a, unter dem Titel »Über den organischen Ersatz«, Berlin 1831, 2. Aufl. B. 1838.

7. Über Schiel-Operation. (8 Abhandlungen und eine Sonderschrift. Vgl. den folgenden Paragraph.)

7a. Die operative Chirurgie, 2. Bde. Leipzig 1845—1848. (Der zweite Band ist erst ein Jahr nach D.'s Tode von seinem Neffen Dr. J. BÜRING herausgegeben worden.) Enthält (II, 124—318) eine vollständige Beschreibung der Augen-Operationen in klarer und höchst lebendiger Darstellung.

8. Der Aether gegen den Schmerz, Berlin 1847.

§ 492. Die Geschichte der Lidbildung

ist nicht blos außerordentlich wichtig, sondern auch im höchsten Grade merkwürdig und anziehend. Sie ist aber nur aus der allgemeinen Geschichte der plastischen Chirurgie überhaupt zu verstehen, die (nach DIEFFENBACH[1]) ein großes, wichtiges, künstlerisches Gebiet darstellt, auf dem die Physiologie der Chirurgie die Hand reicht.

Die alten Griechen (und Römer) haben die plastische Chirurgie nicht gekannt und noch weniger geübt. Alles, was CELSUS beschreibt (§ 184), besteht darin, einen kleinen Defekt viereckig zu gestalten und durch seitliche Verschiebung eines viereckigen, an drei Seiten umschnittenen Hautlappens zu decken.

Dies Verfahren wird heute noch als das des CELSUS bezeichnet; doch hat EDUARD ZEISS, der Geschichts-Schreiber der plastischen Chirurgie, sich ganz gewaltig geirrt, wenn er den CELSUS auch als den Erfinder bezeichnen möchte: dieser römische Encyklopaedist hat gar nichts erfunden.

---

1) Lehrbuch, I, 312.

Die Anwendung dieser Lappen-Verschiebung auf die Lider hat CELSUS nicht berücksichtigt. Auch, was wir von den Griechen an spärlichen Erörterungen über Chirurgie (bei PAULLOS und AËTIOS) besitzen, enthält nichts von Lidbildung.

ANTYLLOS[1]), dessen Ectropion-Operation uns bei AËTIOS (VII, c. 77) aufbewahrt worden, räth bei dem Narben-Ektropion an der Innenseite des Lids einen lambda-förmigen Streifen herauszunehmen, die Fleischbildung der äußeren Narbe zu exstirpieren und den Substanz-Verlust der Cutis mit Charpie auszufüllen.

DEMOSTHENES empfiehlt (AËTIOS, c. 75) bei dem narbigen Hasen-Auge (in Folge von Karbunkel) die Narbe auszuschneiden und den Schnitt durch Charpie auseinanderzudrängen.

PAULLOS räth bei dem Narben-Ectropion an der Stelle der Narbe einen einfachen Schnitt anzulegen, die Wundlippen gut zum Klaffen zu bringen und Charpie einzulegen. (Vgl. unsren § 255.)

Wir wissen, dass davon niemals eine Heilung, eher eine Verschlimmerung des Übels zu erwarten ist.

Die Araber, die gelehrigen Schüler der Griechen, haben auf diesem Gebiete keine Fortschritte veröffentlicht, außer etwa den Hinweis auf die üble Prognose. Bei ʿALĪ B. ʿĪSĀ (II, c. 8) heißt es: »Wenn aber die Lid-Verkürzung von einer ⟨kunstwidrigen⟩ Naht herrührt, so ist Heilung nur in beschränkter Weise möglich. Spalten muss man den Ort der Vernarbung und die beiden Wundlippen durch Baumwolle auseinanderhalten.«

Von den europaeischen Chirurgen des Mittelalters hier zu reden verlohnt nicht der Mühe.

Die wahren Erfinder der plastischen Chirurgie sind unzweifelhaft die Inder.

Die Noth war hier die Erfinderin. Seit grauer Vorzeit ist in Indien das Abschneiden der Nase als Strafe für Verbrechen, ja sogar für Vergehen, ferner an Kriegsgefangenen, endlich aus Rache, z. B. an der Ehebrecherin von dem gekränkten Gatten, vollzogen worden[2]): und »der Liebe zum

1) Vgl. § 224. Übrigens war nach V. ROSE (Anecdota Graeca et Graecolatina, Berlin 1864 und 1870, I, S. 22,) und nach WELLMANN (PAULY-WISSOWA, Real-Encyclop. d. klass. Alterthums-Wissensch. I, S. 2644, 1894,) ANTYLLOS ein Zeitgenosse des GALENOS.

2) Noch in unsren Tagen! Es heißt bei W. HUNTER (G). London 1893, S. 150: »Eifersüchtige Ehemänner in den einheimischen Staaten Indiens nehmen noch heute ihre Zuflucht zu dem alten Mittel gegen ein verdächtiges oder treuloses Weib: das besteht darin, das Weib heftig gegen den Boden zu drücken und ihr die Nase abzuschneiden. Ich sah eine Frau im Hospital, der man eine neue Nase machte und andre Beispiele nach der Heilung.« — Aber auch Männern wurde noch am Ende des 18. Jahrhunderts als Strafe für Ehebruch vom Henker die Nase abgeschnitten. Übrigens war auch in christlichen Staaten, im byzantinischen Reiche, bei den normannischen und suevischen Fürsten, das Abschneiden der Nase als Strafe üblich gewesen. (GURLT, Gesch. d. Chir. II, 513, 1898.)

Leben steht die zum eignen Antlitz am nächsten«: der Verstümmelte lechzt nach Hilfe.

In dem alten Kanon der indischen Heilkunde, der als Suśrutasaṃhitā (Suśruta-Sammlung) auf unsre Tage gekommen, heißt es (nach Jolly, auch schon nach Wise) folgendermaßen: »Wenn Jemandem die Nase abgeschnitten ist, schneide der Arzt ein Blatt von gleicher Größe von einem Baum ab, lege es auf die Wange und schneide aus derselben ein ebenso großes Stück Haut und Fleisch heraus, aber so, dass es an einer Stelle noch anhängt, vernähe die Wange mit Nadel und Faden, frische den noch vorhandenen Rest der Nase an, stülpe rasch, aber sorgsam die abgeschnittene Haut darüber, füge sie gut an mit einem tüchtigen Verband und nähe die ⟨neue⟩ Nase fest« . . . —

Ungereimt ist die Annahme, dass diese indische Operation aus Celsus (oder seinen Quellen) stammen könne: dieselbe stellt ja etwas vollkommen neues gegenüber der ganzen, uns überlieferten Chirurgie der Griechen dar. Ebenso ist die Behauptung, dass diese ganze Suśruta-Stelle unecht, d. h. später eingeschoben sei, nicht zu beweisen; wenigstens berichtet ein Erklärer des Suśruta (etwa aus dem 12. Jahrhundert u. Z.), dass seine ältesten Vorgänger durch ihre Erörterungen die Stelle als echt anerkannt hätten.

Es bleibt nur noch zu untersuchen, wann etwa der uns heute vorliegende Text der Suśruta-Sammlung niedergeschrieben worden. Da beginnt die Schwierigkeit. Indien war den Alten das Land der Märchen und Wunder und ist es auch noch heute für uns. Die Inder sind das ungeschichtlichste Volk der Erde. Suśruta lebte zwar schon lange vor Hippokrates, etwa zur Zeit von Buddha; ein sekundäres vedisches Werk, das in's 6. Jahrhundert vor u. Z. hineingehört, kennt seine Lehren: aber das Werk, das als Suśruta-Sammlung uns überliefert ist, dürfte zur Zeit des König Kanishka, den Hoernle um 150 n. Chr. ansetzt, ergänzt und neu herausgegeben sein.

Eines scheint mir merkwürdig. Obwohl der Barmekide Yahyā ibn Chālid († 805 u. Z.), der von Buddhisten abstammte, die Übersetzung des Suśruta in's arabische angeordnet; obwohl Rāzī (um 900 u. Z., § 276) den Suśruta nach einer arabischen Übersetzung citirt: so fehlt doch in der ganzen arabischen Literatur jeglicher Hinweis auf diese plastischen Operationen.

Aber diese Nicht-Erwähnung spricht doch nicht entscheidend gegen das Alter des erwähnten, die Nasenbildung enthaltenen Textes. Denn obschon seit dem Jahre 1498 Portugiesen, Hollaender, Franzosen, Engländer, Daenen in Ostindien Fuß gefasst und genug Gelegenheit gefunden, von Nasen-Bildungen etwas zu hören und zu sehen: so hat es doch auch noch dreihundert Jahre gedauert, ehe die erste Nachricht von dieser Hindu-Operation nach Europa gelangt ist!

Dass unsre Text-Stelle in der Suśruta-Sammlung mindestens tausend Jahre alt sein muss, folgt aus den Commentatoren. Vielleicht ist sie viel älter; vorläufig kann dies nicht entschieden werden.

In Europa ist zuerst am Anfang des 15. Jahrhunderts die Operation der Nasen-Bildung aufgetaucht, als Geheim-Kunst des Chirurgen BRANCA zu Catania in Sicilien. Es ist nicht unmöglich, dass er aus Indien Belehrung oder Anregung erhalten, — auf welchem Wege, wissen wir freilich nicht, — da, nach neueren Feststellungen, auch er die Nase aus der Wange bildete. Aber ein Zusammenhang zwischen der indischen und der italienischen Nasenbildung ist geschichtlich nicht zu erweisen.

BRANCA's Sohn ANTONIUS aber erfand die Nasenbildung aus der Haut des an den Kopf befestigten Armes. Das ist das italienische Verfahren.

Im 16. Jahrhundert lebten auch in Kalabrien Chirurgen-Familien, welche die Nasenbildung als Geheimkunst übten. So ist es denn nicht wunderbar, dass GASPAR TAGLIACOZZI[1] (1546—1599), Prof. der Anatomie und Chirurgie zu Bologna, der Operation sich annahm, sie mehrmals ausführte und 1597, nach der von ANTONIUS geübten Weise, in einem weitschweifigen Werk ausführlich geschildert hat. Groß war zuerst sein Ruhm. Eine Statue, die in der einen Hand eine Nase hält, wurde ihm errichtet. Aber später fand er (für sein allerdings langwieriges und lästiges Verfahren, das aus 6 Operationen bestand und 20 Tage lang den Arm an den Kopf befestigte,) nur sehr sparsames Lob z. B. bei ALEXANDER READ[2]), und nur wenig Nachahmung im 17., noch weniger im 18. Jahrhundert.

Ein CAMPER und ein RICHTER erklärten Nasen aus Silber, Holz oder Pappe für vorzüglicher, als solche aus Haut; HEISTER spricht zweifelnd, HUNTER, RICHERAND ziemlich wegwerfend von der Nasen-Neubildung. Die Pariser Akademie der Medizin erklärte sie gegen Ende des 18. Jahrhunderts, für ganz unmöglich.

Jedenfalls ist bei uns die plastische Chirurgie erst dann aufgeblüht, als sichere Nachrichten von der indischen Nasenbildung

1) Nach sicheren Zeugnissen hat aber schon vor 1569 ARANZIO, Prof. der Chirurgie zu Bologna (XIII, S. 310), die Nasenbildung aus der Armhaut öfters geübt. (GURLT, II, S. 496.)

2) In seinem »Chirurgorum comes or the whole practice of chirurgery«, London 1687, hat dieser Wundarzt und Lehrer der Anatomie und Chirurgie zu London T.'s Verdienste anerkannt und der plastischen Chirurgie eine wichtige Stelle eingeräumt. Er nannte diese Prothesis. — richtiger wäre Prosthesis. So haben die med. Wörterbücher von CASTELLI (1746) und KÜHN (1832) verbessert. Allerdings, πρόθεσις hieß bei den Alten »Vorstellung, Absicht, Praeposition«; hingegen πρόσθεσις »die Hinzufügung«, κόμαι πρόσθετοι »das angesetzte, falsche Haar«. In meinem Wörterbuch (1887, S. 85) ist dies auseinander gesetzt. Aber die neueren Bücher von ROTH (1908), GUTMANN (1909), DORNBLÜTH (1911) und auch VILLARET (1900) drucken unbedenklich »Prothesis ocularis, das künstliche Auge«.

nach Europa gelangt waren. Obwohl nun bereits am Ende des 18. Jahrhunderts europaeische Gelehrte anfingen, mit dem Studium des Sanskrit, der altindischen Schrift- (und Gelehrten-) Sprache sich genauer zu beschäftigen; so hat doch keineswegs jene Text-Stelle der Suśruta-Sammlung den Chirurgen die Belehrung geliefert: erst 1835 wurde das Werk zum ersten Male in Kalkutta gedruckt, besser 1889; doch ist es bis heute erst zum kleinsten Theil in befriedigender (englischer[1]) Übersetzung zugänglich.

Der Anstoß ging vielmehr von der Beobachtung aus: zwei englische Ärzte Thomas Cruso und James Findlay waren zugegen, als einem indischen Ochsentreiber der englisch-indischen Armee, welcher 12 Monate zuvor in die Gefangenschaft Tippoo's gerathen und auf dessen Befehl die Nase und eine Hand eingebüßt, von einem Hindu der Ziegelmacher-Kaste die Nase neugebildet wurde, wie das in Indien nicht ungewöhnlich sei und seit undenklichen Zeiten geübt werde.

Eine dünne Platte Wachs wird an den Nasenstumpf gelegt und so gedrückt, dass es eine gutgeformte Nase vorstellt. Hierauf wird es ausgebreitet und auf die Stirn des Kranken gelegt, eine Linie darum gezogen und nun soviel Haut abgelöst, als jenes bedeckte, so dass nur eine schmale Brücke zwischen den Augen undurchschnitten bleibt; der Nasenstumpf wund gemacht u. s. w. Etwas mit Wasser aufgeweichte Thon-Erde wird auf Leinwandstreifen gestrichen und 5 oder 6 solche über die neugebildete Nase gelegt, um die Verbindung zu sichern. Die Operation pflegt gewöhnlich zu gelingen.

Diese Mittheilung erschien am 20. März 1794 in der Gazette of Bombay, dann in der Gazette of Madras am 5. August 1794 und endlich im Oktoberheft 1794 von The Gentleman's Magazine zu London, stand also nunmehr der europaeischen Wissenschaft zur Verfügung.

Dieffenbach (und mit ihm so mancher seiner Zeitgenossen) hat sich gewaltig geirrt[2]), wenn er annimmt, dass schon »im hohen Alterthum diese Nasenbildung von den Ziegelstreichern geübt wurde.« Suśruta wendet sich an die Ärzte. Die Blütezeit der indischen Heilkunde fällt mit der des Buddhismus (250 vor bis 750 nach Chr.) zusammen. (Vgl. § 15.) Als der heutige Hinduismus entstand (750—1000 u. Z.), und die Kasten sich fest ausbildeten; gaben die Brahmanen die Ausübung der Heilkunde auf, um die Berührung mit Blut und Krankheits-Stoffen zu vermeiden. Die Heilkunde kam in die Hände der Vaidyas, einer niederen Kaste, schließlich

1) Die lateinische von Hesslen (Erlangen 1844) ist verfehlt.

2) Noch schlimmer steht es mit den geschichtlichen Forschungen C. F. Graefe's. »Hier, wo die Heilkunde an Gottesverehrung eng geknüpft ihre Wiegenzeit lebte, hier verliert sich im verborgenen Innern geheiligter Tempel auch der Ursprung der Rhinoplastik«.

der Dorf-Ärzte (Kahiraj), in deren Quacksalberei allerdings noch Reste der alten Sanskrit-Texte sich hinübergerettet haben, gerade sowie wir bei den marokkanischen, aegyptischen, syrischen Empirikern der Augenheilkunde im 19. Jahrhundert noch Spuren aus dem arabischen Kanon von 'Alī b. 'Isā vorfinden, — und ferner in die Hände von mohamedanischen Hakīm, die nicht gelehrter waren, als ihre Hindu-Konkurrenten. Diese wichtige Thatsache ist bisher völlig übersehen worden.

Wann und von wem die Umänderung der Nasenbildung, die Wahl des Stirn- statt des Wangen-Lappens, eine offenbare Verbesserung, eingeführt worden, ist wohl zur Zeit nicht zu entscheiden.

Vagbhata I, der vielleicht im 7. Jahrh. n. Chr. seine Quintessenz der acht Theile der Heilkunde verfasste, hat noch dieselbe Nasenbildung wie Suśruta.

Aber, ob aus der Wange, ob aus der Stirn der gestielte Lappen genommen wird, das sind nur Abänderungen des gleichen Verfahrens, welches wir als das erste indische (oder schlechtweg als das indische) bezeichnen.

Ein zweites besteht darin, den Lappen stiellos von einem entfernten Körpertheil des Kranken zu entnehmen. In der Gazette de santé vom Jahre 1817 ist die Nachricht enthalten, ein General habe erzählt, dass einem Kanonier, dem die Nase abgeschnitten war, dieselbe aus seinem Gesäß durch einen stiellosen Lappen von einem Hindu erfolgreich neugebildet sei. Mit Unrecht hat Zeiss die Glaubwürdigkeit dieser Erzählung in Zweifel gezogen.

1814 und 1815 hat Carpue in London zwei Mal die Nasen-Bildung nach dem indischen Verfahren mit Erfolg ausgeführt, 1816 operirte C. F. Graefe nach dem italienischen, bald auch nach dem indischen Verfahren. Beide hat er verbessert, das erste durch Abkürzung der Leidenszeit, indem er in der ersten Sitzung auf dem Arm den Lappen präparirte und an den Nasenrest annähte, so dass er die Lösung des Arms von dem zur Nase gewordenen Hautstück schon am 6. oder 10. Tage wagen konnte.

(Graefe liebte diese Abkürzung des italienischen Verfahrens als das deutsche Verfahren der Rhinoplastik zu bezeichnen. Ich lobe das nicht, erstens weil Heinrich v. Pfolspeundt[1] schon 1460 dasselbe beschreibt und erklärt, dass er es von einem Wälschen kennen gelernt; zweitens weil dadurch die Eifersucht der Franzosen wach gerufen wurde, welche bald anfingen, die Plastik durch Lappenverschiebung — par déplacement — irriger Weise als französisches Verfahren zu preisen.)

Der eigentliche Begründer der plastischen Chirurgie war Dieffenbach, besonders auch durch seine physiologischen Untersuchungen. Er

1) Seine Bündth-Erzeney vom Jahre 1460 ist allerdings erst 1868 nach der Handschrift von Haeser und Middeldorpf herausgegeben worden.

gab der indischen Nasenbildung i. A. den Vorzug vor der italienischen. Er erfand das Verfahren der seitlichen Verschiebung für die Lid-Bildung (Blepharoplastik): die krankhafte Stelle wird in Gestalt eines Dreiecks ausgeschnitten, dann die diesem Defect unmittelbar (schläfenwärts) benachbarte Haut in Form eines schiefwinkligen Vierecks, mit breiter unterer Brücke, abgelöst, nach dem Defekt hin verschoben und oben sowie nasenwärts angeheftet. Durch die Uebernarbung des schläfenwärts bleibenden Defekts wird der eingepflanzte Hautlappen angespannt und glatt erhalten.

Als Dieffenbach 1831 zu Paris in Lisfranc's Klinik diese Operation ausführte, erregte sie allgemeines Staunen und Bewunderung[1]). Das ist auch in der französischen Literatur genügend anerkannt[2]). B. Langenbeck[3]) hat ausdrücklich hervorgehoben, dass der Ersatz durch Hautverziehung in seiner allgemeinsten Bedeutung und vielfachen Anwendung bei den verschiedensten plastischen Operationen unbestritten eine Erfindung Dieffenbach's sei.

Wenden wir uns nunmehr zur Sondergeschichte der Lid-Bildung.

Adams soll dieselbe zuerst (1812) ausgeführt haben. Aber so schätzenswerth seine V förmige Ausschneidung zur Behebung der Lid-Ausstülpung auch sein mag, als Bildung eines Lids kann sie nicht bezeichnet werden.

Die Professoren Dzondi in Halle und C. F. Graefe in Berlin haben 1818 fast gleichzeitig den Gedanken ausgesprochen, dass auch Augenlider künstlich wiederzubilden seien, und haben dieselbe auch zur Ausführung gebracht. Die erste Sonderschrift über Lid-Bildung ist von Joh. Karl Georg Fricke[4]) zu Hamburg, aus dem Jahre 1829.

Sein Verfahren wird noch heute mit seinem Namen bezeichnet und in den neuesten Lehr- und Handbüchern erwähnt und empfohlen. Es

---

1) Dieffenbach selber schreibt in Casper's W. f. d. g. Heilk. 1835, No. 1, S. 8, Zeitschr. f. Ophth. 1835, S. 470): »Die lauten Aeußerungen der Billigung so vieler anwesender Kenner, vor allem aber die des berühmten Meisters in der Kunst, Lisfranc, über diese Operation, machten diesen Augenblick zu einem der bedeutendsten und schönsten meines Lebens«.

2) Von Rigaud (de l'anaplasie dès lèvres, de la joue et des paupières, Paris 1841), von Ansiaux (Blepharoplastie, Annal. d'Ocul. B. 5, S. 130, 1841, (— l'étonnement fut général, on douta de la reuissite: mais le succès étant venu confirmer l'excellence du traitement du professeur de Berlin, on fut forcé de se rallier à son opinion —); während allerdings Jobert de Lamballe (Traité de chirurgie plastique, Paris 1849, Bd. I, S. 20) voll Empfindlichkeit nicht zulassen will. dass die Deutschen die Lehrer der Franzosen in der plastischen Chirurgie gewesen.

3) Fragmente zur Aufstellung von Grundregeln für die plastische Chirurgie (Göschen's D. Klinik 1849, S. 2, 25, 57 u. 1850, S. 2).

4) Geb. 1790 zu Braunschweig, 1810 zu Göttingen promovirt von Himly, später in Berlin, unter C. F. Graefe, zum Operateur ausgebildet, machte er den Feldzug 1813—1814 als Bataillons-Arzt der hanseatischen Legion mit und wurde 1823 dirigirender Wundarzt des Hamburger Krankenhauses: ein fruchtbarer Schriftsteller. der mit Dieffenbach und Oppenheim sich zur Herausgabe der Zeitschr. für die gesamte Medizin verbunden. Im Jahre 1841 ist er zu Neapel, wohin er sich wegen seines Lungenleidens begeben, verstorben. (Biogr. Lex. II, 441.)

besteht darin, einen eiförmigen Defekt der Lidhaut durch einen zungenförmigen Lappen aus der Nachbarschaft (Schläfe, Wange) zu decken.

Dieffenbach fand, dass der Erfolg dieser Lid-Bildung nicht immer ganz günstig war, da das neue Lid eine Kugel statt einer Fläche bildete, nachdem die concentrische Narbe die nachgiebige Umgebung um die Grundfläche des Lappens zusammengezogen. »Diesem Kugelungs-Process durch Narben-

Fig. 5.

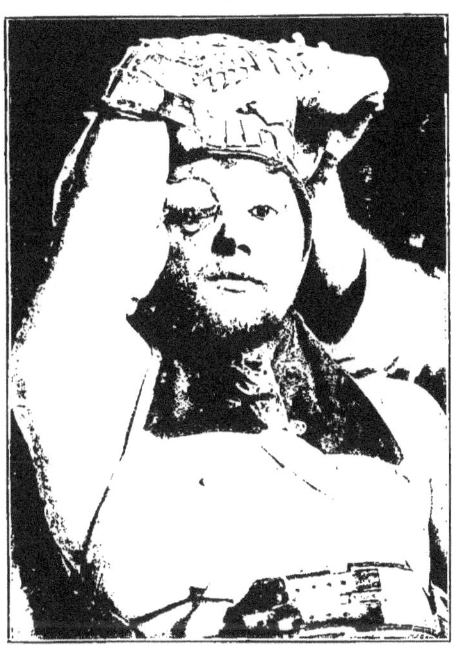

Die italienische Lid-Bildung, nach Prof. de Lapersonne. (**23**, S. 7.)

bildung denselben Process an einem andren Ort bekämpfend gegenüber zu stellen, die Natur durch die Natur zu überwinden«, das war sein Bestreben bei seiner Methode der Lidbildung, die wir schon besprochen haben.

(Die Gerechtigkeit erfordert übrigens, auf die Kritik hinzuweisen, die Blasius 1842 an den Spät-Erfolgen des Dieffenbach'schen Verfahrens geübt hat. Vgl. § 499, III, viii.)

Die zahlreichen Abänderungen und Ergänzungen dieser beiden Verfahren[1]) für besondere Fälle zu erörtern ist hier nicht der Ort.

Dagegen darf nicht unerwähnt bleiben, dass auch das italienische Verfahren, einen gestielten Lappen aus der Haut des an dem Kopf befestigten Armes zur Lid-Bildung zu verwenden, zuerst wohl von J. Sichel (Schmidt's Jahrb., VI, S. 122) vorgeschlagen, dann 1879 von Prof. Paul Berger zu Paris, hierauf 1885 von Dr. Hasket Derby zu Boston, 1889 von Dr. Valude, 1904 von Prof. Dr. de Lapersonne zu Paris, 1905 von Prof. Dr. Lagrange in Bordeaux mit bestem Erfolg ausgeführt worden ist.

Natürlich handelt es sich hierbei um Fälle, wo die Gesichtshaut gar kein Material für Lappen-Verschiebung darbietet, z. B. nach Lupus oder nach Verbrennung.

In solchen Fällen hat man ja auch stiellose Lappen eingepflanzt[2]); doch ist ihre Lebenskraft oft genug eine geringe, sie verschrumpfen bis auf eine dünne Cutis-Schicht und die Epidermis.

Deshalb hat man, statt der Haut in ihrer ganzen Dicke, entweder nur die Epidermis aufgepfropft (Reverdin, 1869), oder die Epidermis mit den obersten Cutis-Lagen (Thiersch, 1874), bezw. die Epidermis mit den Papillen-Spitzen (Eversbusch 1887).

Dass man neuerdings auch Ueberpflanzung von Bindehautlappen (gestielten, auch brückenförmigen) und Einpflanzung von stiellosen Schleimhaut-Lappen in die Bindehaut und auf den Lidrand in Anwendung gezogen, war als ein ebenso nothwendiger wie nutzbringender Fortschritt zu betrachten. Auf die Hornhaut-Ueberpflanzung habe ich nur zurückzuverweisen. (XIII, 150, 461.)

Einige kleinere Lid-Operationen haben nur den Namen gemein mit dem von uns behandelten Gegenstand. So die Kanthoplastik[3]), Bildung eines (lateralen) Lidwinkels, die v. Ammon 1839 beschrieben hat. Die entgegengesetzte Operation, die Lidwinkelnaht (Tarsorrhaphie[4]), Blepharorhaphie) ist 1826 von Ph. v. Walter erfunden, später von A. v. Graefe, F. v. Arlt, E. Fuchs verbessert und erweitert worden.

Die neueren Operationen gegen Einstülpung des Lids und Haarkrankheit, bei denen vieles, was die Alten (Griechen und Araber) gekannt, wieder

---

1) Durch Blasius, Burow, Hasner, Knapp, Richet u. A. Auch Brücken-Lappen (Landolt u. A.) und Haut-Knorpel-Lappen aus der Ohr-Muschel (Büdinger 1902) sind mit Vortheil verwendet worden.

2) Lefort, A. Sichel, Lawson, Wolfe, Wadsworth, E. Meyer, Kuhnt, Valude, Brun, Panas. Vgl. auch des letzteren Maladies des yeux, Paris 1899, II, 175 fgd., und die augenärztlichen Operationen von Czermak-Elschnig, Berlin und Wien. 1908, S. 215, 240.

3) Κανθός, Lidwinkel, und πλαστική, Bildnerkunst.

4) Ταρσός, Lidrand, und ῥαφή, Naht. »Mediane Tarsorrhaphie bei paralytischem Lagophthalmus« soll heißen »Vernähen der Lidmitte bei Lähmung des Lidhebers«. Vgl. mein Wörterbuch, S. 106.

— neu entdeckt worden, berühren vielfach auch das Gebiet der plastischen Chirurgie.

Mit einer Kleinigkeit möchte ich diesen Paragraphen schließen, mit der Wimper-Bildung[1].

Wenn man die bekannten, von einem Buch in das andre übertragenen Abbildungen der chirurgischen Lid-Bildung betrachtet; so findet man öfters den Rand des neugebildeten Lides mit regelmäßigen Wimpern versehen. Das wäre ja sehr erfreulich, wenn es nicht einfach — künstlerische Einbildung darstellte. (Vgl. z. B. ARLT, in der ersten Ausgabe unsres Handbuches, III, S. 473, Fig. 12b u. L. DE WECKER, chir. ocul., S. 385, Fig. 77, 1879.)[2]

Ueber Verpflanzung der Wimpern (»Blepharido-plastice«) handelt DIEFFENBACH (Operat. Chir. I, 502), aber nur theoretisch, indem er DZONDI's Einpflanzung ausgerupfter Wimpern in das neugebildete Lid »empfehlen möchte, wenn er nicht fürchten müsste, die blutigwirkende Chirurgie fast in das Scherzhafte hineinzuziehen«.

Nun scherzhaft ist es für den Kranken gar nicht, wimpernlos zu sein. Doch das Einpflanzen ausgerupfter Wimpern liefert kein befriedigendes Ergebniß[3].

Ein solches erhält man aber, wenn man den unteren Schnitt des Stirnlappens mitten durch die Braue der Länge nach führt, so dass, nachdem der untere Lappenrand am Rande des Oberlids richtig eingepflanzt worden, die Haare der Augenbraue nunmehr die Rolle der Wimpern übernehmen. Es handelt sich also darum, einen haar-tragenden Hautlappen an den haarlosen Wimper-Rand zu überpflanzen.

So habe ich 1892 eine 21jährige Dame operirt.

Dieselbe hatte offenbar sehr frühzeitig, wohl von der Amme, Lues erworben. Eltern und Geschwister gesund. An der sog. diffusen Hornhaut-Entzündung erkannte ich schon vor vielen Jahren bei dem Kinde die Grundkrankheit. Dieselbe wurde richtig behandelt, aber nicht geheilt. Trotz sehr zahlreicher und eingreifender Behandlungen seitens hervorragender Fachgenossen hat die Kranke noch jetzt kupfrige Flecke und schuppige Knötchen an der Stirn und am Rumpf. Vor $1\frac{1}{2}$ Jahren wurde das rechte, danach auch das linke Oberlid von karbunkelähnlicher Entzündung befallen; jetzt ist das erstere derartig verkürzt, dass bei der geringsten Bewegung des Lides der Knorpel gänzlich umgedreht wird, und die rothe Schleimhaut zu Tage tritt. Die Wimpern fehlen fast völlig. Operation am 6. IV. 1892 unter Betäubung. Es wird direct oberhalb der Linie, wo die spärlichen Wimpern stehen, wagerecht eingeschnitten von dem einen

1) Vgl. meine Mittheilung im Centralbl. f. Augenheilk. 1892, Mai-Heft.

2) DE VINCENTIIS hat seine Erfolge photographirt; da fehlen denn auch die Wimpern in den neugebildeten Lidern. Vgl. sein vorzügliches Werk: Saggio di Blepharoplastice, Napoli 1883.

3) Und jeden Morgen künstliche Wimpern anzukleben, wie A. DAUDET's Heldin in Numa Roumestan, möchten wir den Kranken doch nicht anempfehlen.

Augenwinkel zum andern, der Knorpel ganz frei gelegt, und durch zwei Nähte der Rand des Oberlids mit dem des unteren vorläufig vereinigt. Die Breite des Hautmangels ist jetzt ersichtlich. Der wagerechte Schnitt wird schläfenwärts und etwas unten verlängert und vom Endpunkt aus, unter spitzem Winkel, ein zweiter Schnitt bogenförmig nach aufwärts und nasenwärts geführt, mitten durch die ganze Länge der (vorher gründlich gereinigten) Augenbraue. Von hier geht man nach oben, biegt dann wieder um und bildet so einen zungenförmigen Stirnlappen mit breiter Grundfläche an der Schläfe. Der Stirnlappen wird in den Defect des Oberlids eingepflanzt, die Stirnwunde sogleich geschlossen. Die Operation dauerte über 1 Stunde. Die Narkose war etwas erschwert, wegen Hysterie der Kranken.

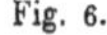
Fig. 6.

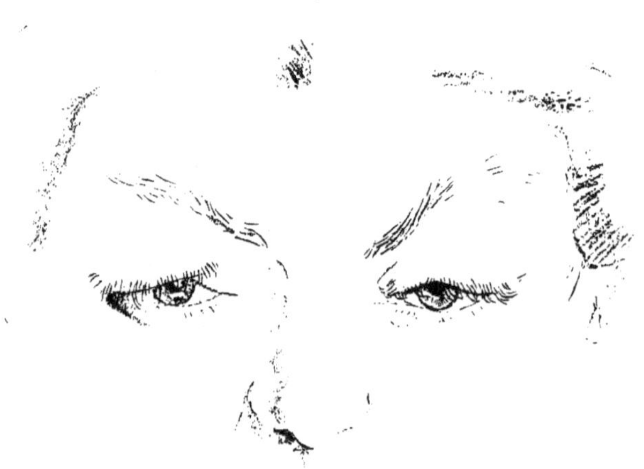

Die Heilung erfolgte tadellos. Nach $1^1/_2$ Jahren ist das rechte Oberlid gut beweglich, kann geöffnet und geschlossen werden, und zeigt eine dichte Reihe langer schöner »Wimpern«, die merkwürdiger und erfreulicher Weise nach unten gerichtet sind, während sie doch bei der Einpflanzung des Lappens, als Augenbrauen-Haare, nach oben gerichtet gewesen.

Ich rieth der Kranken auch die Operation des linken Oberlids an, das in ähnlicher Weise, wenn gleich in geringerer Ausdehnung verändert war, wie das rechte; doch folgte sie dem Rathe nicht.

Im Jahre 1902 wurde sie, im Anschluss an eine schwere Angina, von einem gefahrdrohenden Abscess der rechten Hornhaut befallen, (mit Chemosis und Fibrin-Ausschwitzung in der Pupille): kräftiges Ausbrennen brachte ihn zum Stillstand und zur Heilung.

Im Januar 1904 kam sie wiederum zur Aufnahme, wegen eines fressenden Geschwürs der linken Hornhaut, das schon seit $^1/_2$ Jahr besteht, am äußeren oberen Rand der linken Hornhaut beginnend, schräg nach innen unten vorrückt.

die bestrichene Fläche, ein gutes Drittel der Hornhaut, in eine von Gefäßbündeln durchzogene Trübung umwandelt und gegen das Centrum der Hornhaut zu mit einer Rinne endigt, deren vorderer Rand aufgeworfen ist und schon vor dem äußeren oberen Rand der Pupille liegt.

Am 11. Januar 1904 wird, unter Betäubung, die Lidbildung links ausgeführt, ebenso wie rechts vor 12 Jahren. Die Operation dauerte $1\frac{1}{2}$ Stunden, erforderte 75 Gramm der Chloroform-Mischung und 40 Nähte. Vollkommener Erfolg, das Auge wird normal geöffnet und geschlossen; es ist ganz reizlos, die Hornhautzerstörung gehemmt. Am 14. Mai 1904 ist die linke Hornhaut bei gewöhnlicher Betrachtung ziemlich klar, bis auf die Trübungslinie des vormaligen Grenz-Streifens. Das rechte Auge hat (mit + 3,5 D.) S = $^5/_7$, das linke (mit + 4 D.) S = $^5/_{10}$.

Die Operirte stellt sich regelmäßig vor. Die Fig. 6, welche ich meinem Freunde Dr. O. Fehr verdanke, ist im Sommer 1911, also 19 Jahre nach der rechten, 7 Jahre nach der linken Operation angefertigt und zeigt an beiden Oberlidern die dichten, nach unten gerichteten »Wimper-Haare«. Sehkraft unverändert.

Zusatz. Dass man hochentwickelte Organe nicht überpflanzen könne, hat zwar Dieffenbach gelehrt. Aber Chibret hat 1885 in die leere Augenhöhle des Menschen ein Kaninchen-Auge eingepflanzt und hinzugefügt: dans un avenir peut être plus rapproché que l'on ne serait pas porté à croire, je pense que la question de la restitution de la vue pourrait se poser(!)[1]. Lagrange hat 1900 dieselbe Operation ausgeführt, aber nur, um einen besseren Stumpf für das künstliche Auge zu erhalten: die Hornhaut wird nach hinten gekehrt.

Das eingepflanzte Auge verfällt allerdings der Verkleinerung. Rohmer hatte nur Misserfolge, durch vollständige Aufsaugung. Bonnefon erklärt hingegen, das überpflanzte Auge berge keine Gefahr für den Kranken. Nach anfänglicher Erweichung nimmt Horn- und Lederhaut an Dicke zu, um dauernd auf diesem Zustand zu verharren. Die Beweglichkeit des künstlichen Auges ist eine gute (8—9 Jahre nach der Operation)[2]. Lauber (hat nach Baraquer und Bartels) jenes Verfahren durch Einpflanzung von subkutanem Fettgewebe aus der Bauch-Haut des Kranken ersetzt.

Literatur zu § 492.

A. Plastik.

1. Die Literatur und Geschichte der plastischen Chirurgie von Dr. Eduard Zeiss. Leipzig 1862. (299 S.)
2. Grundriss der arischen Philologie und Alterthumswissenschaft... begründet von Georg Bühler; III, 10, Medizin von Julius Jolly (in Würzburg), Straßburg 1901.
3. Studies in the medicine of ancient India, I, by A. F. Rudolf Hoernle. Oxford 1907.
3a. Der Star-Stich der Inder von J. Hirschberg, Centralbl. f. Augenheilk. Januar 1908.
4. Review of the history of medicine by Thomas A. Wise, M. D., London 1867. (I, S. 388.)

1) Vgl. m. Einführung I, S. 76, Anm. 1.

2) Herr College Prof. H. Truc hat mir im Frühjahr 1911 einen von ihm operirten Fall eines jungen Mädchens gezeigt, wo gleichfalls nach 8 Jahren ein guter und brauchbarer Stumpf erhalten war.

5. The Indian Empire by Sir William Hunter. London 1903. (852 S.)

6. Gasparis Taliacotii Bononiensis philosophi et medici praeclarissimi, theoricam ordinariam et anatomen in gymnasio Bononiensi publice profitentis. de curtorum chirurgia per insitionem libri duo, in quibus omnia, quae ad hujus chirurgiae, narium scilicet, aurium ac labiorum per insitionem restaurandarum, cum theoricen tum practicen pertinere videntur, clarissima methodo cumulatissime declarantur. Additis cutis traducis, instrumentorum omnium atque deligationum iconibus et tabulis. Cum indice quadruplici, expeditissimo capitum singulorum, authorum, controversiarum, rerum denique et verborum memorabilium. Cum privilegiis Summi Pontificis, Caesareae Majestatis, Christianissimi regis Galliae, regis Hispaniarum, Senatus Veneti et aliorum principum. Venet. 1597 (Fol.).

Neue Ausgaben Frankfurt a. M. 1598 und Berlin 1831; letztere von Prof. e. o. Dr. Max Troschel, Dieffenbach gewidmet und von den zahlreichen Druckfehlern der früheren Ausgaben gereinigt. (Zur italienischen Methode vgl. E. Gurlt, Geschichte der Chir., 1898, II, S. 488—514.)

B. Lid-Plastik.

7. William Adams, Practical observations on Ectropium or the eversion of the eyelids, with the description of a new operation for the cure of that disease. London 1812.

8. C. H. Dzondi, Bildung eines neuen unteren Augenlids aus der Wange, Hufeland's Journ., Bd. 47, S. 99, 1818. (Dagegen können seine Ektropion-Operationen. Beitr. zur Vervollk. d. Heilk. I, 1816 [66—201 mit Tafel II] nicht als Plastiken angesehen werden.)

9. C. F. Graefe, Rhinoplastik, Berlin 1818, S. 8 und S. 15 und in Graefe u. Walther's Journ. II, S. 8.

10. Dieffenbach's Mitth. siehe oben, § 491 Nr. 2 u. 3.

11. J. C. G. Fricke, Die Bildung neuer Augenlider (Blepharoplastik) nach Zerstörungen und dadurch hervorgebrachten Auswärtswendungen derselben. mit 4 Steindrucktafeln. Hamburg, 1829, 8°. — Der Name Blepharoplastik (Blepharoplastice, von βλέφαρον, Lid, und πλαστική, Bildnerkunst,) ist nach Analogie von Rhinoplastik (C. F. Graefe 1818) gebildet.

11 a. Ed. Zeis (praktischer Arzt zu Dresden), Handbuch der plastischen Chirurgie. Berlin 1838, S. 348—399.

12. v. Ammon, Dr. Dieffenbach's neue Methode der Blepharoplastik, v. Ammon's Zeitschr. Bd. IV, S. 428. Ferner III, 235 u. V, S. 312.

13. Beck, Ueber Blepharoplastik, Ammon's Monatsschr. I, S. 24, 1838.

14. Ponfick, Ebenda, I, S. 59.

15. Burow, Zur Blepharoplastik. Ebendas. I, S. 57.

16. Dreyer, Nova blepharoplast. method., Vindobon. 1831. (Jäger's Verfahren.)

17. Carrons du Villards, Restauration des paupières, Gazette des hôp. 1836, No. 2.

18. Jobert, Blepharoplastik. Gaz. méd. de Paris, 1835, No. 26. (Schmidt's Jahrb. Bd. 13, S. 68.)

19. E. Graefe, Blepharoplastik, im encycl. Wörterbuch der med. Wissensch., 1830, Bd. V, S. 574.

20. Radius, Blepharoplastik, in Rust's Handb. der Chir. III, S. 97, 1830.

Ueber das ital. Verfahren der Lid-Bildung.

21. Paul Berger, Bulletins et mém. de la Soc. de Chir., N. S. T. VII. p. 203 17. mars 1880.

22. Hasket Derby, Ectropion of both lids. Blepharoplasty by the italian method, Americ. Journ. of ophth., 1885, II, 152.

23. Blepharoplastie par la méthode italienne modifiée (opération de Graefe). Par le Professeur de Lapersonne de Paris. (Beitr. z. Augenheilk., Festschrift Julius Hirschberg von seinen Schülern und Freunden ... überreicht. Leipzig 1905, S. 1—10.)
24. Lagrange, Blepharoplastie par la méthode italienne. Rév. gén. d'opht. 1905. S. 475.
24a. Valude, de la restauration des paupières, Archives d'opht. 1889. Bd. IX. S. 289 fgd.

25. v. Ammon, Zeitschr. f. Augenheilk. u. Chir., II, S. 140, 1839. (Kanthoplastik.)
26. Ph. v. Walther, Graefe u. Walther's Journ. d. Chir. u. Augenheilk., IX, S. 86. 1826. (Tarsorrhaphie.)
27. A. v. Graefe, in seinem Arch. III, 1, 248; 2, 303; IV, 2, 201 u. X, 2, 221.
28. F. Arlt, im Graefe-Saemisch, I. Aufl., III, S. 469—478, 1874.
29. E. Fuchs, Lehrb. I. Aufl. 1889, S. 785 u. 12. Aufl. 1910, S. 1003, 1005.
30. Die neuere Literatur siehe bei Elschnig-Czermak, Augenärztl. Op., 1908, I, 231 fgd. u. I, 147 fgd. —
31. De Vincentiis Saggio di blepharoplastice, Napoli 1883. (Photogr. Wiedergabe des Zustandes vor und nach der Operation, 39 Fig. auf 19 Tafeln.)

Einpflanzung ungestielter Haut-Lappen.

32. Dr. Wolfe, über Lidbildung u. W.'s Methode derselben, Centralbl. f. Augenheilk. 1880, Jan., S. 11, und englisch in Med. Times and Gaz., Febr. 1880. S. 215; ausführlicher in seinen clinical demonstr. of ophth. subjects. London 1884, S. 16—29.
33. Bock, Die Pfropfungen von Haut und Schleimhaut auf oculistischem Gebiet. Wien 1884.
34. Beitr. zur operat. Augenheilk. von Dr. H. Kuhnt, o. ö. Prof. d. A. in Jena. Jena 1883. (Ueber Lidbildung durch Uebertragung großer stielloser Haut-Lappen.
35. Von demselben: Ueber die Verwerthbarkeit der Bindehaut in der Augenheilk.. Wiesbaden 1898. (Ueber Lidbildung mittelst übertragener stielloser Haut-Lappen.
36. Inaug.-Diss. von Erich Seidel (Wagenmann), Jena 1907. (Von 13 Operationen waren elf erfolgreich. Gegen Czermak.)

Ueber Einpflanzung von Kaninchen-Augen in die menschliche Orbita:

37. Chibret, Révue génerale d'opht. 1885, Mai.
38. Lagrange, Ann. d'Ocul. Bd. 125, S. 161 u. Bd. 126, S. 369 u. Arch. d'Opht. XXV, S. 421, 1905.
39. Bonnefon, Arch. d'Opht. 1909, S. 784, und Heteroplastie orbitaire, Paris 1909.

Ueber Einpflanzung von Fettgewebe in die Orbita:

40. Lauber, Zeitschr. f. Augenheilk. 1910, XXIII, S. 5 u. Centralbl. f. Augenheilk. 1910, S. 342.

§ 493. Die Schiel-Operation

ist, nächst der Lid-Bildung, die zweite Ruhmes-That des uns jetzt beschäftigenden Zeit-Alters, der ersten Hälfte des 19. Jahrhunderts.

Die Vor-Geschichte der Schiel-Operation haben wir bereits kennen gelernt (XIV, S. 310): Der gescheute Schwindler Taylor hatte um das Jahr 1750 sich damit gebrüstet, das Schielen durch Muskelzerschneidung zu heilen; dass er die Operation jemals ausgeführt, ist unerweislich und ganz unwahrscheinlich. Sein Gedanken stieß nur auf Spott und Hohn bei den ernsthaften Chirurgen seiner Epoche. Die Geister waren noch nicht vorbereitet.

Erst als die wissenschaftliche Orthopädie durch den genialen Jacques Delpech, Prof. der Chirurgie zu Montpellier, eingeleitet und durch den nicht minder genialen Louis Stromeyer, damals Lehrer an der chirurgischen Schule zu Hannover, ausgebildet worden; als man sich gewöhnt hatte, den seit Jahrtausenden bekannten, aber stets so gut wie unheilbar gebliebenen Klumpfuß mittelst der Durchschneidung der Achilles-Sehne und einer passenden Nachbehandlung, sowie ähnliche Verkrümmungen in ähnlicher Weise, regelmäßig und sicher zu heilen: erst da war die Zeit gekommen, auch auf das Schiel-Auge, das gleichfalls schon seit den Zeiten der Hippokratiker in den ärztlichen Schriften erwähnt und erörtert wird, ohne daß eine regelmäßige und sichere Heilung bekannt geworden wäre, in zarter Abänderung des Verfahrens, den heilenden Muskel- und Sehnenschnitt anzuwenden.

J. Delpech,

geboren zu Toulouse 1772, ermordet am 28. Oktober 1832, von einem Patienten, den er an Varicocele operirt hatte. Sein Werk de l'orthomorphie, 2 Bände mit Atlas, erschien 1828—1829. Seine erste Durchschneidung der Achilles-Sehne[1]) fiel in das Jahr 1816.

L. Stromeyer,

geboren 1804 zu Hannover, seit 1829 Lehrer an der chirurgischen Schule zu Hannover, 1838—1841 Prof. der Chirurgie zu Erlangen, 1841 zu München, 1842 zu Freiburg, 1848 zu Kiel, seit 1854 Generalstabsarzt der hannoverischen Armee, bis 1867; 1870 und 1871 Generalarzt und consultirender Chirurg beim 3. Armee-Korps. Wenige Monate nach seinem 50jährigen Doktor-Jubiläum ist er am 15. Juni 1876 verstorben. Schon 1833 hat er seinen ersten Aufsatz über Durchschneidung der Achilles-Sehne in Rust's Magazin veröffentlicht.

Die Wirkungsweise der Sehnendurchschneidung erklärte Delpech rein mechanisch; durch Zwischenheilung eines Sehnenstücks sei der Ansatz des Muskels verlängert. Stromeyer hingegen nahm einen mehr dynamischen, der Starrheit des Muskels entgegen wirkenden und die krampfhafte Spannung hebenden Einfluss der Operation an. (Am Auge fand Böhm nach der Schiel-Operation kein Zwischenstück, sondern Rückwärtslagerung des Ansatzes.)

Louis Stromeyer war es, der 1838 (in seinen »Beiträgen zur operativen Orthopädik oder Erfahrungen über die subcutane Durchschneidung verkürzter Muskeln und deren Sehnen,« S. 22) die Heilung des Schielens durch Muskeldurchschneidung empfohlen und an der Leiche die Operation versucht hat.

»Einen glänzenden Erfolg verspreche ich mir von der Muskeldurchschneidung bei schielenden Augen, einer Operation, die für den geübten Augenarzt keine Schwierigkeiten haben kann. Nach Versuchen an Leichen würde ich bei Strabismus convergens spastischer Natur folgendes Verfahren empfehlen. Man läßt das gesunde Auge schließen und befiehlt dem Kranken, das Auge so weit als

1) Sie hatte Vorläufer in Thilenius aus Hessen 1784 und Jo. Fr. Sartorius 1806.

möglich zu abduciren. Man setzt alsdann einen feinen Doppelhaken in die Conjunctiva an der inneren Grenze des Bulbus; diesen übergibt man einem geschickten Gehülfen, der damit das Auge nach außen zieht. Alsdann hebt man die Conjunctiva mit einer Pincette auf und durchschneidet sie mit der Spitze eines Staarmessers durch einen Vertikalschnitt, der die Orbita neben der inneren Seite des Bulbus öffnet. Jetzt wird der Augapfel noch etwas weiter abducirt, wodurch der Musculus rectus internus sogleich zum Vorschein kommt. Man schiebt eine feine Sonde unter und durchschneidet ihn mit einer gebogenen Scheere oder mit demselben Messer, womit man den Schnitt durch die Conjunctiva machte. Nach der Operation kalte Umschläge und eine Dosis Opium. Das gesunde Auge müßte dann später längere Zeit geschlossen erhalten werden, damit durch Uebung des operirten die natürliche Muskelbewegung sich wieder einstellte. Dass der durchschnittene Muskel vom Krampfe befreit werden und seine Function wieder erlangen würde, ist nach den vorliegenden Erfahrungen an andern Muskeln gar nicht zu bezweifeln, und die Operation kann kaum verletzender auf das Auge wirken, als manche Exstirpation von Balggeschwülsten aus der Orbita, die ja so selten dem Auge gefährlich wird« [1]).

Am 26. Oktober des folgenden Jahres (1839) hat dann JOHANN FRIEDRICH DIEFFENBACH zu Berlin STROMEYER's Plan ausgeführt, die Schiel-Operation am Lebenden mit Erfolg verrichtet; er hat sie erst zögernd und selten, dann mit Begeisterung und häufig wiederholt, so dass er im Juni 1840 schon über dreihundert Fälle berichten und genaue Regeln der Ausführung aufstellen konnte: so hat er die Schiel-Operation in die Chirurgie der civilisirten Welt eingeführt und eine Welt-Literatur über diesen Gegenstand hervorgerufen. »Die Erfindung der Schiel-Operation würde allein genügen, seinen Namen unsterblich zu machen«, sagt A. VON GRAEFE 1853. (Deutsche Klinik, 1853, S. 387 fgd.)

DIEFFENBACH's Veröffentlichungen über Schiel-Operation.

1. Medizinische Zeitung, herausgegeben von dem Verein für Heilkunde in Preußen, 8. Jahrg., No. 46 [2]), Berlin den 13. November 1839, S. 227.

Ueber die Heilung des angeborenen Schielens mittelst Durchschneidung des inneren geraden Augenmuskels.

Eine von mir wegen Strabismus convergens unternommene Durchschneidung des inneren geraden Augenmuskels hat einen vollkommen günstigen Erfolg gehabt. Herr Geh. Rath JÜNGKEN, welcher den von mir Operierten sah, war nicht wenig über den Erfolg dieser Operation erfreut. Der Schielende war ein Knabe von

---

1) A. BONNET in Lyon hat 1841 ausdrücklich hervorgehoben (sect. tend., p. XXIV), dass die Schiel-Operation nicht einfach von selber aus den früheren Muskeldurchschneidungen sich ergab, sondern wirkliche Neufunde benöthigte. — STROMEYER selber hat gegen den Schluß seines langen Lebens (1875, Erinnerungen, II, S. 93) ganz bescheiden erklärt: »Ich verdankte die Idee (zur Empfehlung der Schiel-Operation) meinen Forschungen über die Ursachen der Verkrümmung an andren Körpertheilen.«

2) DIEFFENBACH hat in seinem Hauptwerk (4), No. 45 gedruckt, — so ist die No. 45 in die Literatur übergegangen.

7 Jahren. Das Auge war stark in den inneren Augenwinkel hineingezogen und dadurch eine bedeutende Entstellung hervorgebracht. Die Operation machte ich auf folgende Weise: der Kopf des Kindes war gegen die Brust eines Assistenten gelehnt; ein anderer Gehülfe zog mit einem Haken das obere Augenlid in die Höhe und mit einem zweiten Haken das untere herab, so dass die Augenlidspalte stark erweitert war. Hierauf führte ich einen dritten Haken durch die Conjunctiva im innern Augenwinkel und in ziemlicher Tiefe durch das darunter liegende Zellgewebe: diesen Haken übergab ich einem dritten Gehülfen. Dann setzte ich ein feines Doppelhäkchen in die Sclerotica im innern Augenwinkel, welches ich mit der linken Hand hielt, und zog den Bulbus nach außen hinüber. Hierauf incidirte ich die Conjunctiva dicht am Bulbus, wo sie sich in den inneren Augenwinkel fortsetzt, und präparirte, tiefer eindringend, das Zellgewebe vom Augapfel, worauf ich den Muskel mit einer feinen Augenscheere dicht am Bulbus durchschnitt. Letzterer fuhr, wie von einem elektrischen Schlage getroffen, plötzlich durch den äußeren geraden Augenmuskel angezogen, nach außen, und stellte sich dann augenblicklich gerade, so dass in der Stellung beider Augen kein Unterschied mehr vorhanden war.

Die Blutung bei der Operation war nur unbedeutend; indeß beträchtlich genug, um bei derselben zu geniren. Die Nachbehandlung bestand in kalten Umschlägen; Entzündung des Augapfels stellte sich später nicht ein, und binnen 8 Tagen war die Heilung vollendet. — Herrn Dr. Böhm statte ich meinen Dank für die große Sorgfalt, welche er dem Knaben nach der Operation bewies, ab.

Stromeyer, in seiner schönen Schrift über die subcutane Orthopädie, spricht sich nach dem von ihm an Leichen angestellten Untersuchungen für die Möglichkeit der Durchschneidung des inneren geraden Augenmuskels als Heilmittel beim Schielen aus; am Lebenden ist diese Operation aber bis jetzt noch nicht gemacht worden. Hoffentlich wird sie einen Platz in der Augenheilkunde einnehmen[1]). Dieffenbach.

2. u. 3. Dieselbe Zeitung, 1840, No. 6 u. 7, vom 5. und vom 12. Februar, bringt je einen Fall von Schiel-Operation.

4. Wochenschrift für die gesamte Heilkunde . . ., herausgegeben von Dr. J. L. Casper . . ., ord. Prof. der Heilkunde an der Friedrich-Willhelms-Universität zu Berlin, 1840, No. 27, den 4. Juli 1840, S. 425—432.

Vorläufige Bemerkungen über die Operation des Schielens. Mitgetheilt von Geh. Med.-Rath Prof. Dr. Dieffenbach in Berlin.

»Seit meinen ersten Mittheilungen über die Operation des Schielens in der med. Vereins-Zeitung für Preußen hat dieselbe einen Umfang und eine Bedeutung gewonnen, welche ich damals noch nicht ahnte. Ueber dreihundert schielende Augen sind binnen wenigen Monaten von mir operirt worden, und sowohl hier in Berlin als in andern Städten und Ländern hat die Operation bereits häufig Nachahmung gefunden.

Ausführliche Rechenschaft über meine Beobachtungen werde ich in einer eignen, nächstens erscheinenden Schrift, welche sämtliche Fälle enthält, geben: hier aber nur zuerst eine kurze allgemeine Uebersicht liefern. . . . Möge Stromeyer's schöne Idee die verdiente Anerkennung finden.« (Diese Abhandlung enthält schon den stumpfen Muskelhaken und ferner die Faden-Operation gegen Secundär-Divergenz.)

1) Böhm (Schielen und Sehnenschnitt, 1845, Vorrede) versichert, dass der junge Mann 6 Jahre nach der Operation einen für die Entfernung von etwa 9 Zoll richtigen Blick zeigte.

5. Comptes rendus hebd. des séances de l'Acad. des sciences X, S. 200 und S. 837, Paris 1840.

a) J'ai fait trois fois cette opération avec un complet succès . . . Sitzung vom 3. Februar 1840.

b) . . . aujourd'hui je compte deux cent dix-huit opérés . . . Sitzung vom 25. Mai 1840.

6. Caspers Wochenschrift 1841, No. 36. Heilung der geringen Grade des Schielens ohne Muskeldurchschneidung. (Ausschneidung einer Bindehautfalte, Aetzung der Bindehaut.)

7. Das Schielen und die Heilung desselben durch die Operation. Von J. F. Dieffenbach[1], Berlin, Albert Förster, 1842. Mit 3 Tafeln-Abbildungen. (220 S., Oktober 1841 vollendet. Vgl. S. 22.

»Ich habe mich dieser Arbeit mit Lust und Liebe unterzogen und sie nur nach meinen eignen Beobachtungen (1200 Operationen) geschrieben. Dass meine Schrift von Mängeln frei sei, bilde ich mir keineswegs ein . . . Die Schuld aber trifft mich nicht allein, sondern das kindliche Alter der Operation, welches soeben erst ihr drittes Lebensjahr antritt. Nach 30 Jahren wird man vielleicht mitleidig auf diese und der Zeitgenossen erste Versuche[2] herabblicken. Dass diese Operation wieder untergehen werde, ist nicht zu befürchten, trotz der entschiedenen Abneigung einiger berühmten Männer[3]) gegen dieselbe: es hat vielmehr dieser partielle Widerspruch das Gute, von der übertriebenen Ausübung der Operation abzuhalten, wozu wissenschaftlicher Eifer bei dem Reiz der Neuheit . . . leicht fortreißen könnte.«

Das Schielen bewirkt starke Entstellung. Das Bewußtsein davon macht die Schielenden scheu und mißtrauisch. Die allgemeinste Art der Sehstörung beim Schielen ist das Undeutlichsehen. Das schielende Auge scheint beim Sehen in einem schlummerähnlichen Zustand[4]) sich zu befinden.

---

1) Die einfache Unterschrift verdient Beachtung.

2) Doch möchte ich dieselben nicht mit Herrn Kollegen Landolt (§ 106. 1905) »als die ersten Versuche der groben Chirurgie« bezeichnen. Dieffenbach (bezw. Velpeau, von dem dort die Rede ist,) haben vielleicht besser operirt, als wir. Aber die Lehre von der sekundären Divergenz ruhte noch im Schooße der Zeiten. Als Kinderzeit der Operation hat Dieffenbach selber jene Epoche bezeichnet. — Wir wollen die Fehl-Folgen der ersten Operationen nicht über- und die unsrigen nicht unterschätzen. Wie viele Secundär-Divergenzen nach Operationen von A. von Graefe und von den besten Operateuren unsrer Tage in Europa und Amerika habe ich selber beobachtet!

3) Jüngken hat August 1842, in der 3. Aufl. seiner Augenkr., der Schiel-Operation mit keiner Silbe gedacht. — Als ich 1869 einen Knaben durch Operation vom Schielen befreit hatte, hörte ich, dass »der Herr Geheimrath ebenso erfreut wie überrascht gewesen wäre«, von des Operierten Vater, — der nachträglich als Pförtner Jüngken's sich entpuppte.

4) Dies ist eine alte, recht gute Bezeichnung, die bei der heutigen Uebungs-Behandlung des Schielens (Centralbl. f. Augenheilk. 1911. S. 605) gar wohl erwähnt zu werden verdiente.

Doppeltsehen findet sich etwa in $^1/_3$ der Fälle; es soll im Beginn des gewöhnlichen Schielens immer vorhanden sein; mitunter hat es sich noch nach der Operation, für einige Zeit, eingestellt. Bei geringeren Graden des Schielens kann das Auge in den entgegengesetzten Winkel gedreht, bei starkem Schielen nur wenig aus seinem Versteck hervorgewendet werden. Bei organischer Verkürzung des Muskels oder Lähmung des Gegenspanners wird es nicht von der Stelle bewegt, — ein Zustand, den man früher Luscitas[1]) nannte.

»Das Schielen ist gewöhnlich ein erworbenes Uebel, und meistens disponirt das Kindesalter dazu. Es hat einer langen und sorgfältigen Beobachtung von mir bedurft, um mich zu überzeugen, dass es ein wirklich angeborenes Schielen gebe. Der Blick eines ganz kleinen Kindes ist eigentlich kein Blick, sondern ein bewußtloses Entgegenrollen des Blickes zum Gegenstand. Erst nach den ersten Lebensmonaten habe ich einige Mal wirkliches Schielen beobachtet, doch auch dieses verschwand meistens wieder . . . Das sogenannte angeborene Schielen ist gewöhnlich ein im zartesten Kindesalter erworbenes.«

Unter allen Theorien über die nächste Ursache des Schielens dürfte die von Rossi[2]) (fehlerhafter Bau der Orbita und also fehlerhafte Insertion der Augenmuskeln) die ungenügendste sein. Die Veränderungen der Orbita sind die Folgen des Schielens.

Die häufigsten Ursachen des Schielens sind örtliche Trübungen der Hornhaut u. dgl. Sehr häufig ist das Schielen eine Folge der durch irgend einen entzündlichen oder spastischen Zustand der Bewegungs-Muskeln des Auges veranlassten Störung ihres Gleichgewichts. — Das Schielen ist entweder monoculär oder binoculär; nach innen, nach außen, nach oben, nach unten, nach innen oben, mit parallelen Sehachsen . . . Den dritten Grad des inneren nennen wir denjenigen, wo nichts mehr von der Lederhaut im inneren Augenwinkel sichtbar ist. Die erste und einfachste Wirkung jedes der geraden Augenmuskeln ist, den Augapfel willkürlich nach seiner Seite hin zu ziehen; die der beiden schiefen, unwillkürlichen Raddrehungen zu bewirken[3]). Außerdem kann combinirte Wirkung zweier Muskeln stattfinden.

---

1) Vgl. XII, S. 113.

2) Mém. de l'Ac. R. des sc. de Turin, Bd. 34; Journ. d. Chir. u. Augenheilk. Bd. 15, S. 169. Prof. Rossi hat mehrere Leichen erwachsener Personen, die an Schielen gelitten, untersucht. — Aber 1897 hat Prof. Schnabel in Wien diese Anschauung wieder vertheidigt: »Der Strabismus ist eine Anomalie der Stellung und nicht eine Anomalie der Bewegung, wie ich meinen Schülern seit mehr als einem Jahrzehnt sage. Hätten wir eine gute anatomische Beschreibung des Orbital-Inhalts der Schielenden, so würden wir vielleicht im Stande sein, die Besonderheit des Baues genauer zu bezeichnen, welche dem Strabismus zu Grunde liegt.« (Wiener klin. Wochenschr. 1897, No. 47.)

3) So schon bei Galen, nur dass von Unwillkürlichkeit der Raddrehung nicht die Rede ist. Vgl. § 149.

»Geschichte der Schieloperation.

Es sind soeben zwei Jahre verflossen, als mir die Freude zu Theil wurde, die erste Operation an einem schielenden Auge mit Erfolg zu machen. Es war der 26. Oktober 1839, Nachmittags 3 Uhr, als ich dieselbe, von den Doktoren Böhm, Holthoff, Reiche, Graf, Bylandt, Völker, Berend und Herrn Hildebrandt unterstützt, unternahm. Es war ein Knabe von 7 Jahren, welcher nach innen schielte. (Vereinszeitung, 1839).

Ich gestehe, dass das Gelingen dieser ersten Schieloperation die größte wissenschaftliche Genugthuung war, welche mir jemals in meinem Leben zu Theil geworden ist, da mir die Wichtigkeit einer Operation zur Hebung eines der unangenehmsten Gebrechen deutlich in ihrem ganzen Umfange vor Augen schwebte. Mit einer in der Wissenschaft fast unerhörten Eile, mit der Geschwindigkeit einer politischen Nachricht verbreitete sich die Kunde von der Schieloperation über die ganze zivilisirte Erde, und bald erschallten alle öffentlichen Blätter Deutschlands, Frankreichs, Amerikas u. s. w. von den zu hunderten unternommenen Operationen. Waren es nicht öffentliche Blätter, so waren es meine klinischen Zuhörer, welche als Ärzte diese neue Operation über Länder und Meere trugen und wieder überall Nachahmer fanden.

War mir auf der einen Seite der Gedanke, eine neue, interessante, segensreiche, für tausende von entstellten Menschen beglückende Operation in den Kreis der Chirurgie gezogen zu haben, eine innere Befriedigung und hoher Genuss, fühlte ich mich durch den Beifall und die Nachahmung ausgezeichneter Ärzte erfreut, erkannte ich mich durch ihre Theilnahme zu neuen Forschungen angefeuert; so hatte diese neue Operation doch bald das Schicksal von allem Neuen, dass sie bald für eine Täuschung, bald für etwas Verderbenbringendes gehalten wurde. Alles, was man indessen für und wider dieselbe dachte und schrieb, diente nur zur genaueren Erforschung des Gegenstandes. War auf der einen Seite die Zahl derer, welche die Möglichkeit der Operation überhaupt bezweifelten, sehr groß; so war die Anzahl derer nicht geringer, welche theils das Auge nach der Durchschneidung des Muskels an seinem alten Orte verharren, und wieder andere, welche es nach der Operation plötzlich in den entgegengesetzten Winkel springen ließen.

Es lag indessen im Interesse der Wahrheit und der Wissenschaft, über die Resultate meiner bei Schielenden unternommenen Operationen, von ihrem ersten Beginn bis in die späteren Zeiten, dem ehrwürdigen Institut de France, welches einer jeden neuen Entdeckung oder Erfindung seine Aufmerksamkeit widmet, von Zeit zu Zeit Bericht zu erstatten. Nicht selten war seitdem die gedachte Operation der Gegenstand langer wissenschaftlicher Unterhaltungen in den Sitzungen des Instituts, dem bald darauf von allen Seiten die Mittheilungen französischer Wunderärzte zukamen, welche diese Operation nun auch auszuüben anfingen.

Nachdem die Schieloperation sich binnen Kurzem Bahn gebrochen, erhoben sich überall, besonders in Belgien und Frankreich, Prioritäts-Prätendenten dieser Operation. Einige bedauerten, ihre Erfindungen unglücklicherweise nicht bekannt gemacht zu haben; andere hatten die Beschreibung ihrer Entdeckung zur öffentlichen Bekanntmachung abgesendet, jedoch ein Unfall hatte die Manuscripte verloren gehen lassen; noch andere schickten Gensoul auf Reisen nach Berlin, um mir das Geheimnis der Schieloperation mitzutheilen; und dergleichen Abentheuer könnte ich noch viele anführen, wenn sie interessirten.

Die Ehre, die erste Idee der Operation des Schielens angegeben zu haben, verdanken wir STROMEYER, welcher in seiner Schrift (Beiträge zur operativen Orthopädie, Hannover 1838) sagt, dass er die Schieloperation, nach seinen an Leichen angestellten Versuchen, durch Muskeldurchschneidung für möglich halte, und hierzu ein Verfahren beschreibt, welches ihm als das geeignetste erscheint. PAULI's erster Versuch konnte keinen Erfolg haben, da derselbe nicht vollendet, und nur die Conjunctiva verwundet wurde.

So wie die Chirurgen aller Länder nach der immer mehr zunehmenden Anerkennung der Schieloperation in ihrer Ausübung miteinander wetteiferten, und selbst Nichtchirurgen sich herbeiließen, es jenen gleich zu thun, dass es bald zum guten Ton zu gehören anfing, ein Schielauge grade zu stellen; so beeiferten sich auf der anderen Seite viele Schriftsteller, in größeren Monographien oder Journalaufsätzen die Operation des Schielens wissenschaftlich zu bearbeiten. Ich nenne hier nur die Schriften von VON AMMON, VERHAEGE und PHILLIPS; in ihnen findet man unseren Gegenstand mit Umsicht und Sachkenntniß abgehandelt. PHILLIPS Werk ist eine Darstellung aller tenotomischen Operationen; auf eine geistvolle Weise finden wir darin auch den Strabismus abgehandelt, und seine historischen Data über die Schicksale dieser und anderer orthopädischen Operationen, besonders in Frankreich, geben dem Werke nicht bloß einen wissenschaftlichen Wert, sondern machen es auch zu einer höchst interessanten Lectüre.

Wenn ich nun die Namen der Wunderärzte, welche die Resultate ihrer Schieloperationen in Journalaufsätzen oder eigenen Schriften niederlegten, nicht angebe, so mögen dieselben mir diese mangelnde Vollständigkeit hier verzeihen: ihre Zahl ist zu groß, und da mir nicht alle Namen und Schriften bekannt geworden sind, so hätte ich doch beim besten Willen unvollständig bleiben müssen. In England war FRANZ der erste, welcher vor allen anderen viele Schielende nach meiner Methode operirte; ihm folgte LUCAS, und Beiden wieder die große Zahl der englischen Wunderärzte.

Aus eben demselben Grunde führe ich auch bei der Beschreibung der Schieloperation keine fremde Methoden an. Bei der großen Anzahl der jetzt schon existirenden hätte ich diese Schrift über Gebühr vergrößern müssen; auch ist dies schon deshalb überflüssig, weil PHILLIPS eine beträchtliche Anzahl derselben genau beschrieben hat.

Was meine eigene Methode betrifft, so ist es dieselbe, welche mir als die leichteste und zweckmäßigste erschienen ist. Mit geringen Modificationen und einigen Vereinfachungen habe ich sie von Anfang an bis jetzt ausgeübt.« . . .

Die Heilung des Schielens durch bloße Augen-Gymnastik grenzt an ein Wunder[1]). Es giebt neben den Schielbrillen wohl kein zweites Beispiel in

[1]) Auch darin haben sich die Ansichten etwas geändert. Vgl. BÖHM's Monogr. vom Jahre 1845, die alsbald besprochen werden soll, ferner SCHWEIGGER's klin. Untersuch. über das Schielen, 1881, S. 113 fgd., und besonders Manuel du strabisme par E. JAVAL, Paris 1896, (S. 64): »Man kann hoffen, ein 8jähr. Kind, welches seit dem Alter von 4 Jahren schielte, durch Uebungen binnen vier Jahren zu heilen. Die meisten Schielenden sind aber nicht in der Lage, eine so lange und so mühsame Behandlung auszuhalten.« — In neuester Zeit hat man aber weit mehr erreicht durch planmäßige Uebung der Fusion. Vgl. Squint, by CLAUDE WORTH, London 1903; CRUSIUS, Centralbl. f. Augenheilk. 1911, S. 105; Traitement adjuvant du Strabisme, par F. TERRIEN et HUBERT, Paris 1912. (In den augenärztlichen Behandlungs-Zimmern werden besondere Schiel-Uebungs-Stunden für die schielenden Kinder eingerichtet.)

der Chirurgie, dass etwas völlig nutzloses, das noch dazu mit vielen Unbequemlichkeiten verbunden ist, sich Jahrhunderte lang erhalten habe: ein Beweis von der Lästigkeit dieses entstellenden Übels.

Bei sehr geringen Schielgraden ist die Muskeldurchschneidung nicht anzurathen, sondern Ätzen der Bindehaut mit Lapis im entgegengesetzten Augenwinkel, um Verdichtung der Bindehaut und Anregung des verlängerten Muskels zu erzielen; oder Ausschneidung eines Stücks der Bindehaut aus dem entgegengesetzten Augenwinkel. Das geringe Schielen ist ein permanenter Krampf des Muskels.

Zweck der Schiel-Operation ist Verbesserung des Sehvermögens und Hebung der Falsch-Stellung: sie kann da stattfinden, wo beides ohne Gefahr zu erreichen. Besonders da, wo ein Augenmuskel eine falsche Insertion hat oder dauernd verkürzt ist. Auch beim paralytischen Schielen, durch Durchschneidung des gesunden contrahirten Muskels und Ausschneidung der Bindehaut über dem gelähmten und durch Verkürzung des gelähmten.

Die Operation, die ganz genau beschrieben wird, ist jetzt schon erheblich einfacher. Durch den Muskelhaken wird der Muskel vom Augapfel abgezogen, der Muskel von der Lederhaut mittelst der Schere abgetrennt. Nun wird entweder die Sehne hart am Augapfel oder der Muskel-Bauch, 3—4''' von der Sehne entfernt, durchschnitten.

Nach der Beschreibung der Operation am inneren Muskel, folgt die am äußeren, am oberen, unteren, und den beiden schiefen. (Der obere schiefe wurde bei Einwärts-, der untere bei Auswärts-Schielen, zur Verstärkung der Wirkung durchschnitten!)

Die unterhäutige (subcutane) Durchschneidung (Guérin) ist nicht empfehlenswert. Bei 1200 Schiel-Operationen hat D. niemals profuse Eiterung beobachtet. Nach der Operation kann das Auge sich nach allen Richtungen bewegen. Blutungen, auch in das Zellgewebe, sind selten und leicht zu stillen. Nach der Operation werden kalte Umschläge angewendet, aber das Auge nicht verklebt, der Kranke in's Bett gelegt. War nicht völlige Gradstellung erreicht, so wird das gesunde Auge verbunden. Strenge Diät; natürlich bei einem bleichen, hysterischen Frauenzimmer weniger, als bei einem kräftigen Holzhauer. Selten sind Blutegel nothwendig, noch seltner der Aderlass. Entzündungen[1], gelegentlich auch mit Vortreibung des Augapfels, werden durch Abführungen, Blutegel, Eisumschläge bekämpft.

---

1) Als Assistent von Graefe's habe ich in einem Semester drei Fälle von schwerer Reaktion nach der Schiel-Operation mit zu behandeln gehabt; sie endigten günstig. In meiner eignen Praxis erlebte ich unter etwa zweitausend Schiel-Operationen einen Fall von oberflächlicher Lederhaut-Verschwärung, der aber ohne Folgen heilte. Vgl. Czermak-Elschnig I, 527. Vergl. ferner. Totale Vereiterung der Hornhaut nach einer Schiel-Operation von Dr. Robert Wirtz (in Stuttgart). Zeitschr. f. Augenheilk. Jan. 1910, XXIII, S. 55—57. (Auch Centralbl. f. Augenheilk. 1910. S. 338.)

»Bei der großen Anzahl der von mir, oft zu zehn bis zwanzig in einer Stunde, Operirten geschah es nicht selten, dass die Wohnungen der Kranken unbestimmt angegeben worden, und dass man dieselben nicht aufzufinden im Stande war; ohne Behandlung und ohne Zufälle genasen sie.«

Folgt die Erzählung eines Unglücksfalles, welcher der Schiel-Operation eine traurige Berühmtheit verliehen hat. Bei einer 30jährigen, (der bekannten, schriftstellernden Gräfin Ida Hahn-Hahn) trat, nachdem sie unfolgsam in der ersten Nacht viel gelesen und geschrieben, Entzündung ein und später von den Blutegel-Stichen aus, Erysipel der Lider, mit Ausgang in theilweise Trübung der Hornhaut (wohl Verlust des Auges).

Wundknöpfe trägt man ab, aber nicht zu früh. Die gelegentliche Verwandlung des nach innen schielenden Auges in ein nach außen schielendes Glotzauge ist immer ein beklagenswerthes Ereigniß. Stehen beide Augen nach außen, so sieht der Kranke nur mit dem einen, welches er durch Drehung des Kopfes dem Gegenstande zukehrt[1]). Der durchschnittene Muskel ist entweder gar nicht mit dem Augapfel in Verbindung getreten oder höchst unvortheilhaft, weit nach hinten.

Der durchschnittene Muskel vereinigt sich durch Zwischengewebe. Die abgetrennte Sehne wächst wieder an, nicht weit von der ursprünglichen Anheftung. DIEFFENBACH zieht die Muskel-Durchschneidung i. A. der Sehnen-Ablösung vor, aber die Muskel-Ausschneidung ist nur bei paralytischer Verlängerung des Muskels angezeigt.

1) Also Entzündung, sogar Verlust, Umschlag in das entgegengesetzte Schielen giebt DIEFFENBACH an. Diejenigen, welche behaupten, er hätte seine Mißerfolge verhehlt, haben — ihn nicht gelesen.

Ich selber habe noch eine Reihe alter »Dieffenbacher« beobachtet: im Anfang meiner Thätigkeit mehr, als später, — da sie ja den Zoll des Irdischen zahlen mussten. Im Jahre 1896 sah ich das 66jähr. Frl. E., die im 10. Lebensjahr von D. am Schielen operirt worden: es war angeblich seine dritte Schiel-Operation gewesen. Das rechte Auge ist operirt und steht ganz nach außen, (s. die Fig. 7,) so

Fig. 7.

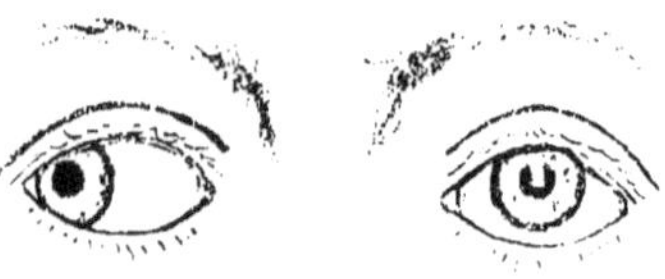

dass der Schläfen-Rand der Hornhaut den Schläfen-Winkel der Lidspalte berührt: das operirte Auge kann nicht über die Mittel-Linie nasenwärts bewegt werden. Beim Reflex-Versuch liegt das Spiegelbild auf dem Aequator nasenwärts, woselbst auch die Operations-Narbe deutlich sichtbar geblieben.

Fehlt[1]) ein Muskel, so wird der Gegenspanner durchschnitten, auf der andren Seite ein Stück Bindehaut ausgeschnitten, und während der Heilung der Augapfel mittelst eines Fadens nach der letzteren Seite gerichtet erhalten. Bifurkation des inneren Muskels hat D. einmal bei der Schiel-Operation gefunden, häufiger abnorme Anheftung und Entwicklung[2]).

Vom ersten bis fünften Lebensjahr ist die Schiel-Operation nicht zu empfehlen. Die Natur beseitigt das Übel bisweilen ganz allmählich. Die Erfolge der im höheren Lebensalter unternommenen Operation waren wider Erwarten ebenso günstig, als die bei jugendlichen Personen: der Muskel ist sehnig, der Gegenspanner hat aber die Elasticität behalten.

Soll man, bei starkem Einwärtsschielen, beide Augen zugleich operieren? Dieffenbach ist eher dagegen, nicht bloß aus Gründen der Vorsicht, sondern um die zweite Operation nach den Erfolgen der ersten modificiren zu können. Beim Strabismus concomitans[3]), dem abwechselnden Schielen, wobei die Augen in den entgegengesetzten Winkel gerollt werden können, hat öfters die Operation des einen Auges auch dem andern die natürliche Stellung verschafft.

Rückfall des Schielens nach derselben Seite kam verhältnißmäßig am häufigsten nach der Operation des Auswärtsschielens vor, gelegentlich auch nach der des Einwärts-Schielens. Ursache ist ungenügende Durchschneidung des Muskels u. a. Der sofort erzwungene Voll-Erfolg zog öfters ein späteres Schielen nach der entgegengesetzten Seite nach sich. Aber durch Nachbehandlung und Übung trat manchmal noch nach Monaten Normal-Stellung ein.

---

1) Durch mündliche Ueberlieferung kenne ich eine Anekdote aus der ersten Zeit der Schiel-Operation.

Der gelehrte Malgaigne erhält in der Concours-Prüfung von Velpeau die Frage: Was thun Sie, wenn sie bei der Schiel-Operation finden, dass der Muskel nicht vorhanden ist? Mit gerunzelter Stirn und gekreuzten Armen erwiderte M.: Mais, Monsieur, il existe; so dass V. erschrocken schwieg.

Natürlich, für die damalige Zeit hatte M. recht. Wenn durch Fehlen des äußeren Muskels Einwärtsschielen bestand, so fand der Wundarzt, der den inneren Muskel durchschneiden wollte, diesen sicher vor. Aber, wenn wir heutzutage den äußeren vorlagern wollten, könnte einmal dieser Versuch vergeblich sein.

Eine literarische Quelle dieser Anekdote zu finden, ist mir, auch mit Hilfe meiner französischen Freunde, nicht gelungen.

2) Vgl. »Erfolg einer seltnen Schiel-Operation nach 32 Jahren beobachtet«. Centralbl. f. Augenheilk. 1905, S. 335.

3) Kessler, der in unsrer Literatur die letzte große Abhandlung über Schielen vor der Einführung der Operation (in Rust's Chir., Bd. 15 S. 274, 1835) veröffentlicht hat, unterscheidet zwischen beweglichem Schielen, Strabismus concomitans, und unbeweglichem, Str. lusciosus. Der Ausdruck concomitans stammt von Joh. Müller. (Vergleichende Physiologie des Gesichtssinns, 1826, S. 217.) — Vgl. auch Strabismus und Luscitas, von Dr. Rigler, k. k. Oberfeldarzt in Wien, 1840, Ammon's Monatsschr., S. 542—564.

Die Wiederholung der Operation wegen Rückfall des Schielens ist schwieriger. Vor zu frühzeitiger Wiederholung ist zu warnen. Nur einmal ist nach Operation des Auswärts-Schielens (Durchschneidung beider äußern) ein Einwärts-Schielen beobachtet, und durch Durchschneidung der inneren gehoben worden. »Während man noch überall klagt, die Operation des Schielens sei unwirksam, möchte ich klagen, dass sie zu viel leiste, und das Auge sich auf die entgegengesetzte Seite wende. Die Erfahrungen der meisten Ärzte sind noch zu jung.« . . .

»Das Schielen nach außen in Folge der Operation des Schielens nach innen kann nun unmittelbar nach der Durchschneidung des inneren Muskels oder etwas später nach soeben beendigter Heilung oder viel später ganz allmählich eintreten. . . . Mit nicht geringer Bekümmerniß habe ich mehrere der schönsten Heilungen . . . nach $^1/_2$ Jahr mit einem nach außen zunehmenden Schielen wiedergesehen.« Die bloße Durchschneidung des äußeren hilft nicht, sondern eher die Operation gegen paralytisches Schielen; in den Fällen mit stärkerer Beweglichkeits-Beschränkung nur die Faden-Operation: durch den Sehnenstumpf des durchschnittenen äußeren Muskels wird ein Faden gezogen und der letztere mittelst Heftpflasters so auf der Nase befestigt, dass das Auge stark nach innen gerollt ist und für 8 Tage so bleibt.

Wenn ein Auge mit Leukom und innerer Pupillen-Bildung nach innen schielt, so kann die Schiel-Operation durch günstigere Stellung der Pupille die Sehkraft verbessern. (?)

Die Operation von Strabismus und Catarakt können zu verschiedenen Zeiten oder gleichzeitig gemacht werden. Ersteres ist wohl empfehlenswerther. D. macht darauf aufmerksam, wie gut das Bindehaut-Häkchen den Augapfel fixirt.

Der Nystagmus[1]) ist eine unwillkürliche Pendelbewegung eines oder beider Augäpfel, ein öfterer Begleiter des Schielens, besonders des inneren. Man[2]) nennt diesen Zustand auch das Zucken, nicht ganz bezeichnend. Bisweilen verwandeln sich die Hin- und Herschwingungen in halbrotirende, so dass die Schwingungsbahn einen Drittelkreis mit nach unten gerichteter Convexität beschreibt. Der Kurs der Bewegungen kann auch eine elliptische Gestalt haben, deren beide Spitzen den Augenwinkeln[3]) zugekehrt sind. Die Heilung des Nystagmus, er mag allein oder mit gleichzeitigem Schielen vorkommen, ist durch Muskelzerschneidung möglich.

1) Wie viel genauer ist D.'s Beschreibung, als die der gleichzeitigen Lehrbücher der Augenheilk., z. B. von JÜNGKEN, 1836, S. 891, und von ROSAS, 1830, II S. 418! Vgl. auch das encycl. Wörterb. der med. Wissensch., Berlin 1841. 25. Bd., S. 421. Besser war es bei MACKENZIE in seiner IV. Aufl., 1840, S. 291 (oscillation). — Nystagmus fehlt ganz in dem frz. Werk von CARRON DU VILLARDS, 1838. Vgl. übrigens unsren § 63.

2) D. h. JÜNGKEN, a. a. O.

3) »Muskeln«, wohl Druckfehler.

So schließt dies bedeutende und interessante Werk mit einem Irrthum, — der allerdings damals[1]) von den meisten Chirurgen getheilt wurde und 12 Jahre später von einem Schüler D.'s, Prof. Böhm, noch einmal in einer ausführlichen Sonderschrift vertheidigt worden ist.

8. Die ausführliche Abhandlung über Strabismus, welche Dieffenbach 2 Jahre später (1844) in dem encyklopaedischen Wörterbuch der med. Wissensch., herausg. von den Professoren der med. Fakultät zu Berlin (B. 32, S. 376 bis 470) geliefert, enthält dieselben Grundsätze, wie seine Sonderschrift.

9. Auch die Darstellung der Schiel-Operation in dem 2. Band seiner Chirurgie, der 1848, ein Jahr nach seinem Tode erschienen ist, bringt nichts Neues mehr, außer der Mittheilung, dass D. 3000 Schiel-Operationen verrichtet hat, und dass es nicht rathsam sei, die Operation vor dem 10. Lebensjahr vorzunehmen. Auch wurden hier die Verfahrungsweisen der andren Operateure angeführt.

Eine ungeheure Begeisterung entstand nach Dieffenbach's ersten Erfolgen. Man war überzeugt, nicht nur die Entstellung durch die Schiel-Operation zu heben, sondern auch die Sehkraft des Schiel-Auges erheblich zu verbessern. In Deutschland beschäftigten sich die besten Wund- und Augenärzte mit der Schiel-Operation, von Ammon, Baumgarten, Rüte, Ritterich. L'opération fait fureur à Paris, — heißt es in einem Berichte aus jener Zeit. (Cunier, Ann. d'Ocul. IV, S. 222, Febr. 1841.) Ebenso war es in Belgien. Die lebhaftesten Erörterungen über die Schiel-Operation fanden statt in der ärztlichen Gesellschaft zu Gent am 7. Juli und in der Akademie der Medizin zu Paris am 8. Dezember 1840. England, Italien, Amerika folgten. Die Schielenden drängten sich zur Operation, — zu Tausenden. Nicht bloß die durch ihr operatives Können befugten Schnitt-Ärzte durchtrennten die Augenmuskeln und ihre Sehnen, — jeder praktische Arzt wollte es ausführen, wie jeder Schauspieler einmal den Hamlet spielen möchte.

»Mit einer in der Wissenschaft fast unerhörten Eile verbreitete sich die Kunde von der Schiel-Operation über die ganze civilisirte Erde und bald erschallten alle öffentlichen Blätter Deutschlands, Frankreichs, Amerikas u. s. w. von den zu Hunderten unternommenen Operationen.«

In der That konnte im Jahre 1841 Bonnet in Lyon auf 300, Martins zu Rio de Janeiro auf 82, Cunier in Brüssel auf 600, Guthrie (der Sohn) in London auf 340 Operationen hinweisen.

Aber bald machte sich neben dem warmen Strom der Begeisterung eine kalte Unterströmung der Kritik bemerkbar. Dieffenbach selber hat, wie wir gesehen, die Misserfolge nicht verhehlt; aber eine genauere Statistik nicht geliefert: vielleicht schien ihm die Zeit dazu noch nicht gekommen. Weder die begeisterten Berichte seines Schülers Philipps[2]) aus Lüttich, der

1) Sogar 1853 noch von A. von Graefe! (Deutsche Klinik, No. 53.)

2) Später veröffentlichte er von 101 eignen Operationen 75 gute, 10 mittelmäßige Erfolge, 5 Nicht-Erfolge, 5 Umschläge in Auswärts-Schielen.

bei DIEFFENBACH nur glänzende Erfolge beobachtet haben wollte, noch die nüchternen des dänischen Augenarztes NATHAN GERSON MELCHIOR[1]) hatten das Richtige getroffen. MELCHIOR war 8 Tage (!) in Berlin geblieben, hatte 44 von DIEFFENBACH vor längerer oder kürzerer Zeit Operierte geprüft und 25 gute oder leidliche Erfolge gefunden, 9 Mal geringen Erfolg, 10 Mal keinen oder Verschlimmerung. DIEFFENBACH versicherte übrigens, dass er in andren Reihen viel weniger Mißerfolge gehabt, da er damals die Muskel-Ausschneidung probirte, die er bald wieder aufgab. FL. CUNIER, dem das Verdienst zukommt, von vornherein kritisch auf die Misserfolge hingewiesen zu haben, berichtet, dass er binnen zehn Monaten unter 169 Fällen 47 Rückfälle und bei andren 71 Operationen 11 Mißerfolge beobachtet hat. F. A. VON AMMON berichtet über 72 Schiel-Operationen, die theils von ihm, theils von ZEIS, BAUMGARTEN und WARNATZ zu Dresden verrichtet worden: 45 hatten einen durchaus befriedigenden Erfolg, 13 einen weniger guten, 14 gar keinen; 1 Mal trat heftige Entzündung ein, die jedoch bald beseitigt wurde: keine Operation hat Schaden gebracht, zwei Fälle ausgenommen, wo Einwärts- in Auswärts-Schielen verwandelt wurde. BAUMGARTEN giebt an, dass von 60 schielenden Augen, die er durch den Muskelschnitt behandelte, 36 vollkommen geheilt, 19 wesentlich verbessert, 2 dagegen (durch Umschlag) verschlimmert wurden; in 3 Fällen blieb das Schielen nach wie vor. RÜTE berichtet über 64 Schiel-Operationen; 45 hatten Erfolg, 5 keinen, in 14 trat Rückfall ein. F. ARLT, damals in Prag, hat von 58 Schiel-Operirten 43 geheilt, 10 gebessert und 5 ohne Erfolg entlassen.

So schlimm, wie mancher, der nur die heutige Tages-Literatur kennt, es sich vorstellen möchte, war es also doch nicht gewesen. Freilich, die spät (nach 10 und selbst 20 Jahren hervortretenden) Secundär-Divergenzen konnten in der Jugend-Zeit der Schiel-Operation noch nicht zur Beobachtung gelangt sein.

Die erwähnten Zahlen rühren übrigens von den besten Operateuren her. Andre, weniger geübte und weniger geschickte, hatten doch wohl viel schlechtere Erfolge. LAQUEUR nimmt an, dass damals in 25—30 % der angestrebte Zweck der Operation nicht erreicht, in einer nicht unbeträchtlichen Quote der Zustand der Kranken verschlimmert wurde. Nach kurzer Blüthezeit schien der Fortbestand der Operation fast in Frage gestellt.

Da trat AMÉDÉE BONNET[2]), Prof. und Wundarzt am Hôtel-Dieu zu Lyon, in die Schranken und hat die Schiel-Operation auf eine neue und sichrere Grundlage gestellt. Im Februar 1841 legte er dem Institut de France seine

1) (1811—1872), Augenarzt in Kopenhagen.

2) 1802—1858. Er ist einer der beiden Erfinder der Enucleation. Vgl. unsre §§ 369 u. 497.

Funde vor. Er beschreibt die Kapsel, in welcher der Augapfel wie die Eichel in ihrem Napf liegt[1]). Ungenügende Wirkung der Schiel-Operation erfolgt, wenn man die Kapsel zu wenig lockert; wenn zu stark, tritt übermäßige Wirkung und Umschlag ein.

Cunier[2]) zu Brüssel vertheidigte sehr energisch die von ihm geübte Vernähung der Bindehaut-Wunde[3]) beim Einwärts-Schielen, weil dadurch das hässliche Einsinken der Thränen-Karunkel und das Klaffen der Lidspalte vermieden würde. Jules Guérin in Paris, der schon 1840[4]) seine subcutane Operation empfohlen, erzielte (seit September 1841) durch die Faden-Operation Heilung der von Andren bewirkten Sekundär-Divergenz (Strabisme consécutif)[5]).

Guérin's Resultate wurden angezweifelt und, obwohl die auf seinen Antrag eingesetzte Kommission (Blandin, P. Dubois, Jobert, Louis, Boyer und Serres, unter dem Vorsitz von Orfila), welche 1844 Guérin's Operationen beiwohnte und die Operierten längere Zeit verfolgte, ihm eine glänzende Rechtfertigung zu Theil werden ließ, obwohl im Jahre 1845 in Berlin die gründliche Monographie L. Böhm's erschien, die sich auf 400 eigne Operationen stützte und nur die Abtrennung der Sehne als Schiel-Operation empfahl; so war doch das Misstrauen[6]) gegen die Operation nicht überwunden.

»Die meisten Wundärzte operiren heutzutage«, schrieb F. Cunier[7]) 1849, »nur wenn sie gewissermaßen dazu gezwungen werden; die Kranken kommen nur dann und wann, nur selten bewogen durch ein gutes Ergebniß, das ihnen bekannt geworden.«

Es bedurfte des Genies und sagen wir auch, der Persönlichkeit eines Albrecht von Graefe, um die Schiel-Operation wieder zu Ehren zu bringen. Am 27. Juni 1853, in der Sitzung der Gesellschaft für wissenschaftliche Medizin zu Berlin, gab der damals erst 25jährige Reformator der Augenheilkunde

---

1) Den Augenärzten bequemer zugänglich in Ann. d'Ocul. V, S. 27, 1841. Vgl. sein Werk Sect. tendin., auf das wir bald zurückkommen.

2) Ann. d'Ocul. III, S. 122, V, 135, 200, 266, V, 95.

3) Ann. d'Ocul. Bd. VI, S. 49; Bd. IX, S. 30.

4) Nouveau procédé pour la section sous-conjonctivale des muscles de l'œil dans le traitement du strabisme, Lettre adressée à l'Acad. r. des Sciences, le 26. oct. 1840, par M. le docteur Jules Guérin. Ann. d'Ocul. Bd. IV, S. 96, Okt. 1840. Ferner Gaz. méd. de Paris 1841, No. 45 u. Ann. d'Ocul. Ier Vol. suppl., S. 277. (171 Operationen.)

5) Gaz. méd. de Paris 1841, No. 48 (vom 27. Nov.) u. Ann. d'Ocul. Ier Vol. suppl. S. 312. Ann. d'Ocul. Bd. 21, S. 75 flgd., 143 flgd., 1849. Vgl. Ann. d'Ocul. Bd. IX, S. 44. 1873.

6) Dass aber »die Schiel-Operation durch unzweckmäßige Ausführung und Nachbehandlung für 20 Jahre in Misscredit gerathen« wäre, ist ein erheblicher Irrthum Gurlt's. (Biogr. Lex. VI, 83, 1888.)

7) Ann. d'Oc. XXI, S. 75. Laqueur schreibt die Worte irrthümlich Fallot zu, den er zum Bericht-Erstatter jener Kommission macht.

einen Bericht[1]) über Operation des Schielens und deren Nachbehandlung, worin der ehrliche Versuch, zu einer Dosirung der Schiel-Operation zu gelangen, besonders bemerkenswerth ist.

Der Vorsitzende (Körte) dankte dem Vortragenden, weil er eine Operation wieder zu Ehren bringe, die bei den meisten Ärzten so sehr in Misskredit gekommen sei.

Auf Antrag von Graefe's wurde zur Begutachtung dieser Operation eine Kommission erwählt (Wilms, Staberoh, Abarbanell, A.C. Neumann, Krieger[2]). Am 10. Juli 1854[3]) stellte A. v. Graefe einen jungen Mann vor, den er an Parese beider Interni durch Vorlagerung der Muskel bis an den Hornhautrand (mittelst Faden-Operation) geheilt hatte. (Die paretischen Muskel schienen übrigens anatomisch unverändert zu sein.)

Obwohl A. v. Graefe's Absicht, eine vollständige Monographie[4]) über Schielen und Schiel-Operation der Welt zu hinterlassen, durch seinen frühzeitigen Tod abgeschnitten wurde; so hat er doch durch umfassende Arbeiten und kürzere Mittheilungen die Lehre erheblich gefördert. Von bleibendem Werth[5]) ist die Verwerthung der Prismen zur Bestimmung der Ab- und Adduktions-Breiten, der Insufficienz-Versuch, die therapeutischen Leistungen. Schon der erste Band des Archiv's für Ophth. (I, 1, 82, 1854) brachte den Aufsatz über Doppelsehen nach Schiel-Operation und Incongruenz der Netzhäute.

Die große Abhandlung über den Mechanismus der Muskel-Rücklagerung und Vorlagerung[6]) (Arch. f. O. III, 1, S. 177—386, 1857) beschäftigt sich hauptsächlich mit den mechanischen Verhältnissen der Schiel-Operation.

Die Schiel-Operation hat die Aufgabe, die Wirkung des Muskels, dessen mittlere Länge zu kurz ist, zu verringern; die seines Antagonisten zu vergrößern, so dass an der Summe beider Beweglichkeiten nichts verloren geht. Nach Durchschneidung der Sehne stirbt das vordere Ende ab, die Muskellänge wird verringert. Folglich muss zur Schiel-Operation die Sehne hart an ihrer Scleral-Insertion abpräparirt werden. Es handelt sich

1) Deutsche Klinik, herausg. von Alexander Göschen, 1853, No. 35 (S. 387 bis 390), vom 27. August.

2) Während diese alle und der Vortragende längst in kühler Erde ruhen, weilt der Vorsitzende Körte noch heute (1. 8. 1911) unter uns, über neunzig Jahre alt.

3) Deutsche Klinik, 1854, S. 511.

4) Für die er, wie ich persönlich weiß, unablässig Erfahrungs-Material sammelte.

5) J. Jacobson (A. v. Graefe's Verdienste, 1885, S. 318 u. 352): »Der hohe wissenschaftliche Werth von Graefe's Lehre liegt darin, dass jede Modification des operativen Verfahrens als nothwendige Consequenz den verschiedenen, unter dem Collektivnamen Strabismus vereinigten Grundleiden angepasst ist.«

6) Diesen Ausdruck finde ich hier zum ersten Mal klar ausgesprochen.

darum, die Rücklagerung so einzurichten, dass die associirten Bewegungen mit einem Minimum von Insufficienz vor sich gehen. Genaue Regeln werden gegeben, um ein bestimmtes Quantum von Correction (1''', 2''', $2^1/_2$''') zu erzielen. (Für ganz geringe Wirkung, z. B. bei Diplopien, wird die partielle Tenotomie, zu $^3/_4$ der Sehne, empfohlen.)

Sollen noch höhere Grade (als von $2^1/_2$''') corrigirt werden, so tritt die bilaterale Tenotomie in Kraft, die übrigens beim alternirenden Schielen die Regel ist. In einer Sitzung beide Augen zu operiren, ist nur bei Schielen über 5''' gestattet. Bei Insufficienz der Interni der Myopen sind concav-prismatische Brillen anzuwenden; bevor man zur Operation (Rücklagerung des Externus) schreitet, ist die Stärke der Prismen festzustellen (Basis nach innen), welche der Kranke für die Entfernung durch willkürliche Divergenz noch zu überwinden vermag[1]).

Für die operative Heilung der Folgezustände von Augenmuskel-Lähmungen werden zum ersten Mal genaue Regeln gegeben. Für alle Fälle, in denen Beweglichkeitsbeschränkung über 2''' mit Uebergang in Schielen, oder Beweglichkeitsbeschränkung über $1^1/_2$''' mit Doppelsehen ohne Uebergang in Schielen, besteht, ist die Vorlagerung der geschwächten Muskeln zu machen, mittelst der Faden-Operation.

Aber die Ersetzung der eingreifenden Faden-Operation durch die weit einfachere und sichrere Muskel-Vornähung[2]) ist das Verdienst von G. Critchett in London (1855, 1857). Diese stärkenden Verfahren haben in neuester Zeit eine immer mehr wachsende Wichtigkeit gegenüber den schwächenden gewonnen. Im Jahre 1883 hat L. v. Wecker die Kapsel-Vorlagerung empfohlen, eine Faltung des Muskels ohne Sehnen-Ablösung. Die heutigen Verfahren siehe im II. Band unsres Handbuches.

Es soll auch nicht vergessen werden, wie mächtig die Arbeiten von Donders (Zur Pathogenie des Schielens, Arch. f. O. IX, 1, 99—154, 1863) und von Krenchel, (Zur Theorie der Schiel-Operation, A. f. O. XIX, 2, S. 275 bis 286, 1873) u. A. die Schiel-Operation gefördert haben.

§ 494. Prioritäts-Fragen.

I. Die Priorität der Schiel-Operation.

Fast alle hervorragenden Chirurgen und Augenärzte, welche im Anfang der vierziger Jahre über die Schiel-Operation geschrieben, haben gebührender Weise Stromeyer die Empfehlung und die erste Ausführung an der Leiche, Dieffenbach die erste erfolgreiche Ausführung am Lebenden zugesprochen. Nicht blos in Deutschland, F. v. Ammon 1840, P. H. Wolff 1840, Ph. v. Walther 1841, Ewald Wolff 1841, Keil 1842, Warnatz 1843

1) Vgl. A. v. Graefe, über muskuläre Asthenopie, Arch. f. O. VIII, 2. 314 fgd., 1861.

2) 1857, Arch. f. O. III, 1, 377.

u. a.; sondern auch in Frankreich, BONNET 1841 [1]), J. B. JOSSE (d'Amiens) 1841, A. A. VELPEAU 1842, L. BOYER 1842, DEVAL 1844, DESMARRES 1847.

Im Jahre 1844 hat die Pariser Académie des sciences den Monthyon-Preis (von 6000 Francs) an STROMEYER und an DIEFFENBACH verliehen: »à Mr STROMEYER pour avoir le premier institué et executé sur le cadavre l'opération du strabisme, à Mr DIEFFENBACH pour avoir le premier pratiqué avec succès cette opération sur l'homme vivant.«

A) Somit könnte ich über die alten Prioritäts-Forderer, welche DIEFFENBACH schon in den vierziger Jahren des vorigen Jahrhunderts seinen gerechten Ruhm streitig machen wollten, und über ihre alten wie neuen Bundesgenossen (WARLOMONT-TESTELIN 1857, PARINAUD 1896, ANTONELLI 1902 [2]) einfach zur Tagesordnung übergehen, zumal auch in der Encyclopédie française d'ophth. PANSIER [3]) 1903 und SAVINEAU [4]) 1909 ein richtigeres Urtheil abgegeben. Der letztere erklärt: »DIEFFENBACH gebührt die Ehre, die Operation in die chirurgische Praxis eingeführt zu haben (1838 [5])—1840); aber es ist gerecht, daran zu erinnern, dass FLORENT CUNIER Myotomien in derselben Zeit ausgeführt hat«. (Das letztere unterschreibe ich — für die Einzahl [6]).)

Aber in derselben Encyclopédie française [7]) hat ganz neuerdings Herr F. VALUDE zu Paris 1910 eine abweichende Darstellung von der Erfindung der Schiel-Operation geliefert, deren Widerlegung mir nicht blos geboten, sondern auch interessant scheint.

»Dieser Operations-Gedanke (TAYLOR's)«, sagt er, »gewinnt schließlich Gestalt im Beginn des letzten Jahrhunderts, zu derselben Zeit, als genaue anatomische Begriffe über den motorischen Apparat des Auges von TÉNON und von BONNET festgestellt wurden«.

Das ist irrig und wird schon durch die französische Literatur der vierziger Jahre widerlegt. Das Entgegengesetzte ist richtig: auch hier, wie so oft, ist die Praxis der Theorie voraufgeeilt; erst durch die reichliche Ausführung der Schiel-Operation mit ihren wechselnden Erfolgen wurden BONNET's Arbeiten in's Leben gerufen, die dann zur Verbesserung der Operation so reiche Früchte getragen.

TÉNON's Buch vom Jahre 1806 war unbekannt. Nur mit Mühe konnte BONNET, durch ein Citat in MALGAIGNE's chirurgischer Anatomie darauf aufmerksam

1) »Tout en rappelant que M. GENSOUL conçut l'idee de l'opération du Strabisme au moins à la même époque que M. STROMEYER, je ne puis qu'exprimer le regret de ce qu'il n'a pas donné à son travail une publicité plus étendue et qu'il n'a pas assuré à son pays l'honneur d'une découverte dans la quelle l'histoire qui ne tient compte que des faits publiés, doit reconnaître que la chirurgie allemande a devancé la chirurgie française.«

2) Vgl. B. XIII, S. 314.

3) I, S. 75.

4) VIII, S. 216.

5) Es muss heißen 1839.

6) CUNIER hat Juni 1840 (Ann. d'Oc. III, S. 124—126) seine erste Operation, vom 29. Okt. 1839, ausführlich beschrieben, ohne mit einem einzigen Worte anzudeuten, welche Änderung die Schielstellung des Auges (nach außen) durch die Durchschneidung des Äußeren erfahren. Seine zweite Operation ist vom April 1840, also nach DIEFFENBACHS erstem Brief an die Akademie zu Paris.

7) IX, S. 330 u. 331.

gemacht, sich dasselbe verschaffen [1]) und erklärt ausdrücklich, dass das Verständniß von TÉNON's Arbeit ihm mehr Zeit und Mühe gekostet, als seine eigenen Untersuchungen an der Leiche.

Die trefflichen französischen Schriftsteller jener vierziger Jahre haben die wahre Folge der Thatsachen vollkommen eingesehen. BONNET selber konnte Herrn VALUDE belehren, durch den folgenden Ausspruch (Sect. tendin., S. 2, 1841): Unter allen neueren Operationen hat keine so sehr, wie die Schiel-Operation, zu neuen Untersuchungen über die Anatomie und Physiologie Veranlassung gegeben. Ausgeführt an Teilen, deren Anordnung nur unvollkommen bekannt war, Erscheinungen bedingend, welche die Wissenschaft nicht vorherzusehen oder zu erklären vermochte, mußte sie Aufgaben stellen, die man noch gar nicht begonnen, oder deren Lösung weit entfernt war von dem Grade der Genauigkeit, den die praktischen Anwendungen erfordern: warum bleibt die Bewegung nach der Durchschneidung des Muskels? warum erweitert sich die Sehweite der kurzsichtigen Schiel-Augen? warum schlägt nur das Einwärtsschielen um?« Ja dieser berühmte Forscher erklärt ausdrücklich, dass, bevor er Januar 1841 eine Vorlesung von BAUDENS über die Zerschneidung der Augenmuskeln las, er niemals von der Aponeurose der letzteren hatte reden hören [2]).

VELPEAU versichert 1842 [3]): »Bevor man vom Schielen sprach, hatten die Chirurgen sich mit den Aponeurosen der Orbita kaum beschäftigt. Seitdem hingegen die Muskelzerschneidung am Auge geübt wird, hat man zahlreiche Untersuchungen darüber angestellt«.

Nach Herrn VALUDE scheint es ferner sicher, dass GENSOUL zu Lyon 1836 oder 1837 die Myotomie ausgeführt hat, — was GENSOUL selber (oder der unparteiische Beobachter BONNET) nie behauptet! — daß jedenfalls GUÉRIN in Paris 1837 sie zur Heilung des Schielens vorgeschlagen und dass CUNIER in Brüssel sie im Oktober 1839 vor DIEFFENBACH ausgeführt.

Es ist leicht, alles dies zu widerlegen. Wenn wir von PAULI's [4]) missglücktem Versuch aus dem Anfang des Jahres 1839 absehen, so erschien am 13. November 1839 die erste Veröffentlichung über eine geglückte Schiel-Operation am Lebenden und ihre Heilung von DIEFFENBACH, die Operation war am 26. Oktober ausgeführt worden; darauf dessen Veröffentlichungen im Februar 1840 und seine Briefe an die Académie des Sciences im Februar und im Mai 1840.

Erst hiernach erschien in dem 3. Bande der Annal. d'Ocul. von CUNIER, Mai 1840, eine Veröffentlichung, worin dieser behauptet, 1. daß er selber die erste Operation am Lebenden ausgeführt habe, am 29. Oktober 1839, während DIEFFENBACH erst im Dezember begonnen habe, Schiel-Operationen auszuführen; und dass 2. ein Belgier, JULES GUÉRIN, die Möglichkeit der Schiel-Heilung durch subcutane Muskelzerschneidung schon seit mehreren Jahren erkannt habe.

1) Vgl. XIV, S. 48. Ich fand es in unserer kgl. Bibliothek.

2) S. 4. N'ayant jamais entendu parler jusque-là de l'aponévrose des muscles de l'oeil...

3) Strabisme, p. 17. Avant qu'on parlât du strabisme, les chirurgiens s'étaient à peine occupés des aponévroses de l'orbite.

4) PAULI (in Landau) hat bei Gelegenheit einer Kritik von STROMEYER's Werk in Schmidt's Jahrbüchern B. 24, S. 354, Oktober 1839) den Vorschlag STROMEYER's als wahrhaft ingeniös bezeichnet und berichtet, dass er ihn bei einer 14jährigen in Anwendung zu bringen versucht habe; doch gelang es ihm nicht, das Auge zu abducieren und überhaupt an den Muskel heranzukommen. (P. wollte nötigenfalls durch einen Stich mit der Starnadel in die Hornhaut das Auge in die Abduktion bringen!)

In dem folgenden Heft der Annal. d'Ocul. (III, S. 122, Mai 1840) erschien der Artikel Sur la myotomie appliquée au traitement du strabisme par M. FLORENT CUNIER.

CUNIER will die Wahrheit der Thatsachen wieder einsetzen und erklärt:

1. »Vor langer Zeit hat ein italienischer Arzt, auf dessen Name und Veröffentlichung ich mich nicht besinnen kann, erklärt, dass Schielen durch Muskelzerschneidung heilbar sei; aber er hat weder an der Leiche noch an Tieren Versuche gemacht. Dr. BASCHIERI aus Bologna hätte ihm 1837 dies zu Montpellier mitgeteilt.« (Sehr belustigend ist es, dass später Herr BASCHIERI selber den Gedanken, zur Heilung des Schielens einen Muskel zu durchschneiden, als sein Eigenthum in Anspruch genommen, in einem Brief vom 20. November 1843, der erst im Juli 1845 in CUNIER's Hände gelangt ist. [Annal. d'Oc. IV, S. 26].)

2. Einem Belgier, Dr. JULES GUÉRIN, jetzt Herausgeber der Gazette médicale zu Paris, kommt die Ehre zu, die Möglichkeit der Schielheilung durch Muskelzerschneidung bewiesen zu haben. Seit 1837 erklärte er die subcutane Muskelzerschneidung für die passendste. In den Jahren 1837, 1838 und 1839 hat er Versuche an Leichen gemacht. »Unglücklicher Weise hat Herr GUÉRIN sich damit begnügt zu sprechen; er hat nicht geschrieben. Andre haben sich seines Gedankens bemächtigt, ihn formuliert, und die subcutane Zerschneidung aufgebend die Dissection an die Stelle gesetzt. Im Jahre 1838 hat Prof. STROMEYER in seinen Beiträgen zur operativen Orthopaedie die folgende Beschreibung geliefert, welche im II. Bande der Annal. d'Oc.[1] S. 54 (vom 15. Oktober 1839) abgedruckt ist«.

Hierauf folgt als erster Fall der des Herrn CUNIER, vom 29. Oktober 1839, und als zweiter der von DIEFFENBACH, Med. Zeitung von V. f. H. in Preußen, Nr. 51, Dezember 1839. (Nummer und Datum sind falsch, waren aber in einer bekannten Zeitschrift bequem zugänglich. Das ist übel für einen — Wiederhersteller der Wahrheit.)

Zur Charakteristik von FL. CUNIER diene das folgende, was er in seinen Annal. d'Ocul. III, S. 126, Juni 1840, veröffentlicht:

»Sans tenir excessivement à la priorité, dont je n'ai trop que faire et qui pourrait d'ailleurs devenir fort embarrassant pour moi, j'ai fait tenir en son temps cette rélation (seiner ersten Schiel-Operation, vom 29. Oktober 1839), à Mr le sécretaire de l'Académie royale de médecine qui l'aura sans doute oubliée dans quelque carton.« — Es ist schwer, solche Redensarten ernsthaft zu behandeln.

Im April 1841 (Annal. d'Ocul., V, S. 39) rühmt sich C., dass er am 1. Oktober 1840, S. IX der Vorrede seiner Abhandlung Sur la myotomie appliquée au traitement du strabisme »seinen positiven Verzicht auf das Recht der Priorität von Neuem formuliert habe«.

Und im folgenden Jahr (1842, Annal. d'Ocul., Ier Vol. suppl., S. 266) erklärt er, warum ihm die Priorität lästig war: Oui certes, embarrassante parce qu'il n'a pas reconnu dabord l'importance de l'opération . . . sans l'article de Mr. DIEFFENBACH du 13. nov. 1839 il n'eût pas eu de nouveau recours de longtemps peut-être à la myotomie oculaire.

---

1) Übrigens nicht nach dem Original, sondern nach SACHS' Centralzeitung und ohne ein Wort hinzuzufügen. Es verlohnt sich, diese von CUNIER gegen STROMEYER erhobene Verdächtigung etwas niedriger zu hängen.

Vernehmen wir jetzt Herrn Jules Guérin. (Lettre sur le traitement du strabisme par la section des muscles de l'œil, adressée à l'Ac. R. des sciences de Paris, Annal. d'Ocul., III, S. 169, Juli 1840.) »Ich habe lange vorgetragen, daß Schielen Folge von Muskel-Kontraktur, gleichsam ein Klumpfuß des Auges sei. Dem entsprechend habe ich vorgeschlagen, auf die Abweichungen des Auges die Muskelzerschneidung auszudehnen, die ich auf alle Verbildungen desselben Ursprungs angewendet habe[1]. Viele französische, englische und deutsche[2]) Ärzte erkennen an, dass ich oft diesen Gedanken ausgesprochen, und Herr Dr. Pinel-Grandchamp hat mich daran erinnert, dass ich ihm vor 18 Monaten vorgeschlagen, sein Schielen durch diese Operation zu heilen. Das Verfahren, das ich anwende, unterscheidet sich in einiger Hinsicht von dem des Herrn Dieffenbach. Eine der Ursachen, die mich veranlasst, die Ausführung der Operation zu verschieben, war die Furcht vor Entzündung in Folge einer offenen Wunde an einem so zarten Organ in der Nähe des Gehirns.« (Folgt seine subcutane Durchschneidung.)

Wie man sieht, sind das nur Redensarten, (assertions, wie Velpeau sagt,) verbrämt mit einer Verdächtigung der deutschen Wundärzte. Wann er zuerst operiert, giebt er nicht an. Als er Herrn Pinel den Vorschlag machte, Ende 1838, war Stromeyer's Werk schon seit einigen Monaten erschienen. Außerdem erklärt Philipps[3]), dass Guérin sich täusche: er habe wohl damals dem Doktor die Heilung des Schielens in Aussicht gestellt: aber, auf die Frage nach dem Mittel, geschwiegen. Cunier widersprach allerdings[4]), aber konnte keine beweisende Thatsache beibringen.

Schreiten wir jetzt zur Prüfung der Rechte des Herrn Gensoul[5]). Dass derselbe wirklich »um 1837 oder 1838« die Idee gehabt, einen Muskel des Auges zur Schiel-Heilung zu durchschneiden, und daß er sich dazu an der Leiche übte, ist eine Thatsache, die Bonnet 1841 bestätigt. (Sect. tendin., S. XXV.)

Aber für Herrn Cunier ist es außerordentlich beschämend, dass er im Juli-Heft 1840 seiner Annal. d'Ocul. (III, S. 188) einen anonymen Brief (unterzeichnet Dr. M..., Vichy, 12. Juli 1840,) aufgenommen, worin steht, dass Gensoul, der schon vier Jahre zuvor die Schiel-Operation geplant, und an der Leiche sich geübt, 1838 eine Reise nach Deutschland gemacht, u. a. auch Dieffenbach besucht, à qui il parla, dit-il, de ses procédés de médecine operatoire et entre autre de la myotomie appliquée au strabisme«.

Auch diese Verdächtigung muss man niedriger hängen, wie endlich noch die Insinuation Cunier's[6]), daß Philipps aus Lüttich im Oktober 1839 Herrn Dieffenbach nach Berlin die Mitteilung überbrachte, dass ersterer (Cunier) demnächst bei einem Schielenden die Durchschneidung der äußeren graden Muskeln vorzunehmen — beabsichtige.

Der glückliche Dieffenbach! Zehn Monate, nachdem er in der deutschen Schrift seines stets wissenschaftlich mit ihm correspondirenden Freundes Stro-

1) 1843, Juin, Sur l'étiol. générale du strabisme, wiederholt er seine Erklärung: ce qui a expliqué d'ailleurs comment j'étais arrivé dépuis longtemps à proposer pour le strabisme la myotomie.

2) Der Sperr-Druck findet sich im Original.

3) De la ténot. musc., Paris, 1841, S. 224.

4) Annal. d'Ocul. V, S. 43.

5) Joseph Gensoul zu Lyon (1797—1858), erster Wundarzt am Hotel Dieu, ein kühner und glücklicher Operateur.

6) Annal. d'Ocul. V, S. 40, April 1841.

MEYER die genaue Beschreibung der Schiel-Operation an der Leiche kennen gelernt, nachdem bald darauf Herr GENSOUL seine Ideen über Schiel-Operation ihm in's rechte Ohr geflüstert, erhält er nun auch in sein linkes Ohr die Kunde von dem Vorhaben des Herrn FLORENT CUNIER! Wie schade, dass der Vater der plastischen Chirurgie dem belgischen Fachgenossen so wenig Dankbarkeit erwiesen.

Fürwahr, DIEFFENBACH hat Herrn CUNIER derb angepackt und am 2. Februar 1841 den folgenden Brief an Herrn J. GUÉRIN, Herausgeber der Gazette méd. de Paris, abgesendet:

> Monsieur. Je n'ai point de réponse à donner à des ennemis comme M. CUNIER. Mon silence témoigne assez de mon mépris; mais un ennemi comme vous trouvera toujours en moi un homme prêt à revendiquer à tout prix son bon droit. Au nom de la science et de la vérité, mon très honorable adversaire, j'exige de vous la déclaration que c'est le 13 novembre 1839 que j'ai annoncé publiquement dans le numéro ci-joint d'un journal, la première guérison au moyen de l'opération, d'une personne qui louchait.
>
> Si je pouvais, le 13 nov. 1839, faire connaître ce résultat par la presse, l'opération devait nécessairement avoir été faite longtemps auparavant, même bien avant le terme que M. CUNIER réclame comme date de sa première opération (29. Oct. 1839). M. CUNIER a falsifié la date de ma publication et fixe seulement au mois de décembre l'époque à laquelle j'aurais dû, pour la première fois, mettre en usage cette nouvelle méthode . . . . .
>
> DIEFFENBACH
> Doct. en méd., prof. à la Faculté,
> Berlin, le 2 fev. 1841. chef de la clinique de l'Académie.

DIEFFENBACH hätte diesen Brief nicht schreiben sollen. Sein französischer Stil ist schlecht[1]). Er hat auch die genaue Angabe des Datum's seiner ersten Schiel-Operation ausgelassen. Warum, weiß ich nicht. Ob in der Wuth und Aufregung? Oder ob, bei dem großen Betrieb, die Krankengeschichte des ambulant Operierten nicht gleich zur Hand war?

JULES GUÉRIN erwidert sofort an der Stelle, wo dieser Brief abgedruckt ist, (Gaz. méd. de Paris, 1841, S. 160, Nr. 10 vom 6. Maerz), dass er D.'s Feind nicht sei, dass aber die Schwierigkeit nicht vollkommen gelöst sei. Die Annahme, dass D.'s Operation lange vor dem 13. November gemacht sei, wäre nicht unangreifbar. Diesen Satz macht CUNIER in der folgenden Nummer der Gazette (S. 176) zu dem seinigen und hat dann, unter dem sicheren Dach seines eigenen Journals (April 1841, Annal. d'Ocul. V, S. 38—44), die Pfeile seines Hasses auf den Gegner ausgeschüttet.

B) Vollkommen grotesk[2]) sind die weiteren Prioritäts-Ansprüche, welche die Annal. d'Ocul. sorgfältig gesammelt haben.

1. B. VI, S. 192, 1841. Ein Namenloser (Herr Z. M. G.) schreibt in der allgemeinen Zeitschr. für Chirurgie 1841, Nr. 13, dass er im Jahre 1823

---

1) Wie gerecht D. sonst Paris, nicht blos das ärztliche, gewürdigt, hat er 1834, in CASPER's Wochenschr., dargethan, als er die Stadt nach 13 Jahren wieder besucht: »Die jetzige jüngere Generation sind die Kinder der tapferen Männer, die — uns so viel zu schaffen machten.«

2) »Möge nicht diese Art von Prioritäts-Streiterei einem neuen Molière zur Zielscheibe boshaften Witzes dienen«. (WARNATZ, in HAESER's Arch. f. d. d. Medicin, IV, S. 65, 1843.)

ein Einwärtsschielen im District Schwabmünchen (Bayern) operiert habe. Später schielte aber das Auge nach außen, was dem Kranken das Aussehen von Dummheit und Blödsichtigkeit gab. Deshalb habe der Operateur bis 1841 über seine Operation geschwiegen.

2. B. XII, S. 237—255, 1844. Ilias post Homerum, comme curiosité relative à la strabotomie par le Dr. NEVERMANN, de Plau en Mecklenbourg[1]). Sine ira et odio.

»Keine der blutigen Operationen hatte den Vorzug in einem solchen Grade, wie die Schiel-Operation, die Begeisterung der Wundärzte und Kranken wachgerufen; keine Operation hat so viel Veröffentlichungen und Erfindungen von Instrumenten veranlasst... Seit 1828 habe ich die Operation an der Leiche ausgeführt, dann an den Augen von Hammeln und Kälbern; aber, da sich die Augen entzündeten und an Beweglichkeit einbüßten, nicht am lebenden Menschen..

Die angeblichen Erfinder, STROMEYER und DIEFFENBACH, werden gepriesen von OPPENHEIM, FRICKE, UNNA, FRORIEP, VERHAEGE, MELCHIOR, KEIL, PHILIPPS, MULDER, WOLF, BAUDENS, PARRISH, DIX (Boston), GUESDES (Lisboa), MARTIN (Madrid), VAN STEENKISTE, MALGAIGNE, LUCAS (London), welche diese Operation für das achte Wunder der Welt angesehen.. Mehr oder weniger Beifall spendeten die folgenden Schriftsteller dem Erfolg der Operation: FRANZ, SYME, LISTON, ADAMS, HERBERT MAYO, ATTINBUROW, CLAY, EDWARD GUTHRIE, MIDDLEMORE, NEUBER, RÜTE, LANGENBECK, HOCKEN, R. HALL, BONNET, PEYNE, GUISLAIN, J. GUÉRIN, CROMMELINK, F. CUNIER, SCHOENFELD, FRENCH, PÉTREQUIN, AMUSSAT, BOUVIER, BOYER, ROGNETTA, CARRON DU VILLARDS, SÉDILLOT, ROUX, VELPEAU, DESMARRES, GAIRAL, DUFFIN, LOESER, HEYFELDER, F. PAULI, SVITZER, DE NOBELE, SOTTEAU, DOUBOWITZKI, ARLT, FLARER, FABINI, SIMON, EDWIN LEE, POST, DUFER, MACKENZIE, GRAND, DUFRESSE-CHASSAIGNE, CURTIS, BERTINI, SPERINO u. a. m....

Aber als ich las, dass die Akademie der Wissenschaften zu Paris STROMEYER und DIEFFENBACH den Preis zuerkannt, da erinnerte ich mich des Satzes.. magis amica veritas.

Dr. ATTWELL aus Providence erklärt 1841 (Medical Examiner, dec., Philadelphia), dass Professor INGALLS aus Boston 1810 ihm den inneren Graden durchschneiden wollte, um ihn von seinem Schielen zu befreien...

DUFFIN erklärt 1840, dass CH. BELL vor einigen Jahren diese Operation angerathen und bedauert, dass seine Landsleute den Ruhm der Erfindung sich haben entreißen lassen...

FRENCH erklärt 1840, dass ANTHONY WHITE in London (Chirurg am Westminster Hospital) vor einem Dutzend Jahre schielende Thiere(!) operirt hat... TAYLOR ist der Erfinder und erste Ausführer(!) der Schiel-Operation.

STROMEYER und DIEFFENBACH müssen den Preis zurücksenden. »Mais quel prix accordera-t-on à notre humble personne pour la strabotomie psychique qui l'emporte sur la strabotomie manuelle?...«[2])

1) Für die französische Übersetzung des deutsch eingesendeten Briefes lehnt Herr F. CUNIER jede Verantwortung ab. Sie ist übrigens irrthümlich in der Wiedergabe des wichtigen 2. Citats von ESCHENBACH. (Vgl. unsren B. XIV, S. 310 u.) JOH. FR. WILH. NEVERMANN (1803—1850), Arzt zu Plau, hat eine große Anzahl von Aufsätzen chirurgischen und medizinisch-geschichtlichen Inhalts verfasst.

2) Mich wundert nur, dass N. nicht noch einem Landsmann aus Mecklenburg ein besondres Verdienst zugesprochen. Herr v. JASMUND, Großherzogl. Oberhofmeister a. D. zu Dobbin in Mecklenburg, findet die Ursache des Schielens darin, daß die Linsen-Achsen mit den Augen-Achsen nicht in eine Linie zusammen-

Natürlich war das für CUNIER ein gefundenes Essen. Er zögert auch nicht hinzuzufügen (S. 250—255), dass er das gewusst und TAYLOR für den Erfinder der Schiel-Operation gehalten.

Schließlich erzählt uns noch VERHAEGE 1841, dass SAMMELS aus Courtray behauptet, die Schiel-Operation zwei Mal 1824 oder 1825 gemacht zu haben; und CARRON DU VILLARDS[1]) besinnt sich nachträglich (August 1840), schon 1838 daran gedacht zu haben, als er Heilung eines alten Schielens beobachtete durch ein Schrotkorn, welches die Rolle des oberen Schiefen abgetrennt hatte!

Aber der Prozess ist verloren für die Prioritäten-Forderer. Alles sind Redensarten. Das Urtheil der Pariser Akademie der Wissenschaften über STROMEYER und DIEFFENBACH war gerecht und entsprach den Thatsachen.

Außer dem psychologisch so merkwürdigen Streit um die Priorität der Schiel-Operation gab es von vorn herein noch einen andren Kampf über die Erfolge und einen dritten — um die Kranken.

»Einige Operateure wollten«, sagt VELPEAU (1842, S. 104) »sei es aus Unwissenheit oder Mangel an Logik, sei es aus Gewinnsucht, die Frage der Schielheilung sogleich als entschieden ansehen. Andre wollten die Versuche wiederholen, einige Monate abwarten. Die ersteren nahmen die besänftigende Sprache für Beleidigung und wollten ihr Recht mit den Waffen verteidigen!«

»Niemals«, sagt 1841 Dr. FLEUSSU (Annal. d'Ocul., Ier Vol. suppl., S. 308), »ist eine Operation mit solcher Begeisterung aufgenommen worden, wie die Schiel-Operation. Man erblickte in der Heilung des Schielens durch Muskelschnitt eine einfache und leichte Operation und jeder ging an's Werk. Man entriss sich die Schielenden, man jagte ihnen nach, wie einem Wild, das geeignet sei, die eigne Berühmtheit zu speisen und zu mästen«.

II. Die Priorität der Vorlagerung

des durch frühere Schiel-Operation zu stark zurückgelagerten (inneren) Augenmuskels wird von BERNARD, Augenarzt in Paris 1843[2]), von A. v. GRAEFE, 1853 und 1857[3]), von JACOBSON 1885[4]), von SCHWEIGGER 1895[5]), von LAQUEUR 1908[6]) Herrn JULES GUÉRIN zugeschrieben. DIEFFENBACH hat, nach A. v. GRAEFE,

---

fallen. »Könnte man den Linsen, wie bei der Depression des grauen Stares, durch einen Druck die normale Stellung wiedergeben und solche fixiren, so würde das Schielen aufhören.«

(Daß diese Mitteilung in das Journal der Chirurgie und Augenheilkunde 1839, B. 28, S. 668—679, aufgenommen worden, erscheint uns heute unerklärlich.)

1) Bull. thérap., août 1840. (Die Beobachtung erschien in Gaz. méd. 1838, Consid. prat. sur les épanchements sanguins dans l'œil.) FLORENT CUNIER, der davon 1838, in seinen Annal. d'Ocul., I, S. 127—131, eine Analyse gab, erwähnt mit keiner Silbe der Möglichkeit der Schiel-Heilung.

2) Annal. d'Ocul., B. IX, S. 44. (J. GUERIN habe bereits 8 derartige Operationen ausgeführt.)

3) Deutsche Klinik, 1853, S. 511; Arch. f. O., III, 1, S. 372, 1857. — A. v. GRAEFE »hat Erkundigungen bei ehemaligen Assistenten von DIEFFENBACH eingezogen« GUERIN citirt er nach DESMARRES (1847, S. 802).

4) A. v. GRAEFE's Verdienste, S. 343.

5) KNAPP u. SCHWEIGGER's Archiv, B. XXX, S. 196.

6) A. f. O., LXVIII 3.

mit seiner Faden-Operation nur eine forcirte Rücklagerung des äußeren Graden bewirkt.

Versuchen wir, an der Hand der Texte uns ein Urteil zu bilden:

1. In seiner ersten ausführlichen Arbeit über Schiel-Operation (CASPER's Wochenschr. 1840, No. 27, vom 1. Juli,) sagt DIEFFENBACH:

»Bei mehreren Individuen, deren Muskel tiefer in der Orbita durchschnitten war, wendete sich einige Wochen nach der Operation das Auge mehr nach außen ... Blieb das Auge ungeachtet der Durchschneidung des äußeren Muskels dennoch nach außen gerichtet, so knüpfte ich nach der Lösung und Durchschneidung des M. rectus externus einen haarfeinen Faden um die Sehne des Muskels und rollte damit das Auge stark nach innen. Das Ende des straff angezogenen Fadens wurde quer über den Nasenrücken fortgeführt, um ein gutes Stück Klebpflaster geschlungen und an der entgegengesetzten Seite der Nase angeklebt. Der Erfolg übertraf meistens meine Erwartungen«.

2. In seinem Hauptwerk vom Jahre 1842, das (nach dem Text auf S. 22 und nach aller Wahrscheinlichkeit) Ende 1841 fertiggestellt worden, heißt es (S. 175 u. 176):

»In so verzweifelten Fällen begnügte ich mich nicht bloß mit der Excision eines Bindehautstücks aus dem inneren Augenwinkel; sondern, da ich annehmen durfte, dass der früher durchschnittene M. rectus internus keine Verbindung mit dem Augapfel wieder eingegangen ist, so drang ich tief in den inneren Augenwinkel mit der Schere ein, suchte den retrahirten Muskel an seinen falschen Adhaerenz-Punkten zu lösen, worauf ich ihn an den durch den Faden nach innen gerollten Bulbus wieder anlehnte, oder nach Wundmachung seiner Ränder mittelst einer feinen Sutur wieder vereinigte. Der günstige Erfolg einiger auf diese Weise verrichteten Operationen hat mich bestimmt, dies Verfahren bei schweren Fällen öfter anzuwenden.

Alle Personen, welche in Folge der Operation von Strab. int. nach außen schielend wurden, habe ich, wenn sie sich dazu verstehen wollten, auf die eine oder die andre Weise nochmals operiert. Während bei einigen der Erfolg wegen zu frühen Durchschneidens der Fäden weniger günstig war, übertraf er bei andern jede Erwartung.... Die Operation zeigte sich von dem erfreulichsten Erfolg bei 10 andren Individuen ... Bei FRIEDRICH F., 17 Jahre alt, auf dem linken und bei CARL H., 20 Jahre alt, auf dem rechten Auge operiert, beide später stark nach außen schielend, nahm ich eine Bindehautfalte im inneren Augenwinkel fort, entblößte den zurückgezogenen, nur mit dem Zellgewebe verklebten inneren Augenmuskel, machte ihn und das vordere Ende wund, verband die Enden durch eine Sutur, durchschnitt den äußeren Augenmuskel, rollte das Auge durch Fäden nach innen und hatte die Freude, einen vollkommenen Erfolg zu beobachten«.

3. Dieffenbach's Abhandlung vom Strabismus (im encycl. Wörterbuch d. Prof. d. med. Fak. zu Berlin, B. 32, S. 457, 1844) enthält den ersten Absatz aus seiner Monographie in wörtlicher Wiedergabe.

4. Im zweiten Bande der operativen Chirurgie[1]) findet sich (S. 186 bis 189) ein Abschnitt »Nach-Operation beim Nachschielen auf die entgegengesetzte Seite«. Hier wird nur die Faden-Umschlingung des vorderen Stücks vom durchschnittenen äußeren Muskel, nicht aber die Verschiebung des wieder freigemachten inneren beschrieben.

Hieraus folgt:

1. Dieffenbach ist der Erfinder der Faden-Operation.

1840 war seine Faden-Operation in der That nur eine forcirte Rücklagerung des äußeren Muskels.

2. u. 3. 1841—1844 hatte D. eine Vorlagerung des freigemachten inneren Muskels damit verbunden.

4. 1847 spricht er nicht mehr von der Vorlagerung. Wahrscheinlich waren seine Grundsätze nicht völlig gefestigt.

B) Gehen wir jetzt an Jules Guérin's Veröffentlichungen.

Am 22. November 1841 las J. Guérin in der Akademie der Wissenschaften eine Abhandlung »über das Mittel, das Hervorragen, die Abweichung und den Beweglichkeits-Verlust der Augen, die nach der Schiel-Operation eingetreten sind, zu bekämpfen«[2]). »Diese drei Folgezustände der Schiel-Operation hängen davon ab, 1. dass die Fascie und Bindehaut zu weit abgelöst wurden und zu weit zurück sich wieder an den Augapfel geheftet haben; 2. dass der getrennte Muskel eine der vier folgenden Zustände darbietet: entweder haben sich die beiden Enden des Muskels wieder vereinigt, ohne fehlerhafte Verklebung mit der Nachbarschaft, aber der Muskel ist zu lang geblieben; oder die beiden Enden haben sich vereinigt, aber der Zwischentheil hat starke Verklebungen mit dem Augapfel und der entsprechenden Fläche der Fascie gewonnen; oder die beiden Enden haben sich nicht vereinigt, das hintere, von dem vorderen getrennt, hat sich an einem hinteren Punkt des Augapfels eingepflanzt; oder das hintere Ende, vom vorderen getrennt, hat überhaupt keine Verbindung mit der Lederhaut wieder gewonnen. Indem die materiellen Ursachen der drei

1) Derselbe ist 1 Jahr nach des Verf.'s Tode von seinem Neffen Dr. J. Bühring herausgegeben, aber der Abschnitt von der Schiel-Operation schon zu D.'s Lebzeiten gedruckt gewesen.

»Zu den unangenehmsten Ereignissen nach der Operation des Schielens nach innen gehört ein sekundäres Schielen nach außen. Durch das Ereigniß wird an die Stelle einer geringen Difformität eine scheußliche Entstellung gesetzt... Die Fälle von sekundärem Strabismus waren in der Kinderzeit der Operation häufiger, jetzt kommen sie wohl nicht mehr vor«.

2) Gaz. méd. de Paris, 1841, No. 48, d. 27. Nov., S. 761—767; Annal. d'Ocul., I. Vol. supplém., 1842, S. 312—317.

Zufälle auf ihren einfachsten Ausdruck gebracht sind, ergeben sich die Anzeigen zu ihrer Beseitigung von selber... Wenn der Muskel sich nicht mit dem Auge wieder vereinigt hat, so muß man ihn wieder an dem Augapfel befestigen. Keine dieser Anzeigen ist bisher aufgestellt worden« ...

Eine 18jährige hat sich vor 2 Monaten vorgestellt. Sie war in der Provinz wegen doppeltem, starkem Einwärtsschielen operirt worden, beiderseits; mit Ausgang in starkes Auswärtsschielen und erheblicher Beweglichkeitsbeschränkung, wogegen vergeblich Durchschneidung des äußeren auf dem rechten Auge unternommen worden. J. Guérin suchte zuerst den Rest des äußeren Muskels auf dem rechten und löste alle Verbindungen desselben mit dem Augapfel, suchte und fand dann auch den inneren, zog ihn mit einer Pincette nach vorn und legte ihn an den entsprechenden Teil der Lederhaut und die abgelöste Fascie darüber; endlich war das Auge in Einwärtsdrehung zu erhalten und, um eine vordere Anwachsung des ⟨inneren⟩ Muskels und seiner Fascie zu begünstigen, durchbohrte er mit einem Faden die Fascie am äußeren Hornhautrande und befestigte die beiden Enden des Fadens mit Heftpflaster auf der Nase. Ähnliche Operation am andren Auge. Die Augen wurden geradegestellt und haben fast normale Beweglichkeit wiedergewonnen.

Eines ist klar, dass diese Veröffentlichung Guérin's, die ziemlich gleichzeitig mit Dieffenbach's Monographie redigiert worden, auf die letztere, die so zahlreiche Operationen des Sekundär-Schielens enthält, keinen Einfluss haben konnte. Ferner ist klar, dass Guérin die fast $1\frac{1}{2}$ Jahre zuvor veröffentlichte Faden-Operation von Dieffenbach nicht erwähnt, also wahrscheinlich nicht gelesen hat.

C) Im April 1843 (Annal. d'Ocul., IX, S. 44) erklärt Dr. Paul Bernard, Augenarzt zu Paris, bei Gelegenheit der Beschreibung einer eignen Operation der Art, dass J. Guérin bereits acht solche Operationen ausgeführt habe und giebt eine Vorlesung desselben wieder, die im wesentlichen denselben Inhalt hat, wie der erste Theil von B.

D) Zwei weitere Fälle von Operation des Sekundär-Schielens (Strabisme consécutif) hat Guérin der erwähnten Kommission vorgestellt. (Vgl. Annal. d'Ocul. B. XXI, S. 143, 1849.)

Eine 17jährige, die April 1841 von Carron du Villards mittelst der Durchschneidung des Inneren auf dem rechten Auge operirt wurde, zeigte 1844 enormes Auswärtsschielen mit Aufhebung der Einwärts-Bewegung. Guérin brachte eine Faden-Schlinge durch die äußere Seite der Lederhaut, legt den Ort der ersten Operation frei und beseitigt die falschen Anheftungen des inneren Muskels; dann dreht er den Augapfel nach innen und bringt (applique) den Muskel und die Häute auf diejenigen Punkte des Augapfels, wo er sie anheilen will, und heftet schließlich, indem er das Auge in Adduction erhält, den Faden mit Heftpflaster auf die Nase. Nach 3 Tagen wird der Faden entfernt, das Auge hat richtige Stellung sowie Beweglichkeit nach innen. Nach 1 Jahr ist das gute Ergebniß erhalten, die Beweglichkeit nach innen beträgt $\frac{4}{5}$ des Normalen.

Eine 44jährige wird am 5. Mai 1844 der Kommission vorgestellt mit sekundärem Auswärtsschielen und fehlender Adduction auf beiden Augen, als Folge der April 1841 auf dem linken, 6 Monate später auf dem rechten von einem Pariser Hospital-Arzt ausgeführten Schiel-Operation.

Faden-Operation mit Vorschieben des weit zurückgelagerten Muskels, sogleich auf dem linken; dann am 19. Mai auf dem rechten, endlich am 15. August, Rücklagerung des äußeren auf dem linken. Gradstellung der Augen, doch bleibt Doppeltsehen zurück, namentlich nach den Seiten.

Die Kommission war befriedigt. Wir sind es auch. J. Guérin hat die von Dieffenbach erfundene Faden-Operation mit Vorlagerung des zu stark zurückgelagerten Muskels durch genauere Indikations-Stellung so erheblich gefördert, daß er als der eigentliche Begründer der Vorlagerung angesehen werden muß. Dieffenbach selber ist sein Verdienst um diesen Teil der Schiel-Operation wieder entglitten und seinen unmittelbaren Nachfolgern entschwunden. Guérin's Operation ist von Desmarres

Fig. 8.

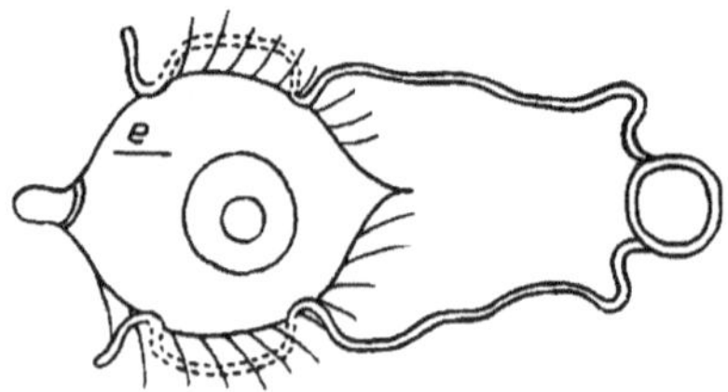

C. Critchett's Schiel-Operation.

1847[1]) und besonders von A. v. Graefe 1853 gepriesen, der sie weiter fortgebildet und auf die Folgen des paralytischen Schielens ausgedehnt hat, indem er allerdings zu der Technik Dieffenbach's zurückkehrte, die Sehne des thätigen Gegenspanners durchschnitt und an dem Sehnenstumpf den Faden befestigte.

E) Am 12. Mai 1855 hat G. Critchett, F. R. C. S., surg. to the R. London Ophth. Hosp., in der Lancet (No. XIX, Vol. 1, 1855, S. 479—480 und No. XX, S. 507—509) »Practical remarks on Strabisme« veröffentlicht.

»Folgen der bisherigen Operation sind unweigerlich Zurücksinken der Karunkel und eine Narbe, gewöhnlich ein bedeutender Ausfall an Einwärtswendung, nicht selten vermehrtes Hervorragen des Augapfels und gelegentlich mehr oder minder vollständiges Auswärts-Schielen, sei es sogleich

1) Malad. des yeux, S. 804: le procédé si admirable de J. Guérin.

oder später.« Deshalb macht C. (nöthigenfalls unter Chloroform) aus einer kleinen Öffnung die subkutane Durchschneidung der Muskel-Sehne mittelst Schere und Schielhaken. (Fig. 8.)

Um das Sekundär-Schielen zu verbessern, hat er fünfmal folgendermaaßen operirt: Erst wird an der Narbenstelle der ersten Operation der innere Muskel mit Bindehaut sorgfältig als Lappen von der Lederhaut freipräparirt, dann der äußere durchschnitten, endlich der Muskel-Bindehaut-Lappen vorgezogen, mit 2—3 Nadeln durchbohrt und an den schmalen Bindehautstreifen geheftet, der am inneren Hornhaut-Rand zurückgelassen worden. Der Zweck ist, die Theile in dieser neuen Lage an den Augapfel anzuheilen. Die Operation ist delikat und musste in 2 Fällen wiederholt werden, mit schließlichem Erfolge.

Georg Critchett ist der Erfinder der Vornähung (1855)[1].

A. v. Graefe kann ich hier nicht, wie Elschnig-Czermak es thut (I, S. 38), an erster Stelle nennen. A. v. Graefe hat, ohne Critchett's Mittheilung zu nennen, d. h. ohne sie zu kennen, im Jahre 1857 von vergeblichen Versuchen berichtet, A. f. O., III, I, S. 377, Anm.: »Ich habe auch für das Sekundär-Schielen die Vorlagerung, ohne Anlegung eines Fadens in die Sehne des Antagonisten, durch einfaches Vornähen des mobil gemachten Muskel-Lagers zu erreichen gesucht. Doch blieben diese Versuche auch hier ohne sicheren Erfolg«. Wie man sieht, zwei treffliche Namen, also zwei klare Begriffe sind immerhin in dieser kurzen Anmerkung geschaffen.

Im Jahre 1863 hat dann A. v. Graefe (Arch. f. O., IX, 2, S. 48 ff.) die Muskelvornähung genauer erörtert und angegeben, dass sie stärker wirkt, als die Durchschneidung des Antagonisten; sie kommt außer bei dem Sekundär-Schielen auch bei paralytischen Ablenkungen und dem einfachen Auswärtsschielen in Betracht; doch für die Fälle von Sekundär-Schielen mit fast völliger Aufhebung der Beweglichkeit nach innen müsse die Faden-Operation gemacht werden.

Aber bald wurde die letztere ganz aufgegeben. Ich kann mich nicht besinnen, sie (von 1866 ab) in A. v. Graefe's Klinik noch gesehen zu haben; ich sah nur Vornähung (Ausstich der Nähte bei dem oberen und unteren Hornhaut-Scheitel), mit Rücklagerung des Gegenspanners.

1) Da seine Mittheilung nicht in die Annal. d'Ocul., das einzige damalige Organ für Augenheilkunde, das vollständige Literatur-Übersicht versprach, übergegangen ist; so ist sie sehr wenig bekannt geworden. Das gewöhnliche Citat der Bücher, 1857, Med. Times and Gazette, beruht auf Irrthum. Daselbst (S. 527) ist nur von G. Critchett's subcutaner Sehnen-Durchschneidung die Rede. Unrichtig ist vollends die Angabe, dass Critchett erst 1862 auf dem Heidelberger Congress sein Verfahren veröffentlicht habe. Nach A. v. Graefe, A. f. O., IX, 2. S. 51, hat Cr. schon 1860 seine Erfahrungen über diese Operation mitgetheilt. (Bekanntermaaßen beginnen die Berichte der Heidelberger Versammlungen erst mit dem Jahre 1863.)

§ 495. Monographien über Schiel-Operation aus den Jahren 1840—1845.

Um von der mächtigen Bewegung der Geister, welche durch die Schiel-Operation hervorgerufen wurde, ein möglichst klares Bild zu geben, will ich von den wichtigsten oder — charakteristischen Sonderschriften über Schiel-Operation aus den ersten sechs Jahren (1840—1845) noch kurze Nachricht geben. (Es war ebenso, wie 25 Jahre später mit A. v. Graefe's Star-Operation: jeder wollte Zeugniß ablegen!)

1. Philipp Heinrich Wolff [1]) veröffentlichte am 9. Dezember 1840 seine »Neue Methode der Operation des Schiel-Auges durch subcutane Tenotomie, dem genialen Erfinder der Operatio Strabismi, Herrn G. R. und ord. Prof. Dr. J. F. Dieffenbach« [2]) gewidmet.« Die subcutane Tenotomie führt W. (nicht wie ihr Erfinder, J. Guérin, mit einem convexen Messerchen, sondern) mit einer eigenartigen Schere aus. Einen Fall hat er operirt. Seine Broschüre umfasst 24 Seiten.

2. De myotomia et tenotomia oculari Diss. inaug. aciurgica quam . . . die XXII m. Dec. MDCCCXLI p. def. auctor F. G. Proske, Vratislaviae. Enthält auch 5 Fälle, wo alle vier graden Augenmuskel durchschnitten wurden, um Kurzsichtigkeit zu heilen. Ein Auge, das feine Schrift bis auf $2\frac{1}{2}''$ las, liest nach Durchschneidung des inneren und äußeren Augenmuskels auf 5″, nach Durchschneidung des oberen und unteren auf 6″. In einem andren Fall wurde gar kein Erfolg der Durchschneidung der vier Augen-Muskeln beobachtet.

Hier haben wir also eine schädliche Wirkung der neu erfundenen Schiel-Operation zu registrieren. Die Operationen sind von Dr. Carl Kuh, Prof. an der med. chir. Schule zu Breslau, verrichtet. Proske verweist auf Guérin, Philipps, Bonnet, Baudens, welche gleichfalls Augenmuskel-Durchschneidungen zur Heilung der Kurzsichtigkeit anrathen.

3. Die Behandlung des Schielens durch den Muskelschnitt. Ein Sendschreiben an . . . Dieffenbach, von Dr. F. A. v. Ammon [3]). Leipzig, 1840. (38 S. mit einer lithographirten Tafel, welche den Operationstypus für alle sechs Augenmuskeln darstellt.)

v. A. beschreibt ganz genau die Durchschneidung jedes einzelnen der sechs Augenmuskel. Die Nachbehandlung ist eine therapeutische und eine orthopädische. Nach Abtrennung der Sehne gewinnt der Muskel eine weiter nach hinten gelegene Anheftung. Nach Durchschneidung des Muskels bildet sich meist Wiedervereinigung durch ein schmales Zwischenstück bei Thieren, wohl auch (?) beim Menschen. Auf diesem Gebiet herrscht noch großes Dunkel; und doch ist dies das entscheidende.

Zwei Thatsachen betont A., die später durch weitere Prüfung bestätigt sind: 1. Gewöhnlich ist auch das zweite »gesunde« Auge zu operiren. 2. Vollkommene Gradstellung wird nicht erreicht.

4. Das Schielen und dessen operative Behandlung nach eignen Beobachtungen

---

1) Er war praktischer Arzt und Wundarzt in Berlin, hauptsächlich Ohrenarzt, und dramatischer Dichter. Ich habe ihn noch gut gekannt. Er lebte von 1813 bis 1886.

2) Es ist verwunderlich, dass Dieffenbach diese Widmung angenommen.

3) Auf diesen bedeutenden Wund- und Augenarzt zu Dresden werden wir in § 516 zurückkommen.

und Erfahrungen, wissenschaftlich dargestellt von Dr. MORITZ BAUMGARTEN[1]) in Dresden. Leipzig, 1841 (88 S.).

Sechszehn Mal konnte er, bei Wiederholung der Schiel-Operation, sich überzeugen, dass entweder die Enden des durchschnittenen Muskels, mit einer Kerbe, sich wieder vereinigen (8 F): oder dass jedes der beiden Enden für sich mit dem Augapfel verwächst (4 F., reunio per intervallum). In letzterem Falle entsteht Umschlag des Schielens, und Unbeweglichkeit ist zu befürchten.

5. Das Schielen und seine Heilung. Von Dr. F. P. RITTERICH, Prof. der Augenheilkunde zu Leipzig . . . L., 1843. (143 S.)

»Überhaupt habe ich nur sehr wenige Operirte gesehen, bei denen das Schielen durch die Operation vollkommen gehoben worden und später, nach 6—8 Monaten, nicht nach irgend einer Richtung wieder eingetreten wäre«.

6. Du strabisme per A. A. VELPEAU[2]), Prof. de la clinique chirurg. à la Faculté d. M. de Paris. Paris, 1842 (180 S.)

V. wendet sich zunächst gegen jene unwissenschaftliche Darstellung der Augenblicks-Erfolge, welche nicht das Schluss-Ergebniß abwartet. Das übergroße Vertrauen des Publikums ist in Misstrauen umgeschlagen. August 1840 hat er zuerst operiert, mit einem Haken die Bindehaut samt Muskel ergriffen, wie eine Sehne abgezogen und letztere in einem Zuge mittelst eines krummen Messerchens durchschnitten.

Er verwirft die Haken und bedient sich zum Abziehen der Lider des Blephareirgon[3]) von SNOWDEN aus biegsamem, elastischem Eisendraht, sowie zum Fassen des Augapfels einer Pincette.

Alter und Kindheit sind wenig geeignet zur Operation, doch kann man 4 jährige schon operiren.

Die Muskeln des Schiel-Auges fand V. in der Leiche eines 30 jährigen, der seit Kindheit geschielt, (BOUVIER in der eines 80 jährigen,) nicht abweichend von denen der andren Seite. Amblyopie kann gebessert werden; Nystagmus bleibt meistens ungeheilt; Muskel-Zerschneidung wegen Myopie kann Schielen und dauerndes Doppeltsehen bewirken.

7. Recherches sur l'opération du Strabisme. Mémoire présenté[4]) à l'Académie

---

1) Geboren 1813, gestorben 1849. War Medizinalrath in Dresden und hat sich um die Ausbildung der plastischen Chirurgie verdient gemacht. Schrieb 1. über Lippen- und Mundbildung, nach seiner Diss. bearb. (v. AMMON's Monats-Schrift, I, 1838); 2. Blepharoplastik wegen Naevus maternus (v. WALTHER und v. AMMON's J., 1842, I); 3. das Schielen 1841; 4. die plastische Chirurgie (mit v. AMMON), Berlin, 1842. (Biogr. Lex., I, 335, 1884.)

2) ALFRED ARMAND-LOUIS-MARIE VELPEAU (1795—1867), seit 1833 Leiter der chirurgischen Klinik an der Charité zu Paris, Verf. der Nouveaux éléments de méd. opératoire, 2. Ausgabe 1839, als deren Ergänzung die erwähnte Sonderschrift über das Schielen erschienen ist.

3) Von βλέφαρον, Lid, und εἴργω, einschließen. Grammatisch richtiger wäre Blephar-eirgmos, von β. u. εἰργμός, Fessel. Der Name hat sich zum Glück nicht eingebürgert. Lidsperrer genügt. Vgl. übrigens § 525, S. 528.

4) ni lu ni imprimé (par l'Académie), wie wir aus BONNET, sect. tendin. 1841, S. 21, erfahren. Doch erhielt BOYER später für dieses Werk von der Akademie, bei der Bewerbung um den Monthyon-Preis, eine Aufmunterung. A. v. GRAEFE hat BOYER's Schrift sehr geschätzt und öfters erwähnt. — LUCIEN A. H. BOYER, 1804 zu Turin von französischen Eltern geboren, studirte zu Paris und wurde 1836 Doktor. Er schrieb später über die eingeklemmten Brüche und über die Diathesen vom chirurgischen Standpunkt und war von 1852—1870 Arzt des Senats. (Biogr. Lex. VI, S. 536.)

R. des sciences par Lucien A. H. Boyer, D. M. P., Ancien interne des hôpitaux de Paris, ex-chef de clinique de la Faculté. Paris, 1842. (318 S. mit 10 Tafeln.)

Mit Unrecht hat man die Schiel-Operation als einen Luxus dargestellt, tadelnswert in ihren Zielen, verderblich in ihren Wirkungen.

Die Sekundär-Divergenz entsteht dadurch, dass der getrennte innere Muskel zu weit hinten an den Augapfel angewachsen ist; gerade wie in B.'s Thier-Versuchen, die niemals eine Verschmelzung der beiden Enden ergeben haben. B. hat auch einen doppelten Schielhaken consuirt, der nach Art der gekreuzten Pincette klafft, um in dem Zwischenraum die Schere wirken zu lassen.

8. Neue Untersuchungen und Erfahrungen über das Schielen und seine Heilung. Ein Beitrag zur Physiologie des Gesichtsinns von Dr. C. G. T. Ruete, a. o. Prof. zu Göttingen. G. 1841. (148 S.)

Der Hauptwerth des Werkes liegt in den physiologischen Betrachtungen. Gleichnamige Doppelbilder entstehen, wenn die beiden optischen Achsen zwischen Gegenstand und Auge sich kreuzen; wenn jenseits des Gegenstands, gekreuzte. Accommodation und Convergenz gehen zwar meist Hand in Hand, aber nicht nothwendig.

Fig. 9.

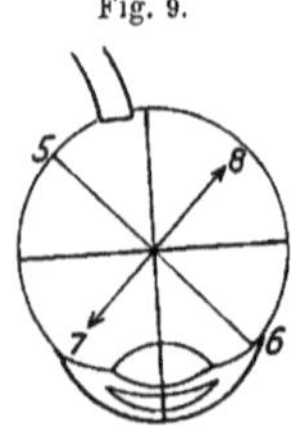

Der obere Schiefe wälzt die Pupille nach unten und außen, der untere nach oben und außen. Diese Ansicht haben schon Albin, Soemmering und in neuester Zeit [1839] Hück ausgesprochen. R. hat sie an frischen Leichen bestätigt, indem er die übrigen Theile unangetastet lässt und genau in Richtung der Fasern zieht; und auch die Drehungs-Achse der beiden schiefen festgestellt. (Vgl. Fig. 9. Horizontal-Durchschnitt eines linken Auges. 5—6 ist die vom äußeren Rand der Hornhaut nach der inneren Seite des N. opt. laufende horizontale Diagonal-Achse, um welche der Obliquus superior oder inferior den Augapfel dreht; 7 die Richtung der Wirkung des Obliquus superior, wobei die Pupille sich nach unten und außen wälzt; 8 die Wirkung des Obliquus inferior. — R.'s Untersuchungen sind unabhängig von denen Bonnet's und ungefähr gleichzeitig veröffentlicht, beide im Jahre 1841.)

Ein Gegenstand erscheint uns schief, wenn das Auge durch einen der schiefen Muskel um die demselben entsprechende Achse gedreht wird, so dass der senkrechte Meridian des Augapfels, also auch die senkrechte Trennungslinie der Netzhaut, eine geneigte Richtung annimmt. Die vorher in einer geneigten Ebene liegenden Partien der Netzhaut, womit wir gewöhnt sind, geneigte Gegenstände wahrzunehmen, erhalten jetzt senkrechte Richtung. Es bilden sich senkrechte Gegenstände auf ihnen ab, daher erscheinen sie uns geneigt. R. bildet auch ein künstliches Auge ab, zur Darstellung der Bewegungen.

Es giebt relatives Schielen, für bestimmte Abstände. »Krankhaftes Schielen ist der regelwidrige Zustand, wobei der Mensch nicht im Stande ist, unter allen Umständen auf längere Zeit die Sehachsen beider Augen in einem Punkt eines jeden beliebigen, im Sehfelde beider Augen liegenden Gegenstandes zur Durchkreuzung zu bringen, so dass identische Stellen beider Netzhäute von den, vom Gegenstand kommenden Lichtstrahlen getroffen werden«.

»Zum Zweck einer gründlichen Heilung des Schielens ist nicht allein die Ermittelung der Art und des Grades des Schielens nothwendig, sondern man muss sich auch ernstlich bemühen, die Ursachen und das Verhältniß derselben zu andren Krankheiten des Augapfels und seiner Umgebung zu erforschen. Dies ist freilich in den speziellen Fällen nicht immer eine leichte Aufgabe«.

R. nahm Muskeldurchschneidungen am Auge von (34) lebenden Thieren vor und untersuchte von Tag zu Tag bis zum 17. Mit einer Ausnahme, wo Heilung per primam (mit Einschnürung) erfolgte, war stets der Muskel zurückgezogen und dort mit dem Augapfel verwachsen. So war es auch bei 8 Menschen-Augen, wo die Operation wiederholt werden musste.

Ein Obliquus ist zu durchschneiden, wenn Doppeltsehen mit Schiefsehen besteht; welcher von beiden, ergiebt sich aus der Funktions-Prüfung.

Die Sehne des graden ist zu durchschneiden bei geringen Graden des beweglichen Schielens, der Muskel bei den stärkeren Graden des beweglichen und beim unbeweglichen, — um so weiter vom Insertions-Punkt, je stärker das Schielen. Vor gleichzeitiger Durchschneidung mehrerer Augenmuskel ist zu warnen.

9. Traité des sections tendineuses et musculaires dans le strabisme, la myopie, la disposition à la fatigue des yeux, le bégaiement... Avec 16 Planches, par A. Bonnet, Chir. en chef de l'Hôtel-Dieu de Lyon. L., 1841. (664 S., von denen 323 für uns in Betracht kommen.)

Dieses Werk unterscheidet sich von den früheren durch die Anwendung genauerer Kenntnisse von den Aponeurosen auf die Schiel-Operation. »Um sich zu einer wahrhaft wissenschaftlichen Kenntniß der Schiel-Operation zu erheben, musste man festsetzen, unter welchen Bedingungen die an ihrer Lederhaut-Anheftung durchschnittenen Muskeln ihren Einfluss auf die Bewegungen des Auges behalten oder verlieren. Sonst weiß man nicht, was man zu machen hat, wenn das Schielen nach der Muskel-Durchschneidung fortdauert, und wie der Umschlag in die entgegengesetzte Schielform zu verhüten ist. B. hat in einem (Februar 1841 an die Akademie der Wissenschaften gerichteten) Brief bewiesen, dass die Bedingungen der Fortdauer des Schielens gegeben sind durch die Anheftung des Muskels an der Augenkapsel und der letzteren am Auge. Man muss das Auge von der Kapsel in größerer Ausdehnung bei den starken Schielformen trennen, als bei den schwachen; und bei den Erwachsenen mehr, als bei den Kindern.

Man vermeidet das Sekundär-Schielen (les déviations consécutives), indem man die Anheftungen erhält, welche das Auge mit seiner Umhüllungshaut vereinigen. Die beiden Schiefen ziehen das Auge nach außen. Beim Auswärtsschielen genügt die Durchschneidung des äußeren Graden meistens nicht; man solle die des kleinen Schiefen hinzufügen.

Die Augen-Kapsel[1]) wird durch eine faserige Haut gebildet, in welcher das Auge so liegt, wie die Eichel in ihrem Napf. Sie ist nach vorn concav, heftet sich an das vordere Ende des Sehnerven, umfängt die beiden hinteren Drittel des Augapfels, ohne demselben sich eng anzuschmiegen, und endigt nach vorn mit mehreren fasrigen Ausbreitungen, von denen die deutlichsten

1) Diese Beschreibung ist auch in den Annal. d'Ocul., VII, S. 141 ff. abgedruckt.

zu den beiden Lidknorpeln gehen, so dass diese die wahre Endigung der Kapsel darstellen.

Alle Muskeln des Auges durchbohren die Kapsel (s. Fig. 10), um zur Lederhaut zu gelangen; sie besitzen also zwei Theile, einen außerhalb, einen innerhalb der Kapsel. Beide Theile sind von Scheiden umgeben, die von der Kapsel ausgehen; die des intrakapsulären Teiles gehen bis zur Lederhaut, wo sie sich anheften. Die Kapsel endigt also nach vorn in zwei Blätter; das eine geht zum Augapfel und bildet die subconjunctivale Fascie und die Scheide der intracapsulären Partien der graden Augenmuskel; die andre begiebt sich zu den Lidknorpeln. Der nach vorn offene Winkel, den die beiden bilden, ist der Ort, wo die Bindehaut von der Lederhaut auf die Lider sich umschlägt. Die Scheiden des äußeren und des inneren graden Muskels schicken auch starke Verlängerungen zum Orbitalrand. (Von Ténon als sehnige Bündel des ad- und abducirenden Muskels bezeichnet.)

Ténon hat 1806 diese Kapsel zuerst beschrieben[1]), Malgaigne 1838 (Anatomie chir., I, 375), wieder darauf hingewiesen und besonders auf die Schicht zwischen Bindehaut und Lederhaut, die vielleicht Sitz der rheumatischen Entzündung[2]) sei. Baudens[3]) betont (26. November 1840) die Aponeurose, die Scheiden der Muskeln (mit Synovia), und dass man mitunter, um Erfolg zu haben, die Aponeurose weit öffnen müsse. Auch L. Boyer und J. Guérin erhoben Prioritäts-Ansprüche bezüglich der Kapsel. (Dieselbe wird wohl weiterhin doch als Ténon'sche bezeichnet werden!

Fig. 10.

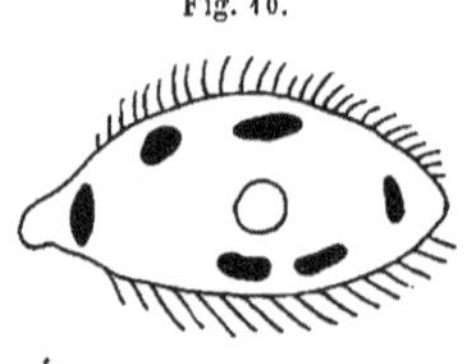

Mit der Wirkung der Augenmuskeln hat man sich seit Dieffenbach's Operation genauer beschäftigt. Dieffenbach hat bei dem Schielen nach innen und nach oben erst den inneren durchschnitten, — ohne Erfolg; dann den Schnitt nach oben verlängert und den oberen Schiefen durchschnitten, die Ablenkung ist beseitigt: er schließt, dass der obere Schiefe

1) Vgl. § 366, woselbst Ténon's Vorgänger von Galen bis Palfyn angeführt sind.

2) In der That, eine Errungenschaft unsrer heutigen Lehrbücher ist die Tenonitis, die Entzündung der Ténon'schen Kapsel. Die erste Beschreibung der Krankheit ist von Ferral (Dublin, J. of med. Sc. 1841), die erste genauere Schilderung (nebst dem neuen Namen Tenonitis) von Soelberg Wells (Diseases of the eye, 1869, S. 633), die gründlichste Darstellung bei Panas (mal. des yeux, 1894, II, S. 381). Vgl. Fuchs 1907, S. 770, Vossius 1908, S. 201 u. a. m. (Übrigens hatte schon 1755 unser Zinn angedeutet, dass »diese Kapsel den Sitz vieler Augenleiden abgiebt.«)

3) Französischer Militär-Arzt (1804—1857), Verf. von Clinique des plaies à armes de feu (Paris, 1836) und La Guerre en Crimée (2. éd., Paris, 1858). — Unter 800 Schiel-Operationen wollte er keinen Mißerfolg gehabt haben. Aber Philipps hat ihm solche nachgewiesen.

das Auge nach oben und innen zieht. Die Thatsache ist richtig, der Schluss falsch. Die Lockerung der Kapsel hat den Erfolg bewirkt. Nur genaue Versuche an der Leiche führen zum Ziel. Jedes Mal für einen Muskel wird die hintere Anheftung blosgelegt, an einen Faden geheftet und dieser genau in Richtung der Muskelfasern angezogen. Über den oberen Schiefen herrschten die verschiedensten Meinungen. Nach ALBINUS bewegt er den oberen Theil des Auges nach innen und zieht er die Pupille nach unten, nach PORTAL und CLOQUET nach innen und unten, nach CHARLES BELL nach unten; nach BICHAT bewirkt er eine Raddrehung nach außen, nach CRUVEILHIER eine solche nach innen, ebenso nach LAUTH und nach L. BOYER; nach DIEFFENBACH und PHILIPPS richtet er die Pupille nach oben und innen. Durch genaue Versuche an der Leiche überzeugte sich B., dass die Zusammenziehung der oberen Schiefen die Pupille nach unten und außen führt und gleichzeitig dem Augapfel eine Raddrehung einpflanzt, wodurch der obere Teil desselben nach innen gedreht wird[1].

Bezüglich seines Antagonisten, des kleinen Schiefen, hat der Versuch die Ansicht von ALBINUS bestätigt, dass dieser Muskel die Pupille nach oben und außen wendet und den unteren Theil des Auges nach innen dreht.

Das Einwärts-Schielen betrifft meistens beide Augen; das Auswärts-Schielen nur eines. Das Schiel-Auge ist oft schwachsichtig, aber Doppeltsehen vor der Operation hat B. nur 10 Mal auf 300 Fälle beobachtet. (Vier Mal nach der Operation andauernd, bei Sekundär-Divergenz.) Häufig ist bei den Schielenden die mangelnde Ausdauer der Augen (Disposition à la fatigue des yeux).

»Die Schiel-Operation besteht in der Durchschneidung aller derjenigen Theile, welche das Auge in der fehlerhaften Stellung zurückhalten. Jedenfalls ist die Durchschneidung desjenigen graden Muskels erforderlich, gegen den das Auge hingezogen ist. Aber, wenn das nicht genügt, noch die der Fascie unter der Bindehaut; nöthigenfalls gewisser Bänder zwischen Lederhaut und Kapsel. Beim Auswärtsschielen hat man der Durchschneidung und Freimachung des äußeren Muskels noch die der andren[2], der schiefen oder des oberen und unteren Graden, hinzuzufügen.

Es ist sehr leicht, einen Augenmuskel zu durchschneiden; aber sehr schwer, das Schielen operativ zu beseitigen. Man muss die Operation dem Schielgrade anpassen; soviel durchschneiden, wie nöthig, aber nicht mehr.«

Zur Operation bedient sich B. zweier Lid-Spreizer[3], eines oberen, (s. Fig. 11,) dessen Krümmung nach dem Stirn-Vorsprung gearbeitet und aus-

---

1) Vgl. oben (No. 8) die identischen Ergebnisse von RÜTE.
2) Hier ist also ein schwacher Punkt in der sonst glänzenden Darstellung.
3) Pour écarter les paupières. (S. 95). Der obere heißt (S. 119) élevateur, der untere abaisseur. — Vgl. § 525.

geprägter ist, als die des unteren, die sich an den Oberkiefer anschmiegt. Ob Haken oder Pincetten, kommt auf die Übung an. B. gebraucht eine Pincette mit Schloss und eine ohne Schloss und fasst Bindehaut und die darunter liegende Fascie. Ob Scheere oder Scalpell, ob Muskel-Schnitt von unten nach oben oder von oben nach unten, ist gleichgültig.

Außer in den leichten Fällen und bei Kindern, muss man den retrahirten Muskel ganz durchschneiden. Beim Einwärtsschielen muss man meistens beide Augen operiren und zwar am besten gleich in einer Sitzung. B. durchschneidet den Muskel ganz nahe seiner Insertion.

Fig. 11.

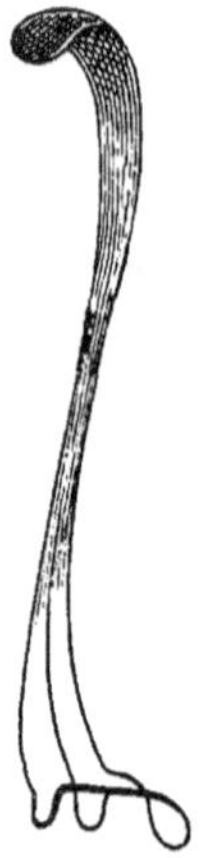

Hinsichtlich der gleichzeitigen Durchschneidung mehrerer Muskeln desselben Auges ist Baudens[1]) viel zu weit gegangen. Bonnet ist bei stärkstem Einwärtsschielen und gleichzeitiger Ablenkung nach oben immer ausgekommen mit der Durchschneidung des inneren und gehöriger Lockerung; dagegen hat er bei starkem Auswärtsschielen mit Erfolg der Durchschneidung des äußeren noch die des kleinen Schiefen hinzugefügt. Man soll sich im Anfang eher mit unvollständiger Gradstellung begnügen, als zu den vielfachen Muskeldurchschneidungen seine Zuflucht nehmen.

Unter 300 Operationen entstand nur 2 Mal heftigere Entzündung, in Folge von Unvorsichtigkeit der Operirten. B. veröffentlicht auch die Autopsie eines Schiel-Operirten, auf die wir alsbald zurückkommen werden.

Trotz einzelner lästigen Folgen, zu denen auch das Hervortreten des Augapfels gehört, haben doch die Vorteile der Operation bei weitem die Hoffnungen der ersten Operateure übertroffen.

Zu der Gradrichtung gesellte sich noch Verbesserung der Sehkraft, mitunter Aufhören des Augenzitterns. Übrigens kann man die Richtung der Augen wohl verbessern, aber nicht immer zur Norm bringen. Die Sehkraft verbessert sich in $^3/_4$ der Fälle.

Myopie und Pseudomyopie wird günstig beeinflusst, ebenso die Ermüdung der Augen. Die Contra-Indikationen (Hornhaut-Flecke und Star) sind übertrieben worden. Kinder kann man im Alter von 4 Jahren ab operieren. Bei wirklicher Paralyse (des Oculomot., mit Ptosis und Unfähigkeit, das Auge nach innen zu bringen,) soll man nicht operiren.

Auf die glänzende Zusammenfassung des Werthes der Schiel-Operation folgt der schwächste Theil dieses ausgezeichneten Werkes, die Behandlung der Kurzsichtigkeit. Accommodation für die Nähe und

1) Beim Augenzittern durchschneidet er den inneren und den äußeren Graden und den großen Schiefen. Bei stärkstem Einwärtsschielen den inneren, den oberen, den unteren und den großen Schiefen.

myopische Einstellung seien Folge gleichzeitiger Contraktion aller Augenmuskeln, die Myopie werde geheilt mittelst Durchschneidung des großen Schiefen. Dieselbe Operation wendet B. auch an auf die Ermüdbarkeit der Augen[1]).

Aber Herr Bonnet hat sich doch einen guten Abgang gesichert durch den letzten Abschnitt, »Ausdehnung der Schiel-Operation«. Man kann mit Vortheil die Anwendung der Lid-Erweiterer und der Fixationspincette ausdehnen auf die Ausziehung des Stars und die Entfernung von Fremdkörpern. Die Star-Ausziehung ist dadurch wesentlich erleichtert und deshalb der Niederlegung vorzuziehen, und erfolgreich. (Unter 11 Ausziehungen 9 Erfolge, 2 Verluste.) Man kann die Entfernung des Augapfels ausführen, indem man denselben nur von seiner Kapsel isoliert.

Mit einem neuen Vorschlag für die Exstirpation des Augapfels, auf den wir im folgenden Paragraphen eingehen werden, schließt diese klassische Arbeit.

10. Das Schielen und der Sehnenschnitt in seinen Wirkungen auf Stellung und Sehkraft der Augen. Eine Monographie von Ludwig Böhm. Mit einer Kupfertafel und 32 Holzschnitten. Berlin, 1845. (450 Seiten.)

Diese gehaltreiche Schrift von einem ehemaligen Assistenten Dieffenbach's, dem außerordentlichen Prof. Ludwig Böhm zu Berlin, welche wesentiche Bereicherungen unsres Wissens und Könnens gebracht hat und auch sofort von den Zeitgenossen anerkannt worden[2]), wird seltsamer Weise in Laqueur's »Gesch. d. Schiel-Op. vor A. v. Graefe« (1908, A. f. O., LXVIII, 3) mit keiner Silbe erwähnt und ist auch den Bibliographien der Encyclopédie française (VIII, 248 und IX, 354) unbekannt geblieben.

In seiner Vorrede erklärt Böhm, dass der Zwiespalt der Ärzte, ob die Operation von Schielenden als nützlich und heilsam beizubehalten, oder als

---

1) »Disposition à la fatigue des yeux«. Pétrequin, Wundarzt am Hôtel Dieu zu Lyon, glaubt die Sprachschwierigkeiten beseitigt zu haben durch die Namen Kopiopie und Ophthalmokopie, von κόπος, Müdigkeit, und ὤψ, ὀφθαλμός, Auge. S. Annal. d'Ocul., V, 250, 1841; Fortsetzung in VI, 72. Vgl. mein Wörterbuch, S. 21 u. 7, Asthenopia. Dieser Ausdruck, von ἀ-, σθένος, Kraft, und ὤψ, Gesicht, stammt von Mackenzie, Edinburgh med. J., Juli 1843 und Treatise, IV. ed., 1854, S. 974). Fronmüller (1850) übersetzt ihn mit Augenmüdigkeit, Böhm hat 1857 (Nystagm., S. 40) Dauerlosigkeit. Ritterich Sehpein vorgeschlagen. Ältere Namen: Debilitas visus (Taylor), Amblyopia a topica retinae atonia (Plenck), Amblyopia nervosa (Beer), Hyperopsia (Jüngken), hebetudo visus (Böhm, Rüte, Donders u. a.).

Dass sie schon von Demosthenes als ἀτονία ὀφθαλμῶν beschrieben worden, weiß der Leser aus § 220. Vgl. ferner § 498, I; § 533, II, 4.

2) Beger, in Canstatts Jahresbericht, nennt sie reichhaltig, Winter, im Göschen'schen Jahresbericht, eine der besten über das Schielen, der Kritiker in Caspers W. bezeichnet sie als gediegen, die Literar. Z. rühmt ihr große Umsicht und weise Benutzung gereifter Erfahrung nach. W. Stricker (1846, J. f. Ch. u. A., S. 462) nennt sie »eine Leistung, vollendet durch den Umfang und die Genauigkeit der Erfahrungen und Beobachtungen, wie durch die Form der Darstellung und Ausstattung«.

ein zweifelhaftes, ja nachtheiliges Mittel wieder zu verlassen sei, noch keineswegs gehoben ist.

Aber man hat einerseits zu viel verlangt, die absolute Heilung des Schielens wird bei den wenigsten Kranken in Wahrheit erreicht; andrerseits den Wirkungskreis der Operation nicht umfassend gewürdigt: die anfänglich als kosmetisches Mittel eingeführte Sehnendurchschneidung hat sich einen sicheren Platz in der Reihe der wichtigen Augen-Operationen erworben, die eine Erhöhung der Seh-Funktion zum Ziele haben. Über seine eignen 400 Schiel-Operationen hat B. genaue Krankengeschichten geführt und davon 32 als lehrreiche Beispiele mitgetheilt

Im gesunden Zustand besitzen die Augen zwei Arten von Bewegung, erstens die associirte, welche durch die mehr oder weniger seitliche Lage des Sehgegenstandes bestimmt wird, und zweitens die accommodative, welche durch die nähere oder fernere Lage des Sehgegenstandes bestimmt wird. Unter Schielen hat man den gänzlichen oder theilweisen Verlust der accommodativen Bewegung zu sehen, unter Luscitas den Verlust der associirten und accommodativen. Das Schielen entsteht entweder 1. vom Auge aus, oder 2. vom Gehirn aus, 3. von dem Muskel-Apparat aus.

Ist das eine Auge gegen das andre materiell oder vital in seiner Sehfunktion herabgesetzt, so verlässt es seine richtige Stellung entweder durch gesteigerte Contraction des inneren Graden oder durch vernachlässigte, — Einwärts- bzw. Auswärtsschielen. Die accommodative Bewegung steht unter dem Einfluss des Reflexes. Die Pupille verlässt zweckmäßiger Weise, (um den Schatten des Nebenbildes zu verscheuchen,) aber ohne Zuthun des Kranken, ihre richtige Stellung. Das erste Stadium des Schielens ist dadurch gekennzeichnet, dass die falsche Stellung der Seh-Achsen zu einander nur zeitenweise und bedingungsweise erfolgt, das zweite durch eine festgeschlossene Stellung der Seh-Achsen zu einander. Dabei besteht die associirte Bewegung in alter Weise fort. Die Schiel-Operation passt für das zweite Stadium. Dies ist die häufigste Schiel-Form.

Ihre Entstehung fällt in die frühe Kindheit. Von Wichtigkeit sind die Fälle, wo das erste Stadium sich länger stationär erhalten. Diese Kranken sehen entweder deutlich mit einem Auge, während das andre schielt; oder undeutlicher, mit richtigem Blick: und lernen auch, willkürlich damit abzuwechseln. Die besonderen Ursachen sind: 1. Augen-Entzündung; 2. Trübungen; 3. Presbyopie[1]) des einen, Myopie des andren Auges. Das eine Auge dient für die Nähe, das andre für die Ferne. Wo der Scheidepunkt liegt, lässt sich durch eine Brille mit zwei verschiedenfarbigen Plangläsern ermitteln. Bis zu einem gewissen Fernpunkt erscheint der Gegenstand z. B. in der blauen, darüber hinaus in der

1) »Übersichtigkeit« würden wir heute sagen.

gelben Farbe. Dieser Zustand ist seltener, als der folgende. 4. Kurzsichtigkeit nur des einen Auges. 5. Hebetudo des einen Auges. 6. Schwachsichtigkeit des einen Auges.

Durch Sehnenschnitt am schielenden Auge wird die Hebetudo visus des richtig blickenden Auges geheilt[1]). Als Ergebniß der Operation wurde ferner beobachtet: 1. Verschwinden der Amblyopie mit dem Moment der Sehnendurchschneidung (einmal beobachtet); 2. Ausbreitung der Schweite (von 2″ bis auf 4′ innerhalb 4 Jahren); 3. sehr selten Wieder-Erwerbung einer richtigen accommodativen Bewegung und Zusammenwirkung beider Augen.

Die Arten des Strabismus sind monocularis und alternans, und daneben convergens oder divergens. Das monoculär schielende Auge ist stumpfsichtig. Trübt man die Sehkraft des gesunden Auges durch ein dunkles Glas, so hängt es von dem Willen des Kranken ab, bald das eine, bald das andre Auge zum direkten Sehen zu gebrauchen.

Auch das alternirende Schielen beruht auf organischer Muskelverkürzung an dem einen, dem primär abgewichenen Auge. Als Bestimmungsgrund für den Wechsel der Augenstellung dient 1. der Wille der Kranken, 2. die Entfernung des Gegenstands, 3. die Lage desselben in der linken oder rechten Horopter-Hälfte.

Das Einwärtsschielen ist das häufigere, das Auswärtsschielen ist paralytischer Natur. Das Auswärtsschielen als Folge der Operation ist schlimmer, als der ursprüngliche Zustand. Jeder gemeinnützige Gedanke pflegt unter augenblicklichen Opfern in's Leben zu treten. Grade diese ungünstigen Fälle haben uns auf die rechte Bahn gewiesen.

Die doppelfarbige Brille (rechts blau, links gelb) weist drei Klassen von Schielenden auf: 1. solche mit gesondertem Gebrauch eines jeden Auges für dieselbe Seite des Gesichtskreises; 2. solche mit gesondertem Gebrauch eines jeden Auges für die entgegengesetzte Seite des Gesichtskreises, (diese über's Kreuz sehenden gehören den wechselnden Schielenden an, aber sie brauchen hauptsächlich das rechte Auge für links liegende Gegenstände, und umgekehrt;) 3. solche mit gleichzeitiger Tätigkeit beider Augen im ganzen Gesichtskreise, doppeltsehende Schielende.

Vor der Operation ist genaue und wiederholte Untersuchung nöthig, der Schielgrad wechselt. Unter keiner Bedingung soll man kleine Kinder operiren. Die falsche Abweichung nach innen soll durch die Operation nicht sofort gänzlich aufgehoben werden, sondern zu einem guten Theile erhalten bleiben: Kleine Wunde der Bindehaut, nicht aber geflissentliches Losstreifen des Muskels und der Sehne vom Augapfel! Die

1) Von DONDERS genauer erörtert. (Acc. u. Refr., 1866, S. 237). Von meinen Operirten der Art fand eine junge Dame es entzückend, dass sie jetzt ohne Convexbrille ausdauernd zu lesen vermochte.

Durchschneidung erfolgt dicht an der vorderen Sehnenbefestigung, so dass Stehenbleiben eines Sehnenstumpfes gänzlich vermieden wird[1]). Bei geringeren Graden des Schielens lässt man das mittlere Drittel der Sehne stehen. Zur Erhöhung des unmittelbaren Operations-Erfolgs, aber nur beim Auswärts-Schielen, kann man den äußeren Muskel ausgiebiger aus seiner Verbindung mit dem Augapfel lösen. Beim Einwärts-Schielen ist eines Rückfalls halber niemals, eines ungenügenden Erfolgs wegen nur sehr selten Wiederholung der Operation nöthig. Man hat öfters die Wiederholung der Operation zum Schaden für den End-Erfolg zu früh und unnöthig unternommen. Die gleichzeitige Durchschneidung der Sehne des Inneren auf beiden Augen ist zu verwerfen.

Beim sekundären Auswärts-Schielen mäßigen Grades hilft Dieffenbach's Faden-Operation, unterstützt durch neue Anfrischung der früheren Operations-Stelle. (S. 338.)

Die Sehnen-Durchschneidung ist Einleitung einer orthopaedischen Nachbehandlung. Aber diese soll nicht, wie man bisher gewollt, die Wirkung der Operation verstärken, sondern verringern! Drei Zeitabschnitte giebt es nach dem inneren Sehnenschnitt. Im ersten, von 6—8 Tagen, weicht das Auge aus der unmittelbar durch die Operation herbeigeführten Stellung nach außen ab: in diesem soll das Auge orthopaedisch nach innen (innen unten) gewendet erhalten werden, nach dem Ellenbogen der andren Seite. Die Regel, in dieser Periode das Auge nach außen wenden zu lassen, war falsch! Im zweiten Abschnitt (von 6—10 Tagen) zeigt das Auge wieder eine mehr selbständige Neigung, sich mit der Pupille dem inneren Augenwinkel zu nähern. Auch jetzt lasse man das Auge noch nach innen wenden. Der dritte Abschnitt, nach der Wundheilung, erstreckt sich über Wochen und Monate: jetzt überlasse man das Auge seinem freien Blick.

Zur physiologischen Würdigung der Operation dient der Beweis, dass sie in der Regel nur einen höheren Grad des Schielens auf eine niedere Stufe leitet. Die gelungenste Operation des Einwärts-Schielens ist die, wo nach mehreren Monaten Convergenz auf 1—2' zurückbleibt. Nur in dieser gegebenen Entfernung findet eine zusammenwirkende Thätigkeit beider Augen statt. Nur in dieser Ebene erscheint das weiße Papier dem mit der doppelfarbigen Brille versehenen Augen-Paar in der Mischfarbe. Nur in dieser Ebene ist für diejenigen Operirten, die im Stande sind doppelt zu sehen, Einfachsehen vorhanden; diesseits derselben sehen sie in gekreuzten, jenseits derselben in gleichnamigen Doppel-Bildern. (Ein schwarzer Stab mit Zolltheilung wird horizontal aufgestellt, mit dem einen Ende dem

1) Böhm scheint doch der erste gewesen zu sein, der diese Regel klar und unzweideutig ausgesprochen. A. v. Graefe sagt (1857, A. f. O. III, 1, 193): »Die gewöhnliche Schiel-Operation besteht in einer Rücklagerung der Muskel-Sehne mit vollständiger Erhaltung der Muskel-Länge.«

Nasenrücken des Operirten genähert. Den Seitenabstand misst ein geteilter Querstab.)

Die Heilung eines Schielenden durch die Operation ist in kosmetischer wie in optischer Hinsicht nur eine relative, nie eine radikale. Die Ruhmreden von vollständiger Heilung sollten endlich aus der Wissenschaft verschwinden. Aber darum soll über die Operation nicht der Stab gebrochen werden. Die kosmetische Verbesserung ist dankbar anzuerkennen; dazu kommt die Erhöhung der Sehkraft des Schiel-Auges, endlich die Vermehrung der Accommodations-Fähigkeit im relativ gesunden Auge.

Auch die associirten Bewegungen sind nicht normal: nach scheinbar gelungener Operation des Einwärts-Schielens ist für einen bestimmte Fernpunkts-Ebene in der Mitte Einfach-Sehen vorhanden: nach der Schläfen-Seite des operirten Auges hin treten gleichnamige Doppelbilder auf, gekreuzte nach der des andren.

Bewegt man den Gegenstand von der Stellung des Einfachsehens nach oben und nach unten, so erkennt man, dass oben die Convergenz verringert, unten verstärkt ist: oben ist die Entfernung, wo einfach gesehen wird, größer; unten geringer.

Die Heilung des Schielens durch optische Hilfsmittel, bisher immer vergeblich, muss jetzt planvoll und individualisirend vorgenommen werden. Man gebe dem Schielenden eine Brille, die ein ungefärbtes Glas für das schwache, ein mehr oder weniger intensiv blau gefärbtes für das gesunde enthält. Indicirt ist dies bei temporärer Schielstellung, entzündlicher Lichtscheu u. dgl.; ferner, wenn in dem einen Auge eine aus Nichtübung hervorgegangene Anaesthesie der Netzhaut Ursache des Schielens ist.

Den Schluss des gehaltreichen Werkes machen einige wichtige

Sektions-Berichte zur Schiel-Operation.

1. Eine siebzehnjährige, die wegen einer centralen Hornhaut-Trübung des linken Auges seit 13 Jahren nach innen schielte und nach Verschluss des linken Auges den zu fixirenden Gegenstand mit der inneren Netzhaut-Hälfte betrachtete, wurde am 29. November 1840 erfolgreich operirt, so dass sie nach 4 Monaten für den Fernpunkt von 9″ die beiden Augen richtig einstellte. Sie starb an den Folgen einer inneren Ohren-Entzündung. Die Sektion, unter Beihilfe des Prof. Schlemm, ergab, dass der innere Augenmuskel einen etwa 3‴ dem Sehnerven näher gelegenen, festen und sehnigen Ansatz an der Lederhaut gewonnen.

2. Bei einem jungen Mann, der 8 Monate zuvor, Oktober 1840, von Dr. Behrend operirt worden und bei dem zur Zeit des Todes der Blick auf 1′ richtig gestellt wurde, fand sich keine Anheftung des Muskels an der Lederhaut; der Muskel setzte sich in einen verdichteten Strang fest, der mit der verdichteten Bindehaut verwachsen war.

3. Eine 15jährige war im Juli 1841 wegen Einwärts-Schielen auf beiden Augen zugleich operirt worden, mit Ausgang in Sekundär-Divergenz, bei geringer Beweglichkeit nach innen. Die getrennten Muskeln hatten keine genügende Befestigung am Augapfel erhalten. Der rechte lief mit seiner vorderen Sehne in das zwischen Binde- und Lederhaut gelegene Zellgewebe frei aus; der linke war wenigstens in eine schwache Verschmelzung mit der Bindehaut eingetreten.

(Eine 40jährige litt seit ihrer Jugend an einer sonderbaren Störung im Muskel-System ihres linken Auges. Bei gradem Blick stand es zwar dem rechten fast entsprechend und konnte aus dieser Stellung mit dem andren Auge harmonisch auf- und abwärts gleiten. Allein seine Bewegung nach innen und außen war vollkommen aufgehoben. Bei der Bewegung des rechten Auges nach außen stieg die Pupille des linken schnurgrade nach oben unter das Oberlid, und der ganze Augapfel wurde merklich in die Orbita zurückgezogen[1]). Muskeln und Nerven der Orbita wurden völlig normal gefunden.)

Es ist von Interesse, die übrigen Sektions-Befunde an Schiel-Operirten hier zu sammeln. (Dieselben sind schon vor denen Böhm's veröffentlicht worden.)

4. Hewett, London Med. Gazette, 1841, No. 3. (Der erste Fall). Ein 30jähriger mit starkem Auswärts-Schielen des linken Auges, am 1. Dezember 1840 von Babington operirt, mit leidlich befriedigendem Erfolge, starb am 1. Januar 1841 an Lungen-Entzündung.

Der Muskel ist vollständig getrennt, an der Stelle, wo er anfängt sehnig zu werden. Der fleischige Theil hatte sich um $^3/_4$ Zoll zurückgezogen, ist aber am Augapfel befestigt geblieben durch ein starkes Band von zelligem Gewebe. Dasselbe ist 3''' breit und 6''' lang und 2''' hinter der ursprünglichen Insertion an den Augapfel geheftet.

5. Bouvier[2]), Bull. de l'Acad. r. de med., 7. September 1841. Die Kranke war am 19. Juni wegen Auswärts-Schielens mittelst Durchschneidung des äußeren Graden operirt worden, erlag aber 2 Monate später der Tuberkulose. Der äußere Grade, der 0,005 von seiner Insertion an der Lederhaut durchschnitten worden, hat eine neue Anheftung an dieser Haut gewonnen durch eine zarte, zellig-fibröse Neubildung, um 0,01 hinter der normalen... Das vordere Endstück des Muskels, das nach der Operation sehr deutlich gewesen, ist atrophirt, so dass man keine deutlichen Reste davon mehr findet.

1) Über diese angeborenen Retractions-Bewegungen vgl. Vossius. Augenheilk. 1908, S. 191.

2) Sauveur Henri-Victor Bouvier, geb. 1799 zu Paris, 1824 Agrégé für Anatomie und Physiologie, Orthopaede und seit 1831 Hospital-Arzt, 1877 in Folge eines Falles gestorben. Ein sehr gelehrter Arzt, Verf. eines Mém. sur les difformités du système osseux (1836), für das er den Akademie-Preis erhielt, und eines Mém. sur le strabisme et la myotomie oculaire, 1844.

6. Ein Mann, den BONNET im Februar 1841 am Einwärts-Schielen operirt hatte, und zwar mit bleibendem Erfolg, starb im August d. J. an Lungenschwindsucht.

Der innere Muskel hat keinen neuen Zusammenhang mit der Lederhaut gewonnen. Der weiße Narbenstreif am vorderen Ende des rothen Muskels steht um 12—15 mm ab von der Hornhaut[1]), zum Beweis, dass das hintere Stück des Muskels sich zurückgezogen hat; aber statt mit der Lederhaut zu verschmelzen, hinter der ursprünglichen Anheftung, hat es sich mit dem vorderen Stumpf vereinigt, mittelst eines weißen fibrösen Bändchens neuer Bildung, das im Niveau der Wundnarbe mit Binde- und Lederhaut untrennbar verwachsen ist: so auf beiden Augen.

7. Eine 12jährige war am 21. Januar 1841 wegen starken Einwärts-Schielens des rechten Auges von L. BOYER operirt worden, mit vollem Erfolg, auch befriedigender Beweglichkeit, bis zum Tode (17. Dezember 1842, durch Tuberkulose).

Der durchschnittene Muskel hat eine neue sehr feste sehnige Vereinigung mit dem Augapfel gewonnen, 9 mm vom Hornhaut-Rande. (7 mm auf dem andren Auge).

Diese 7 Fälle haben eine außer der geschichtlichen auch eine praktische Bedeutung. In neuester Zeit sind Sektions-Ergebnisse von den Folgen der Schiel-Operation fast gar nicht mehr veröffentlicht worden.

Jedenfalls sind sie fast unbekannt. Sagt doch der letzte Autor über den Gegenstand, Dr. VELHAGEN in Chemnitz, 1909[2]): »(es) scheint noch niemand, auch nicht A. v. GRAEFE, den Sachverhalt an der Leiche studirt zu haben.«

8. Sein eigner Fall ist sehr bemerkenswerth. Zwanzigjähriger, mit concomitirendem Einwärts-Schielen von 5 mm, lediglich des rechten Auges, das nur Finger auf 1 m excentrisch erkennt. Tenotomie (nach A. v. GRAEFE) des rechten Inneren, am 25. März 1901, »unter sorgfältiger Schonung der Adminicula[3]) und der TENON'schen Kapsel«, wonach das Schielen auf 1,5 mm verringert war.«

So blieb es bis zu dem im August 1906 erfolgten Tode. V. hat beide Orbitae eingebettet und geschnitten. Das vordere Ende des tenotomirten Internus war stumpf abgerundet, 7½ mm von der früheren Insertion entfernt, während links die Sehnenlänge 2 mm maß. Der operirte Muskel war also um 4½ mm zurückgesunken. Von eigentlichem Sehnengewebe war nichts mehr zu entdecken. Es fand sich rechts zwischen Muskel-Ende und seinem früheren Ansatz ein ganz gleichmäßiges, verhältnißmäßig grobes Gewebe,

1) Text sclérotique, wohl Druckfehler.
2) Klin. Monatsbl. f. Augenheilk., 1909, Beilageheft zum XLVIII. Bande, S. 21.
3) adminiculum, Stütze, Pfahl.

welches einerseits sich an die Lederhaut anschloß, andrerseits in die fascialen, nach der Karunkel zu liegenden Stränge sich sehr plötzlich auflöste. Es hatte ungefähr die Breite (Dicke) der Lederhaut und stand in welligen Zügen fast senkrecht auf derselben. Während ferner am normalen Auge das vordere Muskel-Ende noch 3 mm dem Augapfel fast direkt auflag, betrug am operirten der Zwischenraum zwischen Muskelspitze und Lederhaut reichlich 2 mm. Dieser Raum war ausgefüllt von einigen Fettzellen und von dem beschriebenen fibrillären Gewebe, welches ungefähr bis zu $1\frac{1}{2}$ mm in dem Winkel zwischen Muskel-Ende und Lederhaut nach hinten reichte, um sich unter deutlicher Abgrenzung an den bogenförmig verlaufenden vorderen Bindegewebsring (Merkel-Callius) anzuschließen. Genau in diese Abgrenzung verlief sich der Tenon'sche Raum, der links bis zum Sehnen-Ansatz verfolgt werden konnte. Die Struktur des Muskels war sonst unverändert.

§ 496. Bibliographie und Nomenklatur der Schiel-Operation.

I. Literatur zur Geschichte der Schiel-Operation.

A. Die Vorgeschichte der Schiel-Operation ist bereits in § 439 abgehandelt worden. Die Geschichte der Einführung der Schiel-Operation hat Dieffenbach selber 1842 in lebhafter und fesselnder Darstellung geliefert. Auch die Sonderschrift von Velpeau aus demselben Jahre enthält eine im ganzen richtige und gradsinnige Darstellung derselben. Dieses Lob kann der Darstellung von Fl. Cunier, aus dem nämlichen Jahr, (Ann. d'Oc. I. Bd. suppl. S. 255—269) schwerlich zugebilligt werden.

Die Werke über Augen-Operationen geben meistens keine befriedigende Darstellung. Zwar hat schon Deval (Chirurg. oculaire, Paris 1844, S. 646—655) einen guten Anlauf genommen; er bringt die Mythologie der Operation, aber er überschätzt sie nicht. Von den neueren Werken hat F. Arlt 1874, in der ersten Ausgabe unsres Handbuches, eine lapidare Darstellung geliefert. Noch kürzer ist Czermak-Elschnig (I, 527, 1908). Valude hat 1910 (Encycl. franç. d'Opht. IX, 330—332) diese Geschichte kurz, aber nicht immer richtig, erörtert. A. Hirsch's Darstellung (S. 532, VII der ersten Aufl. dieses Handbuchs,) ist schwächlich und nicht frei von Irrthümern: Attwell's Notiz[1]) findet er interessant!) Beards Erörterung (1910) ist bezüglich der Vorgeschichte ungenau; dagegen ist er bezüglich der neueren Verbesserungen sehr gründlich und lehrreich.

B. Von den Sonderschriften über Geschichte der Schiel-Operation ist die von Parinaud aus dem Jahre 1896 (Ann. d'Oc., Déc.) den in demselben Journal 1840 befolgten Tendenzen treu geblieben, d. h. sie ist tendenziös. Die Geschichte von Laqueur aus dem Jahre 1908 (Arch. f. O. B. 63, 3) ist genau, gründlich und gerecht.

II. Die erste Bibliographie der Schiel-Operation findet sich bei Dieffenbach am Schluss seines Werkes vom Jahre 1842, sowie seiner Abhandlung; eine neue, bis zum Jahre 1904 fortgeführte, bei Landolt[2]), in unsrem Handbuch, II, II, S. 202—208. Es sind 186 Nummern.

1) Vgl. § 494, I B, 2.

2) Noch etwas vollständiger (212 Nummern, bis 1883) im Traité complet d'ophthalmologie par L. de Wecker et E. Landolt, Paris 1887, III, S. 956—962.

(Wenn LAQUEUR, übrigens nach den Worten von NEVERMANN, erklärt, dass die Literatur der Schiel-Operation eine ganze Schiffs-Ladung fülle, so wird man das wohl nicht wörtlich nehmen.)

Absolute Vollständigkeit einer solchen Literatur-Übersicht ist schwer zu erzielen. Deshalb möchte ich LANDOLT's ausgezeichnete Zusammenstellung durch einige Hinzufügungen ergänzen.

Es fehlen erstlich einige der ersten Monographien:

1. Die sichere Heilung des Schielens nach den neuesten Erfahrungen dargestellt von Dr. Ewald Wolff, pr. Arzt zu Breslau. R. 1841. (100 S. — Geschichtliche Darstellung. Vier Operations-Geschichten.)
2. Lucas, A practical treatise on the cure of strabismus, London 1840.
3. Gutrie, On the cure of squinting, London 1840.
4. Lizars, Operation for the cure of squinting, Edinburgh 1840.
5. Duffin, Practical remarks on the new operation for ... Strabismus, London 1840.
6. Lee, On stammering and squinting and the methods of their removal, London 1841.
7. F. Keil, Das Schielen und dessen Heilung nach Dieffenbach's Erfindung. 2. verb. Aufl., Berlin 1841.
8. Dix, A treatise du strabisme ... and the new mode of treatment, Boston 1841.
9. Baudens, Leçons sur le strabisme et le begaiement, Paris 1841. (Stottern und Schielen wurden öfters zu dieser Zeit zusammen abgehandelt.)
10. Considérations pratiques sur l'opération du Strabisme par le docteur J. B. Josse, d'Amiens, Montdidier 1841.
11. W. Mackenzie, The cure of strabisme by surgical operation, London 1841.
12. Dufresse-Chassaigne, Du strabisme et du begaiement, Paris 1841.
13. Peyre, Traité du strabisme et de sa cure radicale par la section musculaire, Paris 1842.
14. Ch. Phillips, Die subcutane Durchschneidung der Sehnen, Heilung der Klump-Füße ... des Strabismus ... Nach d. Franz. h. v. Kessler, Leipzig 1842.
15. Bouvier, Strabisme et myotomie oculaire, 1844.

Es fehlen aber auch einige der neueren und neuesten monographischen Arbeiten:

16. Panas, Leçons sur le strabisme, Paris 1873.
17. Schweigger, Klinische Untersuchungen über das Schielen, 1881.
18. Schweigger, Die Erfolge der Schiel-Operation, 1895, Knapp's Archiv XXX.
19. Hirschberg, Schiel-Operation, in s. 25j. Bericht, 1895.
20. Squint by Claude Worth, London 1903.

II. Die Namen.

Die neue Errungenschaft des neunzehnten Jahrhunderts konnte einfach als Schiel-Operation bezeichnet werden: Sehnen- wie Muskel-Durchtrennung, Rücklagerung, Vorlagerung (Vornähung), — alles dies ist vollkommen klar, sowohl im Deutschen, als auch in den meisten modernen Sprachen Europa's und Amerika's[1]).

1) CHARLES H. BEARD in Chicago (Ophth. Surg. 1910, S. 158) bringt folgenden sonderbaren Satz: »Strabismus, This is a very old word, of greek origin, whose more modern and preferable English synonymous are squint and heterotropia«. Aber ἑτερότροπος heißt nicht blos »auf eine andre Seite sich wendend, wechselnd«, sondern auch »von andrer Art«. — Heterophoria ist auch üblich geworden. Ἑτεροῤῥοπέομαι = ἑτεροῤῥοπέω, ich neige mich auf eine Seite, von ἕτερος, einer von zweien, und τρέπω, ich wende, ῥέπω, ich neige mich. Heterorrhopia wäre den Anhängern griechischer Namen das ersehnte Wort.

Aber man hat Strabotomie eingeführt. Das Wort soll Schiel-Operation heißen, bedeutet aber eigentlich Zerschneidung eines Scheel-sehenden. (Von στραβός, scheel, und τομή, Schnitt.) Es findet sich bei BONNET, in den Annales d'ocul., in ihren beiden Registern von 1838—1853, in vielen Büchern, bis auf unsre Tage, z. B. bei BEARD 1910.

Man schreibt Tenotomia. Nach v. AMMON (1840) und KRAUS (1841) sollte man Tenontotomia schreiben und sagen; ich würde immer Sehnenschnitt vorziehen. Die Sehne heißt ὁ τένων, Genitiv τένοντος. »Den an der Sehne verwundeten« nennt GALENOS (de compos. med. sec. genera 2, p. 346) τενοντότρωτος, und »die Sehne zerschneiden« heißt τενοντοκοπέω in der LXX (Exod. 34, 20); CAEL. AUREL. (m. chron. I c. 2, p. 557) hat τενόνταγρα, das Sehnen-Weh.

Die Ausdrücke Myotomia (von μῦς, Muskel, und τομή, Schnitt,) und tenotomia, die KÜHN's Lexicon (1832) noch nicht kennt, finden sich bereits in der lateinischen Dissertation von PROSKE, Breslau 1811.

DIEFFENBACH, der ein vortreffliches Deutsch schreibt und Fremdworte nach Möglichkeit meidet, war übel berathen, als er (nach KESSLER)[1] auf der ersten Seite seines Werkes das folgende schrieb: »Das Schielen wurde in den ältesten Zeiten mit λοξὸν βλέπειν, limis oculis adspicere, bezeichnet«.

Die griechischen Worte bedeuten Schräg-Sehen, kommen fast nur bei Dichtern vor, und bezeichnen den Blick des Stiers, den verstohlenen, den tückischen, verächtlichen, neidischen, auch wohl den traurigen Blick; niemals aber das Schielen im ärztlichen Sinne. Der lateinische Ausdruck kommt bei dem Dichter Plautus vor.

Die ärztlichen Ausdrücke für Schielen bei Griechen, Römern und den Modernen haben wir schon im § 60 angeführt.

§ 497. Die Ausschälung (Enucleation) des Augapfels.

In seiner Schrift über die Sehnenschnitte (S. 321 fgd., 1841) sagt AMÉDÉE BONNET:

»Wenn man nach dem üblichen[2]) Verfahren den Augapfel entfernt, dringt man mit dem Instrument in das Fett der Orbita ein und durchschneidet die Muskel in einer mehr oder minder großen Entfernung von ihrem Ansatz an's Auge. Man durchtrennt dabei auch die Stämme der Nerven, die sich in den Muskeln des Auges vertheilen. Man durchtrennt zuweilen auch Arterien-Aeste, von der Ophthalmica, Lacrimalis oder Frontalis, was zuweilen schwer zu stillende Blutungen veranlasst. Ohne Zweifel würde man alle diese Unfälle vermeiden, wenn man die Muskeln und den Sehnerven bei ihrem Eintritt in den Augapfel durchschnitte und den Augapfel derart entfernte, dass man dabei die ihn umschließende Kapsel unverletzt ließe. Offenbar würde man bei derartigem Vorgehen jede Gefahr von Blutung vermeiden und nur den Sehnerven verwunden. Indem die Wunde durch ein fasriges Gewebe von dem Fett der Orbita getrennt bleibt, würde

1) RUST's Handb. d. Chir., 1835, B. 15, S. 271.

2) Vgl. unsren § 369.

die Entzündung, deren Sitz sie sein könnte, sich nicht nach dem Gehirn fortpflanzen[1].

Bis jetzt sind das für mich nur theoretische Gedanken. Ich hatte noch keine Gelegenheit, sie auf den Lebenden anzuwenden. Aber, wenn ich einen dafür günstigen Fall anträfe, so würde ich folgendermaßen zur Ausrottung des Augapfels schreiten:

Nach dem Abziehen der Lider durch die von mir ⟨für die Schiel-Operation⟩ angegebenen Instrumente würde ich den inneren Graden durchschneiden, unter den gleichen Vorsichten, wie bei der Schiel-Operation, dann durch die angelegte Wunde eine Schere gleitend vorschieben einerseits zwischen der Lederhaut, andrerseits zwischen der subconjunctivalen Fascie und den Muskeln und ringsherum alle ⟨die übrigen⟩ geraden Muskeln dicht bei ihrem Ansatz durchschneiden. Danach hätte ich nur noch so nahe als möglich ⟨zum Ansatz⟩ die beiden schiefen zu durchtrennen und schließlich den Sehnerven: das Auge wäre so herausgenommen, ohne Betheiligung eines ⟨größeren⟩ Gefäßes, eines ⟨andren⟩ Nerven und ohne Eindringen in das Fett der Orbita.

Der einzige Einwand gegen dies Verfahren, auf das ich bei meinen anatomischen Untersuchungen über die den Augapfel einhüllenden Häute gekommen bin, ist die Schwierigkeit, Fälle zu finden, bei denen es angewendet werden könnte. Gewöhnlich sind die den Augapfel umgebenden Gewebe zu stark verändert bei denjenigen Leiden, welche die Entfernung des Augapfels nöthig machen, als dass dieses von mir angegebene Verfahren Anwendung finden könnte. Ich erinnere mich nur eines Falles, wo man es ohne Nachtheil hätte verwenden können; es ist der einer Kranken, die Hr. Gensoul in meiner Gegenwart operirt hat. Das Auge hatte noch nicht seine Gestalt und seinen Umfang eingebüßt; die Sehkraft war vernichtet und die heftigen, durch nichts zu besänftigenden Schmerzen der Kranken zwangen zur Operation. Man fand in diesem Fall eine melanotische Geschwulst, die nur die Netzhaut[2]) betroffen hatte. Das angegebene Verfahren würde hier ohne Zweifel eine nützliche Anwendung gefunden haben«.

Die Priorität muss Bonnet übrigens mit einem irländischen Fachgenossen theilen. Vor mir liegt The Dublin Journ. of med. science, 1. July 1841 (Vol. XIX). — Art. XV: On the Anatomy and Pathology of certain structures in the Orbit not previously described, by J. M. Ferral M. R. J. A., Member of R. Coll. of Surgeons in Ireland, First medical Adviser in Ordinary to St. Vincent's Hospital. Den Schluss dieser wichtigen Abhandlung macht die Exstirpation des Augapfels.

---

1) Ueber die Text-Schwierigkeit dieser Stelle vgl. Anm. 2 am Schluss dieses Paragraphen.

2) Das ist ja wohl ein Irrthum.

»Wenn Exstirpation beschlossen wird in einem Fall, wo die Krankheit (Geschwulst-Bildung) in einem frühen Stadium sich befindet oder nach allem Anschein noch innerhalb des Augapfels eingeschlossen ist; so kann eine sehr einfache Operation den Zweck erfüllen, . . . die den Kranken schützt gegen die schrecklichen Zufälle des gewöhnlichen Verfahrens. Die Gefäße, Nerven und Muskel der Orbita können geschont werden, indem man innerhalb der Kapsel[1]) operirt, — Blut-Erguss würde vermieden werden, — und die Wände der Orbita, welche so ihre Bedeckung mit Periost und dem Zell-Gewebe u. s. w. behalten, würden geschützt gegen Entzündung, welche bisweilen sich in die Schädelhöhle verbreitet.

Die verhältnissmäßige Sicherheit einer Operation, die durch diese fibröse Haut begrenzt wird, springt klar in die Augen; aber eine weitere Empfehlung ist die Leichtigkeit der Ausführung. Wenn die Bindehaut ausgiebig getrennt ist, mag man die 6 Sehnen, eine nach der andern, durchschneiden, da wo sie aus der Haut austreten. Der Augapfel kann dann leicht abgelöst werden, durch eine (gewöhnliche) oder Mastdarm-Sonde, die man rings herum bewegt; dann bleibt nur noch ein Akt übrig, die Durchtrennung des Sehnerven. Wenn wir uns daran erinnern, dass das Dach der Orbita gelegentlich an einzelnen Stellen papierdünn gefunden wird, so scheint es sehr wünschenswerth das Abstreifen ihrer Bedeckung zu vermeiden, — dadurch, dass man innerhalb dieser zweiten Orbita operirt, d. h. der eigenthümlichen, fibrösen Pfanne des Auges«.

Wie man sieht, ist die Operations-Beschreibung von Ferral eben so klar, wie die von Bonnet. Beide haben die beiden wichtigsten Thatsachen, die Leichtigkeit der Ausführung und das Vermeiden der Hirnhaut-Entzündung, ganz richtig hervorgehoben. Sie haben unabhängig von einander gearbeitet: Ferral in den ersten Monaten des Jahres 1840[2]), Bonnet in denen des Jahres 1841.

Die Veröffentlichung Ferral's (Juli 1841) ist wahrscheinlich vor der von Bonnet erfolgt, welcher in seinem (Febr. 1841) an die Akademie

---

1) Seine Ergebnisse sind die folgenden: »Die Beschreibung der Anatomen (Zinn, Soemmering u. a.), welche den Augapfel in Contakt bringt mit dem Fett und den Muskeln der Orbita, ist irrthümlich. Es giebt eine fibröse Haut, welche den Augapfel bekleidet und isolirt, und ihn von allen andren Gebilden der Orbita trennt. Der Nutzen dieser Tunica vaginalis des Auges besteht darin, eine glatte Oberfläche zu liefern, welche die Bewegungen des Auges erleichtert . . . Die Oeffnungen in dieser Haut wirken als Rollen (pulleys) und geben der Muskelkraft eine bestimmte Richtung. Gewisse Krankheiten mit Protrusion des Augapfels sitzen in dieser Haut. Die Kenntniss dieser Haut ist wichtig für Operation von Abscess und Tumor, Entfernung des Augapfels und Schiel-Operation«.

Die Funde von Ténon (1806), die Beschreibung von Malgaigne (1836) wird mit keiner Silbe erwähnt. Dass F. unsrem Zinn bittres Unrecht anthut, folgt aus unsrem § 463 (XIV, S. 472).

2) A. a. O., S. 337.

der Wissenschaften gerichteten Brief über die Anatomie der Augenkapsel, die »ihm allerdings die Idee zu dieser Operation eingegeben«, noch nicht von der letztern spricht und, wie er selbst erklärt, im ganzen Jahre 1841 eifrig hat arbeiten müssen, um sein Buch über die Sehnen-Schnitte zu vollenden.

Trotzdem hat man Herrn FERRAL seltner die Ehre gegeben. Allerdings thut dies G. CRITCHETT 1855[1]), der 1851, ohne Kenntniss der Literatur, die Operation noch einmal erfunden und sogar glaubte, dieselbe als erster ausgeführt zu haben. Und WHITE COOPER (Wounds and injuries of the Eye, London 1859, S. 309) erklärt, dass »die Operation 1841 von FERRAL eingeführt wurde, auf dem Kontinent von BONNET aus Lyon, in London von CRITCHETT.« GEORG LAWSON (Injuries of the Eye, London 1867, S. 275,) giebt an, dass man die Operation O'FERRAL[2]) und BONNET zu verdanken hat, die unabhängig von einander und ungefähr zur selben Zeit dieselbe angegeben; ferner STOEBER in Straßburg, der sie zuerst ausgeführt, und CRITCHETT, der sie 1851 zuerst in London verrichtet. Fast dieselben Worte gebraucht SOELBERG WELLS in seiner trefflichen Augenheilkunde (London 1869, S. 664).

Aber in den neueren englischen Lehrbüchern von BERRY (Edinburgh 1889, S. 648), von SWANZY (London 1900, S. 311), von ARNOLD LAWSON (London 1903, S. 306), wird FERRAL nicht mehr erwähnt, in dem zweiten wohl noch BONNET[3]).

So ist es denn gekommen, dass in den neuesten Werken über Augen-Operationen (CZERMAK-ELSCHNIG I, S. 427, 1908; BEARD S. 458, 1910), nur BONNET die Priorität zuerkannt wird: während TERRIEN (chir. de l'oeil 1902) überhaupt jeder geschichtlichen Bemerkung sich enthält. H. SNELLEN (in unsrem Handbuch II, K. II § 76) erklärt: »Es ist bemerkenswerth, dass eine so nahe liegende Operation, wie die Herausnahme des heraus-strotzenden Augapfels durch G. BARTISCH, wieder ganz in Vergessenheit gerathen konnte. Erst im Jahr 1841 ist sie von BONNET in Lyon und gleichzeitig von J. M. FERRAL in Dublin wieder ausgegraben worden«. Mit

---

1) LANCET, 1855, II, S. 464.

...My method of exstirpating the globe, an operation, which I was the first to perform and to describe in this country. I have since learnt, that it was first suggested by O'FERRAL, in the Dublin J.; and by BONNET, in 1842, in Annal. d'Oculist.; but of this I was unaware at the time of my operation, as was BONNET probably of O'FERRAL's priority, when he wrote upon the subject a year subsequently.

Wir wissen, dass BONNET schon 1841 darüber geschrieben, in s. Sect. tend.; auch CRITCHETT hätte dies, nach Annal. d'Oc. VI, S. 30, wohl auffinden können. Aber grade die Erfinder kümmern sich am wenigsten um die Literatur.

2) Diese Schreibweise findet sich auch bei SOELBERG WELLS, aber nicht in dem Original! (O' vor irischen Eigennamen bedeutet Sohn.)

3) Ich selber hatte schon 1869 in meinem Markschwamm d. Netzhaut (S. 261) beiden die Ehre gegeben.

dieser Darstellung kann ich mich nicht einverstanden erklären. BARTISCH's Exstirpation (§ 320, XIII, S. 347) ist zwar zunächst nicht genügend oft ausgeführt, aber doch nicht in Vergessenheit gerathen. (Vgl. § 369). Sie findet sich in jedem Lehrbuch aus dem achtzehnten Jahrhundert und der ersten Hälfte des neunzehnten. (Als Beispiel einer besonders gründlichen Darstellung erwähne ich die von MIDDLEMORE, London 1835, Diseas. of the eye, II, 515 fgd.). Das Verfahren von FERRAL und von BONNET stellt etwas ganz Neues dar.

Uebrigens ist die Einführung der Operation nicht so schnell erfolgt, als man bei der Trefflichkeit des Vorschlags hätte erwarten sollen.

STOEBER in Straßburg hat wohl zuerst die Operation (nach dem Vorschlag von BONNET) verrichtet, in einem Fall »von Melanom des Auges«, und in einem Brief an CUNIER, vom 13. März 1842 beschrieben[1]); und dann CUNIER selber, als zweiter[2]). Danach hat A. BERARD 1845 (Gazette des Hôp., Juillet; Ann. d'Oc. XIII, S. 39) den durch »Krebs« vergrößerten Augapfel bei einer 8jährigen, nach BONNET ausgeschält, nachdem er die äußere Lidspalte eingeschnitten[3]). CUNIER fügt hinzu, dass er bisher vier Operationen der Art ausgeführt, und dass es unverzeihlich wäre, zu dem älteren Verfahren zurückzukehren, außer im Falle der Nothwendigkeit, wenn eben die Krankheit über die Kapsel schon hinaus sich verbreitet hätte. Denselben Gedanken hat J. SICHEL 1847 ausgesprochen[4]).

Betrachten wir die Lehrbücher aus den vierziger Jahren, d. h. nachdem einige Jahre seit den Veröffentlichungen von BONNET und FERRAL verstrichen waren.

ROGNETTA (Ophthalm. 1844, S. 216) beschreibt das Verfahren von BONNET, das nur in einigen Ausnahme-Fällen anwendbar sei.

DESMARRES (maladies des yeux, Paris 1847, S. 758)[5]) findet BONNET's Verfahren geistreich und leicht ausführbar; wirft aber ein, dass es nicht gestattet, den Sehnerv so weit, wie möglich, nach hinten zu durchschneiden; dieser sei häufig schon entartet, wenn der Krebs im Auge nur wenig fortgeschritten sei. Diese Bemerkung ist sehr wichtig, besonders für den Markschwamm der Netzhaut. A. v. GRAEFE hat deshalb die hintere Durchschneidung des Sehnerven der Ausschälung hinzugefügt[6]).

1) Annal. d'Ocul. VII, S. 31, 1842.

2) Ebendaselbst. CUNIER hält es mit POPE's Wort: »Be not the first«.

3) Dies war schon bei dem älteren Verfahren üblich gewesen. Vgl. § 369. S. 63.

4) Annal. d'Oculist. Bd. XVIII, S. 41. (Die dort auf S. 287 genannte Zahl, S. 39, ist ein Druckfehler).

5) Das Original ist genauer, als die Uebersetzung von SEITZ (Erlangen 1852, S. 604).

6) C. Bl. f. A. 1904, S. 97—102 (J. HIRSCHBERG, über den Markschwamm der Netzhaut,) woselbst A. v. GRAEFE's Sichelmesser (Neurotom) abgebildet ist.

RÜTE (Ophthalmologie, 1845 S. 710, und sogar noch 1855, in der 2. Aufl. II, 612,) kennt nur die alte Exstirpation. Weit besser ist F. ARLT, welcher (allerdings 1856, Kr. d. Auges III, S. 432,) die Ausschälung des Augapfels von der Ausrottung des Inhalts der Orbita sorgsam unterscheidet.

Als BONNET seine Operation ersann und nur in Ausnahmefällen für passend hielt, da ahnte er nicht, welche ausgedehnte Anwendung derselben beschieden sein würde, in Folge der früheren Diagnose der Geschwülste im Augen-Innern, in Folge der durch die wachsende Industrie zunehmenden Zahl von schweren Augen-Verletzungen und der genaueren Erkenntniss der sympathischen Störungen.

Der Augapfel, welcher Sitz einer bösartigen Geschwulst geworden, muss entfernt werden, um das Leben des Trägers zu erhalten. Der Augapfel, welcher durch schwere Verletzung zerstört wurde und seinen Genossen mit sympathischer Erblindung bedroht, muss zur Verhütung dieser Erblindung geopfert werden. So schwer der Entschluss, — es muss geschehen. Wer eine größere Praxis, namentlich in einer industriereichen Gegend, längere Zeit ausübt, wird auf Hunderte von BONNET'schen Operationen zurückblicken. Er kann tausend Operationen dieser Art verrichten, ohne einen einzigen Todesfall[1]), während das ältere Verfahren der Exstirpation, das man allerdings nur auf die schlimmsten, schon handgreiflich gewordenen Fälle von Geschwülsten und Entartungen angewendet hatte, vielleicht eine Mortalität von 5—10 % geliefert hatte[2]).

Eine gründliche Erörterung über die Krankheitszustände, welche, außer den Geschwülsten, die Ausschälung des Augapfels erheischen, wobei auf die Schmerzhaftigkeit bei Betastung der Ciliargegend phthisischer Augäpfel hin-

1) Von 1869—1909 hatte ich 819 Enucleationen verrichtet; es war kein Todesfall durch die Operation zu beklagen.

2) Solche Zahlen habe ich in meiner Jugend vernommen, wohl von A. v. GRAEFE. Aber eine genauere Statistik der Exstirpation des Augapfels kenne ich nicht. Weder das encyklopaedische Wörterbuch der medizinischen Wissenschaften (Berlin 1830, IV, S. 50), das wohl heftige Entzündungen, die sich bis auf das Gehirn verbreiten, als Todesursache nach der Augapfel-Ausrottung angiebt, noch die Akiurgie von BLASIUS (1831, II, 219), nach der die Operation als Verwundung in der Regel ohne Gefahr ist, noch RUST's Chirurgie (VI, S. 631—652, 1832), noch die ausführliche Augenheilkunde des Chirurgie-Professors CHELIUS (vom Jahre 1843), noch die Ophthalmologie des für Statistik so eingenommenen Prof. RÜTE (vom Jahre 1855), noch endlich Manuel de Médecine opératoire des berühmten MALGAIGNE, der die Operationen des Auges zusammen mit denen der gesamten Chirurgie abhandelt, liefert irgend eine zahlenmäßige Angabe.

J. SICHEL hat hervorgehoben, dass er 20 Exstirpationen des Augapfels, ohne einen Todesfall verrichtet habe. Die neueren Lehr- und Handbücher haben für die Exstirpation des Auges überhaupt nur noch wenige Worte oder Zeilen übrig.

Dass man in den dreißiger Jahren des 19. Jahrhunderts nach der Exstirpation des Augapfels Wundfieber erwartete und zufrieden war, wenn die Eiterung nach 6 Wochen aufhörte, folgt aus den damals veröffentlichten Krankengeschichten, z. B. CASPER's W. 1834, S. 294.

gewiesen ist und betont wird, dass nach Ausbruch der sympathischen Entzündung die Enucleation zu spät kommt, hat A. v. GRAEFE 1860 (A. f. O. VI, I, 122) uns geliefert. Eine kürzere Aufzählung der Anzeigen zur Ausschälung des Augapfels hatte schon 1855 G. CRITCHETT, (in der Lancet, II, S. 464,) und ARLT 1859 (Zeitsch. der östr. Aerzte, No. 10) veröffentlicht. Eine Verbesserung der Ausschälung verdanken wir F. ARLT[1] (1859) und WHITE COOPER (1859), AGNEW, LANDOLT, HIRSCHBERG und vielen andren.

Ersatz-Operationen giebt es[2], alte wie neue. Von den ersteren haben wir schon gesprochen. (Über theilweise Abtragung des Augapfels, Amputatio bulbi, vgl. § 179 und § 258, und § 277, in XIII, S. 137. SABATIER, méd. operat. III, 70, 1796, nennt sie résection). Auf die letzteren (Ausweidung des Augapfels, Exenteratio bulbi, Durch- und Ausschneidung des Sehnerven, Neurotomia et Neurektomia optico-ciliaris) werden wir gelegentlich noch zurückkommen.

Anm. 1. Die Namen.

Der Ausdruck Enucleation, der in sämtlichen medizinischen Wörter- d. h. Sprach-Büchern bis zum Jahre 1850 vollkommen fehlt, obwohl die Literatur ihn bereits im ersten Drittel des 19. Jahrhunderts für Exarticulatio, Auslösung eines Gliedes im Gelenke, gekannt hat[3], ist 1859 von ARLT[4] auf die Ausschälung des Augapfels aus seiner Kapsel angewendet worden. (Nucleus, lat. = Kern, e = aus; enucleare, entkernen. Das Wort enucleatio kommt in der römischen Literatur nicht vor, auch nicht im Glossar. med. et infim. latinit. und sogar noch nicht in GABLER's lat.-deutsch. Wörterbuch f. Med. u. Naturwiss., Berlin 1857.)

Seit 1860 findet sich das Wort in den medizinischen Wörterbüchern, von FOWLER (London 1860), von DORNBLÜTH (1907), von ROTH (1908), von GUTTMANN (1909).

Das ältere Verfahren heißt exstirpatio bulbi, Ausrottung des Augapfels; excisio bulbi, das Ausschneiden des Augapfels, wird mitunter an Stelle von enucleatio gebraucht, namentlich in englischen Schriften. (Exstirpatio ist ein altes Wort, von exstirpare, ausrotten; ex, aus, und stirps, der Stamm mitsamt der Wurzel. Excisio ist gleichfalls alt, von ex und caedo, ich schneide. Das gleiche gilt von amputatio, das Abschneiden, und von resectio, das Beschneiden.) Vgl. m. Wörterbuch, 1877, S. 29.

Anm. 2. Da die Ausschälung des Augapfels eine überaus wichtige Neuerung darstellt, so will ich, meiner Gepflogenheit getreu, die Worte der Urheber anführen.

I. The Dublin J. of med. Science, 1 July 1841.

On the Anatomy and Pathology of certain Structures in the orbit, not previously described, by J. M. FERRAL.

Where both are healthy, an operation might be performed which would secure the patient against the most formidable incidents to the usual proceeding.

1) Vgl. die erste Auflage unsres Handbuches, III, II, § 151 fgd.

2) Vgl. unser Handbuch II, II.

3) Vgl. RUST's Chirurgie, VI, S. 398, 1832, sowie Encycl. Wörterbuch der med. Wissensch. h. v. d. Prof. d. med. Fak. zu Berlin XI, S. 307, 1834, u. B. II, S. 298, 1828. (Auch wohl für Ausschälung einer Geschwulst.)

4) Zeitschrift der Wiener Aerzte, 1859, No. 10, S. 145.

The vessels, nerves, and muscles of the orbit might be spared by operating within the tunic, — haemorrhage would be avoided, — and the orbital parietes, thus retaining their covering of periosteum and cellular tissue, etc, would be guarded against inflammation, which sometimes extends into the cranium.

The comparative safety of an operation limited by this fibrous tunic is obvious, but an additional recommendation will be the facility of its performance. The conjunctiva being freely divided, the six tendons may be snipped across with a scissors one after another, where they emerge from the tunic. The eye-ball will then be easily detached by a probe or director passed freely around it; when one step alone would remain — the division of the optic nerve. When we recollect, that the roof of the orbit is occasionally found to be as thin as paper in some parts, it will appear most desirable to avoid stripping it of its coverings, by operating within the second orbit, or proper fibrous socket of the eye.

II. A. Bonnet, Sect. tendin., S. 321 fgd.

On sait que, lorsqu'on enlève l'œil par les procédés ordinaires, on fait pénétrer l'instrument dans les graisses de l'orbite; et que l'on coupe les muscles à une distance plus ou moins grande de leur insertion à l'œil.

Dans cette opération, on divise les troncs des nerfs qui se distribuent aux muscles de l'œil, puisque l'on coupe ces muscles plus ou moins près de leur insertion orbitaire. On divise souvent des ramifications des artères ophthalmique, lacrymale ou frontale, ce qui donne naissance à des hémorrhagies souvent difficiles à arrêter; on éviterait sans aucun doute tous ces accidents, si l'on coupait les muscles et le nerf optique à leur insertion à la sclérotique, et si l'on enlevait l'œil en laissant intacte la capsule dans laquelle il est renfermé. Evidemment en opérant de la sorte, on éviterait toute crainte d' hémorrhagies, on ne blesserait que le nerf optique, et la plaie étant séparée par un tissu fibreux des graisses de l'orbite, l'inflammation dont elle pourrait être le siège ne tarderait pas à se propager du côté du cerveau.

Ces idées ne sont encore pour moi que des idées a priori; je n'ai pas eu l'occasion de les appliquer sur le vivant, mais si je rencontrais un cas favorable à cette application, voici comment je procéderais à l'extirpation de l'œil.

Après avoir écarté les paupières au moyen des instruments conseillés pour la strabotomie, je couperais le muscle droit interne avec les mêmes précautions que dans l'opération du strabisme; puis, glissant des ciseaux à travers la plaie que j'aurais faite et les faisant pénétrer entre la sclérotique d'une part et le fascia sous-conjonctival et les muscles de l'autre, je couperais circulairement tous les muscles droits près de leur insertion à l'œil; apres cette section, il ne me resterait plus qu'à diviser aussi près que possible de l'œil les deux obliques, puis le nerf optique; l'œil serait alors enlevé sans que j'eusse intéressé aucun vaisseau, aucun nerf, et sans que j'eusse pénétré dans les graisses de l'orbite.

La seule objection que je conçois contre ce procédé dont j'ai conçu l'idée, lorsque je faisais des recherches anatomiques sur les membranes qui entourent l'œil, est la difficulté de trouver des cas où il puisse être mis en usage. Généralement les tissus qui entourent l'œil, sont trop altérés dans les affections qui nécessitent l'extirpation de cet organe, pour que le procédé que j'indique puisse trouver son application. Je ne me rapelle qu'un seul cas où l'on eût pu le mettre en usage sans inconvénient; c'est celui d'une malade que j'ai vu opérer par M. GENSOUL. L'œil n'avait point perdu sa forme et son volume; la vue y était abolie, et les douleurs atroces qu'éprouvait la malade et que rien n'avait pu soulager, décidèrent seules à l'opération; on trouva dans ce cas une tumeur mélanique qui n'avait encore envahi que la rétine, le procédé que j'indique eût trouvé là sans doute une utile application.

Anm. 3. Es scheint mir sehr merkwürdig, dass sowohl Herr FLORENT CUNIER, der diesen Absatz 1842 in seinen Annales d'Oculistique wörtlich wieder abgedruckt, als auch die Hunderte, welche ihn citirt, einschließlich des Herrn VALUDE, 1910, es übersehen haben, dass der gesperrt gedruckte Hauptsatz keinen richtigen Sinn giebt, sondern eher das Gegentheil von der Meinung des Verfassers ausdrückt. Offenbar sind einige Worte ausgefallen[1]).

Man könnte z. B. nach de l'orbite einschieben: on sérait gardé contre les conséquences fâcheuses de l'opération, tandis que par les procédés ordinaires, si l'on pénètre dans les graisses de l'orbite. . .

Oder nach le siège einschieben: sérait indifférent, tandis que par les procédés ordinaires, si l'on penètre dans les graisses de l'orbite, l'inflammation. . .

DESMARRES[2]), vielleicht der einzige, der eingesehen, dass der überlieferte Text unrichtig ist, hat kurzen Prozess gemacht und statt ne tarderait pas à se propager das entgegengesetzte gedruckt »ne se propagerait pas«: was ja auch für seinen praktischen Zweck vollkommen genügte.

Anm. 4. Eine Annäherung an die Ausschälung, nämlich die Ausrottung mit zwei Schnitten, hat DZONDI in Halle (§ 499, I, 2, 182b,) beschrieben und geübt: in medio angulo externo, cum oculus dexter, in interno, cum sinister excidendus est, cultrum ita et tam profunde infingo, ut musculus rectus externus oculi perscindatur; tum cultrum ab angulo, quo infixeram, superne per lineam curvam circum oculum ad oppositum angulum ita et tam profunde immissum duco, ut cuspis ejus musculum rectum superiorem et obliquum, et potissimum nervum opticum, dumque retrahitur, musculum rectum ejus lateris resecet. Quo facto oculus, quantus qualis est, statim in manum sinistram admotam quasi sua sponte prolabitur . . . Quo prebenso et paululum attracto, ut conjunctiva et musculus rectus inferior cum tela cellulosa laxa paululum extendantur, uno cultri ductu hae partes facile resecantur.

§ 498. Einer der tüchtigsten und strebsamsten Assistenten DIEFFENBACH's war

LUDWIG BÖHM[3]).

Am 21. Januar 1811 zu Hanau geboren, verlor er früh seinen Vater, erhielt jedoch von dem Schulrath JOHANNES SCHULZE eine sehr sorgfältige, wenn gleich strenge Erziehung, erst in Coblenz, dann in Berlin. Auf dem Joachimsthal'schen Gymnasium entwickelte sich BÖHM's Talent der Darstellung in deutscher Sprache, die wir in seinen späteren Schriften rühmend anerkennen müssen, und seine Neigung zu sinniger Natur-Betrachtung.

---

1) Wahrscheinlich dadurch, dass der Setzer von einem Worte des geschriebenen Textes zu dem identischen der folgenden Zeilen abirrte.

2) Maladies des yeux, 1847, S. 759.

3) Das biograph. Lexikon (1884, I, S. 501) enthält nur zehn Zeilen über L. BÖHM. »Das Leben u. Wirken LUDWIG BÖHMS von Dr. med. C. LENDER«, Berlin 1870 (50 S.), ist eine Lobrede, — wohlgemeint, aber fast werthlos.

In Berlin studierte er die Heilkunde eifrig, Anatomie unter Schlemm und Rudolphi; promovierte 1835 mit der werthvollen Abhandlung de glandularum intestinarum structura penitiori, bestand das Staatsexamen mit Auszeichnung und unternahm zur Bereicherung seines Wissens eine einjährige Reise nach der Schweiz, Frankreich und Holland.

Fig. 12.

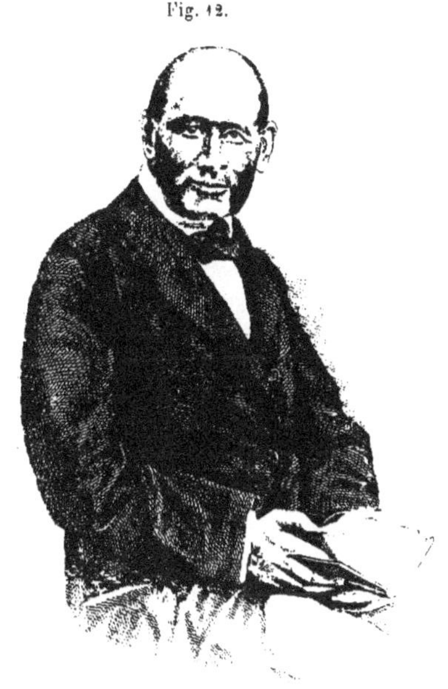

Dr. L. Böhm

Gleich nach seiner Rückkehr, wurde er 1837 Assistent Romberg's in dem zweiten Cholera-Lazaret und hat bei der aufreibenden, praktischen Thätigkeit noch zu mitternächtlichen Stunden mikroskopische Untersuchungen angestellt, als deren Ergebniß sein Werk »die kranke Darmschleimhaut in der asiatischen Cholera, mikroskopisch untersucht«, im Jahre 1838 erschienen ist.

Hierauf wurde er Assistent am Clinicum unter TRÜSTEDT, sodann bei DIEFFENBACH; habilitirte sich 1841 als Privatdocent und wurde 1845 a. o. Prof., 1857 Geh. Med.-Rath.

B. hatte eine ausgedehnte Privat-Praxis, bei Arm und Reich, Vornehm und Gering, und namentlich auch eine stark besuchte Sprechstunde; mit Vorliebe behandelte er chirurgische Fälle. Von 1849 bis zu seinem Tode war er Arzt der Berliner Gewerke und errichtete für diese auch eine kleine Privat-Augenheilanstalt, wo er Verletzte behandelte und Operationen ausführte[1]).

An der Universität trug er im Winter Augenheilkunde vor, im Sommer (auch für die Militär-Akademie) Operationslehre mit Uebungen an der Leiche. Diese letzteren haben seinen Tod veranlasst.

Am 19. Juli 1869 zog er sich eine Verletzung der linken Hand zu, als er an einer verwesten Leiche eine Operation zeigte. Am 20., wo ich ihn in einem Fall schwerer Orbital-Verletzung zur Consultation gebeten, fand ich schon den Arm schmerzhaft. Aber er wollte sich durchaus nicht schonen. Am 21. Abends erfolgte Schüttelfrost; in der Nacht vom 26. zum 27. Juli trat der Tod ein.

BÖHM war für seinen Beruf begeistert; er verzichtete auf Gesellschaften und Reisen, arbeitete unermüdlich, sammelte Erfahrungen über Therapie der Augenkrankheiten und empfand es schmerzlich, (doch nur in seinem Innern), dass er die volle Anerkennung für seine Leistungen nicht gefunden.

Thatsächlich gehörte er auch nicht zu denen, welche die neue Reform der Augenheilkunde geschaffen, aber doch immerhin zu denen, welche sie vorbereitet haben.

Uebrigens war er ein vornehmer Charakter: 1867 erschien er in der Klinik seines einstigen Schülers A. v. GRAEFE, der ihn so vollkommen überstrahlte, um dessen neues Star-Ausziehungs-Verfahren persönlich durch Anschauung kennen zu lernen.

L. BÖHM's weitere literarische Arbeiten beziehen sich nur auf die Augenheilkunde:

1. Das Schielen und der Sehnenschnitt, Berlin 1845.

2. Der Nystagmus und dessen Heilung. Eine Monographie, Berlin 1857. (170 S.)

3. Ueber die Anwendung des blauen Doppel-Lichts auf leidende Augenpaare. Ein Vortrag zur Feier des 64sten Stiftungstages des Königl. med. chir. Friedrich Wilhelm-Instituts am 2. August 1858 gehalten.

4. Die Therapie des Auges mittelst des farbigen Lichts, Berlin 1862. (239 S.)

1) Nach seinem plötzlichen Tode, Ende Juli 1869, musste ich selber die Leitung der Anstalt übernehmen, da BÖHM's Assistent Dr. C. LENDER die Uebernahme ablehnte. L. BÖHM ist als der erste Gewerks-Augenarzt für Berlin zu bezeichnen, obwohl er seine Thätigkeit nicht auf die Augenkranken beschränkte.

I. In seiner Monographie über das Schielen, deren wesentlichen Inhalt wir schon in § 495, 10 kennen gelernt, hat BÖHM die Gesichts-Schwäche (hebetudo visus), genauer erörtert, die man bisher für einen eigenthümlichen Zustand der Nervenhaut[1]) gehalten; und nachgewiesen, dass sie auf Unstätigkeit der inneren Adaption für die Nähe beruht, bei richtig Blickenden durch blaue Convexgläser, bei Schielenden durch die Operation, geheilt wird.

»Bei der reinen hebetudo visus ohne Schielen (a. a. O., S. 111) sieht das Auge anfangs die feinste Schrift, z. B. auf dem Papiergeld; aber bald beginnt dem Auge die Ausdauer zu mangeln. Einerseits die scheinbare Verwirrung der in geringer Entfernung befindlichen Sehgegenstände, andrerseits aber auch ein hinzukommendes, rasch sich steigerndes und endlich unerträglich werdendes subjektives Gefühl von Druck, Spannung und Ermüdung zwingen den Kranken, von der fortgesetzten Nah-Arbeit abzustehen. Das Auge muss für kurze Zeit gänzlich geschlossen oder doch für kurze Zeit entfernten Gegenständen zugewendet werden. Wie mit einem Zauberschlag sind alle Bedrückungen des Gesichts geschwunden. Das Auge ist vorläufig wieder im Besitz seiner vollen Schärfe.

Haben Anfänger in der hebetudo Sonntags ihrem Auge Ruhe gegönnt, so sind sie am Montag fähig, gleich den gesunden vom Aufgang bis Untergang der Sonne sich ihren Geschäften zu widmen; am Dienstag versagt ihnen schon mit Ablauf des Vormittags die Kraft . . .

Hat in andren Fällen das Uebel eine höhere Stufe erreicht, so gelingt es den Kranken nicht, auch nur für Eine Stunde einer fortdauernden Sehkraft sich zu erfreuen.

Die beliebte Erklärung der hebetudo durch Ermüdbarkeit des Sehnerven ist ohne Analogie in den andren Sinnesnerven. Aber Ermüdbarkeit der Bewegungsnerven ist bekannt und sichergestellt. Darum muss man jenen Zustand als ein Leiden der motorischen Nerven des Auges darstellen. Der Versuch mit Convex-Gläsern übertraf die Erwartungen. Eine Menge von Individuen, die, ermüdet durch den Jahre lang fortgesetzten Gebrauch von mannigfachen allgemeinen und örtlichen Kur-Versuchen, durch Fuß- und Bade-Reisen, durch Entbehrungen und Qualen allerlei Art, von der vermeintlichen Schwäche ihres Sehvermögens nicht befreit werden

1) Da diese Asthenopen ebenso, wie die fortschreitenden Amblyopen, zu Convex-Gläsern greifen, so hat man damals beide Zustände zusammengeworfen und verwechselt, die Convex-Gläser für schädlich gehalten und dieselben auch den Asthenopen entzogen. Der Bruder des berühmten J. SICHEL in Paris kam öfters in die GRAEFE'sche Klinik und erhielt hier die starken, seine Uebersichtigkeit ausgleichenden Convex-Gläser, mit denen er vortrefflich sah. Sowie er nach Paris zurückkehrte, entriss ihm sein Bruder die Gläser, da dieser glaubte, dass sie ihn in Blindheit stürzen würden. Diese Asthenopen waren das dankbare Objekt und Subjekt der zahllosen Abhandlungen über Erhaltung der Sehkraft. (§ 470.

konnten, sah sich durch das Kleinod von jenen schwach gewölbten Gläsern plötzlich aus aller Bekümmerniß und Sorge gerissen und erfreute sich wieder tausendfach der stätigen, unermüdlichen Ausdauer eines Sinnes, dessen sichtbares Erlöschen ihnen unablässig als ein schreckendes Gespenst vor Augen geschwebt und die Heiterkeit ihres Gemüths gänzlich verscheucht hatte. Der gleich günstige Einfluss, der aus der Anwendung des Convex-Glases bei der hebetudo, sowohl des schielenden als auch des nichtschielenden Auges erwächst, bestätigte meine Vermuthung, dass es hier wie dort die zu einer gewissen Zeit überhand nehmende Weitsichtigkeit sei[1]), welche die hebetudo veranlasste«.

II. Der Nystagmus[2]), von L. Böhm, 1857, ist die erste Sonderschrift über diesen Zustand. »Das Augenzittern ist eine unter dem gangbarsten Namen Νυσταγμός oder Instabilitas oculorum längst bekannte Krankheit . . . kein ophthalmologisches Werk lässt sie unerwähnt . . . über die Heilung bricht man in der Regel den Stab . . . eine eigne Literatur existirt nicht.«

In der That wird bei Himly (abgesehen von Dieffenbach, dessen Beschreibung [Schielen, S. 199,] wir schon kennen gelernt), nur noch die Dissertation von C. B. Lorenz, de Nystagmo, Berol. 1820, angeführt; im encycl. W. d. Berl. med. Fak. [25, S. 620, 1841] Lorenz und der Grundriss der Augenheilk. von Andreae [1837, S. 323] erwähnt.

Die Dissertation von Lorenz ist, selbst für die damalige Zeit, wo nicht mehr, was früher üblich gewesen, die Dissertationen von den Präsiden verfasst wurden, ganz ungemein dürftig, — wie der Verfasser selber eingesteht. Bekannt, aber theilweise irrig, ist sein erster »Hauptsatz: Hippocrates, Galenus aliique viri pristinae medicorum aetatis, qui de oculi morbis scripsere, nunc τοῦ ἵππου, nunc τῶν ὀφθαλμῶν ἐναιωρεομένων, nunc τοῦ νυσταγμοῦ utuntur nomine, bulbi spasmos clonicos designaturi.«

Hinzuzufügen wäre noch Carl Bell's phys. und pathol. Unters. des Nervensystems, aus dem Engl. übersetzt von Romberg, Berlin 1836, S. 241 fgd.

Der Nystagmus ist nur scheinbar eine gemeinsame Muskel-Affektion beider Augen; vielmehr beruht er auf der Funktions-Störung eines einzigen (hauptsächlich des innern) Augenmuskels an dem sehkräftigeren Auge.

1) Donders (Refr. u. Acc., 1866, S. 273) ist Böhm doch nicht ganz gerecht geworden, weil dieser aus dem Dilemma des schiel-amblyopischen Auges, das in der Nähe besser las und doch mit Convex-Gläsern weiter ab, keinen Ausweg gefunden. Aber die Asthenopie des nichtschielenden Auges hat L. Böhm doch richtig erforscht und, nach seiner praktischen Begabung, Tausenden Hilfe mit Convex-Gläsern gespendet.

2) Ueber diesen falschen Namen vgl. m. Wörterbuch, 1887, S. 43, u. besser unsre §§ 63—65, wo noch hinzuzufügen, dass Sauvages (1768, I. S. 518, vgl. § 385), bereits den Ausdruck N. für instabilitas oculi anführt. — Ueber das Alter dieses Namens täuscht sich also L. Böhm 1857, ebenso wie C. H. Lorenz 1820. — Der geistreiche Ph. von Walther 1841, § 506, 11) will den Namen N., in Uebereinstimmung mit den älteren griechischen Aerzten, nur auf den klonischen Krampf der Lider, das Blinzeln, anwenden; nicht auf den des Augapfels: diese letztere Bedeutung sei willkührlich und neoterisch.

Nystagmus ist kein Krampf, sondern entweder Starrheit oder Kraftlosigkeit des Muskels.

I. N. tonicus. Wird die Streckung des verkürzten Internus von seinem gesunden Antagonisten für den Blick nach aussen oder selbst nur für den gradeaus gerichteten Blick nach dem Willen des Kranken für einen Augenblick erzwungen, dann kehrt sofort der Internus, gleich einem ausgedehnten, elastischen Bande, zu seinem habituell gewordenen Längenmaaß zurück. Das andre Auge muss nach dem Gesetz der Mitbewegung dieselben Schwingungen mitmachen. Aber auch bei den accommodativen Bewegungen ist der innere Muskel des sehkräftigen Auges auf eine merkwürdige Weise starr. Die Augen stehen still, wenn man ihnen einen seitlich dem besseren Auge schräg gegenüber, nicht allzuweit, etwa 2—5″ entfernt liegenden Fixir-Punkt darbietet.

II. Der seltnere Fall (1 : 50) ist der N. atonicus, durch Kraftlosigkeit des einen Internus. Es giebt 3 Varietäten: 1. durch den Internus des besseren Auges, 2. gleichzeitig auch noch durch den Externus des andren, 3. durch beide Interni. Nach der Aetiologie ist zu unterscheiden: A) N. acquisitus, durch Entzündung in der Kindheit. B) N. hereditarius; C) N. adnatus.

A) Hier kommen in Betracht Ophthalmia neonat., scrof., morbill., variol. Nicht die Trübung, sondern die lang fortgesetzte Stellung der Augen nach innen und oben bewirkt den N., wenn z. B. das rechte Auge die Muskelverkürzung, das linke die Trübung davonträgt. Die Verhältnisse sind aber öfters complicirter.

Bei N. hered. zeigen öfters nur die Verwandten der Mutter den Zustand.

Bei N. adnat. zeigen die Eltern den Zustand entweder sichtbar oder latent. Das neue Individuum ist eine Zusammenstellung, selten eine Ausgleichung der väterlichen und mütterlichen Eigenschaften. Diejenigen Kinder, die in der Pigment-Verarmung einen weiteren Fortschritt, als ihre Eltern machten, bekamen Nystagmus.

Symptomatologie. Alle stehen in der Sehkraft zurück, und in der Regel sogar bedeutend. Sehr häufig ist Myopie[1]).

(Die erworbene Myopie wird überschätzt; kommt aber vor, auch bei gewissen Gewerben, z. B. bei den Buchbindern. Für die erbliche gilt folgendes Gesetz: Sind beide Eltern myopisch, so werden es auch die meisten Kinder; ist eines der Eltern myopisch, so wird bei der Hälfte der Kinder in der Pubertätszeit derselbe Fehler zu Tage kommen[2]); sind beide Eltern frei, aber Myopie bei den Großeltern, so werden mehrere Kinder myopisch.)

---

1) Wir wissen, dass dabei häufig myopischer Astigmatismus besteht.

2) Und zwar schlagen die Knaben mehr nach der Mutter, die Töchter mehr nach dem Vater, nach meinen Erfahrungen.

Meist ist bei dem erblichen Nystagmus My. mit Amblyopie verbunden.

Bei dem N. adnatus kommt es auf die **Farbe** der elterlichen Augen an. Mit diesem Gegenstand hat man sich wenig beschäftigt. Allerdings, bei **Albinismus** ist die Sehkraft entschieden herabgesetzt. Das Volk meint, dass die blauen oder grauen Augen dem Schwachwerden weniger ausgesetzt seien. Hatte z. B. die Mutter eine rein braune, der Vater eine rein blaue Regenbogenhaut; so werden, wie schon ARISTOTELES[1]) angegeben, alle Kinder mit blauer Iris geboren. Aber schon im ersten Jahre kommt eine Theilung zu Stande. Die Iris-Farbe gestaltet sich bei dem einen Theil der Kinder in raschen Uebergang zu der braunen, mütterlichen Farbe um; bei dem andren verharrt sie für das ganze Leben in der väterlichen Beschaffenheit. Selten gehen die beiden elterlichen Farben ineinander auf und bilden beim Kind ein mattes Grünlichbraun; dies disponirt zur Schwachsichtigkeit und zu Nystagmus.

Bei dem blauen Auge ist dazu eine Pigmentverarmung bis zum Albinismus erforderlich.

Jeder Nystagmus-Kranke besitzt einen **Ruhe-Punkt**. Das Zittern entsteht und wächst in dem Grade, als der Blick abweichend seitlich oder fern gestellt werden soll[2]). Daher weckt das Gehen auf der Straße ihre Unruhe, so dass sie danach nur ganz allmählich mit dem Lesen beginnen können. Schwachblaue Convex-Gläser sind hilfreich. Die Zitterbewegungen werden vermehrt durch Herabsetzung der Beleuchtung und durch psychische Erregung. Um einen festeren Blick sich zu bewahren, lassen sie die Augenmuskelgruppe ruhen und die **Halsmuskelgruppe** dafür eintreten, der **Kopf schwankt** gleichsam um die Seh-Achsen. Im Schlaf schweigt der Nystagmus. Die **Gegenstände** scheinen ihnen **ruhig** zu stehen. Der Leidende kennt sein Uebel nur vom Hörensagen. Im **Spiegel**[3]) kann er sein Augenzittern nicht sehen. Gelehrte, Künstler u. s. w. konnten, trotz starkem Nystagmus, allen Ansprüchen des Berufes nachkommen. Bezüglich der **Prognose** kann man mehr der Hoffnung, als der Befürchtung Raum geben. Die Hornhaut-Trübungen lösen sich, die Muskelstarre giebt nach; bei Albinos wird die rothe Pupille mit der Pubertät dunkler[4]).

Bisher galt der Nystagmus nicht als Gegenstand der Behandlung. Aber, nachdem das Leiden besser erkannt ist, giebt es drei Einwirkungs-Arten:

1) Vgl. unsren § 49, B. XII, S. 90. Aber die Griechen waren dunkel-äugig!

2) Eine sehr richtige Beobachtung!

3) A. GRAEFE, der diese Versuche, ohne BÖHM's zu gedenken, wiederholt hat, bemerkt richtig: »Doch sind wir überhaupt, auch unter normalen Verhältnissen, nicht im Stande, die Bewegungen unsrer Augen im Spiegel zu sehen«. (Arch. f. O. XLI, 3, S. 136, 1895.)

4) **Und die Sehkraft besser.** Dies kann ich durch **eigne, lange fortgesetzte Beobachtungen** bestätigen, z. B. ein 40jähriger Albino hat $S = 1/7$; als 33jähriger hat er $S = 1/4$. My. c. Ast.

1. Eine orthopädische Heilmethode für die früheste Zeit; 2. eine operative, durch Sehnen-Zerschneidung des starren Muskels; 3. eine optische durch passende Augengläser.

Die verschiedenen veröffentlichten Miss-Erfolge des Sehnenschnitts beruhen darauf, dass man nicht den richtigen Muskel getrennt, den des sehkräftigeren Auges.

Die Schrift L. Böhm's ist immerhin recht bemerkenswerth[1]. Nicht als Tadel, sondern nur zur Kennzeichnung des damaligen Zustands der Wissenschaft möchte ich hervorheben, dass das Augenzittern der Bergwerks-Arbeiter, das bei Ohren-Krankheiten, das bei der Sclerose des Nervensystems, ferner der Astigmatismus bei angeborenem (besonders bei dem albinotischen) Augenzittern noch mit keiner Silbe erwähnt wird.

IV. Licht-Therapie steht auf dem Einband meines Exemplars von Böhm's letzter Schrift, aus dem Jahr 1862. Was wir heute unter Licht-Therapie verstehen, hat Kollege Hertel in diesem Handbuch (IV, 2, III § 35) auseinandergesetzt. Danach würden Böhm's Bestrebungen in die negative Licht-Therapie hineingehören, was derselbe gewiss nicht zugestanden hätte.

Böhm geht von der Erklärung aus, dass das farbige Licht dem vierten Teil der Augen-Kranken[2]) hilft; auch denen mit unwiderruflichen Organisations-Fehlern, wenigstens palliativ. Es ist das blaue Licht, das als ein mächtiges Heil- und Erleichterungs-Mittel hervorragt, — nicht nur etwas negatives, ein bloßes Schutzmittel, um die Intensität des Lichts zu schwächen.

Die Klagen der Kranken beziehen sich auf Verlust der Deutlichkeit, der Ferne, der Nähe, der Ausdauer oder auch auf Schmerzen beim Sehen; das blaue Licht ist brechbarer, wahrnehmbarer, dauergebender für das Auge.

Ein Glas, das als Lichtsieb für rein blaues Licht dienen könnte, giebt es allerdings nicht. Am geeignetsten ist das durch Kobalt-Oxydul azurblau gefärbte Glas, das allerdings im Spektrum die gelben, orangen und rothen Strahlen nur verringert. Böhm ließ 1840 in Rathenow die sechs Nüancen (I—VI) des blauen Glases in planen und in convex und concav geschliffenen Gläsern herstellen: auch plane und geschliffene Gläser, welche in einem hermetisch verschlossenen Hohlraum die schön-blaue, wässrige Lösung des

1) In der Bibliographie des Nystagmus der Encycl. frç. d'Opht., VIII, S. 275 bis 278, fehlt sie! Im Text wird Böhm erwähnt, d. h. getadelt, auf S. 266 u. 275.

2) Das Anwachsen der Zahl von Refraktions-Fehlern unter den Augenkranken läuft parallel mit dem Anwachsen der Kultur und mit der eingehenden, liebevollen und kenntnißreichen Bethätigung der Augenärzte auf diesem Gebiet. In letzterer Hinsicht war Böhm sehr zu loben. Er hat nicht erst auf Donders gewartet. Sein Zeit- und Stadt-Genosse Jüngken pflegte die Hilfesuchenden dieser Gattung zu einem Brillenhändler zu senden, der gute Brillen führt, damit sie selber die richtige und passende sich aussuchen. (Vgl. m. Einführung I, S. 84, 1892.)

schwefelsauren Kupferoxyd-Ammoniak enthielten. Die englischen rauchgrauen Gläser absorbiren theilweise alle farbigen Lichtstrahlen und wirken durch bloße Lichtschwächung. Unter Hundert Kranken ist nur einer für den Schutz der Rauchgläser geeignet, während die übrigen für die blau gefärbten Gläser empfänglich sind.

Binokulare Combinations-Störungen werden durch verschieden abgestufte blaue Gläser an beiden Augen beseitigt. Das blaue Licht giebt die Deutlichkeit, die Ferne, die Nähe, die Ausdauer, beseitigt den Schmerz.

Anm. 1. Zwar, die blauen Gläser, die hergestellt und zur Hand waren, sind noch weiter bei uns, namentlich als Schutzbrillen verwendet worden: »hinter blauen Brillen« heißt der Roman, in welchem HACKLÄNDER die VON GRAEFE'sche Klinik, etwa aus dem Jahre 1863, zu schildern unternommen hat. Aber BÖHM's Grundsätze wurden abgelehnt. Er hat nur einen Mitstreber gefunden:

JAKOB HUGO GEROLD[1] (eigentl. GERSON).

Am 3. August 1814 zu Inowraclaw (Hohensalza) geboren, 1835 zu Berlin promoviert, ließ er sich in Aken a. d. Elbe nieder, war 1849—1852 Kreisphysikus in Delitzsch, zog wieder nach Aken und machte schließlich den Versuch einer akademischen Lehrthätigkeit. Auf seinen Antrag erhielt er im März 1866 die venia legendi zu Gießen und im April desselben Jahres vom Großherzog (ohne Mitwirkung der Landes-Universität) den Charakter als a. o. Professor. Im Sommer-Semester hat er eine Vorlesung über physiologische Optik, Augenspiegel und Brillen-Lehre sowie Augenklinik und Operationskurs gehalten, aber schon im Jahre 1867 Urlaub auf unbestimmte Zeit erhalten[2]), und begab sich nach Gotha. Am 29. Juni 1898 ist er verstorben.

G. schrieb: 1. Künstliche Pupille im Oberlid bei hartnäckigem Lidkrampf, CASPER's Wochenschr. 1843. (Kreuzschnitt durch das Oberlid, Vernähung. Durch das Loch sah der Kranke bei Lid-Schluss; war aber nicht behindert bei Lid-Oeffnung.)

2 Ueber Periphakitis, CASPER's Wochenschrift 1845.

3. Die Lehre vom schwarzen Star und dessen Heilung, Magdeburg 1846. »Ein Chaos von Ungereimtheiten« nennt ROSER 1847 (A. f. physiol. Heilk. S. 96) diese Schrift und räth dem Verfasser ein lateinisches(?) Lexikon zur Hand zu nehmen, damit er nicht fürderhin Erweichung mit Sclerosis übersetze.

4. Elementa photometri ad curam cataractae secundariam adhibendi... Magdeburg 1848. Auch deutsch: Grundlinien zu einem Lichtmesser behufs der Nachbehandlung des grauen Staares.

5. De amblyopia nervosa ejusque cura propria et nova, Halle 1860. (Auch deutsch.)

6. Ophthalmologische Studien.

I. Der Lichtmesser für Augenkranken-Zimmer. Quedlinburg 1862.

II. Zur therapeutischen Würdigung farbiger Diopter, Gießen 1867.

III. Zur Behandlung der... Netzhaut durch farbiges Licht, Bernburg 1879.

1) Das Biogr. Lex. (II. S. 39) ist sehr unvollständig. Für die Nachrichten über GEROLD's Gießener Zeit bin ich Herrn College VOSSIUS zu Dank verpflichtet.

2) Im Wintersemester 1876/1877 kam H. SATTLER nach Gießen.

7. Die ophthalmologische Physik und ihre Anwendung auf die Praxis. Für Aerzte und Studierende von Dr. HUGO GEROLD, Herz. Sächs. Hofrath, Prof. an der Ludwigs-Univ. zu Gießen. Wien, 1869/1870. II Bände. Der erste Band ist FRERICHS, der zweite »dem Herzog Ernst II., dem edlen Beförderer und Kenner der Wissenschaft« gewidmet. Ich weiß nicht, wie viele Studierende und Aerzte mit diesem Führer in das schwierige Gebiet der physikalischen und physiologischen Optik vorgedrungen sind; es mag uns genügen, den letzten Abschnitt des Werkes »Chromatotherapeutische Studien« kurz zu beleuchten. Der ideale Grenz-Effekt der maximalen Intensität jeder der Spektral-Farben sei Weiß, wie der der minimalen Schwarz. Pathologisch bietet die Reizbarkeit der Netzhaut solche Verschiedenheiten dar, dass in einzelnen Fällen bei einer mäßigen Steigerung der optischen Intensität der Lichtquelle die Empfindung des approximativ Weißen zu Stande kommt. Ebenso bildet das frühere oder spätere Empfinden des Schwarzen nach Intensitäts-Verringerung ein Zeichen für einen eigenthümlich krankhaften Zustand der Netzhaut.

Wenn ein krankes Auge für eine bestimmte homogene Lichtart zwar nicht mehr den vollen, aber doch einen annähernden Normal-Effekt empfindet; so erhält er die entsprechende Brille: eine grüne, wenn die spektrale Farbe Grün weißlich-grau erscheint, die grünempfindenden Fasern leiden; eine braune, wenn die rothempfindenden Fasern, eine lavendelfarbene, wenn die violett empfindenden Fasern leiden.

Uebrigens sind diese Phantasien nicht auf unser Vaterland beschränkt geblieben. Vgl. die Abh. von E. MARTIN in Marseille (Gazette des hôp. 1879 No. 15, Centralbl. für Augenh. 1879, S. 95) über Lichtbäder und doppelfarbige Gläser.

§ 499. Berlin, als Ursprungs-Ort von zwei der wichtigsten Entdeckungen der uns beschäftigenden Periode, hat uns länger aufgehalten. Jetzt wenden wir uns zur

Universität Halle (-Wittenberg).

Die Universität Halle wurde 1694 von dem damaligen Kurfürsten Friedrich III. von Preußen gegründet. Sie erhielt eine freiere Lehrmethode und war die erste moderne Universität. Thomasius, der 1688 (zu Leipzig) zuerst Universitäts-Vorlesungen in deutscher Sprache gehalten, wirkte hier seit 1690. Im Jahre 1817 wurde mit der Universität Halle die sehr zurückgegangene von Wittenberg vereinigt.

Ueber die Entwicklung des ophthalmologischen Unterrichts an der Universität Halle a. S. während des 19. Jahrhunderts verdanke ich Herrn Kollegen G. R. SCHMIDT-RIMPLER die folgenden Nachrichten.

»Im Sommer-Semester 1800 findet sich im Vorlesungs-Verzeichniß von dem Inneren-Kliniker C. REIL als Privat-Vorlesung angekündigt: Methodum medendi morbos oculorum, hor. VII—VIII., täglich. Bis Winter-Semester 1804 werden diese Vorlesungen fast alljährlich einmal gehalten. Dann verschwinden sie, bis zum Sommer-Semester 1812, wo der Chirurg DZONDI »explicabit morbos oculorum, hor. VII«, zweimal wöchentlich. Im Sommer-Semester 1813 liest DZONDI einmal wöchentlich; neben ihm »exponet eorundum proprietatem et curationem«' Dr. NIEMEYER täglich. Dies setzt sich fort, und zwar für jedes Semester der Jahre 1814 und 1815. Sommer 1817 liest, statt NIEMEYER,

Dr. Friedländer. Im Winter 1817 liest Weinhold (Prof. der Chir. von 1817 bis 1829) »morbos oculorum« zweimal wöchentlich; ferner hält er klinische chirurgische und ophthalmologische Uebungen im akademischen Krankenhaus. Dzondi aber kündigt an: »Operationum etiam chirurgicarum, imprimis morbos oculorum curandi viam ac rationem addiscendi auditoribus copiam faciet in nosocomio ophthalmico-chirurgico a se instituto«. Also auch Augen-Operationskurse werden gegeben!

Bis 1829 wurde von Weinhold, Dzondi und zeitweise von Friedländer die Ophthalmologie gelehrt. Seit dem Sommer-Semester 1829 unterrichtet Blasius als Privat-Dozent; 1830 wurde er Extra-Ordinarius, seit 1834 Ordinarius. Er stand als Direktor dem »nosocomio chirurg.-ophthalmologico« vor, das ihm 1834 definitiv übertragen wurde. Auch er zeigte Vorlesungen über Augenkrankheiten und Augen-Operationen an, selbst noch zur Zeit, wo schon Alfred Graefe, der 1858 sich habilitirte, docirt hat.

Richard Volkmann, welcher Nachfolger von Blasius wurde, hatte auch einige Male, noch als Assistent an der chirurgischen Klinik, ophthalmologische Vorlesungen gehalten. Als er 1867 Direktor der chirurgischen Klinik wurde, war der Unterricht in der Augenheilkunde bereits ganz in Alfred Graefe's Hände, dessen Vorlesungs-Angabe sich zuerst im Sommer-Semester 1859 findet, übergegangen. Dieser hatte anfangs eine Privat-Klinik in dem Steinweg, die später vom Staate subventioniert wurde. 1864 erhielt diese Anstalt den Charakter als Universitäts-Augenklinik, und Alfred Graefe wurde Extraordinarius; im Jahre 1873 Ordinarius.« (1884 Neubau der Augenklinik. 1892 trat A. Graefe zurück, A. v. Hippel wurde sein Nachfolger, der 1901 mit H. Schmidt-Rimpler das klinische Direktorat vertauschte. Als Schmidt-Rimpler 1910 in den Ruhestand trat, wurde E. v. Hippel jr. sein Nachfolger.)

I. Unter den in Halle wirkenden Chirurgen, welche zur Vervollkommnung der Augenheilkunde einiges beigetragen, ist vor allem zu nennen

I. Karl Heinrich Dzondi[1]).

Am 25. September 1770 zu Oberwinkel bei Waldenberg geboren, studirte er zuerst Theologie, wurde dann 1799 Doctor der Philosophie, 1806 Doctor der Medizin zu Würzburg. Zuerst als Feld-Arzt in französischen Lazareten thätig, erhielt er 1811 eine Berufung als Prof. der Chirurgie und Direktor der chirurgischen Klinik. Die letztere wurde ihm aber 1817, hauptsächlich wegen angeblicher französischer Sympathien[2]), wieder entzogen; doch blieb er Professor in der Fakultät!. Dzondi lebte danach zu Halle der Leitung eines Privat-Hospitals[3]) und seinen sehr mannigfaltigen schriftstellerischen Neigungen. Er hat auch wissenschaftliche Reisen durch Deutschland, Frank-

1) Vgl. Biogr. Lexikon II. 254. A. Hirsch hat ihn, in seiner langen Liste, nicht genannt; allerdings öfters citirt. (S. 407, 410, 418, 546.)

2) Diese und die andren Anklagen beruhten auf Verleumdung seitens seines lieben Kollegen, des Anatomie-Prof. Meckel. Es ist noch heute interessant, den (68 S. langen) Anhang z. Gesch. des Klinischen Instituts von Dzondi zu lesen.

3) »Hoch und trocken gelegen, aus 10 Zimmern und 12 Kammern bestehend, auch für ganz Arme, den Studenten zugänglich.«

reich, England, Schottland, Irland, Holland unternommen. Am 1. Juli 1835 ist er an Apoplexie verstorben.

L. Stromeyer, der im April 1826 Halle besucht hat, berichtet (in s. Erinnerungen I, 208): »Weinhold, ein Mann von ganz bäurischem Aussehen, hatte den Sieg davon getragen über Dzondi . . .

Dzondi's schlanke Gestalt, seine Gesichtsbildung ließen auf eine edel angelegte Natur schließen . . . Seine Züge trugen die Spuren der Entbehrungen, der Leidenschaften, des verfehlten Lebens; unter günstigeren Umständen hätte er vielleicht viel geleistet.«

Von Dzondi's sehr zahlreichen Schriften kommen für uns die folgenden in Betracht.

1. De inflammatione aphorismorum lib. I. II. Halae 1814.

(Inflammatio nihil aliud est nisi processus, quo natura abnormitates, stimulo abnormi seu contagio ortas, tollere et statum normalem reducere nititur.)

2. Aeskulap. Zeitschrift zur Vervollkommnung der Heilkunde. I, Halle 1821.

(Dampfmaschine zur Augen-Bähung. — Bei traumatischem Lid-Kolobom solle nach Beer nur die Haut genäht werden. D. durchsticht alle Theile des Lids, auch den Knorpel, und legt die erste Naht in die Wimperreihe. Sechs erfolgreiche Fälle.)

N. F. I, Halle 1832. (Andeutungen über eine der Augenheilkunde höchst nöthige Reform.)

3. Beitr. z. Vervollk. d. Heilkunde, Halle 1816. (S. 116—201: Neue Methode, Verunstaltungen und Mängel, die durch Vernarbungen entstanden, zu beseitigen. Beschreibt Ektropium-Operationen, die durch sorgfältige Lösung der Narben guten Erfolg hatten.)

4. Kurze Gesch. d. Klin. Inst. für Chir. und Augenh. an der Univ. Halle und der in dems. befolgten Heilmethoden in den Jahren 1811—1817, von C. H. Dzondi, ord. Prof. der Med. und Chir., Dir. des Inst. Zum Besten des Inst. für Chir. und Augenh. Halle 1818. Auf Kosten des Verfassers.

5. Lehrbuch der Chirurgie, Halle 1824. (Enthält nichts über Augenheilk., wohl aber des Verfassers Theorie der Entzündung.)

6. Carol. Henr. Dzondi, Philos., med. et chir. doctor, Med. et Chir. Prof. p. o., Facult. med. Assessor et hoc tempore Decanus, de novis quibusdam methodis et instrumentis chirurg. a se inventis. Halae 1826. (Enthält die Verbesserung der Augen-Ausrottung (§ 497, Anm. 2), eine Pincette zur Pupillen-Bildung mittelst der Iris-Ablösung [XIII, S. 459] und die Stopf-Nadel zur Niederlegung des Stars. — »Wer Dzondi's bajonettförmige Nadel zur Reclination gesehen, muss sich überzeugt haben, dass sie gar nicht in's Auge zu bringen ist, ohne demselben ein damnum irreparabile beizubringen«. So äußert sich Prof. E. Blasius 1836, indem er seine eigne S-förmig gekrümmte Nadel preist. (In s. klin. Zeitschr., S. 25.)

7. Observat. ophthalm., Halae 1834.

8. Die einzig sichere Heilart der contagiösen Augen-Entzündung und der gefährl. Blennorrhöe der Neugeborenen, nebst Andeutungen über eine der Augenheilkunde höchst nöthige Reform. Ein Sendschreiben an Augenärzte, Halle 1835 von C. H. Dzondi . . . o. ö. Prof. der Med. und Chir., Dir. eines klin. Inst., Senior der med. Fak. (Dem König Leopold von Belgien gewidmet.) — Schon § 420, XIV, S. 207, No. 14, erörtert.

9. Die Augenheilkunde für Jedermann, welche lehrt die Gesundheit der Augen zu erhalten und die Krankheiten derselben bald und sicher zu heilen. Halle 1835. (Vgl. § 470, No. 28.)

Nur den ersten Theil lässt BEGER [§ 519, I (5)] gelten; »dem zweiten Theil dürfte Charlatanerie oder Gewinnsucht zu Grunde liegen.«

IV. Liest man die Beschreibung des klinischen Instituts (aus 9 Zimmern und 2 Kammern, bei einem Unterhaltungs-Fond von 999 Thalern,) und die vergeblichen Verbesserungs-Vorschläge DZONDI's (auf Beseitigung der benachbarten Anatomie, einer Fabrik von Torfsteinen, die auf demselben Hof sich befand u. a.); so begreift man nicht, dass kaum 100 Jahre uns von diesem Zustand trennen.

In der Augenheilkunde bekennt sich D. als BEER's Schüler, aber mit eignen Ansichten. Der Erfolg der Augen-Operationen war sehr günstig. Es wurden verrichtet, an Star-Operationen: 26 Star-Extraktionen, 6 Zänglein-Extractionen aus kleinem Schnitt (für geschrumpften und Nach-Star), 56 Depressionen durch die Hornhaut, 5 durch die Lederhaut, 22 Oeffnungen der Linsen-Kapsel.

Seine Star-Nadel hat einen kegelförmigen Hals, so dass sie die Wunde stopft.

VII. A.[1]) Die Augen sind den ganzen Tag hindurch thätig. Ihr wichtigster Schutz gegen die daraus folgende Hyperaemie ist die andauernde Abkühlung durch Verdunstung der Thränen. Wenn man ein Thermometer mit hinreichend kleiner Kugel an den Augapfel anlegt, so findet man 1—2 Grade weniger, als an den übrigen Theilen des Gesichts, den Augenwinkeln und den Lidern.

Daher sind auch die Augen kühl zu halten, bei Entzündungen sind Verbände und die aromatischen Umschläge schädlich.

Die Thermometrie ist bei den ophthalmologischen Untersuchungsmethoden nicht berücksichtigt, in unsrem Handbuch IV, 1. Aber auch in II, II § 45, wo TH. LEBER eine gründliche Abhandlung über die Temperatur des Auges gegeben, fehlt der Hinweis auf DZONDI's Untersuchungen. Auch in der Encycl. frç. (II S. 56, 1905), woselbst ein Abschnitt über die Temperatur des Auges, der sich auf HERTEL stützt. (Arch. für Ophth. B. 49, 1 S. 125—167 1900. — Ein Druckfehler [35,73°] d. Encycl. ist zu verbessern. Es muss heißen:

Mittelwerthe.	Achselhöhle,	Bindehautsack
Morgens	36,73	35,47
Abends	37,21	36,73.)

Die Arbeit von DZONDI wird nirgends erwähnt. Die weiteren Veröffentlichungen sind von GALEZOWSKI, Recueil d'Ophth. 1873, GRADENIGO, Ann. d'ottalm. VI, 177—179 (mit Abbildung), DONBERG, Inaug.-Diss. 1876; VON MICHEL, Arch. f. O. XXXII, 1, S. 227—231, 1886, SILEX, Arch. f. A. 1893, S. 171, GIESE, ebendas. 1894, S. 141, HERTEL a. a. O. 1900.

DZONDI hat die Priorität für Temperatur-Messung des Auges.

[1]) Vgl. auch Aeskulap n. F., S. 25—36, 1882: Die natürl. Abkühlung des Auges.

B. Ueber richtigere Unterscheidung und passendere Behandlung der Augenkrankheiten.

Die Natur jeder Entzündung beruht auf zwei Dingen, auf der Ursache und dem organischen System des Sitzes. Nicht nur, in welchem Theile z. B. dem Lid; sondern in welchem System (Gewebe)[1] sie ihren Ursprung nimmt, muss erforscht werden. Das fehlt noch in allen Lehrbüchern. — So richtig an sich Dzondi's Gedanke, so wenig kann seine Eintheilung in Entzündungen des cellulären, des fibrösen, des mukösen, serösen, glandulären Gewebes vom Auge und seiner Nachbarschaft und die Theilung jeder Art in primäre und sekundäre Unterarten als gelungen bezeichnet werden.

Immerhin enthält die Abhandlung, außer dem theoretischen Gedanken, noch einen praktischen, die Blutegel[2]) und den Aderlass zu verwerfen, und bei den absondernden Formen die Natur-Heilung nachzuahmen und zu befördern, — was später A. von Graefe bei der Behandlung der Blennorhöe und des Trachoms in andrer Weise zu verwirklichen gesucht hat.

Den Schluss des Werks macht eine Erörterung über die Einschränkung und Verurtheilung der örtlichen Augenheilmittel.

»Dzondi mag zu weit gegangen sein«, urtheilt Schindler in v. Ammon's Monats-Schr. 1839 (II, S. 5), »wenn er sich rühmte, seit Jahren keinen Blutigel an ein entzündetes Auge gesetzt zu haben; aber geschadet hat er gewiss weniger, als die, denen jede Röthe des Auges die Indication zur Lanzette und zum Aderlass ist. Wahrlich es gehört die Gewalt des Irrthums dazu, um die nutzlosen Eingriffe, deren Erfolglosigkeit mit Augen geschaut werden konnte, stets zu wiederholen und sich am Ende bei dem Verlust des edelsten Organes mit dem leidigen Trost zu beruhigen, doch alles gethan zu haben, was die Kunst vorschreibt . . . Der Aderlass heilt den Harnröhren-Tripper so wenig, wie den Augen-Tripper.«

VIII. Kühn, im Vertrauen auf seine 30jährige Erfahrungen und seine Erfolge, — hatte er doch unter mehreren Hundert Augen-Eiterungen der Neugeborenen kein einziges Auge verloren, — wirft D. der ganzen ärztlichen Welt den Fehde-Handschuh hin:

»Es sind aber auch meine Grundsätze der Behandlung der Entzündungen im allgemeinen und der Augen-Entzündungen in specie ganz und gar von den jetzt allgemein herrschenden verschieden, und gründen sich nicht auf die sogenannte antiphlogistische, d. h. blutentziehende Methode, sondern auf die genauere Kenntniss der individuellen Natur der verschiedenen organischen Urgebilde oder Systeme und der ursächlichen Momente. Dadurch allein, nämlich durch Berücksichtigung des entzündlichen Reizes, des männlichen[3]) Faktors, und des reagirenden organischen Gewebes, des weiblichen Faktors, kann eine richtige naturgemäße und radikal ein-

---

1) Hier ist der Einfluss von Bichat's Traité des membranes, Paris 1800. unverkennbar. Vgl. auch Dzondi, Aesk. N. F. 1832, S. 36 fgd.

2) S. oben § 488. Vgl. ferner Dzondi's »Bittschrift der Blutegel an Aerzte«, in s. Aeskulap I, 1, 121—129.

3) Seltsamer Weise erinnert das an die alt-chinesischen Träumereien von Yo und In. (XII, S. 50). Doch vermag ich keine Ueberlieferung, bezw. Entlehnung festzustellen.

greifende Indication ermittelt werden, wie ich in mehreren meiner Schriften bewiesen habe. (Aphor. de inflamm. 1814, Chirurgie 1824, Aeskulap, S. 1, Vervollk. der Heilk., 1821 und 1832, Obs. ophth. 1833.)«

Die primäre idiopathische Schleimhaut-Entzündung hat die Ursache von aussen direkt, bald als quantitativen Reiz, wie von Fremdkörpern, bald als qualitativen, von contagiösen, miasmatischen, giftigen Stoffen. Hierzu gehört die Neugeborenen- und die contagiöse Augen-Entzündung. Alle Schleimhaut-Entzündungen stecken an, wenn sie akut sind, im zweiten Stadium. Sie haben gewöhnlich einen vierwöchentlichen Verlauf[1]) und dürfen nicht gewaltsam, am wenigsten mit örtlichen Mitteln, unterdrückt werden. Die sekundäre (sympathische) Schleimhaut-Entzündung entsteht, wenn ein skorischer[2]) Stoff, durch Erkältung der Haut entstanden, sich auf die fibrösen Häute geworfen und von diesen aus die Schleimhäute sekundär reizt. Die 3. Form ist die metastatische, z. B. durch Unterdrückung des habituellen Fußschweißes.

Die ausgiebigen Blut-Entleerungen, welche Jüngken (vgl. § 488) und mit ihm die Mehrzahl der lebenden Aerzte gegen alle drei Formen anwenden, sind der Grundfehler. Der feindliche Reiz dringt dann mit doppelter Macht auf den geschwächten Organismus ein. Der zweite Fehler ist Versäumniss der Hebung des Ursächlichen, der dritte die Anwendung örtlicher Mittel.

D. empfiehlt gegen akute Schleimhautentzündung, die fast alle (99 von 100) skorischen Ursprungs seien, das Dampfbad[3]), den Tartarus stibiatus, bei Schmerz Opium in grossen Gaben, und Augenbähungen mittelst seiner Dampf-Maschine.

1) So schon Adam Schmidt, Ophth. Bibl. III, 2, 126. In der vorzüglichen Abhandlung von Th. Saemisch (V, I § 99 unsres Handbuchs) heißt es, dass die Blenn. neon. nach einigen Wochen die Zeichen der Rückbildung erkennen lässt. Wirklich erlischt die Krankheit von selbst in 4—6 Wochen, wie ich an nicht behandelten, erst nachträglich gebrachten Kindern wiederholentlich feststellen konnte. (Einmal hatte ein Homoeopath dies der Mutter vorher gesagt.) In der That könnte man ja den gesetzmäßigen Ablauf dieser Eiterung ruhig abwarten, wie den eines gewöhnlichen Schnupfens, wenn nicht — durch den Eiterfluss der Bindehaut das unersetzliche Lichtfenster des Auges, die Hornhaut, so schwer gefährdet wäre!

2) scoria (σκωρία), die Schlacke. Dzondi hat (Aeskulap I, 1, 109, 1821) den Reiz, der von unterdrückter Haut-Ausdünstung abhängt, und der gewöhnlich Rheumatismus genannt wurde, als Haut-Schlacke bezeichnet und eine besondere Schrift darüber veröffentlicht: »Die Hautschlacke oder der skorische Entzündungsreiz, Quell der meisten Störungen des Organismus, Halle 1821«.

3) Man darf dies doch ganz für die Ansicht des Einzelnen d. h. für verrückt ansehen. Ein so nüchterner Beobachter wie Pauli (§ 533, I) hat 1839 in Ammon's Monatsschr. II, S. 309 unter s. Aphorismen einen (XXII) veröffentlicht: »Die sogen. aegypt. Augen-Entzündung, ihrer wahren Natur nach katarrhalischen Ursprungs, wird, wie der Katarrh überhaupt, am zuverlässigsten durch das Dampfbad geheilt«.

Dzondi gehört zu jenen, von den Zeiten des Verfassers der Abhandlung über die alte Heilkunde[1] bis auf unsre Tage nicht so ganz seltnen Schriftstellern, welche mehr befähigt sind, das wertlose Alte niederzureißen, als Neues von bleibender Bedeutung selbständig aufzubauen.

Anm. Die Dampf-Behandlung von Augenleiden reicht allerdings in's graue Alterthum. Der griechische Kanon empfiehlt gegen Nachtblindheit »während des Kochens der Bocksleber den Dunst mit geöffneten Augen aufzunehmen«[2]. Der arabische Kanon hat diese Behandlung beibehalten[3].

Doch kommen auch noch andre Anwendungen des heißen Dampfes bei den Alten vor. Celsus empfiehlt, nach der Aetzung der bei Ektropion ausgestülpten Schleimhaut, vom 4. Tage ab mit dem Dampf (vapore) von heissem Wasser zu bähen[4]. Abu Māhir (bei Tabari[5]) räth, bei Schneeblindheit eine Kupfer-Platte zu erhitzen, ein wenig Wein darauf zu sprengen und das Gesicht des Kranken darüber beugen zu lassen.

ʿAmmār[6] empfiehlt, bei »Verstopfung des Sehnerven« Hammelköpfe zu kochen, dieselben mit Tüchern zu bedecken und des Kranken Gesicht darüber zu neigen, dass er davon schwitze. Wild-Eselfleisch sei noch besser. Ein Mann, der seit einem Jahr auf beiden Augen blind gewesen, wurde auf einem sehend, nachdem er eine Stunde lang sein Gesicht gegen den Topf gehalten, in dem Wild-Eselfleisch kochte.

Von den Neuern hat Peter Camper gegen Lid-Oedem örtliche Dampfbäder verordnet.

Aber die erste Dampf-Maschine zur Augenbähung ist von Dzondi, 1821 beschrieben und 1834 als Hauptmittel gegen Bindehaut-Entzündungen empfohlen.

Aeskulap, Zeitschr. zur Vervollk. der Heilk. h. v. K. H. Dzondi, Halle 1821, No. VI, S. 87—104 heißt es: »Die Anwendung der heißen Dämpfe des siedenden Wassers in einen Strahl concentrirt, als heftiges Reizmittel auf einen Theil des menschlichen Körpers, ist ganz neu . . . Die Dampfmaschine besteht aus einem kleinen runden blechernen Gefäß, das bis zwei Unzen Wasser fassen kann, auf einem Dreifuß über einer Lampe mit Weingeist ruht und oben mit einem gut schließenden Deckel versehen ist, aus welchem seitwärts ein Röhrchen mit einer allmählich sich verengernden Oeffnung hervorgeht . . . Im gelindesten Grade wirken die Dämpfe, wenn sie von fern ausströmen . . .«

In unsrem Handbuch (IV, III, S. 32) wird die Dampf-Maschine von Laurenço aus dem Jahre 1872 empfohlen. Die neueste ist von Alfred Perlmann zu Iserlohn. (Klin. M.-Bl. f. A. 1910). Dzondi's Verdienst blühte bisher im Verborgenen.

1) Περὶ ἀρχαίης ἰητρικῆς. Hippocr. op. q. f. o. I. Rec. H. Kühlewein, p. 1—30, 1894.

2) XII, 390. Der Dunst heißt ἀτμός, also Dampf-Behandlung Atmo-Therapie; nicht Athmo-Therapie, wie man noch in Veröffentlichungen unsrer Tage liest. Vgl. auch XII, S. 217.

3) XIII, S. 141.

4) XII, S. 281.

5) XIII, S. 112.

6) Arab. Augenärzte, II S. 147.

II. Karl August Weinhold[1]),

geboren am 6. Oktober 1782 zu Meißen, besuchte seit 1796 das Collegium medico-chirurgicum zu Dresden, wurde Compagnie-Chirurg bei einem sächsischen Regiment, nahm aber 1802 seinen Abschied und studirte weiter in Dresden und in Wittenberg, wo er 1805 promovierte, besuchte Wien und Paris[2]), prakticirte einige Jahre in seiner Vaterstadt, war 1811/1812 Direktor der Klinik zu Dorpat, 1814 Prof. der Arzneimittel-Lehre am Coll. med. chir. zu Dresden und schließlich 1817 Direktor der chirurgischen und ophthalmologischen Klinik zu Halle und verwaltete dieses Amt bis zu seinem Tode, der am 29. September 1829 erfolgt ist. Weinhold war ein tüchtiger Physiolog und Chirurg, hatte aber absonderliche Ideen[3]).

Von augenärztlichen Schriften W.'s sind die folgenden zu bemerken:

1. Ueber die Heilung eines durch äußere Gewalt gänzlich zerstörten Auges und eine neue Anwendungsart des Galvanismus, Meißen 1813.

2. Anleitung, den verdunkelten Krystall-Körper im Auge des Menschen jederzeit bestimmt mit seiner Kapsel umzulegen. Ein ophthalmiatrischer Versuch zur Vervollkommnung der Depression des grauen Staares und der künstlichen Pupillenbildung, von Karl Aug. Weinhold, der Arzneiwissenschaft und Wundarzneikunst Doctor, ausübendem Arzt in Meißen, der med. Societät zu London Ehrenmitglied. Meißen 1809 (114 S.), 2. Aufl. 1812. (Vgl. XIII, S. 456 No. 24.)

3. Ueber eine heftige, der ägyptischen Ophthalmie ähnliche epidemische Augenkrankheit, beob. im K. Preuß. 4. Reserve-Regiment, Dresden 1815.

II. Nach einer naturphilosophisch-poëtischen Einleitung erklärt W., dass er die Ausziehung einmal ausschließlich geliebt, später Ausziehung und Umlegung mit gleichem Glück geübt, endlich aber zu der Ueberzeugung gekommen sei, dass, wenn es gelingen sollte, der Niederlegung noch mehrere Vollkommenheiten zu verschaffen, sie die Ausziehung allerdings einmal wieder verdrängen würde.

Scarpa bedauerte, dass es noch nicht gelungen sei, sicher bei der Reclination die ganze Kapsel von der Ciliar-Krone zu lösen. So erfand W. die Starnadel-Schere, d. h. eine doppelte, an einander liegende Star-Nadel, die scherenförmig getrennt werden kann[4]). Die beiden Arme werden an den oberen und unteren Rand des Stars gelegt(!) durch Drehung des Griffes ein gleichförmiges Lostrennen vom Ciliarkörper bewirkt, das

1) Biogr. Lexikon VI, 224.

2) Von seinen ehrwürdigen Lehrern zu Paris spricht er (2), S. 35.

3) Z. B., zur Verhütung des Pauperismus alle Männer durch Infibulation so lange an der Zeugung zu hindern, bis sie den Nachweis führen könnten, dass sie eine Familie zu ernähren im Stande seien. — Ueber die Durchbohrung der Oberkiefer-Höhle hatte er einen heftigen Prioritäts-Streit mit Hedenus in Dresden. (J. d. Chir. u. A. III, S. 62 fgd., 1822). — Stromeyer erklärt (Erinn. I, 208), daß er Weinhold's chirurgische Leistungen in Meckel's pathologischer Sammlung kennen gelernt.

4) Die Doppelnadel eines reisenden Starstechers, die durch Druck zu einer Pincette gespreizt werden kann, hatte Albinus 1695 abgebildet. Vgl. XIII, S. 467.

Instrument auf $^1/_2$''' geschlossen und der Star nach außen-unten reclinirt. »Als schneidendes Instrument wird die Starnadel-Schere zur künstlichen Pupillenbildung, zur Lösung der Krystallhaut von der Uvea und dem Nexus derselben bei dem Nachstar verwendet«[1].

III. Ernst Blasius[2],

am 20. November 1802 zu Berlin geboren, besuchte von 1818—1822 die Universität daselbst, als Zögling des med.-chir. Friedrich Wilhelms-Instituts, promovirte 1823, diente vier Jahre als Militär-Arzt, habilitirte sich 1828 zu Halle für Chirurgie, wurde 1830 a. o., 1834 ord. Prof. der Chirurgie; er verwaltete dies Amt 36 Jahre lang, trat 1867 von der Leitung der Klinik zurück und ist am 11. Juli 1875 verstorben.

1. Sein Hauptwerk ist das Handbuch der Akiurgie (III B., 1830—1832; 2. Aufl. 1839—1842) nebst Atlas (1831—1833; 2. Aufl. 1841—1844). Für unser Fach kommen noch in Betracht:
2. Klinische Zeitschrift für Chirurgie und Augenheilk. I B. Halle 1836.
3. Handwörterbuch der gesamten Chirurgie und Augenheilk. (4 Bände, Berlin 1836—1838).
4. a) Scintillatio pupillae, 1849, deutsche Klinik, I, S. 3—5;
   b) Cholesterine im Auge, med. Z. d. V. f. Heilk. 1850, S. 21.
   c) Spintheromma, Deutsche Klinik, 1852, S. 185.

   Ferner Annal. d'Ocul. XXIII, S. 3—7, 1850 und XXV, S. 19, 1851.
5. Ektopia tarsi als Bildungsfehler der Augenlider, v. Ammon's Z. f. d. Ophth. IV, 160—162, 1835. (Dieser Fund, der in unsren neuesten Werken nicht gewürdigt wird, soll im § 517 erörtert werden.)
6. S. van der Porten, Dissert. de cataractae extractione, adjecta nova extrahendi ratione, Halae 1842.
7. Bericht f. 1831—1832, Halle 1832. (151 S.)
8. Beiträge z. pr. Chirurgie, Berlin 1848.
9. Neue Beitr. z. pr. Chirurgie, Berlin 1857.
10. Schlussbericht der chir. augenärztl. Klinik d. K. U. zu Halle von 1836 bis 1867. Halle 1868.

I. Im 2. Band der Akiurgie, S. 1—225, werden die Augen-Operationen abgehandelt. »Mit Umsicht und in gedrängter Kürze, so dass der Anfänger daraus mehr, als aus manchen voluminösen Werken, lernen dürfte«, sagte der gleichzeitige Kritiker in Ammon's Zeitsch. 1832, IV, S. 534. Wir können das Urteil nur bestätigen.

---

1) Eine Ergänzung zu XIV, S. 407, 4, ist dieser Schrift W.'s zu entnehmen. Einem $5^1/_2$j. Mädchen mit Erb-Star wurde die zähe Star-Trübung niedergelegt. Ihre Wärterin fragte sie, ihr ein Stück himmelblauen Papiers vorhaltend: »Siehst du die schöne blaue Farbe?« »Ich fühle etwas«, antwortete das Kind naiv, »aber sage mir, was ist blau«. W. fügt hinzu: »Wie physiologisch wichtig war mir diese Erscheinung, seit Cheselden's Blindgeborenem vielleicht eine der wichtigeren. Das Mädchen hatte das Papier nicht berührt und sagte, ich fühle etwas; sie hörte von blau und mußte natürlich fragen, was ist blau?«

2) Biogr. Lex. I. S. 481—482.

II. Zunächst gibt Verfasser den klinischen Bericht für die drei Jahre 1832—1835. Zahl der Studirenden Sommer 1832 = 26, Sommer 1835 = 54 (darunter 12 Doctoren), Zahl der Augen-Operationen 58 (26 Star-Operationen[1]), 1 Exstirpation des Augapfels). In seinen Bemerkungen über Operatio cataractae handelt B. hauptsächlich von der Nachbehandlung.

Nach richtiger Star-Operation am gesunden Auge eines gesunden Individuum erfolgt kaum eine merkliche Reaktion.

Eine häufige Entzündungsform nach Star-Operation ist die rheumatische, wegen der Häufigkeit rheumatischer Leiden in hiesiger[2]) Gegend, wegen der zugigen Beschaffenheit des Lokals der Klinik. Ist sie bereits entwickelt, so bringen Blut-Entziehungen, örtliche wie allgemeine, in keinem Falle Nutzen, »nur in kräftiger Anwendung der diaphoretischen und derivirenden Methode ist Heil zu finden«.

»Im Sommer und Herbst 1834 wurden die Mehrzahl meiner Star-Operirten von Augenblennorrhöe befallen, — gewöhnlich 12 Stunden nach der Operation. Es ist gar nicht zweifelhaft, dass daran die Constitution der Luft schuld war«. (?) Zwei, drei Aderlässe rasch hinter einander, nebst Blutegeln, waren vergeblich.

(Von dem sonstigen Inhalt des Bandes erwähne ich nur noch: Intermittirende Ophthalmie, vom Kreisphysikus Dr. WITTKE zu Weißensee[3]). Während der Wechselfieber-Epidemie 1829 kamen nicht selten Augen-Entzündungen als larvirte Wechselfieber vor. Der Anfall erschien meist in den Vormittags-Stunden, dauerte unter den heftigsten Schmerzen, in Augenhöhle, Jochbein, Oberkiefer, Stirnbein, 1—7 Stunden lang und hinterließ keine Spur von Krankheit. Der Typus war stets ein quotidianer. Die Heilung des Uebels war die des Wechselfiebers, durch Chinin. — Diese Mittheilung ist wichtig, da wir heutzutage in unsren Gegenden nur selten solche Beobachtungen machen können.)

IV. a) B. hat, als der erste in Deutschland, (1847, unter vielen Tausenden von Augenkranken nur einmal,) das Funkeln der Pupille (Scintillatio)[4]) gesehen in dem lange erblindeten Auge eines alten Mannes. Die Pupille

1) Unter 6 Star-Operationen 1831—1832 waren 1 Extr., 3 Disloc., 2 Disciss.

2) Auch Göttingen sollte, nach HIMLY und LANGENBECK d. Ä., eine solche »Gegend« sein!

3) Kreis-Stadt im preuß. Reg.-Bez. Erfurt.

4) Scintillatio, das Funkeln, (von scintilla, der Funken,) hat bei den Alten die subjektive Bedeutung des Funkensehens. PLIN. h. n. XX, 9, 80: »Cato (brassicam crispam) prodesse tradit oculorum caligini scintillationibusque. Bei den Neueren bedeutet das Wort das objektive, dem Arzt sichtbare Funkeln des Auges durch Cholestearin-Krystalle. Synchysis scintillans, DESMARRES, (σύγχυσις, das Zusammenfließen, vgl. § 246,) soll Verflüssigung des Glaskörpers mit Funkeln bedeuten. Spintheropie ist zusammengesetzt aus σπινθήρ, Funken, und ὤψ, Gesicht; Spintheromma aus σπινθήρ und ὄμμα, Auge. Vgl. m. Wörterbuch, S. 93 und 104, 1887.

war starr und an ihrem äußeren Theil durch Exsudat verschlossen; im übrigen hatte sie den normalen, schwarzen Grund: auf diesem sah man bei ruhigem Auge ein Funkeln, wie von zahlreichen kleinen Sternen; bei jeder Bewegung des Augapfels, wobei die Iris flottirte, ein Aufsteigen von glänzenden, flimmernden Punkten, ähnlich wie das Moussiren des Champagners[1]). Der Anblick war ähnlich dem der Hydrocelen-Flüssigkeit, in der sich viel Cholestearin befindet.

B. hielt es für Cholestearin-Bildung im Hydrops der Linsen-Kapsel.

b) Sichel hat, in Erkenntniss, daß das Funkeln einen sehr verschiedenen Sitz im Auge haben kann, den von Blasius angegriffenen Namen Synchysis scintillans vertauscht mit Spintheropie, wofür Blasius Spintheromma setzen will.

In einer steinharten, complicirten Katarakt, die nach Verletzung entstanden, fand Blasius (mit Bärensprung) Cholestearin-Krystalle. Natürlich kommen solche auch im Glaskörper vor. Die in der Vorderkammer beobachteten Krystalle dürften aus der Linse stammen. In dem von dem Augenarzt A. G.[2]) anatomisch untersuchten Augapfel sind sie in der flüssigen Ausschwitzung zwischen der Netzhaut und dem verdrängten Glaskörper nachgewiesen worden.

Dr. A. G. hat in der med. Z., h. v. V. f. Heilk. in Preußen, 1849, Nr. 52, eine wichtige Arbeit »über Cholestearin-Bildung im Auge« veröffentlicht.

Cholestearin im Glaskörper hatte ihm Dr. Bochdalek in Prag 1848 zuerst gezeigt; seitdem hat er es in vielen Fällen gefunden, aber nur in solchen, wo eine Entzündung der Aderhaut vorhergegangen, und die Verknöcherung des Exsudats begann oder schon vollendet war.

In seinem Fall, wo er das Funkeln bei Lebzeiten gesehen, waren die Augen vergrößert, die Linsen normal, der Glaskörper geschrumpft, die Netzhaut wenig abgehoben, die Aderhaut theilweise verknöchert. Die Flüssigkeit zwischen Netzhaut und Glaskörper enthielt Cholestearin; ebenso die, welche beim Einschneiden der Aderhaut abfloss. Nur die im Glaskörper (-Raum) enthaltenen Krystalle konnten bei Lebzeiten gesehen werden.

Von Blasius's Mittheilung angeregt, veröffentlichte Guensburg (in der Deutschen Klinik, 1850 No. 8, d. 3. Febr.) einen Fall von Scintillatio pupillae.

In dem Fall von O. Fischer[3]) wurden die in der Vorderkammer und an der Hornhaut befindlichen Cholestearin-Krystalle mit einem (aus dem Stativ entfernten) Mikroskop betrachtet, während man mit einem Spiegel Sonnenlicht in's Auge reflektierte, — im November 1849, also vor Hermann Helmholtz's Entdeckung des Augenspiegels. Ob Fischer den letzteren erfunden hätte, wenn er

---

1) Entdeckt ist dieser Zustand von Parfait-Landrau 1826, sodann von Sichel (1846), Desmarres (1845), Robert u. a. weiter beschrieben worden. Wir werden darauf zurückkommen. Vgl. Annales d'Ocul. XV, 167, 1846; XXIV, 146, 1850.

2) Dieser Anonymus war ein guter Beobachter. Vgl. med. Z. h. v. d. V. f. H. in Preußen 1850, 9. Er warnt vor Blei-Mitteln bei Hornhautgeschwüren wegen der Inkrustation.

3) Cholesterin-Ablagerungen im Auge, Mitth. aus der unter M. R. Dohlhoff stehenden chir. Abth. zu Magdeburg. Deutsche Klinik 1850 Nr. 17.

zufällig das Licht mit dem Spiegel in das gesunde Auge geworfen? Müßige Frage!

(Heutzutage ist die Cholestearin-Bildung in der Linse, im Glaskörper, das Vorkommen in der Vorderkammer, in der Papille, in der Netzhaut genügend bekannt und leicht nachweisbar; doch sind nicht alle glitzernde Plättchen Cholestearin. S. Vossius, Lehrb. d. A. 1908, S. 23, 33, 563, 610; Axenfeld, L. d. A. 1910, 74, 81, 414, 451. Vgl. m. eignen Beobachtungen, Deutsche Zeitschr. für pr. Medizin 1874 und 1876.)

VI. Blasius hat 1840 ein Star-Messer erfunden, das an einer Nadel vor- und zurückgeschoben werden kann: er eröffnet zuerst die Linsen-Kapsel, ohne Kammerwasser-Abfluss und macht dann den Star-Schnitt. Vgl. Ann. d'Ocul. 1843, IX, S. 34 und den Zusatz, den Blasius ebendaselbst, 1844, XI, S. 135—140 hinzugefügt hat. Er macht jetzt die Nadel beweglich gegen das Messer. Siegerist[1]) hatte schon, um vor Vollendung des Hornhautschnitts die Kapsel zu spalten, ein Nadel-Messer erfunden, Richter dasselbe verbessert; sein eignes sei das erste bewegliche Nadelmesser.

VIII. Blasius ist nicht ganz zufrieden mit der Lidbildung von Dieffenbach (§ 492), weil man dabei den dreieckigen Schläfen-Defekt durch Eiterung verheilen lässt, so dass nachträglich, durch Narben-Zusammenziehung, doch einige Wölbung des Lappens entsteht. Die meisten Fälle sind nicht lange genug beobachtet worden. Chelius hat die Schläfenwunde geheftet. Blasius ersetzte (1842, Z. d. V. f. Heilk. No. 10) die äußere Platte des Unterlids durch einen myrtenblattförmigen Lappen, den er aus der Wange, dicht bei der Nase, entnimmt; aber zwischen dem neuen Lid und der Ersatzstelle muss ein Haut-Teil unberührt sitzen bleiben.

IX. Aus dem Schluss-Bericht ergiebt sich, dass in den 36 Jahren, in welchen Blasius die chirurgisch-augenärztliche Klinik zu Halle leitete, 6489 Augenkranke stationär, 74301 ambulatorisch, zusammen 80790, behandelt wurden. 767 Augen-Operationen wurden verrichtet, darunter 338 Star-Operationen.

An Dissertationen und Abhandlungen zur Augenheilkunde werden (ausser den schon genannten) die folgenden angeführt: 1. H. J. M. O. Engelmann, de ophthamoscrofulosi, D. i. Hal. 1837. 2. H. Drechsler, de morbis oculorum syphiliticis, D. i. Hal. 1839. 3. O. Müller, de ossificatione retinae aliarumque partium oculi. D. i. Hal. 1843. (Beobachtung.) 4. B., Thränensack-Polyp, in s. Klin. Ztschr. f. Chir. u. Augenh. Heft 2, S. 181—187. 4a. A. Grillo, de polypis sacci lacrim. et conj. oculi, Diss. i. Hal. 1834. 5. C. J. Keim, de carcinomate bulbi oculi humani, D. i. Hal. 1848. (Beobachtung.) 6. F. G. Zschuck, de exophthalmo cum struma et cordis morbo conjuncto. D. i. Hal. 1853. (Beobachtung.)

Ernst Blasius verdient doch mehr Beachtung, als A. Hirsch ihm hat angedeihen lassen.

1) Vgl. XIII, S. 518 Taf. VIII. Fig. 28. — Franz Siegerist, landschaftlichen Augenarztes zu Graz in Steiermark, Beschreibung und Erklärung des Starnadelmessers und Gegenhalters, vor Ausziehung des grauen Stars. Mit einem Kupfer. Wien u. Graz, 1783. (8°, 56 S.) A. G. Richter's chirurg. Bibliothek, VIII. S. 170. 1785.

§ 500. Die Basedow'sche Krankheit.

Nicht zu den Lehrern, sondern zu den Schülern der Universität Halle gehört

Karl A. v. Basedow[1].

Als Sohn eines Präsidenten zu Dessau am 28. März 1799 geboren, studirte er hauptsächlich zu Halle, woselbst er auch als Assistent an Prof. Dzondi's augenärztlicher Klinik thätig war[2]), und ließ sich 1822 zu Merseburg nieder. Glücklich in der Praxis, früh verheirathet, erhielt er später das Physikat in Merseburg und war in dieser Stellung bis an sein Lebens-Ende (11. April 1854) thätig. Sein Tod erfolgte tragisch: bei der Sektion der Leiche eines Flecktyphus-Kranken inficirte er sich und erlag dieser Krankheit.

Wissenschaftliche Reisen (z. B. nach Paris)[3] hatten seinen Gesichtskreis erweitert. Seine schriftstellerische Thätigkeit umfasst die verschiedensten Gebiete der Medizin und Chirurgie. Für die Augenheilkunde kommen in Betracht:

1. Über die künstliche und zufällige Entleerung der vorderen Augenkammer von Dr. Basedow, prakt. Arzt in Merseburg. (Graefe u. Walther's Journ. der Chir. und Augenheilk., 1825, VIII, S. 594—606).

2. Einiges über die chronische Psorophthalmie der Kinder. Ebendaselbst S. 615—623.)

3. Über Scirrhus bulbi. Ebendas., 1831, XV, S. 497—503.

4. Exophthalmos durch Hypertrophie des Zellgewebes in der Augenhöhle. Wochenschr. d. Heilk. von Casper, 1840, den 28. März, No. 13, S. 197—204, und No. 14, S. 220—228.)

5. Die Glotz-Augen. (Ebendaselbst, 1848, No. 49, S. 769. — Einen Nachtrag hat B. ebendas. 1849, S. 414—416 gegeben.)

I. Der Hornhaut-Schnitt ist bei Abscess- und Eiter-Bildung öfters eine rettende That.

II. Der begleitende Gesichts-Ausschlag muss örtlich behandelt werden. Basedow bediente sich einer täglich 3maligen Waschung mit Sublimat-Lösung: die Nacht hindurch wurde eine brillenförmige, mit Zink-Salbe dünn überstrichene Maske von feiner Leinwand aufgelegt. Schädlich sind Blasenpflaster in der Nähe des Auges, welche ja Ausschläge hervorrufen.

IV. Die Basedow'sche Krankheit.

Diese berühmte Arbeit hat Basedow's Namen Unsterblichkeit verliehen. »Ich habe mehrmals Gelegenheit gehabt, Exophthalmos zu beobachten, der durch noch anderweitige Erkrankung des Zellgewebes in der Orbita vermittelt wurde, nämlich durch eine besondere Hypertrophie, die in Folge

1) Biogr. Lexikon I, S. 320, 1884. Sudhoff, Münchener med. Wochenschr. 1910, No. 14. (Centralbl. f. Augenheilk. 1910, S. 351.)

2) Graefe u. Walther's Journ. d. Chir. u. Augenheilk., 1825, VIII., S. 600.

3) Vgl. Graefe u. Walther's Journ. d. Chir. u. Augenheilk., VI. 631. 1824, VIII, 619, 1825 u. XV, 497, 1831.

einer Krankheit des Herzens oder der großen Gefäß-Stämme in mehreren Drüsen und Zellgewebs-Partien zu bestehen schien.«

Der erste Fall betraf eine damals 27 jährige Frau, die seit ihrem 19. Jahre BASEDOW bekannt war, mit strumöser Anschwellung der Schilddrüse und Hervortreibung der beiden (übrigens ganz gesunden und sehkräftigen) Augen, Abmagerung, Amenorrhöe, Herzklopfen, Puls-Frequenz und Kleinheit. Dabei schlief die Kranke mit offenen Augen, hatte ein erschreckendes Aussehen, zeigte in ihrem Benehmen sich aufgeweckt und sorglos und war bald in der ganzen Stadt für wahnsinnig ausgeschrieen. Durch Jod und Digitalis erfolgte Besserung, die sich durch zwei neue Schwangerschaften in den folgenden 3 Jahren noch vervollständigte, jedoch immer nicht so, dass nicht eine kranke, blasse Gesichtsfarbe und zu weit hervorstehende Augen auffällig blieben.

Der zweite Fall betraf eine 26 jährige Frau, die vier Kinder geboren hatte, mit Abmagerung und strumöser Fülle der Schilddrüse. »Der Herzschlag war nur verbreitert, Erweiterung andeutend, Säge-Geräusch in den Karotiden hörbar, Puls frequenter und kleiner, (als zuvor), die Hastigkeit der Sprache, die unnatürliche Heiterkeit noch mehr gesteigert; . . . die Augen so weit hervorgetrieben, dass man unter und über der Hornhaut drei Linien breit das Weiße sah, die Augenlider weit voneinander getrieben, so dass sie auch mit aller Anstrengung nicht geschlossen werden konnten, und die Kranke mit ganz offenen Augen schlief . . .

Der Stand der Augen war nicht abgeändert, ihre Textur normal, man konnte die Augen nicht zurückschieben. Sie klagte nicht über Schmerzen, fühlte nur Spannung in den Augen, litt öfters an Thränenfluss. Die Sehkraft war nicht im geringsten beeinträchtigt.

Schon lange hatte sich auch über diese Kranke das Gerücht verbreitet, sie sei verrückt; in der That gewährte sie auch für den Arzt einen durchaus befremdenden Anblick: nie aber hat sie eine kranke Vorstellung gehabt, nie eine abnorme Willens-Aeußerung gezeigt. Die Hastigkeit ihrer Sprache, die unstäte Haltung ihres Oberkörpers und der Hände . . . war wohl lediglich ein Symptom ihrer Herzkrankheit.«

Der Adelheids-Brunnen[1]) bewirkte Besserung. Aber der Exophthalmos ist nur wenig gemindert, die Sehkraft wohl normal geblieben. Mitunter musste eine leichte Bindehaut-Entzündung (Taraxis) bekämpft werden.

Der dritte Fall betrifft einen 45jährigen Mann, der, durch große Verluste aufgeregt, 1835 einen starken Herzschlag, unordentlichen Puls, Schwellung der Schilddrüse und hervorgetriebene Augen zeigte, die, abgesehen von gelegentlicher Taraxis, gesund und kräftig waren. Er schlief mit ganz

1) Die Adelheid-Quelle bei Tölz in Oberbayern liefert ein jod- und bromhaltiges Kochsalzwasser.

offenen Augen. Zu einer regelmäßigen Lebensweise war er nicht zu bewegen, machte in der schlechtesten Witterung Reisen im offnen Wagen und zog sich auf dem rechten, am weitesten hervorgetriebenen Auge eine ‚rheumatische Corneïtis' zu, die in Abscedirung überging und das Auge zerstörte. Ein halb Jahr später ging auch das linke Auge, unter andrer ärztlicher Behandlung auf dieselbe Art verloren.«

»Ich betrachte diese Hypertrophie des Zellgewebes hinter den Augäpfeln als sekundäre Erscheinung einer erkrankten Circulation und einer fehlerhaften Krasis[1]) des Blutes, als eine Dyskrasie, die, durch noch verborgene Scrophel darauf hingewiesen, in kranken Drüsen-Wucherungen und Zellgewebs-Anschoppungen sich ausspricht«.

Basedow selber hat in der Einleitung seiner Arbeit auf St. Yves[2]) aufmerksam gemacht, der 1722 drei Fälle von Vortreibung des Augapfels durch eine hinter demselben angehäufte Feuchtigkeit mitgeteilt, auf Louis, der einen Fall dem Bonetus entnommen, auf die Beobachtung von Demours[3] und endlich auf einen Fall, den ganz neuerlich Dr. Pauli in Landau (in den Heidelberger medic. Annal. 1837, III, 2) als Hydrophthalmos beschrieben, der aber ganz mit seinen eignen Beobachtungen übereinstimme.

»Mit Deutlichkeit«, sagt Sudhoff, »bezeichnet Basedow 1840 die bekannte Trias, die Merseburger Trias, — Exophthalmos, Struma, erhöhte Pulsfrequenz — als charakteristisch für jene vasomotorisch-toxische Neurose, die mit Recht seinen Namen trägt.«

V. Kühn und kräftig erhebt sich Basedow zur Wahrung seines Eigenthums, — gegen M. Donnel (1845), der noch dazu (ebenso wie Graves) von »Vergrößerung« der Augapfel spricht, gegen J. Sichel (1848), der das Grundleiden zu wenig berücksichtigt, gegen Henoch, der in derselben Wochenschrift, wo 1840 Basedow selber seine Arbeit veröffentlicht hatte, 8 Jahre später (S. 614) behauptet, dass zwar einige englische Aerzte (Marsh 1842, Graves 1843, Mc Donnel 1845), aber keine deutschen vor ihm den Symptom-Complex des mit Struma und Exophthalmos verbundenen Herzleidens erwähnen. Aber jetzt giebt Basedow eine genauere Schilderung der Krankheit, die er selber in 6 Fällen beobachtet hatte.

»Bei Frauen in den zwanziger bis vierziger Jahren, die früher an Scrofel itten, selten bei Jungfrauen und Männern, nach Schwächung durch Metrorhagie, Vomitus cruentus, Fluor albus, Dysenterie, Lienterie, Rheumatismus acutus, Lactation, hinterbleibt eine der chlorotischen sehr ähnliche Dyskrasie

1) κρᾶσις, Mischung; δυσκρασία, schlechte Mischung.

2) Und zwar l. c. xx. S. 141 fgd.

3) Dieser Fall gehört wohl gar nicht hieher. Vgl. Malad. d. yeux p. A. P. Demours, Paris 1818, I, 485. Das Mädchen war 11 Jahre alt, hatte die Vortreibung des linken Auges seit 3 Jahren, und Anlage zum Kropf seit Geburt. Auch die Mutter leidet an Kropf. Und diese Mittheilung genügte Galezowski 1871, um die Krankheit als Maladie de Demours zu bezeichnen.

mit Erethismus des Kreislaufes . . . Das Herz scheint einer zunehmenden Erweiterung unterworfen. Die Schilddrüse schwillt an, in ihrer Totalität, oder nur im mittleren Lappen . . . Die Augäpfel, gewöhnlich einer etwas mehr, als der andre, treten in grader Richtung aus den Augenhöhlen hervor . . . Die Sehkraft ist so scharf, wie früher . . . Bei stärkerer Ausbildung der Glotz-Augen wird nothwendig die Lidspalte weiter . . . Die Bewegung der Augen ist nur etwas behindert. Es zeigen sich öfters kleine Anflüge von Taraxis; und ist es so weit, dass die Kranken erst ganz mit offenen Augen schlafen und durch die Nictitatio den Augapfel nicht mehr feuchten und abkühlen können, so erfolgen auch chemotische Entzündungen, welche bei einem der Kranken Vereiterung der Hornhaut und Schrumpfung der beiden Augäpfel nach sich zogen. . . . Auffallend hat sich auch schon das Temperament verändert, zu desperater Heiterkeit . . . . Menostasie und Leukorrhöe ist bei den Frauen durchgängig vorhanden . . . . Trotz der Prognosis pessima erholen sie sich immer wieder, meist zwar nur, um nach 10—18 monatlichem Besserbefinden . . . Rückfälle zu erleiden. Besserungen bewirkten Eisen mit Calomel, mit Jod, Aloë, Rheum, der Adelheids-Quell.

Nur eine meiner Kranken ist seit 16 Jahren ohne Rückfall geblieben, welche bis jetzt fast alle 18 Monate ein Wochenbett gehalten hat.

Der vorher erwähnte Herr, der beide Augen verloren, ist 1843 an Herztod verstorben. Die Sektion ergab (u. a.) »hinter den beiden auch im Leichnam noch hervorglotzenden Stümpfen der fast um die Hälfte verkleinerten Augäpfel einen schwefelgelben Fettkegel von zwei Zoll Länge, (ohne alle verdächtige Faserbildung), den lang und dünn gezogenen, atrophischen Sehnerven umschließend; die graden Muskel lang und dünn; die Papier-Platte der Orbita unverändert.«

Also »Gefäß-Erethismus, mit Palpitationen, Temperaments-Verstimmung, Hervortreibung der Augäpfel, Anschwellung der Schilddrüse, bei in's bräunliche streichendem, chlorotischem Teint« charakterisiren die »Glotzaugen-Kachexie«.

»Nun diese Glotz-Augen werden nun bald wohl besser gekannt sein.«

Den heutigen Zustand der Lehre von der Basedow'schen Krankheit findet der Leser in der sehr genauen und ausführlichen Darstellung, die H. Sattler in unserem Handbuch II, IX, Kap. XIV. gegeben und mit einer Literatur-Angabe von 3210 Nummern (bis 1909) ausgestattet hat.

(Die Encycl. française d'opht. giebt keine zusammenhängende Beschreibung der Basedow'schen Krankheit, die allerdings an verschiedenen Stellen erwähnt wird.)

Auf dem 40. Congress d. deutschen Ges. f. Chirurgie, am 20. April 1911, sprach Prof. Kocher (Bern) über die Basedow'sche Krankheit und ihre Behandlung. In allen Fällen dieser Krankheit hat er krankhafte Veränderungen der Schilddrüsen mit Vermehrung der Absonderung und Vermehrung des Jodgehalts der abgesonderten Flüssigkeit gefunden. Experimentell kann man die Krankheit durch Einspritzung von Schilddrüsen-Press-Saft oder durch Schilddrüsen-Substanz oder durch Jod und Schilddrüsensaft erzeugen. Da nun die ganze Erkrankung auf einer übermäßigen Steigerung der Drüsen-Funktion beruht, so kann die Besserung nur durch chirurgische Maßnahmen, das heißt durch Ausschaltung eines Theils der erkrankten Schilddrüse, bewirkt werden. Misserfolge treten nur ein, wenn zu wenig Schilddrüse entfernt wird. Die Sterblichkeit der Operation beträgt 3,1 Prozent. Das beste Mittel ist die Früh-Operation zu Beginn der Erkrankung.

Die Priorität

ist, nachdem man im Laufe der Zeit frühere Andeutungen der Krankheit aufgefunden, vielfach erörtert und verschieden beurtheilt worden[1]).

Giuseppe Flajani[2]) (1741—1802) zu Rom hat 1802 in seinen Collezione d'osservationi e riflessioni di chirurgia (III. S. 270) drei Fälle von Herz-Klopfen mit Kropf beschrieben.

Caleb Hillier Parry (1755—1822) zu London hat (Collect from the unpublished writings, II, III, 1825) in 13 Fällen das Zusammentreffen von Kropf und Herz-Klopfen festgestellt, und ein besonderes Kapitel »Vergrößerung der Schilddrüse in Verbindung mit Vergrößerung oder Palpitation des Herzens« verfasst und hervorgehoben, dass kein ärztlicher Schriftsteller Ähnliches erwähne. Aber Vortreibung der Augäpfel hat er nur in einem Fall, seinem ersten, aus dem Jahre 1782, angemerkt.

Der ausgezeichnete Kliniker Robert James Graves (1797—1853) zu Dublin hat 1835 in seinen Vorlesungen den aus Herz-Palpitationen und Schilddrüsen-Anschwellungen zusammengesetzten Symptomen-Complex beschrieben, die Krankheit zu den Neurosen gerechnet, aber den Exophthalmos, obwohl er ihn in mehreren Fällen beobachtet, noch nicht als wesentlich angesehen; übrigens diese Vorlesungen erst 1843 herausgegeben[3]). (System of clinical med., Dublin 1843, S. 674; deutsch von Bressler, Leipzig 1843.

Unser Basedow hat, unabhängig von beiden, 1840 zuerst das vollständige Krankheits-Bild, die Trias, veröffentlicht.

Die Geschichte hält sich an die veröffentlichten Thatsachen, der Geschichts-Schreiber steht über den nationalen Strebungen. (§ 494 u. XIV., S. 344, Anm. 2.)

1) Buschan (die Basedow'sche Krankheit. Wien 1894) giebt Morgagni die Priorität. Doch vermag ich in dessen Fällen (XVII, 19 u. XXIII, 4, 6) die Krankheit nicht zu erkennen.

2) Ueber Pupillen-Bildung (Iridodialysis durch Keratonyxis, Graefe u. Walthers Journ. f. Chir. u. Augenheilk., III., 130) und über Behandlung der Thränensack-Entzündungen hat er geschrieben.

3) London med. and surg. J. 1835, May 23. — No. 12 in Sattler's Bibliographie, — enthält nichts zur Sache.

Flajani hat den Weg gewiesen: Parry hat die Priorität, diese neue Krankheit zuerst beschrieben zu haben; Graves hat sie wieder gefunden und genauer geschildert; Basedow hat sie noch einmal gefunden, aber zuerst vollständig beschrieben.

Als Helft in Berlin 1849 (Casper's W., S. 450) Basedow die Priorität gegeben, war Parry's Veröffentlichung unbekannt. A. Hirsch hat 1858 (Klin. Fragm. 2, S. 224, Königsberg) den Namen Basedow'sche Krankheit eingeführt und H. Sattler 1880, in der ersten Aufl. dieses Handbuchs, (VI, 2, § 23) sich ihm angeschlossen und diesen Standpunkt in der 2. Aufl. dieses Handbuchs behauptet.

Die Namen.

Basedow hat Glotz-Augen, Glotzaugen-Cachexie, was mit Cachexie (Dyscrasie) exophthalmique oder Exophthalmie cachectique französisch wiedergegeben, lateinisch mit struma exophthalmica, d. h. Glotzaugen-Kropf, umschrieben wurde.

Das deutsche Glotzen, das F. Kluge (etymolog. Wörterbuch, 7. Aufl., S. 176, 1910) mit dem englischen gloat, gierig blicken, vergleicht, bedeutet ursprünglich »mit starren, weiten Augen anblicken«. (Moritz Heyne's deutsches Wörterbuch, I. 1209, 1900.) Unsre Klassiker des 18. Jahrhunderts schrieben auch Klotzen und anklotzen (Goethe 29, 303, ferner Wieland 20, 126: 10, 243; 15, 34), — wie D. Sanders meint (Wörterbuch der deutschen Sprache, I, S. 601, 1860), wohl mit dem Gedanken an das leblose und starre eines Klotzes. Somit liegt in der ursprünglichen Bedeutung mehr das Klaffen der Lidspalte; erst später ist das Hervortreten des Augapfels dazu gekommen. Bei Luther (v. Abendmahl Christi, 1528) heißt es: »Da glotzen sie, sperren Maul u. Nase auf«; und bei Eichendorff (Taugenichts, 36, 1826): »vorstehende, glotzende Augen«. Höfler's Deutsches Krankheitsnamen-Buch (992 S., 1899) liefert keine Belehrung.

Struma, wörtlich die Anhäufung, von struo, ich schichte, bedeutete bei den Römern die Halsdrüsen [Cels. V, 28, 7], die später auch scrofulae, die Ferkelchen, nach dem griechischen χοιράδες, genannt wurden. [Veget. 2, 23.]

Die Identität von struma und scrofula hat in der englischen Literatur bis auf unsre Tage, jedenfalls bis zum 19. Jahrhundert, sich erhalten: strumous ophthalmia ist dem Engländer dasselbe, was uns scrofulöse Ophthalmie gewesen.

Der Kropf, die Vergrößerung der Schild-Drüse, hieß guttur tumidum, turgidum bei römischen Laien. (Juvenal. 13, 162: Vitruv. V, 28, 7. Plin. h. n. XI, 68.) Der ärztliche Name war griechisch, βρογχοκήλη (von βρόγχος, Kehle, und κήλη, Geschwulst), wie aus Celsus VII, 13 hervorgeht: in cervice inter cutem et arteriam asperam (d. i. die Trachea) tumor increscit; βρογχοκήλην Graeci vocant. Dies Wort finden wir auch bei Paul. Aeg. VI, p. 188 und bei Aetios, XV, 6.

Aber in dem Neu-Latein der Aerzte bedeutet struma den Kropf. [Gabler, 1857, S. 346. So auch schon bei Kühn, 1832; bei Lebert, im encykl. Wörterbuch der med. Wissensch., Berlin 1849, Bd. 37, S. 462; allerdings noch nicht bei Castelli, 1746, wo struma = scrofula, und auch noch nicht bei Sauvages, 1768.]

C. G. Th. Kortum (1765—1847), Kreisphysikus zu Stolberg bei Aachen, hat 1789 die Scheidung vorgenommen, dass struma Anschwellung der Schilddrüse, scrofula die der Lymphdrüsen bedeutet, in seinem Commentarius de vitio scrofuloso indeque pendentibus morbis secundariis[1]), (Lemgo 1789/1790. 2 Theile,) preisgekrönt von der k. Ges. der Aerzte zu Paris, deutsch erschienen unter dem Titel »Abhandlung von den Scrofeln, 2 Bände, 1793. (Vgl. R. Virchow, Die krankhaften Geschwülste, II. B., S. 560, Berlin 1864 5.)

Dass Ambroise Paré bereits Struma für Kropf gebraucht, wie Lebert behauptet, kann ich nach Malgaigne's Original-Ausgabe der Werke von A. P. nicht bestätigen.

Einfache Namen der uns beschäftigenden Krankheit sind exophthalmic goitre (engl., Kropf mit Glotzaugen) oder goitre exophthalmique (frz., vom lat. guttur, die Gurgel, die Kehle, der Kropf der Vögel,) gozzo esoftalmico (ital.).

Schlechte Namen sind die folgenden: 1. Cardiogmos strumosus, von A. Hirsch. Denn καρδιωγμός heißt der Magenschmerz (Hippokrat. Samml.), verbum καρδιώσσω, von καρδία, das bei den Aerzten den Magenmund, bei Dichtern (u. ursprünglich) aber das Herz bedeutet. 2. Tachycardia strumosa exophthalmica, von Lebert (von ταχύς, schnell, und καρδία, Herz). Beide Namen sind heute wieder aufgegeben.

Die Deutschen nennen die Krankheit nach Basedow, die Engländer meistens nach Graves, wofür auch Trousseau d. V. u. Jaccoud plaidiren, während neuerdings bei den Franzosen, in Bullet. et Mém. de la Soc. franç. d'Opht. 1910, S. 263, auch in der Encycl. fr. d'opht., maladie de Basedow vorgezogen wird; nach Parry wollen Dechambre, Begbie und auch Emmert (1871, Arch. f. O. XVII, 1) sie nennen; Galezowski nach Demours, Bacelli in Rom nach Flajani.

Nationale Empfindlichkeiten lassen sich nicht so leicht versöhnen. Es ist mir fraglich, ob das internationale Comité für die ärztliche Nomenclatur, dem auch ich angehöre, hier bald Einigkeit schaffen wird.

§ 501. An die Universität zu Breslau,

die 1811 neubegründet worden durch Vereinigung der 1506 gestifteten Universität zu Frankfurt a. O. und der 1702 eingerichteten Leopold-Universität zu Breslau, wurde, auf C. F. Graefe's Veranlassung, 1812 als Lehrer der Chirurgie und Augenheilkunde der 27jährige

Traugott Wilhelm Gustav Benedict[2])

berufen, der, am 9. Juli 1785 zu Torgau geboren, von 1802 ab zu Leipzig Medizin studirt hatte, zu seiner weiteren Ausbildung 1808 nach Wien gegangen war und von 1809 bis 1812 als praktischer Arzt und Augenarzt

1) I, S. 50. Interim mihi convenientissimum videtur, ut strumae a scrofulis distinguantur illudque vocabulum solis glandulae thyreoïdeae tumoribus (Kropf. goître) reservetur. Aber er hat diesen Gebrauch nur festgestellt, nicht erfunden. Denn S. 49 sagt er: hodieque utplurimum soli gutturis tumori strumae nomen imponitur. — Stoll (1788, praelect. in div. morb. chron., S. 30) ist jedenfalls Kortum's Vorgänger in dieser Namengebung.

2) H. Magnus hat ihn, im Biograph. Lexikon, I, S. 390, nicht sehr freundlich behandelt. Ebenso wenig G. R. Prof. E. Richter zu Breslau, Deutsche med. Wochenschrift, 1911, No. 30.

zu Chemnitz gewirkt hatte. BENEDICT hat sein Lehramt nahezu ein halbes Jahrhundert lang (bis 1856) bekleidet und ist am 11. Mai 1862 zu Breslau verstorben.

In der Augenheilkunde war BENEDICT ein Schüler von J. BEER und hatte später in seinem chirurgischen Klinicum, — das z. B. in zwei Halbjahren 1820/21 gegen 900 Kranke aufnahm, von denen über die Hälfte Augenkranke waren, — und in seiner ausgedehnten Privat-Praxis reiche Gelegenheit zu eignen Erfahrungen.

Breslau lag damals etwas abseits, und BENEDICT blieb für sich.

»Ich stehe, dem Himmel sei Dank, gänzlich isolirt, ohne von jenen Verhältnissen Vortheil zu ziehen, welche ihre Theilnehmer zu einer wechselseitigen Ausspendung von Lobeserhebungen veranlassen«. (Augenheilk. V, S. 4, 1825).

Nicht sonderlich günstig beurtheilt ihn G. R. Prof. E. RICHTER in Breslau, a. a. O.: »Wissenschaftliche Erinnerungen belasteten ihn nicht. Unabänderlich hielt er am Alten fest: ... bis zu seinem Tode war ein Gegner der Aether- wie Chloroform-Narkose. Statt dessen betete er als frommer Mann in seinem Kämmerlein vor jeder größeren Operation ... Ein wundersames Original.« Ich habe aus BENEDICT's Schriften einen günstigeren Eindruck gewonnen. Unser Fach hat ihm doch manches zu verdanken.

Von B.'s augenärztlichen[1]) Schriften sind zu erwähnen:

1. Dissert. de morbis humoris vitrei in oculo humano, Lips. 1809.
2. De pupillae artificialis conformatione libellus, Lips. 1810.
3. De morbis oculi inflammatoriis libri XXIII, Lipsiae 1811.
4. Handbuch über die Erkenntniss und Heilung der Augen-Entzündungen. Zweite, in's Deutsche übersetzte, mit Zusätzen versehene Ausgabe. Leipzig 1814 (516 S.)[2])
5. Beiträge für prakt. Heilkunde und Ophthalmiatrik, Leipzig 1812.
6. Monogr. des grauen Stares, Breslau 1814. (1824 schreibt B., Augenheilk., Vorwort: »Damals in der Salzburger med. chir. Z. giftig beurtheilt ... jetzt haben sich nach 10 J. manche Ansichten geändert« ...)
7. Dr. TRAUGOTT WILHELM GUSTAV BENEDICT's, der Heilkunde o. ö. Lehrers a. d. Univ. zu Breslau, Handbuch der prakt. Augenheilkunde. 5 Bände. Leipzig 1822—1825.
8. Klin. Beiträge aus d. Gebiet der Wundarzneikunde u. Augenheilk. Breslau 1837.
9. Abh. aus d. Gebiet der Augenheilk. 2 Bände. Breslau 1842 u. 1845.

1) »Als Chirurg hat er sich nie hervorgethan«, schreibt Geh. Med. Rath Prof. E. RICHTER zu Breslau an Herrn Kollegen UHTHOFF, in einem Brief vom 7. VII. 1911, den letzterer mir gütigst zur Verfügung gestellt. Immerhin hat BENEDICT über Amputation (1811), über die Kr. der Brust- u. Achsel-Drüsen (1825), über Hydrocele (1831), Rhinoplastik (1828), ein Buch über die Werkzeuge der Wundärzte (1827), ein Werk über allgemeine Chirurgie u. Operationslehre (1842) veröffentlicht.

2) 1812 steht irrthümlich in ENGELMANN's Biblioth. medico-chir. (1848, S. 50), und im biogr. Lexikon.

III. Seine Schrift über die Augen-Entzündung hat B., als angehender Arzt, ganz nach BEER's Grundsätzen verfasst, wie er in der Vorrede und an vielen Stellen des Buches ausdrücklich anerkannte. BEER erklärte sie für ein Plagiat. Das ist sie nicht, wiewohl BENEDICT, was er selber 1824 (Augenh. I, S. IV) hervorgehoben, darin gefehlt, dass er bei Herausgabe des Werkes über die Augen-Entzündung der Meinung gewesen, man könne Lehren, die seit vielen Jahren von dem Erfinder derselben öffentlich vorgetragen worden, auch ohne Erlaubniss des letzteren ebenfalls öffentlich bekannt machen.

BENEDICT's Buch hat eine gute Wirkung gehabt, dass nämlich BEER's großes Lehrbuch der Welt früher geschenkt wurde. Es heißt bei BEER I, S. IV. 1813: »Der Wunsch meiner Zuhörer, . . . meine Anstellung als ö. Lehrer . . . und endlich der sehr übereilte Einfall des Herrn Dr. BENEDICT, meinen Privatvortrag über die Augen-Entzündung, theils nach Schulheften, theils nach seinen individuellen Ansichten, ohne mein Wissen herauszugeben, bestimmen mich, dem ärztlichen Publikum dies Handbuch zu übergeben.«

Da BENEDICT ein Jahrzehnt später bereits eigne Erfahrungen gesammelt; so wollen wir den Inhalt von 3—6 übergehen und uns zu seinem Hauptwerk wenden.

VII. Um die ihm früher gemachten Vorwürfe zu entkräften, hat BENEDICT sein Lehrbuch herausgegeben, und hofft, dass dasselbe neben dem trefflichen Werk von BEER gelesen werden könne.

Die Zeitgenossen haben es günstig beurtheilt, abgesehen von dem Styl.

A. HIRSCH meint, dass BENEDICT über den BEER'schen Standpunkt kaum hinausgekommen sei. Das ist wohl im Ganzen richtig. Jedenfalls hatte aber BENEDICT schon 1814 (4, S. VI) versprochen, auf die naturphilosophischen Ansichten oder Redensarten BEER's zu verzichten: und das ist ein großer Vortheil für seine Leser gewesen.

Seine praktische Augenheikunde beginnt mit den äusserlichen Arzneimitteln[1]) gegen Augenkrankheiten. Pflanzenschleim soll den wässrigen Sublimat-Lösungen nicht zugesetzt werden[2]). Unter den narkotischen Mitteln sind diejenigen auszusondern, welche die Pupille erweitern, Datura, Belladonna, Bilsenkraut. Bei länger dauernden Augen-Entzündungen tritt leichter Atrophie und Varicosität[3]) des Augapfels ein, wenn jene Mittel angewendet werden. Oelige Mittel sind unentbehrlich bei Kalk-Verbrennung und bei rheumatischen Entzündungen, die kein wässriges, selbst kein schleimiges Mittel vertragen.

---

1) 1812 erklärt B. mit Tnct. opii croc., Gummischleim, essigsaurem Blei, Grünspan, Quecksilber-Sublimat, rothem und weissem Praecipitat und Zucker-Pulver auszukommen.

2) Vgl. dagegen C. GRAEFE's Aq. ophth. mercurial. in s. Repertor. § 359. (1817.)

3) d. i. Glaukom. Vielleicht die erste Bemerkung über die Drucksteigerung durch Mydriatica.

Bei der Blut-Entziehung wird die alte Eröffnung der Schläfen-Arterie gepriesen. Kälte passt bei traumatischen Ophthalmien, Sublimat (0,05 : 200,0) bei scrofulösen, rother Praecipitat bei Lidrand-Entzündung und Hornhautflecken. Unter den mechanischen Reizmitteln gegen Hornhautflecke wird auch noch Glas-Pulver genannt[1]).

Unter den Adstringentien ist besonders der Lapis divinus[2]) zu rühmen. Bei den Verletzungen des Auges werden eigne Beobachtungen mitgetheilt, wie Lederhautriss durch Kuhhorn-Stoß (S. 152) und Lederhautriss, oben, 4''' lang, mit Zerreißung der Aderhaut, durch Schirmstock, und mit Ausgang in Heilung, so dass mittlere Schrift gelesen wurde. (S. 150.) »Den lächerlichen(!) Versuch, Eisensplitter mittelst des Magneten auszuziehen, stellte DEMOURS ebenfalls, aber vergeblich an.« (S. 327.)

Die chronische Iritis wird sorgsam gewürdigt und die Paracentese (nach WARDROP) empfohlen. Die Ophthalmia neonatorum wird genau von allen andren Erkrankungen abgetrennt. Ob sie in früheren Zeiten wirklich seltner gewesen, ist fraglich. Die Ursache ist meist eine zusammengesetzte. Die leichten, gefahrlosen Formen sind Quell therapeutischer Irrthümer geworden.

Die venerischen und gichtischen O. werden i. A. nach BEER-schen Grundsätzen abgehandelt. Dagegen geht BENEDICT über seinen Lehrer hinaus bei der Darstellung der Geschwülste: er unterscheidet Krebs der inneren und äußeren Oberfläche der Lider, der Karunkel, der Thränendrüse, in der Tiefe der Augenhöhle, der Bindehaut des Augapfels, des Augapfels selbst, Markschwamm des Auges. Der letztere ist dem kindlichen Alter eigenthümlich, scheint in der Netzhaut und vom Sehnerv zu beginnen, und verbreitet sich nach der Gehirn-Basis, wie B. durch Abbildung eines eignen Präparats darthut. Von der Ausrottung wird abgerathen[3]).

»Es wäre ersprießlicher gewesen, wenn man statt aller neuen Methoden die BEER'sche Iridektomie und die SCHMIDT'sche Iridodialysis besser und häufiger am Lebenden ausgeübt hätte[4]) . . . BEER's Iridektomie ist die Normal-Methode[5]) . . . sie würde allein BEER's Namen in den Annalen der Augenheilkunde unsterblich machen.[5])« (1842 erklärt B. in seiner Abh.: »In den meisten Fällen der Anzeige zu der Pupillen-Bildung wird BEER's Iridektomie ausreichen«.)

1) Vgl. C. GRAEFE, Repert. § 448 u. XIII, S. 43.

2) XIV, S. 42. Nach BENEDICT hat der französische Bischof CICÉ das Recept aus Indien mitgebracht, wo er es von einem arabischen Arzt erhalten. St. YVES hat das Mittel in der Augenheilkunde eingebürgert.

3) Auf die Augengeschwülste kommt B. noch einmal 1842 in s. Abh. (I, VIII) zurück.

4) Vgl. § 343.

5) Also BENEDICT ist gerecht gegen seinen Gegner.

Zur Bestätigung der von mir über die Extraktion ausgesprochenen günstigen Urteile muss ich hinzufügen, dass unter 23 in der letzten, ziemlich kurzen Zeit von mir verrichteten Extraktionen 22 einen ganz vollkommen günstigen Erfolg gehabt haben. Nach JANIN (S. 129) besteht die Reife des Stars in der Losblätterung der Kapsel von der Linse. Nur in dem rein örtlichen Star ist die Reife durch die vollkommene Verdunklung der Linse bedingt. In dem traumatischen und dyskrasischen bedeutet Reife das Aufhören des krankhaften Prozesses, der die Trübung der Linse verursacht.«

Bei Cataracta amaurotica geht die Amaurose lange Zeit der Linsentrübung voraus.

»Beim MORGAGNI'schen Star habe ich mehrmals neben den beweglichen Streifen auch einzelne feststehende Striche und Flecke — Kapsel-Trübung — beobachtet.« Zu den prädisponirenden Ursachen des Stars gehört heller gefärbte Regenbogenhaut . . . auch das höhere Alter. Bei der Extraktion liegt die Gefahr angeblich in dem Druck auf die Pupille und in Zutritt der Luft. Letzterer ist belanglos, die Dehnung der Pupille kann durch vorausgeschickte Einträuflung von Bilsenkraut gemindert werden, — trotzdem nach dem Schnitt die Pupille sich wieder bedeutend zusammenzieht. Thatsächlich hängt die Entzündung von zu kleinem Hornhautschnitt und dadurch veranlasster Quetschung des Auges ab. Die Einübung der linken Hand ist nicht so schwer, sobald der Arzt sich nur gewöhnen will, einige Zeit hindurch alle feineren Arbeiten mit der linken zu verrichten. Wer nicht beide Hände gleichzeitig in derselben Weise zu benutzen im Stande ist, eignet sich nicht zur Augenheilkunde.« »Durch diese Männer (JANIN, WENZEL, BARTH, RICHTER, LOBSTEIN, HELLMANN), durch SCHMIDT und BEER und die zahlreichen Schüler der letzteren hat die Extraktion eine allgemeine Verbreitung und den höchsten Grad der Ausbildung, dessen sie überhaupt fähig (!) ist, erreicht, und verdient deßhalb als Normal-Operation den Vorzug.«

Auf den Star folgt die Darstellung der Amaurose. Das Glaukom entwickelt sich bald auf dem Wege einer arthritischen Augen-Entzündung, bald auf rein chronischem Wege. »Die Hälfte aller Glaukom-Kranken, welche mir seit 12 Jahren vor die Augen kamen, hat aus Israel's Abkömmlingen bestanden, obschon sie in Breslau kaum $^1/_{12}$—$^1/_{15}$ der Einwohner ausmachen, und auf dem platten Lande umher und in kleineren Städten das Verhältniss noch geringer ist. Bei den National-Polen ist es häufiger, als bei den Deutschen«[1]. »Ich habe einigemal glaukomatöse Augen

[1]) Dr. E. WEDEMEYER, Ober-Stabschirurg zu Hannover, sagt (in d. neuen Bibl. f. Ch. u. A. v. LANGENBECK I, S. 192, 1818: »Ich habe verhältnissmässig sehr viel die Amaurose bei Juden beobachtet und glaube, dass der Grund davon in ihrer mehr atrasanguinischen Constitution und Neigung zu Varicositäten, die sich bis in die Gefässe der Aderhaut erstrecken, zu suchen ist«. Das ist die damalige Bezeichnung für Glaukom.)

zu untersuchen Gelegenheit gehabt; nie habe ich eine in's grünliche spielende Trübung des Glaskörpers wahrgenommen«.

Wenn die Wimpern den geschrumpften Augapfel reizen, gewährt das Einlegen eines künstlichen Auges reellen Nutzen.

Die Literatur der gesamten Augenheilkunde beginnt mit GUILLEMEAU (1583) und hält sich frei von den üblichen Fehlern der Abschreiber.

IX. »Diese Aufsätze sind zu verschiedenen Zeiten entstanden . . . und sollten für die dringend nothwendige zweite Ausgabe des Lehrbuchs mit benutzt werden. Doch ist die Hoffnung, eine zweite Bearbeitung zu erleben, für mich untergegangen«.

I. Theil 1842. 1. Nach unvorsichtigem Abschneiden des Weichselzopfes[1] (Trichoma) entstehe — Amaurose etc.

2. Die »syphilitische« (d. h. venerische) Blennorrhöe des Auges konnte in allen Fällen als durch örtliche Ansteckung entstanden nachgewiesen werden, durch Finger, Schnupftuch, Urin, durch verunreinigte Wäsche. Nie wurde Unterdrückung des Trippers gefunden, in den Fällen, wo dem Individuum vom eignen Körper die Krankheit mitgetheilt worden. (Vgl. XIV, S. 20).

Die Behandlung besteht in Scarificationen, die täglich zu wiederholen sind; fleißigem Reinigen, Tag und Nacht, nebst Einträuflung eines indifferenten Augenwassers, und dem Vorhängen der Kampher-Compresse. Nie ist ein im 1. oder 2. Stadium eingetretener Kranker erblindet. Im 3. Stadium (Hornhaut-Affection) passt Einstreichen von Tnct. Opii crocata. Innerlicher Gebrauch von Quecksilber ist unnütz. B. hat in jedem Halbjahr einige Kranke der Art behandelt, also doch bis 1842 eine genügende Anzahl,

---

1) »Die Geschichte des Weichselzopfes ist die ärztlicher Irrlehren. Alle zufällig bestehenden Erkrankungen des mit Weichselzopf behafteten brachte man damit in Verbindung.« (Schwimmer in EULENBURG's Real-Enc. III. Aufl., B. XIX, S. 165, 1898.) KUSSMAUL (Jugend-Erinnerungen eines alten Arztes, 1899, S. 320) berichtet, dass als er 1847 einmal die Vorlesung von PH. V. WALTHER besuchte, dieser berühmte Forscher über Ophthalmia trichomatosa las, d. h. über Augen-Entzündung durch Weichselzopf. »Dieser Zopf ist heute mit vielen andren Zöpfen aus der Medizin beseitigt. Damals galt er noch für ein endemisches, an klimatische Schädlichkeiten der Weichsel-Länder gebundenes Leiden des Kopfhaares; in Wirklichkeit ist er ein Erzeugniss der Unreinlichkeit ihrer Bewohner, die zur unlösbaren Verfilzung der Haare führt, und weicht der Schere und Seife. WALTHER beschrieb den Weichselzopf genau und handelte dreiviertel Stunden von dessen Erscheinungen und Folgen, möglichen Ursachen, Prognose und Behandlung; — wir verließen wenig erbaut den Hörsaal.« — »Einmal sah ich Netzhaut-Ablösung gleichzeitig mit einer Reihe von Störungen des Allgemeinbefindens eintreten, welche auf Unterdrückung einer vieljährigen Plica polonica folgten« — schreibt noch ALBRECHT VON GRAEFE! (A. f. O. I, 1,370, 1854.)

Gesehen habe ich noch 1867 den Weichselzopf in v. GRAEFE's Klinik an einem alten Trachom-Kranken aus dem Osten; dann auch einige Male in meiner eignen Praxis, bei jungen Mädchen aus Polen, und die Abschneidung durchgesetzt.

wohl über Hundert, und ist ein sorgsamer, aufrichtiger Autor. Wer von uns möchte heute glauben, mit dieser Behandlung etwas auszurichten[1]?

4. Aetiologie der Katarakten. Bei Krebs ist Star häufig, kann auch operirt werden. »Ich habe einen Fall gesehen wo die zuckerartige Harnruhr in argem Grade sich vorfand und schnell den Tod des Kranken herbeiführte, und wo der Star vollkommen reif war. Bei einer bejahrten Dame, bei welcher die Krankheit einen mittleren, langsameren Verlauf zeigte und wo die Patientin durch Kopfverletzung ihren Tod fand, war ebenfalls eine beginnende Katarakt zugegen. Wenn bei einer so selten vorkommenden Krankheit bereits 5 Fälle der Katarakt nachgewiesen sind, so ist wohl die aetiologische Beziehung nicht zu bezweifeln.«

Von der Kapsel-Entzündung nach Ophthal. neon. ist zu unterscheiden Cat. centralis, eine seltnere, aus dem früheren Fötus-Leben zurückgebliebene Form, die nur in dem Kern der Linse ihren Sitz hat und das Gesicht nicht stört[2].

Die zahlreichen Stare, welche ohne Entzündung und ohne deutliche Dyskrasie chronisch entstehen, zeigen oft Erblichkeit, und sind fast immer Eigenthum des vorgerückten Lebensalters.

§ 502. Geschichte des Diabetes und der diabetischen Störungen des Seh-Organs.

A. Diabetes.

1. Eine Krankheit, welche gekennzeichnet wird durch häufiges Trinken und häufiges Harnlassen, war den alten Griechen als Diabetes wohlbekannt. Sie galt aber für selten. Galenos hat in seiner Welt-Praxis nur zwei Fälle beobachtet. Nach seiner Ansicht war es eine Nierenkrankheit. (Galen, Ausg. von Kühn, B. VII, 81; VIII, 394; IX, 597; XIX, 627).

Vgl. noch Cels. IV, XX, 2; Aretaei de causis diut. m. II, 2; de morb. diut. cura, II, 2; Oreibas., B. V, 520; Paul. Aeg. II, 14 und III, 15; Alex. Trall., IX, 9; Johann. Akt., diagnos. II, 441.

2. Den süßen Geschmack des diabetischen Urins hat 1674 Thomas Willis[3]) zu London festgestellt. Aber erst, nachdem 100 Jahre später

1) Moderner muthen uns an die fast gleichzeitigen Bemerkungen über die gonorrhoïsche Augen-Entzündung von Dr. Feldmann, pr. Arzt in Paris. (J. d. Ch. u. A., B. 35, S. 406—433, 1846.) »Ricord. der im Hôpital des Vénériens jährlich 6 bis 8 Fälle der seltenen Krankheit behandelt, hat in 12 Jahren kein Auge verloren. Hauptmittel ist ihm die Kauterisation mit dem Höllenstein-Stift (unter Wasser-Spülung); Wiederholung der Kauterisation, wenn die Absonderung nach 8 bis 12 Stunden, statt blutig-serös, wieder eitrig wird.«

2) Also wohl eine der früheren Andeutungen des Schicht-Stars, der allerdings erst 1854 von Ed. Jäger genauer beschrieben ist.

3) S. über denselben XIV, 266. — Das Kosten des Urins hatte bereits Theophrastus Paracelsus (1493—1541) empfohlen: Similiter etiam scitu opus est de gustu urinae. Sic enim cognoscitur salis acuitas, calcinatio, dulcedo, mortuum. Er hielt den Diabetes für ein Leiden des Blutes.

durch seine Landsleute DOBSON mit POLE (1774) und bald danach durch HOME und COWLEY der Zucker aus dem Urin zweifellos dargestellt worden, wurde der Diabetes mellitus als eigene Krankheitsform scharf abgegrenzt[1]).

3. Aber, was während des 17. und 18. Jahrhunderts in Europa ganz unbekannt gewesen[2]), die Hindu-Medizin kannte schon seit sehr alter Zeit, wie aus der Bower-Handschrift und der Sammlung von Charaka[3]) hervorgeht, als zwanzigste Form der Harnruhr den Honig-Harn (madhumeha), der süß schmeckt und von den Insekten überlaufen wird. Die Krankheit wird genau beschrieben, sogar mit den Karbunkeln. (JOLLY, Hindu-Medizin, 1901, S. 83.)

4. Unrichtig ist die vielfach ausgesprochene Behauptung, daß die Araber den Diabetes nicht gekannt. Im Kanon des IBN SINA (III, 19, 2, 17 und 18) wird er ausführlich abgehandelt, und angegeben, daß er arabisch der Kreislauf oder das Mühlenrad heißt, und dass man die Kranken vor den kühlen Früchten behüten müsse.

5. Die Namen. Von διαβαίνω, ich durchschreite, stammt διαβήτης, der Durchmarsch, der Doppelheber, die Harnruhr. Vgl. mein Wörterbuch, 1887, S. 23, und Jo. GORRAEI Def. med., 1578, S. 103: Eo autem nomine appellatur, quod humor corporis nullo in loco consistat, sed subinde de loco in locum διαβαίνει, hoc est pertransit, non aliter quam aqua per siphonem[4]), quem διαβήτην vocant mechanici, ut scribit COLUMELLA libr. 3, cap. 10. Alii aliis nominibus eum appellarunt, ὕδερον εἰς ἀμίδα (Wassersucht in den Nachttopf), διάῤῥοιαν εἰς οὖρα (Durchfall zum Urin), δίψακον (Durst-Krankheit): Latini nullum illi peculiare nomen dederunt.

Bei uns sind heute die Namen Melituria, Glykosuria, die zufällig mit dem alt-indischen übereinstimmen, und Diabetes mellitus in Gebrauch; die beiden ersteren mehr für die vorübergehende, von der Nahrungsaufnahme abhängige Zucker-Ausscheidung im Harn; der letzte für die dauernde, krankhafte.

a) Von τὸ μέλι (Genit. μέλιτος), der Honig, und τὸ οὖρον, der Harn, stammt Melituria. (Daher ist die Schreibweise Mellituria irrthümlich, wie übrigens schon KÜLZ, in GERHARDT's Handb. d. Kinderheilk., angemerkt.)

b) Von γλυκύς, süß, und οὖρον stammt Glykosuria.

c) Mellitus, lat., heißt honigsüß.

d) Der Name Diabetes mellitus ist von ROLLO zu Woolwich 1797 eingeführt.

Der Systematiker SAUVAGES (§ 385) hatte noch 1760 den Diabetes anglicus, mit süßem Harn, von dem Diabetes legitimus Aretaei unterschieden.

1) Vgl. H. SENATOR in ZIEMSSEN's Handbuch d. spec. Path. u. Therapie, II. Aufl. XIII, 1, S. 389, 1879.

2) Erst im Anfang des 19. Jahrhunderts hat CHRISTIE, der auf Ceylon prakticirte, dies mitgetheilt, in Edinburgh med. and surg. J. VII, S. 285. (Vgl. A. HIRSCH, Handbuch der hist. geogr. Path. I, S. 571, 1860).

3) Vielleicht aus dem 2. Jahrhundert unsrer Zeit, also gleichzeitig mit GALENOS. Vgl. J. HIRSCHBERG, C.-Bl. f. A. 1908, S. 4. Die Bower-Handschrift ist im 5. Jahrhundert unsrer Zeitrechnung niedergeschrieben.

4) σίφων, Weinheber.

Wir pflegen jetzt die zuckerfreie Harnruhr als die geschmacklose (Diabetes insipidus) zu bezeichnen.

e) Bouchardat, Prof. der Hygiene zu Paris, hat 1845 »Nouveau mémoire sur la glycosurie« und 1875 eine Sonderschrift veröffentlicht »De la Glycosurie ou Diabète sucré.«

f) A. Wagner, damals Chirurg in Danzig, veröffentlichte in Virchow's Archiv XII, 1857, »Beiträge zur Kenntnis der Beziehungen zwischen Meliturie und Karbunkel.«

B. Der diabetische Star.

1. John Rollo[1]), General-Wundarzt der Artillerie zu Woolwich, bringt 1797 in seiner zwar formlosen, aber gehaltreichen, die Schädlichkeit der Pflanzenkost bei Diabetes erweisenden Abhandlung über diese Krankheit[2]) einen Fall von Dr. Parsons, Arzt am St. Georges-Hospital, den der letztere noch als Zögling des St. Thomas-Hospitals in seinem Tagebuch verzeichnet hatte, und der unter Behandlung seines Freundes Dr. Richard Huck Saunders gestanden.

Es handelte sich um einen 25jährigen Schuhmacher, der seit 15 Monaten Durst und häufige Urin-Entleerung beobachtete. Sein Urin war süß. Er verlor an Fleisch, mehrere Zähne fielen ihm aus. »In den letzten 5 Monaten bekam er an beiden Augen den grauen Star.«

Fünf Monate wurde er im Spital ohne Erfolg behandelt und dann, weniger ausgezehrt, als man hätte erwarten sollen, entlassen.

2. In den Klinischen Mitteilungen von Dr. F. A. G. Berndt[3]), Prof. in Greifswald, (2. Heft, S. V, 1834) wird mitgeteilt, dass bei zwei Fällen von Diabetes mellitus im Verlauf der Krankheit Star auf beiden Augen sich ausgebildet habe.

Derselbe schreibt in seinem ausführlichen Artikel über Diabetes (Encykl. Wörterbuch der med. Wissensch., Berlin 1833, IX, S. 316):

Gegen die letzte Zeit (des Diabetes) gesellen sich Lähmungen hinzu, am häufigsten schwarzer Star... Ich habe einen Mann seit 4 Jahren in Beobachtung. Seit $^1/_2$ Jahre ist er auf dem einen Auge völlig, auf dem andren großenteils amaurotisch erblindet, während sich zugleich auf beiden Augen Verdunklung der Krystall-Linse ausbildet.«

Dieser Fall war also compliciert.

3. Dr. Unger in Wildenfels beobachtete 1837 einen 19jährigen mit Star auf beiden Augen, Harnruhr, süßlichem Geschmack des Urins, Durst

1) Roller, in unsrem Handbuch (Bd. VI, 2, Kap. VIII, S. 92), ist ein Druckfehler.

2) An account of two cases of diabetes mellitus, with remarks, London 1797. 1798, 1806; frz. von Fourcroy, Paris 1798; deutsch von J. A. Heidmann, Wien 1801, sowie von J. H. Jugler, Stendal 1801; spanisch, Madrid 1800.

3) Ammon schreibt irrig in seiner Zeitschr. (V, S. 358) Berendt. — Berndt (1793—1854) war zuerst Barbier-Lehrling, dann Pépin, Feldwundarzt. 1814 Doctor. 1815 praktischer Arzt, 1816 Stadt- und 1818 Kreis-Physikus in Cüstrin; 1824 Professor in Greifswald und Reformator des dortigen medizinischen Unterrichts.

und Abzehrung. Zerstückelung des Stars; nach 4 Monaten Wiederherstellung des Seh-Vermögens, dessen der Kranke bis zu seinem nach Jahresfrist erfolgenden Tode sich zu erfreuen hatte. (AMMON's Z. f. d. Ophth., V, S. 358, 1837; vgl. noch S. JAHN in CASPER's Wochenschrift, 1834, Nr. 16.) Dies dürfte die erste bewußte Operation eines diabetischen Stars gewesen sein.

4. Der erste, welcher ausdrücklich auf den ursächlichen Zusammenhang zwischen Diabetes und Star hingewiesen, war unser BENEDIKT im Jahre 1842. (Vgl. § 501, IX, 4.) Ihm folgte RÜTE, 1846. (Vgl. § 483.)

Aber die Existenz des diabetischen Stares wurde noch lange bestritten, bis A. v. GRAEFE bei uns 1858, FRANCE 1859 in England und LÉCORCHÉ 1861 in Frankreich dafür eintraten. KUNDE's Tierversuche über künstliche Erzeugung von Star durch Einführung von Salzen und Zucker in den Körper, vom Jahre 1857, haben dabei mitgeholfen.

Die heutigen Anschauungen über den Zucker-Star finden sich in unsrem Handbuch VI, 2, Kap. IX, III, S. 92 fg. (C. HESS); und die neuere Literatur (auch die letztgenannten Arbeiten), ebendaselbst S. 318—323. Für die Entwicklung des Zuckerstars verweise ich auf meine Einführung, 1901, II1, S. 158 und Fig. 70 bis 72.

C. Die diabetischen Störungen des Seh-Organs überhaupt

sind 1875 von TH. LEBER (A. f. O. XXI, 3, S. 206—337) einer sehr gründlichen Untersuchung unterzogen und 1885 (A. f. O. XXXI, 4) noch durch eine Hinzufügung ergänzt worden. Seine geschichtliche Einleitung, wenn sie auch Altertum und Mittelalter bei Seite läßt, ist eingehend und zuverlässig[1]; wir wollen ihre Ergebnisse kurz wiedergeben.

Sehr bemerkenswerth ist die Thatsache, dass in keinem Lehrbuch der Augenheilkunde aus der vor-ophthalmoskopischen Zeit unter den Ursachen der Amaurose auch Diabetes genannt wird; der diabetische Star fängt erst nach 1840 an, in die Lehrbücher überzugehen.

Die älteste Einzel-Beobachtung von Amaurose bei Diabetes haben wir bereits (XIV, S. 481) erwähnt[2].

ROLLO (1798) brachte nicht nur den ersten Fall von Star bei Diabetes, sondern auch eine Beobachtung Dr. WILLAN's über »unvollkommenes Sehen, indem die Buchstaben doppelt erschienen beim Lesen und Schreiben«. Aber ROLLO nimmt die Sehstörung noch nicht auf in das Krankheitsbild des

1) Nutzen hat dabei ihm (und auch uns) gewährt die »Geschichte der Glykosurie von HIPPOKRATES bis zum Anfange des 19. Jahrh.«, von Dr. MAX SALOMON. (Deutsch. Arch. f. klin. Medizin, 1891. [S. A., 103 S.])

Eine kurze, aber treffliche Geschichte des Diabetes mellitus hat H. SENATOR in ZIEMSSEN's Handb. d. spec. Path. u. Therapie II. Aufl., XIII, I, 387—391, 1879, geliefert.

2) Sie stammt von PAUW, 1617; nicht von BLANKAART (1688), wie LEBER nach M. SALOMON citirt.

Diabetes. Dies thut Revardin (1814, dict. des Sciences méd. en 60 vol., IX, S. 151). Ihm folgen die Engländer Prout und Venables 1825 in ihren Sonderschriften über Diabetes.

In Deutschland wird sodann die Lehre vom diabetischen Star ausgebildet (Berndt 1834, Jahn in Casper's W. 1834 Nr. 15, Ungar 1835, Benedikt 1842); über Sehstörung bei Diabetes berichten Liman 1842, Rüte 1843. Aber die erste genauere Darstellung der diabetischen Amblyopie verdanken wir Bouchardat 1852 (Mém. de l'Ac. d. Méd., XVI). Er fand in allen schweren und länger dauernden Fällen eine erhebliche Sehstörung[1]). Meist ist es einfache Schwäche des Sehvermögens, analog der Impotenz der Diabetiker. Einmal fand er auch Hemiopie und dreimal congestive Amblyopie. In der Mehrzahl der Fälle, besonders wenn sie noch nicht lange bestanden, geht die Sehstörung zurück mit der Besserung des Diabetes. Weicht die Amblyopie nicht, so ist die Prognose schlecht; man findet dann oft Albuminurie oder Erkrankung des Central-Nervensystems. Der Star geht nie durch Behandlung zurück. Der Diabetes ist häufiger, als bisher angenommen wurde. Weitere Beobachtungen sind von Mialhe (1849) und Tavignot (1853).

Durch Claude Bernard's wunderbare Entdeckung des Zucker-Stichs (1850) lernte man bald auch Diabetes als Folge von Hirnkrankheiten und Kopf-Verletzungen kennen; unter diesen Fällen waren auch solche mit Amblyopie. (Leudet, Becquerel, Jordão, Plagge 1857, Fischer 1862, Ogle 1866.)

Merkwürdiger Weise blieb immer noch die Skepsis, bezüglich des diabetischen Stars, besonders in Frankreich, auch z. Th. noch in England: bis, wie erwähnt, A. v. Graefe 1858 in Deutschland, France 1859 in England, Lécorché 1861 in Frankreich die Zweifel zerstreuten.

Den ersten Augenspiegelbefund verdanken wir Ed. Jaeger (Beitr. z. Path. d. Auges, Wien 1855—1856, S. 33, Fig. 12): eine Retinitis, ähnlich der albuminurischen. Diesen Befund bestätigte 1858 in der zweiten Aufl. seines Lehrbuchs L. A. Desmarres, der aber auch Amblyopie ohne Befund nachwies. A. v. Graefe hat dann 1858 unter 7 eigenen Fällen von Sehstörung bei Diabetes 4 Stare gefunden, 1 Chorioïditis, die er für zufällige Complication hielt, und zwei Sehnerven-Leiden (1 Schwund, 1 Halbblindheit). Bei den meisten Kranken, die ihm auf inneren Kliniken gezeigt wurden, erwies sich die angebliche Amblyopie als Accommodations-Parese.

So ist also die diabetische Amblyopie früher in Frankreich, die Katarakt früher in Deutschland zur Geltung gelangt: später ist Ausgleich und Versöhnung der Ansichten erfolgt.

---

1) Nach Groenouw »dürfte diese Angabe Bouchardat's auf Widerspruch stoßen.« Ich möchte sie bestätigen. Sie wird nicht entkräftet durch G.'s Mitteilung von einem einzelnen Fall, »der 10 Jahre an Diabetes litt und im Alter von 73 Jahren gestorben ist«. Das war wohl kein Fall von schwerem Diabetes.

Den heutigen Zustand der Lehre von den diabetischen Störungen des Seh-Organs findet der Leser in unserem Handbuch IX, 1, Kap. XXII, S. 335 fgd. (A. GROENOUW) und die neuere Literatur über diesen Gegenstand S. 359—365 [1].

§ 503. Fortsetzung von BENEDICT's Abhandlungen zur Augenheilkunde.

5. Sublimat als Augenmittel. »Ich möchte ohne Sublimat kein Augenarzt sein.« Aber es ward damit großer Mißbrauch getrieben. Zu verordnen ist die wässerige Lösung (0,03 : 120,0 d. h. 1 : 4000) ohne Zusatz. Schädlich ist Sublimat bei Blennorrhöe.

6. Cataracta nigra ist zuerst von JANIN und PELLIER beschrieben; sie erscheint im Auge bräunlich; ausgezogen aber bernsteinfarben, röthlich durchscheinend, platt, hart.

9. Die Iritis verläuft entweder akut; oder subakut, hier paßt Punction; oder chronisch, besonders nach Verletzung des anderen Auges. Bei der syphilitischen ist ohne vollständige antisyphilitische Kur keine Rettung für das befallene Auge.

11. Nachbehandlung schwerer Augen-Operationen. Ophthalmoblennorrhöe entwickelt sich nach Star-Operation theils unter dem Einfluß des contagium nosocomiale, gewöhnlich am 2. Tage nach der Operation. Das Auge ist verloren; ebenso wenn akute Iritis mit Chemosis in den ersten 24 bis 36 Stunden nach der Extraktion einsetzt. Die Behandlung dieser Iritis ist die »des Arztes bei Molière« [2]. Blutegel in der Nähe des Auges sind schädlich. Star-Reste verdienen bei der Ausziehung, wenn nur der Kern entleert ist, nicht die mindeste Rücksicht. Zur Auflösung von Star-Resten wird Bilsenkraut-Extract jeden 2. Tag eingeträufelt.

12. Glaukom ist unheilbar, ein Mischungsfehler des Glaskörpers, zuweilen erblich. Oefters chronisch. Auch absatzweise. Mitunter akut, so dass es in wenigen Tagen, ja binnen 24—48 Stunden, die Blindheit verursacht. Härte und Varikosität des Augapfels, grünliche Verfärbung des Glaskörpers sind gleich von vorn herein zugegen. Mehrmals wurden beide Augäpfel gleichzeitig ergriffen.

II. Theil. 1815.

1. Cataracta gypsea. Beginnt nur bei jugendlichen Individuen: 7 Fälle unter 30×800 Augenkranken, seit 1815; endigt binnen 4—6 Jahren in Schrumpfung des Augapfels. Das erste Stadium ähnelt einer chronischen Iritis und dauert 1—2 Jahre. Das 2. Stadium, das etwa ein Jahr dauert, entwickelt die gelbweiße Farbe des Stars, Entartung der Regenbogenhaut und Stockblindheit. Das dritte zeigt die Schrumpfung des Augapfels.

4. Ueber die mit der verschiedenen Farbe der Iris verbundene Verschiedenheit der einzelnen Augenkrankheiten. Die blauen Augen sollen durch Sensibilität, die dunklen durch Irritabilität sich auszeichnen. (Was das eigentlich bedeutet, — das kann ich Dir, lieber Leser, nicht sagen.)

Greisenbogen ist in den blauen Augen am häufigsten. Die 7 Fälle von Kolobom der Iris waren sämtlich bei blauer Iris vorhanden. Das viel häufigere Vorkommen des Stars bei Menschen mit blauer Iris ist längst bekannt. Der mehrfällig ausgesprochene Satz, nach welchem alle Menschen in ihrem Greisen-

1) Meine eignen Arbeiten C.-Bl. f. A. 1886, Juli, Deutsche med. W. 1887, Nr. 17—19, und 1891, Nr. 19, C.-Bl. f. A. 1890, Jan.

2) Vgl. dessen eingebildeten Kranken: Clysterium donare, postea seignare, ensuita purgare.

alter cataractös werden sollen, und daß nur ein früherer Tod sie vor Star-Blindheit schützt, gilt für blaue Augen. Alle Greise mit blauen Augen zeigen Spuren von Star, nicht alle mit dunkler Iris[1].

An den Stellen, welche Sitz der Entzündung gewesen, bleibt ein bleichgelber Fleck zurück; besonders am Pupillen-Rande, in schlimmeren Fällen über die ganze Iris. Bei Augen mit dunkler Iris ist die Entfärbung mehr gelbröthlich, nicht selten mit schwarzbraunen Exsudations-Bündeln, welche zur Kapsel hinübertreten.

8. Ueber den Aderlass. (Vgl. § 488.)

9. Ueber Ophthalmia neonatorum. Als 1808 in dem Wiener Gebärhaus Umschläge von lauem Wasser nach BOER's[2]) Vorschrift allgemein gebraucht wurden, hatte sich eine lebhafte Fehde zwischen BEER und BOER erhoben . . . Noch nachtheiliger seien die kalten Umschläge. BENEDICT empfiehlt bei den stärkeren Formen fortgesetzte, sehr häufig (auch Nachts) wiederholte Reinigung, mit Einträuflung eines (indifferenten) Augenwassers, die Campher-Compresse und tägliches Einstreichen der safranhaltigen Opiumtinctur.

10. Auflösung des Glaskörpers ist nicht dem Quecksilbergebrauch zuzuschreiben.

13. Bei der chirurgischen Klinik zu Breslau existiert keine besondere Klinik für Augenkranke; doch werden beide Klassen von Kranken, soviel es das jämmerliche Lokal der Anstalt gestattet, in besondren Zimmern verpflegt. Für den Unterricht ist übrigens eine Trennung weniger zu wünschen.

1837—1843 wurden 5516 Augenkranke aufgenommen: 2671 Augen-Entzündungen, Iritis 186, darunter 24 syphilitische; Blennorrhöen 165, darunter 25 Augentripper, die mit Ausnahme von 2, deren Hornhaut bereits zerstört gewesen, sämtlich durch Scarificationen der Bindehaut geheilt wurden. (Das Ergebnis ist überraschend, auch für den heutigen Tag. An der Diagnose kann doch nicht gezweifelt werden.)

49 Fälle von Ophthalmia neonatorum, wurden mit Ausnahme von 5, deren Hornhaut bereits zerstört gewesen, mehr oder minder vollständig wieder hergestellt.

81 Fälle von einfacher Hemeralopie (Nachtblindheit), die unter den Landleuten bei Breslau häufig vorkommt, wurden vollständig geheilt.

Stare wurden in den 7 Jahren 342 operiert: 106 durch Extraction, von denen 9 mißlungen sind; 194 durch Lederhaut-Stich, 10 ohne Erfolg; 42 durch Hornhaut-Stich, 6 mit schlechtem Erfolg. 1838, 1839, 1841 brach in dem schlechten Lokal der Anstalt während des Hochsommers eine contagiöse Ophthalmie aus, welche bei den meisten in dieser Zeit operierten Starblinden eine Ophthalmoblennorrhöe zur Folge hatte, die das operierte Auge mehr oder minder vernichtete. (Dies freimüthige Bekenntnis ist sehr lobenswerth, da es gewiß zur Verbesserung der Klinik beigetragen hat.)

---

1) In seinem Lehrbuch IV. S. 99, 1824 spricht BENEDICT von Verminderung des Pigments in einem blauen Auge mit Star-Bildung, während gleichzeitig amaurotische Amblyopie sich ausbildet; aber er hat offenbar nicht die von E. FUCHS beschriebene Krankheit gemeint, bei der in dem helleren Auge Star sich ausbildet, mit Zeichen von leichter Kyklitis. (Vgl. E. FUCHS, Augenheilk. 11. Aufl. 1907, S. 520.)

2) JOHANN LUCAS BOER (1753—1835), Prof. zu Wien, der berühmteste Geburtshelfer um die Jahrhundert-Wende. Also dieser hervorragende Arzt hat ein Verfahren geheiligt, das pfuschende Hebeammen bis auf unsre Tage gebracht — zu zorniger Entrüstung meines Lehrers A. v. GRAEFE.

Die Extraction, »die Krone aller chirurgischen Operationen«, wurde 1843 unter 65 Operationen nur 6 mal unternommen — wegen der allgemeinen physischen, psychischen und moralischen Verschlechterung des Menschenschlags [1]).

Anmerkung [2]). BENEDICT's Nachfolger war ALBRECHT THEODOR MIDDELDORPF aus Breslau (1824—1868), der 1854 zum a. o., 1856 zum o. Professor der Chirurgie und Augenheilkunde und zum Direktor der chirurgisch-augenärztlichen Klinik und Poliklinik ernannt wurde und für sein Werk über Galvano-Kaustik (1854) von der Akademie der Wissenschaften zu Paris den Monthyon-Preis erhielt.

MIDDELDORPF hat aber die Augenheilkunde sehr bald dem Privat-Docenten FOERSTER überlassen, und sein Nachfolger HERMANN EBERHARD FISCHER ist 1868 allein für Chirurgie bestellt worden.

RICHARD FOERSTER (1825—1902), auf dessen Verdienste wir noch zurückkommen werden, hat, nach 5jähriger Thätigkeit als Arzt auf der chirurgischen Station, wo er alle Augenkranken des Hospitals behandelt hatte, im Jahre 1857 für Augenheilkunde sich habilitirt; er gründete 1859 eine Poliklinik für Augenkranke, wurde 1863 a. o. Professor ohne Gehalt und 1873 ord. Prof. der Augenheilkunde: 1896 trat er in den Ruhestand. Sein Nachfolger wurde W. UHTHOFF. (Vgl. W. UHTHOFF, Gedenkrede auf Prof. Dr. R. FOERSTER, Breslau, 1902; und die neue Königl. Univ. Augenklinik, Breslau, 1899. Vgl. auch den Nachruf auf FOERSTER im C.-Bl. f. A. 1892. S. 216.)

Zu erwähnen wäre noch, dass JOHANN KARL CHRISTIAN KUH [3]) (1804—1872) im Jahre 1837 zum Prof. der Chirurgie, Augenheilkunde und chirurgischen Klinik an der med. chirurg. Lehranstalt in Breslau ernannt wurde, und auch von 1841—1857 Privatdocent an der Universität gewesen. Als Grubenbesitzer in Oberschlesien und im Eisenbahnwesen hatte er größere Erfolge, als in der Augenmuskel-Durchschneidung gegen Kurzsichtigkeit. (Vgl. § 495, 2.)

Bedeutendere Leistungen in unserem Fach hatte WILHELM VIOL [4]) (1817 bis 1874), ein Schüler JÜNGKEN's, aufzuweisen. Er wirkte in Breslau von 1847 ab und begründete den Schlesischen Verein zur Heilung armer Augenkranker, der durchschnittlich 3000 Augenkranke in jedem Jahre unentgeltlich behandelte und dessen Krankenhaus noch heute besteht.

Außer einer populären Schrift »Was hat man zu thun, um die Augen des neugeborenen Kindes vor Erblindung zu schützen« (Breslau 1857) hat VIOL verschiedene Aufsätze in ärztlichen Zeitschriften (Ueber die gegenwärtige Verbreitung des Augenkatarrhs, über Verletzung des Auges, über Conj. diphth.,) und ferner »zur Casuistik der intraokularen Geschwülste« und »zur modificirten Linear-Extraction kernhaltiger Starformen« in den Abhandl. d. Schles. Gesellsch. für vaterländische Kultur 1861 und 1862 veröffentlicht.

1) BENEDICT war damals 58 Jahre alt. Wie JÜNGKEN, hat er im Alter die Ausziehung aufgegeben.

2) Für die Daten bin ich Herrn Collegen UHTHOFF und Geh. Med.-Rat EMIL RICHTER zu Dank verpflichtet. Vgl. auch die schon erwähnte Abhandlung: Zur Geschichte der medizinischen Fakultät während der hundert Jahre ihres Bestehens. Von E. RICHTER, Deutsche med. Wochenschrift, 1911 No. 13. Aus dieser erfahren wir, dass endlich 1815 jenseits der Nordgrenze der Stadt dem Prof. BENEDICT zur chirurgischen Klinik ein Häuschen angewiesen wurde, das bisher einem Gärtner zur Wohnung und zur Aufbewahrung von Topfgewächsen gedient: das blieb die stabile Breslauer chirurgische Klinik während 32 Jahren.

3) Biogr. Lex. III, S. 568.

4) Biogr. Lex. VI, S. 122.

§ 504. Zu BENEDICT's Schülern gehört

HEINRICH BRUNO SCHINDLER[1].

Als Enkel des Chirurgen HEINRICH WILHELM SCHINDLER, als Sohn des ausgezeichneten Arztes HEINRICH TRAUGOTT SCHINDLER, am 22. August 1797 zu Greiffenberg in Schlesien geboren, studirte er zu Dresden und zu Breslau und promovirte 1819 mit der Dissertation de iritide chronica ex keratonyxide orta; er war zur Zeit bereits Assistent an der chirurgischen Klinik zu Breslau. In Greiffenberg, wo er sich später niederließ, machte er sich einen guten Namen als Chirurg und Augenarzt und war ein nicht unbedeutender Schriftsteller, auch Mitarbeiter an SCHMIDT's Jahrbüchern und an AMMON's Monatsschr. f. Med., Augenh. und Chir. Er starb am 27. Okt. 1859 als San.-Rath und Vorsitzender der Gesellsch. der Aerzte Schlesiens und der Lausitz.

Folgende Arbeiten von SCH. verdienen Erwähnung:

1. Ueber Entzündung der Kapsel der wässrigen Feuchtigkeit, über Iritis chronica als Folge der Keratonyxis und über die Kapsel selbst. (LANGENBECK's neue Bibl. f. Chir. und Augenh. II, S. 401—417, 1819.)
2. Neurologisch-therapeutische ophthalmologische Andeutungen. (v. GRAEFE's und v. WALTHERS J. der Chir. u. Aug., XII, S. 165—271, 1828.)
3. Die Entzündungs-Formen der menschlichen Hornhaut. (AMMON's Monats-Schr. 1838, I, S. 267—294, S. 413—441, 512—586. Auch besonders abgedruckt, Leipzig, 1838.)
4. Reminiscenzen aus der Praxis der Augenkrankh. (1832.)
5. Die neuesten Richtungen in der Augenheilk. v. AMMON's Monats-Schr. II, S. 1 bis 11, 1839.)
6. Zur Lehre von den traumatischen Augen-Entzündungen. (AMMON's Zeitschr. f. Ophthalm., V, S. 54—72. 1837.)
7. Resorptio cataractae spontanea. (Ebendaselbst S. 49. 2 Fälle, ein Mann in den vierzigern, eine Frau von 50 Jahren.)

I. Die Schmerzen beginnen in der ersten, zuweilen in der 3., 4., 5. Nacht. Es erfolgt Röthung des Auges, Trübung der Hornhaut und des Kammerwassers, Verengerung der Pupille. Ausgänge sind bleibende Verengerung der Pupille, oder auch weiße Fäden in derselben oder vollkommener Verschluß derselben.

Jede Nadel-Operation ist gefährlicher, als die Ausziehung des Stars. Die Rücklagerung des Stars durch die Hornhaut ist gefährlicher, als die durch die Lederhaut. Die Keratonyxis ist nur beim Milch-Star angezeigt. Die Ausziehung ist das beste Verfahren und bei dem harten Star allen andren vorzuziehen.

II. Die lange Abhandlung, welche dem Verein der Aerzte des schlesischen Gebirges vorgelesen wurde, hoffentlich ohne seine Geduld zu sehr zu ermüden, enthält, so zu sagen, ein vollständiges augenärztliches Glaubensbekenntnis unsres BRUNO.

---

1) Biogr. Lex. V, S. 226, 1887.

Jedes System ist im Auge vertreten, das Centralnerven-, Ganglien-, Muskel-, Drüsen-, Schleimhaut-, Faserknorpel-, seröse System; alle diese verschiedenen Gebilde sind durch das Zellgewebe verbunden. Die Entzündungsformen der bestimmten Systeme sind, wiewohl von DZONDI und LANGENBECK erörtert, doch noch nicht genügend gewürdigt worden.

Die akute Augen-Entzündung, z. B. die traumatische, erfordert reichliche Blut-Entziehung und antiphlogistische Behandlung.

Bei den mehr chronischen Augen-Entzündungen in Folge eines specifischen Reizes wird die Entfernung dieses Reizes gefordert; die Blut-Entziehungen finden hierbei eine untergeordnete Anwendung; bei der chronischen Entzündung der Lederhaut, Descemet und Iris leistet kein örtliches Mittel so viel, wie die safranhaltige Opium-Tinctur. (Weingeist allein ist nutzlos, nach BENEDICT's Vergleichs-Versuchen.)

SCHINDLER's System, das im einzelnen zu verfolgen zu weit führen würde, unterscheidet Entzündungen

1. des Zellgewebes im Auge, a) Iritis, b) Ophthalmitis, d. h. Entzündung des ganzen Augapfels, mit vorzüglicher Betheiligung des ganzen Aderhaut-Trakts;
2. der Schleimhaut, a) der Bindehaut, b) des Thränensacks;
3. der Drüsen, a) der Thränendrüse, b) der Karunkel, c) der MEIBOM'schen Drüsen.
4. des fibrösen Systems, a) in der Lederhaut, b) in der Linsenkapsel, c) in der Haut des Glaskörpers, d) in der Hülle des Sehnerven;
5. des Knorpelsystems, d. h. der Hornhaut;
6. des serösen Systems, in der Descemet'schen Haut;
7. des Nervensystems, in der Netzhaut.

»Die Entzündungsform, die ich selber 1814 als Iritis chronica in Folge von Keratonyxis beschrieben habe, findet [in 6] als besondere Entzündung der capsula humoris aquei[1]) ihre Stelle; doch habe ich eine ähnlich verlaufende Entzündung, auch durch constitutionelle Ursachen hervorgerufen, beobachtet.«

(Diese allgemeinen, systematisirenden Erörterungen haben offenbar in der ersten Hälfte des vorigen Jahrhunderts viel Zeit und Kraft vergeudet. Ob sie hingegen in unsren Lehrbüchern nicht allzusehr vernachlässigt sind, ist eine andre Frage.)

III. Das Haupt-Zeichen der Hornhaut-Entzündung ist die Trübung. Die neugebildeten Gefäße entstammen entweder der Bindehaut oder der Lederhaut oder dem Strahlenbande.

Die erste Form ist die traumatische.

1) Vgl. § 507.

Eisensplitter aus der Hornhaut zu entfernen, »spitzt man einen feinen Haar-Pinsel mit dem Munde[1]) zu und sucht mit der Spitze desselben zwischen den Rand der Grube und des Fremdkörpers zu gelangen... Der Magnet, welchen Fabr. v. Hilden, Verduc, Guérin anrathen, hat mich nie zum Ziele geführt«. Keratoïditis traumatica, Hydatoïditis[2] traumatica (Entzündung der Kapsel der wässrigen Feuchtigkeit) und Keratoïditis specifica werden beschrieben. Die Arbeit ist ein Torso geblieben.

V. »In der Augenheilkunde sehen wir, wie die Therapie anfängt, sich von den Satzungen der Schule loszuwinden. Es giebt örtliche Augenleiden, welche schneller und sicherer einer örtlichen Behandlung weichen. Aber auch bei den dyskrasischen Entzündungen unterstützen örtliche Mittel oft ungemein das innere Heilverfahren.«

Wir sehen also, daß der einfache Praktiker in einer kleinen Provinzialstadt[3]) durch seine gesunde Therapie dem großen Prof. Jüngken zu Berlin, dem berühmtesten Augenarzt von ganz Norddeutschland, bedeutend überlegen war; und in der gerechten Würdigung der Star-Ausziehung einen Himly und Langenbeck, einen Walther und Chelius in den Schatten stellte.

§ 505. In der westlichen Hälfte des Königreich Preußen war zu Bonn die 1786 von dem Kurfürsten Maximilian Franz gegründete und 1794 bereits wieder aufgehobene Universität 1818 neu begründet worden, »um Wohl und Gedeihen des preußischen Staates hauptsächlich auf die sorgfältig geleitete Entwicklung all' seiner geistigen Kräfte auch fernerhin zu gründen.«

Bereits im folgenden Jahr wurde einer der merkwürdigsten Männer auf den Lehrstuhl der Chirurgie berufen,

Philipp von Walther[4]).

Am 3. Januar 1782 zu Burweiler bei Speier in der Rheinpfalz, als Sohn eines Justiz-Amtmanns geboren, gehörte er zu denjenigen Frühreifen, die

---

1) Das wird ja heute Niemand thun, wegen des Pneumococcus. Es erklärt uns aber manchen Mißerfolg unsrer wissenschaftlichen Groß-Väter.

2) Von ὑδατώδης, wässrig.

3) Sie hat jetzt 3300 Einwohner.

4) So nennt er sich 1820 in dem von ihm mit C. F. Graefe herausgegebenen J. d. Chir. u. Augenh., hingegen Philipp Franz von Walther in seinen Sonderschriften aus dem Jahre 1810 und 1819, sowie 1849 in seiner Lehre der Augenkr. Vgl. Biogr. Lex. VI, S. 186—188 (Seitz), 1888. Eine eingehende Würdigung bringt neuerdings die ausgezeichnete Inaug.-Diss. von August Weinland (München 1905, auf Veranlassung von Prof. Eversbusch gearbeitet): »Philipp Franz von Walther und seine Bedeutung für die deutsche Chirurgie und Augenheilkunde.«

Weinland hat, da Philipp v. Walther nichts schriftliches über seine Person hinterlassen, die folgenden Quellen benutzt: 1. Die deutsche Medizin im 19. Jahrhundert. Eine Festgabe, dargebracht dem Herrn Ph. Fr. v. W. zu dessen 40jährigem im späteren Leben nicht enttäuscht haben. Durch die französische Revolution verloren seine Eltern ihr Heim und einen großen Theil ihres Vermögens und mußten 1792 nach Heidelberg flüchten, wo der junge Philipp das Gymnasium besuchte. Am 25. November 1797 wurde der für Klopstock schwärmende, für Philosophie begeisterte, kaum 16jährige Jüngling an der Heidelberger Hochschule als Studirender der Philosophie immatrikulirt und studirte aufs eifrigste Philosophie und Naturwissenschaften, aber auch schon Anatomie, Physiologie, Pathologie, Pharmacie. Im Frühjahr 1800 bezog er die Universität Wien, wo er unter Entbehrungen, denn seine Vermögensverhältnisse zwangen ihn, dort als Erzieher Stunden zu geben, drei Jahre eifrigst den klinischen Studien sich widmete, unter PETER FRANK[1]) und JOSEPH BEER.

»Ich gedenke einmal besonders der Augenheilkunde mich zu widmen und als Augenarzt, Star-Stecher u. s. w. meine Theater aufzuschlagen«, schreibt er in einem Briefe aus Wien an seinen Onkel, der ihn unterstützte.

Im Jahre 1802 konnte BEER[2]) schon während einer Reise ihm die Verantwortung über seine Kranken überlassen; PH. v. WALTHER machte seine erste Star-Operation am Lebenden. Im folgenden Jahre promovirte er zu Landshut und wurde bald danach, im Alter von 21 Jahren, zum Medizinalrath, Professor und Oberwundarzt am Spital zu Bamberg ernannt. Im folgenden Jahre machte er eine Reise nach **Paris**, die, wie er selbst erklärte, für ihn von entscheidender Wichtigkeit wurde, indem er dort sich erst, unter DESAULT, zum Operateur gebildet habe: und wurde, nach seiner Rückkehr, am 14. Dezember 1804 als Professor der Physiologie und bald auch der Chirurgie an der Universität zu Landshut angestellt.

Für das Wintersemester 1805/6 kündigte er an: Lehre von der Erkenntnis und Heilung der Augenkrankheiten; im Wintersemester 1806/7: Klinik im Augenkranken-Institut; im Sommersemester 1807: Med.-chir.-ophth. Klinik in und außerhalb des Krankenhauses[3]). »Mitten unter dem beinahe ununterbrochenen Drang verheerender Kriege hat es die weise K.

Dienst-Jubiläum vom ärztlichen Verein zu München, den 23. Mai 1843. 2. PH. v. W.'s Leben und Wirken, von Dr. ALOYS MARTIN, Privatdocent und praktischem Arzt in München, M. 1850. 3. Festrede zu PH. FR. v. W.'s 100jährigem Geburtstage, geh. am 4. Jan. 1882 im ärztlichen Verein zu München von Prof. Dr. J. N. v. NUSSBAUM, München 1882. 4. Gedächtnisrede auf PH. FR. v. W. bei dessen 100jährigem Gegeburtstage, geh. in dem Verein Pfälzer Aerzte zu Neustadt a. H. am 3. Jan. 1882 von Dr. E. PAULI, Landau, 1882.

1) Auf dessen Verwendung erhielt er seit 1801 vom Kurfürsten Maximilian Joseph von Bayern ein jährliches Stipendium von 200 Gulden.

2) »BEER konnte sich nach SCHMIDT's Absterben als den Depositär des in der Augenheilk. bereits erworbenen Gutes betrachten; er war das Haupt einer wohldisciplinirten Schule, aus der auch ich hervorgegangen bin«. (v. W., J. d. Chir. u. Augenh. 1846, B. 35, S. 250.)

3) EVERSBUSCH, Die Entwicklung der Augenheilk. a. d. Univ. Landshut-München. München 1909, S. 6.

Tafel V
Zu S. 206

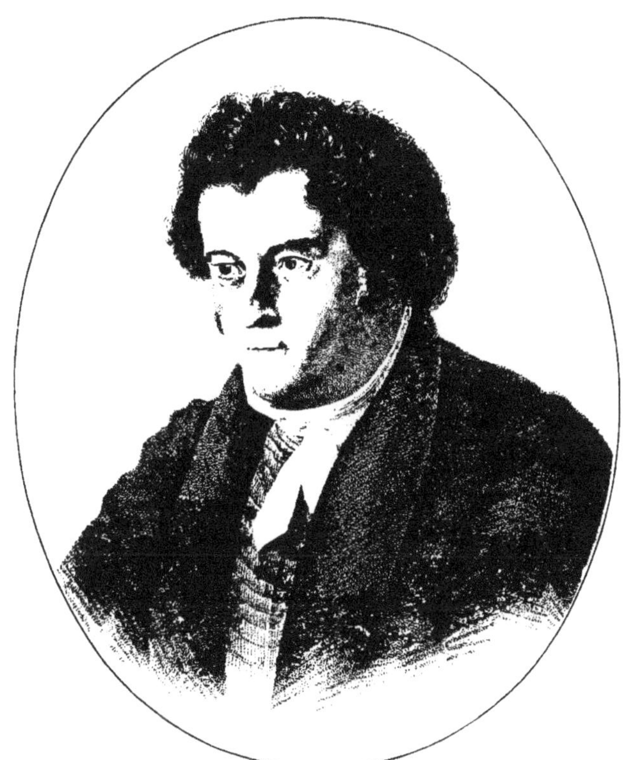

Philipp von Walther.

Verlag von Wilhelm Engelmann in Leipzig.

Baierische Regierung durch großmüthigste Unterstützung mir möglich gemacht, diese wohlthätige Anstalt zu errichten und ihren Fortbestand zu sichern«, — das sind WALTHER's eigene Worte. (2, S. x.)

Bald erlangte er als Lehrer und als Operateur eine bedeutende Wirksamkeit: vom In- und Ausland reisten Kranke zu ihm. Als das Gerücht von seiner Wegberufung sich verbreitete, machten Magistrat und Bürgerschaft eine Eingabe an den König, worin W. als Erretter und theilnehmender Freund der leidenden Menschheit gepriesen wurde, »der die Armen unentgeltlich und mit unverdrossener Mühe mit geraden Gliedern und verlorenem (!) Gesichte wieder beschenkte«. Und ebenso baten die Studenten um »Beibehaltung ihres allgeliebten Lehrers, dem sie vorzüglich die Blüthe und den Ruf der Universität verdanken«.

Im Jahre 1818 nahm er die Berufung nach Bonn an[1]): hier erreichte er den Höhepunkt seiner praktischen und Lehr-Thätigkeit als Chirurg und Augenarzt, den Primat unter den lebenden Aerzten Deutschlands. Offenbar, um ihm etwas freundliches zu sagen, nennt DESMARRES ihn den Dupuytren Deutschlands. (Ann. d'Oc. VII, 188, 1842.) Hier in Bonn hat WALTHER die meisten seiner Abhandlungen in dem von ihm und C. F. GRAEFE seit 1820 herausgegebenen Journal der Chirurgie und Augen-Heilkunde veröffentlicht, das für die Entwicklung unsres Faches von hervorragender Bedeutung geworden ist. Im Jahre 1827 besuchte ihn L. STROMEYER und hat die folgende Schilderung von ihm entworfen (Erin. I, 315): »WALTHER war damals 46 Jahre alt, eine edle Erscheinung, mit feinen Zügen, dunklen geistvollen Augen, weichem lockigen Haarwuchs. Seine Haltung war nachlässig, aber nicht ohne Würde. Sein Vortrag befremdete anfangs durch einen singenden Ton, den er nur auf dem Katheder annahm; man gewöhnte sich aber bald daran und hörte den Ton nicht mehr. Er diktierte nicht, aber es wurde nachgeschrieben. Was er sagte, gefiel mir sehr ... Er verrichtete jede, auch die kleinste Operation selbst und legte fast jeden Verband an ... Er hatte sehr zierliche Hände und operirte mit großer Delikatesse, besonders an den Augen, ich sah aber nur Nadel-Operationen von ihm« ...

1830 wurde er an die von Landshut nach München verlegte Ludwig Maximilian-Universität berufen[2] und übte den größten Einfluss auf die

---

1) »Von der wahrhaft edlen. Kunst und Wissenschaft mächtig fördernden K. Preuß. Regierung auf die neu errichtete Universität am Nieder-Rhein berufen, werde ich das von mir zu Landshut zum erwünschten Flor gebrachte chirurgische und Augen-Klinicum verlassen«, sagt W. (1. S. 24.) Jährlich hatte er an 200—300 Kranke und 120—130 größere chirurgische Operationen zu Landshut gehabt.

2) In Bonn war ein »Trauer-Tag«, als die Nachricht sich verbreitete. »W. stand in Bonn als Mensch, als Arzt, als Operateur im höchsten Ansehen. Was ihn bewogen hat, seine neidenswerthe Stellung dort aufzugeben und 1830 nach München zu gehen, ist mir nie recht klar geworden.« (STROMEYER, Erinn. I, 316.)

zahlreichen Studierenden derselben. Im Jahre 1836 gab er die chirurgische Klinik ab, da seine Verbesserungspläne auf Widerstand stießen; setzte aber seine schriftstellerische Thätigkeit, namentlich an seinem System der Chirurgie, und seine theoretischen Vorlesungen fort bis zu seinem Tode, der am 27. Dezember 1849 erfolgt ist.

Mit seinem imponirenden Äußern[1]), seiner Ruhe und Bestimmtheit gewann Ph. v. Walther am Krankenbett unerschütterliches Vertrauen. Seine große Allgemeinbildung, sein umfassendes Wissen und Können auf allen Gebieten der theoretischen und praktischen Heilkunde gab seinem Lehrvortrag und seinen Schriften Klarheit und Folgerichtigkeit. Der »geistreiche Philipp v. Walther« hieß er in klinischen Vorträgen, die ich noch selbst gehört habe[2]).

In Bamberg von seinem Kollegen Schelling für die Naturphilosophie[3]) gewonnen, von deren Einfluß seine früheren Schriften und namentlich seine Physiologie (Landshut 1806—1808) Zeugniß ablegen, von der aber, wie wir sehen werden, auch die späteren nicht frei sind; verkannte er doch nie den Werth der Erfahrung[4]): die Chirurgie suchte er mit der Medizin zu vereinigen und die Fortschritte der Naturwissenschaften, der Anatomie und Physiologie, für sie nutzbar zu machen.

Die Augenheilkunde bildet, nach Ph. v. W., eine Spezialität im Gesamtgebiet der Heilwissenschaft; sie erfordert eignes Studium, besondre Lehrvorträge und eigne Lehrbücher; aber diese Lehre und dieses Studium darf nicht losgerissen sein vom Boden der Gesammtwissenschaft: die Augenheilkunde muß durchweg auf die Fundamental-Lehren der allgemeinen Pathologie und Therapie gegründet werden.

Niemand kann als Augenarzt Ausgezeichnetes leisten, ohne in allen Theilen der Medizin und Chirurgie die gründlichsten Kenntnisse und bedeutende Kunstfertigkeiten zu besitzen. Ebenso müssen jedem Arzt von

---

1) Unser Bild ist nach dem in der Bonner Klinik aufbewahrten Öl-Gemälde angefertigt. Dem Direktor der Klinik spreche ich meinen verbindlichsten Dank für seine gütige Unterstützung aus. Weinland's Dissertation bringt ein Bild aus Ph. v. Walther's höherem Lebensalter, mit schon etwas geneigter Kopfhaltung.

2) Als »ein durch geistreiche Auffassung der Wissenschaft bekannter Mann«, wurde er schon bei seinen Lebzeiten gepriesen. (Schindler, Ammon's Monatsschr. I, 273, 1838.) — »Der geistreiche Ph. v. W.« (Arlt 1865, Pflege d. A. S. 108.)

3) 1846 (J. d. Ch. u. A., S. 251,) schreibt v. W. humorvoll: »Mit mir glaubte man auch darum weniger Umstände machen zu müssen, weil man im Konversations-Lexikon gelesen, daß ich unter die Naturphilosophen gehöre, und überall verkündet wurde, daß es ein für alle Mal mit der Naturphilosophie ganz vorüber, ihren Anhängern nichts zu glauben, und ihr Gerede nicht zu beachten sei«.

4) »Eitel und chimärisch ist alles blos gedachte, eitel und ohne inneren Zusammenhang alles blos erfahrene, eitel und unfruchtbar alles blos erlernte. Nur da, wo Gedanken, Thatsachen und Erudition sich lebendig vereinigen, ist Fortschritt der Wissenschaft möglich«. v. W., 1846. (J. d. Chir. u. Aug., S. 160.)

den Augenkrankheiten genügende Kenntnisse zu Gebote stehen; der Verrichtung von Augen-Operationen aber kann er sich nach Maßgabe der Umstände enthalten«.

PH. v. WALTHER kämpfte mit Erfolg für die Aufhebung der landärztlichen und chirurgischen Schulen in Bayern[1], die nur halbgebildete Aerzte hervorbringen, sowie 1848 für die Hebung des ärztlichen Standes und für die Universitäts-Reform.

§ 506. Die hauptsächlichen Schriften v. WALTHER's zur Augenheilkunde sind die folgenden:

1. Merkwürdige Heilung eines Eiter-Auges nebst Bemerkungen über die Operation des Hypopyon, Landshut 1805; zweite, mit einer Abhandl. über die Therapie des Eiter-Auges und über die künstliche Pupillen-Bildung vermehrte Auflage, Landshut 1819. (88 S.)
2. Abhandl. aus dem Gebiet der prakt. Med., besonders der Chir. u. Augenheilk., von Ph. Fr. Walther, ... ö. o. Lehrer der Physiologie, Chirurgie u. chirurg. Klinik an der L. M. Univ. zu Landshut ... I. Band, Landshut 1810. — (Ueber die Kr. der Krystall-Linse, S. 1—70. ... IV. Ueber die Augen-Entzündung, ihr Wesen u. ihre Formen, S. 359—499). Der zweite Band ist verheißen, aber nicht erschienen.
3. Versuche mit dem Galvanismus an den Augen eben guillotinirter Menschen. (Salzburger med. Z. 1803, Nr. 97; Ophth. Bibl. 1804, II, 2, 200.) Führt man den Wasserstoff-Pol in die Linse, so entstehen Schaumblasen und eine weiche Trübung; wenn den Sauerstoff-Pol, weisse, harte Coagulation der Linse. Beginnende Trübung schien durch Umkehr des Stromes sich aufzulösen. — Diese Versuche haben nach fast 40 Jahren die Bestrebungen Crusell's in Petersburg veranlaßt, Star durch Galvanismus (mittelst der in die Linse eingeführten Nadel!) zu heilen. Vgl. J. d. Ch. u. A. 1843, B. 33, S. 220 fgd. Eine sehr ausgedehnte Literatur hat sich daran angeschlossen. PH. v. W. ist selbst 1846, J. d. Chir. u. Augenh. S. 262, darauf zurückgekommen.
4. Ueber die steinigen Concretionen der Thränenflüssigkeit (Dakryolithen[2]). J. d. Ch. u. A. 1820, I, S. 163—169.
5. Ueber die contagiöse Augen-Entzündung am Nieder-Rhein, besonders in der Arbeits-Anstalt Brauweiler, in ihrem Zusammenhang mit der ägyptischen Ophthalmie betrachtet, ebendas. B. II, S. 36—165, 1821.
6. Ueber einen bisher noch nicht beschriebenen Bildungsfehler der Regenbogenhaut nebst Bemerkungen über angeborene Mißbildungen überhaupt. Ebendas. II, 598—615. (Vgl. unsre Geschichte des Iris-Kolobom, XIV, S. 239.) Kein geringerer, als Joh. Müller, giebt v. W. darin Recht, dass das Kolobon eine Hemmungsbildung sei, was v. Ammon bestreiten wollte. (v. Ammon's Zeitschr. I, S. 230 bis 237, 1830.)

6a. Reisebemerkungen aus London, 1830. J. d. Chir. u. Aug. B. XV, S. 173—290. (Hierauf werden wir später eingehen.)

7. Ueber die Krankheiten des Ciliarnerven-Systems im menschlichen Auge. J. d. Chir. u. Aug., 1822, III, S. 1—45.
8. Ueber Amaurose nach Superciliar-Verletzungen. Ebendas. 1840, Band 29.

---

1) »Ueber die Duplicität im ärztlichen Stande«. — STROMEYER, sagt (Erinn. I. 223): »Wenn ein Volk in der Kultur und im Wohlstand erst so weit fortgeschritten ist, um sich klassisch gebildete Ärzte zu halten; wird der Geschmack für andre verschwinden.«

2) Von δάκρυον, δάκρυ, Thräne, und λίθος, Stein. Den Namen hat Ph. v. W. gebildet. (Davon Dakryolithiasis, nach Analogie von Cholelithiasis.)

9. Ectropium anguli externi, eine neue Augenkrankheit, und die Tarsoraphie[1], eine neue Augen-Operation. Ebendas. 1826, B. 9.
10. Lehre von den Augenkrankheiten, (Zwei Bände, 844 S., 1849, S.-A. des 4. Bandes d. Systems der Chirurgie) von Ph. Fr. von Walther, der Philosophie, Med. u. Chir. Doctor, K. Bayerischen wirkl. Geheimem Rathe u. Leibarzte, des Obermedicinal-Ausschusses im K. Minist. d. Innern Mitglied, öff. ord. Prof. in d. med. Fak. d. Ludwig Maximilians-Univ., ord. Mitglied d. math.-physik. Klasse d. K. Bayer. Akad. d. Wissensch.
11. Ueber Pathol. u. Therapie der Amaurose. 1841, J. d. Ch. u. A., Band 30.
12. Beobachtung einer Cornea conica. J. d. Ch. u. A., B. 35, S. 1—5, 1846. (Enthält ausgezeichnete Abbildungen des Fehlers, von Dr. Kolb, später Augenarzt in Paris.)
13. Kataraktologie, ebenda S. 161—301. (Eine sehr interessant geschriebene Abh., wiewohl ein Torso.)
14. Ueber die Hornhautflecke. J. d. Ch. u. A. B. 34, S. 1—90, 1845.

(Ph. v. W. glaubt das leitende Prinzip gefunden zu haben. Aber seine Eintheilung, welche sogar die alten Namen — Nephelion, Achlys, Leukoma — conservirt, beruht auf Voraussetzung eines flüssigen, eines verdichteten Exsudats, der Zerstörung der Lamellen. Ich will durchaus nicht bezweifeln, daß manche der damaligen Leser davon entzückt waren.)[2]

Ph. v. W. dachte nicht klein von seiner Thätigkeit. »Ich habe«, sagt er 1846 (J. d. Ch. u. A., S. 266), »überhaupt in einem langen, immer zugleich wissenschaftlichen und praktischen Leben noch manches gedacht und erfunden, was ich noch nicht veröffentlicht habe, was aber in der Folge zu entwickeln ich für eine noch in diesem Leben abzutragende Schuld betrachte.« Leider ist er bald danach gestorben. Ph. v. W. wird noch heute citirt, z. B. 1892 in m. Einführung, 1897 in m. Körner-Krankheit. Aber nicht nach der heutigen, sondern wesentlich nach der damaligen Bedeutung müssen von dem Geschichtschreiber seine Arbeiten beurtheilt werden.

I. Das rechte Auge einer 63jährigen zeigte Abscedirung einer centralen Hornhautnarbe. Nach Entleerung des Hypopyon trat Iris-Vorfall ein. Die Verzerrung der Pupille gewährte befriedigende Sehkraft. Deshalb solle man unter diesen Umständen den Iris-Vorfall befördern.

Somit hat W. schon vor 1805, d. h. vor Adams (1812) und Himly (um 1816) die Pupillen-Verzerrung zur Pupillen-Bildung empfohlen. (Vgl. XIII, S. 449.) W. zieht den complicirten Verfahrungsweisen der Pupillen-Bildung die Iridektomie[3]) vor, wenigstens bei Central-Leukom, und hatte unter 43 Fällen

---

1) Von ταρσός, das hier die ursprüngliche Bedeutung von Lidfuge hat, und von ῥαφή, Naht. Vgl. XII, 199, Anm. 2. v. W.'s Schreibweise ist in einigen medizinischen Wörterbüchern (z. B. dem von Gutmann) beibehalten; in andren (Kraus, Roth, Dornblüth, Magennis) in Tarsorrhaphie umgeändert worden. — Die Lidfugen wurden abgetrennt, und zwei Nähte angelegt.

2) Auf seine Reise-Bemerk. aus London (1830) werde ich noch zurückkommen.

3) Er meint, dass Sabatier diese vorgeschlagen habe. Das ist ein Irrthum. S. frägt: »Kann man nicht zur Pupillen-Bildung den Hornhautschnitt wie zur Star-Ausziehung machen, die Mitte der Iris mit einer Pinzette an sich ziehen und mit einer krummen Scheere abschneiden? So hat wenigstens Wenzel der Vater in mehreren Fällen operiert, wie er mir gesagt.« Méd. opér. III, S. 90, 1796. Jedenfalls ist dies Verfahren, welches Wenzel d. V. dem Sabatier mitgetheilt hat, nicht blos weit besser, als dasjenige, was Wenzel d. S. 1786 als dasjenige seines Vaters beschrieben hat, sondern auch wirklich als Vorläufer von Beer's klassischer Iridektomie zu betrachten, da S. ausdrücklich hinzufügt, dass hierbei die Linse nicht verletzt wird. Vgl. übrigens XIII, S. 446, Anm. 2, die hierdurch ergänzt und verbessert wird.

40 Erfolge. — Alljährlich zur Zeit der Ernte, kommt bei den Schnittern, durch Aehren-Verletzung der Hornhaut, eine größere Zahl von Hypopyen vor.

1805 glaubte er nach der Schulmeinung noch, daß es asthenische Entzündungen gebe; 1819 war er überzeugt, dass es keine giebt, wohl aber Entzündungen bei schwachen Menschen.

Bei Hornhaut-Abscess ist der Aderlaß angezeigt. Danach werden die Schmerzen schnell gemindert. Kehren sie wieder, so muß auch der Aderlaß wiederholt werden. Blutegel passen nur bei Kindern und nach dem Aderlaß bei Erwachsenen. Innerlich wird das versüßte Quecksilber gegeben; äußerlich auf das Eiter-Auge im ersten, heftig entzündlichen Stadium der Krankheit am besten Nichts angewendet. Erst, wenn die Entzündung erloschen, der Eiter klumpig in der Vorderkammer liegt, paßt weiße Präcipitatsalbe.

Bei einem Kinde entstand ein Eiter-Auge metastatisch[1]) von Encephalitis; die Iris blieb mißfarbig, die Pupille verschlossen, das Sehvermögen erloschen.

Die Hornhaut-Eröffnung ist angezeigt, wenn die Entzündung abgeklungen, aber der Eiter in der Vorderkammer nicht sich auflöst.

II. In der Vorrede heißt es: »Ich halte den anfangenden Star, seitdem ich seine Genesis kenne, nicht mehr für unheilbar; und ich bekämpfe ihn bereits in einigen Fällen mit Erfolg[2]).«

»Dem klinischen Lehrer ist ein dreifaches Werk aufgegeben, — er soll heilen, denn dies ist des Arztes Beruf überall und immer; er soll den jüngeren ein lebendiges Vorbild der Heilkunst sein; er soll aber auch die Wissenschaft selbst fördern[3]).«

A. Ueber die Krankheiten der Krystall-Linse und die Bildung des Stars.

»Dem Botaniker liegen die zu ordnenden Körper in bestimmten Gestalten vor; der Nosologe hat die Krankheiten nicht blos systematisch zu ordnen, sondern selbst zu determiniren.

Von dem Krystall und seiner Kapsel ist keine andre Krankheit als ihre Verdunklung und die Verwachsung der letzteren an benachbarte Organtheile bekannt. Was die Katarakt betrifft, so ist meine Absicht darzuthun, dass sie keine wahre selbständige Krankheit, sondern nur der Ausgang

1) Vgl. XIV, S. 576. W.'s Fall dürfte als Eiter-Senkung zu bezeichnen sein

2) Das hören wir auch heute wieder. Wir erinnern uns aber an die Enttäuschungen der zwei Jahrtausende. (XII, 343.)

3) Auch diese Gedankenreihe finden wir noch bei andren Klinikern jener Zeit z. B. bei CHELIUS 1819 (§ 538, I), wie auch in Lehrbüchern unsrer Tage, aus dem Jahre 1910.

zahlreicher Krankheiten der Linse und ihrer Kapsel sei, deren einige ich bereits kenne und möglichst genau beschreiben werde. In Rücksicht auf die Synechie hätte schon die gewiß nicht seltene Anwesenheit dieser Krankheit die Pathologen auf die Entzündungen der Krystallhaut aufmerksam machen sollen. Denn nach einem bekannten Gesetz verwachsen zwei benachbarte Organe nur alsdann unter sich, wenn beide entzündet sind. Eigentlich ist keine Literatur des fraglichen Gegenstandes vorhanden; es muss daher befremden, von Entzündungen der Linse, ihrer Kapsel u. s. w. zu hören. Bemerkenswerth ist es, dass J. A. Schmidt bei der Betrachtung der Iritis und des Nachstars (XIV, S. 539) auf die Kapsel nicht genug Gewicht gelegt; befremdend scheint, dass ihm und andren scharfsinnigen Beobachtern Phänomene entgehen konnten, welche unmittelbar hinter der Pupille nicht nur dem mit einer mittelmäßig guten Lupe bewaffneten, sondern auch dem freien Auge ganz deutlich erscheinen.«

Merkwürdig ist Henckel's[1]) Aeußerung, dass Nicolai in Straßburg in seinen Vorträgen über Augenkrankheiten bemerkt, der Star sei Folge einer eigenthümlichen Entzündung der Linse.

Die Linse liegt frei in der Kapsel. Sie hat keine Blutgefäße. »Wie dem Schmetterling der Blüthenhonig, so ist der Linse die ätherische Speise des Morgagni'schen Dunstes geboten[2]).«

Star entsteht durch intensive Einwirkung des Lichtes. Ferner durch fortdauernde, wenn auch mäßige, während des Lebens. Zuletzt bei den Alten, nicht als Krankheit, sondern als nothwendige Folge des höheren oder höchsten Alters. Die Cataracta senilis[3]) zeichnet sich durch Härte aus.

Star folgt auf langwierige Entzündung im Augen-Innern[4]), wie schon Heister[5]) klar ausgesprochen. Derjenige, welcher im Verlaufe der syphilitischen Augen-Entzündung entsteht, ist verwachsen, nicht blos mit dem Pupillen-Rand, sondern auch flächenhaft an der Traubenhaut.

---

1) Vgl. XIV, S. 234. Die Aeußerung steht in s. Dissert. de cataracta crystall. vera, praeside Cartheuser, respond. Henckel, Francof. ad Vind. 1744. — Heinrich Albert Nicolai, geb. zu Straßburg 1701, promovirte daselbst 1725, erhielt 1731 den Lehrstuhl für Anatomie und Chirurgie, ist jedoch bereits 1733 verstorben. — Aber auch in gewöhnlichen Schulbüchern des 18. Jahrhunderts finde ich Andeutungen dieser Anschauung, z. B. bei Plenck 1777, S. 146: Causae remotae (cataractae) sunt 1. Inflammatio capsulae lentis vel ipsius lentis non resoluta.

2) So eigenartig-naturphilosophisch dies klingt, — es ist doch nur eine Umänderung altgriechischer Vorstellungen. Vgl. § 115.

3) W. Schön fragt (C.-Bl. f. A. 1910, S. 226), wann der Begriff der Cataracta senilis zuerst aufgetreten sei? Nun, eigentlich schon in der Hippokratischen Sammlung. (Vgl. unseren § 47.) Den Namen finden wir hier, aber nicht als etwas neues.

4) 1845 (J. f. Ch. u. A., S. 248) verwahrt sich v. W., und mit vollem Recht, gegen Pauli, der ihm zuschreibt, die Ursache aller Stare in der Entzündung gesucht zu haben.

5) § 331.

Für Entzündung chronischer Art spricht die Empfindlichkeit gegen Licht bei beginnendem Star. Viele werden im Beginn der Star-Bildung kurzsichtig. Entzündliche Anschwellung findet sich meistens nur bei weichen oder flüssigen Staren. Der frisch entstandene Star zeigt stärkere Neigung zur Entzündung nach der Operation. Star entsteht häufig durch Metastase, von zurückgetriebener Krätze, vorzeitig verheilten Beingeschwüren, unterdrückter Menstruation u. s. w. Jene Krankheits-Reize und -Stoffe bringen entzündliche Reaktionen in dem metastatisch veränderten Organ hervor. Das sind die Stare der schlechteren Art. (C. malae notae.)

Die Kapsel-Entzündung hat W. mehrere Male beobachtet, meist bei etwas kachektischen Männern von mehr als mittlerem Alter. Einige Erscheinungen der Iritis posterior partialis fehlen niemals: Synechie, Ausstülpung der Traubenhaut (Ektropion uveae[1]), durch Zusammenziehung der vorderen Iris-Schicht. Dabei zeigen sich häufige, rothe Gefäße in der Pupille selbst, die größeren schon dem freien Auge sichtbar; die meisten erst bei einiger, etwa sechsfacher Vergrößerung. Was dem unbewaffneten Auge als ein rother Punkt erscheint, geht unter der Lupe in das feinste Gefäß-Netz auseinander. Dazu muß man sich einer Lupe von sehr kurzer Brennweite bedienen, und den Kranken in einen solchen Winkel gegen das einfallende Tageslicht stellen, dass das Auge und besonders die inneren Theile desselben hinter der Pupille, hinreichend beleuchtet bleiben. Um die Pupille zu erweitern, werde das andere Auge verdeckt, oder verdünnter Belladonna-Auszug in's kranke Auge geträufelt.

Die in der Pupille sichtbaren Blutgefäße bilden bei der Kapsel-Entzündung immer in geringer, $^{1}/_{4}'''$ betragenden Entfernung vom Pupillen-Rande auf der Iris einen Gefäßkranz, der aus mehreren Bogen besteht und zu welchem strahlenförmige Gefäße von der Peripherie der Kapsel hinziehen. Hinter ihnen will W. auch Gefäße in der Linse[2]) entdeckt haben. Die Entzündungen der Linse scheinen in der Kapsel zu beginnen; die der Kapsel häufig in der Umgebung, der Glashaut, dem Ciliarkörper, der Traubenhaut. Zwischen den Kapselgefäßen findet man eine weißgraue, zarte, gespinnstartige Masse.

Die braunen Massen auf der Vorderkapsel (Cataracta chorioïdalis Pellier's und Richter's) entstehen, wenn eine Verwachsung der Iris durch lebhaftere Bewegung der letzteren sich abtrennt. —

Dies ist die Abhandlung W.'s, die bei seinen Zeitgenossen bedeutende (allerdings dem Vf. noch nicht genügende) Anerkennung gefunden hat.

---

1) W. brauchte diesen Namen doch in andrem weiterem Sinne, als wir heutzutage.

2) Diese Behauptungen erschienen bereits Pauli (§ 536, **1**, S. 18, 1838) räthselhaft. Uns erst recht.

(Vgl. z. B. XIV, 562. — v. W.'s Satz aus dem Jahre 1810: »Cataract ist keine selbständige Krankheit, sondern das gemeinsame Produkt und die Ausgangskrankheit zahlreicher Krankheiten der Linse und ihrer Kapsel«, wurde noch 1845 von W. Stricker zum Motto für seine Sonderschrift über die Linsen-Krankheiten gewählt.)

Darob wird sich der heutige Leser, dem ich übrigens das naturphilosophische Unkraut ausgejätet, billig verwundern. Denn die Entzündung der Linse ist in der Arbeit gar nicht nachgewiesen, die der Kapsel nur in Abhängigkeit von Entzündung der Gefäßhaut: doch hat es einige Zeit gedauert, bis diese Einsicht sich Bahn brach. (Eine Kritik der Phakitis s. bei O. Becker, in der ersten Ausgabe unsres Handbuches, V, 2, § 36: »Der Begriff der Linsen-Entzündung fällt gegenwärtig im wesentlichen mit dem der Kapsel-Katarakt und des Nachstars zusammen.«)

Anerkennung verdient freilich die systematische Lupen-Untersuchung des Auges, die hier 1805 zum ersten Male vorgetragen[1]), dann fernerhin im 19. Jahrhundert wiederholentlich von guten Beobachtern, so zu sagen, neu entdeckt und weiter vervollkommnet worden.

B. Ueber Augen-Entzündung, ihr Wesen und ihre Formen.

Die reinen Entzündungen sind seltener, als die mit Dyskrasie gemischten.

Die reine Entzündung des Auges ist Ophthalmitis überhaupt, nicht Conjunctivitis, Sclerotitis, Corneïtis, Iritis. Bei ihr hat das erste aktive Stadium die längste Dauer, die größte Heftigkeit, den regelmäßigsten Verlauf. Das Wesen der Entzündung in allen ihren Formen ist identisch; die Unterschiede bestehen nur in der nicht-entzündlichen Beigabe. (Unter den Ursachen der bis zur Chemosis ansteigenden Ophthalmitis werden von W. ebenso wohl Erkältung, wie Verletzung, wie Meningitis aufgeführt!)

Man pflegt heutzutage die Krankheiten nach dem Sitz einzutheilen, ohne die Ursache zu berücksichtigen.

W.'s Eintheilung ist die folgende:

I. Wahre inflammatorische Augen-Entzündung, Ophthalmitis.

II. Unechte, gemischte Augen-Entzündungen.

A. Conjunctivitis.

1. Schleimhaut-Entzündungen der Conjunctiva:

a) catarrhalische Conjunctivitis,

b) scrofulöse C.,

c) blennorrhoïsche C.

1) Aber Walther war Beer's Schüler. Beer wird das Verfahren schon lange ausgebildet haben, ehe er es (1813) veröffentlichte. Vgl. XIV, S. 331 und ferner XIV, S. 475 (Zinn).

α) Trief-Auge der Neugeborenen,

β) Augen-Tripper,

γ) Trief-Auge der Alten und Cachektischen.

2. Exanthematische Conjunctivitis:

a) variolöse,

b) morbillöse,

c) scarlatinöse,

d) impetiginöse C.

3. Seröse Hautentzündung der Conjunctiva:

a) Conjunctivitis der Wöchnerinnen[1]).

B. Sclerotitis } arthritische.
C. Chorioïdeïtis }

D. Corneïtis[2]) } syphilitische.
E. Iritis }

F. Entzündung der Krystall-Linse und ihrer Kapsel, ihre Folge Cataract.

G. Entzündung der Glashaut, ihre Folge Glaukom.

H. Entzündung der Netzhaut; entzündliche Amaurose.

IV. Dass aus der Thränenflüssigkeit steinige Concretionen in sehr großer Menge und sehr rasch sich bilden können, beweise folgender Fall: Ein junges Mädchen zeigte am linken Auge, zwischen diesem und dem Unterlid, gegen den äußeren Winkel zu, ein weißes eckiges Steinchen von der Größe einer Erbse. Nach 3 Tagen ein ähnliches an derselben Stelle. Es wurden ihr dann täglich zweimal und zuletzt dreimal solche Steinchen aus dem Auge herausgenommen. Später auch auf dem rechten Auge. So zehn Wochen lang. Nach einigen Jahren wiederum, doch war der Process von kürzerer Dauer. Die Behandlung bestand in dem innerlichen Gebrauch von Alkalien. Die Steine, welche sich nach und nach in beträchtlicher Menge in beiden Augen gebildet, bestanden nach der Untersuchung des Hofrath Fucns zu Landshut aus kohlensaurem Kalk, einer Spur des phosphorsauren und aus geronnenem Eiweiß.

---

1) »Verhält sich nach Ursache, wie das Puerperal-Fieber; nach Prognose, wie die gonorrhoïsche O. Der eiterführende Schleim der Bindehaut ist nicht Milch, wie ehemals behauptet worden.«

2) »Die Hornhaut sieht aus wie matt geschliffenes Glas, oft wie mit Sand bestreut; es entwickelt sich ein Netz von feinen Gefäßen zwischen ihren Lamellen.« — Fabini behauptet mit Unrecht, dass Beer die Hornhaut-Entzündung nicht gekannt habe. Letzterer hat dieselbe 1791 (Augenkr. aus Allgemeinkr., S. 256) wohl angedeutet. Aber schärfer hervorgehoben ist die Hornhaut-Entzündung erst durch Ph. v. Walther (1810). Vgl. auch Schindler, in Ammon's Monatsschr. I, S. 285, 1838. Erst seit Walther's Arbeit vom Jahre 1810 wird der Begriff Corneïtis populär und erscheint in den Dissertationen. (Rummel, Götting. 1815, de corneitide; Zarda, Ticini 1824, de keratitide; R. Froriep, Jen. 1820, de corneit. scrof.; Strauss, Prag 1830, de keratoditide scrof.; Wyda, Prag, de k. rheum.)

In seinem Artikel Dacryolithiasis[1] (Encycl. Wörterb. d. med. Fak. zu Berlin, B. IX, 115, 1833) hat v. AMMON dies neue Krankheitsbild angenommen; ebenso DESMARRES 1842, der v. W.'s Arbeit wörtlich übersetzt. PH. v. WALTHER hat in seinem Lehrbuche (1849, II, § 1408) seine Beobachtung aufrecht erhalten, endlich A. HIRSCH (S. 534) dieselbe kritiklos wiedergegeben.

Aber dies war keine Krankheit, sondern hysterischer Betrug, was ja auch schon von SCHIRMER sen. 1877 in der ersten Ausgabe unsres Handbuches (K. XII, § 14) erkannt worden. (Ich habe einen solchen Fall erlebt, wo die Bankiersgattin jeden Tag größere, bräunliche Krümel aus dem Bindehautsack entfernte und für ihre Aerzte sammelte. Es waren — Korkstückchen, wie das Mikroskop lehrte. Wir sagten ihr nichts davon und — heilten die Arme.)

Heutzutage bezeichnet man als Thränensteine oder Dacryolithen hauptsächlich die Concremente in den Thränenröhrchen.

Einen solchen Fall hatte schon vor 230 Jahren BLEGNY[2]) nach der Beobachtung von CÉSOIN beschrieben; SANDIFORT[3]), nach eigner, den zweiten Fall.

Bekannter wurde dies Leiden erst durch DESMARRES, der 1840 einen Fall operiert und 1842/3 ausführlich veröffentlicht hat[4]).

D. betont eine Diathese des Körpers, will den Namen Dacryolith beibehalten, obwohl ja auch der Schleim bei der Bildung des Steines mitwirke; er unterscheidet Thränensteine 1. der Bindehaut (wahre und falsche), 2. des Thränenkanals, 3. des Thränensackes und 4. des Nasenkanals[5]). Von 2. seien nur die drei Beispiele (CÉSOIN, SANDIFORT und DESMARRES) zur Zeit bekannt.

(Dabei ist der Zustand gar nicht so selten, wenn man die kleinen Concremente mit berücksichtigt. In der v. GRAEFE'schen Klinik wurde uns Anfängern die sofortige Diagnose gut beigebracht. A. v. GRAEFE hat 1854/5 Pilzbildung[6]) als Ursache nachgewiesen, 1869 mit COHNHEIM, Leptothrix, — was unser Kausal-Bedürfniß besser befriedigt, als v. WALTHER's örtliche und DESMARRES' allgemeine Diathese. Neuere Beobachter haben auch Strahl-Pilze gefunden. Die neue Literatur ist in Kap. XV unsres Handbuches nachzusehen.

Uebrigens sind Steinchen auch in den Ausführungsgängen der Thränen-Drüse und auch in der vergrößerten Drüse selber, wenn gleich selten, angetroffen worden[7]).

---

1) DESMARRES unbekannt geblieben, der in den französischen Encyclopädien vergeblich nach diesem Kapitel suchte.

2) Zodiacus medicus Galliae Anno I, Mens. Martii, Observ. 8 u. 13, 1680. Ueber den Vf. vgl. § 324, XIII, S. 366.

3) Observ. anat. path., Lugd. Bat. 1779, S. 72—79, u. vermischte chirurgische Schriften, III, S. 254.

4) Mémoire sur les dacryolithes et rhinolithes ou pierres formées à la surface de la conjonctive, dans les voies lacrymales et le canal nasal. Annal. d'Ocul. VII, S. 149 u. VIII, S. 85 fgd., 201 fgd.; IX, S. 20. Vgl. auch D.'s maladies des yeux, 1847, S. 861 fgd.

5) Hierzu vgl. die Berliner Diss. vom Jahre 1828 de dacryolithis s. potius rhinolithis auctore FERD. LEOP. KERSTENO, Magdeburg. (Abgedruckt in Radii scr. ophth. minor. III, S. 145—156, 1830.) Enthält zwei Beob. von C. F. GRAEFE über größere Nasensteine, die durch Nießen entleert worden.

6) Arch. f. O. I, 1, 284—288, Concretionen im unteren Thränenröhrchen durch Pilzbildung; II, 1, 224—227, Pilzbildung im unteren Thränenröhrchen; XV. 1, 324 bis 344, Leptothrix im unteren Thränenröhrchen.

7) Vgl. die erste Ausgabe unseres Handbuchs, Kap. XII, § 14.

V. Die Arbeit über die contagiöse Augen-Entzündung aus dem Jahre 1821 hatte zu ihrer Zeit einen bedeutenden praktischen Werth und besitzt heutzutage noch einen geschichtlichen, da sie die Ansprüche unsrer Zeitgenossen auf Erfindung der operativen Behandlung des Trachoms bedeutend herabdrückt, wenn auch nicht geradezu beseitigt: falls den letzteren auch die völlige Unkenntniß der Schriften von Griechen, Arabern Arabisten[1]) verziehen werden kann, — die Leistung des Bonner Professors aus dem Anfang des 19. Jahrhunderts, in dem bekanntesten deutschen Journal für Chirurgie und Augenheilkunde 1821 und in seinem berühmten Lehrbuch der Augenheilkunde vom Jahre 1849, § 452, veröffentlicht, durfte doch in den achtziger und neunziger Jahren des vorigen Jahrhunderts nicht als verschollen betrachtet werden.

Wegen des weiten Blicks und des praktischen Erfolges ist v. Walther's Abhandlung als klassisch zu bezeichnen.

Am Nieder-Rhein herrscht seit Jahren, so beginnt W., eine spezifische Augen-Entzündung, die von den vorzüglichsten ophthalmiatrischen Schriftstellern nicht beschrieben wurde und die W. früher in Oesterreich, Bayern, Schwaben und Franken nie beobachtet; aber seit den 18 Monaten seines Aufenthaltes zu Bonn in einer großen Anzahl von Fällen behandelt hat: es sind frühere Soldaten der französischen Heere, verabschiedete preußische Soldaten, hauptsächlich aber Landleute jeden Alters und Geschlechts, die nur durch Einquartirungen und Beurlaubungen der ihrer Familien angehörigen Soldaten mit dem Heer in Verbindung gekommen. Die Krankheit stammt schon aus der Zeit der französischen Herrschaft und hat unbeachtet sich verbreitet, um so eher, als die Franzosen an das Vorhandensein einer contagiösen Augen-Entzündung im Heere nicht glauben wollten.

Im Dezember 1819 erhielt Walther den Auftrag, in der Zwangs-Arbeitsanstalt Brauweiler bei Köln die Augen-Entzündung, die daselbst seit 1813 herrschte und schließlich fast alle 700 Gefangene ergriffen hatte, genau zu untersuchen.

Die Ursache ist ein Contagium, das übrigens nicht flüchtiger Natur, sondern nur in unmittelbarer Berührung[2]) zu wirken, aber lange an Geräthschaften zu haften scheint. Die Ophthalmie in Brauweiler kann nur dadurch ausgerottet werden, daß das ansteckende Prinzip zerstört wird.

Ueber Ursprung und Verbreitung dieser contagiösen Ophthalmie herrscht dieselbe Unsicherheit und Meinungsverschiedenheit, wie über die der Syphilis, die am Ende des 15. Jahrhunderts[3]) erschienen ist.

1) Vgl. § 74—78, § 280, III (XIII, S. 175).
2) Vgl. XIV, S. 581.
3) »Dreizehnten«, S. 62, ist ein Druckfehler.

»Jedenfalls giebt es in Deutschland eine, wahrscheinlich von außen eingeschleppte, contagiöse Augen-Entzündung, welche die größte, ihr bisher nicht gewidmete Aufmerksamkeit der Aerzte und der Regierungen[1] verdient.

Hätte BEER solche Augenkranke in größerer Anzahl gesehen, so würde er nicht geglaubt haben, es sei eine Augenlid-Drüsenentzündung, und der üble Erfolg sei Wirkung des schlechten Kurverfahrens der ägyptischen, französischen, englischen Aerzte.«

Der beste Name ist contagiöse Augen-Krankheit (nicht O. bellica, aeg., Ophthalmoblenn.) — das Volk nennt sie hier Weichheit der Augen. Grade unterscheidet W. nur zwei, den conjunctivalen und den chemotischen.

»An der Umschlagsfalte erblickt man häufige, an einander gedrängte, gelbröthliche Körner, welche den Fisch-Eiern gleichen und deren aufgerollte Masse einem Eierstock nicht unähnlich ist . . . Auf diese Weise verwandelt sich nach und nach die Lid-Bindehaut in eine fleischige Masse, deren hüglige Oberfläche einen molkigen, käsigen Schleim absondert.

Der höhere chemotische Grad der Krankheit ist durch die heftigste entzündliche Anschwellung, durch äußerst häufige profuse Absonderung eines wenig consistenten, weißlichen dünnflüssigen Schleimes . . . durch heftige Schmerzen und Lichtscheu ausgezeichnet.«

(Hier haben wir, nach der auf die richtigen Beschreibungen der Griechen und der Araber[2] folgenden, fast tausendjährigen Lücke der Unkenntniß, wieder eine ganz naturgetreue Schilderung der chronischen und auch der akuten Granulationen, wie sie weder die Erneuerer der Augenheilkunde im Beginn des 18. Jahrhunderts noch der Begründer des neuen Kanon J. BEER uns geliefert.)

Der Sitz der Krankheit ist die Bindehaut, jedoch wird der Lid-Knorpel und das Bindehautblättchen der Hornhaut mitbetheiligt. Es ist eine Entzündung, aber die Haupterscheinung ist die Substanz-Wucherung. »Für das Wesen der Krankheit sehe ich die durch die spezifische Einwirkung des Contagium krankhaft gesteigerte Produktionskraft der Bindehaut an; die Entzündung als solche ist nur . . . eine begleitende Erscheinung . . . Ich möchte es für eine chronische Räude (impetigo)[3] der Bindehaut erklären.«

1) Der Mahnruf des verdienten Mannes ist zwar nicht ganz ungehört verhallt. Vgl. Aktenstücke über die contagiöse Augen-Entzündung. Auf Veranlassung des Ministeriums der geistlichen-, Unterrichts- u. Medicinal-Angelegenheiten herausgegeben. I. Sammlung, Berlin 1822. (226 S.) Aber es blieb bei der ersten Sammlung. Erst 60 Jahre später begann in Preußen die Bekämpfung des Trachoms; erst seit 1896 wurde dieselbe planmäßig gestaltet.

2) XII, S. 376; XIII, S. 124, 174. Allerdings sind es mehr Umrisse, als ausgeführte Zeichnungen.

3) Das nähert sich der arabischen Auffassung als »Krätze«.

»Es dauert im günstigsten Fall sehr lange, bis die Schleim-Absonderung erlischt und die Bindehaut wieder ihre natürliche Beschaffenheit annimmt. Ja vielleicht geschieht dies nie. Ich habe Kranke gesehen, die nach 10 Jahren noch sogenannte weiche Augen haben . . . Die häufigste Folgekrankheit ist Entropium. Die Operation des Entropium ist in hiesiger Klinik Fabrik-Arbeit geworden, welche regelmäßig an bestimmten Tagen jedes Mal bei einer großen Anzahl von Kranken zugleich vorgenommen wird[1].«

Die Ophthalmie am Nieder-Rhein, und jene von Brauweiler, ist ansteckend. Alle Gefangenen wurden ergriffen, beinahe 700 in Gemeinschaft lebende Menschen, welche an Alter, Geschlecht, Körper- und Krankheits-Anlagen so äußerst verschieden sind, auch alle Kranken-Wärter und -Wärterinnen, selbst der Arzt. Von den Revier-Aufsehern einige, — aber kein einziger mehr, seitdem die strengsten Absonderungs- und Quarantäne-Vorschriften durchgeführt worden.

Der Direktor nahm ein augenkrankes Weib als Magd[2] in seine Wohnung; zuerst wurden seine Kinder, dann die Nebenmagd, zuletzt seine Gemahlin angesteckt. Mütter steckten ihre Kinder an und umgekehrt, ausnahmslos; auch wenn die Mutter das von ihr getrennte augenkranke Kind nur heimlich in ihr Bett genommen. Auch die recidive Ophthalmie steckt an. Die Ansteckung haftet an den Effekten. Als sämmtliche augenkranke Gefangene nach dem Lazaret von Bedburg und die andern noch verdächtigen in die zwischen diesem und dem Gefängniß liegende Quarantäne-Anstalt gebracht wurden, und ihre Kleidungsstücke und Geräthschaften mitnahmen, brach nach dieser Uebersiedlung fast bei allen die contagiöse Augen-Entzündung aus.

Bei den andern Kranken (außerhalb der Anstalt Br.) war es schwer, immer die Ansteckung nachzuweisen; aber oft hatten sie mit einem Augenkranken in demselben Bett geschlafen.

Die Ansteckung findet da statt, wo viele Menschen auf einen engen Raum zusammengedrängt sind, besonders wenn Augenkranke des höheren Grades unter ihnen sich befinden. Aber Ein Augenkranker unter den gewöhnlichen Lebensverhältnissen scheint nicht leicht andre anzustecken. (Eine äußerst wichtige und richtige Beobachtung, die irrthümlicher Weise

1) Natürlich ist das allmählich besser geworden. 1858 schreibt Prof. W. Busch zu Bonn (A. f. O. IV, 2, S. 107): »Am Niederrhein ist das Trachoma eine außerordentlich verbreitete Augenkrankheit.« — »Während der Prozentsatz der an Conj. gran. Leidenden in den Jahren 1863—1865 für die Bonner Augenklinik 15,9 betrug, war er im Jahre 1885 auf 13, im Jahre 1897 auf 11 und 1902 auf 3,6 gesunken.« (Theod. Saemisch, in unsrem Handb. V, S. 143, 1904.)

2) Aehnliches ereignete sich um 1896 bei einem hohen Beamten in West-Preußen, — nur dass die chronische Körnerkrankheit der Magd vorher unbekannt gewesen.

noch in unsern Tagen gegen die Annahme der Contagiosität verwerthet worden.)

Bei der Therapie der contagiösen Augen-Entzündung hat man die Antiphlogose überschätzt; die Fälle des ersten Grades heilen fast bei der Exspectative. (ASSALINI.)

Es giebt contagiöse Krankheiten, die einen bestimmten kurzen Verlauf innehalten und übrigens auch die Empfänglichkeit für eine neue Ansteckung vernichten, wie die Pocken; andre hingegen, welche einmal entstanden, eine beträchtliche Zeit unter wenig veränderter Form andauern. Die ersten bedürfen keiner, die letzteren specifischer Heilmittel.

Blut-Entziehungen sind bei der contagiösen Augen-Entzündung ohne entscheidenden Erfolg, wiewohl bei dem höheren Grade des Uebels unbedingt erforderlich[1]. »Wahren Nutzen gewährt dagegen die Excision eines möglichst großen Stückes aus der Bindehaut, sowohl jener der Augenlider als auch der des Augapfels, nach der von SCARPA[2]) zuerst empfohlenen und von mir schon längst bei jeder Chemosis adoptirten Methode.« Wenn der ausgeschnittene Lappen eine Breite von 7''' hat, beträgt der wirkliche Substanz-Verlust kaum $1/2$'''.

Auch die zurückgebliebenen Massen der Granulationen zu entfernen, giebt es kein andres zureichendes Mittel, als diese Excision. In einigen Fällen muß die Operation wiederholt werden, da neue Granulationen aufschießen oder die zurückgelassenen neu wuchern. Nützlich wirken kalte Umschläge.

Aetzmittel (Höllenstein) sind unentbehrlich, wirken aber sehr langsam. Gegen Pannus nützt Bepinselung mit Laudan. liquid. Sydenham. Die Durchschneidung von Gefäßen, Gefäßbündeln, die von SCARPA empfohlene Excision eines Stückchens aus der Bindehaut an der Stelle, wo diese Gefäßbündel verlaufen, endlich selbst die Circumcision[3]) der ganzen Bindehaut in der Entfernung einer Linie von der Hornhaut helfen zu nichts.

Die Reinigung der Anstalt Brauweiler geschah Januar 1820 auf folgende Art: Alle unverdächtigen »Reconvalescenten wurden entlassen, die

1) Vgl. § 472, II.

2) XIV, S. 368. (Daselbst ist Ausschneiden zu lesen statt Einschneiden.) Es heißt bei SCARPA (S. 88): »Chemosi... Codesto spediente consiste in tosare (abscheeren) essa congiuntiva colle forbici incurvate sul loro dorso, ossia nella recisione circolare della porzione prominente della congiuntiva, nei confini della cornea colla sclerotica; per mezzo della quale recisione vuotasi speditamente, e con pronto sollievo del malato, tutto quel sangue che stagnava sotto la congiuntiva«. Das Einschneiden der Chemosis hatte schon CAMERARIUS 1734 gelehrt. (XIV, S. 193.) Aber Ausschneidung muß schon bald danach geübt worden sein, da PETER CAMPER 1766 dieselbe bekämpft und die Scarification empfiehlt. (XIV, S. 276).

3) Dies ist XIII, S. 172, Anm. hinzuzufügen. Tradition von den Arabern ist möglich. Der lateinische Jesu Hali, Venet. 1500, II c. 42, hat diese Operation. Vgl. auch oben, S. 17.

Augenkranken in das 3 Stunden entfernte, leerstehende und zum Lazaret umgewandelte Schloss Bedburg verbracht; und das zwischen beiden liegende, leerstehende Klostergebäude Frauweiler zur Quarantäne-Station eingerichtet, in der die Genesenen vor dem Wiedereintritt in die gereinigte Anstalt Brauweiler eine 20tägige Quarantäne durchzumachen hatten.

Die entleerte Anstalt Brauweiler, ein ehemaliges Benediktiner-Kloster, wurde umgebaut durch Herausnahme vieler die Luft-Circulation hindernder Wände, und die ganze alte Oberfläche zerstört, alle Effekten entsprechend gereinigt, auch alle Personen (Beamten); und jeder circulus vitiosus verhütet: Brauweiler ist gereinigt«.

Seit der Desinfektion ist kein Mensch mehr von der Augenkrankheit befallen. (Bis jetzt, den 14. Oktober 1820.)

Um die Ophthalmie im ganzen Lande auszurotten, sollten sich die administrativen und Militär-Behörden vereinigen, während bisher den letzteren alles allein überlassen blieb.

1849 schrieb v. Walther in seinem Lehrbuch (§ 452): »Man entsage jedem Gedanken an eine Total-Resection und begnüge sich mit partiellen, da, wo diese wirklich nothwendig sind. Dies ist aber der Fall, wenn die Granulationen besonders üppig hervorgewuchert sind.«

VI. Auch die Abhandlung »über die Krankheiten des Ciliar-Nervensystems im menschlichen Auge« hat großen Eindruck auf die Zeitgenossen gemacht; in den »auserlesenen Abhandlungen aus dem Gebiete der Augenheilkunde, herausgegeben von einem Augenarzte« (Berlin 1838, II, S. 176—202), ist sie wörtlich wieder abgedruckt und in Lehrbüchern und Abhandlungen jener Zeit häufig citirt worden.

»Man ist allgemein der Ueberzeugung, dass die Amaurose eine Krankheit der Netzhaut, des Sehnerven und der diesen angehenden Hirntheile sei . . . Unterdessen scheint es mir, dass zum Sehen eine Wechselwirkung zwischen dem optischen und dem Ciliar-Nervensystem im Auge erforderlich sei, und ebenso halte ich dafür, dass einige Arten der Amaurose mehr von einer primitiven Affektion der Ciliarnerven, als des optischen Systems selbst abhängen«[1]).

Die Ciliarnerven stehen im Augapfel den Sekretions- und Nutritions-Prozessen von der einen Seite und den Bewegungen der Iris von der anderen Seite vor.

Betrachtet man das Ciliar-Nervensystem im Zusammenhang mit dem ganzen sympathischen Ganglien-System, so gewinnen die an der Iris im kranken Zustand des ganzen Körpers wahrnehmbaren Erscheinungen eine höhere semiotische Bedeutung. Viele Amaurosen sind sekundäre Wirkungen andrer Krankheitszustände, die in Organen ihren Sitz haben, welche an

1) Diesen Gedanken hatte schon Desmours 1818 (Traité I, S. 370) ausgesprochen.

gangliösen Nerven sehr reich sind. Sollte man da nicht glauben, dass die Ciliarnerven der zuerst leidende Theil sein werden? Solche Amaurosen sind diejenigen, welche von gestörter Funktion der Unterleibs-Eingeweide entstehen.

Noch weniger, als diese Zustände, sind die eigenen Krankheiten des Ciliar-Nervensystems und seine Affekte bei eigentlichen Augenkrankheiten gewürdigt worden.

Der Sehnerv und die Netzhaut können ihre Sensibilität ganz oder größtentheils verlieren, ohne dass die Pupille sehr erweitert, und die Iris gelähmt wird. Umgekehrt giebt es auch angeborene oder krankhaft entstandene Erweiterungen des Sehloches bei vollkommener Integrität des Sehvermögens, Mydriasis durch Torpor des Ciliar-Nervensystems. Mydriasis ist zwar öfters ein Vorläufer der Amaurose, kann aber auch Jahre lang, selbst das ganze Leben hindurch, bestehen, ohne dass amaurotische Blindheit folgt. Veränderungen der Beweglichkeit, Größe und Kreisform des Sehloches sind, außer bei Iritis, stets Andeutungen krankhafter Thätigkeit des Ciliar-Nervensystems.

Bei der längsovalen Pupille ist der Torpor derjenigen Ciliar-Nervenästchen, welche von oben und von unten zur Regenbogenhaut hingehen. verhältnißmäßig stärker; bei der querovalen der der seitlichen Aestchen. Umschriebene Verletzung des Augapfels vermag ganz partielle Trennung einzelner Ciliar-Nerven und also ganz partielle Pupillen-Erweiterung zu bedingen.

Bei allen inneren Augapfel-Entzündungen, bei welchen heftige und oft sehr andauernde Schmerzen in der Gegend des Verlaufes der Supra-, Infra-Orbitalnerven und des Facialis sich äußern, sitzt der Herd der Entzündung entweder im Strahlenkörper selbst oder in dessen größter Nähe. Die Mitleidenschaft des Strahlenkörpers bei der Iritis kann nicht gering sein. Es giebt ein für sich bestehendes Staphylom des Ciliarkörpers. das W. zuerst gefunden und so benannt, auch operirt und anatomisch untersucht hat: es ist ein bläulicher Wulst der Ciliarkörpergegend rings um die Hornhaut, die nicht mit der Iris verwachsen war; Kapsel- und Linsen-Star, Amaurose.

Gewiß, diese Arbeit bringt neue Thatsachen, neue Gedanken. Aber die Schwäche der Beweisführung bleibt dem aufmerksamen Leser nicht verborgen. »Zwischen dem optischen und dem Ciliar-Nervensystem besteht im Auge keine direkte Verbindung . . . Die Erklärung liegt für den mit Geist die Natur betrachtenden Forscher in der polarischen Entgegensetzung beider Nervensysteme[1]), und man hat nicht nöthig, diese, sowie alles übrige, auf das Sensorium commune zurückzuführen.«

1) »Die Polarität der Markhaut und der Ciliar-Nerven« findet sich übrigens schon bei BEER, I, S. 172, 1813. -- Hingegen hat RÜTE (§ 483) im Jahre 1853 es klar ausgesprochen: »Amaurosen vom Consensus mit ferneren Organen, ohne Leiden des Hirns oder des Auges, kann es nicht geben.«

VII. Die Amaurose nach Superciliar-Verletzungen, welche seit den hippokratischen Zeiten[1]) die Aerzte beschäftigt, hatte PH. v. WALTHER schon 1822 (VI) erörtert und durch Entzündung des Neurilems zu erklären versucht, welche, im Stirn-Nerven durch äußere Entzündung erzeugt, bis zu den Ciliarnerven sich fortpflanze; jetzt kommt er 1840 in einer besonderen Abhandlung darauf zurück.

Es giebt bei Superciliar-Verletzungen amaurotische Amblyopien von encephalischen Beschädigungen, solche von Orbital-Verletzungen und solche von Verletzung integrirender Theile des Augapfels. Der Supraorbital-Nerv hat in allen drei Fällen keinen ursächlichen Antheil. Aber man muß die Verletzung des Ciliarkörpers berücksichtigen, was BEER nicht gethan: sie erklärt die Fälle mit Mydriasis und geringer Beschränkung der Sehkraft. Oefters hat W. dabei Bluterguss in die Vorderkammer gesehen.

Reine Verletzungen der Supraciliar- und Supraorbital-Gegend hat er oft beobachtet, nie mit Amaurose. Der Frontal-Nerv übt ebenso wenig auf die Augapfel- und Irisbewegung, als auf die Sehverrichtung einen beherrschenden Einfluss aus.

Ein Fall von Unterbindung der Carotis wegen Aneurysma bewirkte Ophthalmia atrophica auf derselben Seite, in Uebereinstimmung mit den Thierversuchen von J. L. PETIT, DUPUY, DUPUYTREN, BRESCHET, MAGENDIE, MAYER, dass nach Durchschneidung oder Unterbindung des Hals-Sympathicus oder Fortnahme des obersten Halsknoten heftige Augen-Entzündung auf der leidenden Seite entsteht.

§ 507. X. Die Lehre von den Augenkrankheiten (1849) ist ein seltsames Buch.

WALTHER mußte es schreiben, um sein System der Chirurgie nicht unvollständig herauszugeben; aber, seit 13 Jahren der Klinik entfremdet, konnte er nicht mehr auf viele Leser hoffen: sein Standpunkt war bereits in den Lehrbüchern der Augenärzte, z. B. in dem von DESMARRES (1847), dem von HASNER (1847) u. A., weit überholt; seine Grundsätze, wie er selber in der Vorrede zum II. Theil angiebt, nicht mehr mit den herrschenden Zeitbegriffen übereinstimmend.

Nichtsdestoweniger ist es ein in sich geschlossenes Werk von eigenthümlichem Werth und von so vortrefflichem Styl, dass ich Jedem, der ein deutsches Buch über Augenheilkunde zu schreiben beabsichtigt, den Rath geben möchte, daraus wenigstens einige Kapitel einmal sorgfältig durchzulesen. Uns soll es dazu helfen, den Standpunkt und Inhalt, die pathologischen Begriffe und Namen der von den Chirurgie-Professoren vertretenen Augen-

---

1) Vgl. die Koïschen Vorhersagungen in unsern § 49, d (XII, S. 95); FABRY aus Hilden (XIII, S. 355); VALSALVA (XIV, S. 201); PLATNER (ebendaselbst); BEER I, S. 168fgd. Vgl. endlich auch noch RÜTE. § 483, und CANSTATT, § 532, V, v.

heilkunde aus der Zeit vor dem Beginn der Reform genauer kennen zu lernen.

WALTHER's lapidare Geschichte der Augenheilkunde ist, wie bei allen Autoren vor Aufnahme der Quellen-Forschung, recht fehlerhaft; hingegen seine Beurtheilung des 18. Jahrhunderts und des Anfangs vom 19. ebenso geistreich wie scharfsinnig.

Die Entzündung am Auge, wie in andren Organen, äußert sich durch Röthe, Hitze, Schmerz, Geschwulst und Funktions-Störung. (Die letztere findet sich noch nicht in BEER's Kanon. Hier haben wir eine Frucht neuer, physiologischer Studien.)

Die Verengerung der Pupille sowie der Lidschluss bei den Entzündungen sind Reaktionen (Reflexe)[1] auf den Oculomotorius und Facialis. (Den Thränenschuss, Epiphora, ebenso zu deuten, dazu fehlte damals noch die physiologische Grundlage, die Kenntniß von Sekretions-Nerven[2]).

Das Auge gehört zu den entzündlichsten Organen. Es giebt kaum einen älteren Menschen, der nicht einmal wenigstens eine, wenn auch leichte Augen-Entzündung überstanden hätte. Durch die periphere Lage ist das Auge äußeren Schädlichkeiten mehr ausgesetzt. Nachtheilig erregend wirkt auch der nur während des Schlafes unterbrochene, oft sehr angestrengte Gebrauch der Augen. Diathesen und Dyskrasien haben mitunter eine entschiedene und elektive Neigung, das Auge mehr, als andre Organe, zum Schauplatz ihrer Wirkungen zu wählen[3]. Die Augen-Entzündung wird nach dem Grade eingetheilt: 1. in Taraxis (Röthung), 2. Ophthalmitis (dazu Schmerz), 3. Chemosis (dazu Schwellung), 4. Phlegmone (dazu Uebergang auf die Orbita), 5. Exophthalmie.

Nach dem Sitz unterscheiden wir: Syndesmitis (= Conjunctivitis) einerseits, und andrerseits Sclerotitis, Keratitis, Hydatoditis, Iritis, Staphylitis, Chorioïditis, Kyklitis, Periphakitis, Phakitis, Hyaloïditis, Diktyitis[4].

---

1) WALTHER gebraucht noch nicht das Wort Reflex. Bekanntermaßen ist die Reflex-Bewegung 1833 von MARSHALL HALL in London entdeckt worden (The reflex function of the medulla oblongata and spinalis, London 1837) und, unabhängig von diesem, fast gleichzeitig von JOH. MÜLLER. Letzterem verdanken wir die erste genauere Darstellung der Reflex-Bewegungen. Er fand, dass auch das Gehirn als Reflex-Organ dient. A. W. VOLKMANN fügte noch die Ganglien hinzu. (RUDOLF WAGNER's Handwörterbuch der Physiologie, II. S. 543, 1844 u. JOH. MÜLLER, Physiol. IV. Aufl. I, S. 610, 1844.)

2) C. LUDWIG hat sie 1851 für die Unterkiefer-Drüse gefunden. Aber v. W. kennt schon den Nerven der Thränendrüse und findet seine Mitleidenschaft bei Sclerotitis interna in der seifenartigen Beschaffenheit der Thränen. Und bei der Iritis sei das Thränen dadurch bedingt, dass der N. lacrimal. zum Trigeminus gehört.

3) Sagen wir lieber, dass die Veränderungen des Auges dem Kranken wie dem Arzt leichter merkbar werden, als die vieler andrer Organe.

4) W. haßt mit Recht die Endigung auf -itis an lateinischen Wörtern. Einige kleine orthographische Aenderungen habe ich vorgenommen. Ueber Syn-

Man muss die Entzündungs-Formen der einzelnen Gewebe zuerst in genauer Sonderung auffassen. Aber, da sie in organischer Synthese nur Ein lebendiges Ganze darstellen, ist die diskrete Anschauungsweise nicht vollständig genügend. Die einzelnen Symptome gehören auch nicht ganz ausschließend nur einer Entzündungsform an.

Die häufigste Form ist die Syndesmitis. Bei der Ophthalmo-syndesmitis kommt es auch zu Phlyktaenen und zu Pusteln; die letzteren haben eitrigen Inhalt.

Die Sklerotitis wird von VELPEAU geleugnet, und derselben von BÉRARD, CADÉ, TAVIGNOT die Kyklitis substituirt. Durch mechanische Ursache kann keine Sklerotitis entstehen, wohl aber durch constitutionelle, und zwar entsteht von der Bindehaut aus eine äußere, von der Aderhaut und dem ARNOLD'schen Sack aus eine innere. Die letztere bewirkt Verdünnung der Lederhaut und den bläulichen Ring um die Hornhaut, welche in der peripheren Zone bindegewebig wird.

Die Hydromeningitis ist zuerst von SCHINDLER bei Keratonyxis beobachtet. Er sah aber diese für eine chronische Iritis an. WARDROP erkannte den wahren Sitz dieser Entzündung in der Haut der wässrigen Feuchtigkeit. Diesen stellen BENEDICT, CHELIUS und RÜTE wieder in Abrede und verlegen ihn neuerdings wieder in die Regenbogenhaut. WATSON hat die Entzündung der DESCEMET'schen Haut als selbständige Krankheitsform gut beschrieben.

(Die Gerechtigkeit fordert hier eine Verbesserung. WARDROP hat schon 1807 geschrieben (Edinb. med. et surg. J. III); SCHINDLER [§ 504] erst 1819 und 1824; WATSON 1826[1]); RÜTE 1845, der die Punkte an der Hinterfläche der Hornhaut für Niederschläge aus dem Kammerwasser erklärte.)

Das Auge ist schmerzhaft, nicht geröthet, die Regenbogenhaut etwas verfärbt, die Pupille träge, aber erweitert, das Kammerwasser leicht getrübt und vermehrt.

desmitis s. XII, S. 199, Anm. Für das barbarische Uveïtis steht Staphylitis. (Ebend. S. 196, Anm. 3). In den heutigen Wörterbüchern der medizinischen Terminologie bedeutet Staphylitis die Entzündung des Zäpfchens. Bei den alten Griechen hieß das geschwollene Zäpfchen σταφυλή. (HIPPOCR., ARISTOT., GALEN., ARET.) Vgl. auch unsern § 544, vom Staphyloma. Ueber Phakitis s. XII, S. 188, Anm. 5; über Diktyitis S. 193, Anm. 5. Hydatoditis soll Entzündung der Haut der Vorderkammer (der hinteren Hornhautschicht) bedeuten. (Von ὑδατώδης, wässerig. Andere Namen sind Hydromeningitis von ὕδωρ, Wasser, und μῆνιγξ, Haut; ferner Hydato-capsulitis u. Aquo-capsulitis.)

1) Diese Descemetitis, wie die heutigen Deutschen gerne sagen, hat eine reiche Literatur. WEDEMEYER 1824, Langenbeck's neue Bibl. IV, 1, 66. MARKARD, Diss., Würzburg 1829, Ueber die Entz. d. Kapsel der wässer. Feuchtigkeit; UNNA, de tunica humoris aquei c., Heidelberg 1836. PRAËL 1833, Ammon's Z. III, 42. RAU 1839, Ammon's Monatsschr. II, 451. HEYDENREICH in Anspach, Ammon's Monatsschr. III, 270—280, 1840 (Irit. chron.).

Die Iritis entsteht weit öfter, als durch Verletzungen, durch Wirkung innerer constitutioneller Krankheiten, bei scrofulösen Kindern, bei rheumatisch afficirten, bei Arthritikern; besonders aber, jedoch nicht exclusiv, wie man ehemals glaubte, bei syphilitischen. Das erste Symptom der Iritis ist Verfärbung. Das zweite verringerte Beweglichkeit, das dritte Verengerung der Pupille. (Erweiterung nur bei der sekundären, z. B. der von Chorioïditis bedingten und der complicirten Iritis[1]!) Das vierte ist die Entrundung der Pupille, und zwar die eckige, die hauptsächlich von den Verklebungen abhängt, — im Gegensatz zu der eiförmigen bei Erkrankungen des Ciliar-Nervensystems. Dabei Supraorbital-Schmerz, Lichtscheu, Thränen. Gelegentlich Kondyloma, Fibrin-Ausscheidung in der Pupille, selbst Eiter.

Von der bisher beschriebenen parenchymatösen Iritis ist zu unterscheiden die vordere oder seröse (Hydatoditis) und die hintere (Uveitis, Staphylitis), welche das Ektropium uveae[2]) bildet.

Die Chorioïditis wurde von MACKENZIE entdeckt und von SICHEL als selbständige Entzündungsform gut beschrieben. Die verdünnte Lederhaut läßt die Aderhaut bläulich durchschimmern; die Farbe des Augengrundes erscheint grünlich, ähnlich der Farbe der nördlichen Meere. Dazu variköse Gefäße, Härte des Augapfels, Erscheinungen von Keratitis und Iritis, Lederhaut-Staphylome.

Die Chorioïditis phlebitica und pyaemica zerstört den Augapfel unter heftiger Chemosis.

Im Jahre 1831 schrieb Dr. A. STAUB in Bamberg (Die idiopathische Entzündung der Chorioïd., v. GRAEFE's und v. WALTHER's J. d. Ch. u. A., S. 611): »Die Symptomatologie der Chorioïditis ist noch sehr unvollständig. Aeltere und selbst neuere Aerzte übergehen die Aderhaut-Entzündung mit Stillschweigen und nur einige der neuesten Autoren liefern nicht ganz genügende Beschreibungen derselben.«

Im griechischen Kanon fehlt die Chorioiditis. Im arabischen fand sie eine kurze, rein spekulative Behandlung. (XIII, S. 143). Nach dem Wiedererwachen der Augenheilkunde erklärt MAÎTRE-JAN (1707, XIV, S. 7), dass man Entzündung des hinteren Theiles der Uvea nur vermuthen könne, aus Schmerz und Sehstörung. ST. YVES (1722, XIV, S. 16) beschreibt kurz die Entzündung der Aderhaut zusammen mit der der Iris.

Das erste Schulbuch der Augenheilkunde, von DESHAIS-GENDRON (1770, II. 161, vgl. § 376), hat wohl ein Kapitel über Entzündung der Aderhaut, aber als Zeichen werden auch nur Lichtscheu und Schmerz erwähnt. DESMOURS steht 1821 noch auf demselben Standpunkt, wie ST. YVES hundert Jahre zuvor. (XIV, S. 351).

1) § 145 v. W.'s »natürliche Divergenz des Sehlochs« beim Menschen. ist ein Irrthum. Vgl. XIII, S. 419, Zusatz 2.

2) Vgl. den folgenden §.

Wenden wir uns also zu MACKENZIE. Schon in der ersten Auflage seiner Diseases of the eye vom Jahre 1830, noch genauer in der dritten vom Jahre 1840, erklärt er Chorioïditis für eine durchaus primäre und bestimmte Krankheit; allerdings könne sie sich auch zu andren Krankheiten hinzugesellen, zu Keratitis, . . . zu Iritis, namentlich der arthritischen. Befallen werden hauptsächlich Erwachsene, Frauen häufiger. Symptome: Einzelne breite Gefäße im Weißen des Auges. Dieses erscheint blau hindurch im Umkreis der Hornhaut. .Dazu treten Staphyloma der Lederhaut, Trübung der Hornhaut, Vergrößerung des Augapfels u. s. w. (Wir müssen also feststellen, dass MACKENZIE's Chorioïditis zu der Gruppe der glaukomatösen Krankheiten gehört.)

SICHEL's Beschreibung ist ähnlich, noch genauer und gedenkt auch der Härte des Augapfels. (Vgl. § 45 seiner Iconographie.)

Ein tief liegender Gefäßkranz rings um die Hornhaut (durch Injektion des Ciliar-Rings, Orbiculus ciliaris,) kommt vor einerseits bei Skleritis, Keratitis, Iritis, Chorioïditis; andrerseits als selbständige Entzündungsform, die v. AMMON als Ophthalmodesmitis[1]) bezeichnet hat. A. BÉRARD hat dafür den Namen Kyklitis eingesetzt. Er selber, CADÉ und TAVIGNOT erkennen die Entzündung des Strahlenkreises als eine selbständige Entzündungsform an; sie gehen aber viel weiter, indem sie die meisten und wichtigsten Symptome der Keratitis und Iritis lediglich von der gleichzeitigen Kyklitis ableiten.

»Die Entzündung der Linsenkapsel, Periphakitis, Phakohymenitis, barbarisch Capsulitis oder gar Capsitis, habe ich vor 40 Jahren entdeckt«. (§ 506, II.)

Der Name Periphakitis stammt von περί, herum, und φακός, Linse. (Die Griechen bezeichneten mit letzterem Wort nur die Koch-Linse. Die Linse des Auges war ihnen die Krystall-Feuchtigkeit, κρυσταλλοειδὲς ὑγρόν. Die lateinische Uebersetzung, crystallinus humor, galt noch bis VESAL und darüber hinaus. Aber RUFUS hat uns überliefert, dass die den Krystall des Auges umgebende Haut erst namenlos gewesen, später aber die linsenförmige (φακοειδής) von ihrer Gestalt, die krystallartige von der eingeschlossenen Feuchtigkeit genannt sei. (XII, S. 188.)

Lens crystallina in der Bedeutung Glas-Linse ist, wie ich finde, (die mir zugänglichen Schriften über Geschichte der Optik und der Physik haben diese Frage nicht berührt,) zuerst aufgetaucht in J. B. PORTA's Magia natur. l. XVII, c. X (1553, 1607, 1644[2])): Lentes vocamus circulorum portiones simul compactas, concavorum et convexorum. (In desselben PORTA's Werk de refractione [1593, l. VIII] kommt aber dafür nur das Wort specillium vor.)

In KEPLER's dioptrice (1611, XXV) heißt es: Lens est vitrum aut crystallus in forma disci orbicularis, latior quam profundior ... convexa ... cava ...

1) Vgl. m. Wörterbuch, S. 73, 22, 10. Von ὀφθαλμός, Auge, und δεσμός, Band. Ligamentum ciliare hieß ja der Strahlenkörper, für den die Griechen die Bezeichnung κύκλος, Kreis, gehabt. GALEN bezeichnete ihn als Bindeglied (σύνδεσμος) für Krystall und Glasfeuchtigkeit, für Netz- und Aderhaut. (Vgl. XII, S. 194.)

2) Nur die Ausgaben von 1607 u. 1644 waren mir zugänglich, nicht die von 1553. Aber für die Priorität, gegenüber KEPLER, ist dies ohne Belang.

(In seinen Paralipomena ad Vitellionem vom Jahre 1604 hatte K. nur das Wort perspicillum gebraucht.)

Von den Glas-Linsen wurde der Name, und zwar als lens crystallina, wieder auf den Krystall des Auges übertragen, wohl durch BIDLOO zu Amsterdam. (Anat. corp. humani 1685, Tab XI, Fig. 20, 23, 24.)

Das Wort Phakohymenitis besteht aus φακός, Linse, und ὑμήν, Haut. Lateinisch sind capsa, Kasten, und capsula, Kästchen.

Bei der einfachen vorderen Periphakitis zeigen sich rothe Gefäße in der vorderen Kapselwand, besonders nach künstlicher Erweiterung der Pupille. und Trübung der Vorderkapsel. »Die reine Periphakitis scheint Niemand zu kennen und anzuerkennen«, wohl aber die mit Uveïtis complicirte.

Die hintere P. hängt mit Krankheit des Glaskörpers zusammen: »weit hinter der Pupille entstehen einzelne rothe Gefäße: es entsteht allmählich eine gespinnstartige Trübung von concaver Gestalt. Die Phakitis, Entzündung der Linsensubstanz selbst, ist eine seltne Erkrankung und wird von RÜTE geleugnet, — ebenso wie die der Kapsel.«

Die Entzündung der Glashaut (Hyaloïditis[1], Hyalitis) mag eine nicht seltene Krankheit sein, allein sie hat keine objektiven Symptome. (Nach SICHEL ist sie Chorioïditis.)

Den Schluss der ganzen Reihenfolge der inneren Augen-Entzündungen bildet die Netzhaut-Entzündung, Dictyitis[2]) Die subjektiven Symptome prävaliren: wüthendster Schmerz, Lichtscheu mit Miosis, quälendste Photopsie (leuchtende Feuerkugeln, ein Flammenmeer,) anfangs zuweilen Oxyopie, später Gesichtsverdunklung und Erblindung.

(Offenbar haben Fälle von Netzhautablösung die Grundlage zur Aufstellung dieses Krankheitsbildes geliefert. Der wüthende Schmerz kommt ja allerdings nur einer sehr seltenen Form zu.)

»Blepharitis nenne ich jede Entzündung eines oder beider Augenlider«.

Vgl. XII, S. 198, Anm. 3. Das Lid heißt griechisch βλέφαρον, die Wimper βλεφαρίς, ιδος. Also irrt KÜHN (Lex. med. 1832, I, S. 232), wenn er das von PLOUQUET (1791/3, delin. system. nosol. I, 217) gebildete Wort Blepharitis für Lid-Entzündung deshalb verwirft, weil es von βλεφαρίς abgeleitet sei. Allerdings heißen bei PAUL. AEGIN. die Wimpern βλεφαρίτιδες τρίχες, d. i. die an den Lidern befindlichen Haare. BEER hatte (1813) die Lid-Entzündung als Blepharophthalmia bezeichnet. Hierunter versteht W. eine Lid- und gleichzeitige Augapfel-Entzündung.

Die Lid-Entzündungen waren den alten Griechen natürlich schon ganz gut bekannt, wurden aber anders bezeichnet, χαλάζιον. κριθή, μαδάρωσις, μίλφωσις, πτίλωσις, ψωροφθαλμία u. a. Vgl. § 239, XII, S. 377—379 und § 166. Das

---

1) Vgl. XII, S. 193, Anm. 1 u. mein Wörterbuch S. 44. Uebrigens war ὑαλῖτις (ψάμμος) = Glas-Sand, bei Strabo. Hyalitis fehlt noch bei BEER, 1792; findet sich in Kühn's Lexikon (1832) als Name der Neueren.

2) XII, S. 193, Anm. 3. (Woselbst »bei KÜHN (1832)« zu streichen!)

Wort Tarsitis verwirft W., da es sowohl die Entzündung des Lidknorpels, als auch die des wimpertragenden Lidrandes bedeuten könnte.

In der That wird der Lidknorpel, der in der pseudohippokr. Schrift von der Sehkraft χόνδρος, d. h. Knorpel, genannt ist (§ 74, XII, S. 130), bei GALEN (v. Nutzen der Theile, X) als ταρσός bezeichnet und mit dem Beiwort χονδρώδης, knorpelartig, ausgestattet. Dieses Wort ταρσός heißt eigentlich (vgl. m. Wörterbuch S. 11) die Darre, von τέρσω, ich trockne, ferner ein Gerüst- oder Flechtwerk, daher auch das Gerüst der Fußwurzelknochen, das man heute als Metatarsus bezeichnet, die Schwungfedern am Ende der Vogelfedern, die aufgestellten Ruder-Reihen, die Lidfugen mit den Wimper-Reihen (RUFUS), die Wimpern selber.

Heutzutage bedeutet Tarsitis nur Lidknorpel-Entzündung.

Es giebt also 1. Blepharitis externa, Dermatitis palpebralis; 2. Bleph. interna, Syndesmitis plp.; 3. Bl. marginalis et angularis; 4. Chondritis plp.; 5. Myositis plp.; 6. Bleph. glandulosa, Meibomiana; 7. Bleph. ciliaris, Entzündung der Wimper-Wurzeln.

(Wie man sieht, ist dies eine gute Eintheilung. Wenn man das Wort Entzündung durch Krankheit ersetzt, so ist dieselbe Eintheilung 1908 in unsrem Handbuch V, II, von J. v. MICHEL, befolgt worden.)

Die Lidhaut-Entzündung ist entweder erysipelatös oder phlegmonös. Die Syndesmitis ist absondernd oder granulär. Es giebt Granulationen fast ohne jede Absonderung, ja fast ohne Entzündungs-Erscheinungen. Chondritis ist eine seltene Krankheit. Myositis ist anzunehmen, wenn der Lidkrampf andauert, auch in der Dunkelheit nicht nachläßt.

Zu den Entzündungen der Thränen-Organe gehört die der Thränen-Drüse (Dacryadenitis), die des Thränen-Wärzchens (Encanthis) und die des Thränen-Sacks (Dacryocystitis). Die phlegmonöse Entzündung in der Umgebung des Thränen-Sacks will v. W. Ancylops[1] nennen.

In der Orbita giebt es Periostitis, Ostitis, Myositis[2], Neuritis und Phlebitis orbitalis. Die Periostitis ist rheumatischen, traumatischen, arthritischen, auch syphilitischen Ursprungs. Die Myositis[2], Myitis, der Orbita ist eine nicht selten vorkommende, früher meist übersehene Krankheit rheumatischen Ursprungs, mit einseitigem Schielen und Doppeltsehen. Bei der Entzündung des Sehnerven tritt die Erblindung zuweilen sehr rasch und fulminirend[3], zuweilen langsam und allmählich ein. Die Zellgewebs-Entzündung kann an einer umschriebenen Stelle beginnen, aber sie breitet sich immer über die ganze Orbita aus.

---

1) Also von ἀγκύλη, steifes Glied, oder von ἀγκύλος, krumm. Es heist ἀδήν die Drüse und κύστις die Blase. — Über ἀγχίλωψ vgl. XII. S. 275 u. 376.

2) Natürlich ist dies Wort unzulässig. — Nach KRAUS, KÜHN, ROTH müßte es Myitis heißen, von μῦς (gen. μυός), der Muskel.

3) Vgl. A. v. GRAEFE »über Neuroretinitis und gewisse Fälle fulminirender Erblindung«, A. f. O. XII, 2, S. 114—149, u. bes. S. 135, 1866.

Die Eintheilung der Ophthalmien nach ihrem Sitz gewährt die Anschauung der Elementar-Formen. Aber die konkreten Formen, wie sie in den Krankheitsfällen erscheinen, als Kombinationen der Elementar-Formen, werden bestimmt durch den qualitativen Charakter der Krankheit. Dieser ist ein spezifischer. Spezifische Ophthalmien sind Augen-Entzündungen bei dyskrasischen Individuen; sie sind gemischte, getrübte Ophthalmien.

Die Diathesen und Dyskrasien zeigen einen histologischen Charakter. Scrofulosis ist Krankheit des Lymph-Systems und der Schleimhäute. Die katarrhalische Diathese äußert sich in den letzteren, besonders in der Respirations-Schleimhaut. Die rheumatische im System der fibrösen Häute. Wenn daher Scrofulose, Katarrh, Rheuma, Gicht in das Auge tritt und Entzündung anregt; so werden von dieser vorzugsweise die ihnen entsprechenden Gewebe ergriffen: von der katarrhalischen Ophthalmie wird die Bindehaut, von der rheumatischen die Lederhaut, an ihrer äußeren Fläche, von der arthritischen dieselbe an der inneren und die Aderhaut befallen. Bei der dyskrasischen Ophthalmie ist die besondre Lokalisation der Schlüssel zur Erkenntniß der eigenthümlichen Form. Zur Diagnose der einfachen Ophthalmie hilft uns ein negatives Zeichen, die Abwesenheit jeder Dyskrasie.

»Gegen die Annahme specifischer Ophthalmie hat sich zuerst VELPEAU (1840, 1844) erhoben. Seine Lehre fand bald in Frankreich, wo die deutsche zuerst durch SICHEL bekannt gemacht und als fremdes Produkt mit Widerstreben aufgenommen war, viele Anhänger; sie scheint auch in Deutschland jetzt Eingang zu finden.

Insbesondere hat ROSER (1847[1]) sich gegen die Specificität der Augen-Entzündungen noch heftiger, als VELPEAU selbst, ausgesprochen und alles, was J. BEER, JÄGER, SICHEL, JÜNGKEN, v. AMMON, CHELIUS und ich selbst in dieser Beziehung gelehrt, als phantastische Trugbilder und aus falschen Prämissen zu verderblichen Folgerungen führend bezeichnet ...

Schon 1845 in meiner Abhandlung über die Staphylome sprach ich von der Verwirrung, in welche in Deutschland seit einiger Zeit die Lehre von den Augen-Entzündungsformen gerathen ist, und wie sich in dieser die beiden nosologischen Elemente, auf denen sie beruht, das von J. BEER dargestellte specifische und das von J. A. SCHMIDT zuerst angedeutete, von mir selbst erst näher entwickelte histologische regellos durchkreuzen, ... ohne organische Verbindung ...

Es ist nicht in Abrede zu stellen, dass die Lehre von den specifischen Ophthalmien einer kritischen Revision bedurfte, ... in welchem Sinne es eine rheumatische Augapfel-Entzündung, eine arthritische Lederhaut-Ent-

1) Vgl. unsren § 545.

zündung, eine abdominale Aderhaut-Entzündung, welche Velpeau und Roser für eine lächerliche Erfindung von Sichel erklären, gebe und in der Natur vorkomme.«

Die Augen-Eiterung der Neugeborenen ist eine spezifische wegen der Eigenthümlichkeit ihrer Causalitäten, welche nothwendig auch eine eigenthümliche Verlaufsweise zur Folge haben[1]). (Vgl. XIV, S. 207, Nr. 12.)

Der Augen-Tripper entsteht entweder 1. durch Inoculation (dies soll die leichteste Form sein!) oder 2. durch Suppression des Harnröhren-Trippers, oder 3. bei Fortbestehen des letztgenannten durch Mitleidenschaft (sympathisch-consensuell).

Die ägyptische Ophthalmie[2]) erweist sich durch folgende Eigenthümlichkeiten als eine specifische: 1. durch ihre große Verbreitung, 2. durch die Granulationen, die J. Beer, J. A. Schmidt und Scarpa nicht beschreiben und die überhaupt den Augenärzten in Deutschland, England, Italien vor Bonaparte's Zug nach Aegypten unbekannt gewesen. Sie ist ansteckend, aber nicht durch die Luft. Jetzt ist die Krankheit in Deutschland milder geworden, zeigt selten Chemosis, läßt aber Pannus zurück.

Specifische Ophthalmien sind die exanthematischen. Die variolöse war früher die schrecklichste: durch sie allein erblindeten früher mehr Menschen, als durch alle übrigen zusammen genommen. Die wohlthätigen Wirkungen der Schutzblattern-Impfung sind nicht blos nach der verminderten Sterblichkeit, sondern auch nach der Verhütung von Erblindung zu schätzen.

Bilden sich viele Pocken in den Lidern, so können wegen der Lidgeschwulst die Augen acht Tage nicht geöffnet werden, woraus das Vorurtheil entstand, dass sie während dieser Zeit nicht geöffnet werden dürfen.

Blattern im Lidrande hinterlassen zeitlebens vertiefte geröthete Pockengrübchen mit bleibendem Wimper-Ausfall. Aus ihnen kann man, wenn auch Pocken-Narben im Gesicht nicht bemerkbar sein sollten, auf die vorausgegangene Pockenkrankheit schließen. (Vgl. XIV, S. 332.)

Pusteln auf der Hornhaut können sich während und nach der Pockenkrankheit bilden, als Nach-Pocken. Nachkrankheit ist auch Dacryocystitis.

Nie producirt die Vaccine während des Verlaufs eine Ophthalmie. Wohl aber kann diese als Nachkrankheit entstehen[3]).

---

1) Eine interessante Bemerkung findet sich § 287: »Die meisten der heut zu Tage noch vorkommenden Staphylome, da die variolöse Ophthalmie keine mehr producirt, sind Nachkrankheiten der Augen-Eiterung der Neugeborenen.«

2) »Strabo nennt Aegypten die Heimath der Blinden.« Das ist ein Irrthum. Vgl. m. Aegypten (1890, S. 84.)

3) Durch Uebertragung des Giftes von der Vaccine-Blatter auf die Lidhaut, was von mir nachgewiesen worden. Vgl. in unsrem Handbuch V, II, § 24, J. v. Michel.

Die morbillöse Ophthalmie entsteht schon im Infektions-Stadium, als ein wirklich selten fehlender Vorläufer, so dass sie als diagnostisches Zeichen dienen kann, gegenüber Rubeola u. a. (Vgl. XIV, S. 332 u. XI, I § 274.)

Die chronischen Haut-Ausschläge erzeugen eine eigentümliche Form der Blepharitis marginalis und ciliaris (Psorophthalmie).

Specifisch κατ' ἐξοχήν, sogar von Velpeau und Roser anerkannt, ist die syphilitische Ophthalmie. Sie kommt nur bei konstitutioneller Syphilis vor, ist nicht (wie einige, besonders englische, Aerzte angenommen,) eine Mercurial-Krankheit und tritt wesentlich als Iritis auf: Supraorbital-Schmerz, Thränen, Gefäßkranz am Strahlenkreis, Verfärbung der Iris, zackige Pupille, Schwellung der inneren Zone zu einem wulstigen Ring, Kondylome, Gefäßwucherung, Ausschwitzung in die Pupille, ruckweise Verschlimmerung, selbst Pupillen-Sperre und Atrophie des Augapfels. Meist einseitig.

Die syphilitische Ophthalmie wirkt nur auf die vordere Halbkugel des Auges[1]), die arthritische nur auf die hintere, die Ader-, Glas- und Innenfläche der Lederhaut.

Sichel hat die gichtische (und die abdominale) Ophthalmie als venöse Ophthalmie bezeichnet. Gehen bei Unregelmäßigkeit im Pfortader-System die Ausscheidungen nicht genügend von Statten, so werden die fibrösen Organe durch Niederschläge des Gichtstoffes entzündet, im Auge die Lederhaut und die überwiegend venöse Aderhaut. Die varikösen Gefäße der Augapfelbindehaut stammen aus dem überfüllten Sinus venosus der Iris (Kanal des Fontana).

Im Verhältniß der eintretenden Amaurose erweitert sich die Pupille, bis zum fast gänzlichen Verschwinden der Regenbogenhaut. Oefters wird, schon bei nicht so bedeutender Mydriasis, Ektropium uveae bemerkt.

Therapie der Augen-Entzündung. »Bei akutem Verlauf heftiger Ophthalmien ist diejenige Lebensweise einzuhalten, welche Hippokrates für akute, fieberhafte Krankheiten vorschreibt.

Totale Lichtentziehung darf nie von sehr langer Dauer sein. Mäßigung des Lichtreizes ist meistens genügend. Verbinden des entzündeten Auges ist nachtheilig. So gut, wie bei der Pleuritis, ist auch bei der Ophthalmie das antiphlogistische Heilverfahren angezeigt. Vor 3—4 Dezennien[2]) wurden (nach der Brown'schen Lehre) die meisten Ophthalmien für asthenische Entzündungen erklärt und mit Reizmitteln behandelt, die ärztliche

1) Ein positiver Irrthum, den der Augenspiegel beseitigt hat. Aber schon Beer hat Betheiligung des Glaskörpers und der Markhaut wohl gekannt. (XIV S. 333.)

2) Nicht von Beer, der in der zweiten Heilregel gegen Augen-Entzündung Blutegel u. Skarificationen, in der dritten Abführung, Salpeter innerlich u. Aderlass empfiehlt. Ueberhaupt wohl nicht allgemein. Allerdings von Dzondi.

Behandlung immer fehlerhafter, zuletzt wahrhaft Entsetzen erregend.«
»Jetzt . . . freue ich mich, das von mir empfohlene, entzündungswidrige Verfahren allgemein angenommen zu sehen, — außer von VELPEAU und ROSER.

Zu den antiphlogistischen Heilmitteln gehören Aderlass, Blutegel, Schröpfköpfe, Skarifikationen (Ausschneidung der Augapfelbindehaut). Dazu innerlicher Gebrauch von Kali nitr. und tartar., Abführmittel; weniger passend ist die künstliche Erregung des Brechens, selten die des Schwitzens. Dazu Merkur bei der Iritis, auch der nicht syphilitischen; Aethiops antimonialis ist das Hauptmittel bei skrophulösen Ophthalmien. Für ableitende Mittel (Spanischfliegen-Pflaster, Pustel-Salbe) sind die Augen-Entzündungen weniger empfänglich.

Aeußerst wichtig ist die Wahl geeigneter Lokalmittel. Naßkalte Bähung ist das unübertroffene Heilmittel bei reiner Entzündung, besonders der traumatischen; aber mehr bei der äußeren. Blei, als metallisches Narkotikum, paßt bei traumatischen Entzündungen niemals, bei dyskrasischen im Anfang. Merkur wirkt gegen exsudative Entzündung, Kupfer als kräftiges Adstringens, Arg. nitr. ätzend. GUTRIE hat es gegen ägyptische Ophthalmie in Salbenform angewendet, VELPEAU in Auflösung (0,05 bis 0,3 zu 30,0), 2—3 Mal täglich einzuträufeln, und auf alle äußeren Augen-Entzündungen ausgedehnt. Nach lange fortgesetzter Anwendung einer Augensalbe aus salpetersaurem Silber wird die Lid- und Augenapfel-Bindehaut blau gefärbt, ohne Benachtheiligung der Sehkraft[1].

Die Anwendung der örtlichen Augenmittel geschieht entweder in Lösung (Kollyr), oder in Salbenform, oder als Pulver, das eingeblasen wird (Calomel, Borax). Narkotische Kollyre sind die Auflösung von Extr. Belladonn., Hyoscyami und ihrer Alkaloïde (Atropin, Hyoscyamin).

Die specifischen Ophthalmien erfordern neben Antiphlogose ein Heilverfahren gegen die zu Grunde liegende Diathese oder Dyskrasie.

Andre Lokalmittel, als weiße Präcipitalsalbe (0,05 : 30,0) und kaltes Wasser, sind bei der Augen-Eiterung der Neugeborenen weder nöthig noch passend.

Der Augen-Tripper erfordert heroische Aderlässe, Ausschneiden der Chemosis, innerlich Calomel mit Jalappe, örtlich weiße Präcipitalsalbe.

Aehnlich bei der ägyptischen Ophthalmie in der schlimmsten Form. Gegen die Granulationen dient partielle Resektion. Die Aetzung ist die Nachlese. Bei der syphilitischen Iritis gilt neben der Antiphlogose die

1) Diese Versilberung (Argyrosis, von ἄργυρον, Silber, ἀργυρόω, ich versilbere, kann aber auch die Hornhaut erreichen und dann die Sehkraft dauernd schädigen. Das habe ich bei einem deutschen Arbeiter beobachtet, der in Rußland viele Jahre hindurch wegen Körnerkrankheit sich selber die Salbe eingestrichen. Vgl. m. Wörterbuch, S. 6 u. C. Bl. f. A. 1909, S. 71.

Merkurial-Kur; mehrmals des Tags ist concentrirte Belladonna-Lösung einzuträufeln.

Ausgänge der Augen-Entzündung. Der Hornhaut-Abszess[1]), wenn er groß ist und tief sitzt, muß rechtzeitig geöffnet werden, durch Hornhautschnitt, der nicht (?) in die Vorderkammer dringt.

Das Hypopyon, Eiter-Ansammlung in der Vorderkammer, schon von den Alten beschrieben, ebenso von den Erneuerern der Augenheilkunde, z. B. Maître-Jan, Mauchart, Richter, von Beer in das ächte (verum), das in den Augenkammern selbst sich erzeugt, und in das unächte (spurium), bei welchem der Eiter aus einem Hornhaut-Abszess in die Vorderkammer sich ergießt[2]); wird auch von Walther in zwei Arten, aber anders, eingetheilt: in das ächte aus einem Abszess der Hornhaut oder der Regenbogenhaut, und das unächte aus eiterförmiger Absonderung der Descemet'schen Haut.

Das metastatische Hypopyon bringt Eiter von einer fernen Stelle plötzlich in's Auge[3]). Aber auch durch Metaschematismus[4]) entstehe Hypopyon, nach ausgetrockneten Fußgeschwüren, bei Amenorrhöe.

Im Anfang ist energische Antiphlogose einzuleiten. Die Resorption geschieht leichter und öfter, als beim Hornhaut-Abszess. Der Aderlass muß das Beste leisten. Sonst bleibt nichts übrig, als der Hornhaut-Stich.

Von Hornhaut-Geschwüren hat Walther aber Jüngken's Geschwür der Descemetis nie beobachtet.

Zu dem Lid-Abszess gehört auch das Gerstenkorn und der seltnere Furunkel[5]).

---

1) Den Namen Onyx soll der Hornhaut-Abszess von einer etwas abweichenden, scheinbaren Färbung erhalten haben. Das ist ein Irrthum W.'s.

Die Alten kannten zwar den gefärbten Halb-Edelstein Onyx (Plin. 36, 7 und 37, 6); aber den Hornhaut-Abszess nannten sie Onyx (Nagel), wenn er eine dem Fingernagel-Abschnitt ähnliche Gestalt annimmt. (XII, S. 383). — v. Walther nennt den Abszess der Hornhaut auch Epipyon (von ἐπί, darauf, πύον, Eiter,) im Gegensatz zum Hypopyon. Aber in der Hippokratischen Sammlung ist ἐπιπύησις die Nach-Eiterung.

2) Vgl. XII, S. 383 (griechischer Kanon); XIII, S. 135 (arabischer Kanon) und S. 182; XIV, S. 8 (Maître-Jan); XIV, S. 181, 182 (Mauchart, der Eiterbildung in der vorderen Augenkammer von der in der hinteren unterscheiden wollte); XIV, S. 222 (Richter); Beer, Augenkr. I, S. 426, 1813.

3) Name und Begriff schon bei Plenck (de morb. oc. S. 109 u. 133, 1777), bei Beer (Augenkr. II, 275, 1792). Die metastatische Ophthalmie durch Pyämie nach Venen-Entzündung hat zuerst J. N. Fischer in Prag 1832 genauer beschrieben. Vgl. § 476). Aber Mackenzie hat bereits 1830 von metastatischer Ophthalmie nach Venen-Entzündung gehandelt. (Diseases of the eye 1830, S. 370).

4) Μεταςχηματισμός, die Umbildung, von μετά, nach, und σχῆμα, Form.

5) Dies Wort wird in medizinischen Wörterbüchern entweder gar nicht (Kühn I, 663) oder falsch (von furo, ich rase, oder von furvus, dunkel, schwarz,) bei Villaret (1899, I, S. 764) und bei Guttmann (1909, S. 438) abgeleitet. »Quod ferveat (siedet), unde graece ἄνθραξ dicitur. Caper, de verbis dubiis, Fervunculum a

Bei den Thränen-Krankheiten werden alle Verfahren, einschließlich der Exstirpation des Thränensackes und der Thränendrüse kritisirt.

Das Empyem der Orbita entsteht sekundär aus dem der Stirn- und Oberkiefer-Höhle.

Der dritte Abschnitt des Werkes handelt von den Wunden des Augapfels und seiner Umgebung; der vierte bringt die Lage-Veränderungen (Paratopien[1]), wozu Hernia, Prolapsus, Strabismus, Ektropium, Entropium, Trichiasis und Distichiasis gerechnet werden. Der fünfte enthält die Bildungsfehler des Auges. (Vgl. XIV, S. 239 u. 240).

Das Kolobom der Iris hat v. Walther 1821 zuerst benannt und genauer beschrieben; v. Ammon 1830 dabei den Aderhaut- und Netzhaut-Spalt entdeckt; Gescheidt die Fortsetzung in den Strahlenkörper hinein; Rudolf Wagner einen Ausschnitt aus der Linse. Der letztgenannte Befund wird in den neueren Erörterungen[2]) meist nicht erwähnt. (Graefe und Walther, J. d. Chir. u. A. II, S. 598, Z. f. Ophth. III, 277; IV, 437; Ophth. Bibl. III, 467.)

Der letzte Abschnitt handelt von den Fremdbildungen (Allenthesen[3]) des Auges. Hier zeigt sich ganz besonders die Schwäche dieses doch nur künstlichen Systems. Denn unter dem erwähnten Namen werden nacheinander abgehandelt Fremdkörper, Neubildungen, Staphyloma, Katarakt, Amaurose.

Bezüglich der Eisensplitter befindet sich v. W. in einem erheblichen Irrthum. »§ 1350. Eisensplitter können aus dem Auge durch die Gegenhaltung eines starken Magneten ausgezogen werden. Aber auf oxydirtes Eisen und auf Stahl wirkt derselbe nicht.«

v. W.'s Staphylom-Lehre wird später bei der allgemeinen Betrachtung derselben dargelegt werden. (§ 544.)

Sehr ausführlich ist die Erörterung des Stars. (S. 454—648.) Hier findet sich auch ein besonderer Paragraph (§ 1708) über Cataracta senilis[4]).

---

fervore, non Furvunculum.« (Glossarium med. et infim. latinat., Leopold Favre, 1884, III, S. 638.)

Cels. V, 28, 8 de furunculo. Furunculus vero est tuberculum acutum cum inflammatione et dolore; maximeque ubi jam in pus vergit. Qui ubi adapertus est et exiit pus, subter apparet pars carnis in pus versa, pars corrupta subalbida, subrubra quem ventriculum quidam furunculi nominant. (M. Wörterbuch 1887, S. 33.) Griechisch δοθιήν, Blutschwäre. Ueber Lid-Furunkel vgl. unser Handbuch V, 2, § 21.

1) Nach Analogie von Ektopia gebildet aus παράτοπος, am unrechten Ort.

2) Unser Handbuch. — Encycl. franç. II, 304—308, 344, 361, 582.

3) Ἄλλος, der andere, ἔνθεσις, das Hineinstecken. Der Name hat zum Glück sich nicht eingebürgert und fehlt in den med. Wörterbüchern.

4) Dass Celsus mit einer spitzen Nadel die Häute im Weißen des Auges durchstochen und mit einer stumpfen den Star niedergelegt habe, ist ein merkwürdiger Irrthum des gelehrten Ph. v. W. (Vgl. unsern § 180; ferner § 283, XIII, S. 218; endlich § 17—19).

»Für die aufgestellten Normen und das mir eigenthümliche technische Verfahren bei der Star-Operation darf ich nicht hoffen, noch während der Tage meines Lebens . . . eine gerechte Anerkennung und Nachahmung durch die Kunstgenossen zu finden«, hat v. W. in der Vorrede zum 2. Theil seines Werkes, S. V, hervorgehoben.

Diese seine Prophezeiung ist richtig, auch für die weitere Zukunft, gewesen. Denn er sticht die Nadel im Centrum der Hornhaut ein: der Star wird umgelegt, deprimirt, lateralisirt. »Der harte Linsenstar ist für diese Operationsmethode der günstigste;« die irrigste Lehre ist die, dass gerade bei ihm die Keratonyxis contraindicirt sei, weil er einen harten Druck auf die Netzhaut ausübe, und weil er nicht resorbirt werde. Die erste Behauptung ist ganz chimärisch, die zweite nur bedingt und mit großer Einschränkung richtig. Man kann daher bei jeder Katarakt ohne Ausnahme die Dislokation mittelst Keratonyxis versuchen, und, wenn sie nicht gelingt, ohne die Dislokations-Versuche zu oft zu wiederholen, sogleich in der Fortsetzung der Operation zur Zerstückelung übergehen. Diese kann jedoch bei weichem und flüssigem Star auch sogleich von vornherein intendirt werden.«

Wir können nicht umhin, hier einen Rückschritt gegen Beer, Rosas u. A. festzustellen.

§ 508. XI. Die Lehre vom schwarzen Star und seiner Heilart von Ph. Fr. v. Walther (aus Graefe's und v. W.'s J. d. Chir. u. Augenh. B. XXX besonders abgedruckt, Berlin, G. Reimer, 1841, 251 S., hat die Bewunderung der damaligen Leser erregt: während sie die Geduld der heutigen auf eine harte Probe stellt: aber psychologisch merkwürdig ist sie uns geblieben als letztes Wort eines sterbenden Zeitalters, — nur 10 Jahre vor der Erfindung des Augenspiegels, ja nur zwei Jahre vor derselben, denn 1849 hat v. W. in seinem Lehrbuch den Inhalt dieser Abhandlung noch einmal fast wörtlich wiedergegeben.

Wir müssen doch auf das Wesentliche dieser Schrift eingehen, wenn wir ein vollständiges Bild von der Gedankenwelt dieser Zeit uns verschaffen wollen, — um so mehr, als wir das Kapitel der Amaurose bei Waltner's Vorgängern (Richter XIV, S. 226; Beer XIV, S. 341; Travers XIV, S. 359 u. A.) ja etwas stiefmütterlich behandelt haben.

Den größten Fleiss und durchdringenden Scharfsinn hat W. auf eine verlorene Sache verschwendet. Einzelne Lichtblitze erhellen das Dunkel der Darstellung. »In einem künftigen (natürlichen) System wird für die Amaurose keine Stelle sein, die einzelnen in ihr begriffenen Krankheiten der Netzhaut, des Sehnerven und des Gehirns werden, von einander getrennt, an sehr verschiedenen Stellen eingereiht werden.«

Als Jüngling habe ich noch in Vorlesungen[1] über Augenheilkunde gehört, dass von dem geistreichen PH. v. WALTHER der Satz herrührt: »Amaurose sei derjenige Krankheitszustand, wo der Kranke nichts sieht, und auch der Arzt nichts.«

Aber WALTHER hat gerade im Gegentheil jene »alte, sich hie und da noch geltend machende rein negirende Definition« bekämpft durch die Erklärung, dass »bei der Amaurose weder subjektive noch objektive Zeichen fehlen«.

Die subjektiven Zeichen überwiegen. Das erste ist Amblyopie, lateinisch hebetudo visus. Stumpfsichtigkeit drückt die verminderte Schärfe, Schwachsichtigkeit die verminderte Stärke der Sehkraft aus[2]. Die Oxyopie[3]) pflegt den Befallenen große, leider kurz dauernde Freude zu machen. Photophobie (Lichtscheu), Photolimie (Lichthunger), Nyktalopie und Hemeralopie, Skotopsie werden genau erörtert.

Bei der Gutta serena scheint dem Kranken ein heller Tropfen Wasser vor der Sehe langsam herabzufallen, dem ersten folgt ein zweiter und so fort; hiervon stamme die sonst nicht leicht erklärbare lateinische Benennung der Amaurose[4]).

Folgen Myiodesopsia, visus reticulatus, trabecularis, maculosus, nubeculosus, nebulosus, Chromopsie (Farbensehen), Achromatopsie (Farbenblindheit). Letztere ist manchen Menschen angeboren und in diesem Falle kein amaurotisches Symptom. Wenn aber ein Mensch, der guten Farbensinn gehabt, mit einem Mal die Farben nicht mehr unterscheiden kann, so ist dies ein sehr verdächtiges Zeichen und deutet auf beginnende Amaurose hin.

Folgen ferner: Photopsie, Hemiopie, Diplopie, Mikropie, Megalopie, Metamorphopsie.

Die Amaurotischen fühlen sich sehr unglücklich; erst, wenn sie jede Hoffnung aufgeben, werden sie wieder heiterer. Das Wort »schwarzer

1) Von A. v. GRAEFE. Vielleicht geht der Irrthum zurück auf F. ARLT, der, in seiner Pflege der Augen (1865, S. 108) angiebt, »dass der geistreiche Phil. v. W. den früheren Standpunkt treffend in jene Worte gefaßt hat.« WALTHER's spöttische Kritik dürfte sich übrigens auf D. G. KIESER (§ 528) beziehen, der 1811 (üb. d. schwarzen Star, S. 31) schrieb, dass »für die Amaurose neben der Blindheit die einzige Gewissheit der Diagnose in den negativen Zeichen zu suchen sei.«

2) Das ist ja eigentlich ganz richtig; aber heutzutage gebraucht man »Schwachsichtigkeit« für verminderte Schärfe und »Sehschwäche« für verminderte Stärke oder Ausdauer.

3) Vgl. § 487 (S. 65).

4) Diesen Irrthum (vgl. XIII, S. 252 u. GUY VON CHAULIAC, S. 483) hat der gelehrte Mann vielleicht aus BOERHAAVE (1708, Ausgabe vom Jahre 1746, S. 73): Barbarus aliquis vocavit hunc morbum (sc. Amaurosin) guttam serenam, quia videbat aliquando id malum subito oriri, putuvit guttam ante foramen visus subito delabi. Derselbe Irrthum findet sich bei RADIUS in seinem Handwörterbuch d. Chir. u. Augenh. I, 136, 1836.

Star« hat für sie etwas schreckhaftes. »Merkwürdig sind die Träume der Amaurotischen[1]). Die meisten träumen noch viele Jahre nach ihrer Erblindung von sichtbaren Gegenständen und kommen sich selbst in diesen Traumbildern als Sehende vor. Später aber hören diese Gesichts-Träume auf. So verhält sich die Sache bei Retinal-Amaurosen. Bei encephalischen fanden keine Gesichts-Träume statt.«

Die objektiven Symptome der Amaurose werden beinahe alle durch den Gesichts-Sinn festgestellt, — durch den Tastsinn nur Härte oder Weichheit des Augapfels. »Eine der herrlichsten Erweiterungen der Semiotik ist die Einleitung des Lichts in innere Kanäle und Höhlen des Körpers durch Specula[2]).« Aber an Erleuchtung des Augen-Innern denkt W. nicht; im Gegentheil erklärt er zwei Jahre vor der Erfindung des Augenspiegels »die Vorstellung, dass man die Aderhaut des lebenden Auges sehen könne, für etwas abenteuerliches.«

»Der vollkommen Amaurotische hält sich grade[3]), trägt den Kopf aufwärts, die Augen sind weit geöffnet, er schreitet unverzagt ... Er kontrastirt gegen den Kataraktösen, der scheu, mit gesenktem Kopf, wenig geöffneten Augen, mit vorgehaltenen Armen, in kleinen Schritten daher kommt« ...

»Brisseau's Meinungen vom Sitz des Stars in der Linse und des Glaukoms im Glaskörper erlangten sonderbarer Weise eine solidarische Gültigkeit; da die erstere sich immer mehr bestätigte, nahm man die zweite gleichsam in den Kauf mit darein. Ich habe zuerst vor 20 Jahren Ergebnisse von Zergliederungen glaukomatöser Augen bekannt gemacht und Zweifel gegen die Brisseau-Heister'sche Lehre erhoben. Gegenwärtig ist es vollständig erwiesen, dass bei dem Glaukom weder die Blindheit noch die scheinbare meergrüne (burgunderflaschen-artige) Trübung von der Verdunklung des Glaskörpers herrührt. Die glaukomatöse Erblindung ist von rein amaurotischer Art, die glaukomatöse Trübheit ein vitales Phänomen[4]) und hängt nicht von Pigmentmangel der Aderhaut ab.«

Auch die opalisirende Amaurose (das amaurotische Katzen-Auge) beruht nicht auf Pigmentmangel. Bei derselben findet sich Weichheit, bei dem Glaukom Härte des Augapfels.

---

1) Eine Sonderschrift über die Träume der Blinden (von Heermann zu Heidelberg 1838) werden wir bald kennen lernen, im § 535, Zusatz 2.

2) Vgl. XIII, 431, Nr. 7.

3) Eine besondre Arbeit über den Gang der Blinden hat J. Hoppe, Ass. am K. Klinikum zu Berlin, 1840 veröffentlicht. (v. Ammon's Monatsschrift III, S. 604—614.)

4) Das ist ja auch eigentlich ganz richtig; sie beruht auf Pupillen-Erweiterung bei stärker reflektirender (greisenhafter) Krystall-Linse. — »Eigenthümlich und an den südwestlichen Himmel erinnernd ist die tiefe Gluth, welche aus dem Hintergrund des Augapfels der Spanier, besonders der Spanierinnen, hervorleuchtet.« Dieser Satz Ph. v. W.'s ist doch mehr Dichtung, als Wahrheit.

Ein wichtiges objektives Symptom der Amaurose ist die gestörte Lid-Bewegung. Erstlich der klonische Lidkrampf, das Blinzeln (Nystagmus), und ferner der tonische Lidkrampf (Blepharospasmus). Dies deutet auf Reiz des Facial-Nerven; die Blepharoplegie, das Herabsinken des Oberlids, auf Lähmung des Oculomotorius. Bei demjenigen Nystagmus, der als Begleiterscheinung des Tic douloureux erscheint, ist das krampfhafte Augenlider-Zucken nur eine Reaktions-Bewegung, welche durch die Fortleitung der (schmerzhaften) Empfindung in einem andern Nerven, gewöhnlich im N. supramaxillaris, zum Hirn und durch Reflexion aus diesem in den N. facialis hervorgebracht wird.

In der Mehrzahl der Amaurosen sind zwar die Lidbewegungen frei, doch giebt es erethische mit Nystagmus und paralytische mit Blepharoplegie.

Aehnliches gilt von den Störungen der Augapfel-Bewegung. Strabismus kann ohne Amaurose und Amaurose ohne Strabismus bestehen. Wo aber beide vereinigt sind, da ist eine gleichzeitige Affektion eines jener motiven Nerven (Oculom., Abducens, Trochl.) und des Sehnerven, etwa in ihren nahe aneinander liegenden Hirn-Anfängen, durch eine und dieselbe Krankheits-Ursache, vorhanden.

Noch nähere Beziehungen zur Amaurose haben die gestörten Iris-Bewegungen.

»Bei monolateraler vollkommener Amaurose provocirt die Licht-Einwirkung auf das amaurotische Auge in diesem keine Iris-Bewegung; wohl aber ⟨thut dies⟩, insofern die Iris desselben überhaupt noch beweglich ist, die Licht-Einwirkung auf das zweite gesunde Auge. Umgekehrt ist dies natürlich nicht der Fall. ⟨D. h. Licht-Einfall in das amaurotische Auge bewirkt keine Pupillen-Zusammenziehung im gesunden Auge[1].⟩ Man kann hierdurch leicht das amaurotische Auge von dem gesunden unterscheiden, auch wenn kein andres objektives amaurotisches Symptom vorhanden sein sollte.«

Ph. v. Walther hat hier auf einem seit Jahrtausenden durchpflügten Felde eine kleine Entdeckung gemacht, zu deren Würdigung wir in aller Kürze eine geschichtliche Betrachtung der

Pupillen-Zeichenlehre

einschieben wollen.

I. Die alten Griechen beschrieben in ihrem Kanon der Augenheilkunde die Pupillen-Erweiterung (Mydriasis), die entweder mit Blindheit des Auges oder mit Sehstörung, und dann mit Kleinersehen verbunden ist, sowie die Pupillen-Verengerung (phthisis). Vgl. § 243.

Ihre Zeichen-Lehre über das Pupillen-Spiel ist uns am genauesten in

1) Die eingeklammerten Worte habe ich zum besseren Verständniß hinzugefügt. — Ph. v. W. stellt hier große Ansprüche an seinen Leser.

den folgenden Sätzen des GALEN (von den Dogmen des HIPPOKRATES und des PLATO VII, 4[1]) überliefert:

»Dass nun eine Art von ⟨Innervations-⟩Luft durch diese ⟨Sehnerven-⟩Kanäle[2]) bis zu den Augen gelangt, das lehrt dich die ⟨anatomische⟩ Einrichtung, und dazu noch die Thatsache, dass, wenn eines von ihnen geschlossen wird, die Pupille des andren sich erweitert; aber, wenn dasselbe geöffnet wird, sogleich wieder zu der natürlichen Größe zurückkehrt. Und dass, indem von einer gewissen Substanz die Regenbogenhaut auseinander gespannt wird, bei der Ausfüllung des in ihr befindlichen ⟨Hohl-⟩Raumes, das Pupillen-Loch erweitert wird, ist sowohl nothwendig als auch auf andre Weise unerreichbar: und dass die Schnelligkeit der Entleerung und der Anfüllung nicht von einer zuströmenden Flüssigkeit, sondern allein von einer luftartigen Substanz bewirkt wird, kann man unschwer begreifen. Da aber diese beiden Nervenkanäle an einen Ort zusammenkommen, (auch dies erscheint deutlich aus der Anatomie,) so ist es natürlich, dass dieser gemeinschaftliche Raum, indem er von den beiden ⟨Innervations-⟩Kanälen die Luft aufnimmt, beim Verschluss des einen Auges dem andern die ganze zusendet.

Der größte Beweis des Gesagten liegt in der Thatsache, dass bei denjenigen Star-Kranken, bei welchen das Pupillen-Loch sich erweitert, nach Verschluss des andern Auges, noch die ⟨eigentliche⟩ Sehkraft unversehrt; hingegen vollständig zu Grunde gegangen ist bei den andren, wo jene ⟨Erweiterung⟩ nicht auftritt, und deshalb, wenn auch der Star trefflich niedergelegt worden, ie letztgenannten Kranken keine Sehkraft wieder erlangen.

Gelegentlich ist es auch andren passirt, ohne Star, nicht zu sehen und, wenn man die Lider des einen von beiden Augen schließt, sieht man, dass die Pupille ⟨des andern⟩ den gleichen Kreis-Umfang behält wie zuvor, da eben nicht mehr in das Auge Luft-Substanz gelangt, von der, innen erfüllt, die Regenbogenhaut auseinander gespannt werden kann. Dass sehr wahrscheinlich bei diesen die Kanäle der Sehnerven verstopft sind, ist von vielen ausgezeichneten Aerzten erklärt worden.

Ich kenne auch selber einen derartig Erkrankten, der mir zu erzählen pflegte, dass, bevor das Leiden eintrat, wenn er im Schlaf die Lider öffnete, er viel Licht vor den Augen sah, was natürlich ja sowohl mir als auch vielen andern gleichfalls passirt; allmählich aber, sagte er, sei einerseits das Licht bis zum völligen Verschwinden vermindert worden, und andrerseits die Seh-Empfindung entsprechend verdunkelt und gänzlich in Verlust gerathen.«

Diese überaus interessante Stelle gliedert sich in drei Abschnitte.

Der erste giebt das Dogma von der Innervations-Luft, die vom Hirn durch die hohlen Sehnerven bis zu den Pupillen vordringe, und den Versuch am gesunden Augen-Paar des Menschen. Das Dogma mag belächeln, wer da will; die Beobachtung ist genau. Denn die Erweiterung der Pupille, die bei

1) GALEN-Ausg. von KÜHN, B. V, 614. IWAN MÜLLER's Ausg. der Placita Hippocr. et Platon., 1874, S. 614. Ich habe natürlich die letztere, kritische Ausgabe für diese Uebersetzung benutzt. —

In Prof. BACH's Pupillen-Lehre (1908, S. 43) heißt es: »Der Lichtreflex der Pupille ... Auch HIPPOKRATES hatte schon Kenntniß von der Wichtigkeit der Beobachtung der Pupillen-Reaktion bei Krankheiten.« Aber in den erhaltenen Schriften der hippokratischen Sammlung findet sich nichts davon. (Vgl. unsren § 46.)

2) Vgl. unsern § 121.

Verschluss des andren Auges eintritt, ist nur gering; sie beträgt[1]) etwa 1 mm bei einer mittleren Pupillen-Breite von 3—4 mm; sie fehlt übrigens niemals bei gesundem Augen-Paar.

Der zweite Abschnitt überträgt diesen Versuch auf das Star-Auge, um die Operationsfähigkeit desselben zu prüfen. (Vgl. XII, S. 324.)

Man muss noch heute, nach fast 2000 Jahren, zugestehen, dass der Versuch nützlich war und bei positivem Ausfall auch beweisend: übrigens wurde ja auch der Lichtschein des Star-Auges vor der Operation geprüft. (XII, S. 414.) Aber der negative Ausfall beweist noch nicht die Unthunlichkeit der Operation. Das hat übrigens schon vor einem halben Jahrtausend der Arabist ARCULANUS (1420, XIII, S. 105) erkannt: fallit secundo, quando quis pateretur dilatationem aut constrictionem pupillae in ambobus oculis.

Natürlich, die kreisförmig angewachsene Pupille des Star-Auges, welches dabei guten Lichtschein haben kann, erweitert sich nicht bei Verschluss des andern Auges.

Aber auch ohne dies ist die Regel ungenau[2]). 1. Sind beide Sehnerven normal, so findet eine geringe Erweiterung der geprüften Pupille statt, nebst erhaltener Licht-Kontraktion derselben. 2. Ist nur der Sehnerv des geschlossenen Auges leitungsunfähig, so findet keine Erweiterung der geprüften Pupille statt; sie zeigt aber Licht-Kontraktion. 3. Ist andrerseits nur der Sehnerv des geöffneten Auges leitungsunfähig, so findet starke Pupillen-Erweiterung desselben statt, ohne direkte Licht-Kontraktion, aber mit deutlicher indirekter. 4. Sind beide Sehnerven leitungsunfähig, so findet keine Pupillen-Aenderung statt, außer bei Bewegungen der Augäpfel.

Bemerkenswerth ist noch, dass GALEN[3]), unter dem Zwange der Doktrin, nur die consensuelle Erregbarkeit der Pupille geprüft, nicht die direkte[4]).

Ebenso wenig im dritten Abschnitt, in dem Fall der Amaurose: obwohl es nicht geradezu gesagt ist, meint er wohl doch die doppelseitige.

II. Die Araber haben von den Griechen die Doktrin, den Versuch am gesunden und am Star-Auge sowie auch bei der sogenannten Verstopfung der Sehnerven übernommen. (XIII, S. 122, 138, 142). Aber sie gingen über die Griechen hinaus und wußten, jedenfalls seit RĀZĪ, dass die Pupille im Dunklen weiter, im Hellen enger wird; und fanden dies, seit ʿAMMĀR, bei dem guten Star: d. h. sie prüften bei dem Star, vor der Operation, die direkte Pupillen-Reaktion wie auch den Lichtschein. (XIII, S. 155.)

1) Vgl. HIRSCHBERG, C.-Bl. f. A. 1901, S. 416, Ueber die Pupillen-Bewegung be schwerer Sehnerven-Entzündung.

2) Vgl. unsre arab. Augenärzte I, S. 261.

3) Vgl. auch seinen B. III, 785; V, 614.

4) KARL BAAS (1896) beginnt seine Arbeit über die semiotische Bedeutung der Pupillen-Störungen mit dem Satz: »Es mag als Beispiel der genauen Beobachtung nur das angeführt werden, dass PAULUS VON AEGINA zuerst den Unterschied von Cataract und Amaurose darin erkannte, dass bei jener die Pupillen-Reaktion erhalten bleibe, bei dieser in Verlust gerathe.« Ich möchte diesen Satz als Beispiel wenig genauer Berichterstattung anführen. Denn erstlich unterscheidet AEGINETA die beiden Krankheiten nicht durch Vorhandensein oder Fehlen der Pupillen-Reaktion, sondern des Lichtscheins; und zweitens hat er nichts davon zuerst gefunden, sondern das Ganze, wie aus πάλιν folgt, dem Galenus entnommen, — und dieser wohl wieder seinen Vorgängern. (Vgl. § 259.)

III. Die Arabisten des Mittelalters holten ihre Weisheit aus ihren lateinischen Uebersetzungen der Araber. Bei GUY (S. 185, § 296) heißt es: la cataracte de laquelle la prunelle ne s'eslargit . . . par la clausion de l'autre œil, n'est pas recevable, d'autant qu'elle est avec opilation du nerf optique.

IV. Dies sind die Grundlagen, auf welchen nach dem Wiedererwachen der Augenheilkunde im 18. Jahrhundert und in der ersten Hälfte des 19. die Diagnose der einseitigen Amaurose sich aufgebaut hat.

1. Der erste in der langen Reihe der Forscher ist MAITRE-JAN (1707, S. 278; XIV, S. 7): »Bei einseitiger Amaurose ist, nach Verschluss des gesunden Auges, die Pupille des kranken unbeweglich; sie bewegt sich mit der des gesunden, wenn das letztere offen steht, — solange die Bewegungsnerven, die zur Uvea des kranken gehen, gesund geblieben.«

2. Der zweite war BOERHAAVE (1708), der »bei einseitiger Amaurose allezeit des leidenden Auges Pupille ohne Bewegung getroffen«. (XIV, S. 263.)

3. Der dritte war PORTERFIELD (1759): Bei einseitiger Amaurose ist die Pupille des kranken Auges nicht sehr erweitert, so lange das gesunde offen und dem Licht zugekehrt ist; sowie aber das gesunde geschlossen wird, tritt starke Erweiterung auf dem kranken ein. (XIV, S. 427.)

Bestätigungen liefern: PETER CAMPER (1766, XIV, S. 280), der zur Prüfung des kranken Auges das gesunde zu verbinden räth; SAUVAGES (1768, Nosol. I, 746); BEER (1817, II, 438); E. H. WEBER (1821, de motu iridis, S. 18).

4. Der vierte ist unser PH. V. WALTHER (1841), der bei einseitiger Amaurose, die nicht mit Störung der Iris-Beweglichkeit complicirt ist, gefunden, dass Lichteinfall in das gesunde Auge die Pupille des amaurotischen zusammenzieht; aber nicht Lichteinfall in das amaurotische die des gesunden.

Jetzt ist der Kreis geschlossen. Setzen wir[1]) den Fall einer frischen Sehnerven-Durchtrennung auf einem Auge. Für gewöhnlich zeigen beide Pupillen die mittlere Ausdehnung. Sowie das gesunde Auge verdeckt wird, erweitert sich die Pupille der verletzten Seite außerordentlich stark; sie verengt sich gar nicht bei Lichteinfall in das blinde Auge, aber sehr lebhaft bei Bestrahlung des gesunden. Da nun bei frischer Durchtrennung eines Sehnerven und ebenso bei frischer einseitiger Erblindung durch Entzündung des Sehnerven, der Augenspiegelbefund zunächst vollkommen normal sein kann; so ist das Vorhandensein jener pathologischen Pupillen-Erweiterung, bezw. jener nur indirekten Pupillen-Reaktion, auch heute noch ein schier unfehlbares Zeichen, um vollständige Erblindung eines Auges thatsächlich nachzuweisen.

Vor 30 Jahren habe ich an einem Marine-Soldaten, der unter Verdacht der Simulation rechtseitiger Blindheit aus West-Indien heimgeschickt worden, binnen wenigen Sekunden dem beurtheilenden Stabsarzt die Grundlosigkeit jenes Verdachtes überzeugend nachgewiesen.

Die amaurotische Mydriasis ist mit Bewegungslosigkeit der Iris gepaart. Die nicht amaurotische wird sofort erkannt, indem man durch ein enges Loch in einer schwarzen Papierscheibe blicken läßt.

Die amaurotische Miosis zeigt kreisförmige Gestalt, winklige nur bei Complikation der Amaurose mit Iritis.

---

1) C.-Bl. f. Augenh. 1901, S. 417; Einführ. I, 77.

»Bei erloschener Licht-Empfindung kann noch ein Licht-Eindruck auf die Netzhaut stattfinden, und dieser zum Hirn geleitet, Reflex-Bewegung im Nervus oculomotorius und im Ciliar-Nervensystem veranlassen[1].«

Bei der ovalen Mydriasis ist die Paralyse unter den Ciliar-Nerven ungleich vertheilt.

Das letzte amaurotische Iris-Symptom ist das bei Mydriasis nicht so seltene Ektropium uveae, wobei die eigentliche Iris (das Stroma) zurückgezogen, die Uvea am Pupillar-Rande in einiger Breite sichtbar geworden. Es entsteht immer bei venösem Infarkt der Regenbogenhaut.

Ph. v. Walther, erfinderisch in neuen und meist nicht so üblen griechisch-lateinischen Namen, hat auch diesen gebildet, indem er das anatomische Verhältniss der beiden »Iris-Platten« (Schichten) mit dem der beiden Lid-Platten (Haut und Schleimhaut) verglich.

Jene Ausstülpung des Pigmentblatts im Verlaufe der chronischen Drucksteigerung wird noch in den heutigen Lehrbüchern beschrieben. (E. Fuchs, 1907, S. 475.)

Als Ektropium uveae congenitum wurden in der v. Graefe'schen Klinik die angeborenen pigmentirten Auswüchse des Pupillar-Randes bezeichnet. Das Beutelchen, die Halskrause, die Pigmentschürze sind nach meinen Beobachtungen die Hauptformen. (C.-Bl. f. A. 1885, S. 312 u. 1903, S. 321; Wörterbuch d. Augenheilk. 1887, S. 27; Vossius' Lehrbuch 1908, S. 479.)

Man unterscheidet also heutzutage ein angeborenes, ein entzündliches, ein glaukomatöses Ektropium uveae. (Reis, Z. f. Augenh. 1909, XXII, S. 499 fgd.) Das glaukomatöse (»arthritische«) war v. Walther schon bekannt. (Vgl. § 321 seines Lehrbuches.)

In der Nosologie der Amaurose ist auf ein natürliches System der Krankheitsformen vor der Hand noch Verzicht zu leisten, und ein diesem möglichst sich annäherndes künstliches System beabsichtigt.

Die Eintheilung geschieht I. nach der quantitativen Größe in 1. Amblyopia amaurotica, 2. Amaurosis imperfecta, 3. Amaurosis perfecta, 4. Amaurosis absoluta; II. nach dem qualitativen Charakter in 1. die erethische, 2. die kongestive, 3. die entzündliche, 4. die torpide, 5. die paralytische Amaurose.

Als erethische Amblyopie beschreibt v. W. das, was wir heutzutage als Asthenopie bezeichnen. »Es giebt nur eine wahrhafte Ursache, — die Hyperopsie[2]) und die unangemessene Licht-Einwirkung . . . Das menschliche Auge ist ebenso wenig, als irgend ein Thier-Auge, von der

1) Dies hatte Himly schon 1801 angedeutet. (Ophth. Beob. S. 103.)

2) Dies Wort fehlt in den älteren und neueren med. Wörterbüchern (Kühn, Roth, Guttmann), auch in dem meinigen; bei Kraus kommt es vor, wird aber falsch erklärt: visus nimius, Oxyopia. Es soll übermäßiges Betrachten feinerer Gegenstände bedeuten, von ὑπέρ, über, und ὄψις, Sehen. Bei Jüngken (§ 487, V) haben wir es schon kennen gelernt; ich weiß nicht, ob er es erfunden. — Hyperopie für Uebersichtigkeit hat Helmholtz 1859 vorgeschlagen. (Donders, Refr., S. 276.)

Natur[1]) zu einer immerwährend fortgesetzten Anstrengung, wie diese beim Lesen, Schreiben, feinen Handarbeiten, bei mikroskopischen Untersuchungen stattfindet, construirt. Alle diese auf menschlichen Erfindungen ... beruhenden Anstrengungen hat die Natur bei der Ausstattung des menschlichen Auges vergessen ... Ebenso wenig sind in ihre Berechnung die künstlichen Verlängerungen des Tages durch Kerzenlicht ... aufgenommen. Jede künstliche Beleuchtung ist an sich widernatürlich und für das gesundeste Auge belästigend ...«

Die schädlichen Eigenschaften können nur dadurch einigermaßen gemindert werden, dass die künstliche Beleuchtung dem Tageslicht und der Art seiner Ausbreitung in etwas verähnlicht wird. Das Tageslicht kommt von oben. Reflektirtes Licht hat etwas an und für sich Feindliches für das Auge. Manche überhelle Salons sind wahre Folterkammern für reizbare Augen, viele dunkle Schreibstuben wahre Mördergruben für empfindliche oder schon kranke Augen. Nirgends wird bei der Neu-Anlage von Schreibstuben, Hörsälen u. dgl. die geringste Rücksicht auf Schonung der Augen genommen.

Eine relativ zu heftige Lichteinwirkung findet auch bei Menschen statt, welche ohne übrigens bedeutende Hyperopsie am offenen Feuer arbeiten ... Das Kaminfeuer verdirbt die Augen der höheren Stände, besonders in Frankreich und England.

Die erethische Amblyopie bleibt Jahrzehnte lang unverändert, aber die Kranken werden nicht geheilt.«

Die kongestive Amaurose kommt sehr häufig vor. Alle durch Unterdrückung von Blutungen, durch stockende Epistaxis, durch Amenorrhöe, Hämorrhoidal-Suppression etc. bedingten Amaurosen sind wesentlich kongestiv.

Die entzündliche Amaurose ist nichts andres, als die Netzhaut-Entzündung.

Die torpide Amaurose[2]) ist entweder primär oder secundär. Die primäre entsteht nach Blutverlust, bei Cholera, nach Säfteverlust. Die Symptome sind negativer Art.

Die paralytische Amaurose ist immer perfecta, gewöhnlich sogar absoluta.

Nach monolateraler Amaurose zeigt sich die Atrophie im Sehnerven der leidenden Seite bis zum Chiasma, hört dort auf oder geht durch das halbseitig verkleinerte Chiasma hindurch und setzt sich hinter demselben in den Traktus der entgegengesetzten Seite oder beider fort, nie in den der leidenden Seite allein.

---

1) Das sind wirklich geistreiche Gedanken, die auch heutzutage Berücksichtigung verdienen, — mehr, als ihnen zu Theil geworden.

2) »Dazu gehört auch die Amaurose durch Nichtgebrauch, Anopsie.« Ueber dies unzulässige Wort vgl. § 487, V, S. 66.

III. Die dritte Eintheilung der Amaurose ist die nach ihrer kausalen Relation und ihrer hierdurch bestimmten eigenthümlichen Modalität. Die Ursache der Beschränkung oder Vernichtung des Sehvermögens liegt entweder im Sehorgan oder in einem andren Organ oder in einer krankhaften Verfassung des Gesamt-Organismus. Die ersteren heißen idiopathisch, die zweiten deuteropathisch, die dritten symptomatisch.

Von der deuteropathischen ist die erste Art die encephalische. Sie hat fünf Unterarten: 1. die encephalitische, 2. die apoplektische, 3. die hydrocephalische, 4. die convulsivisch-puerile, 5. die von Compression oder Degeneration gewisser Hirntheile. Einen Anhang bildet die spinale, mit immer vollständiger Erblindung.

Die zweite Art ist die Abdominal-Amaurose: sie entsteht von den krankhaften Affektionen des Unterleibs, die mittelst der Ganglienkette zum Ciliar-Nervensystem oder durch Blut-Congestionen gegen Kopf und Auge wirken.

Unter-Arten: 1. Saburral[1]-Amaurose, 2. die crapulöse[2], die vorübergeht. Aber durch habituelle Wiederholung entsteht bei Säufern zuletzt eine bleibende, bedeutende Amblyopie. 3. Die verminöse, 4. die viscerale, wozu die hämorrhoidale und menstruale gehören. Die größere Hälfte der Amaurotischen leidet an Hämorrhoiden. (Auch die durch Empyem der Stirnhöhle wird beschrieben.)

Zu den symptomatischen Amaurosen gehören die von Neurosen ausgehenden, die epileptische, die hysterische, die hypochondrische. Die hauptsächlich und rein symptomatische Amaurose ist die als Symptom eines Wechselfiebers auftretende und mit dem Anfall wieder verschwindende.

Die dyskrasischen Amaurosen hängen mit den dyskrasischen Augen-Entzündungen zusammen und haben gleich diesen einen specifischen Charakter.

Bei der Therapie ist die kausale Indikation die erste und wichtigste.

Bei der erethischen Amblyopie kommt die Augen-Diätik, die bis in's Kleinste geschildert wird, und die Lebensordnung in Betracht.

Bei der kongestiven Amaurose geschieht die Blut-Ableitung von Kopf und Auge durch derivatorische Aderlässe, Blutegel an entfernten Körpertheilen, Abführungen, Fussbäder.

Bei der torpiden Amaurose passt kräftige Kost, innerliche und äußerliche Excitantien. Innerlich Pulsatilla, Arnica, Rhus toxicodendron, Campher.

---

1) Saburra heißt Sand, Ballast; saburratus (bei Plautus) vollgestopft (mit Speis und Trank). Name und Begriff der Saburral-Amaurose finden sich noch in der ersten Ausgabe unseres Handbuches (V, v, S. 969, 1877, Th. Leber); daselbst wird ein älterer Fall von Brach (1837) citirt, nach Himly II, 428, und zwei eigene Beobachtungen Leber's. Vgl. m. Wörterbuch S. 93.

2) Crapula (κραιπάλη), Rausch, Taumel.

Alkohol und Naphthen, ätherische Oele, Meerrettig, Senf, Ammon. caust. anisat., Cantharides, Millepedes, Ol. terebinth. aeth., Phosphor, Antimon, Merkur. Oertlich Waschen des Auges mit lauwarmem Wasser, dem einige Tropfen Kölnischen Wassers beigemengt sind, Einreibung von alkoholischen, ätherischen, balsamischen Substanzen in die Umgebung des Auges, Bähungen mit Wasserdämpfen u. a., die Augendusche, trockne Schröpfköpfe, Elektricität, Nießmittel, Blasenpflaster und Haarseil, endermatische Anwendung von reizenden Nervina und Antiparalytica auf die Supra-orbital- und Schläfengegend.

Bei den paralytischen Formen werden, falls noch einige vernünftige Wahrscheinlichkeit des Erfolges vorhanden, die energischeren Excitantien angewendet. Die stärkste plötzliche Einwirkung des koncentrirten Lichtes (der Sonne, des vorgehaltenen Spiegels, selbst Brennspiegels), Ferrum candens haben hier bisweilen genützt.

Das ist der Inhalt dieser berühmten Abhandlung, die zur Zeit ihres Erscheinens, vor 70 Jahren, die wissenschaftlichen Aerzte voll und ganz befriedigte; heutzutage die Frage wach ruft: Wie wird manche von uns hochgeschätzte Abhandlung nach 70 Jahren beurtheilt werden?

Anm. Der Blindenlehrer und -Erzieher hat und hatte schon damals einen andren Standpunkt, als der praktische Arzt.

Prof. W. Lachmann II, Stifter u. Dir. des Blinden-Instituts in Braunschweig, erklärt 1843 (J. d. Chir. u. Aug. Bd. 34, S. 156—160): »Blind ist das Individuum, dessen Sehfähigkeit nicht ausreicht zur Erlernung und Ausübung der zur Erwerbung des Lebensunterhaltes nöthigen Fertigkeiten«; und warnt dringend davor, durch voreilige Operation den Blinden ihren letzten Lichtschimmer zu nehmen.

§ 509. Nachdem Ph. v. Walther 1830 von Bonn nach München berufen worden, kam 1833 als sein Nachfolger nach Bonn

Karl Wilhelm Wutzer[1]).

Geboren zu Berlin am 17. März 1789, studirte er daselbst auf der medizinisch-chirurgischen Pépinière, machte die militärische Laufbahn bis zum Regiments-Arzt durch, begann seine Lehrthätigkeit 1821 an der in diesem Jahre begründeten Chirurgen-Schule zu Münster und wurde 1830 Nachfolger von Weinhold in Halle. In Bonn wirkte er als Professor der Chirurgie und Augenheilkunde von 1833—1855. Im Jahre 1855 hat W. wegen Star-Bildung die Leitung der Klinik niedergelegt. In Berlin wurde er 1858 operirt, erlangte aber nur auf einem Auge die Sehkraft wieder. Am 19. September 1863 ist er plötzlich verstorben.

Wir verdanken ihm eine Abhandlung über »zwei Fälle von angeborener regelwidriger Kleinheit des Augapfels« (Meckel's Arch. 1830); eine Mitteilung

1) Biogr. Lexikon VI, 341.

über Depression eines Verletzungs-Stars bei Kolobom; über Schlafsucht nach Opium-Einträuflung in's Auge (AMMON's Z. I. 255, 270), sowie den Vorschlag »einige Lamellen der Hornhaut abzulösen, sie, wie bei der Nasenbildung, umzuwenden und sie mittelst einer sehr feinen Nadel und leinenen Fadens an die vorher verwundete ausgeschnittene) Lederhaut anzuheften«, behufs Pupillen-Bildung (AMMON's Z. f. O. I, 488, 1830), und endlich die deutsche Uebersetzung von »VAN ONSENOORT's Gesch. d. Augenheilkunde«, Bonn 1838.[1] In seinem summarischen Bericht über die chirurgisch-augenärztliche Klinik für 1847/8 figuriren 26 Augen- (darunter 15 Star-)Operationen. (Deutsche Klinik I, S. 33, 1849).

WUTZER's Nachfolger war C. D. WILHELM BUSCH[2], 1855—1881, der mit seinen Assistenten SCHABERG und DOUTRELEPONT auch die Augenheilkunde vertrat, bis 1862. Prof. W. BUSCH hat 1858 im Arch. f. O. (IV, 2, S. 99 bis 112) kleinere Mitteilungen veröffentlicht: 1. Cysticercus im Glaskörper, der, da die Ausziehung durch den kleinen Lederhautstich nicht gelang, mit einer Pincette todt gequetscht wurde. 2. Eine halbflüssige, halbfeste Cataract. (Eine Morgagnische, durch kleinen Hornhaut-Lappen erfolgreich ausgezogen.) 3. Operation des Entropium. 4. Zur Wirkung des musculus orbicularis palpebrarum.

Im Wintersemester 1862 habilitirte sich TH. SAEMISCH für das Fach der Augenheilkunde. Er erhielt 1863 die Koncession zur Errichtung einer Augenheilanstalt, wurde 1867 zum außerordentlichen, 1873 zum ordentlichen Professor ernannt. Zugleich verfügte der Minister der geistlichen, Unterrichts- und Medizinal-Angelegenheiten im Juni 1873, dass in den früher von der geburtshilflichen Klinik besessenen Räumen des Universitätsgebäudes unverzüglich eine ophthalmologische Klinik der Universität eingerichtet, und ihre Leitung dem Professor Dr. SAEMISCH übertragen werde.

Seit dem Jahre 1884 hatte die medizinische Fakultät dem Direktor der Augenklinik in der Befürwortung eines Neubaues für die Augenklinik kräftig zur Seite gestanden. Am 1. April 1903 wurde nach einem Fest-Akt die neue Klinik in der Wilhelmstraße mit 80 Betten eröffnet.

Im Jahre 1906 ist TH. SAEMISCH in Ruhestand getreten, 1909 verstorben. Sein Nachfolger wurde Prof. KUHNT.

§ 510. Nicht bloß die Wissenschaft, auch die Kunst unsres Faches zu schildern ist die Aufgabe des Geschichtschreibers. Aber auf unsrem Gebiet stirbt das Kunstwerk mit dem Träger desselben, im 70. und, wenn es hoch kommt, im 80. Jahre seines Lebens. Der Künstler wird vergessen. Wer kennt noch heute den Augenarzt von Gräfrath im Rheinland, der vor 60 Jahren weit über die Grenzen von Europa hinaus berühmt gewesen?

FRIEDRICH HERMANN DE LEUW[3])

wurde am 1. Aug. 1792 zu Dinslaken bei Wesel geboren. Seine Familie

1) Vgl. über dieselbe XII, S. 5.

2) Für diese Daten bin ich Herrn Prof. NUSSBAUM, z. Z. Dekan der med. Fakultät der Bonner Universität, zu besondrem Dank verpflichtet.

3) Vgl. F. H. DE LEUW, der Gräfrather Augenarzt. Von Dr. med. J. HOPPE, Augenarzt in Elberfeld. Elberfeld 1893. (11 S.) — Vergebens suchen wir seinen Namen in dem biographischen Lexikon der Aerzte, in der sonst so vollständigen Namen-Liste von BAAS und bei HAESER, wie in A. HIRSCH's Geschichte der Ophthalmologie der ersten Auflage dieses Handbuchs.

stammte aus Holland. Die Eltern konnten dem Knaben nur eine dürftige Schulbildung gewähren. Der 17jährige Jüngling erwarb zu Düsseldorf, der damaligen Hauptstadt des Großherzogthums Berg, als Schüler des großen Militär-Lazarets, seine ersten ärztlichen Kenntnisse. Als Unterarzt in dem rühmlichst bekannt gewordenen Regiment Lanciers de Berg nahm er an den Schlachten bei Leipzig und Hanau Theil. Bei ihrem Rückzug an den Rhein mussten die Truppen den erkrankten Arzt in dem kleinen Ort Gräfrath bei Solingen im Rheinland zurücklassen, wo er im Hause des Dr. von den Steinen freundliche Aufnahme fand. Wiedergenesen ließ er sich nach Auflösung seines Truppentheils in Gräfrath als Arzt nieder und widmete sich auch mit Eifer der Vertiefung seiner allgemeinen und ärztlichen Bildung; 1823 erlangte er zu Gießen den Doktor-Grad. Sein besonderes Interesse widmete er der Augenheilkunde und fand, trotz der Kleinheit der Stadt, eine bedeutende Thätigkeit in der Bekämpfung der »ägyptischen Augenkrankheit«, die von den entlassenen Soldaten in die Familien eingeschleppt worden war. Klar erkannte er den kontagiösen Charakter der Krankheit, erstattete 1820 einen Bericht darüber an die Königl. Preußische Regierung in Düsseldorf und behandelte denselben Gegenstand in seiner Dissertation, sowie endlich in einem besondern Büchlein, das 1824 zu Essen erschienen ist, — das einzige, was er veröffentlicht hat.

Mehr als die literarische Thätigkeit, trugen seine glänzenden Heil-Erfolge de Leuw's Namen weit über die Grenzen seiner Heimath. Erst kamen die Augenkranken aus dem Bergischen, dann aus immer weiteren Fernen, trotz der damaligen Reise-Beschwerden; bald auch aus dem Ausland. Zunächst aus Holland und Belgien, danach aus Brasilien, aus Frankreich, Italien, Spanien. Endlich beherrschten die Söhne Albions, als begeistertste Anhänger de Leuw's, die Scene in Gräfrath. Für sie erschienen in England, von dankbaren Klienten de Leuw's, aber ohne sein Zuthun verfasst, gedruckte Wegweiser zu dem »preußischen Augenarzt«[1]).

Der kleine Ort von 1200 Seelen gelangte zu ungewöhnlicher Wohlhabenheit, ohne sich jedoch zu einer rauschenden Fremdenstadt zu entwickeln. In Flick's Hotel hielt de Leuw seine Sprechstunden; hier mußten die Kranken Stunden, selbst Tage lang harren, bis an sie die Reihe kam: der arme Bettler wie der reiche Kaufmann, hohe Officiere, vornehme Gelehrten, Fürsten, alle durften seine Kunst erproben.

Um 8 Uhr morgens war der Arzt im Sprechzimmer, das er, eine kurze Mittags-Pause abgerechnet, vor Abend nicht wieder verließ. Zur Zeit des stärksten Andrangs konsultierten ihn täglich gegen 300 Kranke.

1) Denselben Titel hatte, hundert Jahre zuvor, der minder einwandsfreie Hilmer geführt. (§ 436.)

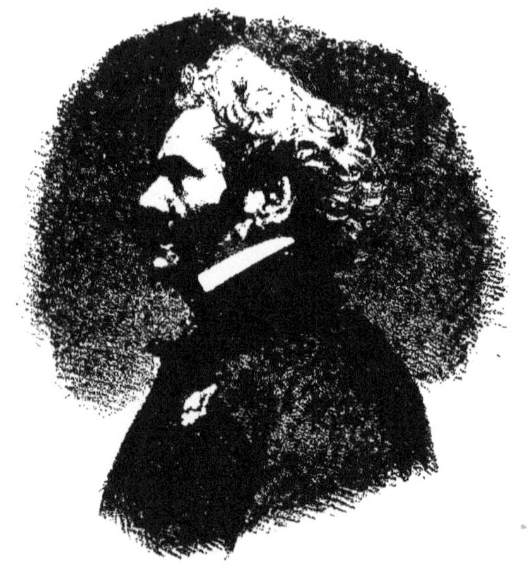

Ober Medicinal Rath
Dr. de Leuw

Verlag von Wilhelm Engelmann in Leipzig.

Er vollzog jährlich Hunderte von Star-Operationen nebst zahllosen andren, oft 20—25 an einem Tage. Assistent war sein Sohn Dr. Louis de Leuw, und nach dessen Tode Dr. Meurer.

De Leuw's Persönlichkeit übte eine wunderbare Gewalt. Auf den Schultern des mittelgroßen Mannes thronte ein schönes Haupt mit Silberlocken und einem Augen-Paar voller Höhe und gütiger Milde[1]. Geläufig sprach er holländisch, französisch, italienisch, englisch. Den Nothleidenden widmete er eine unermüdliche Hingabe. Seine Verehrer begründeten am 1. Aug. 1854 eine Blinden-Anstalt als »De Leuw-Stiftung«. Mit dem Augenspiegel konnte er sich nicht mehr befreunden. Am 12. Jan. 1861 schloss sich das Auge dieses Wohlthäters der Menschheit.

Ueber die jetzt herrschende contagiöse, sogenannte ägyptische Augenkrankheit oder über die ansteckende Schleimdrüsen-Krankheit in der Augenlider-Bindehaut. Von F. H. de Leuw, Doctor der Medizin und Chirurgie in Gräfrath bei Solingen. Essen 1824. (107 S.)

In dieser Schrift, die er seinen ehemaligen Lehrern Reyland und Joseph Nägele gewidmet, wollte der Verfasser nur seine praktischen Erfahrungen, ohne Theorien und Hypothesen, niederlegen.

»Seit mehreren Jahren behandle ich jene ... Augenkrankheit, welche man fast allenthalben als contagiös anerkennt und die identisch mit jener ist, welche besonders unter dem preußischen Militär so verderblich grassirt hat.«

Der schlichte Bauer kennt sie bereits als ansteckende (»fangende«) Augenkrankheit und bezeichnet sie wegen des Juckens, wegen der rauhen Beschaffenheit der inneren Flächen seiner Augenlider, als »Augenkrätze«[2] und holt sich dagegen Präcipitat-Salbe aus der Apotheke; in andren Gegenden als »siepige oder siffige (sickernde), weiche, klätschige, jückige (juckende) Augen«.

Die gelinden Formen sind jetzt die häufigsten, jene gewaltigen Steigerungen und Complicationen, wie in Mainz unter dem Militär, sieht man fast gar nicht mehr. Die Verbreitung der Krankheit ist größer, als bisher bekannt geworden (25 : 1 der gewöhnlichen Augenkrankheiten[3]), aber von den armen, arbeitenden Klassen wird sie meist nicht als eigentliche Krankheit angesehen. Nie schwindet sie aus freien Stücken ganz, sondern weicht meist nur langsam einer ununterbrochenen Behandlung. Leidet einer daran, so findet man sie in sechs Wochen gewöhnlich in der Haushaltung verbreitet. (»Der längste Cyclus zur Ansteckung ist sechs Wochen.«)

---

1) Sein Bild verdanke ich dem Bürgermeister von Graefrath u. Prof. Hoppe.

2) Hatte er dies von Aerzten? Oder selbständig erfunden? Sehr merkwürdig, daß die Araber denselben Ausdruck dafür eingeführt. Vgl. XIII, S. 174.

3) Das entspricht der heutigen Ziffer der Bonner Augen-Klinik! (Vgl. § 506, V, S. 219.)

Recht genau ist die Entwicklung der Krankheit geschildert, von der Schwellung der Karunkel und der halbmondförmigen Falte zu den Körnern des Unterlids und den Wülsten und feigwarzähnlichen Bildungen des oberen Umschlagstheils. Für sich ist die Krankheit nicht gefährlich, wohl aber wegen der Leichtigkeit, mit der sie Komplikationen eingeht. Jahre lang kann sie auf einem gewissen Höhegrad bestehen. Sie ist rein örtlich, keine Entzündung, sondern eine Wucherung. In heißen Sommern ist ihre Ansteckungsfähigkeit verstärkt. Sie wurde von den Militär-Invaliden in die Familien getragen. Sie herrscht hier erst seit 6—7 Jahren. Zuvor war sie hier unbekannt und ist auch bei »unsren teutschen Schriftstellern« nicht beschrieben worden.

Von der Ansteckung der Familien durch Soldaten bringt der Verfasser zwingende Beispiele. »Oft gab der Kranke an, der einzige im Haushalt zu sein; ich fand aber das Leiden unter allen Familien-Mitgliedern.«

Neben diesem ersten Grad der Granulation beschreibt Verfasser einen zweiten als Taraxis, mit Hornhautgeschwüren und stärkerer Entzündung, und einen dritten, als Chemosis mit Blennorrhöe.

Zur Behandlung empfiehlt de Leuw frische Luft und kaltes Wasser. Zur Heilung der Granulationen dienen Quecksilber-Mittel (rother und weißer Präcipitat, in den Bindehautsack zu streichen, sowie Sublimat 0,05 : 120 d. i. 1 : 2400[1]).

Blutentziehungen und Ableitungen sind bei dem ersten Grad unnöthig. Bei dem höheren Grad paßt entzündungswidriges Verfahren, Aderlaß, (nicht Blutegel,) und Abführungen aus Calomel und Jalappe. Bei Chemosis kalte Umschläge. Gegen die zurückbleibenden Granulationen Einstreichen von Tinct. Opii, Einstreuen von Calomel. »Nachtheilig ... und später dem Augapfel sicher schädlich sind die gewaltig angepriesenen Excisionen bedeutender Stücke aus der Augenlidbindehaut, wie ich dies an vielen so behandelten zu sehen Gelegenheit fand.« Beharrlichkeit ist nothwendig. In 6—8 Wochen kann die Krankheit nicht geheilt werden.

Sie sitzt ursprünglich in der Bindehaut. Das Contagium ist gelinder geworden; die Krankheit aber nur dadurch zu tilgen, daß alle daran Leidende gleich Anfangs gehörig behandelt werden.

Das ist die Schrift eines wirklichen Beobachters, eine der besten ihrer Zeitepoche.

Die nördlichen Universitäten Deutschlands.

§ 511. Die 1456 in der damaligen Hansa-Stadt Greifswald durch Bemühung des Bürgermeisters Heinrich Rubenow begründete Universität wurde 1815 von dem Preußischen Staat übernommen. 1874 wurde die Augenklinik von der chirurgischen abgezweigt.

1) Die Recepte habe ich gekürzt und auf die heutige Form gebracht.

Chirurgen[1], waren seit 1800: v. HASELBERG bis 1821. SPRENGEL bis 1828. MAUDT bis 1836. KNEIP bis 1842. BAUM bis 1848. BARDELEBEN bis 1868. (S. GRAWITZ: Geschichte der med. Fakultät zu Greifswald 1806—1906.)

Besondre Vorlesungen über Augenheilkunde sind nicht gehalten worden; der jeweilige Direktor der chirurgischen Klinik zeigte exercitationes chirurgicas et ophthalmiatricas an. 1859 wurde die Klinik in das neue Universitäts-Krankenhaus verlegt, wo ein Assistent funktionierte, aber nicht las. Im Winter-Semester 1859—60 erscheint der Name des Assistenten RUDOLF SCHIRMER[2]) zum ersten Mal. Im folgenden Semester habilitierte sich derselbe für Augenheilkunde. 1868 wurde er a. o. Professor, im Sommer-Semester 1869 interimistischer Direktor des chirurgisch-augenärztlichen Klinikum. Im Wintersemester 1869 übernahm dann HÜTER die Direktion. 1873 wurde im Hause Nicolaistraße eine Augenklinik errichtet, und R. SCHIRMER zu ihrem Direktor ernannt. Im folgenden Jahre wurde er Ordinarius. 1893 ist er in Ruhestand getreten, 1896 verstorben. Sein Nachfolger war sein Sohn OTTO SCHIRMER. Diesem folgten HEINE, PAUL RÖMER.

§ 512. Die im Jahre 1418 von den Herzögen Johann III. und Albrecht V. von Mecklenburg, in Gemeinschaft mit der Stadt, zu Rostock gestiftete Universität[3]) war um die Wende des 18. zum 19. Jahrhundert nicht sehr besucht; zeitweise gab es nur einen Medizin-Studirenden[4]).

Aus dieser Zeit des Tiefstandes haben wir von SAMUEL GOTTLIEB VON VOGEL (1750—1837), seit 1789 ordentlicher Professor der Medizin zu Rostock, eine Abhandlung über Hemeralopie mit sonderbarem Lichthunger, in LODER's J. f. Chir. I, 1797.

KARL FRIEDRICH STREMPEL (1800—1872), seit 1826 ordentlicher Professor der Medizin, von 1830 ab für eine lange Reihe von Jahren Direktor der vereinigten medizinisch-chirurgischen Klinik, (»nicht zum Vortheil der Rostocker medizinischen Fakultät«, fügt GURLT im Biogr. Lex., V, S. 562, hinzu,) hat die Vorrede zu KEIL's Schrift »über das Schielen und dessen Heilung nach DIEFFENBACH's Erfindung« geschrieben und selber viele Augen-Operationen verrichtet. Herr Kollege PETERS hat noch alte Schielfälle, die von S. operiert worden, gesehen.

STREMPEL's Nachfolger wurde der berühmte GUSTAV SIMON (1824—1876), von 1861—1868 Professor der Chirurgie und Direktor der chirurgischen Klinik zu Rostock. Auf sein Betreiben wurde 1866 von der Chirurgie die Augenheilkunde abgetrennt, und CARL WILHELM ZEHENDER als erster Professor dieses Faches berufen. Seine Nachfolger waren BERLIN (1890), AXENFELD (1897), PETERS (1901).

JOH. ERNST HEINRICH ALBAN (1791—1856), eine Zeit lang Privatdocent in der medizinischen Fakultät, später Maschinen-Bauer, hat 1816 eine Gesundheitspflege der Augen veröffentlicht. (XIV, S. 527, Nr. 17.)

---

1) Für die Daten bin ich dem Herrn Dekan Prof. KALLIUS sowie Herrn Prof. HUGO SCHULZ zu besondrem Danke verpflichtet.

2) Vgl. Greifswalder med. Beitr. III, 1, Bericht über die Augenkranken der chirurgisch-augenärztlichen Poliklinik in den Jahren 1860—1863.

3) Herrn Kollegen PETERS bin ich für freundliche Mittheilungen der Daten und für das Werk über die Mecklenburgischen Aerzte von BLANCK-WILHELMI, Schwerin 1901, zu Dank verpflichtet.

4) Vgl. XIV, S. 167 u. S. 191.

Georg Friedrich Most (1794—1845), seit 1826 Privatdocent, später Professor, schrieb eine Encyclopädie der medizinisch-chirurgischen Praxis, mit Einschluß der Augenheilkunde, 2 Bde., 1833—1834. Ferner kurze »Beiträge zur Ophthalmologie«, J. d. Chir. u. Augenheilk. XII, S. 439—448, 1828. (»Wer sich radikal von der Myopie wollte heilen lassen, dem müßte man die Linse entfernen, am besten durch Zerstückeln; doch einer solchen Operation unterwerfen sich die wenigsten Myopen«. Vgl. XIV, S. 112.) Endlich »über den Unterricht der Blindgeborenen und Erblindeten in Mecklenburg-Schwerin«, 1839.

§ 513. Die Christian-Albrechts-Universität zu Kiel, 1665 durch Herzog Christian Albrecht von Holstein-Gottorp eröffnet, — sie ist immer, auch unter der dänischen Oberhoheit, d. h. von 1773 bis 1864, deutsch gewesen, — hat schon in den Jahren 1800—1850 für regelmäßigen und reichlichen Unterricht in der Augenheilkunde Sorge getragen.

Dies beweist das folgende Verzeichniß, das auf Grund der Indices lectionum von dem Herrn Bibliothekar Johannes Frantz, dem ich zu bestem Dank verpflichtet bin, für mich angefertigt worden.

1. C. F. Hargens, Adiunctus: meist zweistündige Publica de morbis oculorum, S.-S. 1804 bis S.-S. 1807.
2. C. H. Pfaff, Ordinarius: Publica über Optik, De visu, Optische Instrumente, W.-S. 1807/8 bis W.-S. 1822/28.
3. Adolphus Fried. Lüders, Ordinarius: Publica über Ophthalmologie, S.-S. 1807 bis W.-S. 1831/32.
4. G. A. Michaelis, Privatdocent: Privatim 3 Std. Ophthalmologie, S.-S. 1824.
5. C. Mahr, Privatdocent: 3 Std. privatim über Augenkrankheiten, W.-S., 1833/34. — Publicum über Ophthalmologie, S.-S. 1834.
6. G. B. Günther, Ordinarius: 6 Std. privat. Chirurgia et ophthalm. I W.-S. 1837/38. — 6 Std. privat. Chirurgia II, S.-S. 1838. — 2 Std. privat. De ophthalmia, S.-S. 1838. — 2 Std. privat. De ophthalmia, S.-S. 1841.
7. Bernh. Rud. Conr. Langenbeck, Ordinarius (hat S.-S. 1848 zum letzten Mal angezeigt): 4 Std. privat. Ophthalmologia, S.-S. 1842, W.-S. 1842/43, W.-S. 1843/44, W.-S. 1844/45, S.-S. 1845, S.-S. 1847, 1848. — Publ. De Operationibus quibusdam ophthalmiatricis, W.-S. 1842/43. — Privatissime Cursus operationum ophthalm., W.-S. 1842/43, W.-S. 1844/45, S.-S. 1845, W.-S. 1845/46, 1846/47, S.-S. 1847, W.-S. 1847/48, S.-S. 1848. — Privatim 2 Std. Clinice chirurg. et ophthalm., W.-S. 1843/44 u. ff.
8. Gust. Ross, Privatdocent (hat W.-S. 1848/49 zum letzten Mal angezeigt): 2 Std. gratis Ophthalmol. I, S.-S. 1846. — 4 Std. privatim Ophthalmol. I, W.-S. 1846/47, 1847/48. — 2 Std. privatim Ophthalmol. III, S.-S. 1847. — Privatissime Ophthalmol. III, S.-S. 1847. — 2 Std. publ. Ophthalmol. III, W.-S. 1848/49.
9. L. Stromeyer, Ordinarius: 3 Std. Ophthalmol., S.-S. 1849, 1850.
10. F. Esmarch, Privatdocent: 4 Std. privat. Opthalmol., W.-S. 1850/51. — Privatissime ophthalmol. Operationen, W.-S. 1850/51.

Esmarch wurde 1854 Direktor der chirurgischen Klinik und 1857 ordentlicher Professor der Chirurgie und wirkte als solcher bis 1899, wo er freiwillig zurücktrat. Schon im Jahre der Annexion durch Preußen [1866] wurde eine außerordentliche Professur der Augenheilkunde errichtet, Karl Völckers mit dem

Amt betraut, 1868 eine Augenklinik errichtet und 1888 durch einen Neubau ersetzt. Als Völkers kürzlich in Ruhestand trat, wurde Heine sein Nachfolger.

II. Christoph Heinrich Pfaff[1]), geboren am 2. März 1773 zu Stuttgart, studirte (mit Schiller) auf der Karls-Akademie, erwarb zu dem medizinischen Doktor (1793) noch den philosophischen (1801) in Kiel und erhielt sogleich daselbst die ordentliche Professur der Medizin, Chemie und Physik. Nachdem er 1841 an »glaukomatöser Cataract« erblindet, erlebte er noch 1843 sein 50jähriges Doctor-Jubiläum und ist am 28. Apr. 1852 zu Kiel verstorben.

P. verfasste Schriften über das Brown'sche System, über Materia medica, über allgemeine Physiologie und Pathologie und über thierische Elektricität und Reizbarkeit, Leipzig 1795.

Seine Beobachtungen über die Reizung des Auges durch den galvanischen Strom (der Blitz bei Schließung der Kette ist stärker, wenn man das positive Metall [Zink] an das Auge, das negative [Silber] in den Mund bringt,) werden in der physiologischen Optik von Helmholtz (1867, S. 203 angeführt.

VII und IX. Ueber B. Langenbeck vgl. § 484, VI und über L. Stromeyer § 493 und § 532.

VIII. Gustav Ross[2]), geboren am 24. Sept. 1818 auf Altkoppel bei Bornhöved, studirte erst Philologie, dann Medizin, wurde im Kriege 1848 gefangen, nach der Auswechselung Oberarzt und Bataillons-Arzt und gründete zu Altona ein orthopädisches und chirurgisch-augenärztliches Institut. Er verfasste auch eine Abhandlung über Mittel und Wege des Abflusses der Thränen.

Wegen Kränklichkeit musste er 1859 Madeira aufsuchen und ist am 8. Mai 1861 zu Altona verstorben.

X. Der berühmte Johann Friedrich August von Esmarch (1823 bis 1908), dessen hervorragende Verdienste um die Chirurgie Jedermann bekannt sind, der Erfinder der künstlichen Blutleere bei Operationen (1873), der Begründer des Samariter-Dienstes in Deutschland, Verfasser der chirurgischen Technik, der kriegschirurgischen Technik und zahlreicher andrer Werke, hat im Jahre 1858, als Professor der Chirurgie in Kiel, in Graefe's Arch. f. Ophthalm. IV, 1, S. 351—354, einen Fall von Perforation der Netzhaut durch eine Chorioïdeal-Blutung veröffentlicht und den Verlauf bis zur Heilung in 7 Figuren genau abgebildet. Hier finde ich auch die Einträufelung einer Jodkali-Lösung in's Auge (gr x auf ℥i d. h. 0,5 auf 30,0 Wasser), — eine Verordnung, der man, trotz ihrer Nutzlosigkeit bei Veränderungen des Augen-Innern, noch heutzutage öfters begegnet.

Von Karl Voelcker's Verdiensten wird ein späterer Abschnitt berichten.

---

1) Biogr. Lexikon, IV, S. 551.
2) Biogr. Lex. V, S. 88.

§ 514. In der zu Königsberg i. Pr. 1544 durch Markgraf Albrecht begründeten Albertus-Universität haben in der ersten Hälfte des 19. Jahrhunderts die folgenden Professoren Augenheilkunde gelehrt[1]):

1. Prof. Dr. GEORG REUSCH, De oculorum morbis, 6 Std. öffentlich, W.-S. 1811/12.
2. Prof. Dr. EDUARD VON LODER, Ophthalmologiam, 6 Std. privat., S.-S. 1812.
3. Prof. Dr. UNGER, Augenheilkunde I. Th., 5 Std. privat.; Augenklinik 5 Std. privat., W.-S. 1815/16. So auch die nächsten 3 Semester. Vom S.-S. 1821 ab kündigt U. chirurgische und ophthalmiatrische Klinik an, so bis S.-S. 1833.
4. Prof. Dr. SEERIG liest Augenheilkunde, 4 Std. privat., S.-S. 1841, und so bis 1850, jedoch nicht jedes Semester. W.-S. 1849/50 und die folgenden beiden Semester hält er chirurgische und Augenklinik, täglich, privat.
5. Im W.-S. 1848/49 spricht Prof. BRÜCKE über das Sehen.

JULIUS JACOBSON (1828—1889) hat 1859 zu Königsberg als Privatdocent für Augenheilkunde sich habilitirt; 1861 wurde er außerordentlicher Professor, 1873 ordentlicher Professor, 1871 erhielt er eine Poliklinik, 1877 eine neugebaute Augenklinik. J. JACOBSON war der Vorkämpfer für die Selbständigkeit der Augenheilkunde an den Universitäten Preußens; 1869 erschien in der Prüfungs-Ordnung die Augenheilkunde als selbständiges Fach[2]), 1873 war der Sieg vollendet: d. h. jede preußische Universität hatte einen ordentlichen Professor der Augenheilkunde und eine Augenklinik.

III. KARL UNGER[3]), geboren zu Lissa 1782, studirte zu Leipzig und Halle, wurde 1810 Assistent an HUFELAND's Universitäts-Poliklinik zu Berlin, machte die Befreiungs-Kriege 1813/14 mit, wurde 1815 nach Königsberg als ordentlicher Professor berufen und gründete daselbst die chirurgisch-augenärztliche Universitäts-Klinik, die er bis zu seinem Tode, 28. März 1835, geleitet hat.

IV. ALBERT WILHELM HERMANN SEERIG[4]), 1797 zu Rudolstadt geboren, studirte in Jena, Berlin und zu Breslau, wurde 1826 zum außerordentlichen Professor an der dortigen Universität und an der medizinisch-chirurgischen Lehranstalt ernannt, 1836 als ordentlicher Professor der Chirurgie nach Königsberg berufen und starb dort am 7. März 1862.

Von beiden sind besondere Leistungen in der Augenheilkunde mir nicht bekannt geworden.

Wohl aber von AUGUST BUROW[5]), der merkwürdiger Weise in unsrer Liste nicht aufgeführt wird. Geboren 1809 zu Elbing, studirte er in Königsberg, habilitirte sich 1839, wurde 1844 zum außerordentlichen Professor ernannt, und seine 1846 gegründete Privat-Klinik später zur chirurgischen Universitäts-Poliklinik erhoben. 1859 legte er seine Professur nieder. 1866 und 1870 diente er als General-Arzt, kehrte von Metz krank nach Königsberg zurück und ist 1874 verstorben.

1) Herrn Collegen KRÜCKMANN bin ich für die Liste zu besondrem Danke verpflichtet. — Vor 1811 liegt kein Material vor.

2) Bis dahin war sie ein Theil der chirurgischen Prüfung.

3) Biogr. Lex. VI, 45.

4) Biogr. Lex. V, 340.

5) Biogr. Lex. I, 627.

Wir haben von ihm die folgenden Arbeiten zur Augenheilkunde:

1. Physiologie und Physik des menschlichen Auges, 1842; 2. Resultate der Beobachtung von 137 Schiel-Operationen, 1844; ferner 3., in Ammon's Monatsschr. I, 57—59, 1838, über Blepharoplastik; endlich in A. v. Graefe's Arch. f. Ophthalmol., 4. über heterocentrische Augenspiegel (III, 2. 68—80, 1857); 5. über den Einfluss peripherer Netzhautpartien zur Regelung der akkommodativen Bewegungen des Auges (VI, 1, 106—110); 6. über künstliche Augen (VI, 1, 111—116); 7. über ein neues Optometer (IX, 2, 228); 8. das Gesetz der Achsenstellung bei einseitiger Bewaffnung des Auges (XIII, 2, 327—337); 9. über Javal's règle à calcul XII, 2, 308—318). Also, seine Leistungen gehören hauptsächlich der Reform-Zeit und -Richtung an und müssen später gewürdigt werden.

§ 515. Hamburg, das heute noch keine Universität besitzt, aber vielleicht bald eine solche erhalten wird, war als Freie und Hanse-Stadt durch ihren Hafen, Großhandel, Reichthum, durch ihre Einwohnerzahl[1]) in der uns beschäftigenden Epoche eine der wichtigsten Städte des deutschen Reiches. Von Vertretern der Augenheilkunde verdienen die folgenden kurze Erwähnung[2]):

1. Georg Hartog (Hirsch) Gerson[3]), am 25. August 1788 als Sohn eines Arztes zu Hamburg geboren, promovirte 1810 zu Göttingen mit der Dissertation »de forma oculi humani deque singularis visus phaenomeno«, die für die Geschichte des Astigmatismus von großer Bedeutung geworden und uns also noch später beschäftigen wird. G. veröffentlicht nämlich in seiner lateinischen Dissertation einen deutschen Brief seines Lehrers E. G. Fischer, Professor der Mathematik und Physik am Berliner Gymnasium: »Eine Schaar wagerechter feiner Parallel-Linien kann ich bis auf 15—18″ unterscheiden und zählen, senkrechte kaum bis 6—8″. Ein wagerechter Durchschnitt meiner Hornhaut ist ein flacherer Bogen, als ein senkrechter . . . Bei Untersuchung fremder Augen habe ich häufig denselben Fehler gefunden, nur geringer, als bei mir. Es giebt aber auch Augen, bei denen es umgekehrt ist, dass nämlich die senkrechten Linien auf weitere Entfernung unterschieden werden[4]).«

Als Militär-Arzt der deutschen Legion in englischen Diensten, machte Gerson die Feldzüge von 1811—1813 auf der pyrenäischen Halbinsel mit und ferner die in Frankreich 1813—14 und nahm schließlich noch Theil an der Schlacht von Waterloo. Hierauf ließ er sich in Hamburg nieder, begründete 1819 das »Hamburg'sche Magazin für die ausländische Literatur der gesamten Heilkunde«, gewann große Praxis, wurde 1833 Lehrer der Anatomie an der neu gegründeten anatomisch-chirurgischen Schule zu Ham-

1) 116000 i. J. 1837 (Wolff's Convers.-Lex. I, S. 237); 768000 i. J. 1900.

2) Herrn Collegen Peltesohn bin ich für Aufstellung der Liste zu Dank verpflichtet. Vgl. auch Geschichte des ärztlichen Vereins zu Hamburg, von Dr. Michael. Hamburg 1896.

3) Biogr. Lex. II, 536.

4) Vgl. Donders, Refr. u. Acc., S. 453, 1866.

burg und ist daselbst am 3. Dec. 1843, unmittelbar nach Ausführung einer Enterotomie, in einem Anfall von Angina pectoris verstorben.

2. Sein Sohn Cäsar Hartog Gerson (1823—1886) wirkte als Augenarzt in Hamburg, verfasste 1859 einen »Kurzen Bericht über die Klinik für Augenkranke« und hat den ersten in Hamburg durch Iridektomie geheilten Glaukom-Fall in der ärztlichen Gesellschaft vorgestellt.

3. Moritz Adolph Unna[1]), geboren zu Glückstadt am 12. Juli 1813 (während der Belagerung von Hamburg), promovirte zu Heidelberg 1835 mit der von der dortigen medizinischen Fakultät preisgekrönten Comment. anat., physiol. et pathol. »de tunica humoris aquei«, ließ sich 1837 als Arzt in Hamburg nieder und veröffentlichte 1841 in Fricke's und Oppenheim's Zeitschrift eine »Zusammenstellung der im Ausland bis jetzt gemachten Erfahrungen und mitgetheilten Ansichten über den Strabismus und vorzugsweise über dessen Operation«.

4. Der bedeutendste in diesem Kreise, ein Mann, dessen Leistungen wir schon mehrmals erwähnt haben, (XIV, S. 21, über die gonorrhoïsche Augen-Entzündung; XIV, 485, Handbuch der pathologischen Anatomie des Auges; vgl. ferner § 518, angeborene Fehler des Auges,) war

Johann Matthias Albrecht Schön[2]).

Geboren zu Hamburg am 29. Aug. 1800, studirte er zu Halle und Berlin, promovirte in Halle 1823, kehrte nach seiner Vaterstadt zurück, wurde erst 4 Jahre lang Hilfsarzt am allgemeinen Krankenhause, ferner Arzt am Gast-, Armen- und Kranken-Hause für ein Menschenalter, bis er 1869 seine Praxis niederlegte und nach Stuttgart sich zurückzog, wo er am 7. April 1870 verstorben ist.

Seine umfangreiche literarische Thätigkeit ist besonders der Augenheilkunde zu gute gekommen.

1. Handbuch der pathologischen Anatomie des Auges von Dr. Matth. Joh. Albrecht Schön, prakt. Arzt und Augenarzt, Gehilfsarzt am allgemeinen Krankenhaus und Arzt des Gast-, Armen- und Kranken-Hauses in Hamburg. Mit einem Vorwort des Geh. Med.-Rathes Dr. Meckel in Halle. Hamburg 1828. (233 S., ohne Abbildungen.)
2. Nosologisch-therapeutische Darstellung der gonorrhoischen Augenentzündung. Hamburg 1834. (131 S.)
3. Die Erweichung im menschlichen Auge. Hecker's Annalen Bd. 16.
4. Einige Worte über die neu empfohlene Keratoplastik. Rust's Magazin Bd. 23, 1826.
5. Ueber kegelförmige Hervortreibung der Hornhaut. Ebd. Bd. 24, 1827.
6. Anatom. Untersuchungen von zwei kranken menschlichen Augen. 1829.
7. Ueber farbige Augengläser, bes. Bernsteinbrillen. 1830.
8. Ueber die eigentümliche Lage und Bewegung des Auges bei Krankheiten. Hecker's Annalen 1830.

1) Biogr. Lex. VI, 95.
2) Biogr. Lex. V, 263.

9. Ueber Marasmus senilis der Kapsel und Linse. Ammon's Zeitschrift Bd. 1, S. 151—169, 1831.
10. Zwei Fälle von angeborener Atrophie des Augapfels. Ebd., 313—318.
11. Zur Geschichte des Epicanthus. Ebd. Bd. 2, S. 120—122, 1832.
12. Zur pathologischen Anatomie des Auges. Ebd. Bd. 4, S. 57—98, 1835.
13. Beiträge zur praktischen Augenheilkunde. Hamburg 1861.

(XI.) Der berühmte JOHANN FRIEDRICH MECKEL (der zweite, 1781—1833), Professor der Anatomie und Chirurgie zu Halle, Verfasser des Handbuchs der pathologischen Anatomie (1812—1818), erklärt in dem Vorwort zu SCHÖN's Handbuch: »Es dürfte in der That schwer sein, den von SCHÖN gewählten Gegenstand genauer, gründlicher, scharfsinniger, mit einem Wort gelehrter zu behandeln ... Daß die Arbeit keine bloße Compilation ist, beweist die nicht unbedeutende Zahl eigner Beobachtungen.«

SCHÖN verweist bezüglich der ältesten Literatur auf SYBEL's (von REIL angeregte) Dissert. de quibusdam materiae et formae oculi aberrationibus a statu normali, Halae 1799, deutsch in REIL's Archiv f. d. Physiol. V, 1, 1—66 und 2, S. 357—381; ferner auf VOIGTEL's Handbuch der pathol. Anatomie, Halle 1804/05, I, S. 675. Wichtige Beobachtungen finden sich auch in MECKEL's Handb. d. path. Anatomie I, 393, II, 1, 262 und 2, 263 u. 329. Ein besonderes Werk über pathologische Anatomie des Auges (Essays on the morbid anatomy of the human eye) hat WARDROP zu Edinburg 1808 und 1818 veröffentlicht, das seine eignen Beobachtungen bringt und diejenigen seiner Landsleute.

Der erste Haupt-Abschnitt von SCHÖN's Schrift bringt die pathologische Anatomie des ganzen Auges, und zwar die Bildungsfehler, Formfehler, Mischungsfehler. (Die letzteren sind das, was wir heute Textur-Veränderungen nennen würden.) Der zweite Haupt-Abschnitt behandelt ebenso die einzelnen Theile des Auges, nämlich zuerst Bildungs-, dann Form-, endlich Mischungsfehler. Der dritte Haupt-Abschnitt handelt von der Stein- und Wurmbildung im Auge. Manches, wie die Lehre von den krankhaften Geschwülsten, ist für die damalige Zeit schon ganz vortrefflich erörtert. Überhaupt war das Werk in seiner Ordnung, Vollständigkeit, Unparteilichkeit und gesunden Kritik sehr anregend und nützlich und hat in der ganzen, uns jetzt beschäftigenden Epoche seines Gleichen nicht gefunden. Erst die regelmäßige Anwendung des Mikroskopes auf die pathologische Anatomie des Auges hat, in der Zeit der Reform, neue Gesichtspunkte in den Vordergrund gedrängt und neue Werke hervorgerufen.

(XII.) SCHÖN gesteht, daß er »die pathologische Anatomie des Auges zu seinem Lieblings-Studium erkoren«. Er behandelt genau die Knochenbildung in den verschiedenen Theilen des Auges, besonders in der inneren Lage der Aderhaut.

Bei der anatomischen Untersuchung eines Auges, das einige Jahre zuvor von Iritis heimgesucht worden, bei einem 65jährigen, fand er, dass die

Entzündung der Regenbogenhaut auch auf die Kapsel und den Glaskörper sich fortgepflanzt hatte.

(II.) Schön's Darstellung der gonorrhoïschen Augen-Entzündung stellt keinen Fortschritt dar.

Die fürchterliche Krankheit ist zum Glück sehr selten, — so selten, dass Einzelne ihr Vorkommen geleugnet haben[1]). Verfasser hat 6 Fälle beobachtet, davon 3 behandelt.

In der Darstellung der Geschichte ist Schön sehr ausführlich und berücksichtigt nicht nur die augenärztlichen Schriften, sondern auch die Handbücher der venerischen Krankheiten. Aber die Ausbeute aus den zahlreichen Citaten ist gering und geht nicht über das hinaus, was unsre kurze Darstellung in Bd. XIV, S. 19—21, geliefert hat.

Trotz Spangenberg, der 1812 die örtliche Ansteckung als einzige Ursache des ächten Augentrippers nachgewiesen, trotzdem seiner Ansicht solche Männer, wie Wardrop und Travers, völlig beipflichten, kann Schön von der Lehre des metastatischen Ursprungs der gonorrhoischen Augen-Eiterung sich noch nicht frei machen.

In der Therapie empfiehlt er Antiphlogose, Reinigung, örtlich Laudanum liquidum und erklärt sich gegen die Ausschneidung der Bindehaut.

5. Sally van der Porten, geboren 1819, gestorben 1875, Verfasser der § 499, III, erwähnten Hallenser Dissertation über die Star-Operation, vom Jahre 1842, hat in der Hamburger ärztlichen Gesellschaft den ersten wissenschaftlich-ophthalmologischen Vortrag (über die pathologische Anatomie der Linsen-Trübungen) gehalten.

Der Bundes-Staat Hamburg hat 1870 eine Augenabtheilung im allgemeinen Krankenhaus errichtet[2]); Dr. R. Schelske, früher Privatdozent der Augenheilkunde an der Universität zu Berlin, wurde Oberarzt. Im Jahre 1875 kehrte er nach Berlin zurück. Dr. Haase ward Oberarzt und waltete des Amtes bis 1889. Später wurde die Abtheilung getheilt, die Poliklinik verwaltet Prof. Wilbrand im alten Heim, die prächtige Augenabtheilung im neuen Krankenhaus Eppendorf steht unter Dr. Franciscus Mannhardt.

§ 516. Die sächsische Schule des achtzehnten Jahrhunderts (mit ihren Vertretern A. Vater[3]) zu Wittenberg, Jo. Z. Platner, J. G. Günz, S. Th. Quellmalz zu Leipzig) ist bereits in den §§ 415—420 behandelt worden; jetzt haben wir die des neunzehnten Jahrhunderts zu besprechen, die in Dresden, mit seiner medizinisch-chirurgischen Aka-

1) Mein Freund Prof. Georg Lewin, langjähriger Leiter der großen Abtheilung für Geschlechtskrankheiten im Charité-Krankenhause zu Berlin, hat gleichfalls noch (mir gegenüber mündlich) seine Bedenken ausgesprochen.

2) Vgl. Jahresbericht d. allg. Krankenhauses für 1884, S. 51—53. Statistik der Augenabtheilung, von Oberarzt Dr. Haase.

3) Wittenberg kam erst 1815 an Preußen.

demie[1]), ihren hauptsächlichen Mittelpunkt fand und eine Blüthe entfaltete, die mit der von Göttingen wohl verglichen werden kann und auch von dorther beeinflusst ist: in Göttingen wurde ausgebildet der Haupt-Vertreter der Dresdener Schule,

Friedrich August von Ammon[2]).

Geboren am 10. September 1799 zu Göttingen als Sohn des berühmten Theologen und Professors Christoph Friedrich von Ammon (1766—1850), kam er mit seinem Vater 1813 nach Dresden, 1814 auf die Schul-Pforta, studirte von 1818 ab die Heilkunde in Leipzig und hauptsächlich in Göttingen, wo Blumenbach, Langenbeck d. Ae. und Himly[3]) seine Lehrer waren. Hier gewann er schon im Juni 1820 den Preis von der Georg-August-Universität für seine Arbeit über die Semiologie des Schlafens und Wachens und wurde am 25. August 1821 promovirt mit der Dissertation über die Geschichte des Augen-Stichs (Ophthalmo-paracentesis). Unter seinen zwölf Thesen befand sich eine für den Schüler Langenbeck's (§ 484) höchst charakteristische, zur Augenheilkunde: Cataractae extractio ex chirurgorum albis delenda est!

Hiernach unternahm A. wissenschaftliche Reisen nach Paris und nach Süddeutschland und ließ sich im Herbst 1822 in Dresden als Arzt nieder, indem er sich hauptsächlich der Chirurgie und Augenheilkunde widmete. (1824 bezeichnet er sich als praktischen Arzt und Augenarzt[4]).)

Als der daselbst seit 1817 bestehende Augenkranken-Heilverein[5]) 1824 eine Anstalt zur Erziehung blinder Kinder in's Leben rief, übernahm A. die ärztliche Fürsorge an derselben und widmete ihr auch, als sie 1830 königliche Landes-Anstalt geworden, seine Thätigkeit bis zum Jahre 1844. Im November 1828 wurde er zum Professor der allgemeinen Pathologie, Arzneimittel-Lehre und Poliklinik an der chirurgisch-medizinischen Akademie zu Dresden ernannt und verwaltete dies Amt neun Jahre lang mit Eifer und Sorgfalt, obwohl diese Professur sich nicht auf seine Lieblingsfächer bezog; dabei war er aber unermüdlich mit Studien zur Vervollkommnung der Augenheilkunde (»Werkstücken für ein größeres Gebäude«),

---

1) Vgl. XIV, S. 170.

2) I. Biogr. Lexikon d. hervorragenden Aerzte I, 1884, 124—127. II. Eduard Zeis, Rede zum Gedächtniss . . . des Dr. F. A. v. Ammon . . . Dresden 1861. (43 S., mit vollständiger Liste der Veröffentlichungen.) III. Notice biogr. sur F. A. d'Ammon . . . par le Doct. Warnatz (de Dresde), Annal. d'Ocul. 1861, B. 46, S. 269—274.

3) Vgl. § 482, S. 2.

4) Die Augen-Praxis zu Dresden befand sich damals in den Händen von Ohle, Poenitz, Klose, Weller.

5) Aus »der 15. Nachricht von der Wirksamkeit des Vereins« entnehmen wir, dass von September 1832 bis September 1833 im Ganzen 432 Augenkranke behandelt worden sind; 217 haben sich der Kur des Dr. Weller, 215 der des Dr. v. Ammon anvertraut. Außerdem hat der Verein einige siebzig Brillen an Augenschwache vertheilt. (Z. f. d. Ophth. III, 519, 1833.)

sowie auch der Medizin und Chirurgie und mit einer ausgedehnten Praxis beschäftigt [1]).

Im Jahre 1837 musste Ammon leider seine Professur aufgeben, da er zum Leibarzt des Königs und Hofrath ernannt wurde und somit sich genöthigt sah, einen Theil des Sommers in Pillnitz zu verleben und den König Friedrich August, der ein Liebhaber der Botanik war, auf seinen bisweilen sehr anstrengenden Reisen, z. B. nach Montenegro, zu begleiten.

Im Jahre 1844 wurde Ammon, als Geheimer Medizinalrath, Mitglied der Medizinal-Abtheilung im Ministerium des Innern. Am 18. Mai 1861 ereilte ihn der Tod, ehe er die Neubearbeitung seines großen Werkes über die pathologische Anatomie des Auges vollenden konnte. Dieselbe erschien 1862, nach des Vf. Tode, herausgegeben von E. H. Warnatz.

»Ausgestattet mit den glänzendsten Geistesgaben, einer klassischen Bildung, der wärmsten Liebe und dem eisernsten Fleiße, verbunden mit der vollendetsten Humanität, nahm er als sinniger Gelehrter und edler Mensch, als vortrefflicher Arzt, (dem es schwer wurde, eine ungünstige Prognose zu verkünden,) unter den Notabilitäten der deutschen Wissenschaft einen hervorragenden Platz ein.« In den letzten Jahren hat er, seiner Sehkraft nicht mehr trauend, gar nicht mehr operirt; aber desto eifriger aus seinen aufgehäuften Schätzen die Wissenschaft gefördert.

A. Hirsch (S. 390) tadelt an ihm, dass er zu viel angestrebt und geschrieben, und dass er seine anatomischen Arbeiten nur mit Lupen-Vergrößerung ausgeführt. Immerhin gehört Ammon zu den bedeutendsten Förderern der augenärztlichen Kunst und Wissenschaft aus der ersten Hälfte des 19. Jahrhunderts. Unter den deutschen Chirurgen dieses Zeitraums ist er derjenige, der nach oder neben Dieffenbach und von Walther das meiste zur Vervollkommnung der Augenheilkunde geleistet hat: seine Veröffentlichungen über Epicanthus, Symblepharon, Strabismus, Iritis, Entwicklungs-Geschichte und angeborene Fehler des Auges sind Arbeiten von bleibendem Werth; seine klinischen Darstellungen der Krankheiten und Bildungsfehler des menschlichen Auges »eine Muster-Leistung, auf die Deutschland stolz sein kann«. Er hat die Rhinorrhaphie, Kanthoplastik und Tarsotomie angegeben.

Ammon's bedeutende und vielseitige literarische Thätigkeit umfasst erstlich einige mustergiltige volksthümliche Schriften (1. Brunnen-Diätetik, 1825, 1828, 1835, 1839, 1841; 2. die ersten Mutterpflichten, 1827, 1835, 1839, 9. Aufl. 1860); zweitens zur Medizin, Repertorium der besten Heilformeln, 1829; die asiatische Cholera, 1831. Drittens, zur Chirurgie, de

[1]) Stromeyer, der 1826 Ammon in Dresden besuchte, bezeichnet ihn als vielseitig und für alles neue und nützliche zugänglich; dagegen fand er den Unterricht an der Akademie oberflächlich, für Leute ohne klassische Bildung berechnet. (Erinnerungen, S. 222.)

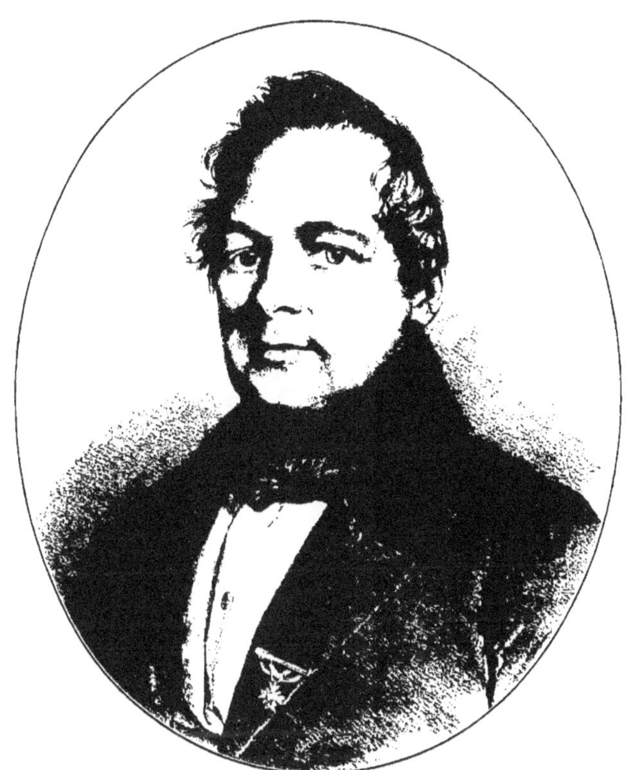

von Ammon.

Verlag von Wilhelm Engelmann in Leipzig.

physiologia tenontomiae, 1837; die plastische Chirurgie 1842, mit MORITZ BAUMGARTEN; die angeborenen Krankheiten des Menschen, 1842.

Den größten Fleiß hat er aber der Augenheilkunde gewidmet, von der Dissertation über den Augenstich aus dem Jahre 1821 bis zu seiner Entwicklungs-Geschichte des menschlichen Auges im Jahre 1858 und seinem großen Werk über die Pathologie des Auges.

Endlich hat er zur Förderung der Augenheilkunde wesentlich beigetragen durch Gründung seiner Zeitschrift für Ophthalmologie, im Jahre 1830, — der ersten wirklichen Fach-Zeitschrift nach HIMLY und SCHMIDT's Ophth. Bibl. (1803—1807) und HIMLY's Bibl. f. O. (1816—1819). Fünf Bände sind 1830 bis 1837 erschienen; und drei Bände von der Fortsetzung, die den Titel führt Monats-Schrift f. Med., Augenh. u. Chirurgie, 1838—1840.

Der dritte Band enthält auf der letzten Seite die Schluss-Anzeige: »Die Monats-Schrift f. Med., Augenh. u. Chirurgie ist mit diesem dritten Bande geschlossen. Der Herausgeber Dr. v. AMMON, Dresden.« Er gab seine Zeitschrift auf, um das Journal d. Chir. u. Augenh. von GRAEFE und WALTHER, nach des ersteren Tode, weiter fortzuführen und hat dasselbe vom Jahre 1843 bis 1850 noch mit v. WALTHER geleitet.

Unser v. AMMON ist auch auf dem ersten Blatt der von F. CUNIER 1838 begründeten Annales d'Oculistique [1]) als Mitarbeiter genannt und noch 1863 im 49. Bande, als er schon 2 Jahre verstorben, und nachdem schon im 46. Band sein Nekrolog erschienen war!

Ich gebe nunmehr die Liste von AMMON's augenärztlichen Veröffentlichungen. In seinen zahlreichen Recensionen und Kritiken giebt sich sein sanfter und milder Charakter deutlich kund.

A. Selbständige Werke.

1. Ophthalmoparacenteseos historia. Spec. medico-histor. quo commentatur in varias hujus operat. ad cataract. sanand. methodos hucusque institutas et in instrumenta hunc in usum inventa. Cum tab. aer. incisa. Gottingae 1821.
2. Kurze Geschichte der Augenheilkunde in Sachsen. Eine med.-hist. Skizze bei Eröffnung der neuen Erziehungs- und Arbeits-Anstalt für Blinde in Dresden. Leipzig 1824. (72 S.)
3. Quaestio anatomico-physiol. de genesi et usu maculae luteae in retina oculi humani obviae. Acced. tab. in aes incisa. Vinariae 1830. (4°, 24 S.)
4. De iritide ... Lips. 1838, 4°. (VI und 48 S.)
5. Klinische Darstellungen der Krankheiten und Bildungsfehler des menschlichen Auges, der Augenlider und der Thränenwerkzeuge nach eignen Beobachtungen und Untersuchungen. Hierzu 55 Tafeln mit 965 ophthalmoklinischen Abbildungen. Berlin 1847, Fol. — Dies ist der Haupt-Titel für das ganze Werk, dessen erster und zweiter Teil Berlin 1838, der dritte 1841 erschienen waren. Eine französische Ausgabe ist zu Berlin und Paris 1846 erschienen.

B. Abhandlungen [2]).

a In der Zeitschr. f. d. Ophth. 1.—3. B. 1831—33; 4.—5. B. 1835—1837.

6. Der Orbiculus capsulo-ciliaris, eine Verbindung, welche im menschlichen Auge zwischen der hinteren Fläche der Ciliarfortsätze und der vorderen Linsenkapselwand besteht. (I, S. 1.)

1) Damals hatten dieselben 7 deutsche und 7 französische Mitarbeiter. Heutzutage unter 91 Mitarbeitern und Correspondenten einen aus Deutschland.

2) Die Titel sind nach Bedürfniss gekürzt.

7. Ueber Lagophth. und Ectrop. a carie margin. orbit. (I, S. 36.) — Die angewachsene Haut-Stelle wird umschnitten und bleibt sitzen; die übrige Haut wird gelöst und darüber vereinigt.
8. Ueber die angeborenen Spaltungen in der Iris, Chorioidea und Retina des menschlichen Auges. (I, S. 55.)
9. Ueber Xerosis conjunctivae. (I, S. 65.)
10. Die Abtragung des Hornhaut-Staphyloms. (I, S. 80.)
11. Von den spontanen Blutergießungen im Innern des Auges. (I, S. 103.)
12. Die Sklerectomie oder die künstliche Pupillen-Bildung in der Sclerot. (I, S. 183.)
13. Zur Diagnose der Chorioideal-Verknöcherung bei noch vorhandener Durchsichtigkeit der vorderen Augenkammer. (I, S. 319.)
14. Der Epicanthus, ein noch nicht beschriebener, gewöhnlich angeborener Fehler des inneren Augenwinkels, und die Rhinorrhaphe, die sicherste Methode, denselben auf operativem Wege zu beseitigen. (I, S. 533.)
15. Ueber die Phimosis palpebrarum und die Heilung derselben durch Ueberpflanzung der Augapfelbindehaut[1]). (II, S. 140.)
16. Beiträge zur Anatomie, Physiologie und Pathologie des Orbiculus ciliaris in Menschen- und Thier-Augen. (II, S. 194.)
17. Zur Histologie des Hydrophthalmus und des Staph. sclerot. post. laterale. (II, S. 247.)
18. Amaurose durch Entartung des Neurilema[2]) n. opt. (II, S. 283.)
19. Zur Semiotik der Augenlider und des Auges in der asiatischen Cholera und zur pathologischen Anatomie dieses Organs in genannter Krankheit, nach Dr. Froriep in Berlin. (II, S. 470—474.) — »Die Bildung brauner, halbdurchscheinender Flecken auf der (freiliegenden) Lederhaut habe ich nur einmal noch während des Lebens, dagegen sehr oft nach dem Tode gesehen.«
20. Die rothe Färbung in den Augen-Häuten und Flüssigkeiten mancher menschlicher Embryonen und neugeborenen Kinder, und ihr Einfluss auf den Verlauf der Ophthalmia neonatorum. (II, S. 446.)
21. Das Symblepharon in genetischer, pathologischer, anatomischer und operativer Hinsicht und im Vergleich mit einigen seltnen pathologischen Zuständen der Bindehaut geschildert. (III, S. 235.) — Auch besonders, unter dem Titel: Das Symblepharon und die Heilung dieser Krankheit durch eine neue Operation. Dresden 1834. (32 S.)
22. Dr. Dieffenbach's neue Art der Blepharoplastik, nebst Beschreibung einer gelungenen Augenlid-Bildung. (IV, S. 428; Nachtrag V, S. 312.)

b) In der Monats-Schr. f. Med., Augenheilk. u. Chir. 1.—3. B., 1838—1840.

23. Korestenoma[3]) iridis, der Gegensatz des Koloboma iridis, ein bisher noch nicht beschriebener Bildungsfehler der Regenbogenhaut. (II, S. 574.) — Bei einem jungen Ochsen beobachtet; der Fehler besteht in einer die normale Länge überschreitenden Ausbildung der Pupillenränder der Iris.
24. Ueber hornartige Auswüchse der Lider. (III, S. 392.)

---

1) Das ist also die Kanthoplastik oder Lidwinkelbildung (von κανθός, Lidwinkel und πλαστική, Bildner-Kunst). Vgl. Ueber Kanthoplastik v. Ammon, J. f. Chir. u. Aug. XXXI, S. 297, 1843, und Prof. Adelmann in Dorpat, J. f. Chir. u. Aug. XXXVI, S. 130—136, 1846.

2) Von Reil (1796) gebildet für Nervenscheide; von Kühn verbessert zu Neurolemma, denn λέμμα heißt die Rinde: wir sagen Nerven-Scheide. Einige neuere medizinische Wörterbücher bleiben bei Neurilem (angeblich von νεῦρον und εἴλημα, Hülle) oder bei Neurilemm. — Oder gar bei Neurilyma (von εἴλυμα, Wickeltuch).

3) Von κόρη, Pupille, und στένωμα, die Enge.

25. Die Behandlung des Schielens durch den Muskelschnitt. Ein Sendschreiben an . . . Dieffenbach. (III, S. 433.) — Auch besonders, Leipzig 1840. (38 S.) Vgl. § 495, 3.
26. Angeborene Undurchsichtigkeit der Hornhaut. Genesis des Colob. irid. laterale et verticale. (III. S. 530.)

c) In dem J. d. Chir. u. Augenheilk. von Philipp v. Walther u. F. A. v. Ammon, Neue Folge, 1.—9. B., 1843—1850.
(Band I der neuen Folge = XXXI des Ganzen.)

27. Zur Lehre von den angeborenen Sclerotical-Geschwülsten und Blepharocolob. congen. (I, S. 90.)
28. Canthoplastik. (I, S. 297.)
29. Blepharoplastik wegen Carcinom am Unterlid. (I, S. 305.)
30. Ueber Iritis (sechs Bücher). Eine von der G. f. pr. Medizin zu Paris gekrönte Preisschrift. Vollst. umgearb. deutsche Ausgabe der früheren Schrift über Iritis. (I, S. 449—568.) — Auch besonders, Berlin 1843. (120 S.)
31. Anatomisch-pathologischer Beweis über spontanes Entstehen abnormer Oeffnungen im Irisgewebe im Verlaufe mancher Krankheiten. (V, S. 336.)

d) In andren Zeitschriften, Encyklopädien u. s. w.

32. Hyperkeratosis, Oken's Isis, 1828, B. 21, S. 548.
33. Senega bei Augenkr., Heidelberger Annalen II, 1826 u. V, 1829.
34. Das pathologische Verhalten des Augapfels . . . während der sogenannten Augen-Entzündung der Neugeborenen, Hecker's Annalen f. d. ges. Heilk. 1825, I, S. 129.
35. Merkwürdiger Ausgang eines Medullar-Sarkoms des Auges, ebenda 1829, B. 15, S. 1.
36. Die Entzündungen des Orbiculus ciliaris, Rust's Magazin 1830, B. 30, S. 240.
37. Prüfung der französischen Augenheilkunde im Vergleich mit der deutschen, Graefe u. Walther's J. d. Chir. u. Augenh. 1825, VII, S. 38.
38. Beobachtungen über das Eindringen fremder Körper in die vordere Augenkammer, Iris, Cornea, 1829, ebendas., XIII, S. 404. — (Vgl. unten, S. 274.)
39. In dem encyclop. Wörterbuch der med. Wissensch. h. von der med. Fakultät zu Berlin, 1828—1842, 55 Artikel zur Augenheilkunde, z. B. ägyptische Augen-Entzündung, Augen-Entzündung der Neugeborenen, Augen-Klinik, Augen-Heilanstalten, Blindheit, Irideremia, Kurzsichtigkeit.
40. Der Epicanthus und das Epiblepharon, Sendschreiben an Herrn Sichel in Paris, G. Behrend u. Hildebrand's J. f. Kinderkr. 1860. — Auch besonders, Erlangen 1860. (84 S.)
41. Das Verschwinden der Iris durch Einsenkung anatomisch erwiesen, A. v. Graefe's A. f. O., 1855, I, 2, S. 112. (Schädel-Zerschmetterung durch Schuss.)
42. Die Entwicklungsgeschichte des menschlichen Auges, ebenda 1858, IV, 1, S. 1—126. — Auch besonders und französisch, Bruxelles 1860.
43. Beitrag zur pathologischen Anatomie des intraocularen Sehnerven-Endes behufs der ophthalmoskopischen Diagnose, ebendas. 1860, VI, 1, S. 1—61.
44. Acyclia, Irideremia, Hemiphakia congenita, Verhdl. d. Kais. Leop. Carol. Akad. 1860, XXVII, S. 153—160.

Das Haupt- und Lebenswerk Ammon's ist No. 5. Dies werden wir genauer behandeln. Es enthält auch die Funde der meisten Einzel-Arbeiten und Abhandlungen, so dass wir von den letzteren nur wenige (2, 3, 4, 41—44) zu erörtern haben.

(I.) Schon in seiner Dissertation zeigt sich Ammon als Schriftsteller auf dem Gebiet der Geschichte der Heilkunde, wozu er durch seine klassische Bildung besonders befähigt war.

(II.) »Obwohl er erst durch die Uebersiedlung seines Vaters nach Sachsen 1813 Sachse geworden, so beweist er sich doch schon 1824 sehr eifrig, Sachsen seine Ehre zu sichern.« (So schreibt sein Panegyriker Zeis 1861, — zehn Jahre vor der Gründung des deutschen Reiches.)

Das Büchlein beginnt mit einer Lobrede auf Bartisch (§ 320) und berührt dabei die merkwürdige Thatsache, dass von dessen Schrift an (1583 bis zum Jahre 1820 kein vollständiges Lehrbuch der Augenheilkunde von einem sächsischen Arzt verfasst sei.

Von solchen Aerzten, die sich mit Augenheilkunde beschäftigt, nennt das siebzehnte Jahrhundert Schneider, Berger, Sennert[1] (Med. pract. III, 1. de morbis oculorum,) das achtzehnte Platner und Hebenstreit, Quellmalz, Günz, Ludwig, das neunzehnte Benedikt, Weinhold, Rumpelt, (den Erfinder des Fingerhut-Spießes zur Fixation des Augapfels bei der Star-Operation,) und endlich Seiler, der die Mißbildungen des Auges zuerst genau bearbeitet hat.

An der Leipziger Hochschule war in den letzten Jahren eine Vorliebe für das Fach der Augenheilkunde nicht merkbar.

»Ein eiserner Splitter drang einem Soldaten bis in die Krystall-Linse und erregte furchtbare Schmerzen. Der chursächsische Reg.-Chirurg Mennel öffnete die Hornhaut mittelst eines Star-Messers, wie zur Extraction; und, da er den Splitter nicht fassen konnte, so bediente er sich des Magnets mit dem glücklichsten Erfolg. Die vordere Augenkammer füllte sich wieder, aber das Gesicht ging verloren.« (Bernstein's prakt. Handb. für Wundärzte nach alphabetischer Ordnung, 1800, 3 Th., S. 275[2].)

Im achtzehnten Jahrhundert wurde auf deutschen Universitäten die Augenheilkunde immer als ein Theil der Chirurgie abgehandelt; 1773 hielt nur Richter in Göttingen und Neubauer[3]) in Jena Sonder-Vorlesungen über Augenheilkunde.

»Aber 1777 hat der Kommissionsrath Go. Schubarth zu Dresden der Universität Leipzig ein Kapital von 4000 Thlr. vermacht, mit der Bedingung, dass der jedesmalige Professor der Physiologie (!) wöchentlich zwei Stunden ein Kolleg »»de structura, morbis et cura oculorum«« lesen

---

1) Sennert hätte im § 315 erwähnt werden können. Daniel Sennert, am 25. November 1572 zu Breslau geboren, studirte in Wittenberg, Leipzig, Jena, Berlin, promovirte 1601 zu Wittenberg, wurde daselbst schon 1602 zum Professor ernannt und wirkte als solcher bis zu seinem Tode, der am 31. Juli 1637 erfolgt ist. (Biogr. Lexikon V, S. 365.) Er gehörte zu den Chemiatrikern und suchte die Lehren Galen's mit denen des Paracelsus zu vereinigen. Seine Abhandlung de morbis oculorum wird im 17. und 18. Jahrhundert vielfach citirt.

2) Dies ist, meines Wissens, die erste Eröffnung des Augapfels zur Einführung des Magneten.

3) Ueber Mauchart vgl. B. XIV, S. 180. — Johann Ernst Neubauer, geb. 1717 in Gießen, 1767 als Professor der Anatomie und Chirurgie nach Jena berufen, aber schon 1777 verstorben, — ein tüchtiger Anatom.

sollte: dafür hätte er die Hälfte der Zinsen zu bekommen; die andre Hälfte wäre an 4 Mediziner zu vertheilen, welche dies Kolleg mit anhörten (!). Die Einrichtung besteht noch jetzt. Augenärzte können jetzt ausgebildet werden in Leipzig, das in dem ophthalmiatrischen Privat-Institut von Ritterich einen Schatz besitzt, und in Dresden.«

(XXI.) Symblepharon ist Verwachsung eines oder beider Lider mit dem Augapfel[1]). Es giebt zwei Arten: 1. S. posticum, entstanden durch Verkürzung der entarteten Bindehaut an der Uebergangs-Stelle vom Augapfel zu den Augenlidern; 2. S. anticum, entstanden durch theilweise oder gänzliche Verwachsung der vorderen Fläche der Augapfelbindehaut mit der des Augenlides, oder durch neue Bildungen auf derselben.

Die erste Art ist eine Folge von chronischer Bindehaut-Entzündung. Sie wurde von Taylor (Nosogr. ophth. 1763, S. 14) als Henosis[2]) bezeichnet; und Beer (II, S. 122, 1817) ist ihm gefolgt.

Die zweite Art entsteht hauptsächlich durch Verätzung.

Bei der Operation der letzteren soll man das mit dem Augapfel verwachsene Augenlid-Stück von dem Augenlid-Rand aus umschneiden und auf dem Augapfel sitzen lassen und über ihm die Vereinigung des verwundeten Augenlides bewirken.

In einer Anmerkung (III, S. 248) wird, gegen Einstülpung, die Tarsotomia longitudinalis, die Längsdurchschneidung des geschrumpften Lidknorpels empfohlen. v. Ammon meint, dass sie zu wenig beachtet worden sei, und hebt 1847 (J. f. Chir. u. Augenh. S. 459) die bestätigende Empfehlung des Dr. Vanzetti (Annal. clin. Univ. Charcoviens. 1846, S. 279) mit Befriedigung hervor.

Uebrigens ist dieser Schnitt einerseits schon bei Celsus erwähnt (XII, S. 279) sowie bei Aëtius (c. 71, nach Leonidas), zur Wiederaufrichtung des Lidrandes (ἵνα ἀνάκλασις γένηται τοῦ ταρσοῦ): und andrerseits später, unter Nichtbeachtung von Ammon's Verdienst, als Burow'scher Schnitt bezeichnet worden. (Burow hat 1873 in der Berl. klin. W. No. 24 seine Operation beschrieben.)

(III.) S. Th. Sömmering (§ 464) hatte 1791[3]) den gelben Fleck und das »gewöhnlich« in ihm vorhandene kleine Loch (Macula lutea mit Foramen centrale) entdeckt. Rudolphi leugnete das Loch, das nur durch unvorsichtiges

1) Ueber die falsche Nomenklatur der Neueren vgl. XII, S. 274: sie hat sich bis auf unsre Tage erhalten. Richtig wäre Anwachsung (πρόσφυσις). — A.'s Darstellung ist noch in den neuesten Werken berücksichtigt, so in unsrem Handbuch V. 1, § 188, 1904, von Th. Saemisch.

2) ἕνωσις, ἑνότης, Vereinigung.

3) An den frischen Augen eines wenige Stunden zuvor ertrunkenen Jünglings. Vgl. Th. v. Soemmering, de foramine centrali limbo luteo cincto retinae humanae. c. tab. II aeri incis. Comment. Soc. reg. Scient. Gotting., vol. XIII, 4, Gotting. 1799. p. 1—13; Göttinger gelehrt. Anzeig., 1795, S. 1430 fgd.

Präpariren entstehe. AMMON hat es öfters nicht vorgefunden. Der gelbe Fleck bildet sich im 14.—16. Lebens-Monat.

(IV.) Wohl die berühmteste Abhandlung AMMON's ist die über Iritis, welche er 1835 lateinisch geschrieben und an die Société medico-pratique zu Paris gesendet, und, nachdem er sie, mit dem Preise gekrönt, zurückerhalten, in verbesserter Gestalt 1838 lateinisch, 1843 deutsch veröffentlicht hat.

De iritide[1]). Commentatio ab illustr. soc. medico-practica quae Lutetiae Parisiorum floret in altero certamine die XXII m. Sept. anni MDCCCXXXVI praemio aureo publice ornata. Scr. F. A. AB AMMON . . . Accedunt in tab. aen. II fig. pict. XVIII. Lips. 1838. (Fol., 48 S.)

Ueber Iritis. Sechs Bücher. Eine von der Gesellsch. f. prakt. Medizin in Paris gekrönte Abhandlung von F. A. v. AMMON. Deutsche[2]), nach dem lateinischen Original überarbeitete Ausgabe. Berlin 1843. (120 S. Abdruck aus v. WALTHER's und v. AMMON's Z. f. Chir. u. Augenh. XXXI, Heft 4.)

Aus dem Urtheil der Preisrichter sei hervorgehoben: »Die Natur der Iritis wird offenbar dadurch aufgeklärt, dass der Vf. die anatomisch und praktisch gleich richtige Eintheilung in traumatische und innere, mit den Unterabtheilungen in seröse und parenchymatöse, gemacht hat. Vielleicht dürfte die Zahl der aufgestellten Arten zu groß, und einige derselben nicht nöthig sein«. . . . Aus der Einleitung AMMON's: »Was das Stethoskop für die inneren, das leistet die Lupe[3]) für die Augenkrankheiten«.

Das erste Buch handelt von der Anatomie und Physiologie der Iris, das zweite von der Iritis. Die Ursachen der Iritis sind entweder äußere, z. B. Verletzungen; oder innere[4]), d. h. Dyskrasien. Wie diese letzteren die Krankheit erzeugen, darüber herrscht noch großes Dunkel.

Der Sitz der Entzündung kann in der vorderen oder hinteren serösen Schicht oder im Parenchym sein (Iritis serosa anterior und posterior, Iritis parenchymatosa). Nicht selten entzünden sich alle Theile der Iris. Die Iritis macht gern Recidive. Selten geht die Iritis von einem Auge zum andren über, noch seltner entsteht sie auf beiden zugleich: doch kommen beide Fälle vor. Was man früher sympathische Reizung nannte, ist bei Lupen-Betrachtung schon eine zur Exsudation vorgeschrittene, partielle, chronische Entzündung der Iris des zweiten Auges.

»Eine wahre und akute Iritis wird in der Regel leicht erkannt: schwieriger ist die Diagnose bei geringen Graden der Entzündung, oder bei langwierigem, chronischem Verlauf; oft wird sie ganz übersehen. . . .

1) Ueber die Geschichte der Iritis vgl. § 471, I.

2) Von Dr. STRICKER. (§ 540.)

3) Vgl. § 463, XIV, S. 475 (ZINN); § 444, XIV, S. 331 (BEER); § 506, XIV, II. S. 213, 214 (v. WALTHER, BEER); § 525, XIV, II, S. 326, 331 (RITTERICH) u. a.

4) Das dürfte auch heute noch die beste Eintheilung sein, wenngleich wir statt Dyskrasien, heute Infektion u. dgl. vorziehen.

Ein solches Versehen hat die traurigsten Folgen. . . . Immer gelingt mit bewaffnetem Auge die hier so nöthige Diagnose.« Die objektiven Zeichen an der Iris sind Veränderungen der Farbe, des Glanzes, der Lage, krankhafte Ausschwitzungen auf der vorderen und hinteren Fläche und im Parenchym, Veränderungen der Pupille und der Bewegung derselben, Blutanhäufungen im Circulus venosus, Röthe der Bindehaut, Augenlid-Entzündung.

Eine hellblaue Iris wird lebhaft grün, eine braune geht in helleres oder dunkleres Roth über[1]. . . . »Sodann habe ich öfters, besonders bei braunen Augen, in Folge anhaltender Congestionen eine so reichliche Absonderung des Pigments in der ganzen Ausdehnung der Iris gesehen, dass die vordere Fläche wie mit einer Menge glänzenden Pulvers bestreut aussah[2].«

Die gerinnbare Lymphe kommt auf der vorderen und hinteren Fläche der Iris und im Parenchym derselben vor. Sie kann die ganze Vorderkammer füllen. Sie bewirkt Verwachsung der Iris mit der Linsenkapsel (Synechia posterior), partielle oder totale. Erstere ist ohne künstliche Erweiterung der Pupille nicht gut zu erkennen. Die schwarzen Exsudate seien kein von der Uvea losgelöstes Pigment, sondern eine krankhafte Absonderung. Wenn Exsudat in das Gewebe der Iris abgesetzt wird, so schwillt der kleine Kreis an.

Eiterung erfolgt bei Wunden der Hornhaut und Iris, aber auch bei der arthritischen Iritis. Besonders nach schlafloser Nacht. Das beginnende Hypopyon wird nur mit der Lupe erkannt. Ein Abscess der Iris (Iridonkos) platzt gewöhnlich und ergießt seinen Eiter in die Vorderkammer. Sehr interessant ist das Sichtbarwerden von Blutgefäßen auf einer entzündeten Iris. Es sind die eignen Gefäße der Iris, die sich ausdehnen. Es kommen aber auch neugebildete vor.

Die Veränderungen der Pupille und ihres Randes sind von Wichtigkeit. Es lässt sich nichts bestimmtes darüber sagen, ob eine gewisse Art krankhafter Form der Pupille einer bestimmten Species von Iris-Entzündung eigen sei. Die Knötchen der Iris (Kondylome) bewirken fast immer Verwachsung der Pupille.

Die Röthe, welche die Iritis zu begleiten pflegt, geht von der Lederhaut aus und umgiebt die Hornhaut wie ein rother Kreis. Die allgemeinen Zeichen der Iritis sind Fieber[3], Kopfschmerz, Schlaflosigkeit, voller und harter Puls. . . .

1) So schon BEER I, § 415, 1813. Vgl. XIV, S. 331.

2) VOSSIUS (C.-Bl. f. A. 1910, Sept.) sagt: »Wie mir, wird es auch andern Fachgenossen gegangen sein, dass sie das (von UHTHOFF 1908 als bekannt bezeichnete) Bild der Pigment-Bestäubung der Iris weder persönlich noch aus der Literatur kennen.«

3) Davon werde ich gleich genauer handeln.

Atrophie oder Verdünnung der Iris ist eine noch wenig beobachtete Folge der Iritis. »Ich habe sie Iridaraeosis[1]) genannt.« Selten ist das Flottiren der Iris, Iridodonesis[2]).

Die Iritis geht in Star über, wenn gleichzeitig die vordere Kapselwand entzündet war (Irido-periphakitis)[3]). Sehr wenig bekannt sind die Folgezustände in dem Glaskörper, der Netz- und Aderhaut. Wichtig ist auch der Uebergang auf den Strahlenkörper.

Hauptmittel sind Blut-Entleerungen, Abführungen, Vermeiden des Lichtreizes. Blasenpflaster und Haarseile sind unnütz oder schädlich, warme Fußbäder gleichgültig. »Die äußerliche Anwendung von Belladonna ist sehr nützlich.« Ferner der innerliche Gebrauch von resorbierenden Mitteln, Cicuta, Arnica, Senega, Colchicum, Sarsaparilla, Tart. emet., Sulphur. aurat. antimonii, Baryta muriat., Hydr. muriat. mite et corros.

Aus dem 3. Buch, von der traumatischen Iritis, ist hervorzuheben, dass Ammon die sympathische Ophthalmie selbständig entdeckt hat. Vor dem 1. Mai 1835 hatte er seine ausführliche lateinische Abhandlung de iritide nach Paris gesendet. Er konnte die zweite Auflage des Lehrbuchs von Mackenzie, das die Jahreszahl 1835 trägt, nicht benutzen; ja er hat dieselbe 1843, bei der deutschen Uebersetzung, noch nicht gekannt. Wenngleich auch ich die Palme W. Mackenzie reiche, nicht blos wegen der Priorität der Veröffentlichung, sondern auch wegen der größeren Genauigkeit der Beschreibung; so gebührt doch unsrem F. A. von Ammon der zweite Preis, da auch er diesen wichtigen Fund selbständig gemacht hat. Dies sollte doch noch genauer, als es im VIII. Kapitel unsres Handbuchs § 135 geschehen ist, hervorgehoben werden[4]).

Wegen der Wichtigkeit des Gegenstandes gebe ich den Abschnitt wörtlich:

»Höchst wichtig ist der Uebergang der Iritis traumatica von einem Auge auf's andre.

Ich habe diese krankhafte Sympathie öfter beobachtet; so hatte ein alter Mann eine weit klaffende Wunde der Sclerotica erlitten, in der Art, dass die Iris so weit vorgefallen und so zerrissen war, dass ihre ganze Hälfte verloren ging. Wunderbarer Weise erfolgte fast keine Iritis auf diese ungeheure Verwundung, aber nach zwei Monaten zeigte sich Uveïtis im anderen Auge, doch hat sich durch die Behandlung sowohl dieses Auges, als auch seiner gichtischen Dyskrasie sein Sehvermögen so erhalten, dass er fortfährt, das Land zu bauen.

---

1) Ἀραίωσις, Auflockerung, von ἀραιός, dünn, locker. Zum Glück ist dieser überflüssige Ausdruck nicht eingeführt worden.

2) Δονέομαι ich schwanke; τὸ δόνημα, das Schwanken. δόνησις, das Bewegen. »Iris-Schlottern« ist besser. Aber das griechische Wort steht noch in den besten Büchern unsrer Tage. (Vossius, 1908, S. 26, 474, 871.)

3) Vgl. oben. § 506, II und § 507.

4) Vgl. J. Hirschberg, Arch. f. A. u. O. V. 1, 1876. Daselbst ist allerdings Mackenzie (1844) zu verbessern in M. (1835).

In einem andren Falle war das rechte Auge eines Mädchens durch plötzliche Explosion eines Zündhütchens heftig erschüttert worden. Es erfolgte Bluterguss in's Auge und unheilbare Blindheit. Fast vier Monate darauf entstand Uveïtis im andern Auge, welche sich so schnell und weit verbreitete, dass sie demselben die größte Gefahr drohete. Bei diesem Mädchen war keine Spur von Dyskrasie vorhanden. Es erhellt daraus das innige Wechselverhältnis der Augen im kranken Zustand und die Nothwendigkeit für den Arzt, während er den von traumatischer Entzündung ergriffenen Bulbus behandelt, dafür zu sorgen, dass nicht der andre von sympathischer Entzündung[1] ergriffen werde, welche für das Sehvermögen so verderblich zu sein pflegt.«

Bei der syphilitischen Iritis serosa werden Mercurialien angewendet, eine Auflösung des Extr. Belladonn. mehrmals täglich eingeträufelt, um Pupillen-Verwachsung zu verhindern: darin sind jetzt alle Augenärzte einig. Punction der Hornhaut nur bei unerträglichen Schmerzen.

Zu den Ursachen der parenchymatösen Iritis gehören erstlich Wunden, zweitens Dyskrasien, wie die gichtische, syphilitische, psorische, merkurielle, plicöse[2]).

Uveïtis[3]), Entzündung des hinteren serösen Ueberzugs der Iris, kommt primär und sekundär vor.

Unter den Recept-Formeln, welche das Werk beschließen, ist die erste:

Extr. Belladonn. scrup.
Aq. dest. Unc. octodecim.

Zu kalten Compressen auf das Auge.

Ein Recept der Belladonna-Einträufelung wird vermisst.

Ammon's Werk über Iritis bringt diagnostisch und auch nosologisch einen bedeutenden Fortschritt; therapeutisch einen geringeren.

Zusatz. Ueber Fieber bei Augen-Entzündungen[4]).

Ueber Fieber bei Augen-Entzündungen ist in heutigen Lehrbüchern unsres Faches wenig oder gar nichts, in denen aus dem 18. Jahrhundert und aus der ersten Hälfte des 19. sehr viel die Rede.

Bei A. G. Richter (Wundarzneikunst, III, § 7, 1790) heißt es: »Auch ein Fieber bemerkt man oft bei Augen-Entzündungen. Wohl zu merken aber ist,

1) ne haec inflammatione sympathica afficiatur. Herrn Stricker's Uebersetzung ist hier (wie auch a. a. O.) recht mangelhaft: »dass nicht der andre von den Entzündungs-Symptomen ergriffen werde«.

2) Vom Weichselzopf, Plica polonica. Die drei letztgenannten erregen billig unser Staunen.

3) Der Name taucht 1828 auf: Ueber Uveïtis chronica von Dr. Simeons, Physikus zu Hettenheim, J. d. Chir. u. Augenheilk. XI, S. 293 fgd. — Heutzutage wird Uveïtis theils für Entzündung der hinteren Iris-Schicht, theils für Entzündung des ganzen Aderhaut-Trakts (Regenbogenhaut, Strahlenkörper, Aderhaut) gebraucht. — Grandclément hat eine besondere Form chronischer Iritis als »Uveïte irienne« bezeichnet. — Am besten wäre es, den zweideutigen Namen fallen zu lassen. (Vgl. XII, S. 196, Anm. 3.)

4) Vgl. C.-Bl. f. A., Juli 1911. (J. Hirschberg.) — Nach den Arabern ist Augen-Entzündung meist nicht mit Fieber verbunden. (XIII, S. 129.)

dass das Fieber nicht immer ein und dasselbe, sondern überhaupt von dreifacher Art ist. Zuweilen ist es die Mitwirkung derselben Ursache, welche die Entzündung erregt. . . . Dieser Fall ereignet sich z. B. bei galligen Augen-Entzündungen, wo Brech- und Abführ-Mittel sowohl das Fieber, welches hier ein Gallen-Fieber ist, als auch die Entzündung heben.

Zuweilen ist das Fieber die Folge der Entzündung oder vielmehr die konsensuelle Folge des Schmerzes und des Entzündungs-Reizes. In diesem Falle entsteht die Entzündung eher, als das Fieber, und ist immer im Gleichmaß mit jener. . . . Dieses Fieber erfordert antiphlogistische Mittel und verdient den Namen des Entzündungs-Fiebers.

Nach Operationen am Auge entsteht oft ein Fieber, ehe noch die geringste Entzündung bemerkt wird. Dies Fieber scheint bloß der Furcht des Kranken und den Schmerzen bei der Operation zuzuschreiben zu sein und erfordert bloß besänftigende Mittel, den Mohnsaft. . . .«

Es ist erstaunlich, dass diese so klar ausgesprochenen Sätze selbst in den ausführlichsten Handbüchern der Augenheilkunde heutzutage nicht mehr kritisch erörtert werden. Man spricht fast nur von solchen Augenkrankheiten, welche die Folge von Fiebern sind, z. B. in der Encycl. française d'Opht. von den Folgen des Sumpf-Fiebers, des gelben, des rekurrierenden, des puerperalen, der eruptiven Fieber.

Allerdings ist ja die wissenschaftliche Thermometrie des menschlichen Körpers erst nach der Mitte des 19. Jahrhunderts ausgebildet worden, durch Traube, Baerensprung, Zimmermann, Liebermeister, Wunderlich u. a. In des letzteren klassischem Werke »Das Verhalten der Eigenwärme in Krankheiten« (vom Jahre 1868) sind, wie zu erwarten stand, die Augenkrankheiten nicht berücksichtigt.

Von messbarer Erhöhung der Körperwärme war auch nicht die Rede in J. Beer's Schilderung »des Entzündungs-Fiebers, das entsteht, wenn die Augen-Entzündung von örtlicher Krankheit in allgemeine übergeht«, sondern von neun andren Symptomen, hartem, vollem Puls, allgemeiner Unbehaglichkeit u. s. w. (Augenkr. I, S. 43, 1813.)

Freilich war es auch ein großer Fehler von Richter, Beer und andren trefflichen Autoren aus der ersten Hälfte des 19. Jahrhunderts, die Ophthalmie zu allgemein zu erörtern, so auch mit Rücksicht auf das Fieber; so dass wir heute nicht so leicht eine Handhabe gewinnen, um ihnen beizukommen. Dennoch finden wir schon einzelne Angaben über ganz besondere, wohl gekennzeichnete Augen-Entzündungen, die Fieber zur Folge haben sollen. Namentlich sind dies, nach v. Ammon, Blenorrhöe[1]) der Neugeborenen und Iritis[2]); Augentripper, nach C. F. Graefe[3]), Dupuytren[4]), Schön[5]), und Feldmann[6]).

An sich kann ja jede akute Entzündung des menschlichen Körpers Fieber erzeugen. Es fragt sich nur: Was lehrt die Erfahrung?

Meinem Freunde Dr. O. Fehr, dirigierendem Arzt der Augen-Abteilung des Rudolf Virchow-Krankenhauses zu Berlin, verdanke ich die Krankengeschichten

1) J. d. Chir. u. Augenheilk. 1842, XXXV, S. 115, und ferner XXXVI, S. 540.
2) De iritide, 1838.
3) Augenblennorrhöe, § 76, 1823.
4) Leçons orales, III, S. 372, u. a. a. O., 1833.
5) Die gonorrhoische Augen-Entzündung, 1834.
6) J. d. Chir. u. Augenheilk. 1842, XXXV, S. 425.

mit täglichen (ein- oder mehrmaligen) Temperatur-Messungen, denen ich das Folgende entnehme.

1. Die Augen-Entzündung der Neugeborenen bewirkt kein Fieber. Wenn ich absehe von einem Kinde, das am 6. Tage der Behandlung verstorben ist, und dessen Temperatur immer zwischen 36,8 und 37,6° schwankte, und von einem zweiten, das am 12. Behandlungstage, bei 37,6°, auf Verlangen der Eltern entlassen werden musste: so zähle ich bei 23 Kindern mit Augen-Eiterung der Neugeborenen 483 Behandlungstage mit 3 mal 37,1; 3 mal 37,2; 3 mal 37,4; 1 mal 37,6°; sonst stets mit Temperaturen, die etwas unter 37° zurückbleiben.

2. Auch bei dem Augentripper der Erwachsenen fehlt das Fieber. Es waren elf Fälle; in 239 Behandlungstagen finde ich nur einmal 37,4 und elf Mal 37,2° verzeichnet.

Eigentlich ist dies sehr merkwürdig, da doch, wenigstens in Ausnahme-Fällen dieser Krankheit, Gonokokken im Blut kreisen und Gelenks-Entzündung bewirken.

3. Noch merkwürdiger ist die Thatsache, dass sogar bei der inneren Vereiterung des Augapfels keineswegs immer oder auch nur häufig Fieber vorhanden ist. Sechs Fälle stehen zu meiner Verfügung, in fünf hatte die eitrige Pantophthalmie nach Verletzung, in einem nach altem Hornhaut-Abscess sich gebildet.

In 5 von den 6 Fällen war kein Fieber zugegen; an einigen Tagen wurde 37,2° angemerkt. Als aber eine dieser Kranken von einem Karbunkel am Rücken befallen wurde, trat mehrtägiges Fieber bis 38,8° auf.

Der eine Fall, welcher vom Auge aus fieberte, ist als floride Sepsis mit starker Chemosis bezeichnet; hier wurde 4 Tage lang Temperatur-Steigerung, bis 37,9°, beobachtet: Tags nach der erlösenden Enukleation war noch 37,4° zugegen.

4. Auch Iritis ist selten von Fieber begleitet. So möchte ich es ausdrücken.

Von den zwölf Fällen, die ausnahmslos der WASSERMANN'schen Probe unterworfen wurden, waren fünf syphilitisch, alle fieberlos. Von den sieben rheumatischen waren vier fieberlos. Ein Kranker verließ schon am 3. Tage die Anstalt, als nach Erbrechen 38° festgestellt wurden. Ein zweiter zeigte 2 mal 38,4°, bei gleichzeitiger Angina. Der letzte, der an starkem, chronischem Gelenk-Rheumatismus litt, hatte einmal 38,6°.

Diese Untersuchung sollte an einem größeren und noch mannigfaltigeren Material wiederholt werden. Aber immerhin möchte ich als Ergebnis der meinigen die Thatsache hinstellen, dass Fieber als Folge stärkerer Augen-Entzündung noch seltener beobachtet wird, als man es eigentlich erwarten sollte.

Dies stimmt gut überein mit dem einzigen Satz über diesen Gegenstand, den ich in einem modernen Lehrbuch der Augenheilkunde gefunden, nämlich in dem von E. FUCHS, 12. Aufl., 1910, S. 42: »Fieber wird nur selten durch Augen-Entzündung hervorgerufen, am häufigsten (noch) durch die phlegmonösen und die besonders virulenten Entzündungen.«

Prof. Dr. G. ABELSDORFF in Berlin hat (C. Bl. f. A., Sept. 1911) hervorgehoben: 1. »Ich hatte vor kurzem große Mühe, einen bekannten inneren Kliniker zu überzeugen, dass ein an beiderseitiger Iritis leidender junger Mann, eine täglich sich wiederholende Temperatur-Steigerung nicht durch die Iritis haben könnte.

In der Tat war einige Monate später die Diagnose einer beginnenden Lungen-Tuberkulose gesichert.« — 2. »Ich habe zufällig im letzten Halbjahre bei drei Kindern mit Conjunctivitis membranacea die Temperatur gemessen. Während ein Fall normale Temperatur zeigte, war bei den beiden andren Fieber von 38,2° bis 38,4° vorhanden. Nur in diesen beiden Fällen konnten durch bakteriologische Untersuchung am städtischen hygienischen Untersuchungsamt in den Membranen Diphtheriebazillen nachgewiesen werden.«

§ 517. Ammon's klinische Darstellungen der Krankheiten und Bildungsfehler des menschlichen Auges, 1838—1847, stellen nicht das erste Werk dieser Art dar. (Vgl. XIV, S. 70 u. 80.) Es lässt sich sogar nicht einmal leugnen, dass die Abbildungen bei J. Beer und A. P. Demours künstlerisch vollendeter gewesen. Aber trotzdem können wir noch heute das Urtheil v. Walther's aus dem Jahre 1849 (Augenheilk. II, S. 464) begreifen, wenn auch nicht unterschreiben, dass »mit dem Erscheinen dieses herrlichen Werkes für die pathologische Anatomie des Auges eine neue Aera eingetreten ist, dass es ein Deutschland zum Ruhme gereichendes National-Werk ist, um das uns fremde Völker beneiden werden, wenn sie sich herbeilassen, dasselbe eindringlich zu studiren[1].« »Es bildet gleichsam einen Thesaurus, der unsre jetzige Ophthalmologie abschließt und zugleich auf einer neuen Bahn weiter vorwärts schreitet. . . .« Dies schreibt Dr. Unna in Hamburg, 1839, Monatsschr. f. Med., Chir. u. Augenh., II, S. 267.

In der Vorrede berichtet v. Ammon über die Schwierigkeiten, die er gefunden. Vor 12 Jahren wurde der Beginn gemacht. Wie viele Bitten, Vorstellungen, Kosten, Beharrlichkeit wie List waren erforderlich, um die Abbildungen von kranken Augen zu erlangen, um Künstler (Moritz Kranz in Dresden) heranzubilden und endlich einen Verleger in Deutschland (Reimer) zu finden!

Die Anordnung ist eine anatomische, ein bald erscheinendes Handbuch der Augenheilkunde wird zur Erläuterung versprochen, — ist aber nie von F. v. Ammon geschrieben worden. Leider fehlen meist die Krankengeschichten zu den Präparaten.

---

1) Allerdings, die Annales d'Oculistique haben überhaupt keinen Bericht über dies Werk geliefert. (Nur bei Gelegenheit der Besprechung von E. Ilgen's Werk »Das Seh-Organ, durch Abbildungen erläutert«, Wiesbaden 1850, findet sich eine Zeile: Annal. d'ocul., B. 26, S. 119, 1851.) — Das Seh-Organ, anatomisch. vergleichend anatomisch. physiologisch und pathologisch durch Abbildungen erläutert, mit Rücksicht der Gewebslehre und Entwicklungsgeschichte. Nach den besten Quellen und eignen Beobachtungen zusammengestellt von Dr. Emil Ilgen, Wiesbaden 1850, erste Lieferung. Sie blieb die einzige und enthält von Eigenem nur etliche Thier-Augen, zwei Fälle von Staphyloma und ein »Carcinoma, welches den sonst gesunden Augapfel fast ganz einschließt«. — Das literarische Centralblatt für Deutschland 1851, No. 2, erklärt: Soweit sich aus vorliegender erster Lieferung schließen läßt, wird dieses Werk alle andren über das gesunde und kranke Auge entbehrlich machen«. Diese Prophezeihung hat sich nicht erfüllt.

Das Werk beginnt mit Darstellung der Augen-Eiterung bei Neugeborenen, in allen Stadien. (Wer dies für überflüssig hält, betrachte Tafel XVI von M. RAMSAY's Atl. of ext. diseases of the Eye aus dem Jahre 1898; da findet er dasselbe, allerdings vollendeter, dargestellt. Ebenso in HAAB's äußeren Augenkr., 3. Aufl. 1906, Tafel X, und in R. GREEFF's Atlas d. äuß. Augenkr. 1909, Fig. 34.)

Hierauf folgt Pterygium und Xerosis der Bindehaut. III, 1 zeigt, bei Lupen-Vergrößerung, Keratitis einer 10jährigen; »theils auf der Hinterfläche der Hornhaut, theils auf der Vorderfläche der Regenbogenhaut zeigen sich neue Gefäße«. (Es ist wohl die durch angeborene Lues bedingte Form.) Die weiteren Figuren dieser Tafel bringen Eiter-Bildung und durchsichtiges Staphylom der Hornhaut.

Interessant ist die vierte Tafel, welche außer Staphylomen, auch abgetragenen, die Heilung von Hornhaut-Wunden bei Kaninchen zeigt und auch eine Lederhaut-Zerreißung bei einer alten Frau, mit Vordringen von Glaskörper und Aderhaut, und schließlich guter Heilung ohne Beeinträchtigung der Sehkraft.

Geschichtlich merkwürdig sind die Abbildungen staphylomatöser Augen, an welchen AMMON ein Stück Lederhaut behufs Pupillen-Bildung durch die Lederhaut ausgeschnitten hatte. (Hierzu ist zu vgl. v. AMMON, die Sclerektomie[1]) oder die Pupillen-Bildung in der Sclerotica, nach eignen Erfahrungen und Operations-Versuchen an staphylomatösen Augen Lebender, Dresden 1831; sowie dessen Zeitschr. f. Ophth. I, S. 183—227.)

Die Versuche der Trepanation der Lederhaut, in unsren Tagen angestellt, von TAYLOR, ARGYLL ROBERTSON und WECKER, sind »ohne Erfolg geblieben«. [TERRIEN, Chirurgie de l'œil, 1902, S. 72.] Als ich 1894 in Edinburgh weilte, war es mir unmöglich, auch nur einen Fall von Trepanation der Lederhaut zu Gesicht zu bekommen.

Mit diesen Versuchen hat nur den Namen gemein das neue Verfahren der Glaukom-Heilung von FELIX LAGRANGE zu Bordeaux, der mir im Frühjahr 1911 Fälle guter Heilung gezeigt hat. (1906, Arch. d'opht. und Encycl. franç. d'opht. IX, S. 308.)

Zwei volle Tafeln sind noch dem Staphyloma gewidmet. In der 8. Tafel ist ein Präparat abgebildet, wo das Exsudat sich auf den Strahlenkranz beschränkt.

Die 9. und 10. Tafel enthalten die äußerlich sichtbaren Krankheiten der Linse und ihrer Kapsel von der kleinsten Trübung bis zur größten Complikation mit Krankheiten andrer Theile des Augapfels. Cataracta arachnea hat AMMON eine vordere Trübung in Gestalt einer Spinne mit ihren Füßen genannt.

1) σκληρά, harte Haut; ἐκ, aus; τομή, Schnitt.

Der Name ist schlecht und hat sich zum Glück nicht erhalten. Das lateinische Beiwort ist übrigens araneus. Vgl. Thes. l. lat. II, S. 396. Dazu kommt, dass arachnoïdes den Namen für die spinngewebige Vorderkapsel darstellt, bei CELS. 7, 7, 13 und bei CHIRON, 72. Eine Trübung der vorderen Linsenkapsel, als läge auf ihr ein Stück Spinngewebe, hat AMMON selber als C. capsularis anterior arachnoïdea bezeichnet.

Der Schichtstar bei künstlich erweiterter Pupille ist gut abgebildet und als C. striata totalis, »Verdunkelung in den einzelnen Schichten der ganzen Linse« bezeichnet.

Die rundliche begrenzte Trübung in der Mitte der Linsensubstanz wird als C. centralis media dargestellt und von der capsularis antica unterschieden. Trefflich ist C. lenticulo-capsularis totalis dargestellt; die fetzige, reinweiße Trübung der Kapsel hebt sich sehr gut ab von der grauweißen der Linse.

Der unterste Theil des Iris-Kolobom bleibt frei von der Trübung der Linse. (Das ist also ein Linsen-Kolobom.) Die Cataract in einem irislosen Auge zeigt concentrische Ringe, von Linsenschrumpfung. Pyramidal-Star in einem Auge mit Hornhautkegel und Cataracta glaucomatosa machen den Beschluss.

Die folgenden beiden Tafeln erläutern die pathologische Anatomie des Linsensystems. Wir finden den Arcus senilis lentis, der allerdings irriger Weise noch in die Kapsel versetzt wird, sowie den vollständigen Circulus senilis; Cataracta capsul. central. posterior; Blutgefäßbildung und Ausschwitzung auf der Vorderkapsel; Cataracta mollis c. nucleo flavo aus dem Auge eines 61jährigen, — also MORGAGNI'schen Star; endlich braune und röthliche Stare.

Die Abbildungen einer Filaria und eines Distoma oculi humani, die v. AMMON in Staren gefunden, sind nicht einwandsfrei.

Die Folgen des Star-Stichs haben für uns an Interesse verloren. Bemerkenswerth ist (XIII, 11) die Zerstückelung eines Stars im irislosen Auge, die allerdings erfolglos blieb[1]). Lehrreich, wenngleich meistens nicht erfreulich, sind die Abbildungen geheilter Extraktions-Schnitte. Erfreulicher ist die Abbildung eines Auges, in dessen Iris ein Steinchen eingedrungen; denn durch einen T-Schnitt am oberen Rande der Hornhaut gelang die Ausziehung, mit Erhaltung der Sehkraft. »Ablösung der Iris durch Peitschenhieb« ist heute allerdings verständlicher, als »entzündliche Trübung des Iris-Parenchyms durch Iritis scrofulo-mercurialis.«

1) Ich musste, bei einem 28jährigen, der Discission doch schließlich noch die Extraktion des verkleinerten Kernes nachschicken und that dies auf dem zweiten Auge schon nach sechs Tagen. Befriedigender Erfolg, S = $5/_{35}$ rechts und $3/_{50}$ links. (Vgl. F. MENDEL, C.-Bl. f. A. 1901, Juni: Star-Operation bei angeborenem Iris-Mangel.)

Trefflich ist die vergrößerte Abbildung eines von chronischer Iritis befallenen Auges, neu die Iridoncosis, d. h. Vorwölbung der Iris, — obwohl AMMON das Exsudat in das Parenchym, nicht hinter dasselbe versetzt.

Es ist die buckelförmige Iris-Entartung, Iritis deformans. Die Krankheit war schon von F. JÄGER beobachtet, und in der Dissertation seines Schülers FROMIEP »de corneitide scrofulosa«, Jen. 1830, kurz als Staphyloma iridis beschrieben: dann von F. A. VON AMMON's Schüler, Dr. v. KLEMMER in Dresden, genauer in seiner Dissertation de iridoncosi, Dresd. 1836, sowie deutsch in v. AMMON's Zeitschr. V, S. 263—311, 1837, erörtert und abgebildet worden.

Der Name stammt von F. A. v. AMMON und ist abgeleitet aus ἶρις und ὄγκος, ὄγκωσις, Wulst; er hat sich bis auf unsre Tage erhalten: Uveal-Staphylom, Iridoncosis lesen wir noch 1876, in der ersten Auflage unsres Handbuchs, IV, 2, S. 566; aber nicht mehr bei FUCHS, VOSSIUS, PANAS, oder in der Encycl. franc. d'opht. Uebrigens wollte AMMON (IV) den Namen Iridonkosis lieber durch den Iridauxesis ersetzen. (Αὔξησις, Vergrößerung.)

In meinem Wörterbuch 1887, S. 49, habe ich darauf hingewiesen, dass GALEN bereits einen derartigen Zustand beschrieben. Es heißt in seinen Ursachen der Symptome, I, c. 2, B. VII, S. 93, (vgl. unsren B. XII, S. 326): »Zustößt gelegentlich eine Spannung der Regenbogenhaut, durch einen Zufall, nämlich von der Menge der darunter befindlichen Flüssigkeiten verursacht. Denn angefüllt, wie ein Schlauch oder eine Blase (ὥσπερ κύστις), wird sie ausgedehnt und rings herum von allen Seiten angespannt durch die zwischen ihr selber und dem Krystall angehäuften Flüssigkeiten.«

Freilich, dass Pupillen-Verschluss vorhergehen müsse, wusste GALEN nicht, wenigstens hat er es nicht gesagt. Aber auch v. AMMON wusste dies noch nicht genau, obwohl er ja Synizesis pupillae neben Iridonkosis wenigstens beobachtet hat. Vgl. s. Zeitschr. V, S. 288 Anm. Er hat Iridektomie und Iridodialysis bei diesem Zustand ausgeführt.

Als ein Auge mit geheilter Iris-Ausreißung, bei Sonnenschein, aus einiger Entfernung betrachtet wurde, entstand ein rother Schein in der Tiefe des Auges. Wer vermochte 1838 dies zu deuten? Er hätte vielleicht den Augenspiegel erfunden!

Bei den amaurotischen Erkrankungen ist Abbildung eines nussgroßen Tuberkel hinter dem Chiasma bemerkenswerth.

Vom Markschwamm der Augen finden wir einen doppelseitigen, sehr vorgeschrittenen Fall mit metastatischen Geschwülsten der Knochen an der Stirn, sowohl während des Lebens wie auch vom anatomischen Präparat abgebildet[1]); ferner eine melanotische Geschwulst der Bindehaut an der Hornhautgrenze; Markschwamm des Auges (der Netzhaut) mit starker Verdickung des Sehnerven; melanotische Geschwulst der Orbita, im Leben und nach der Exstirpation vom Präparat gezeichnet.

Bemerkenswerth ist noch Blut-Durchtränkung der Aderhaut, Ekchymose der Netzhaut bei einem, nach starker Kompression durch die Zange, todtgeborenen Kinde.

1) Auch Ausgang in Schrumpfung des Augapfels, 6 Jahre lang beobachtet, bei einem Knaben. Vgl. § 527, am Schluss.

Der zweite Theil zeigt die Veränderungen der Lider, Augenhöhle und Thränenwerkzeuge. Wir finden hier »Lipome« (Dermoide) an der Hornhautgrenze, mit Haaren, Bindehaut-Blutung nach Zangen-Entbindung, Pocken-Pusteln auf den Lidern, gestielte Warze des Oberlids[1]), En-, Ektropium, Symblepharon antic. (Verwachsung der Bindehaut des Lids mit der des Augapfels), Symblepharon postic. (Verkürzung und Verdickung der Bindehaut).

Ferner große Krebsgeschwüre an der äußeren Commissur, Exstirpation und Deckung des fehlenden durch Haut-Ueberpflanzung; Zerstörung der Lider und des Augapfels durch Krebs, so dass die HIGHMOR'sche Höhle offen liegt[2]).

Die Anatomie der Thränenwege folgt den Darstellungen von J. N. FISCHER, (1832, § 477) und von S. J. OSBORNE, Darstellung des Apparates zur Thränenleitung, Prag 1835.

Es ist ja eben bei weitem nicht alles original in diesem Bildwerk. Eine Tafel giebt nur Nachbildungen: Tuberkel-Geschwulst des Hirn-Anhangs, die bei einem Knaben Schielen mit Doppeltsehen verursacht hatte (nach BECK, Zeitschr. f. Ophth. IV), Exostose der Orbita (nach DELPECH 1823), Ausdehnung der Stirnhöhle mit Verdrängung des Augapfels (nach FR. JÄGER 1829), Markschwamm der Thränendrüse (nach TOURTUAL jr. 1833), Wasserblase der Thränendrüse (nach J. A. SCHMIDT 1803, vgl. § 471).

Das wichtigste ist der dritte und letzte Theil (vom Jahre 1841), welcher die angeborenen Krankheiten und Bildungsfehler enthält und auch durch Abhandlungen über das Wesen und die Entstehung derselben erläutert, großentheils nach eignen Beobachtungen AMMON's, die schon zum Theil in den 5 Bänden seiner Zeitschrift und in den 3 Bänden seiner Monatsschrift zerstreut vorlagen.

Den Reigen eröffnet »der Epicanthus, ein angeborener, fast immer doppelseitiger Fehler des inneren Augenwinkels, auf welchen der Herausgeber zuerst (1836) die Aufmerksamkeit gerichtet, und der in einem Ueberfluss der Gesichtshaut an und neben der Nasenwurzel bis zum inneren Augenwinkel herab besteht«.

Die Abbildung AMMON's ist in unsrem Handbuch (und zwar in der ersten, wie in der zweiten Auflage) sowie in zahlreichen Lehrbüchern, z. B. dem von PANAS, wiederholt worden. (Vgl. Fig. 13.)

---

1) ἀκροχορδών (von ἄκρον, die Spitze, und χορδή, die Saite), verruca pensilis, hängende Warze. Vgl. HIPPOCR. Aphor. III, 26, CELS. V, 28, 14, PAUL. AEG. δ', ιε. Heutzutage sind solche vernachlässigte Uebel doch sehr selten. In unsrem Handbuch (J. v. MICHEL, V, 2, § 90) sind sie noch beschrieben, aber nicht mehr Acrochordon benannt.

2) Schaudernd haben wir am 21. Februar 1907 in der berliner ophthalmologischen Gesellschaft ähnliche Fälle gesehen, die von SCHULTZ-ZEHDEN demonstriert wurden. Vgl. auch Taf. XVII in GREEFF's Atlas d. äußeren Augenkr., 1909.

Der Name, mit dem AMMON »die abnorme Bildung« belegte, (von ἐπί, darüber, und κανθός, Augenwinkel,) bedeutet also wörtlich »Auf-Augenwinkel«. RITTERICH (§ 525, X, 1861) hat den trefflichen, aber bisher nicht eingeführten Namen Winkel-Falte geschaffen.

AMMON heilte den Fehler durch die Rhinorraphe[1] (Nasen-Naht), d. i. die Ausschneidung eines längs-elliptischen Hautstücks auf dem Nasenrücken und Vereinigung der Wundränder mittelst vier großer Insekten-Nadeln, — einen Eingriff, welchen ARLT 1874 (und ich selber 1887) nicht sonderlich empfohlen, den aber PANAS 1894 wieder gelobt hat.

Fig. 13.

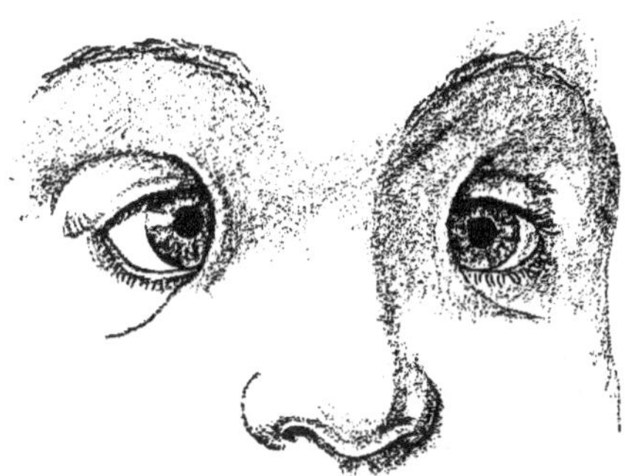

Die erste Beobachtung des Fehlers und Operation desselben rührt übrigens von C. F. GRAEFE her und ist aus dem Jahre 1823; M. J. A. SCHÖN aus Hamburg hatte den Fall in GRAEFE's Klinik gesehen, 1828 beschrieben und 1833 C. F. GRAEFE die Priorität gegeben. A. v. GRAEFE hat dann auf die begleitende Ptosis und mangelhafte Beweglichkeit der Lider, besonders nach oben, hingewiesen; die Heredität betont und die Operation verbessert.

(Bei der mongolischen Rasse gehört ein mäßiger Grad von Epicanthus zur Regel. Bei der kaukasischen beobachtet man nicht selten an Kindern einen leichten Grad, der aber beim Heranwachsen, wenn der Nasenrücken steiler wird, sich wieder verliert. Vor dem zehnten Jahr soll man nicht operiren.)

Literatur des Epicanthus[2].

1. u. 2. Schön, Handbuch d. path. Anat. des Auges, 1828, S. 60 u. Zeitschr. f. Ophth., II, S. 121, 1833.

3. u. 4. v. Ammon. Zeitschr. f. Ophth., I, S. 533—539, 1836, u. Klin. Darstellung d. angeborenen Krankheiten des Auges, 1841, S. 1.

1) Von ῥίς, Nase, und ῥαφή, Naht. Vgl. mein Wörterbuch, S. 29 u. 91, 1887.

2) Dieselbe ist in II, 1 unsres Handbuchs nicht angeführt; wohl aber, zum größten Theil, von D. VAN DUYSE in der Encycl. franç. d'Opht., II, p. 604.

5., 6. u. 7. J. Sichel, Union méd., 1851, No. 116 u. 120; Annal. d'Ocul., XXIX, S. 211—214, 1853 (Epicanthus externus). Iconographie ophthalm., § 727—736, S. 640—643, 1852—1859. (Mit guten Abbildungen.)
8. Chevillon (de Vitry le Français), Annal. d'Ocul., XXIX, S. 285—286, 1853.
9. L. Wecker, Études ophth., 1863, I, S. 619 u. 684.
10. Knapp, Arch. f. Augenh., III, S. 59, 1873—1874.
11. Manz, in der ersten Ausgabe unsres Handbuchs, II, § 23, 1876. (Eine gemeinschaftliche Ursache liege im Bau und in der Entwicklung der betreffenden Theile des Gesichts-Skeletts.)
12. Arlt, ebendas., III, S. 443, 1874. (Empfiehlt Ausschneidung der senkrechten Hautfalten.)
13. v. Forster, Münch. med. Wochenschr., 1889, S. 386. (Vgl. C.-Bl. f. Augenh., 1889, S. 455, No. 83.)
14. Steinheim, Epicanthus mit Ptosis und Heredität, C.-Bl. f. Augenh., 1898, S. 249.
15. Kuhnt, Zeitschr. f. Augenh., II, S. 169, 1899. (Umschneidet das Hautstück auf dem Nasenrücken, entfernt aber nur Epidermis und Rete und vereinigt die Haut-Ränder durch Silberdraht.)
16. Panas, malad. des yeux, II, S. 194, 1894.
17. Pes, Metodi operativi dell' epicanto congenito, Giorn. della R. Accad. di med. di Torino, S. 407, 1899. (Nach Reymond. Vgl. C.-Bl. f. Augenh., 1899, S. 519, No. 126.)
18. Wicherkiewicz, Eine neue Epicanthus-Operation, 1899, Internat. Congress zu Utrecht, Zeitschr. f. Augenh., II, S. 82. (C.-Bl. f. Augenh., 1900, S. 374.)
19. v. Hippel, in unsrem Handbuch, II, § 34, 1900.
20. Bellarminoff, St. Petersb. Ophth. Ges., 1900, 30. März. (C.-Bl. f. Augenh., 1901, S. 413.)
21. Foggin, Ophth. Review, 1901, Jan.; C.-Bl. f. Augenh., 1901, S. 219. (Betont unvollkommene Entwicklung der Nasenbeine. Vgl. Manz, 11.)
22. Brückner, Arch. f. Augenh., LV, S. 23, 1906.
23. Van Duyse, Encycl. franç. d'opht., II, p. 525—528 u. 604, 1905. (Sehr genau, auch bezüglich der Operationen und der Bibliographie.)
24. A. Peters, Angeborene Fehler und Erkrankungen des Auges, 1909, S. 196.
25. E. Fuchs, Augenheilk., 12. Aufl., S. 731, 1910.
26. Elschnig-Czermak, Augen-Operationen, I, S. 277, 1908, empfiehlt Paraffin-Prothese in allen Fällen, außer den seltenen, wo Epicanthus bei hohem Nasenrücken vorliegt.

Ich fand den Epicanthus gelegentlich auch complicirt mit angeborener Enge der Lidspalten, so dass eine Reihe von Operationen zur Behebung der Entstellung nöthig wurden.

Sehr charakteristisch sind auch die Abbildungen der angeborenen »Blepharo-ptosis« [1]).

Das angeborene Koloboma palpebrae [2]) kommt auch mit Einkerbung oder sogar mit Spaltung des Tarsus vor, hat nicht die gleiche Ent-

1) Von βλέφαρον, das Lid, und πτῶσις, das Fallen. Der Name ist entbehrlich, aber heute noch üblich. Vgl. C.-Bl. f. Augenh. 1885 u. mein Wörterbuch, S. 13 u. 87. Ueblicher ist heutzutage der Name Ptosis, der seit der Dissertation von Hennings, Gryphiswald. 1787 aufgekommen ist und schon bei Plenck (1777, allerdings mit dem Zusatz palpebrae superioris), bei Beer (1792), bei Benedict (1824) sich findet. — Die alten Griechen nannten die Einstülpung der Lider φαλάγγωσιν ἢ πτῶσιν. (Aët. VII, 68.) — Lat. casus s. lapsus plp. sup.

2) Zuerst von Guillemeau beschrieben, mit der Hasenscharte verglichen, und auch operirt. Vgl. XIII, S. 329.

stehungsweise, wie die Hasen-Scharte, ist ein ursprünglicher Bildungsfehler, häufig mit andren, z. B. mit Mikrophthalmus, gepaart.

(VAN DUYSE hat gezeigt, dass Ammon-Brücken die Ursache abgeben. Vgl. seine Arbeit in den Ann. de la Soc. de Méd. de Gand., 1880, Aug. u. Sept., S. 170 und Encycl. franç. d'opht., II, S. 492—512; und unser Handbuch, II, 1, § 29.)

Eine Zwischenhaut, wie an den Fingern, im äußeren Augenwinkel; ferner Ankyloblepharon[1]) und Blepharophimosis[2]) werden beschrieben und abgebildet.

Nach HIMLY (I, S. 100) »hat v. AMMON auf diesen angeborenen Fehler zuerst die Aufmerksamkeit der Ophthalmologen gelenkt und ihn Phimosis palpebrarum genannt«. Aber die erworbene Lid-Enge hat GALEN gekannt und Phimosis benannt. (Kommentar zu der hippokratischen Schrift »In der Werkstatt des Arztes«, II, 31, Bd. XVIII^b, S. 812[3])): εἰ δὲ μεγάλως ὁ ἔνδον ὑμὴν ὁ μέχρι τῆς ἴρεως ἐκτεταμένος ἐκλείπεται, τότε συμβαίνει τὸ βλέφαρον εἴσω· κἀπειδὰν ἀμφοτέροις αὐτοῖς τοῦτο συμβεβήκει, φίμωσις ὀνομάζεται τὸ πάθος, οὐ δυναμένου διοῖξαι τοῦ κάμνοντος οὕτω τὸν ὀφθαλμόν. »Wenn aber die (vom Lid) bis zum Hornhautrand sich erstreckende Bindehaut stark schrumpft, dann geht das Lid nach innen; und wenn dies beide Lider befällt, heißt das Leiden Maulkorb, da der daran Leidende das Auge nicht öffnen kann.«

Auch die Verwachsung der Augenbrauen (Synophrys[4])) wird dargestellt.

Dann folgt Megalophthalmos[5]), einseitig, bei einem 10 jährigen, mit Blindheit und bläulicher Verdünnung der Lederhaut, — offenbar Glaukoma.

Sehr ausführlich ist Mikrophthalmos[6]) behandelt. »Ein weißer Schein aus der Tiefe ist wahrscheinlich die Folge von Pigment-Mangel auf

1) Vgl. XII, S. 274.

2) Von βλέφαρον, Lid, und φίμωσις, Verengerung. Uebrigens heißt φιμός eigentlich der Maulkorb oder Kappzaun. — Deutscher Volksname ist »Schweins-Auge«. AMMON wollte mit Blepharophimosis mehr die angeborene Lidenge bezeichnen, die erworbene mit Blepharostenoma (von στενός, eng).

3) Der Text scheint mir nicht ganz sicher. (Vielleicht συννεύει. Vgl. PAUL. AEG., Chir., S. 100: ὅταν ὁ ταρσὸς ἔσω νεύῃ.) Die lateinische Uebersetzung (relinquitur für ἐκλείπεται) ist unverständlich. Vgl. mein Wörterbuch, 1887, S. 80.

4) Σύνοφρυς (von σύν, zusammen, und ὀφρύς, Braue,) kommt schon bei den Alten vor, z. B. in der Aristotelischen Physionomik (8, S. 812^b 25) und bei THEOKRIT, 8, 73. PASSOW (Handw. d. griech. Sprache, IV, S. 1742, 1857) kennt dafür den Volksnamen Räzel, der in Oberdeutschland üblich sei. Vgl. GOETHE, »Aus meinem Leben«, 9, (II, 351); TIECK, Nkr. 4, 132; SCHÜCKING Gschw. I, 247. Der letztere erklärt das Wort durch Räthsel. D. SANDERS (W. d. deutschen Spr. 1863, II, 652) scheint dieser Ansicht beizutreten. Ebenso MORIZ HEINE, in seinem Deutschen Wörterbuch, III, S. 25, 1905. — Man bringt jetzt Räzel zuweilen auch mit Ratz (Ratte) zusammen.

5) Von μέγας, groß, und ὀφθαλμός, Auge. Μεγαλόφθαλμος kommt schon bei ARISTOTELES vor (φ. 6, 811^b 20). Μεγαλωπός (von ὤψ, Auge,) hat Opp. cyn. 2, 177. (Vgl. mein Wörterbuch, S. 70, 1887). Bei den angeborenen Bildungsfehlern scheint man die griechische Sprache für ganz unerlässlich zu halten.

6) Bei den Alten kommt das Adjektiv vor: μικρόφθαλμος, klein-äugig, von μικρός, klein, und ὀφθαλμός, Auge; jonisch σμικροφθαλμός, HIPPOCR. 1194, A. v. FOES., Volkskr. VI, VII, 1. — aber nicht in unsrem Sinne!

der Aderhaut.« (Gute Beobachtung aus der vor-ophthalmoskopischen Zeit. Wir wissen ja, dass Mikrophthalmus auf Kolobom der Ader- und Netzhaut beruht.)

Werthvoll, noch heute, sind die Darstellungen der Schädel von Mikrophthalmischen.

Abgebildet wird auch ein ausgezeichneter, anatomisch untersuchter Fall von Bindehaut-Schürze, den Blasius in Ammon's Zeitschr. f. Ophth., IV, S. 160, 1835, beschrieben hatte, und zwar unter dem Namen der Ectopia tarsi: »an der hinteren Fläche der beiden oberen Lider fand ich eine eigenthümliche Duplicatur der Bindehaut, welche sich vom Tarsalrand nach aufwärts erstreckte und nach Art eines Schirms auf die vordere Fläche des Augapfels abwärts klappen ließ, ... in der Mitte 5‴ hoch, knorpelhart anzufühlen. ...«

Als Dr. A. Schapringer in New-York 1899 diesen Fehler neu entdeckte und ihn, in der Zeitschr. f. Augenh., II, S. 41—45, beschrieb und abbildete, unter dem Titel »die angeborene Schürze der Lidbindehaut«, — eine bisher noch nicht beschriebene typische Missbildung des menschlichen Auges; als er dann 1902, Zeitschr. f. Augenh., VII, S. 56, dafür den Namen Epitarsus[1]) vorschlug; als er endlich 1905 und 1906, im Centralbl. f. Augenh. XXIX, S. 129 bis 134 und S. 292—293, XXX, S. 146 bis 147 seine Beobachtungen vervollständigte, — da hatte er keine Ahnung von dem 1834 in der Z. f. O. und 1841 in v. Ammon's Meisterwerk veröffentlichten Fall von Blasius. Auch nicht A. Peters, der dem Epitarsus 1909 eine gute Beschreibung gewidmet, während die Darstellung der angeborenen Fehler in unsrem Handbuch diesen Zustand noch nicht berücksichtigt. Van Duyse, der die Conjonctive en tablier (Bindehaut-Schürze) erörtert, Encycl. franç. d'opht. II, S. 531 und 604, 1905, hat die Mittheilung von Blasius-Ammon nicht angeführt. Ebensowenig die folgende:

In dem rechten, übrigens normal gebildeten Auge eines reifen, todtgeborenen Kindes befand sich ein angeborener Vorfall der Bindehaut des oberen Augenlids. Diese herabgesunkene Haut bedeckte das ganze Auge und hing über die Wange herab. Ihre Länge betrug 1 Zoll, ihre Breite $^3/_4$ Zoll; sie enthielt den Tarsus und die Meibom'schen Drüsen. (Dr. Fleischmann, Prosekt. in Erlangen, J. d. Chir. u. Aug. B. 31, S. 415, 1843.)

Bei den symmetrischen, gelben, erhabenen Naevi der Lidhaut erwähnt Ammon, dass er solche Hautflecke auch während des Lebens sich bilden sah. (Die Veränderung heißt heutzutage Xanthelasma = Gelb-Platte; von ξανθός, gelb, und ἔλασμα, Platte.) Bei angeborenem Haut-Ueberfluss beider Oberlider hängt eine Haut-Falte bis zum Lidrand herab. Sie ist, wenn die Sonne hindurch scheint, fast durchsichtig. Selten und bemerkenswerth ist der Fall von Teleangiektasie der Augapfelbindehaut.

Der behaarte Naevus der Hornhaut und Augapfelbindehaut wird nach den berühmten Darstellungen von Ryba in Prag (Z. f. Ophth. III, 471,

1) Von ἐπί, darauf, und ταρσός, Lidknorpel. Der Name findet sich noch nicht in den neuesten medizinischen Wörterbüchern von Roth (1908), Guttman (1909), Dornblüth (1911). Auch nicht in E. Magennis' dict. of ophthalmic terms (1909).

1833 und Monatsschr. I, 657, 1838; II, 216, 1839) und auch nach Präparaten vom Auge des Hundes, Schafes und Ochsen behandelt.

A. In geschichtlicher Hinsicht habe ich 1887, in meinem Wörterbuch S. 23, angemerkt, dass diese Dermoide bereits von AËTIUS, VII νθ', beschrieben, und ihre Ausrottung empfohlen worden. (Vgl. unsren B. XII, S. 401 und setze daselbst Farbe statt Thätigkeit. Der Text giebt χρέας, es ist aber zu lesen χρόας, wie ich in meiner Augenheilk. des AËT. 1899, S. 142, gezeigt habe.)

B. Nach dem Wieder-Erwachen der Augenheilkunde findet sich die erste Erwähnung einer behaarten Geschwulst an der Oberfläche des Augapfels bei MAUCHART (1742, J. J. CAMERER, diss. de conj. et corneae ... vesiculis, § 13,) und die zweite bei MAZARS DE CAZÈLES. (1766, J. de méd. XXIV, S. 332. Im Alter von 14 Jahren, als das Kinn des Jünglings mit Haaren sich zu bedecken begann, erschien auf der weißen Geschwulst, die halb auf der Horn-, halb auf der Lederhaut saß, ein grobes Haar, das nach dem Ausrupfen immer wieder wuchs.)

HIMLY fand in der Augapfelbindehaut einer 20jährigen eine angeborene, mit 4 schwarzen Haaren bewachsene Fettgeschwulst. (Ophth. Bibl. II, S. 100.)

DEMOURS' Fall (I, 110, Taf. 64), der immer citirt wird, ist zu streichen, da es sich nur um eine behaarte Karunkel[1]). handelt. Das ist etwas ganz andres und nicht allzu selten.

Die erste genauere Beschreibung verdanken wir WARDROP (1808, morbid anatomy of the eye, und 1834 c. IV u. Taf. I). Derselbe berichtet über 4 Fälle und giebt eine gute Abbildung. Er rechnet die fleischigen Auswüchse zu den Naevi materni. C. F. GRAEFE (1823, J. f. Chir. IV, 134) schuf den Namen[2]) Trichosis bulbi und fand, daß das exstirpirte Gewächs aus epithel-bedeckten Fetttheilchen bestand. Die beiden Härchen hatten eine gemeinschaftliche Wurzel.

Epoche machte RYBA in dieser Frage, noch nicht durch seine ersten oben erwähnten Arbeiten vom Jahre 1833, 1838 u. 1839, wohl aber durch seine Veröffentlichung aus dem Jahre 1853, Prager Vierteljahrschrift III. Er schafft den Namen Dermoid und giebt eine Theorie seiner Bildung. (Unvollständiger Lidschluss bewirke cutis-artige Verbildung der Augapfel-Bindehaut an der Stelle der Lücke, z. B. bei angeborenem Lid-Spalt.)

C. Seit VAN DUYSE (1882) betrachten wir aber die Dermoide als Reste amniotischer Verwachsungen mit dem Augapfel. Die neueren Darstellungen, nebst der neueren Literatur siehe bei v. HIPPEL, in unsrem Handbuch II, 1, § 35; bei VAN DUYSE, Encycl. fr. II, 512 fg. u. 602; bei PETERS, 1909, S. 184—189; bei F. LAGRANGE, tumeurs de l'oeil, I, S. 50—68, 1901.

Vgl. auch L. PICQUÉ, Anomalies de développement et maladies congén. du globe de l'œil, Paris 1885, S. 356—420. In dieser sehr vollständigen Arbeit ist die mittlere Geschichte (B) des Dermoides zuerst genau belegt worden. Aus ihm schöpften die Späteren.

Von angeborenen Veränderungen der Hornhaut wird die Rand-Trübung, bei Mikrophthalmus, beschrieben — »zuerst Sclerophthalmus[3]) von KIESER, später von PH. VON WALTHER Embryotoxon[3])« genannt; und ferner

---

1) Trichiasis carunculae, von LOEW, Vater und Sohn, Med. Z. d. Vereins d. Heilk. in Preußen, Nr. 51 u. 59, 1850.

2) Derselbe wird von Prof. LAGRANGE dem Dr. EDWARDS zugeeignet.

3) Sclerophthalmos, von σκληρός, hart, und ὀφθαλμός, Auge. Der Name wäre schlecht, erstlich nicht bezeichnend, sodann schon von den Alten (für Lid-Verdickung)

die perlgraue Total-Trübung, die ganz allmählich, im Laufe von Monaten sich aufklärt und mit »Hydrops« der vorderen Augenkammer zusammenhängt. (Van Duyse hat richtig hervorgehoben, dass die erste didaktische Arbeit über congenitale Hornhaut-Trübung von Ammon herrührt.)

Von den Pigment-Anomalien kannten die Alten schon den Fall, dass das eine Auge blau und das andre braun ist, und nannten ihn Heterophthalmos.

Dies erheischt doch einige Erläuterung, bezw. Verbesserung. Die berühmte Stelle bei Aristot. Ζγε I, 779^a, 4—6 lautet: καὶ γὰρ ἑτερόγλαυκοί τινες αὐτῶν [τῶν ἵππων] γίνονται. τοῦτο δὲ τῶν μὲν ἄλλων οὐθὲν πάσχει ζῴων ἐπιδήλως, ἄνθρωποι δὲ γίνονταί τινες ἑτερόγλαυκοι. »Von den Pferden sind auch einige blau nur auf dem einen Auge. Dies stößt keinem der andren Thiere zu, in deutlicher Weise; aber von den Menschen sind einzelne blau nur auf einem Auge.«

Aristoteles gebraucht also das Wort Heteroglaucos, das auch sehr bezeichnend ist, weil die Griechen meist dunkle Augen hatten. Bezüglich der andren Thiere irrt er sich, da die Hunde den Zustand häufig zeigen: was auch Ammon schon angiebt.

Dagegen heißt ἑτερόφθαλμος bei den klassischen Schriftstellern der Griechen Aristot. 717^a 7, 958^a 32, 1411^a 5; Demosthen. p. 744) »des einen Auges beraubt«. (Μονόφθαλμος hingegen »von Geburt einäugig«.)

Erst in dem späten Sammelwerk Geoponika (über Ackerbau), aus dem 10. Jahrh. n. Chr., wird von den Pferden der Ausdruck ἑτερόφθαλμος in dem Sinne des früheren ἑτερόγλαυκος angewendet.

Das Wort Heterophthalmos, das in älteren ärztlichen Wörterbüchern — Gorraeus 1578, Stephanus 1584, Castelli 1688—1756, Blancard-Kühn 1832 — noch nicht vorkommt, auch nicht in den augenärztlichen Nomenklaturen von Beer 1792 und von Himly, scheint durch von Ammon in diesem Sinne eingeführt zu sein und findet sich seitdem sowohl in augenärztlichen Veröffentlichungen, missbräuchlich sogar für Farbenverschiedenheiten derselben Iris, als auch in den meisten neueren medizinischen Wörterbüchern, so in dem von Kraus 1844, von Roth 1908, von Guttmann 1909. (Nicht bei Villaret 1899 und bei Dornblüth 1911.)

Neuerdings wird in guten Lehrbüchern der Ausdruck Heterochromie vorgezogen. So bei Vossius (1908, S. 474). Das Wort wird auch für erworbene Entfärbung eines Auges gebraucht. (Vgl. C.-Bl. f. A. 1911, Juni-Heft und a. a. O.) Ziemlich unbestimmt lautet die Definition in E. Mangennis' Dictionary of ophthalmic terms (London 1909): Heterochromia iridis, different colours in the iris. Die erwähnten Namen sind zusammengesetzt aus ἕτερος, der eine von beiden, und γλαυκός, blau; ὀφθαλμός, Auge; χρῶμα, Farbe. Ein griechisches Wort für Verschiedenfarbigkeit ist ἑτερόχροια.

Den Grund, warum die bei Neugeborenen blaue Iris bei einigen nach und nach in eine braune sich umsetzt, sucht Ammon in Veränderungen des Pigments durch die Licht-Einwirkung auf das Auge.

---

belegt. Vgl. XII, S. 375. Doch irrt v. Ammon: Kieser (§ 528, III) hat den Fehler Klerophthalmos genannt, d. h. Erb-Auge, von κλῆρος, Loos, Erbe, und ὀφθαλμός, Auge. — Embryotoxon von τὸ ἔμβρυον, die Leibesfrucht (das Beiwort ist ἔμβρυος), und von τὸ τόξον, der Flitzbogen, gebildet nach Analogie von Gerotoxon. Ammon hat den besseren Namen Fötal-Ring der Hornhaut.

Bei dem vollkommenen Albinoïsmus (Leukosis, Leukopathia, Weiß-Sucht,) sieht man, wenn die Pupille erweitert ist, »in der Tiefe des Auges die Gefäßhaut roth schimmern, wie im Auge des weißen Kaninchen« . . . Dabei Iridodonesis[1]) und Nystagmus[2]) . . . Das Sonnen-Licht ist ihnen unangenehm; Schwachsichtigkeit ist nicht constant, Myopie gewöhnlich. »Ein eignes Licht-Ausströmen aus dem Auge ist [dabei] nur selten beobachtet worden.«

(Der letzte Satz, im Jahre 1841 ausgesprochen, muss uns gar seltsam berühren. 1821 schrieb Weller (§ 527, IV): »In einigen seltenen Krankheiten sieht das Auge sehr gut in völliger Finsterniß. In solchen Fällen producirt sich die Nervenhaut ihr eignes Licht, wozu sie fähig ist«. In einem gerichtlichen Fall, wo Jemand im Finstern einen Schlag auf das Auge bekommen und bei dem dadurch erregten Lichtschein den Angreifer erkannt haben wollte, hat der berühmte Medizinalrath Seiler (§ 518) die Möglichkeit dieses Ereignisses zulassen zu müssen geglaubt. [Vgl. J. Müller's Arch. f. Anat. 1834, S. 140.] Dass es kein objektives Eigenlicht der Netzhaut giebt, sondern nur ein subjektives, hat Helmholtz [Physiol. Opt. 1867, S. 195 u. 208] kurz erörtert.)

Albinismus (Albinoïsmus) heißt Pigment-Mangel, des Körpers wie des Auges. Lateinisch albus, weiß; albinus, der Anstreicher. Spanisch albino = weißer Mohr, später Mensch ohne Pigment, Kakerlak.

Auch der weniger barbarische Ausdruck Leukosis ist schlecht. Denn λεύκωσις (von λευκός, weiß,) bedeutet: 1. das Weißen, 2. den Hornhautfleck (= Leukoma). Man sagte auch Leukopathia (von λευκός und πάθος, das Leiden,) und bezeichnete als Leukaethiopes oder weiße Mohren die Kakerlaken. Bei Plin. V, 41 (I, 350) werden unter den Einwohnern Afrika's genannt: Libyes, Aegyptii, deinde Leucoe Aethiopes. Dies sind hellere Neger (λευκοὶ Αἰθίοπες). In schlechteren Handschriften steht Leucaethiopes.

Das Wort Leucosis hat zuerst Rudolphi (Physiol. I, 45, 1821) für den Pigmentmangel gebraucht, um den von Blumenbach (de oculo Leukaethiopum) gewählten Ausdruck Leukaethiopia zu ersetzen. Leukopathie stammt von Mansfeld (Braunschweig 1822, Ueber das Wesen der Leukopathie oder des Albinoismus).

Missbräuchlich wird ein Pigment-Schwund der Iris, auch ein umschriebener, als Albinismus bezeichnet, z. B. C.-Bl. f. A. 1885, S. 491. (Vgl. mein Wörterbuch S. 2.)

Das deutsche Wort Kakerlak wird weder bei Sanders noch bei Kluge erklärt. Nach Falke (Univ.-Lex. der Thierheilk., Weimar 1842, II, 3) soll es von einem Volks-Stamm Chakerlas auf der Insel Java stammen, der weißgelbe Hautfarbe und lichtscheue Augen habe. So zu lesen bei Höfler, Deutsches Krankheitsnamen-Buch 1899, S. 254.

Aber das richtige findet man schon in dem deutschen Wörterbuch von Jakob und Wilhelm Grimm, V, S. 49, 1873: Kakerlak 1) die Schabe, blatta . . . Der Name soll mit dem Thier aus Süd-Amerika gekommen sein, etwa durch Holländer aus Surinam. Das Thier ist lichtscheu. 2) Albino (zuerst bei Campe von Menschen und Thieren. Ferner bei Klopstock, 1798.

1) Vgl. § 516, IV. (S. 268.)

2) Vgl. unsren § 63.

Unter den angeborenen Fehlern der Iris ist häufig die abnorme Lage der Pupille (Korektopie[1]) und die abnorme Gestalt derselben (Dyskorie[1]), um deren wissenschaftliche Würdigung GESCHEIDT[2]) sich besondere Verdienste erworben. »Der Bildungstrieb an der früher innen, später nach unten gelegenen Verwachsungs-Stelle des Aderhaut-Spalts scheint weniger rasch und kräftig vor sich zu gehen, als an den übrigen peripherischen Theilen des Strahlenkörpers, weshalb auch bei vollkommen gebildeter Iris das untere Segment schmaler ist, und die Pupille eigentlich nie im Centrum liegt.« Uebrigens sind schwerlich alle von AMMON hier abgebildeten Pupillen-Fehler wirklich angeboren, auch ist fraglich, ob die »mehrfachen Pupillen« (Polykoria) wirklich solche gewesen sind.

Auf Taf. X—XII hat A. »theils nach eigner vielfacher Wahrnehmung, theils nach fremder Erfahrung, eine bildliche Darstellung der verschiedenen Formen des Iris-Koloboma[3]), von dem spalt-andeutenden Pigment-Mangel[4]) und von der strichförmigen Spalte der Iris bis zum wahren, klaffenden Iris-Mangel gegeben, wie sie noch nirgends versucht worden ist«. Sehr lehrreich sind die anatomischen Abbildungen des Koloboma.

»Stellt man sich einige Schritt entfernt von dem Kranken mit Iris-Mangel (dem angeborenen wie dem erworbenen, traumatischen), so bemerkt man einen rothen Schein im Grunde der Augen[5]).«

AMMON nimmt GESCHEIDT's Ansicht an, daß bei Iris-Mangel die Star-Bildung ein Heilbestreben der Natur sei; auf Grund der einen Beobachtung von POENITZ, wo das star-operirte Auge ganz allmählich die verbesserte Sehkraft wieder völlig verlor, während das nicht operirte, starige Auge die hinreichende Sehkraft behielt, giebt er den Rath, gar nicht zu operiren. (Dass dieser Rath unrichtig, ist einleuchtend. Vgl. C.-Bl. f. A., Juni 1901.)

Der Iris-Mangel ist eine Bildungs-Hemmung, ein wahres Beispiel fehlender Bildung eines ganzen Organs. Der berühmte Fall von JÄGER aus Erlangen, aus GUTBIER's Diss. de Irideremia s. defectu Iridis congenito, Gothae

---

1) κόρη, Pupille, ἐκ, aus, τόπος, Ort. Es heißt ἔκτοπος oder ἐκτόπιος, verlagert, ἐκτοπισμός, Verlagerung. Das von GESCHEIDT gebildete Wort Korektopie findet sich noch in neueren Büchern unsres Faches. Dyskorie, von δυσ-, un-, und κόρη.

2) Die Irideremie, das Iridoschisma und die Corektopie, die drei wesentlichsten Bildungsfehler der Iris, von Dr. A. GESCHEIDT (J. d. Chir. u. Augenh. v. GRAEFE u. WALTHER, XXII, 1834, S. 267—300 u. S. 398—435). Den Namen Irideremia (aus ἶρις und ἐρημία, Einsamkeit, Mangel) hat L. A. KRAUS 1832 (Nachtr. z. med. Lexikon) vorgeschlagen für Iris-Mangel, Fehlen der Iris; aber 1844 (med. Wörterbuch 1539) Aniridia vorgezogen (von ἀ- und ἶρις); wofür neuestens (z. B. 1909, bei W. GUTTMANN) Aniria gesetzt wird. Ueber Irido-Schisma (Iris-Spalt) vgl. XIV, S. 240.

3) Vgl. XIV, 238—40.

4) Wieder neu entdeckt mittels der seitlichen, intensiven Lederhaut-Durchleuchtung. Vgl. C.-Bl. f. A. 1911, S. 15.

5) Das steht schon bei GUTBIER-JÄGER, 1834, und bei BEHR, 1839, HECKER's Annalen I, 373. (»Wie eine glühende Kohle«.)

1834[1]), wo die Erblichkeit deutlich hervortrat, wird nach den Original-zeichnungen dargestellt.

Membrana pupillaris[2]) perseverans schließt nie die ganze Pupille, wie in dem Auge des siebenmonatlichen Fötus, von dem A. eine treffliche, noch für den heutigen Forscher werthvolle Abbildung liefert. Es ist eine Bildungs-Hemmung.

(Die ersten anatomischen Nachweise der persistirenden Pupillar-Membran sind von Lawrence [bei Mead, Monita et praecepta medica, 1752, p. 125] und von Wrisberg [Nov. Comm. Soc. reg. Sc. Gotting., II. B.], weitere Beobachtungen von Wardrop (II, c. 22), Beer [II, 190], Römer [Oken's Isis 1833, S. 301] und von Seiler [Bildungsfehler d. m. Auges 1833, S. 53]. Der letztere giebt zuerst eine kritische Darstellung. Die genauere Diagnose am Lebenden verdanken wir A. Weber [1861, A. f. O. VIII, 1, S. 336—354], der feststellte, dass die Fäden der persistirenden Pupillar-Membran stets von der Vorderfläche der Iris ausgehen. Vgl. v. Hippel § 14, in II, 1, unsres Handbuchs, van Duyse in Enc. fr. II, S. 376 fg., Peters, S. 90.)

Der angeborene Central-Star stört das Sehen nur wenig, ist aber mit Kurzsichtigkeit und Augen-Zittern verbunden; Erweiterung der Pupille bessert die Sehkraft. Wird er aber so groß, daß er die Pupille bei gewöhnlichem Durchmesser ganz deckt, so ist das Sehvermögen fast ebenso gestört, wie bei dem totalen Star. (Wir haben hier eine richtige Andeutung des Schicht-Stars.)

Es giebt geschrumpfte Stare: die Kapsel verdickt, lederartig, fest mit der geschrumpften Linsensubstanz verwachsen. Der centrale Kapsel-Star ist leicht zu erkennen, der pyramidale ist sehr selten. Lusardi's Ansicht, angeboren komme nur Kapsel-Star vor, ist irrig.

Erkrankungen der Arteria centralis können auf die hintere Linsenkapsel einwirken, andre Momente auf die vordere; es können pathologische Störungen in der Linsensubstanz eintreten, die Kapsel kann auf die Linse einwirken und umgekehrt.

Sehr interessant ist die Abbildung eines Falles von angeborener Cyanosis[3]) mit bläulicher Lederhaut bei angeborenem Herzfehler. Die Cyanose der Netzhaut lag damals noch im Verborgenen.)

---

1) v. Ammon druckt 1804, das ist ein Druckfehler.

2) Vgl. § 458. Wachendorf hat die Haut zuerst gefunden (1738); Haller hat sie (1751, opusc. anat. p. 341) genau beschrieben und membrana pupillaris genannt.

Von wem das Beiwort perseverans (ausdauernd), für den Bildungsfehler hinzugefügt worden, weiß ich nicht. Man findet auch M. p. persistens. Die m. p. ist der vordere Abschnitt der tunica vasculosa lentis des Fötus. Seiler spricht von der Sehloch-Haut.

3) Κυάνωσις, die Bläue oder das Bläuen. Nach Kraus (1844, med. Lex. S. 283) hatte Naumann (von 1828—69 Professor in Bonn) so die Plethora venosa genannt. (Rust's Magazin Bd. 45, 3.) Aber schon 1817 ist Hartmann's Diss. de Cyanosi zu Wien erschienen, während bis dahin (und auch noch später) in den Diss. der Name morbus coeruleus in Gebrauch war. Vgl. Seiler. Programma de morbo

In der XVI. u. XVII. Tafel sind die Köpfe von wirklich Blindgeborenen gezeichnet, — wohl einzig in der Literatur. Es sind darunter auch Spitz-Köpfe. Auf Taf. XVIII ist die Gehirn-Basis von zwei Blindgeborenen, nach Arnold (Bau des Gehirns, Zürich 1838, S. 213), wiedergegeben.

Die XIX. u. XX. Tafel erläutern die Kyklopie und können wohl zur Ergänzung von § 26, II, 1 unsres Handbuchs benutzt werden.

Κύκλωψ, rundäugig, von κύκλος, Kreis, und ὤψ, Auge. Die Kyklopen bei Homer haben ein Auge mitten auf der Stirn.

In der Medizin bedeutet Kyklopie die angeborene Verschmelzung beider Augen. Diese Föten sind i. A. nicht lebensfähig. Manz (in der ersten Ausg. unsres Handb. II, 2, 125) spricht von der seit alter Zeit Kyklopie genannten Missbildung.

Die älteste Stelle, die ich gefunden, steht in Boneti medicina septentrionalis[1], 1686, I, S. 221, »Duo Cyclopes«; und betrifft die Beobachtung, welche Bonnicimus zu Paris an den beiden von Trompette aus dem Uterus gezogenen Föten gemacht. Die Notiz ist übrigens aus Act. Hafn. Vol. I, S. 182 fgd. entnommen.

Somit sehen wir, dass dieser dritte Theil von Ammon's Bildwerk bleibenden Werth besitzt und zum Studium der angeborenen Fehler des Seh-Organs noch heute zu Rathe gezogen werden muss.

(XLII.) Die theoretische Ergänzung dazu wird gebildet von der »Entwicklungs-Geschichte des menschlichen Auges«, die Ammon 1858 im IV. Bande des v. Graefe'schen Archivs, 1, S. 1—226, nach 30jährigen Untersuchungen (1826—1857) veröffentlicht und durch zwölf Tafeln erläutert hat: ein Werk, das von Manz (in der ersten Aufl. unsres Handbuchs II, 2, Cap. V, Entwicklungsgesch. d. menschl. Auges,) und von van Duyse (embryologie de l'oeil, Encycl. frç. II) wiederholentlich erwähnt wird.

Schon 1836 hatte v. Ammon im Arch. f. Anat. u. Phys., herausgegeben von Joh. Fr. Meckel, (VI, S. 1 fgd., 1836,) die erste Entwicklung des Auges geschildert und 1830 als Programm zum Antritt seiner Professur die Quaestio anat.-physiol. de genesi et usu maculae luteae in retina oculi humani veröffentlicht.

Im Jahre 1858 lieferte er dann schließlich die genaue Beschreibung, wie von Monat zu Monat während des Fötal-Lebens die einzelnen Theile des menschlichen Auges erscheinen und hervortreten, und geht auf die Entwicklung dieser einzelnen Theile ein[2]).

---

coeruleo, Viteb. 1805. — Cyanosis bulbi hat R. Liebreich in seinem Atlas die angeborenen Pigmentflecke der Lederhaut genannt, die Schmidt-Rimpler und ich selber besser als Melanosis bulbi (sclerae), d. h. als Schwärze (Μελάνωσις, Schwärzung,) bezeichneten.

1) Vgl. XIII, S. 286, Anm.

2) Die Entwicklungsgeschichte des thierischen Auges hatte auch schon Dr. B. Ritter in Rottenburg ausführlich geschildert. (J. d. Chir. u. Aug., Bd. 28, S. 505 bis 616, 1839.) Am Schluss beschreibt er das Auge des Kindes, der Erwachsenen beiderlei Geschlechts, des Greisen, des Europäers, des Mohren, des Kakerlaken.

(XLIII.) Ueberhaupt ist die Kühnheit und Thatkraft bewunderungswürdig, mit welcher Ammon auch noch, nachdem er das siebzigste Lebensjahr überschritten, in der neuen Aera der Reform der Augenheilkunde als Mitarbeiter sich betheiligte. Im Jahre 1860 veröffentlichte er erstlich in der Prager Vierteljahrschrift f. pr. Heilk. (I, S. 132 fgd.) eine Abhandlung »Zur genaueren Kenntniß des N. opticus, namentlich dessen intraocularen Endes, mit 34 Abbildungen, eine anatomische Studie für die Ophthalmoskopie« und zweitens im VI. Bande des Archiv's f. Ophth. (I, S. 1 bis 61) »Beiträge zur pathologischen Anatomie des intra-okularen Sehnerven-Endes behufs der ophthalmoskopischen Diagnose von Krankheiten des Augengrundes, Mittheilungen an Herrn Dr. A. v. Graefe in Berlin«.

(XLIV.) Als Acyclia (von ἀ- und κύκλος, Kreis,) beschreibt A. den angeborenen Mangel des Strahlenkörpers in dem mikrophthalmischen Auge eines Blinden, den er viele Jahre hindurch beobachtet hatte. Hemiphakia (von ἥμισυς, halb, und φακός, Linse,) nennt er den Zustand, wenn die vordere von den beiden Scheiben, aus denen die Linse sich bilde, nicht weiter wächst, die hintere sich wölbt, so dass eine beutelförmige, trübe Krystall-Linse entsteht.

Zusatz. Illustrirte pathologische Anatomie der menschlichen Cornea, Sclera, Chorioidea und des optischen Nerven. Von Dr. Fr. A. von Ammon, weiland K. S. Leibarzt . . . Nach des Verfassers Tode herausgegeben von Dr. G. H. Warnatz, K. S. Med.-Rath, Arzt der K. S. Blindenanstalt zu Dresden . . . Mit 7 fein ausgemalten und 1 schwarzen Tafel. Leipzig 1862. (41 S., Fol.)

Es ist ein Torso, zumal auch der Text zu Taf. VI—VIII ergänzt werden musste. Aber einige Abbildungen sind wichtig. I, 2 giebt das Lupen-Bild einer blutig-infiltrirten Hornhaut, vom Lebenden. Es ist das, was wir heute als Lachs-Fleck bezeichnen, in Gestalt eines peripheren Ringes; also ebenso, wie die als Keratitis vasculosa[1]) bezeichneten Fig. 3 und 4, für uns Folgen von Lues congenita.

Als Miliar-Tuberkel der Descemet'schen Haut wird die grobe Punktirung der Hornhaut-Hinterfläche beschrieben. Fig. 16 giebt Rhexis corneae durch Erweichung dieser Haut in Folge von Hirnkrankheit im Gebiet des Trigeminus-Ursprungs. Einen großen Raum nehmen wieder die Staphylome ein. Cornea conica, globosa, Gerontoxon, varicöses Glaukom mit erweiterten Blutgefäßen im Weißen und auf der Iris werden dargestellt.

Die 7. Tafel bezieht sich auf die vorerwähnte Arbeit aus dem Arch. f. Oph. VI.

§ 518. Es dürfte wohl zweckmäßig sein, hier eine kurze Uebersicht der Entwicklung unsrer Kenntnisse

1) Diesen Ausdruck und den entgegengesetzten (nicht gerade lobenswerthen) avasculosa (= gefäßlos, von ἀ- und vasculum, Gefäß,) finden wir noch in der ersten Auflage unsres Handbuches.

Ueber die angeborenen Fehler des Auges sowie die Bibliographie dieses Gegenstandes anzuschließen, zumal die Haupt-Arbeit auf diesem Gebiete auch noch in den Dresdener Kreis hineingehört.

Bei den Alten fehlt jede Darstellung dieser Zustände, obwohl ihnen angeborene Veränderungen des Seh-Organs nicht ganz verborgen geblieben [1]).

Nach dem Wieder-Erwachen der Wissenschaften begann man bereits im 16., mehr im 17. Jahrhundert, Beobachtungen über Missgeburten und über seltene Fälle zu sammeln, die schon einiges auf das Seh-Organ bezügliche enthielten. (Lykosthenes [Wolfhart], Prodigiorum et ostentorum chronicon, Basil. 1557; Schenk a Grafenberg, Observ. med. rarior. libri VII, Francofurt. 1665.)

Als im 18. Jahrh. Anatomie und Chirurgie sich mächtig entwickelten, wuchs die Zahl der Einzel-Beobachtungen. Die Handbücher der pathologischen Anatomie aus dem Anfang des 19. Jahrh. (von J. F. Meckel II, Leipzig 1812—18, von Otto, Breslau 1813,) haben bereits diese älteren Beobachtungen gesammelt, — während das erste systematische Lehrbuch, The morbid anatomy von Math. B. Baillie, London 1797, das Seh-Organ gar nicht berücksichtigt hatte.

Den Älteren waren die angeborenen Mißbildungen nur Monstra und Naturspiele gewesen; erst J. F. Merkel II lehrte sie verstehen, da er sie als Bildungs-Hemmungen erkannte.

Genauer sind auf den Gegenstand eingegangen zwei Sonderschriften, die eine von L. Fleischmann, Bildungshemmungen der Menschen und Thiere, 1833, und besonders die zweite, von Dr. Math. Jo. Albrecht Schön, Augenarzt zu Hamburg, Handbuch der pathologischen Anatomie des menschlichen Auges, Hamburg 1828. (§ 515, 4.)

Schön giebt drei Kapitel (S. 2—11, 57—65, 65—83): Bildungsfehler des ganzen Augapfels, der einzelnen Theile desselben, der Umgebungen; und hat die älteren Beobachtungen, darunter aber viel unsicheres und manch' falsches Material, zusammengestellt.

Die erste Sonderschrift über »Die ursprünglichen Bildungs-Fehler der Augen« ist 1833 zu Dresden von D. Burkhard Wilhelm Seiler [2]), Direktor der med.-chir. Akademie und Professor der Anatomie, Physiologie und gerichtlichen Medizin zu Dresden, einem ausgezeichneten Anatomen, veröffentlicht worden: ein Werk, das zahlreiche eigne Beobachtungen einschließt, von R. Froriep 1834 (Casper's W. S. 224) als ein unentbehrliches

1) Galen erwähnt angeborene (ἐκ γενετῆς) Vergrößerung und Verkleinerung des Seh-Loches. (Von d. Urs. d. Sympt. I, 2; Bd. VII, S. 88.) Vgl. § 209.

2) B. W. Seiler (1779—1841), seit 1807 ord. Prof. der Anatomie und Chirurgie zu Wittenberg, seit 1817 Direktor der med.-chir. Akademie zu Dresden, seit 1827 Hof- und Med.-Rath mit Sitz und Stimme in der Landes-Regierung.

Hilfsmittel, von F. A. v. AMMON als klassisch, und in der Z. f. d. Ophth. (III, S. 513, 1833) als eine große Bereicherung der ophthalmologischen Literatur bezeichnet wird, weil es zum ersten Mal eine Erörterung der gesamten Bildungsfehler des Auges, mit der Deutung derselben nach den Gesetzen der Genesis des Organes, gegeben habe.

»Da die Entwicklungsgeschichte mehrerer Theile der Augen, besonders des menschlichen, der neueren trefflichen Untersuchungen von v. BAER, v. AMMON und HUSCHKE[1]) ungeachtet, für alle einzelnen Bildungen, besonders in der frühesten Zeit, noch nicht bis zur vollkommenen Gewissheit und Klarheit hat ergründet werden können; so unterlasse ich es, die ursprünglichen Bildungsfehler nach ihrer Entstehung zu ordnen und folge der bei anatomischen Beschreibungen gewöhnlichen Aneinander-Reihung der einzelnen Theile der Augen, werde aber nicht versäumen, darauf aufmerksam zu machen, welche jener Missbildungen nach unsren gegenwärtigen Kenntnissen von der Entwicklungs-Geschichte zu den Hemmungsbildungen zu rechnen sein dürften.«

I. Von den Augen im Allgemeinen, nach Zahl, Lage, Größe, Form und Mangel.

Mehr als zwei Augen in einem Kopfe, bei welchem keine Spur von Verschmelzung zweier Köpfe zu entdecken gewesen, sind nicht zu finden. Aber es giebt gänzlichen Mangel des einen Auges neben vollständiger Entwicklung des andren am gehörigen Orte. (Monophthalmie, zuerst von RUDOLPHI beschrieben, Abh. d. Akad. d. W. zu Berlin, 1814/15, S. 185.)

Was man bei älteren Schriftstellern (PLINIUS[2], FINCELIUS, SCHENK, SPIELENBERGER, PARÉ, BARTHOLIN u. a.) von Missgeburten liest, bei denen die Augen auf der Brust, den Achseln, den Schultern oder auf dem Hinterhaupt ihren Sitz sollen gehabt haben; so waren jenes ohne Zweifel fast ganz kopflose Missgeburten mit mangelnden Halswirbeln, dieses verschmolzene Doppelköpfe, oder es waren die angeblichen Augen nur augenähnliche Gebilde.

Cyklopie ist bedingt durch unvollkommene Entwicklung der Stirnfortsätze der Oberkieferknochen, des Thränen- und Nasenbeins[3]).

Angeborener Mikrophthalmus, zuerst von BEER (1813, Das Auge, S. 56) angedeutet, ist von POENITZ zu Dresden (Dresd. Z. f. Natur- u. Heilk. II, 1, S. 60) und von GESCHEIDT in Dresden (Z. f. Ophth. II, 2, S. 257) genauer beschrieben. Die weiteren Beobachtungen sind von FISCHER, WELLER, WUTZER, SCHÖN, CERUTTI (Lips. 1827), von SEILER selber.

1) Die Begründung der Entwicklungs-Geschichte und der ursprünglichen Bildungsfehler des Auges ist im wesentlichen deutsche Arbeit.

2) Naturalis hist. XI, c. 52: Placuit in Aegypto nutrire portentum, binis et in aversa capitis parte oculis hominem, sed iis non cernentem.

3) Monographien über Cyklopie sind beschrieben von HUSCHKE, MECKEL's Arch. IV, 1, 1832; VROLIK, Amsterdam 1834, und in MÜLLER's Archiv f. 1836, 6. Heft; RADAZ, Diss. de cyclopia, Berolin. 1839.

Anophthalmos ist schon von LYKOSTHENES, BARTHOLIN, HALLER, SPIELENBERGER, BOTIN, VICQ-D'AZYR u. a. erwähnt, von MALCARNE (1803, vgl. die ophth. Bibl. von SCHMIDT und HIMLY III, 3, 173) und von SCHÖN (1828) beschrieben. Der Anophthalmos gehört zu den Hemmungsbildungen der frühesten Zeit der Entwicklungs-Periode.

II. Von den ursprünglichen Bildungsfehlern der einzelnen Theile des Auges insbesondere.

Hierher gehören Kleinheit der Augenhöhle, Fehlen oder Kürze der Lider. Die Augenlider-Scharte[1] (Koloboma) ist nicht zu den Hemmungsbildungen, aber doch zu den ursprünglichen Bildungsfehlern zu rechnen. Verwachsung der Lid-Ränder und der Lider mit dem Augapfel sind Nachkrankheiten fötaler Entzündungen.

Hemmungsbildungen sind Fehlen der Thränen-Punkte und -Kanäle.

»Durch mangelnde Entwicklung fehlende oder durch abweichende Bildung ungewöhnlich befestigte Augenmuskeln sind öfter, als es bis jetzt die Zergliederung nachweisen konnte, Ursachen des Schielens.«

Die Nicht-Vereinigung oder Nichtkreuzung der Sehnerven ohne anderweitige Missbildung des Gehirns haben VESAL, VALVERDE, NICOLAUS DE JANUA gesehen. (VESAL, De corp. h. fabr. IV, IV; VALVERDE, Anat. del corpo umano VII, III; NICOLAUS CALDANI, Opusc. anat. Pat. 1803. Vgl. aber unsren § 305, XIII, S. 290, Anm. 3.) Bei Mikro- und Anencephalie ist dies allerdings öfters gesehen worden.

Sehr gründlich ist die Darstellung der Weiß-Sucht. Damals pflegten einige Albino's durch Deutschland zu reisen, um sich für Geld sehen zu lassen! Ursache ist Pigment-Mangel. Die Weiß-Sucht ist eine Kachexie[2]), die vielleicht auf einer Hemmungsbildung beruht.

Bibliographie.

Es ist merkwürdig, dass in den ausführlichsten Handbüchern der Augenheilkunde, dem unsrigen, erster wie zweiter Auflage, der Encycl. fr. II, S. 578—610, und auch bei PETERS (1909), die monographischen Bearbeitungen der angeborenen Krankheiten und Bildungsfehler der Augen nicht zusammengestellt sind. Diese Lücke möchte ich ausfüllen.

1. Beobachtungen ursprünglicher Bildungsfehler und gänzlichen Mangels der Augen. Von Burkhard Wilhelm Seiler. Dresden 1833. (Fol.)
2. F. A. von Ammon, Klin. Darstellungen der angeborenen Krankheiten des Auges und der Augenlider, Berlin 1841. (Fol.)
3. Rüte, im Handwörterbuch der Physiologie von Rudolf Wagner III, 2, 319 bis 329, 1846; auch in seinem Lehrbuch d. Ophth., 1855, II, S. 623—650.

1) Mhd. Scharte »durch Schneiden, Hauen oder Bruch hervorgebrachte Oeffnung oder Vertiefung, Scharte, Wunde«. Zu mhd. schart, ahd. scart, Adj., »zerhauen, schartig, verwundet«, urspr. Particip zu scheren. KLUGE, Etym. Wörterbuch d. deutsch. Sprache, VII. A., 1910, S. 391.

2) Als Zeichen schwerer angeborener Entartung wird sie heute betrachtet. Vgl. C.-Bl. f. A. 1910, S. 363.

4. Cornaz, Des abnormités congéniales des yeux. Lausanne 1848.
5. Wilde, Essay on the malformation ... of the organs of sight. London 1862.
6. Anomalies de développement et maladies congén. du globe de l'œil, par Lucien Picqué, chef de clinique chir. de la Faculté de Méd., Paris 1886. 471 S.)
7. Manz in der ersten Auflage unsres Handbuchs II, Kap. VI, 1876. (Von van Duyse als magistrales Werk bezeichnet.)
8. Neubearbeitung des Gegenstandes in der zweiten Auflage unsres Handbuchs, II, 1, Kap. IX, von Eugen von Hippel. 1900.
9. W. Lang & E. Treacher Collins, in Norris & Oliver's System, I, 1900.
10. Éléments de tératologie de l'œil, anomalies et malformations congénitales, avec 298 figures, dont 170 originales, par M. van Duyse (Gand). Encycl. française d'opht. II, S. 268—610, 1905. (Die ausführlichste Darstellung des Gegenstandes.)
11. Die angeborenen Fehler und Erkrankungen des Auges, von Prof. Dr. A. Peters (Rostock), 1909. (262 S. Das neueste Werk.)

§ 519. Der Kreis um F. A. von Ammon.

F. A. von Ammon hat seinen Eifer für die Ausbildung der wissenschaftlichen Augenheilkunde nicht blos durch seine eignen Leistungen klar bewiesen, sondern auch eine ganze Reihe von Aerzten zur Mitarbeiterschaft herangezogen: denn, da er die ganze Ophthalmologie einer Revision, mit Hilfe der normalen und pathologischen Anatomie, unterziehen wollte, erkannte er, dass die Thätigkeit eines Mannes dazu nicht ausreiche. Hier haben wir von der das 19. Jahrhundert kennzeichnenden Organisirung der wissenschaftlichen Forschung (XIV, S. 486) eines der frühesten Beispiele aus unsrem Sondergebiete. So hat A. um sich einen Kreis versammelt, den ich als die Dresdener Schule der Augenheilkunde bezeichnen möchte[1]). Die Zahl und die Leistungen dieser Augenärzte und Forscher ist um so bemerkenswerther, als Dresden damals (1833) nur eine Bevölkerung von 64580 Seelen zählte[2]).

I. Zuerst nenne ich

Joh. Heinrich Beger[3]),

geboren am 14. Nov. 1808 zu Dresden, ausgebildet auf der heimischen chirurgisch-medizinischen Akademie, besonders unter Seiler[4]), und auf der Universität Leipzig. Dort promovirte er 1833; trat hierauf eine größere

1) Ueber W. Stricker, Assistenten v. Ammon's, vgl. § 510. Außerdem seien noch die folgenden von Ammon angeregten Dissertationen genannt: Lechla, de Staphylomate corneae; Bech, de cataracta centrali; Wimmer, de hyperceratosi; Schön, de symblepharo et xerosi conjunctivae; Klemmer, de iridoncosi; Froebelius, de atrophia bulbi; endlich Zeis, über die Anatomie der Augenlider, Hordeolum und Chalazion. Ammon hat auch versucht, durch Gründung eines deutschen chirurgischen und ophthalmologischen Preises zur Förderung der Wissenschaft beizutragen. (J. d. Chir. u. Aug. Bd. 32, S. 263, 1843.

2) Mit Ausschluß der Besatzung. Vgl. d. Convers.-Lexik. von Dr. O. L. B. Wolff. Prof. zu Jena, Leipzig 1837, II, S. 43. — 1903, nach Erweiterung des Weichbildes, ist die Zahl der Einwohner auf 494 000 gestiegen.

3) Biogr. Lex. I, S. 167. 1884 und VI, S. 471.

4) Dem er, als seinem Lehrer, die Schrift (4 gewidmet.

Studien-Reise, auch nach Paris[1]), an und ließ sich 1835 als Arzt in Dresden nieder: woselbst er auch an dem (§ 516 erwähnten) Augenkranken-Heil-verein mitwirkte.

Seine wissenschaftliche Thätigkeit entfaltete B. ausschließlich auf dem Gebiet der Augenheilkunde, deren Studium er, wie er selbst sagte[2]), mit Liebe ergeben war, und bearbeitete hauptsächlich zwei Kapitel: die Erforschung der Augen-Verletzungen, auch mittelst des Versuchs, und die Augen-Hygiene. Aber seine ausgezeichneten Leistungen sind heute versunken und vergessen. Am 23. Mai 1885 ist er verstorben.

A. 1. Diss. inaug. de reactione traumatica iridis atque anterioris capsulae parietis, Lips. 1833. — »Verdeutscht« in:
2. Ueber die Verwundbarkeit des Auges und seiner Häute, nach Versuchen an Thier-Augen. Z. f. Ophth. III, VIII, S. 146—193, 1833. — Fortgesetzt in:
3. Die Verwundbarkeit der Hornhaut. Z. f. Ophth. IV, S. 40—56, 1834.
4. Das Blut-Auge, in der Sammlung ophthalmologischer Preis-Schriften[3], herausgegeben von Dr. Florent Cunier, Mag. d. Augenh., dirigirendem Arzt der Augenheilanstalt zu Brüssel, Brüssel und Leipzig 1843. (148 S., mit 17 farbigen Abbild.)

B. 5. Das Auge vom Standpunkte der Medizinal-Polizei betrachtet, von Dr. Joh. Heinrich Beger, prakt. Arzt und Augenarzt in Dresden. Aus Dr. v. Ammon's Z. f. Ophth. B. V, Heft 2 u. 3 besonders abgedruckt. Heidelberg und Leipzig 1836. (76 S.)
6. Die Kurzsichtigkeit in ihren Beziehungen zur Lebens- und Erziehungsweise der Gegenwart und als Gegenstand der Staats- und Sanitäts-Polizei dargestellt. Mit einer Steindrucktafel, welche den Grundriss und das Profil einer Musterschule in gesundheitlicher Beziehung darstellt. Dresden und Leipzig 1845. (VIII u. 60 u. 9 S.)

C. 7. Ueber die Wiedergeburt der Augenheilkunde in Frankreich. Ein Schreiben von Dr. Beger zu Paris an den Herausgeber. Z. f. Ophth. IV, S. 413 bis 427, 1835. (Wird bei der Darstellung der Augenheilkunde in Frankreich, 1800—1850, benutzt werden.)
8. Einige Uebersetzungen und Kritiken in v. Ammon's Zeitschr. und Monats-Schrift.

A. (1, 2). Hier haben wir systematische Thier-Versuche über die Folgen von Verwundungen des Auges, die Ammon geplant und Beger ausgeführt hat.

Es sind nicht die ersten. Vgl. »Ueber die Verwundungen des Linsen-Systems«. Eine von der medizinischen Fakultät zu Tübingen gekrönte akademische Preisschrift von Fr. Chr. Dieterich, Doctor der Chirurgie. Nebst einer Vorrede von Dr. L. S. Riecke, Professor der Chirurgie und Geburtshilfe zu Tübingen. Tübingen 1822. (100 S., mit einer Steintafel.)

36 Verwundungen der Vorderkapsel an Hund, Katze, Kaninchen. Nach der Stichwunde (14 Fälle) bildet sich eine weißliche Flocke, nach deren Verschwinden

1) Vgl. (4), S. 14.

2) Vgl. (4), S. 2.

3) Auf Grund des von dem Herausgeber der Annales d'Ocul. ausgesetzten Preises wurden fünf Abhandlungen von Deutschen (Beger, Warnatz, Rigler, Stricker, Höring) und eine von einem Franzosen (Duval) gekrönt.

die Wundränder der Kapsel sich schließen, fast ohne eine Narbe zu bilden. Auch nach queren und senkrechten Durchschneidungen der Kapsel erfolgte keine Trübung derselben. Nach einer queren und einer 10 Tage später hinzugefügten senkrechten Verwundung der Kapsel zeigte sich bei der Sektion eine strahlige, vom Centrum gegen die Peripherie gehende Trübung zwischen vorderer Kapsel und Linse. Jene Flocke bildet sich schon 6—12 Stunden nach der Operation und ist in 8—14 Tagen wieder resorbirt. Sie entstammt der Morgagni'schen Feuchtigkeit oder der Linsen-Substanz. Auch die Verwundungen der hinteren Kapsel bewirkten keine Trübung derselben, wohl aber auch eine Flocke, die übrigens, im Glaskörper[1] liegend, langsamer aufgesaugt wurde.

Aus den Verwundungen der Linse geht hervor, dass ihre Oberfläche weniger verwundbar, als ihr Kern; dass Verwundung ihrer vorderen Fläche seltener Star erzeugt, als die der hinteren; dass die weiche Linse junger Thiere die größten Verwundungen ohne Nachtheil verträgt; dass aber ein Verrücken der Linse aus ihrer Lage fast immer ein Absterben derselben zur Folge hat, die Kapsel jedoch immer hell blieb.

Nach den Versuchen ist Entleerung des Kammerwassers angezeigt, wenn längere Zeit nach der Discission des Stares das Auge gespannt ist. (Dies hatte schon 1816 Werneck erkannt und ausgeführt und 1823 publicirt, Salzb. med.-chir. Z. I, S. 12. Vgl. § 474, II, I.)

Die Operation der Iris-Ablösung wurde von Beger an 18 Kaninchen ausgeführt und die Folgen an verschiedenen Tagen (am 1., 3., 7., 10., 14.) durch Sektion festgestellt. Die Verwundungen der Regenbogenhaut haben eine bedeutende Reaktion zur Folge. Es erfolgt Ausschwitzung. Das ergossene Blut verschwand zuerst aus der Vorderkammer, dann auf der Vorderfläche der Iris, zuletzt aus der natürlichen und künstlichen Pupille. Nicht selten folgt eine Verdunklung des Linsen-Systems, auch wenn dasselbe keinen unmittelbaren Antheil an der Verwundung genommen. Losreißungen des schwarzen Pigments sind auch nicht selten. Die Reaktion ist stärker, als bei Iridektomie oder Iridotomie. Einfache Schnittwunden der Iris heilen gewöhnlich durch Vereinigung der Wundränder.

Nach Verletzung der Linsenkapsel tritt alsbald ein pyramidales Wölkchen hervor. Die hervortretende Linsen-Substanz hindert die Vereinigung der Wundränder. Nur einmal wurde die Vorderkapsel in Gestalt eines weißen Streifens vernarbt gefunden. Die Ansicht von Adams[2], dass Zutritt des Kammerwassers Ursache des Verletzungs-Stares sei, wird zurückgewiesen(!). Nicht immer folge Trübung der Linse und der Kapsel nach Verletzung der Vorderkapsel.

1) Die hintere Flocke wird Herrn Boé (1886/87, Arch. d'Opht. VI u. VII) zugeeignet in II, 2, § 178 unsres Handbuches. Auch in VI, 2, § 76 des letzteren sind D.'s Untersuchungen nicht berücksichtigt, wenngleich (S. 324) die Diss. citirt wird.

2) A practical inquiry into the causes of the frequent failure of the Operations of Depression and Extraction, London 1817, S. 28. — Adams hat Recht. Es kommt ja darauf an, ob das Kammerwasser wirklich Zutritt zur Linse hat.

(3.) Nach Hornhaut-Schnitt war die Hornhaut fast immer nur in der Nähe der Verwundung getrübt. Ein Theil der Trübung entsteht durch Ausfluss der wässrigen Feuchtigkeit, mit welcher die Wundfläche in Berührung kommt. Der nachtheilige Einfluss großer Hornhaut-Wunden spricht sich namentlich in der häufigen Entstehung eines Vorfalls der Regenbogenhaut aus, der wiederum auf die Vernarbung der Hornhaut-Wundränder störend zurückwirkt. Einfache Hornhaut-Wunden ohne Vorfall heilen leicht und schnell, durch Ausschwitzung plastischer Lymphe.

Beger's Thierversuche, so genau und lehrreich, sind heutzutage völlig vergessen!

(4.) Auch diese Arbeit Beger's wurde durch Ammon veranlasst.

Haemophthalmos, das Blut-Auge, ist jede Blut-Ergießung in die Schutz- und Hilfs-Organe des Auges, in die Augenhöhle, oder in das Auge selber, nicht blos in die Augenkammern, sondern auch in und zwischen die Augenhäute.

Ueber die griechischen Namen vgl. unsren § 237.

Ὑπόσφαγμα und αἰμάλωψ sind alt-griechisch, (bei Galen bezeugt,) αἰμόφθαλμος, als Beiwort, mittelgriechisch[1]). Das Hauptwort Hyphaema ist neugebildetes Griechisch, im 18. Jahrhundert aufgekommen, z. B. bei Plenck 1777; übrigens in das neugriechische Lehrbuch der Augenheilkunde von Bistis (Athen 1908, S. 197) aufgenommen worden.

Freilich ist das Beiwort ὕφαιμος, blutunterlaufen, altklassisch und kommt schon in der hippokratischen Sammlung (p. 1157, 1253), sowie bei Plato, Aristoteles, Demosthenes vor.

Ὑπόσφαγμα kommt von ὑπό, unter, und σφάττειν, schlachten. Αἰμάλωψ wird bei dem gelehrten Kühn (Lex. med. 1832, I, S. 702) von αἰμάλαιος — muß heißen αἱμαλέος, — blutig, und ὤψ, Auge, abgeleitet. Aber bei den viel gelehrteren Gebrüdern Baunack (1888, Studien z. griech. Spr.) von αἱμαλέος und ΩΠ, Erguß. In den hippokratischen Schriften (p. 236, 47) bedeutet αἱμάλωψ den Blutkuchen, bei Galen (XIV, 796) die blutigen Ergüsse in und auf dem Auge. Ὕφαιμος besteht aus ὑπό, unter, und αἷμα, Blut.

Bei den Arabern hieß der Blutfleck der Bindehaut ṭarfa, ein Wort, das noch die Schriftsteller der Neuzeit, z. B. Ge. Bartisch 1583, (XIII, S. 347) und sogar noch Maitre-Jan (1707, XIV, S. 8) bezaubert hat.

Von ἐκ, aus, χέειν, giessen (χυμός, Saft), stammen ἐκχύμωμα und ἐκχύμωσις, Blut-Erguss, in den hippokratischen Schriften (p. 547, 548, 698, 748, 760 und a. a. Orten), sowie bei Galen (XVII^a, 908), während der traumatische Blutfleck θλάσμα (jon. φλάσμα, von θλᾶν, quetschen,) genannt wurde. (Galen XVI, 160.) — Lat. sugillatio. (Plin. XXXII, 7, 74.)

Plenck (1777) nannte Ecchymoma die Blut-Unterlaufung der Augenlider, Ecchymosis die der Bindehaut, Hypoaema den Blut-Erguss in die Vorderkämmer — (»Blut-Auge«) und unterschied das letztere in das gewaltsame und das spontane.

Beger beginnt mit der Geschichte, bezüglich deren ich auf unsren § 169 und § 237 verweise, und für die Araber, die er nicht gekannt, auf XIII, S. 127 u. 130. (Wichtiger wäre hier die folgende Bemerkung. Die Alten haben un-

1) Vgl. Μέγα λεξικόν, Athen 1901, S. 69.

zählige Kollyrien gegen den Blut-Erguss der Bindehaut eingeträufelt, sogar noch den Aderlass hinzugefügt. [Vgl. Aët., c. 22.] Auch die Neueren, nicht bloß G. Bartisch 1583, sondern auch noch Maitre-Jan 1707, sind auf ihren Pfaden gewandelt und haben die übelsten Folgen von den Blutergüssen in Bindehaut und Lider befürchtet. Erst Peter Camper hat 1766 (XIV, S. 276) erkannt, dass das in die Bindehaut ergossene Blut von selbst aufgesogen werde!)

Den Fällen von spontanen oder symptomatischen (vicariirenden) Blutflüssen aus dem Auge, die hauptsächlich während des 17., aber auch noch im 18. Jahrh. veröffentlicht wurden, steht Beger kritisch gegenüber [1]), und erwähnt, daß im 18. Jahrh. Maître-Jan die Blutungen in die Orbita, St. Yves die unsichtbaren des Augengrundes erörtert, und dass Gendron bei beträchtlichen Blut-Ergießungen in die Vorderkammer den Hornhaut-Schnitt empfohlen habe.

Plenck gab eine gute Uebersicht (s. oben); Beer, Wardrop, Carron du Villards u. a. haben den Gegenstand schon genauer behandelt.

(Carron du Villards, Considérations pratiques sur les épanchements sanguins dans l'œil et ses annexes, Gaz. méd. de Paris 1838, No. 39, und 1839, No. 47; auch als Broschüre und in den Annales d'Ocul. I, 127—131, 1838.)

Blut tritt aus den Gefäßen: 1. wenn ihre Wände zerreißen, a) durch äußere Verletzung, b) bei plötzlichem Antrieb in die feinen Gefäße; 2. durch einen besondren Krankheits-Process, durch Blut-Ausschwitzung (per diapedesin [2]). Man unterscheidet arterielle und venöse Blutungen, aktive und passive. Man unterscheidet 1. das metastatische und 2. das kritische [3]) Blut-Auge; zu dem letzteren gehören »die mit Erleichterung verbundenen blutigen Absonderungen bei der Augen-Eiterung der Neugeborenen«. Die Aufsaugung [4]) des Blutes erfolgt am schnellsten in der vorderen Augenkammer; es bedarf bisweilen kaum einer Zeit von 24 Stunden, um ein die ganze Vorderkammer füllendes Blut-Extravasat zu beseitigen.

Hierauf wird das traumatische Blut-Auge in seinen einzelnen Formen genau geschildert, — bis zu dem Blut-Erguss in Folge von Verletzung der Netzhaut, die neuerdings als Apoplexia [5]) retinae traumatica be-

---

1) Vgl. die erste Ausgabe unsres Handbuchs VII, S. 3. Daselbst findet sich der Name Dacryo-haemor-rhysis (von δάκρυον, Thräne; αἷμα, Blut; ῥύσις, das Fließen) für Blut-Weinen, übrigens ein von Beck übel gebildetes Wort. — Beger erwähnt als eine ältere Sonderschrift über das Blut-Auge die Diss. de haemorrhagia oculo vulneratorum, Rostock 1696, von Schöpfer. (Dieselbe wird auch in Haller's Bibl. chir. I, 531 citirt, jedoch ohne Inhalts-Angabe.)

2) Διαπήδησις, das Hervordringen (von διά, durch, und πηδάω, springen.) bei Galen, m. m. IV, 1. Expressio oder sudatio (Ausschwitzen) bei Cael. Aurel., tard. pass. II, c. 10.

3) Κρίσις, die Entscheidung einer Krankheit, aber auch die Absonderung einer Flüssigkeit.

4) Vgl. die Arbeit meines damaligen Assistenten Dr. Linde, C.-Bl. f. A., Juli 1896.

5) Ἀποπληξία, Schlag, Schlagfluss (von ἀποπλήσσειν, niederschlagen,) wurde in neuerer Zeit, indem man die (nach damaliger Ansicht gewöhnliche) Ursache des Hirnschlags, die Blutung, statt der Folge einsetzte, missbräuchlich für Blut-Erguss angewendet, z. B. apoplexia retinae. So noch in neueren Schul-Büchern. Weit schlimmer noch ist apoplexia conjunctivae, a. corneae. (S. mein Wörterbuch d. Augenh. 1887, S. 6.)

zeichnet wird, so von BERNHARD R. K. LANGENBECK 1836 (de retina observ. anatomico-path. p. 154) in einem sehr interessanten Fall.

Zur Aufsaugung der Blut-Ergüsse werden zahlreiche Mittel empfohlen, bei denen der Orbita sogar noch der Aderlass. Die Eröffnung der Vorderkammer ist nach BEGER auf den Nothfall zu beschränken.

Der zweite Theil behandelt die spontanen Blut-Ergießungen. Solche in den Lidern entstehen bei Purpura. Solche in der Bindehaut sind symptomenlos; der Behaftete bemerkt sie erst beim Blick in den Spiegel; Hämorrhoïden, Verstopfung, Epilepsie sind Ursachen. (Diabetes wird nicht erwähnt.) Sie sind auch Vorläufer von Hirnschlag. Die recidivirende Blutung in die Vorderkammer hat v. WALTHER 1817 (Salzb. med.-chir. Z. III, S. 413) beschrieben. (Die verursachende Iris-Geschwulst hat er nicht beobachtet. Ebensowenig J. BELL, 1808, Principles of surgery III, S. 270, wohl aber WARDROP [S. 140]). BEGER nimmt eine hämorrhagische Augen-Constitution an, Haemophthalmophilia[1]).

Scheinbare Blutflecke am Rande der Hornhaut sind durch Gefäß-Entwicklung und Stocken des Blutes in den Gefäßen bedingt. (R. FRORIEP, diss. de corneit. scrof., Jenae 1830, S. 5.) Sorgfältige Untersuchung mit der Lupe schützt vor Verwechslungen. Bei Entzündung der Iris erscheinen Extravasate auf ihrer Vorderfläche oder im Parenchym oder in der Vorderkammer oder gleichzeitig da und dort: besonders bei dyskrasischen (auch syphilitischen) Formen und bei Varicosität der Iris-Gefäße; ferner bei Skorbut und Blutfleckenkrankheit und bei schwammiger Wucherung und Entartung (fungus iridis).

Blut-Ergießungen aus der Aderhaut entstehen in Folge von Menstrual- und Hämorrhoïdal-Leiden und im Verlauf der Kirsophthalmie[2]).

Nach der Ausziehung des glaukomatösen Stars kommt es mitunter zu sehr starken Blutungen; ja das Blut treibt sofort die Netzhaut aus der Hornhaut-Wunde. Auch nach Ausziehung nicht glaukomatöser Stare kann gelegentlich der mit Blut getränkte Glaskörper vorgetrieben werden. (SICHEL, Annal. d'Ocul. V, 6, S. 248; VI, 1, S. 26, 1841.)

1) αἷμα, das Blut, ὀφθαλμός, Auge, φιλία, Neigung. Der Ausdruck Haemophilia findet sich in HOPF's Würzburger Diss. vom Jahre 1828, über die Haemophilie. Doch scheint er von SCHÖNLEIN gebildet zu sein. Ueber Augen-Erkrankungen bei Haemophilie vgl. GROENOUW in unsrem Handb. XI, 1, § 192 und meine Mittheilung A. f. A. VIII, S. 174, 1879.

2) Von κιρσός, Krampf-Ader (GALEN). Cirsophthalmia, Cirsophthalmos finden sich noch nicht bei CASTELLI 1746, wohl aber bei KÜHN 1832. PLENCK 1777 erklärt es als Erweiterung der Bindehaut-Venen (auf dem Augapfel) zu Krampf-Adern. So auch bei BEER 1792. Später hat man noch die gleiche Erweiterung der Aderhaut-Gefäße hinzugedichtet. Endlich die bläuliche Hervorwölbung um den Hornhaut-Rand, die man für Krampf-Adern hielt, so genannt. Es gehört also zum Glaukom. — Kirsoïde Bildungen der Netzhautgefäße = Gefäß-Knäuel, noch in der ersten Aufl. unsres Handbuches, V, 526. (Κιρσοειδής, kröpfig, bei HIPP. und GALEN.) Vgl. m. Wörterbuch S. 19.

Spontane Blutungen in den Glaskörper entstehen im Gefolge schleichender, dyskrasischer Entzündungs-Prozesse der tieferen Gebilde des Augapfels. Die Diagnose von Netzhaut-Blutungen ist nicht leicht und nur dann mit Sicherheit zu stellen, wenn das ergossene Blut sichtbar wird, z. B. mit der Lupe, als kleines Coagulum in der Vorderkammer.

Spontane Blut-Ergießungen erfolgen vom Medullar-Sarcom oder Blutschwamm. Spontane Blut-Ergießungen in's Auge werden im Verlauf von Skorbut, Typhus und Faulfieber beobachtet.

BEGER's Blut-Auge ist eine Abhandlung, welche nicht blos zu ihrer Zeit den Preis einstimmig und eine sehr lobende Erörterung von Dr. FALLOT (Annal. d'Ocul. IX, 114—120, 1843) erhalten, sondern auch heute noch bemerkenswerth erscheint, um so mehr, als in unsren Tagen solche Uebersichten selten geschrieben werden. Nehmen wir z. B. das Lehrbuch von Prof. VOSSIUS aus dem Jahre 1908 zur Hand, so finden wir die Blutungen in die verschiedenen Theile des Auges auf 19 Stellen vertheilt, und auf 21 in dem Lehrbuch von Prof. FUCHS aus dem Jahre 1910. Das soeben erschienene Werk »Pathology and bacteriology« von TREACHER COLLINS und STEPHEN MAYOU zu London, Philadelphia 1911, enthält allerdings (auf S. 185 bis 192) eine übersichtliche Darstellung der intraokularen Blutungen.

5. Das Auge vom Standpunkt der Medizinal-Polizei ist die erste Erörterung[1]) dieses Gegenstandes in der Welt-Literatur, zumal J. PETER FRANK in seinem klassischen Werk »System einer vollständigen Medizinal-Polizei« (Mannheim 1779—1788, Stuttgart 1813, Wien 1817 bis 1819), wie BEGER selbst hervorhebt, gerade das Auge recht stiefmütterlich behandelt hatte.

(Ich möchte hinzufügen, dass diejenigen Schriftsteller, welche die Hygiene des Auges geschaffen [HAMBERGER, 1696, § 453], und diejenigen, welche um die Wende des 18. zum 19. Jahrh. dieselbe weiter ausgearbeitet [BEER u. a. § 469, 470], weit mehr den persönlichen, als den öffentlichen Schutz der Augen berücksichtigt haben. Um so befremdlicher ist es, dass H. COHN in seinem großen Lehrbuch der Hygiene, 1892, BEGER's Schriften [4. und 5.] nicht einmal erwähnt hat. Aber auch dem XX. Kapitel unsres Handbuchs, X, S. 180, und der Hygiène oculaire der Encycl. fr. IX, S. 507—606, 1910, sind sie leider unbekannt geblieben.)

Die bereits gegründeten Augenheil-Anstalten haben die Menschheit von der schädlichen Wirkung unwissender Star-Stecher befreit und den Staat einer beschwerlichen Bürde entledigt. Bei ihrer Begründung sind folgende Bedingungen zu berücksichtigen: 1. Zweckmäßigkeit des Unter-

1) CARL HEINRICH WELLER zu Dresden (§ 527) hatte 1821, in der Einleitung zu seiner Diätik für gesunde und schwache Augen, eine Schrift darüber versprochen, »auf welche Weise der Staat beitragen kann, die Gesundheit der Augen seiner Unterthanen zu sichern«. Doch ist diese Schrift nie erschienen. Wenigstens wird sie in ENGELMANN's Bibliotheca medico-chirurgica nicht erwähnt.

richts, 2. Zweckmäßigkeit der inneren Einrichtung des zur Aufnahme der Augenkranken bestimmten Lokals. Einer besonderen Prüfung des zukünftigen Augenarztes bedarf es wohl nicht, aber jeder angehende Arzt hat die nöthigen Kenntnisse in Betreff des Auges nachzuweisen. Unbefugte Quacksalber sind zu bestrafen, namentlich wenn sie Schaden angestiftet; das marktschreierische Anpreisen von Augenheilmitteln ist zu untersagen. Nie gebe man eine Anleitung für den Laien zur Behandlung von Augenkrankheiten, sondern nur eine Diätetik.

Die Gesundheits-Polizei in augenärztlicher Hinsicht hat Sorge zu tragen für eine dem Auge unschädliche Beschaffenheit der Wohnungen und der Aufenthalts-Orte in den zu vielfachen Zwecken bestimmten Gebäuden.

Sie muss darauf achten, dass durch die Bau-Art der Gebäude, der Wohnzimmer u. s. w. dem Auge das nöthige Licht nicht entzogen werde. Die Straßen sollen die gehörige Breite, die Zimmer eine Höhe von mindestens 8—10 Fuß (!) haben. Hörsäle und Schulstuben erfordern die strengste Aufmerksamkeit. Der weiße Häuser-Anstrich sei gesetzlich zu verbieten. Rauch-Plage ist zu unterdrücken, die Kloaken zu regeln. Zweckmäßige Pflasterung und Reinigung soll den Staub in den Städten vermeiden. Für zweckmäßige Beleuchtung der Straßen und der Innen-Räume ist zu sorgen. Verfälschungen spirituöser Getränke sind mit harten Strafen zu ahnden. (B. erwähnt Kokkels-Körner, Blei, Schwefel. Das schlimmste Gift, Methyl-Alkohol, war unsren Tagen vorbehalten.) Belehrung über die schädlichen Wirkungen des Kaffee und der Cichorie könnte von günstigem Erfolge sein. Der Tabak wirkt, abgesehen von seiner Wirkung auf den Gesamt-Organismus, theils an und für sich als Narkoticum schädlich auf das gesunde Auge, theils durch seine öfters giftigen Zusätze. »Es ist mir ein hiesiger Bürger bekannt, der selbst seine an Blindheit grenzende Augenschwäche den scharfen Dämpfen der Cigarren, die er in früheren Jahren leidenschaftlich rauchte, zuschreibt[1].«

Wo durch Beruf und Geschäft Gelegenheit zur Entwicklung von Augenleiden gegeben wird, vermag die medizinische Polizei weniger durch gesetzliche Anordnungen, als durch Belehrung und Warnung zu wirken. Beger will sorgen für Kloaken-Feger, Seifensieder, Schwefelsieder, Straßen- und Hütten-Arbeiter, Maurer, Bäcker und Müller, Wollenkrämpler, Schlosser, Schmiede, Schuhmacher, Strumpfwirker, Uhrmacher, Kupferstecher und Graveurs, endlich für Buchdrucker und Gelehrte. (Die sociale Gesetzgebung der Neuzeit, besonders im neuerstandenen Deutschen Reiche, konnte Beger ebensowenig vorausahnen, wie die staunenswerthe Entwicklung der Industrie in der zweiten Hälfte des 19. Jahrh., der wir ja sogar ausführliche Sonder-

[1]) Tobacco-Amaurosis ist eine englische Erfindung; vgl. W. Mackenzie, diseases of the eye, 1830, S. 835.

schriften über die Berufs-Augenkrankheiten verdanken, z. B. die von Dr. L. Hirsch in Berlin, 1910. Vgl. auch Kap. XVII und XIX unsres Handbuches.)

6. Als Arzt, Augenarzt . . ., des bezirks- und gerichtsärztlichen Vereins für Staatsarzneikunde im Kgr. Sachsen außerordentliches Mitglied bezeichnet sich Beger 1845 in seinem letzten Buch, über die Kurzsichtigkeit, das er allen Regierungen, insbesondere den Medicinal- und Schul-Behörden, zur geneigten Berücksichtigung dringend empfiehlt. Es ist das erste Werk seiner Art und hat eine geradezu ungeheure Literatur eingeleitet.

Beger betont die Vernachlässigung des Auges in der medizinischen Polizei-Wissenschaft und in der Medizinal-Gesetzgebung. Beispiele sind die so häufigen Erblindungen durch Neugeborenen-Eiterung und die jetzt so überaus häufige Kurzsichtigkeit. Ueber die letztere hat er im bezirks- und gerichtsärztlichen Verein für Staatsarzneikunde am 27. August 1844 einen Vortrag gehalten, dessen Inhalt dieses Büchlein wiedergiebt.

Die seit einigen Jahrzehnten in gewissen Ständen gleichsam endemische Kurzsichtigkeit erheischt radikale Beseitigung einer der Haupt-Ursachen. Die angeborene Kurzsichtigkeit ist verhältnismäßig seltner; die erworbene entsteht meist im Jugendalter, vorzugsweise um die Pubertät.

Die gewöhnlichste Veranlassung ist eine fehlerhafte Lebens- und Erziehungsweise der Jugend im elterlichen Hause sowohl, wie in den Lehranstalten: das Stubenleben, die unpassenden Schulbänke, die ungleichmäßige Erhellung der Schulzimmer, die kleingedruckten Bücher, das Schreiben auf Schiefertafeln, die Nadel-Arbeiten.

Nach den statistischen Notizen aus Tauber's optischem Institut waren unter 14 075 Augenkranken 1894 Kurzsichtige; von letzteren 1828 aus dem gelehrten Stande[1]. In den sämtlichen 15 Gelehrten-Schulen von Baden waren 2172 Schüler und davon 392, also beinahe $^1/_5$, kurzsichtig: in den beiden oberen Klassen betrug die Zahl der Kurzsichtigen $^1/_4$ bis $^1/_2$! Wie den Ritter der Sporn, so bezeichnet den Gelehrten die Brille, auf Bildern wie auf der Bühne.

Dazu kommt das Tragen selbstgewählter, unpassender Brillen.

Welche Maßregeln sind zu empfehlen? Belehrung über den Nachtheil des maßlosen Stubenlebens, Pflege des Turnens, zweckmäßigere Einrichtung der Lehranstalten. Die Medizinal-Behörde sollte vor dem Bau zu Rathe gezogen werden und nachher dauernde Kontrole üben. Die von den Fenstern entfernter sitzenden Schüler erhalten zu wenig Licht. Die künstliche Beleuchtung soll entsprechend sein, Gaslicht ist geeignet. Bei der Zahl der Unterrichtsstunden ist Rücksicht auf körperliche und geistige Entwicklung

1) Der aufmerksame Beobachter Dieffenbach war überrascht, in Paris viel weniger Brillenträger, als in Deutschland, zu sehen. (Casper's W. 1834, S. 777.)

der Kinder zu nehmen; in der viertelstündigen Pause nach jeder Stunde ist Erholung auf einem freien Platz nicht nur zu gestatten, sondern zu gebieten. Kleiner Druck, kleine Schrift sind zu verwerfen. Durch Gesetz ist ein Normalmaß für die kleinste Größe der Lettern und für die Engigkeit des Drucks zu bestimmen. Damit wird auch den Schriftsetzern geholfen [1]). Nur tadellose Bücher sind zum Schulgebrauch zu verstatten. Brillentragen in Schulen werde nur auf ärztliches Zeugniß erlaubt. Der Brillenhandel muß der Beaufsichtigung unterzogen werden. Den Schluss macht der Plan einer Muster-Schule.

§ 520. II. Sehr eng an Ammon angeschlossen war

Gustav Heinrich Warnatz [2]).

Geboren den 27. Februar 1810 zu Camenz in der sächsischen Oberlausitz, widmete er sich, von 1827 an, zuerst auf der chirurgisch-medizinischen Akademie zu Dresden, von 1830 ab weiter auf der Universität zu Leipzig, dem Studium der Heilkunde, promovirte daselbst 1832 und ließ sich zuerst in seiner Vaterstadt als Arzt nieder, siedelte jedoch schon 1838 nach Dresden über, wo er als praktischer Arzt und Augenarzt thätig und als Assistent Ammon's [3]) vielfach an dessen wissenschaftlichen Arbeiten betheiligt war. Im Jahre 1849 erhielt er die Stelle des Anstalts-Arztes am Königl. Blinden-Institut zu Dresden; 1855 wurde er zum Med.-Rath und ärztlichen Beisitzer der Kreis-Direktion daselbst ernannt und behielt diese Stellung bis zu seinem Tode, der am 18. Mai 1872 erfolgt ist. (1862 gab er v. Ammon's pathologische Anatomie des Auges heraus, »ohne noch exclusiver Ophthalmologe zu sein«.)

Seine Schriften sind:

1. De cataracta nigra, diss. inaug., Lips. 1832.

2. Deutsch in Ammon's Zeitschr. f. d. Ophth. 1832, II, xvi, S. 295—324: »Die schwarz gefärbte Cataract, Cataracta nigra, und ihre Diagnose von andren Augenkrankheiten.«

3. Resorptio cataractae spontanea, beob. von Dr. G. Warnatz in Camenz. Ammon's Zeitschr. f. d. Ophth. V, S. 49—53, 1837.

4. Zwei Fälle von Iridoschisma an Menschen u. Thieren. Ebendas., S. 460 bis 462.

5. Ueber das Glaukom. Neue Bearb. einer von der Redaktion der Annal. d'Ocul. zu Brüssel gekrönten Preisschrift von Dr. Gustav Heinrich Warnatz, ausübendem Arzt und Arzt des Augenkranken-Heilvereins zu Dresden . . . Mit 2 kolorirten Tafeln . . . Leipzig 1844. (153 S.)

1) Vgl. Chevallier's Beobachtungen über die Krankheiten der Buchdrucker. Annales d'Hygiène publique, Avril 1835. Von H. Cohn nicht erwähnt, der erst mit seinen eignen Prüfungen vom Jahre 1868 anfängt. (Hygiene des Auges, 1882, S. 650.)

2) Biogr. Lex. VI, S. 194, 1888.

3) Als seinen »unvergessenen Lehrer und Freund« hat Warnatz im Jahre 1862 F. v. Ammon bezeichnet.

6. W. war Mitarbeiter der SCHMIDT'schen Jahrbücher seit ihrer Begründung im Jahre 1834; hat

7. einen Bericht über die Leistungen der Ophthalmologie in den Jahren 1830—1840 in HAESER's Arch. f. Med. IV, S. 26—77, 1843 und

8. eine biographische Notiz über AMMON verfasst, die von A. VAN BIERVLIET in's Französische übersetzt, 1861 in den Annal. d'Ocul. (Dec., S. 269) erschienen ist. In VII heißt es: »Vier Elemente, Anatomie, Physiologie, Chirurgie und Medizin reichen sich in neuerer Zeit die Hände zur Vervollkommnung unsrer Doktrin und Kunst.«

9. Endlich hat er 1862, nach AMMON's Tode, dessen illustrirte pathologische Anatomie der Cornea, Sclera, Chorioidea und des Sehnerven herausgegeben.

1., 2. Cataracta nigra[1]) ist einerseits ein Synonym für Amaurose[2]), andrerseits die Bezeichnung einer dunkel-gefärbten Linsentrübung.

Uebrigens ist die Kenntniß der letzteren doch weit älter, als WARNATZ annimmt. Zwar fehlt sie in dem Register der Star-Farben des griechischen Kanon von DEMOSTHENES, den uns AËTIOS, VII, c. 53, aufbewahrt hat, und in der kürzeren Fassung bei PAULOS, die unser § 259 wiedergiebt. Sie findet sich aber schon unter den elf Star-Farben in dem arabischen Kanon des ʿALĪ B. ʿĪSĀ (XIII, S. 137); ebenfalls bei IBN SINA (III, III, IV, c. 19,) und ṢALĀḤ AD-DIN.

Bei ḪALĪFA lautet die Beschreibung der zehnten von seinen zwölf Star-Formen: »Der schwarze wird er genannt; er ist schlecht und taugt nicht zur Operation[3]). Seine Ursache ist starke Dunkelheit des Auges und Vermehrung der Eiweiß-Feuchtigkeit, bei heißem Temperament des Gehirns: er ähnelt der Farbe des Leimes[4])«. (Gewiss, getrockneter Tischler-Leim ist braunroth.)

Da die Araber[5]) den schwarzen Star bringen, haben ihn auch die Arabisten des Mittelalters, sowohl GUIDO (1363, S. 483), wie ARCULANUS (1560, S. 101[a]).

G. BARTISCH kennt nur 5 Star-Farben und beschreibt als schwarzen Star die Amaurose.

Der erfahrene MAÎTRE JAN hingegen erwähnt unter den Farben der operablen Stare (1707, II, c. VII): »d'autres noires, d'autres brunes[6])«; und

1) Vgl. Kap. IX, § 29 u. 30 unsres Handbuchs (C. HESS, VI, 2, S. 32—36 und für die Bibliographie S. 314—15. Daselbst wird, nach O. BECKER, C. brunescens vorgezogen. Aber dann sage man doch einfach Braun-Star. (Der germanische Farben-Name ist in's Romanische und in das mittelalterliche Latein [brunus] eingedrungen.)

2) Noch bei MORGAGNI (1761, § 466), SAUVAGES (1760, § 385), sogar noch bei FABINI (1823, § 480).

3) In der That, der große, harte »schwarze« Star, besonders in stark kurzsichtigen Augen, macht uns auch heute noch Schwierigkeit: selbst ein geräumiger Schnitt muß gelegentlich noch nachträglich erweitert werden. (ARLT fand solchen Star 10 mm breit, 4,5 mm dick.)

4) Vgl. unsre arab. Augenärzte, II, S. 170 u. 236; I, S. 214.

5) Somit ist die Behauptung, »daß WERNER ROLFINCK 1664 ihn zuerst erwähnt habe« unhaltbar. (ROSENMÜLLER, diss. de staphyl. sclerot., de cat. nigr., Erlangen 1830; W. STRICKER, Kr. d. Linsen-Systems, 1845, S. 91.) ROLFINCK's Diss. de Cataracta, 1664, konnte ich mir nicht verschaffen.

6) Herr WOOLHOUSE hat hier an den Rand meines Exemplares geschrieben: Il n'y a point de Cataracte noire proprement parlät.

im c. XIV, VIII giebt er die genaue Geschichte der Niederlegung eines schwarzen Stars, der einzigen, die ihm geglückt sei[1]). St. Yves erwähnt unter den Farben der Stare (1722, II, c. XVIII) »les roussâtres ou de couleur de chataigne«; Deshais Gendron (1770, II, S. 249) »noires, brunes«. Die erste genauere Beschreibung des extrahirten schwarzen Stars hat Janin geliefert. (1772; vgl. unsren B. XIV, S. 90.)

Pellier (Recueil, 1783, 54. Beob.[2])) nahm bei einem seit 15 Jahren blinden Mann, dessen Pupillen schwarz und beweglich, durch Ausschluss einen schwarzen Star an, vollführte die Ausziehung und fand die Stare sehr dick und tintenschwarz. Die Aerzte, die vorher den Kranken gesehen, hatten unheilbare Amaurose angenommen.

Auch der jüngere Wenzel berichtet (1786, 3. Beob.), dass sein Vater 1760 zu Wien einen Herrn erfolgreich extrahirte, bei dem van Swieten und de Haen wegen der Schwärze der Pupillen Amaurose angenommen hatten: Die Stare waren fast kohlschwarz und sehr hart. »Es ist erstaunlich, dass der berühmte Pott die Existenz dieser Art der harten Stare geläugnet hat, da sie doch häufig genug vorkommen.«

Natürlich findet sich der schwarze Star bei Plenck (1777, S. 142) und bei Richter (1790, III, § 181) und folglich auch bei Beer (1792, II, § 93); ebenso bei Benedict (1814, gr. Staar, § 24), Fabini (1831, morb. oc., § 378), Schön (1828, path. Anat. d. menschl. Auges, S. 208). Ferner bei Le Roux (J. d. Med., Juli 1814) und bei Boyer (mal. chir. V, S. 509).

Besondere Abhandlungen über diesen Gegenstand haben geliefert: Edwards, Dissert. sur l'inflammation de l'iris et la cataracte noire, Paris 1814; Guillet, Nouvelles recherches sur la cataracte . . . Paris 1818, in einem eignen Kapitel; Lusardi, Beobachtungen über die schwarze Cataracta und ihre Unterscheidungs-Zeichen von der Amaurose, deutsch in J. d. Chir. u. Augenh. IV, XXI, S. 356—362, 1822.

Guillet hatte durch Einträuflung von Belladonna-Auszug von dem Vorhandensein eines Stars sich überzeugt und stellte durch Niederdrücken das Gesicht wieder her. Lusardi erklärt in seiner prahlerischen Weise, ohne seinem Vorgänger Guillet, den er doch citirt, die Priorität zu geben, seine eigne Entdeckung: Wenn Belladonna-Einträuflung die Sehkraft verbessert, so ist es Katarakt, nicht beginnende Amaurose[3]). In 20 Jahren hat er drei Fälle operirt, bei deren Mittheilung er mehr Selbstlob, als Genauigkeit entwickelt.

1) Warnatz's Bericht über diesen Fall ist ungenau. — Woolhouse hat wieder eine ähnliche Bemerkung auf dem Rand verzeichnet.

2) Die deutsche Uebersetzung hat einen sinnstörenden Fehler, Star für prunelle, Pupille.

3) Heutzutage ist die Diagnose ja ganz einfach, wenn man künstlich die Pupille erweitert und die seitliche Beleuchtung sowie den Augenspiegel anwendet.

Warnatz' Beschreibung der Cataracta nigra ist folgendermaßen: Die Farbe der Pupille ist schwarz, aber mit einer eigenen Schattierung, die vom Rothbraun in Eisenschwarz hinüber schillert. Das eigne Bild sieht der Beobachter in der Pupille nicht so gut abgespiegelt wie bei der Amaurose[1]). Das Sehvermögen ist wie bei gewöhnlichem Star.

In pathologisch-anatomischer Hinsicht wird zuerst auf den Fall von Morgagni verwiesen, den wir XIII, S. 409, angeführt und der offenbar nicht hierher gehört[2]).

Edwards beschreibt den Kern einer der Leiche entnommenen Linse als tintenschwarz, die Rinde als kastanien-farbig. Janin, Wenzel, Lusardi betonen die Härte und Größe dieses schwarzen Stars. Prof. Jäger in Erlangen hält ihn, nach Rosenmüller (Dissert. de staphyl. sclerot. de cataract. nigr., Erlangen 1830), für eine partielle Melanose des Auges. (Das ist, in wörtlichem Sinne, ja eigentlich ganz richtig. Es handelt sich nur um Verstärkung der senilen Linsen-Vergilbung, nicht um eingedrungenes Hämatin oder Pigment von den Pigment-Epithelzellen).

Die Extraktion ist vorzuziehen. Die 3 Fälle, die W. zum Schluss, nach seiner Dissertation anführt, und die nicht operirt wurden, sind übrigens nicht zweifellos, wie Ammon selber (Z. f. d. Ophth. II, S. 411) hervorhebt.

§ 521. (5.) A. Die Geschichte des Glaukoma

ist zuerst von Sichel (Annal. d'Ocul. VI, Oct. 1841 und Apr. 1842, S. 213) begonnen, sowie in den folgenden beiden Bänden (VII u. VIII, 1842/43) fortgesetzt worden. Die Abhandlung von Warnatz, welche August 1844 an F. Cunier gelangte, enthielt gleichfalls eine Geschichte des Glaukoms; in der 1844 gedruckten neuen Bearbeitung hat Warnatz seine Darstellung erweitert, mit Benutzung der Ergebnisse Sichel's. Diese beiden Ausführungen bilden die Grundlage für die meisten der späteren Darstellungen.

Ed. v. Jäger, Ueber Glaukom (Zeitschr. d. K. K. Gesellsch. d. Aerzte zu Wien, 1858, S. 470—474,) eröffnet den Reigen.

A. v. Graefe hat auf diesem Gebiete Geschichte gemacht, nicht geschrieben.

Eine genaue Bearbeitung der Geschichte des Glaukoma lieferte Schmidt-Rimpler 1875 in der ersten Ausgabe unsres Handbuchs, Kap. VI, § 41 fgd.; ferner Gayet 1883 im Dict. encycl. des sciences méd. (S. 127—236), beide mit vollständiger Bibliographie. 1887 erschien (Arch. f. Ophth. XXXIII, 2, 244—253) »Zur Geschichte der Glaukom-Iridektomie« von Th. Leber; 1891 im Jan.-Heft d.

---

1) »Die schwarze Färbung der Pupille saugt alles einströmende Licht auf.« Das ist ja eine unhaltbare Annahme.

2) Ich gebe M.'s Worte: Quidquid de substantia ipsius reliquum fuit, lentis pristinam figuram retinuit: et cum per diametrum dissecuissem; utraque sectio quandam quasi seriem minimarum nigrescentium particularum ostendit; quae per medium recta ab uno ad alterum sectionis extremum ducebatur, cum ubique color obsolete albidus appareret.

Klin. M. Bl. »Glaukoma, ein Beitrag zur Gesch. d. neueren Augenheilk.« von Dr. H. SNELLEN, worin allerdings das ältere fast ganz übergangen wird. PRISTLEY SMITH, der die eben genannte Arbeit irrig als »an admirable outline of the history of the subject« bezeichnet, ist in seiner Sonderschrift über Glaucoma (London 1891) ziemlich schweigsam bezüglich der Geschichte.

Sehr ausführlich und genau ist wiederum SCHMIDT-RIMPLER in der zweiten Auflage unsres Handbuchs, Kap. VII, § 51 fgd., 1908 und ferner noch GAMA PINTO [1]) in der Encycl. fr. d'opht., 1906, V, S. 1—12.

Ich selber habe in meinem Wörterbuch (1887) die Stellen der Alten über Glaukom gesammelt und schon in unsrem § 47 (1899) im Fluge durch die Jahrhunderte die Bedeutung des Wortes Glaucosis (Glaucoma) von der hippokratischen Sammlung bis auf unsre Tage verfolgt. Vgl. auch unsren B. XIII, S. 422 fg.

Inzwischen erschien 1901 die Augenheilkunde der Alten von H. MAGNUS, der aber (auf S. 147, 279, 515, 596) mehr unter- als ausgelegt hat [2]).

Indem ich dazu schreite, eine eigne (kurze, aber möglichst prägnante) Darstellung der Geschichte des Glaukoma dem Leser zu unterbreiten, möchte ich vorher bemerken, dass auf keinem Gebiete mehr, als auf diesem, die große (und oft schädliche) Bedeutung der Worte und Namen sich kundgiebt.

Verbläuung (γλαύκωσις) gehört für den Verfasser der Aphorismen, in der hippokratischen Sammlung, zu den Krankheiten der Greise. Dass dieses Wort den Begriff des Stars (ὑπόχυσις) in sich schließt, hat der Erklärer der Aphorismen, GALENOS, ein halbes Jahrtausend später, ausgesprochen.

Aber die Star-Lehre ist erst von den Alexandrinern ausgebildet worden. Sie hatten gelernt, — von wem und wann wissen wir nicht, — dass es Pupillen-Trübungen mit Sehstörung gebe, die man durch den Augenstich zu heilen vermöge. Sie beobachteten, dass andre Pupillen-Trübungen vorkommen, die auf diese Weise gar nicht und überhaupt nicht heilbar wären. Als Dogma galt, dass der Krystall des Auges das Seh-Organ sei, — wie für uns die Netzhaut.

So erklärten sie doctrinär die erstgenannte Trübung für einen zwischen Pupille und Krystall erfolgenden, erstarrenden Erguss (ὑπόχυσις), die zweite für eine Erkrankung (Verbläuung, Vertrocknung) des Krystalls selber (γλαύκωμα), indem sie leider den überlieferten Namen beibehielten. Das

---

1) Seine Bibliographie, S. 171—221, ist nach dem Alphabet geordnet; die von SCHMIDT-RIMPLER (1616 Nummern von 1709 ab) nach der Zeit. Beide ergänzen sich also für den, der eine Veröffentlichung sucht.

2) Er lobt z. B. des AËTIOS Auffassung von Glaucoma unbedingt: »sie ist das Beste, was die alte Augenheilkunde in der Staar-Lehre geleistet und kommt dem modernen Krankheitsbild des Staares am nächsten«. Wie schade, daß in den Handschriften des AËTIOS steht: περὶ γλαυκώσεως νβ', Δημοσθένους. Also, was MAGNUS als Entwicklung der Lehre und Verdienst des AËTIOS im 6. Jahrh. n. Chr. preist, ist aus einem um ein halbes Jahrtausend älteren Schriftsteller abgeschrieben. Weitere Irrthümer zu widerlegen, ist hier nicht der Ort.

ist die berühmte Darstellung des Rufos[1] (98—115 n. Chr.), der wir schon mehrfach begegnet sind (XII, S. 90, 338, 390; XIII, S. 422), die dann später von Oreibasios, Paulos und Actuarius wörtlich übernommen wurde.

Eine Beschreibung dieses Glaukoma ist uns nirgends überliefert. Wir wissen nur aus Paulos (XII, S. 414), dass die mit Hypochyma Behafteten Lichtschein besitzen, während die an Glaukoma sowie die an Amaurose Leidenden keinen Lichtschein haben. Somit habe ich erklärt, dass Glaukoma der Griechen (von der alexandrinischen Zeit her etwa dasselbe sei, was die heutigen Deutschen als Cataracta complicata cum Amaurosi bezeichnen; d. h., für die Alten, jede Trübung des Sehlochs mit Stockblindheit bedeutete.

Jedenfalls lesen wir bei Galen (VII, S. 91, vgl. unsren B. XII, S. 325), dass Vertrocknung des Krystalls eintritt bei Verringerung des Kammerwassers, mit Verkleinerung der Pupille: d. i. doch innere Entzündung mit beginnender Schrumpfung des Augapfels.

Es musste aber auch die Drucksteigerung, sowie sie zur Trübung des Sehlochs und zur Stockblindheit geführt hatte, in dieser hellenistischen und in der späteren Zeit zum Glaukoma gerechnet werden; nicht zur Amaurose, bei der ein unverändertes Auge, eine klare Pupille gefordert wurde.

Beobachtet haben die Griechen wohl auch die auf Drucksteigerung beruhenden Augenkrankheiten, aber beschrieben haben sie dieselben nicht. »Kreise um die Lichtflamme erscheinen einigen«, sagt Demosthenes[2] (bei Aëtios, VII, c. 53), jedoch im Kapitel von der Hypochysis. »Heftiger Schmerz entsteht durch Spannung der überfüllten Augenhäute«, — das erklärt uns Galenus (§ 218, XII, S. 340).

Die Araber haben die griechische Lehre vom Glaukoma übernommen. Es heißt in dem arabischen Kanon der Augenheilkunde (ʿAlī b. ʿĪsā, III, c. 3, vgl. XIII, S. 140): »Trocknet der Krystall ein, so entsteht davon Verbläuung[3] des Auges, und die Sehkraft wird zerstört.« Sie kannten unser Glaukom. (XIV, S. 185.)

Diese griechisch-arabischen Lehrsätze wurden durch die Jahrhunderte hindurch von einem Lehrbuch in's andre übertragen. Die berühmte Praxis medica von Lazare Rivière zu Montpellier, die von 1640 ab lateinisch, französisch, englisch erschienen ist, und eines der Hauptwerke des 17. Jahrhunderts darstellte, enthält (auf S. 66 der englischen Ausgabe von 1658)

1) Demosthenes (bei Aëtios VII, c. 52) nimmt neben dem eigentlichen Glaukoma noch ein zweites an, wenn die Hypochysis auf's stärkste gerinnt und vertrocknet. Das eigentliche Glaukoma sei im Beginn mitunter zu heilen.

Auf die unechten galenischen Schriften mit ihren mangelhaften und inkorrekten Texten und auf Plinius gehe ich hier nicht ein, da dies nur verwirren könnte.

2) Bei Aëtios VII, c. 53; vgl. unsren § 220, am Schluß.

3) Zurqa ist wörtliche Uebersetzung von γλαύκωμα. Der arabische Stamm ist uns in dem Wort azur geläufig.

die folgenden Sätze: »Die Krystall-Feuchtigkeit ist das Hauptwerkzeug des Sehens. Die Hauptkrankheit, durch welche ihre Reinheit beeinträchtigt wird, heißt Glaukoma; dabei wird die Krystall-Feuchtigkeit dick durch Vertrocknung. Manche Autoren unterscheiden nicht zwischen Glaukom und Suffusion. Aber sorgfältige Beobachter trennen beide folgendermaßen: bei der Suffusion ist etwas weißes in der Pupille, beim Glaukoma liegt es tiefer.«

Somit können wir alles, was zwischen den Arabern und dem Anfang des 18. Jahrhunderts liegt, übergehen und getrost den Riesenschritt machen bis zum Wieder-Erwachen der Augenheilkunde.

Da stoßen wir auf deutliche Spuren der Kenntniß von der uns beschäftigenden Krankheit.

Maître-Jan (1707, I, c. XVI), der ja selber den wahren Sitz des heilbaren Stars im Krystall richtig erkannt, möchte doch das von den Alten ererbte Glaukoma bei Leibe nicht verstoßen, sondern irgendwo passend unterbringen; er rechnet das Glaukoma zu den falschen Staren, erklärt es durch Vertrocknung des Krystalls, wie bei den Alten; und für unheilbar. »Die ersten Zeichen sind undeutlich, dann beginnt Nebelsehen, die Linse wird grünlich, die Sehkraft erlischt.«

Aber auch seine zweite Form des falschen Stars, die Linsenschwellung (protuberance) gehört zum Glaukoma.

Brisseau (1709), welcher der neuen Star-Lehre zum Sieg verholfen, hat, vielleicht in unbewusster Erinnerung an den letzten Satz von L. Rivière, das unheilbare Glaukoma in den Glaskörper verstoßen. Trübung und Verdickung des Glaskörpers sei das wahre Glaukoma, der Krystall scheint nur afficirt. Eine Beschreibung der Krankheit giebt er nicht. Ueberhaupt stützt er sich nur auf die Untersuchung der Augen des Dr. Bourdelot und eines in Weingeist ihm zugesendeten Augapfels!

Heister hat (1720) Brisseau's Lehren mit Begeisterung angenommen.

Ihr beider Gegner Woolhouse (1717) erklärt, daß dies grüne Glaukom des Glaskörpers, welches durch die Linse durchschimmere, »niemals existirt habe, außer in der Einbildungskraft ihrer Urheber«. Aber in der Hitze des Gefechts — dies ist der wahre Vortheil jener unfruchtbaren Kämpfe, — lässt er sich das Geständniß entreißen: »der an beginnendem Star erkrankte sehe durch ein Kartenlöchlein bewegliche Fäden, der an beginnendem Glaukom erkrankte hingegen unbewegliche feurige Kreise.« (XIII, S. 389.) Auch die Erweiterung der Pupille und die Varicosität der Blutgefäße der Augapfelbindehaut, die sowohl Brisseau als auch Heister unbekannt geblieben, hat Woolhouse richtig hervorgehoben.

»Brisseau's Meinungen vom Sitz des Stars in der Linse und des Glaukoms im Glaskörper erlangten sonderbarer Weise eine solidarische Gültigkeit; da die erstere sich immer mehr bestätigte, nahm man die zweite gleichsam in den Kauf mit darein.« (v. Walther, § 508.

Leider konnten die Erneuerer der Augenheilkunde ebensowenig, wie vorher die Alexandriner, sich dazu entschließen, das hippokratische Wort Glaukosis (oder Glaukoma) über Bord zu werfen. So haben wir es denn geerbt, obwohl es für uns sinnlos geworden ist. Immerhin ist als Frucht neuer klinischer Beobachtung am Anfang des 18. Jahrhunderts zu verzeichnen, dass, während bei den Alten jede unheilbare Trübung im Pupillen-Gebiet Glaukoma war, jetzt eine bestimmte Krankheit, die Drucksteigerung, umrissen und mit diesem Namen belegt wird.

Die erste einigermaßen befriedigende Beschreibung der Drucksteigerungs-Krankheit (Glaukoma) verdanken wir St. Yves (1722, XIV, S. 17). »Zu den falschen Staren gehört das Glaukom. Zuerst sehen die Kranken Rauch und Nebel; dann verlieren sie, unter Erweiterung der Pupille, die Sehkraft; zuletzt bleibt noch ein Rest, nach der Schläfe hin; danach fängt die Linse an sich zu trüben, erst meerfarben, dann starähnlich. Aber es ist Amaurose dabei. Mitunter beginnt die Krankheit unter heftigen Schmerzen. Die Prognose ist sehr schlimm. Man hat stets für das zweite Auge zu fürchten.«

St. Yves und nicht, wie man gewöhnlich nach Sichel's Vorgang zu behaupten pflegt, der Verfasser von The fabrick of the eye (1758, § 393) oder Arachart (1786) hat die erste, gut erkennbare Beschreibung der Krankheit gegeben.

Auch die Schilderung von Taylor (1736) ist nicht übel. (XIII, S. 412.) Er deutet schon ein Leiden der Aderhaut an. (1750, Beschr. von 242 Augenkranken, S. 55.)

Ebenso hat Platner (1745, Inst. chir. § 1309; vgl. § 416)[1] bereits hervorgehoben, dass das Auge hart, dem Fingerdruck widerstrebend sei. »Proximum his vitium in lente crystallina est, si ea cum suo velamento multum et ita intumescit, ut reliquae oculorum partes ab ea premantur. Hoc his indiciis cognoscitur: Oculus durus, digito renitens, attollitur et magis, quam naturaliter consuevit, prominet. In eo gravitatis quidam et doloris sensus est. Intus in oculo illud, quod se opponit, colorem habet marinae aquae. Tandem si multum inveteravit, pupilla dilatatur, et accedit μυδρίασις. Quoniam vero et vitreus humor

1) Indem P. neben diesem Glaukoma durch Linsenschwellung ein zweites annimmt, durch Schwellung, Verderbniß und Trübung des Glaskörpers und sekundärer Linsentrübung, mit Erweichung des Augapfels, bleibt er trotz aller Verdienste thatsächlich noch in dem Rahmen der hellenistischen Anschauung, Glaucoma = cataracta complic. c. amaurosi. — Dass Platner zuerst die durch Fingerdruck erkennbare Härte des Augapfels beschrieben habe, hat auch A. Terson schon hervorgehoben. (1907, Arch. d'Opht., XXVII, S. 625, les premiers observateurs de la dureté de l'œil dans le glaucome.) Er fügt hinzu, dass Platner die Augenheilkunde in Paris erlernt habe. Gewiss, Platner war ein Schüler von Woolhouse. (§ 416.) Aber weder Woolhouse noch St. Yves sprechen von tastbarer Härte des Augapfels bei dem Glaukoma.

et retina a lente, quae multum intumescit, premuntur, perit omnis videndi facultas, et oritur ἀμαύρωσις.«

Jedenfalls irrt Snellen, wenn er erklärt, daß »die erhöhte Spannung des Auges zuerst von Mackenzie 1830 entsprechend gewürdigt sei«. Es irren alle, die Snellen hierin gefolgt sind. Dieser wichtige Fund ist fast 100 Jahre vor Mackenzie in Deutschland veröffentlicht worden.

Joseph Beer (1813, I, § 569) beschreibt die arthritische Iritis mit Erweiterung der Pupille und graugrünlicher, tiefliegender Verdunkelung, die von einer wirklichen Trübung des Glaskörpers herrührt, und dann folgendem grünem Star und Stockblindheit; und nennt ferner (1817, II, § 211), unter den unheilbaren Nachkrankheiten der Augen-Entzündung, die Trübung des Glaskörpers, Glaukoma, Glaukosis und den grünen Star, Cataracta viridis, C. glaucomatosa. Treffliche, vollständige Beschreibungen des Glaucoma, mit allen Zeichen, die vor Erfindung des Augenspiegels erkennbar waren, haben schon Beer 1813, Desmours 1821, Weller 1825 und W. Mackenzie 1830 geliefert. (Vgl. XIV, S. 334 u. 353; XIV, II, S. 323; diseases of the eye, S. 699.)

Wenzel jr. (Manuel de l'oculiste 1808, I, S. 320—324) versetzt das Glaukom in die Netzhaut, die nicht blos gelähmt, sondern auch in ihrer Farbe geändert sei, und erklärt, dass die Krankheit wenig von der gutta serena sich unterscheide. Aehnliche Anschauungen veröffentlichen v. Walther (1810) und Weller (1826).

Endlich haben Canstatt (1831) und J. Sichel (1841) das Glaukom für eine Aderhaut-Entzündung erklärt[1]).

Den pathologischen Zustand des Ciliarnerven-Systems als Ursache des Glaukoma und die geringe Ausdehnbarkeit der Augenhäute als Ursache der Härte hat zuerst Tavignot[2]) in Paris 1846 hervorgehoben.

Der Weisheit letzter Schluss lautet damals: Das Glaukom ist gänzlich unheilbar.

Die operative Heilung des Glaukom gehört zu den Großthaten der folgenden Epoche, der Reform der Augenheilkunde.

Aber fast jede Entdeckung hat ihre Vorläufer. W. Mackenzie schreibt in seinem klassischen Lehrbuch (1830[3]), S. 710): »Da ein Ueberschuss von

---

1) Die Aufzählung der einzelnen Autoren, welche Wenzel und Canstatt gefolgt sind, hat Schmidt-Rimpler a. a. O. unsres Handbuches geliefert und eine vollständige Bibliographie hinzugefügt.

Beachtung verdient Schroeder van der Kolk, Prof. in Utrecht, »über ... Chorioid. als Ursache des Glaukoms«, J. d. Chir. u. Augenh. 1843, S. 53 fg.

2) Er hatte Vorgänger in Desmours, der 1821 schreibt: La sensibilité du système nerveux est une prédisposition à cette maladie; und in Weller (1825, Icon. ophth., p. 22): Per totum hujus morbi tempus semper gravissima ea symptomata sunt, quae nervosas male affici partes indicant etc.

3) Dieses Jahr und nicht 1835, nicht 1844 sollte citirt werden! Auch sind die deutschen Uebersetzungen, die meist nicht nach dem Original, sondern nach der französischen Uebertragung gemacht worden, recht ungenau.

verflüssigtem Glaskörper einen wesentlichen Theil der krankhaften Veränderungen, welche in dem glaukomatösen Auge stattfinden, zu bilden scheint; so ist es nicht unvernünftig zu schließen, daß gelegentlich Punktiren der Leder- und Ader-Haut sich nützlich zeigen könne, durch Verringerung des Drucks der angehäuften Flüssigkeit auf die Netzhaut.«

B) Warnatz, 1841 zu Brüssel auf dem okulistischen Kapitol preisgekrönt, 1844 aber schon in Deutschland von der Faust eines jungen Riesen[1]) derb geschüttelt, hat in seiner Abhandlung eine überaus fleißige und auch kritische Zusammenstellung aller bis dahin bekannten Thatsachen und Meinungen über das Glaukom geliefert; aber doch nur wenig Neues gebracht.

»Zu den Symptomen, durch deren vereintes Erscheinen das Krankheitsbild des Glaukomes im Allgemeinen festgestellt wird, gehört a) eine im Grunde des Auges, hinter der Pupille, jedoch nicht unmittelbar hinter derselben, wie bei der Cataract, bemerkbare, mattgraue oder braungrüne oder blaßmeergrüne Färbung von mehr konkaver, glatter Form, ohne Beweglichkeit; b) Erweiterung, Verziehung und Starrheit der Pupille mit gleichzeitiger Veränderung der Iris in Farbe und Struktur; c) Varikosität des Bulbus; d) Neuralgie des Auges und seiner nächsten Umgebung, und e) große Schwäche des Sehvermögens oder völliger Verlust desselben auf eine der Entwickelung nach mit der Trübung der Pupille in keinem bestimmten Verhältnisse stehende Weise.

Dieser allgemeine symptomatologische Charakter des Glaukomes entwickelt sich schneller oder langsamer und erleidet nur einige Veränderungen, je nachdem die Krankheit sich akut oder chronisch entwickelt und je nach drei Stadien, welche bei der Ausbildung des chronischen Glaukomes sich klinisch nachweisen lassen.«

Die pathologische Anatomie des Glaukoms hatte mit Desmonceaux (1786, vgl. § 384) begonnen, der Entfärbung der Aderhaut, Einhüllung der Netzhaut in gelatinöse Flüssigkeit und Verdichtung des Glaskörpers gefunden: sie lehrt auch durch die eignen Beobachtungen von Warnatz, »mehr oder minder gleichmäßiges Kranksein der Netz- und Ader-Haut, vor allem der letzteren.«

Die Therapie leistet nichts. Verworfen wird Mackenzie's Punktion der Lederhaut, die von demselben gelegentlich geübte Ausziehung der Linse, die von Stromeyer (Casper's Wochenschrift 1837, Nr. 31, 32, 33) empfohlene Ophthalmyotomie, nämlich Durchschneidung der Sehne des oberen schiefen Muskels und vielleicht auch des Bauches vom unteren schiefen; vollends das Verfahren von St. Yves, durch Exstirpation des erst-afficirten Augapfels die Erkrankung des zweiten verhüten zu wollen.

[1]) K. Kussmaul, vgl. § 535, Zusatz 3.

»Das Glaukom läßt sich nur in einzelnen Fällen, und, wie es scheint, nur temporär, aufhalten; aber nie radikal heilen.«

Das war die Erbschaft, welche diese Epoche, die erste Hälfte des 19. Jahrhunderts, der folgenden, der Reform der Augenheilkunde, überliefert hat. Dies muss man sich gegenwärtig halten, um die Großthat ALBRECHT VON GRAEFE's zu verstehen.

Zusatz. Eine Preis-Arbeit über Glaukom hatte auch LORENZ RIGLER [1]) eingesendet. Am 20. Sept. 1815 zu Graz geboren, 1833—37 Zögling der Josephs-Akademie zu Wien, 1838 Doktor, 1839 Assistent an JÄGER's Augenklinik, wurde er 1842 zur Neugestaltung der Militär-Spitäler nach Constantinopel entsendet, wo er eine großartige Thätigkeit als Neuordner, Arzt und Lehrer entfaltete, auch 1855 am Sultan eine Augen-Operation mit Glück verrichtete; kehrte dann 1856 nach Graz zurück, als Professor der inneren Klinik, ist aber schon am 16. Sept. 1862, im Alter von nur 47 Jahren, vom Tod hinweggerafft worden.

Da er der eingesendeten Arbeit, gegen die Vorschrift, seinen Namen beigefügt; so konnte er zur Preisbewerbung nicht zugelassen werden, erhielt jedoch eine ehrenvolle Erwähnung. Seine Abhandlung ist in den Annales d'Ocul., B. XIV, S. 103, 198, 251 fgd., 1845, abgedruckt.

Aus RIGLER's systematischer Abhandlung will ich nur einige Hauptsätze hervorheben.

Das Glaukom ist das Erzeugniß eines besondren Krankheits-Processes, einer glaukomatösen Entzündung, welche primär die Aderhaut befällt, ihren Bau wesentlich umändert und sekundär einwirkt auf Netzhaut, Glashaut, Kapsel, Linse, Regenbogen- und Hornhaut.

Drei Fälle hat er untersucht, aber nur einen auch während des Lebens beobachtet. Am Präparat fand er die Vorderkammer verengt, Linse und Glaskörper vergrößert, die Aderhaut varikös.

§ 522. III. Der dritte im AMMON'schen Kreise war

ANTON GESCHEIDT [2]),

»Arzt und Augenarzt« zu Dresden.

Im Jahre 1831 hatte er zu Leipzig promovirt mit der Dissert. »de colobomate iridis«.

1. Dieselbe wurde auch zu Dresden gedruckt als »Comment. ophth. Praefatus est FRIED. A. AB AMMON«.

2. GESCHEIDT's zweite Arbeit, behandelt die Bildungsfehler des Auges, erschien 1834/5 im XXII. Bd. des J. d. Chir. u. Augenh. S. 267—300 und S. 398—435, mit 2 Tafeln.

1) Biogr. Lex. V., S. 30.

2) Biogr. Lexikon II. S. 537.

3. Gescheidt's dritte Arbeit, die 1833 in v. Ammon's Zeitschr. f. d. Ophth. III, S. 405—462, herauskam, lautet »die Entozoën des Auges, eine naturhistorische, ophthalmonosologische Studie«.

Die beiden erstgenannten Arbeiten haben wir schon oben (§ 518) berücksichtigt; müssen aber auf die dritte eingehen, welche einen neuen Gegenstand bearbeitet, der eigentlich erst seit den Veröffentlichungen von Sömmering (1830) und von Nordmann (1832) in den Kreis der Erörterungen gezogen worden.

(III.) Gescheidt beginnt mit der Geschichte der Entozoën des Auges[1]. Nach Rhodius (1657) und nach Boneti Sepulchretum (1674) soll Andreas Spigelius zuerst einen Wurm im Glaskörper des Pferde-Auges beobachtet haben. (Ich habe 1892 nachgewiesen, dass diese Nachricht mehr als zweifelhaft ist.)

Mongin extrahirte 1770 einer Negerin auf St. Dominique einen Fadenwurm, der unter der Augapfel-Bindehaut sich bewegte; Bajon (1777/8) beschrieb die subconjunctivale Filaria[2] (Dracunculus) in Cayenne. Filaria papillosa in der Vorderkammer der Pferde und Rinder wurde häufig beobachtet, von Hopkinson (1786) und Morgan (1786) ab bis auf Leuckart (1827) und Gurlt (1831): der Wurm bewirkt Entzündung, ja Zerstörung des Auges, kann aber durch Hornhautschnitt erfolgreich ausgezogen werden.

Aufsehen erregte 1830 Wilhelm Sömmering's[3]) Beschreibung eines lebenden Cysticercus im menschlichen Auge; die Entdeckung, Beobachtung und glückliche Operation gehört übrigens Herrn Dr. J. A. C. Schott zu Frankfurt a. M. allein an: aber erst im Jahre 1836, in einem Anhang zu seinem Werke »über die Nerven des Nabelstranges«, hat Schott seinen Fall beschrieben und durch Abbildungen erläutert.

Bahnbrechend waren ferner die Untersuchungen des Dr. Alex. v. Nordmann, Prof. der Zool. u. Botanik am Lyceum Richelieu zu Odessa. (Mikrographische Beiträge zur Naturgesch. d. wirbellosen Thiere. II. Heft, mit 20 Kupfertafeln, Berlin 1832.)

Derselbe fand im Glaskörper der meisten Fisch-Arten Trematoden[4] (Saugwürmer); ja in fast allen Theilen des Auges, auch von Amphibien, Vögeln und Säugethieren, vermochte er verschiedene Binnen-Würmer (Hel-

1) Als Einleitung wäre eine kurze Uebersicht der Geschichte der thierischen Schmarotzer im menschlichen Körper erwünscht gewesen. Eine solche ist von mir 1892 in meiner Arbeit über die Finnenkrankheit des menschlichen Auges (Berl. Klin. W. Nr. 14), sowie 1899 von A. Kraemer im § 1 des XVIII. Kap. unsres Handbuchs geliefert. (Daselbst ist χάλαζα, statt κάλαξαι, zu lesen, und die schon von Leuckart, I. S. 678, geäußerte Ansicht, dass Moses das Schweinefleisch aus hygienischen Gründen verboten habe, nach meiner Abhandlung zu verbessern.)

2) Von filum, Faden, neu gebildet durch Joh. Friedr. Gmelin, um 1790, zu Göttingen.

3) Vgl. XIV, S. 478 und § 539.

4) τρῆμα, Loch; τρηματώδης, löchrig.

minthen[1]) nachzuweisen. Endlich fand NORDMANN in zwei ausgezogenen Star-Linsen des Menschen eine Filaria oculi humani und in einer 8 Exemplare von Monostoma lentis[2].

GESCHEIDT selber bestätigte nun die Befunde NORDMANN's in den Augen älterer Fische und fand 1. mit v. AMMON, im Auge eines 5 monatlichen Kindes mit angeborenem Linsen- und Kapsel-Star vier Stück Distomen zwischen Linse und Kapsel; 2. Drei Filarien in der extrahirten Star-Linse eines 64 jährigen; 3. einen Echinococcus[3]) in dem Raum zwischen der klöppelförmigen Netzhautablösung und der Aderhaut des rechten Auges bei einem 24 jährigen Zögling des Blinden-Instituts, der in seiner Jugend auf beiden Augen durch heftige Ophthalmitis erblindet und an tuberkulöser Schwindsucht verstorben war.

In theoretischer Hinsicht steht GESCHEIDT auf dem Boden der »gegenwärtig allgemein anerkannten Generatio aequivoca«.

»Behauptet das Auge seine Integrität, so kann Wurm-Erzeugung in diesem Organe nicht vor sich gehen. Wird aber ein Theil der durch modificirten Urschleim entstandenen Substanzen durch vorausgegangene krankhafte Processe . . . dem Wirkungskreis des ihm inne wohnenden organischen Wirkens entrückt, und unter den uns unbekannten Verhältnissen animalisirt, so sind auch die Bedingungen der Zoogenese gegeben . . . Dass also pathologische Veränderungen stattfinden müssen[4]), ehe es zur Wurm-Erzeugung im Auge kommt, möchte wohl aus obigem deutlich erhellen; dass aber auch, wenn die Würmer einmal erzeugt sind, diese nicht nur den Krankheits-Process, aus dem sie hervorgegangen sind, unterhalten; sondern auch noch neue Erscheinungen veranlassen, geht aus den mitgetheilten Beobachtungen deutlich hervor«. Die von NORDMANN vorgetragene Ansicht, daß Myiodesopsie durch Binnenwürmer erzeugt werden könne, wird von GESCHEIDT verworfen.

Zusatz. 1. Der Geschicht-Schreiber kann die Irrthümer, die doch zum Gepräge der Zeit gehören, nicht übergehen, mögen sie auch so plump sein, wie die Lehre von der Urzeugung der Eingeweide-Würmer.

Die Wissenschaft hat ja aus dem Befund lebender Binnenwürmer im lebenden Auge des Menschen, nach nicht zu langer Zeit, den entgegengesetzten Schluß gezogen.

---

1) ἡ ἕλμις (ἕλμινθος), der Wurm, bes. Eingeweide-Wurm, schon in der hippokratischen Sammlung, L. II, S. 136 und bes. VII, S. 597. Das Zeitwort ἑλμινθιᾶν findet sich bei ARISTOTELES. Helminthiasis (Wurm-Krankheit) ist neue Bildung, von SWEDIAUR (1812).

2) Von μόνος, allein, und στόμα, Mund. Das Wort distoma (Doppelmund) stammt von LINNÉ (1707—1778). (Grammatisch richtiger wäre δίστομον.)

3) Dieser Fall ist zweifelhaft, ebenso der neuere »of intraocular hydatid« von HILL GRIFFITH, Transact. of the Ophth. soc. of the United Kingdom, XVII, S. 220, 1896. Vgl. KRAEMER, Kap. XVIII unseres Handbuches, § 2.

4) Es sind dies für uns die Ein-, bzw. Durchbruchs-Erscheinungen.

»Als SCHOTT und SÖMMERING in der vordern Augenkammer eines lebenden Menschen einen lebenden Blasenwurm entdeckten, hatten sie nicht blos eine merkwürdige, praktisch wichtige Thatsache mitgetheilt, sondern auch gleichzeitig ein wichtiges Beweis-Stück geliefert, um die noch von den geistreichen Forschern BREMSER und RUDOLPHI [auch von GESCHEIDT] vertheidigte und von der damaligen naturphilosophischen Richtung gehegte Irrlehre von der Ur-Erzeugung der menschlichen Eingeweidewürmer aus dem Darmschleim gewaltig zu erschüttern und der Wahrheit freie Bahn zu schaffen, die dann in den vierziger und fünfziger Jahren einerseits durch ESCHRICHT's und STENSTRUP's Entdeckung vom Generationswechsel, andererseits durch KÜCHENMEISTER's entscheidende Fütterungs-Versuche (1852) klar zu Tage getreten ist.« (HIRSCHBERG, Cysticercus im Auge, EULENBURG's Real-Encycl., I. Aufl., 1880, III, S. 594, und II. Aufl., 1885, IV, S. 663.)

2. Ich kann es mir auch nicht versagen, aus den Mikrographischen Beiträgen zur Geschichte der wirbellosen Thiere von ALEXANDER VON NORDMANN, Dr. und Prof., Berlin, 1832, I und II, seine »Entdeckungen von Binnenwürmern des menschlichen Auges wörtlich anzuführen.

»I. Binnenwürmer im Auge des Menschen. 1. Filaria oculi humani. Durch das Interesse, das der berühmte Herr VON GRAEFE an unserer Entdeckung der Augenwürmer nahm, und fortwährend nimmt, erhielt ich im November vorigen Jahres von ihm zwei menschliche Augenlinsen, die einem alternden, durch eine Cataracta lenticularis auf beiden Augen erblindeten Manne hatten ausgezogen werden müssen. Ich bekam diese etwa eine halbe Stunde nach der Operation, aber im beschädigten Zustande, unternahm jedoch, wenn schon dies nur noch bei Lampenlicht möglich war, sofort die Untersuchung derselben. Eine dieser Linsen, die von ihrer Kapsel vollkommen frei war, zeigte durchaus keine Spur eines fremdartigen thierischen Wesens, in der andern aber, die von ihrer Kapsel zum Theil noch umgeben war[1]), bemerkte ich in der Morgagnischen Feuchtigkeit zwei feine, äußerst zarte Ringel, die sich unter dem Mikroskop gar deutlich als zusammengewundene Filarien zu erkennen gaben. Eins von beiden Exemplaren war in der Mitte, wahrscheinlich durch die Starnadel verletzt worden, so dass die Eingeweide als lange, dünne Fäden herausgetreten, und vollkommen sichtbar waren; das andere Exemplar hingegen war unverletzt, überall gleich dick und vollkommen fadenförmig, etwa $^3/_4$ Linien lang, und gegen diese Länge von höchst unbedeutender Breite. Es lag spiralförmig zusammengewunden, und war übrigens vollkommen abgestorben. Der einfache Darmcanal zeigte sich ziemlich deutlich, das Maul war ohne sichtbare Papillen, der Uterus schien Cotyledonen zu enthalten, wenn man anders die um den Darmcanal convolutförmig gelagerten dunklen Körperchen dafür ansehen darf; der wulstförmig vorstehende After, den man für die äußern weiblichen Genitalien hält, war sichtbar und deutlich.

Die Umstände, unter denen ich diese Thiere erhielt und beobachten mußte, versagten mir die Möglichkeit, eine Diagnose für die Species festzustellen. Allen-

1) Bei der Extraction der Linse bleibt gewöhnlich, wie bekannt, die Kapsel derselben im Auge zurück; bei der von mir untersuchten Linse war dies aber nicht der Fall gewesen, und die Morgagnische Feuchtigkeit hatte vom Star keine bemerkbare Veränderung erlitten. Der Rand des an der Linse noch fest anhängenden Stücks der Kapsel war nach innen umgeschlagen, die Feuchtigkeit hatte sich in der dadurch gebildeten Falte gesammelt und hier war es, wo die Filarien sich vorfanden.

falls kann man die geringe Größe des Thieres dafür annehmen, und das Thier vorläufig Filaria oculi humani nennen.

Seit dieser ersten Untersuchung menschlicher Augen sind mir zwar mehrere kataractische Linsen und selbst ganze Augen verstorbener Leute zur Untersuchung zugeschickt worden, ich habe jedoch bis jetzt noch keinen Binnenwurm wieder darin entdecken können. Ist nun zwar klar, daß diese Augen schon zu alt, und überhaupt nicht in dem Zustande waren, in dem sie eine erfolgreiche Untersuchung erlaubt hätten, so ist doch auch glaublich, daß der Mensch unter allen lebenden höhern Organismen wohl am wenigsten von Binnenwürmern im Auge zu leiden haben mag.

II. Im Verlauf des Monats Mai wurde von dem Herrn Prof. Jüngken hieselbst an zwei älteren erblindeten Frauen die Extraction der Linsen vorgenommen, wobei ich zugegen war. Im ersten Falle (Cataracta lenticularis viridis) fand ich in einer der verdunkelten Linsen eine lebende, in der Häutung begriffene $5\frac{1}{2}$ Lin. lange Filaria, während in der andern Linse kein fremdartiger thierischer Körper entdeckt werden konnte.

Der zweite Fall war mir interessanter und bot das erste Beispiel vom Vorkommen mikroskopischer Saugwürmer im Menschenauge dar, indem in der Linsensubstanz acht Stück Monostomen sich befanden. Die Thierchen lagen in den oberen Schichten der Linsensubstanz, waren $\frac{1}{10}$ Linie lang und bewegten sich, obschon langsam, nachdem sie in warmes Wasser gelegt worden waren. Die Untersuchung geschah unmittelbar nach der Operation. Bemerkenswerth ist, daß in beiden Fällen die Linsen noch nicht völlig verdunkelt, die Cataracta im Entstehen begriffen, und die Linsensubstanz noch weich waren.

Bei den Operationen waren zugegen die Herren Dr. Jüngken, Becker, der Stabsarzt Braun, Goldschmidt, R. Froriep, Berg, Isensee, der griechische Arzt Fürst Maurocordato, und noch einige jüngere Mediziner.

Stellenweise weißliche Verdunkelungen, die gewöhnlich eine lanzettförmige Gestalt haben, von der Peripherie zum Mittelpunkte der gelblich oder grünlich durchscheinenden Linse sich strecken, haben nicht selten eine Aehnlichkeit mit fremdartigen thierischen Körpern, welche den weniger Geübten leicht täuschen können.« Soweit Nordmann.

In meiner Habilitations-Vorlesung »über die Parasiten des menschlichen Auges«, die ich im April 1870 gehalten und alsbald in der med. chir. Rundschau, XI. Jahrg., III. Bd. No. 112 veröffentlicht, habe ich Kritik an den Beobachtungen von Nordmann und Gescheidt geübt[1]).

»Es erscheint im höchsten Grade merkwürdig, dass die in so kurzer Zeit aufeinanderfolgenden Entdeckungen von v. Nordmann und Gescheidt über Trematoden und Filarien in getrübten Linsen des Menschenauges, — Entdeckungen, die ihrer Zeit allenthalben das höchste Interesse erregten, da sie über die noch dunkle Aetiologie einer der häufigsten Augenkrankheiten einiges Licht zu verbreiten berufen schienen, — bisher noch durchaus keine weiteren Bestätigungen haben finden können, während es doch an vielfachen Untersuchungen mit verbesserten In-

1) v. Nordmann war ein guter Beobachter, im Mikroskopiren geübt. Somit wird er sich von gröberen Verwechslungen frei gehalten haben, wie sie gerade auf diesem Gebiet im ersten Drittel des 19. Jahrhunderts noch vorgekommen sind. 1817 veröffentlicht Salomon Friedrich Stiebel (in Meckel's Arch. f. Physiol. III). Dyacanthos polycephalos, ein Eingeweidewurm des Menschen. Es war ein Rosinen-Stiel! Rudolphi, Entozoor. synopsis, Berlin, 1819, p. 184.

strumenten und viel größerem Material nicht gefehlt hat. Ob jene Animalculi nur eine zufällige Complication des Linsenstares bildeten? Ob sie nur zufällig in die Präparate hineingelangt sind[1]?

Die Abbildungen von Filaria und Distoma aus menschlichen Staren, die v. Ammon in seinen klinischen Darstellungen (I, 12 und III, 14) geliefert, sind für mich, weil structurlos, gar nicht überzeugend. A. Kraemer, der in dem XVIII. Kapitel unsres Handbuchs eine treffliche Darstellung der thierischen Schmarotzer des Auges geliefert, hat sich meiner Ansicht angeschlossen.

C. Hess (in unsrem Handbuch III. Aufl., VI, 2, § 85, 1911) ist der Ansicht, dass die Zuverlässigkeit von Nordmann's Beobachtungen später mit Unrecht angezweifelt worden ist. Auch K. Greeff[2]) will v. Nordmann und Gescheidt wieder rehabilitiren; er hat in dem einseitigen, extrahirten Star eines Fischers zwei Pünktchen gefunden, die abgestorbene, geschrumpfte Trematoden-Larven darstellten. Diese seien nicht so leicht zu finden, besonders wenn man nicht das frische Praeparat untersucht.

Aber Nordmann's und Gescheidt's Befunde im menschlichen Auge waren doch große Gebilde, die Niemand übersieht und die in Tausenden von Nach-Untersuchungen doch Niemand gefunden hat. —

In dem nächsten Zeitabschnitt, der Reform der Augenheilkunde, sind auf diesem Gebiet vier bemerkenswerthe Thatsachen zu verzeichnen:

1. Albrecht v. Graefe hat 1854—1857 den Cysticercus als verhältmäßig häufigen Gast in den dunklen Tiefen des menschlichen Auges nachgewiesen.

2. Albrecht v. Graefe hat durch operative Ausziehung des Blasenwurms aus der Tiefe des Auges ein neues Blatt seinem reichen Lorbeer-Kranz eingefügt; sein Vetter Alfred Graefe hat uns 1878 gelehrt, sogar den unter der Netzhaut sitzenden Blasenwurm erfolgreich herauszuschneiden.

3. Ich selber habe 1892 gezeigt, dass durch die Fleisch-Schau in Deutschland die Finnenkrankheit vernichtet ist.

4. Filarien unter der Bindehaut und in der Vorderkammer des menschlichen Auges sind neuerdings, durch die Kolonisation Afrika's, in Europa an Afrikanern und Weißen häufiger zur Beobachtung gekommen.

§ 523. Dr. Wengler in Dresden,

»seit 3 Jahren Assistent des Geh. Med.-Rat Dr. v. Ammon«, hat dessen Behandlungsweise des ganzen Gebiets der Augenkrankheiten veröffentlichen dürfen, unter dem Titel

Ophthalmologisches Tagebuch aus den drei ersten Jahren seiner Praxis. J. d. Chir. u. Augenh. (Bd. 38, S. 542—628, 1848, u. ebenda, S. 1—104, 1850).

Von 25 Fällen der Augen-Eiterung bei Neugeborenen, die sämtlich zu den heftigen gehören, werden folgende Ausgänge beobachtet: Völlige Herstellung beider Augen 14 mal, oberflächliches Hornhaut-Exsudat auf einem

---

1) Ob gewisse Gebilde Verunreinigungen oder aktive Parasiten (Filarien) seien, wird noch in heutigen Veröffentlichungen diskutirt. Vgl. Münchener med. W. 1911, S. 803.

2) Bericht d. XXXII. Vers. d. ophth. Ges. Heidelberg, 1905, Wiesbaden, 1906, S. 77—82. Daselbst ist S. 77, Z. 11, Nordmann's Entdeckung in das Jahr 1822 versetzt, statt 1832.

Auge 3 mal, tieferes auf einem 1 mal, oberflächliches auf beiden 2 mal, Mückenkopf 1 mal, totales Leukom auf beiden 1 mal, totales Hornhaut-Staphylom auf dem einen 1 mal, dasselbe auf dem einen, partielles Leukom auf dem andren 1 mal, totales Staphylom auf beiden 1 mal. (Wie man sieht, sind die Erfolge der »Therapie des berühmten von Ammon« doch nicht sehr glänzend.) Die Behandlung besteht in Reinigung des Auges, Einträuflung und Umschlag eines lauwarmen Augenwassers von Extr. Belladon. 3—4 Gran, Aqu. oxymur. 6—8 Tropfen, Aqu. dest. 3—4 Unzen. (Vgl. dass. J., Bd. 36, S. 535—542, 1842.[1]) Wengler hat in Dresden 16 mal bei Star-Operation assistirt, 6 mal sie selber ausgeführt: darunter war keine Extraktion.

§ 524. Karl Heinrich Weller

wirkte, als »praktischer Arzt und Augenarzt« zu Dresden, gleichzeitig mit F. A. von Ammon, aber nicht als dessen Schüler, sondern als Mitbewerber, sowohl in der Privat-Praxis als auch an der Augenheilanstalt. (Vgl. § 516.) Geboren zu Halle[2]) am 22. Oktober 1794, erwarb er sich daselbst 1817 die Würde eines Doktors der Heilkunde und wirkte dann als Arzt und Augenarzt zu Dresden bis zu seinem Tode, der am 11. Oktober 1854 erfolgt ist. Er war auf unsrem Gebiete ein sehr erfolgreicher Schriftsteller[3].

1. Diss. inaug. sistens experimenta quaedam circa animalium classium inferiorium vitam et incrementum.
2. Die Krankheiten des menschlichen Auges. ein prakt. Handb. für angehende Aerzte von Dr. Carl Heinrich Weller, prakt. Arzt u. Augenarzt zu Dresden. Berlin, 1819, 2. Ausg. 1822, 3. Ausg. 1826. Vierte verbesserte und vermehrte Auflage. Mit 4 ausgemalten und einer schwarzen Kupfertafel. Berlin, 1830.

   Hiermit wörtlich übereinstimmend ist die vierte Ausgabe, Wien. 1831. (Ob dies ein unberechtigter Nachdruck ist, vermag ich nicht zu entscheiden. Eine englische Uebersetzung erschien 1821, eine russische 1823, eine französische 1828.
3. Ueber künstliche Pupillen und eine besondere Methode, dieselbigen zu fertigen, Berlin, 1821. (Vgl. XIII, S. 460, Nr. 50.)
4. Diätetik für gesunde und schwache Augen; oder was hat man zu thun, um sein Gesicht bis in's hohe Alter möglichst zu erhalten. Ein Handbuch für Aerzte und gebildete Nichtärzte von Dr. C. H. Weller, prakt. Arzt und Augenarzt in Dresden, Berlin, 1821. (266 S., mit 2 Taf.)
5. Icones ophthalmologicae seu selecta circa morbos oculi humani. Fasc. I, (unic.), cum 5 tab. aen., 4 maj., Lipsiae, 1825. (Er wollte jedes Jahr 2 Lieferungen herausgeben, doch ist nichts weiter erschienen. »Die Augenheilkunde bedarf mehr als irgend ein andrer Theil der Chirurgie, der Abbildungen; doch kommt es weniger auf die Schönheit, als auf die Treue an.«)

1) Daselbst heißt es: »Eine gänzliche Erblindung hat v. Ammon seitdem 1812 nicht mehr erlebt.« Wie stimmt dies mit den obigen Zahlen?

2) Weller hat auch größere Reisen gemacht und sich dabei umgesehen. »In Italien bemerkte ich scrofulöse Ophthalmie nur sehr selten« (2, S. 469). Vgl. auch (in IV) seine Bemerkungen über Pockenkranke.

3) Biogr. Lex. VI, S. 232.

11.) Weller's Lehrbuch der Augenheilkunde hatte einen großartigen Erfolg, wie er sich schon in der Zahl der Auflagen und der Uebersetzungen ausspricht, die in der uns beschäftigenden Epoche nur von Scarpa (XIV. S. 366) übertroffen und von W. Mackenzie (1830—1854 erreicht wurden.

Es war gewiß eine große Kühnheit von dem 25jährigen Doktor, 1819, zwei Jahre nach der Fertigstellung von J. Beer's Handbuch, eine Lehre der Krankheiten des menschlichen Auges herauszugeben. Doch scheint die erste Auflage, die ich mir nicht habe verschaffen können, auch noch nicht viel eigenes gebracht zu haben: denn sie war »nach den besten in- und ausländischen Werken mit besondrer Berücksichtigung der Beer'schen Erfahrungen bearbeitet und aus eignen Beobachtungen vermehrt; während es von der letzten Ausgabe heißt »dem gegenwärtigen Standpunkt der Ophthalmologie gemäß, nach fremden und eignen Erfahrungeu bearbeitet«. Das Werk ist also stufenweise besser und vollständiger geworden und erfreute sich großen Beifalls bei den Zeitgenossen: es wird z. B. von dem ausgezeichneten Bearbeiter der pathologischen Anatomie, dem Prof. Schroeder van der Kolk zu Utrecht, bei seinen Untersuchungen über Entzündung der Aderhaut an erster Stelle angeführt: und, als J. Sichel 1832 in Paris die erste Augenklinik begründete, legte er zunächst die französische Uebersetzung von Weller's Werk seinen Vorlesungen zu Grunde.

Betrachten wir genauer die vierte und letzte[1] Auflage vom Jahre 1830.

In der Vorrede erklärt Weller, dass er seine Grundsätze aus dem Buch der Natur entlehnt, dass er die Fortschritte aller Länder berücksichtigt, dass er eitle Spekulationen ausgelassen, und dass man nach seinem Handbuch heilen, nicht experimentiren solle.

Den Anfang macht eine ziemlich vollständige und genaue Literatur der Augenheilkunde, den Schluss die Darstellung der örtlichen Heilmittel. Aus der Einleitung will ich einige Sätze hervorheben. Jeder, der Augenheilkunde studiren will, muss in die Heilkunde überhaupt eingeweiht sein. Wir täuschen uns nicht, wenn wir die Augenheilkunde als die schönste Blüthe der gesamten Arzneiwissenschaft betrachten. An ihr werden die Aerzte kommender Jahrhunderte die meisten Gesetze erlernen, nach welchen die Natur im kranken Zustand handelt.

Die Heilkraft der Natur zu beobachten, sollte die erste Bemühung jedes wahren Arztes sein; aber nicht immer lässt sie Gesundheit zurückkehren: hier soll der Arzt ihr Führer, Leiter, Diener sein. Es giebt reine Entzündungen und specifische. Ins Auge gekommener Sand kann bei einem scrofulösen die idiopathische Entzündung in eine skrofulöse verwandeln. Wie die reine Entzündung, so wird auch die specifische den Namen Iritis u. s. w. erhalten.'

[1] Die 3. aus dem Jahre 1826 unterscheidet sich nur wenig von der zweiten.

Die Eintheilung ist wie bei Rosas, aber noch genauer, nach der Anatomie. Zuerst kommen die Krankheiten der Umgebungen, dann die des Augapfels. Conjunctivitis, Keratitis, Lentitis, Iritis, (Uveïtis, Entzündung der hinteren Iris-Lage,) Retinitis, — alle diese bekannten Namen treten uns hier entgegen. (Vgl. § 473.) Betrachten wir die einzelnen Krankheiten, so ist die Beschreibung genau, ohne jedoch viel eigenes zu enthalten. Der vordere Kapsel-Star nach Ophthalmie der Neugeborenen wird davon abgeleitet, dass nach Durchbohrung der Hornhaut die Mitte der Vorderkapsel der Hornhaut anliegt und an der Entzündung Theil nimmt.

Die Behandlung der Ophthalmie der Neugeborenen besteht im Blutegel, Abführen, Reinigen des Auges, Einstreichen des Sydenham'schen Laudanum, später der Quecksilbersalben, mit oder ohne styptische Mittel.

Gegen Iritis wird im ersten Stadium die Antiphlogose empfohlen, im zweiten die Ableitung (Abführung, Blasenpflaster), Calomel innerlich zu 0,05 morgens und Abends und vom Wendepunkt an Extr. hyosc. oder Belladonn., örtlich lauwarm auf's Auge.

»Ueber den Werth der verschiedenen Star-Operationsverfahren ist von jeher viel gestritten worden. . . . Manche Aerzte haben ihre Meinung mehrere Male im Leben geändert . . . Ich hoffe vorurteilsfrei zu schreiben, da ich alle Methoden häufig auszuüben Gelegenheit gehabt. Im allgemeinen erzielte ich durch die Ausziehung das beste Gesicht; ein minder gutes erfolgte nach Zerstücklung; das am wenigsten gute durch Rücklagerung des Stars[1].«

Die letztere ist angezeigt bei vorderer und hinterer Verwachsung, flacher Vorderkammer, unruhigen und kindlichen Kranken, geschrumpften Staren. »Trügt mich nicht alles, so bleibt Fr. Jäger's Star-Schnitt nach oben für uns und unsre Nachkommen eine bleibende Methode«. Die Zerstücklung passt für weiche oder mittlere Konsistenz, bei nicht zu alten Kranken. Die Aufsaugung wird befördert durch den von Dr. Werneck (§ 474) empfohlenen Hornhaut-Stich zur Entleerung des Kammerwassers. »Sind beide Augen starblind, so operire ich nicht selten das eine durch Ausziehung, das andre durch Rücklagerung oder Zerstückelung: das scheint dem Wohle des Kranken und der Politik des Arztes (!) angemessen zu sein. Die augenärztliche Praxis kann den Ruf des Arztes viel leichter gefährden, als irgend eine andre.«

»Wir haben den weißlichen Ring um die Hornhaut bisher als ein der gichtischen Regenbogenhaut-Entzündung eigenthümliches Zeichen be-

1) »In England übt man mehr die Zerstücklung; die Ausziehung nur selten, bei alten Leuten und harten Staren. In Frankreich liebt man die Niederlegung, Dupuytren übt ausschließlich dies Verfahren; während Roux, Demours, Guillié extrahiren. In Deutschland verfährt man eklektisch.«

trachtet[1]), obgleich sich hie und da leise Zweifel dagegen vernehmen ließen. Viele mit Sorgfalt gemachte Beobachtungen haben mich gelehrt, dass sich jener Ring in allen den Ophthalmien vorfindet, in welchen die Sclerotica, die Iris, mit oder ohne Gefäßhaut, sowie den übrigen tief gelegenen edlen Gebilden ausschließlich leiden; die Cornea aber mit ihrer Bindehaut nicht eben afficirt ist. Denn in jenem Falle gehen die Gefäß-Zweige aus der Sclerotica, der Insertion der Iris entsprechend, unmittelbar in diese über, und lassen somit den in die Cornea eingefalzten Rand der harten Haut unberührt.«

In diesem Satz liegt eine Grundlage des Fortschritts, wie schon Roser (1847, § 545) anerkannt hat.

Der Verlauf des Glaukoma[2]) wird von Weller ganz genau und ziemlich naturgetreu geschildert. Bei Zergliederung glaukomatöser Augen fand er den Glaskörper, hinsichtlich der Farbe und Klarheit nur wenig braungrünlich verändert und möchte glauben, »der Grund der grünlich trüben Farbe der Pupille liege nicht allein im Glaskörper, sondern zugleich in der ihn umkleidenden Netzhaut, sowie in dem verschwundenen Lebens-Turgor der durchsichtigen Medien des Auges, welche hierdurch ein größeres und deutlicheres Sichtbarwerden der Netzhaut bei erweiterter Pupille zulassen.«

Noch manche Abschnitte sind für die damalige Zeit recht befriedigend abgehandelt, z. B. der Markschwamm der Netzhaut. Aber charakteristisch ist das letzte Kapitel von den specifischen Augen-Entzündungen. »So werden solche genannt, welchen specifische Krankheits-Ursachen zu Grunde liegen, die in einem eigenthümlichen dyskrasischen Zustand des Körpers, oder in einem miasmatischen oder contagiösen Gift bestehen« ... »Die specifischen Augen-Entzündungen entwickeln sich entweder sekundär, aus reinen Ophthalmien, oder sie werden unmittelbar aus der spezifischen Ursache hervorgerufen. Eines der ersten Heilmittel ist die Diät. Von dem antiphlogistischen Verfahren ist weniger Heil zu erwarten. Man wird aber nicht glücklich in der Behandlung sein, wenn man

1) Vgl. Beer I, § 567, 1813: »Symptomatologie des ersten und zweiten Zeitraumes der arthritischen Regenbogenhaut-Entzündung ... Dieser rothe, mit einer guten Lupe deutlich sichtbare Blutgefäßkranz der Sclerotica setzt sich aber nicht, wie bei der syphilitischen Iritis, in den Rand der Hornhaut fort; sondern er ist, hier und da deutlicher, hier und da undeutlicher, durch einen blaulicht-weißen, sehr schmalen Ring von dem Rande der Hornhaut wie abgeschnitten; dieser Ring wird aber erst recht auffallend, sobald sich ein ähnlicher, aber ohne Lupe sehr sichtbarer Blutgefäßkranz auch in der Bindehaut des Augapfels ausbildet, und in diesem Blutgefäßnetze zeigen die Gefäße schon gleich Anfangs ganz deutlich den Hang zur Varikosität, die mit der völligen Ausbildung der arthritischen Iritis immer sichtbarer wird.«

2) Verfehlt ist seine Ableitung des Namens von γλαυκός, grünlich-blau, und ὄμμα, Auge.

damit anfängt, die Gicht, den Rheumatismus, die Scrofeln aus dem Körper zu vertilgen: vorher wird das Seh-Organ schon zerstört sein. Es sei daher die erste Absicht, den specifischen Krankheits-Process aus dem Auge zu locken.« »Deshalb äußern auch die örtlichen Mittel, die Hautreize, die ableitenden Abführungen so mächtige Wirkung: wie schon HIPPOKRATES bemerkt habe, dass in den Durchfällen der Schleim vom Kopfe abfließe«. (Vgl. unsren § 40.)

Die Einzelformen sind die katarrhalische Ophthalmie, die ägyptische, die rheumatische, die gichtische, die variolöse, die morbillöse und scarlatinöse, die syphilitische, die psorische[1]), die scrofulöse, die scorbutische.

(Man muß doch zugestehen, dass die meisten dieser Formen wirklich existiren. Bedenken erweckt nur die psorische Lidrand-Entzündung, bei der WELLER — nach Erwähnung der Thatsache, dass die schuppigen und pustulösen Hautausschläge vorzüglich Neigung haben, auf die Augenlider überzugehen, — nur die vom Krätzgift bewirkte Psorophthalmie hervorhebt. »Da die Krätze, wie bekannt, die Haut des Gesichtes verschont, so erscheint die Psorophthalmie entweder nach plötzlich unterdrücktem Ausschlag oder durch Verunreinigung des Augenliedes mit psorischem Gift.« Vgl. BEER's Ansicht, XIV, S. 334. — Es ist wohl zu bemerken, daß vier Jahre nach dem Erscheinen von WELLER's Lehrbuch die Milbe als Ursache der Krätz-Krankheit nachgewiesen wurde, von RENUCCI in Paris, von STANNIUS und KÖHLER, sowie von HEYLAND in Berlin, fernerhin von HEBRA in Wien[2]).

Auf die Geschichte der Lehre von den specifischen Ophthalmien werde ich noch zurückkommen und die literarische Fehde, die sich über diesen Gegenstand erhob, erörtern. (§ 515.)

IV. Obwohl WELLER's Augen-Diaetetik vom Jahre 1821 nicht nur an die Aerzte, denen eine Reihe von Anmerkungen, zum Theil mit originalen Beobachtungen, besonders gewidmet ist, sondern auch an gebildete Nichtärzte sich wendet; so stellt sie doch ein streng wissenschaftliches und recht vollständiges Werk dar, das den damaligen Zustand unsrer Kenntnisse zusammenfasst und in gehobener Sprache darstellt, auch Streiflichter wirft auf den damaligen Zustand der Kultur und der Welt-Anschauung und wenn auch wenig, so doch einiges Neue beibringt, das weiteren Fortschritt anbahnt.

So beginnt es mit einem in damaligen Schriften uns öfter begegnendem Satz, dass, seitdem der Luxus Geist und Körper verdorben, die Kunst, Krankheiten zu heilen, schwerer geworden.

---

1) Ueber diesen Namen vgl. XII, S. 264 und XIII, S. 174; AËTIOS hat (nach DEMOSTHENES) ein Kapitel (VII, S. 88) περὶ ψωροφθαλμίας.

2) Die Krätzmilbe ist aber weit länger bekannt; sie findet sich angedeutet bei IBN ZUHR, bei der SANCTA HILDEGARDA, bei GUY DE CHAULIAC, AMBROISE PARÉ, JOUBERT, SCHENK V. GRAFENBERG u. A.

Unsre verfeinerte Lebensweise nimmt das Gesicht mehr als je in Anspruch. (Das ist ja richtig.) »Brillen können nur in wenigen Fällen die Schwächlichkeit des Gesichts vermindern«.

Von der Wiege bis zum Grabe begleitet der Vf. das Auge des Menschen[1]. Um die Augen-Entzündung der Neugeborenen zu verhüten, sei greller Lichtwechsel und das Begießen des vielleicht eben schwitzenden Kopfes bei der Taufe in der Kirche zu meiden. Die Neugeborenen müssen ebenso gut sehen, wie gehen lernen: beides lehrt ihnen Mutter Natur.

Gelegenheit zum Schielen giebt bald ein seitlich an der Wiege hängender Spiegel, bald ein Bild, ein Fenster, bald ein kleiner Haut-Ausschlag auf der Nase. Skrofeln werden erzeugt durch die stinkende Atmosphaere der Kinderstube, Mangel an Bewegung und Reinlichkeit, unzweckmäßige Ernährung. Die Gefahren, die dem Auge von den Blattern drohen, sind jetzt durch die Impfung erheblich verringert worden.

»In den Ländern, die von Jenner's göttlicher Entdeckung nicht hinreichenden Gebrauch machen, findet man auch noch Pockenkranke in ansehnlicher Zahl.«

»Die Erziehungsweise in den Schulen und zu Hause bietet eine Menge von Nachteilen für das Auge dar, die bisher fast gänzlich übersehen wurden und deren Vermeidung das bei ernstlichem Wollen nicht schwer fallen könnte.« (In der That ist hier Weller weit gründlicher, als sein Vorgänger Beer, XIV, S. 520.) »In den meisten Schulen ist die Stellung der Tische, die Lage der Fenster, das nöthige, gleich vertheilte Licht... bisher völlig unberücksichtigt geblieben. Perl-Druck ist für Kinder zu verwerfen. Onanie sei nicht selten die unselige Ursache einer anhaltenden Gesichtsschwäche. Grade in derjenigen Periode des Lebens, wo die Natur gleichsam die letzte Hand zur physischen Ausbildung an das Mädchen legt, lässt man dasselbe fast beständig zu Hause sitzen, sticken und stricken, nähen und flicken.«

Bei dem erwachsenen Menschen erträgt das Auge oft Anstrengungen, der ungewöhnlichsten Art, ohne alle schädlichen Folgen. Aber ohne Licht keine Sehkraft. Vergeblich wäre der Versuch, alle Arbeit bei künstlichem Licht verbannt zu sehen. Weller bedient sich einer dunkelgrün angestrichenen Argand-Lampe mit einem Schirm, der äußerlich von dunkelgrünem, innerlich von weißem Flor überzogen ist.

Sehr ausführlich ist Weller in der Schilderung der mangelnden Ausdauer, die ihm allerdings, wie allen seinen Zeitgenossen, mit der abnehmenden Sehschärfe noch zusammenfliesst. Dagegen tröstet er richtig diejenigen, welche nur an Mückensehen leiden.

1) Er berücksichtigt alles, den rothen Flor der Damenhüte wie die Herstellung der Nachtlichte.

Im höheren Alter muß relative Ruhe der Augen die abnehmenden Kräfte derselben zu erhalten suchen.

Folgen recht wohlgemeinte, aber wenig nützliche Rathschläge für den Fall der Augen-Verletzung oder beginnender Augen-Erkrankung, sowie endlich noch Warnungen gegen Quacksalber. »Man verkauft noch jetzt in den aufgeklärtesten Gegenden Deutschlands viele Geheim-Mittel, auch kostbare Star-Pillen, die freilich kostbar sind, dabei aber den armen Leichtgläubigen nicht nur das Geld aus der Tasche locken, sondern oft auch Gifte enthalten . . .« »Ein altes Weib, die als Heilkünstlerin bekannt war, blies (1821 zu Dresden) täglich 1—2 mal feingepulvertes Glas in das (durch Messerstich in die Hornhaut) entzündete Auge!«

Schädlich ist auch das Vorurtheil, man könne bei Augenkrankheiten wenig oder gar nichts gebrauchen.

Den Schluss des Werkes bildet die Kurz- und Weitsichtigkeit, sowie die Brillenwahl. Hier finden wir zwar noch einerseits schon längst überholte Dinge (wie die Warnung vor den gegossenen[1], ungeschliffenen Nürnberger Vier-Groschen-Brillen und die vor dem Gebrauch von Großvaters zu scharfer Brille,) sowie auch gänzlich widerlegte, namentlich die große Angst vor dem Gebrauch der Brillengläser überhaupt: aber andrerseits auch recht feine Beobachtungen und wichtige Bemerkungen, wie z. B. dass in den gewöhnlichen Brillen die Achsen der Gläser nicht immer mit denen der Augen übereinstimmen; dass die Kultur eines Volkes nach der Zahl der Kurzsichtigen zu bestimmen sei, dass die Kurzsichtigkeit eine Krankheit, — eine Entdeckung, die gewöhnlich dem großen Donders[2]), der sie sich selber zuschreibt, auch von andren zuertheilt wird; — dass nicht selten mit Kurzsichtigkeit eine zunehmende Schwäche verbunden ist, dass es angeborene Fern- (Ueber-) Sichtigkeit giebt[3]).

»Kein Weitsichtiger hat indess mehr Vorsicht bei der Wahl seiner Brille nöthig, als der, dessen Uebel in einem angeborenen, zu flachen Bau des Augapfels gegründet ist. Hier erscheint das Leiden nicht selten auch dann zwischen dem zwölften und zwanzigsten Jahre, wenn das Subject sich bisher mit Arbeiten abgab, welche der Beförderung der Fernsichtigkeit keineswegs günstig sind. Bedienen sich nun solche Personen schärferer Gläser, als sie bedürfen; so nimmt die Weitsichtigkeit noch mehr zu, sie

1) Denselben Fehler hat Rosas I, S. 364, 1830, und Ersch und Gruber's allgem. Encykl., 13, S. 42, 1824. Fronmüller in Fürth bei Nürnberg, der diese Dinge genau kannte, (1850, § 533 II [4]) hat die Widerlegung geliefert: »Es ist dies ein doppelter Unsinn, da in Formen gegossene Augengläser zehnmal so theuer wären, und da alle Brillengläser geschliffen werden müssen.«

2) Refr. u. Accomm. 1866, S. 288: »Ich spreche es ohne Zaudern aus, dass ein myopisches Auge ein krankes Auge ist«.

3) Auch dies wird bei Donders, in der Gesch. d. Uebersichtigkeit (S. 270 fgd.) nicht erwähnt.

müssen noch schärfere Gläser wählen, bis endlich keine von größerer Schärfe für ihre Augen vorhanden sind und sie sich so, in der That, in einem beklagenswerthen Zustande befinden: um so mehr, da ihnen noch eine lange Reihe von Jahren zu durchleben bevorstehen kann.«

Wie häufig in der Geschichte der Wissenschaft, finden wir hier richtiges mit unrichtigem vermengt.

(V.) 1. Die Resorptionskraft im Augapfel ist stärker in der Jugend, aber nur bei sonstiger Gesundheit des Körpers sowie des Auges.

Ein seit Jahren an glaukomatösem Star leidendes Auge erlitt einen Stoß, fast die ganze Vorderkammer füllte sich mit Blut; nach 15 Monaten war das letztere noch nicht resorbirt. Ein 12 jähriger erhielt einen Schlag in's rechte Auge; langsam und allmählich trübte sich die Linse, der Lichtschein fehlte: so blieb es bis zum 43. Lebensjahr, als plötzlich heftige Reizung auftrat und Behinderung des zweiten Auges. Die Linse war in die Vorderkammer vorgefallen und so beweglich, dass sie am folgenden Tage die andre Fläche dem Beobachter darbot. Um Erblindung des zweiten Auges zu verhüten, extrahirte WELLER die Linse, die erhebliche Verkleinerung und Form-Veränderung zeigte.

Die Resorption wird erleichtert, wenn die zu resorbirenden Massen von den Organen des Auges möglichst getrennt[1], klein und weich sind. Aber WELLER bildet das Auge einer 73- und das einer 60-jährigen ab, wo er durch Hornhaut-Stich die Mitte des Stars im Umfang der normalen Pupille zerkleinert hatte: binnen 3 Wochen 4 Tagen, bzw. binnen 7 Wochen war durch Resorption wieder die Pupille schwarz geworden, die Augen vermochten mit + 4", bzw. 6", bequem zu lesen. (Es ist immerhin für uns merkwürdig, solche Versuche zu lesen, die heutzutage Niemand anzustellen den Muth hätte.)

2. Das Glaukom hat WELLER ausgezeichnet beschrieben[2] und abgebildet, vom ersten Beginn bis zum Ende; auch die Blutgefäße in der Iris und das Scleral-Staphylom. Arthritische Iritis sei entzündliches Glaukoma. Candelarum lumen ... circumdat iricolor ora (ein Saum von Regenbogen-Farbe).

3. Bringt den Markschwamm des Auges nach TRAVERS (XIV, S. 361); 4. genaue Abbildungen der sogenannten fliegenden Mücken.

§ 525. Die Universität zu Leipzig,

1409 begründet, im 18. Jahrhundert auf unsrem Gebiet durch J. Z. PLATNER, LUDWIG, GÜNZ, QUELLMALZ[3]) hervorragend, erhielt im Anfang des 19. Jahr-

1) Dies ist wohl unrichtig.
2) S. 15, Z. 1 lies uso, statt usu.
3) Vgl. § 416—420.

hunderts (1824) von AMMON (§ 516, II) nur ein karges Lob, da sie es versäume, durch Begünstigung von Dissertationen aus dem Gebiet der Augenheilkunde ein Interesse für dieses Fach an den Tag zu legen.

Die 1820 zu Leipzig begründete Augenheilanstalt, zur Pflege und und zum Unterricht, war ein privates Unternehmen von Dr. RITTERICH.

Für diese Anstalt steht uns eine wahrhaft mustergiltige Bibliographie zur Verfügung.

A. 1. Jährliche Beiträge zur Vervollkommnung der Augenheilkunde, herausgegeben von FRIED. PHIL. RITTERICH, der Med., Chir. u. Phil. Doct., dirig. Arzt der Heilanstalt für Augenkr. zu Leipzig, Privatdoc. an d. Univ. daselbst. Erster Band, mit 2 Kupfertafeln. Leipzig, 1827. (149 S.)

2. Die Heilanstalt für arme Augenkranke zu Leipzig z. Z. ihres 25 jährigen Bestehens von Dr. F. P. RITTERICH, a. o. Prof. d. Augenheilk., Leipzig, 1845. (55 S.)

3. Die Heilanstalt für arme Augenkranke zu Leipzig z. Z. ihres 50 jährigen Bestehens. Eine Erinnerungsschrift von Dr. AD. ERNST COCCIUS, ord. Prof. d. Augenheilk. a. d. Univ. Leipzig und Dr. THE. WILHELMI, k. S. Appelationsrat a. D. . . . derz. Vorsitz. d. Vereins z. Erhaltung d. Augenheilanstalt f. arme Augenkranke. Leipzig, 1870. (197 S.)

4. Die Heilanstalt für Augenkranke z. Z. des 500jährigen Bestehens der Univ. Leipzig . . . H. VON PHILIPP RURACK. Leipzig 1909. (64 S.)

5. Die Heilanstalt für Augenkranke. Direktor HUBERT SATTLER, Sonderabdruck aus der Festschrift z. 500jährigen Jubiläum d. Univ. Leipzig. (1909, 36 S.) Diese letztgenannte Schrift, welche den Inhalt der früheren Veröffentlichungen bündig zusammen fasst, war mir von besondrem Nutzen.

FRIEDRICH PHILIPP RITTERICH[1])

war am 4. Mai 1787 zu Leipzig geboren, promovirte daselbst 1808, unternahm eine längere wissenschaftliche Reise und widmete sich besonders zu Wien unter BEER[2]) dem Studium der Augenheilkunde. Hierauf wirkte er seit 1810 als Arzt und vorzüglich als Augenarzt zu Leipzig, begründete daselbst 1820 die Augenheilanstalt für Arme, welcher er in uneigennütziger Weise, unterstützt von seiner edlen und thatkräftigen Gattin, nicht bloß seine Thätigkeit, sondern auch seine Mittel zur Verfügung stellte, bis sie von einer gemeinnützigen Gesellschaft übernommen und vom Staat gefördert wurde, und welcher er ein Menschen-Alter als Direktor vorgestanden hat. 1852 wurde er durch seine schwankende Gesundheit gezwungen, dem liebgewonnenen Amt zu entsagen.

Im Jahre 1828 wurde er zum a. o. Prof. der Augenheilkunde ernannt. Unermüdlich hat er bei der medizinischen Fakultät und bei der Königlich sächsischen Staats-Regierung[3]) dahin gewirkt, dass die Augenheilkunde als ein den übrigen Hauptfächern der Medizin gleichgestelltes

1) Vgl. Biogr. Lexikon V, S. 40—41 (WINTHER) und die eben angeführte Bibliographie.

2) R. selber nennt nur diesen; nicht J. A. SCHMIDT, den das biogr. Lexikon hinzufügt.

3) Er fand warme Unterstützung bei dem Prof. der Chir. GÜNTHER.

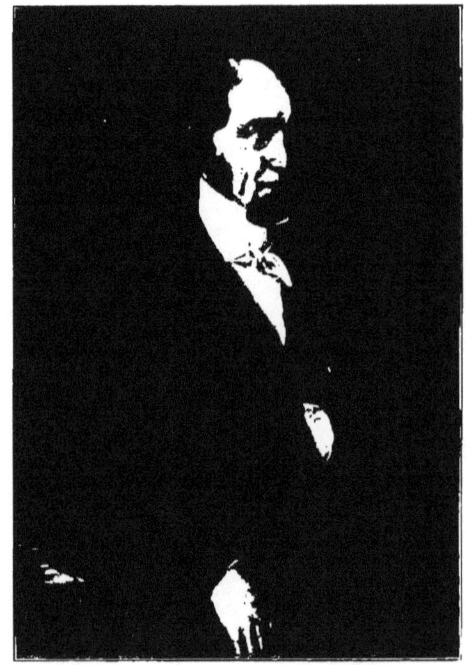

Ph. Ritterich.

Verlag von Wilhelm Engelmann in Leipzig.

Lehrfach anerkannt und dem künftigen Leiter der Anstalt Sitz und Stimme in der Fakultät verliehen werde[1].

Hat er auch selbst nicht mehr die Früchte seiner Bemühungen geerntet, so ist es doch sein Verdienst, dass 1853 C. G. Th. Rüte aus Göttingen als ordentlicher Professor der Augenheilkunde nach Leipzig berufen wurde.

So war Leipzig die erste und derzeit einzige Universität in Norddeutschland, wo der Augenheilkunde eine der Bedeutung des Faches würdige, selbständige Stellung in der medizinischen Fakultät gesichert wurde.

Nach seinem Rücktritt von der Leitung der Anstalt erlitt Ritterich noch das harte Schicksal, in Folge einer blenorrhoïschen Infektion einen Theil seiner Sehkraft einzubüßen; hat aber mit dem verbliebenen Theil noch muthig, wenn auch nicht ganz erfolgreich, seine wissenschaftlichen Veröffentlichungen fortgesetzt. Am 12. Februar 1866 ist er, 84 Jahre alt, gestorben, allseitig auf das tiefste betrauert.

Ritterich war ein scharfsinniger, hochgebildeter Arzt, ein ebenso geschickter, wie glücklicher Operateur; doch als Lehrer weniger bedeutend, da er die Gabe der Mittheilung nicht in einem seinen Kenntnissen entsprechenden Maaße besaß, auch durch häufige Erkrankungen zur Unterbrechung seiner Lehrthätigkeit genöthigt war[2]. Voll befriedigt war allerdings durch Ritterich's Lehr-Methode Adolf Coccius, der 1849—1857 sein Assistent gewesen.

In seinen Schriften hat Ritterich durch thunlichste Vermeidung von Fremdworten sich ein Verdienst um die deutsche Sprache erworben.

Von seinen Schriften sind zu erwähnen:

[illegible], der eben angeführten Bibliogr. A.
3. Enumeratio instrumentorum ad tollendam canalis nasalis obstructionem. Cum 2 tab. lithogr., 4 maj., Lips. 1830.
4. Anweisung zur Erhaltung der Sehkraft, Leipz. 1847 (2. Aufl. 1852.) Vgl. XIV, S. 529, No. 39.
5. Das künstliche Auge. Mit 15 Abbildungen auf 8 Tafeln. Leipzig, 1852.
6. Das Schielen und seine Heilung, 1843. Vgl. § 495, 5.
7. Zur Lehre vom Schielen und über das Anpassungsvermögen der Augen, 1856.
8. Die Lehre von den blutigen Augen-Operationen am menschlichen Körper. In Abbildungen mit erläuterndem Text. Zum Gebrauch für Studirende und ausübende Aerzte von Dr. Friedr. Phil. Ritterich, K. S. Hofrath und Prof. d. Augenh. a. d. Un. z. Leipzig . . . Leipz. und Heidelberg 1858. (22 Tafeln, 60 S., Fol. — Aus G. B. Günther's Lehre von den blutigen Operationen.)

---

1) Dies ist, soviel ich weiß, die erste zielbewusste Agitation für die Befreiung und Gleichstellung unsres Faches. Eine zweite noch kräftigere hat dann in den sechziger Jahren des 19. Jahrhunderts Julius Jacobson in Königsberg entfaltet.

2) Nicht sehr günstig hat Stromeyer den Privatdocenten Ritterich im Jahre 1826 beurtheilt. Erinnerungen, I, S. 220.) »Ritterich machte auf mich einen weniger vortheilhaften Eindruck. Er war ein kleiner, trockner Mann, der alles gefunden haben wollte, was längst vor ihm bekannt gewesen, nachlässig in der Diagnose, ungeschickt in seinen Verordnungen. In dem Hause seiner Klinik gebärdete er sich, als ob er der größte Augenarzt in der Welt sei.«

9. Die Hornhautbeere, Staphylom der Hornhaut, 1859. (Hierzu vgl. § 544).
10. Weitere Beiträge zur Vervollkommnung der Augenheilkunst, Leipzig und Heidelberg 1861, mit 7 kolorirten Tafeln. (70 S.)

A. Hirsch (S. 388) erwähnt keine Schrift von Ritterich, sondern begnügt sich mit dem Urtheils-Spruch »von geringer literarischer Bedeutung«, der schwerlich diesem strebsamen Forscher gerecht wird.

(I). Der erste Bericht von R. zeichnet sich aus durch muthige Wahrheitsliebe. In den ersten beiden Jahren (1824/1825) sind 19 Stare operirt, 12 durch Lederhaut-, 4 durch Hornhaut-Stich, 3 durch Hornhaut-schnitt. Nur die drei unglücklich abgelaufenen Fälle werden mitgetheilt. »Was ist es denn auch der ärztlichen Welt für ein Gewinn, wenn sie hört, diese und diese, nach allgemein als gültig anerkannten Regeln gemachte Operation sei günstig ausgefallen?«

Von den Krankengeschichten ist besonders eine bemerkenswerth (S. 37—38), als »Schwamm der Iris« bei einem 7jährigen Kinde, mit Caries des linken Fußes, beschrieben und abgebildet, mit Ausgang in Hornhaut-Vernarbung, — offenbar eine tuberkulöse Neubildung. Sehr gründlich ist die Erörterung über die Star-Operation. »Den Star-Schnitt auf beiden Augen zugleich zu machen, ist unerlaubt.« Zwei Fälle werden mitgetheilt, wo am 3. oder 4. Tage nach der Operation durch einen Zufall, der heftiges Erschrecken bewirkte, Glaskörper-Vorfall hervorgerufen wurde.

(II.) Der 25jährige Bericht enthält nicht nur eine genaue Darlegung der Geschichte und des Betriebs der Anstalt, mit Abbildung und Durchschnitts-Plänen der 3 Stockwerke des Gebäudes, den ersten einer Augenheilanstalt, die uns bisher begegnet ist; sondern auch eine gründliche Abhandlung über Untersuchung und örtliche Behandlung des Auges. Empfohlen wird künstliche Pupillen-Erweiterung durch schwächere Lösung eines Mydriatikum (Hyoscyamus), auch durch Beschattung des andern Auges[1]); Benutzung von schwächeren Lupen zur Uebersicht und von stärkeren zur Lokalisirung des Krankhaften, ob in der Hornhaut, ob in der Regenbogenhaut: wobei man den Reflex der Lupe in der Hornhaut nicht für ein im Auge befindliches Gebilde halten dürfe[2]). Bei den Uebungen der Studenten bediente R. sich der lateinischen Sprache, so lange die Kranken gegenwärtig sind. (Damit würde man heute kein Glück mehr haben.)

(V.) Auch die Schrift über das künstliche Auge (vom Jahre 1852, vgl. XIV, S. 189,) enthüllt uns Ritterich's werkthätige Menschenliebe.

1) Das ist auch noch heute für die Augenspiegelung zu empfehlen.

2) Wegen eines solchen Irrthumes mußte ich einmal Nachts nach Schlesien reisen. Der Augenarzt einer Provinz-Stadt hatte nach leichter Schuss-Verletzung einen Fremdkörper in der Vorderkammer angenommen. (Vgl. meine Einführung II, S. 128, Anm. 2.)

Seit 30 Jahren hat er auch das Einsetzen künstlicher Augen in den Kreis seiner ärztlichen Beschäftigung gezogen, theils zwei Mal selbst in Paris künstliche Augen sich verschafft, theils solche kommen lassen, immer 400—500 zur Auswahl vorräthig gehalten, aber sie stets zum Selbstkostenpreis von 5—6 Thr. abgegeben, während Herr Boissoneau aus Paris 25 Louisd'or verlangte[1])!

Um Deutschland von diesem Tribut an Frankreich zu befreien, hat R. sich bemüht, in Deutschland brauchbare Glaskünstler aufzufinden und die zur Verfertigung nöthigen Kenntnisse sich selbst zu verschaffen, um geschickte Glaskünstler anzuweisen, diesen Zweig der Technik nach Deutschland zu verpflanzen und zu vervollkommnen. Beides ist gelungen[2]).

Ja Ritterich hat es erreicht, ganz Unbemittelten solche Augen auf Kosten der Leipziger Augenheilanstalt zu verschaffen. Die Erlangung eines künstlichen Auges ist für den Armen von noch höherer Wichtigkeit, als für den Reichen; denn es schützt ihn gegen Mangel und Elend.

Ritterich beschreibt nicht bloß das Einlegen und Herausnehmen, sondern auch das Verfertigen des Kunst-Auges, endlich auch das Erkennen seitens des Arztes und Augenarztes[3]).

Den Schluss macht die Literatur, in der nicht nur die schon (XIV, S. 190—191) erwähnten Sonderschriften, sondern auch die Besprechungen des Gegenstands in Lehrbüchern (St. Yves, Heister, Guerin, Gendron, Ettmüller, Wenzel [Manuel 1808], Baratta [1818], Dictionnaire des sc. méd. [15, S. 511, 1820], Delarue, Desmours, Helling, Weller, Rosas, Jüngken, Chelius, Carron du Villards, Furnari, Lidarzik, Tavignot [1847]) angeführt werden.

---

1) Derselbe forderte von Burow, dass »der Stand des Patienten bemerkt werden müsse, da nach den Vermögensverhältnissen desselben der zu stellende Preis sich richte, und der für Unbemittelte bestimmte Satz von 25 Francs bei Reichen sich bis ins Unbegrenzte steigere«. (A. Burow, Arch. f. O. VI, 1, 112, 1860.)

2) Schon 1860 erklärt A. Burow (a. a. O.), dass man mit Paetz und Flohr oder Meißner in Berlin besser fährt, als mit Boissoneau. Heutzutage ist bei uns diese Kunst vollkommen ausgebildet. Vgl. das künstl. Auge von F. A. und A. C. Müller in Wiesbaden, W. 1910. (75 S.)

3) »Seit wann tragen Sie Ihr rechtes, künstliches Auge?« fragte ich eines Sonntags 1867 einen jungen Mann, der eben in die von Graefe'sche Poliklinik eintrat. »Gott sei Dank, dass Sie das gleich erkennen«, erwiederte derselbe. »Ich komme direkt von den Goldfeldern Australiens. Da ich kürzlich eine Störung an meinem einzigen linken Auge merkte, versammelte ich die vier Aerzte des benachbarten Ortes zu einer Konsultation, gab jedem zwei Gold-Unzen und bat um Auskunft über das Schicksal dieses Auges. Nach längerer Untersuchung sagte mir der Obmann, über das Schicksal des linken Auges könnten sie sich nicht bestimmt aussprechen. Dagegen hätten sie das rechte, mit dem Augenspiegel, vollkommen gesund befunden. Da reiste ich mit dem nächsten Dampfer in meine Heimath zurück.«

(8). RITTERICH's umfassendste Veröffentlichung ist die Lehre von den blutigen Augen-Operationen[1]). »Bildliche Darstellungen der Operations-Akte gewähren nicht nur den Vortheil, dass die Beschreibung dadurch deutlicher wird, sondern sie tragen auch dazu bei, dass die Vorschriften fester im Gedächniss haften . . . Da diese Arbeit von mir unternommen wurde, nachdem ich meine Praxis und Stellung bereits aufgegeben, so konnte der größte Theil der Abbildungen der Operations-Akte nur nach Operationen an Kadavern gemacht werden«. (Das ist ein schwacher Punkt dieses und auch — mancher neueren Werke der Art.)

»Bei der schnellen Abnahme meines Gesichts bin ich an mancher wohl wünschenswerthen Ergänzung gehindert worden«.

Die Ausführung der von C. SCHMIEDEL auf Stein gezeichneten Abbildungen ist mustergiltig, auch noch für die heutige Zeit. Die damals gebräuchlichen Instrumente werden uns vorgeführt, auch der Augenlid-Sperrer von KELLY-SNOWDEN[2]). Die Darstellung der Lid-Operationen ist besonders lehrreich. RITTERICH's Hornhaut-Schnitt zur Star-Ausziehung ist ähnlich dem von WENZEL. (XIV, S. 317.)

Der MORGAGNI'sche Star (XIII, S. 408), als »Milchstar mit hartem Kern bei einer alten Frau« bezeichnet, ist abgebildet, einerseits bei Vorneigung des Kopfes, so dass der gelbe Kern sichtbar wird, und andrerseits nach

---

1) Vgl. § 381 (am Schluß). Daselbst sind noch nachzutragen:

R. GUTHRIE, Lectures of operative Surgery of the eye, London 1823.

A. ROSAS, Augen-Operationen, Wien 1830. (3. Band, von 416 S., seiner Augenheilkunde.)

R. B. CARTER & W. A. FROST, Ophthalmic Surgery, London 1883.

H. KNAPP, in NORRIS & OLLIVER's System of diseases of the eye, III, 1900.

TERSON, Chirurgie oculaire, Paris 1901.

H. B. GRIMSDALE, Chief operations of ophth. surgery, 1906.

H. B. GRIMSDALE & E. BREWERTON, Textbook of ophth. operations, 1907.

F.P. MAYNARD (J. M. S.), Manual of ophth. operations, Calcutta and London 1908.

2) Blepharostat (von βλέφαρον, Lid, und στατός, gestellt, bezw. ἵστημι, ich stelle, hemme). Dieser Lid-Spreizer besteht aus einem einfachen, gebogenen Draht, der durch achterförmige Umbiegung auseinander federt und an den Enden der beiden freien Arme convexe Bögen für die beiden Lider trägt. Das in unsrem § 494, II, abgebildete Modell aus dem Jahre 1855 hat in die Achter-Form noch einen Kreis eingeschaltet. Der in unsrem Handbuch (B. IV, II, Taf. III) gezeichnete Sperr-Elevateur SNOWDEN's trägt dazu bereits Querstäbchen und Stellschraube.

Die alten Griechen benutzten zu diesem Zweck Haken, auch stumpfe; doch kannte der Thierarzt HERMERUS auch schon einen stumpfen Doppelhaken oder Ophthalmostatum. (Vgl. XIII, S. 197.) — FABRICIUS AB AQUAPENDENTE 1613 u. Z.) bediente sich bei der Operation des Flügelfells eines bleiernen Ringes (XIII, S. 320), CHESELDEN 1728 zur Operation der Pupillen-Bildung eines stellbaren Lidhalters aus zwei Halb-Ringen (XIII, S. 440), PELLIER der Vater (XIV, S. 102) bei dem Star-Schnitt eines Lidhebers aus gebogenem Draht. DESMARRES hat den letzteren zu einer entsprechend gebogenen Platte umgestaltet.

Ueber ältere Augenhalter oder Ophthalmostaten vgl. das encyklop. Wörterbuch d. med. Wissensch. IV, S. 139, Berlin 1840; Abbildungen der Instrumente neuerer Zeit s. in Encycl. fr. d'O., IX, S. 35—37, 1910.

Zurückbeugung des Kopfes, wobei der harte Kern nach hinten sich umgelegt hat und unsichtbar geworden. »Die Ausziehung durch einen kleinen Schnitt an der unteren Hornhautgrenze ist hier das zweckmäßigste.«

(Dass ein großer Schnitt besser, hat Jeden die Erfahrung gelehrt.)

»Man hat zwar vielfach empfohlen, wenigstens die größten der einzelnen Anschwellungen bei dem Trachoma mittelst der auf das Blatt gebogenen Winkel-Scheere an ihrem Grunde festzunehmen«. (Also das Ausschneiden der Granulationen ist sowohl während des ersten Drittels des XIX. Jahrhunderts [vgl. § 506, V] als auch während des zweiten in der gangbaren Literatur erwähnt.)

Beim Einwärtsschielen ist, wenn beim Gradeaus-Sehen des operirten Auges das Schielen mittelst des andren Auges fort besteht, auf der Stelle am andern Auge dieselbe Operation vorzunehmen, — ein Verfahren das ja später von Pho. Panas ausgebildet worden.

Bei der Ausrottung des Augapfels und bei der Glaukom-Operation sind die neuen Gedanken noch nicht genügend zum Durchbruch gekommen.

(X.) Ritterich's Schwanengesang sind die »weiteren Beiträge zur Vervollkommnung der Augenheilkunst« vom Jahre 1861.

In der Vorrede hebt der Verfasser hervor: »Die nachfolgenden Beobachtungen sind aus meinen ärztlichen Tagebüchern ausgezogen. Seitdem dieselben gemacht wurden, sind freilich die pathologische Anatomie durch die Mikroskopie, und die Diagnose der Augenkrankheit durch die Erfindung des Augenspiegels sehr fortgeschritten, und dadurch der Werth der Beobachtungen allerdings gemindert worden; doch wird man aus den, den Beobachtungen beigefügten Bemerkungen ersehen, dass ich die Fortschritte der Wissenschaft, so viel mir die Abnahme meines Gesichts gestattete, nicht unbenutzt gelassen habe«.

In diesen Worten liegt ja eine ergreifende Tragik; aber die Thatsache bleibt bestehen, dass Ritterich's Haupt-Veröffentlichungen (so auch IX, die Hornhaut-Beere, 1859) zu spät kamen, um eine erhebliche Wirkung auf die Entwicklung der Augenheilkunde auszuüben. Die Tafeln sind vortrefflich ausgeführt.

Aus dem reichen Inhalt will ich nur die Haupt-Punkte hervorheben.

Die angeborene Winkelfalte (Epicanthus, vgl. § 517,) entsteht dadurch, dass die an der Nasenwurzel belegene, knöcherne Unterlage, das Stirn- und Riechbein, nicht gehörig entwickelt sind, bei ungehemmter Entwicklung der diese Gegend überziehenden Haut-Decke. Die Operation soll nicht eher gemacht werden, als bis die Zeit der Selbsthilfe der Natur vorüber ist, d. h. nicht vor dem achten Lebensjahre.

Gegen Blennorrhöe verwendet R. Umschläge von Schwarzwasser (Calomel ʒ β—I, Aq. calc. ℥ VI—VIII, also 2—4 zu 180—240,) ferner Einstreichen einer Salbe von Merc. praecip. alb., Flor. Zinc. ãã Grana 2, Axung. ℥ I, also 0,1 : 3,75) und kann sich nicht besinnen, dass unter seiner Behandlung, wenn ihm dieselbe vor der Bildung von Hornhaut-Geschwüren übertragen wurde, das Uebel jemals für das Auge als Seh-Organ nachtheiligen Ausgang genommen.

(Diese ausdrückliche Angabe eines unbedingt zuverlässigen Schriftstellers ist wohl geeignet, den therapeutischen Stolz unsrer Tage etwas zu dämpfen und uns zu zeigen, dass auch einige von den unsrigen abweichende Verfahren zum Ziele führen.)

Sehr eingehend sind die Untersuchungen über Iris-Bewegungen, das interessanteste die Neubildungen. Darunter ist der Fall eines Knaben, der nach Zangen-Entbindung eine leichte Quetschung an der linken Schläfe erlitten hatte und schon nach 6 Monaten Vortreibung des linken Augapfels zeigte. Im Alter von 4 Jahren Ausrottung des Orbital-Inhalts, mit tödlichem Ausgang. Mächtige sarcomatöse Geschwulst um den orbitalen Sehnerven, sowie auch am Chiasma. — Bei einer 40jährigen wurde November 1835 eine röthliche Geschwulst durch die künstlich erweiterte Pupille unten hinter der Linse sichtbar. Im Dezember 1836, nachdem die Geschwulst gewachsen, die Licht-Empfindung des Auges erloschen und die Linse sich getrübt, geschah die Aufnahme. Plötzlich erfolgte Oedem der Augapfelbindehaut, fast nur nach außen und unten. Nach 8 Tagen hatte das Oedem sich gesetzt, und es entstand eine blaue Anschwellung an der unteren Seite der Lederhaut, 3—4''' von der Hornhaut. Die Stelle fühlte sich hart an und nahm an Höhe und Umfang zu. Jetzt Ausrottung des Augapfels, den 11. Januar 1837. Mehrere Jahre später fand R. die Kranke im besten Wohlsein. (Es war nach den Abbildungen, ein melanotisches Aderhaut-Sarcom mit Durchbruch. Die Geschichte des Wachsthums und des Durchbruchs ist ja sehr merkwürdig, zumal wir heute, wegen frühzeitiger Operation, das sehr selten noch beobachten. Aber im ganzen muss man sagen, dass damals in den dreißiger Jahren, und überhaupt vor Einführung der Ausschälung und vor Entdeckung des Augenspiegels, die intraokulären Geschwülste immer erst sehr spät zur Operation gelangt sind.)

Ueber den klinischen Unterricht berichtet Coccius, der Schüler Ritterich's und später dirigierender Arzt der Anstalt (A, 5):

»Hofrath Ritterich trug damals noch die theoretische Augenheilkunde in einem besonderen Kolleg vor. Dieser klinische Unterricht war täglich frei für jeden, der an demselben nach abgelegtem Bakkalaureat-Examen theilnehmen wollte; ja es bestand bereits damals schon ein Stipendium für solche, welche sich der Augenheilkunde mit besonderem Eifer befleißigten. Ritterich gehörte zu jenen charaktervollen Männern, denen Unklarheit in der Wissenschaft zwar nicht entehrend erscheint, die aber vor allem offen und ehrlich die genaue Grenze bezeichnen, an welcher sich die beiden hohen Begriffe in der Naturforschung, Klarheit und Unklarheit, berühren.

Seine Bedeutung als erfahrenen Operateurs, sowie als speziellen Augenarztes, wurde mir aber erst recht klar, als ich im Jahre 1849 als Hausarzt in die Anstalt eintrat. Durch den gleichzeitigen Gewinnst eigner Erfahrungen in der Auffassung und Behandlung von Augenkrankheiten, sowie in der Ausübung von Operationen, lernte ich die früheren Lehren RITTERICH's erst in ihrem wahren Lichte kennen. Der damals gerade lebhafte Streit zwischen namhaften Autoritäten über die spezifischen Augen-Entzündungen wurde durch die Erfahrung, dass verschiedene allgemeine Krankheiten Augen-Entzündungen bedingen und sogar eine gewisse Regelmäßigkeit in der Entzündungsform mit sich führen, zwar anerkannt; das Missliche der Regel, mit gar mancher Ausnahme verbunden zu sein, aber ebenso offen dargelegt, und als oberster Grundsatz in der Beurtheilung und Behandlung örtlicher Krankheiten die stete selbständige Untersuchung des übrigen Körpers aufgestellt. Die Augenhintergrund-Untersuchung wurde damals in hiesiger Anstalt nach der BRÜCKE'schen Beleuchtungsmethode mit einem Wachskerzchen und davor angebrachten Schirm in einem dunklen Zimmer ausgeführt. Sie erstreckte sich meist nur auf die peripherischen Teile des Innern vom Auge, doch wurden wirklich chorioideale Exsudate nach schweren Verletzungen, Ablösungen der Retina, peripherische starke Blutergüsse und die Synchysis scintillans bei stark erweiterter Pupille gezeigt. Doch waren dies immer nur seltene Fälle bei günstigen optischen Verhältnissen, (traumatischer Aniridie, Verlust der Linse, Hypermetropie,) und die Ablösung der Retina sowie die Cholestearin-Bildung waren schon von früher her bekannt, da sie bei weiter Pupille nicht selten entdeckt werden konnten. Die feineren Veränderungen des Glaskörpers gingen bei dieser Beleuchtungsmethode natürlich verloren. Praktisch war jedoch eine fokale Beleuchtungsmethode für die Linse und den vorderen Theil des Glaskörpers, indem man dem Kranken eine Starbrille aufsetzte und durch das Glas hindurch dicht an einer Lichtkerze vorbei auf die betreffenden Theile des Auges sah. Ich habe diese Methode schon bei HIMLY beschrieben gefunden.

In operativer Beziehung war RITTERICH ein strenger Schüler BEER's, der die Extraktion harter Katarakte als Prinzip aufrecht erhielt und nicht etwa aufgab, als er bejahrt wurde; dies beweist auch noch seine Operationslehre, die er am Ende seines Lebens schrieb. In den plastischen Operationsmethoden folgte RITTERICH meist VON GRAEFE sen., DIEFFENBACH, FRICKE u. a.; bei der Exstirpation des Bulbus war er jedoch ein scharf tadelnder Kritiker gegen die volle Orbitalexstirpation, sobald nur reine Bulbuskrankheiten (Sarkom, Krebs, innere Tumoren) vorlagen.

Trotz einer gewissen polaren Ergänzung, in welcher RITTERICH und RUETE zu einander standen, indem ersterer mehr die pathologisch-physiologische Richtung im Beobachtungsstil, mit festem Anhalt an die normale und pathologische Anatomie innehielt, RUETE aber vorwiegend die Gesetze und Fortschritte der Physiologie und Optik nebst ihrem wichtigen Einfluss auf die Pathologie des Auges verfolgte, stimmten beide sonst in vielen Punkten der Augenheilkunde überein.«

§ 526. Die Heilanstalt für Augenkranke,

zu Leipzig, vielleicht die älteste Gründung dieser Art in Norddeutschland[1]), verdient eine genauere Erörterung.

1) Das klinische Institut für Augenkranke in der Königl. Charité zu Berlin wurde 1825 begründet.

Im Jahre 1810 ließ RITTERICH sich in Leipzig als Augenarzt nieder. Da die Zahl der bei ihm Hilfe suchenden, meist unbemittelten Kranken bald zunahm, und namentlich für operative Fälle ein Unterkommen geschaffen werden musste; richtete er in einer Miethswohnung des in einer engen Gasse gelegenen Hauses No. 223 zunächst 4 Betten für die Aufnahme von Augenkranken ein. Die wirthschaftliche Leitung übernahm in uneigennütziger Weise die Frau des Arztes. Nach zwei Jahren machte sich die Hinzufügung von zwei weiteren Betten erforderlich. Da die Geldmittel den gesteigerten Anforderungen bald nicht mehr gewachsen waren, veranstaltete RITTERICH bei Freunden und Gönnern eine Sammlung von Beiträgen, die das Ergebnis hatte, dass am 1. Juni 1820 die Anstalt für arme Augenkranke in dem genannten Hause eröffnet werden konnte mit einem zinsbar angelegten Stammkapital von 2000 Thalern. Die Beköstigung der Kranken und die Entlohnung der Wärterin bestritten Herr und Frau RITTERICH aus eigenen Mitteln. Bald stellte sich aber wieder die Unzulänglichkeit der Geldmittel der weiteren Entwickelung der Anstalt hemmend entgegen. RITTERICH suchte daher weitere Kreise dafür zu interessiren, und es gelang ihm, 1823 einen »Verein zur Erhaltung der Heilanstalt für arme Augenkranke in Leipzig« zu gründen. Die vom Verein entworfenen Statuten erlangten am 24. Januar 1826 die landesherrliche Bestätigung und die Anstalt, die zunächst nur über 6 Betten verfügte, wurde als öffentliches Institut erklärt.

In den Statuten wurde ausdrücklich festgestellt, dass der Zweck der Anstalt ein doppelter sein solle, 1. unbemittelten Augenkranken, Inländern wie »Ausländern« (»nicht königl. sächsischen Unterthanen«) ärztliche Hilfe und Verabfolgung der nöthigen Medikamente unentgeltlich zu gewähren; und 2. soll die Anstalt gleichzeitig dem theoretischen Unterricht, sowie der praktischen Anweisung der Studirenden in der Untersuchung und Behandlung der Augenkrankheiten dienen. Dem leitenden Arzte wurde die »unerlässliche« Verpflichtung auferlegt, während der Dauer des Universitäts-Unterrichts wöchentlich sechs-stündige klinische Vorlesungen »über Behandlung der Augenkrankheiten« in dem Institute zu halten und wichtige Erfahrungen, die in der Anstalt gesammelt würden, nach seinem Ermessen von Zeit zu Zeit durch den Druck bekannt zu geben.

Die medizinische Fakultät hatte schon vor der landesherrlichen Genehmigung der Statuten den ausdrücklichen Wunsch ausgesprochen, »daß der Zutritt in die Heil- und Lehranstalt einem jeden Studirenden, der das Clinicum besucht, für alle künftigen Zeiten ungehindert und unentgeltlich offen stehe«. Der Chirurg GÜNTHER hatte zu Gunsten der Augenheilanstalt seine eigene ophthalmologische Thätigkeit im Jacobs-Hospitale aufgegeben.

Der Verein hatte aus seiner Mitte ein Direktorium zu wählen, dem der leitende Arzt und drei andre Mitglieder angehörten. Die sämtlichen Mitglieder des Vereins, auch der ärztliche Direktor, leisteten ihre persönlichen Dienste bei der Anstalt unentgeltlich.

Die Mittel zur Unterhaltung des Instituts flossen 1. aus den jährlichen Beiträgen von Leipziger Bürgern und einigen Auswärtigen, 2. aus den Zinsen des in Staatspapieren angelegten Stammkapitals, 3. aus einem von der Ständeversammlung aus der Staatskasse von 3 zu 3 Jahren bewilligten Zuschuss von 500 Thalern, 4. aus den Verpflegungsgeldern von bemittelten Kranken, die auf 2 Thaler für die Woche oder nach Befinden auch weniger festgesetzt waren, und aus der theilweisen Vergütung von wenig bemittelten Kranken oder von Innungen oder Gemeinden, endlich 5. aus Geschenken und Vermächtnissen, die der Anstalt damals in ziemlich reichlichem Maße zugewendet wurden. Von 1829 an wurden zur Anschaffung und Instandhaltung von Instrumenten vom Könige jährlich 50 Thaler bewilligt. Uebrigens hat Ritterich den größten Theil seiner eigenen Instrumente der Anstalt ohne jede Vergütung zur Verfügung gestellt.

So ist also durch private Initiative und aus überwiegend privaten Mitteln ein Institut geschaffen worden, an dem ein regelmäßiger klinischer Unterricht in der Augenheilkunde an der Universität Leipzig gesichert war. Von da an war Leipzig eine der bedeutsamsten Stätten in Deutschland, an denen die Ophthalmologie eine spezialistische Pflege erfuhr.

Noch bevor die Statuten des Vereins bestätigt waren, stellte sich die Nothwendigkeit heraus, die Anstalt in einem eigenen Hause unterzubringen. Dank dem wohlwollenden Entgegenkommen der Stadt konnte im Jahre 1835 das am Eingang ins Rosenthal gelegene, unter No. 1379 des Br.-Kat. eingetragene Grundstück für den verhältnissmäßig niedrigen Preis von 1500 Thalern erworben werden. Dies Grundstück war auch wegen der unmittelbaren Nachbarschaft des damaligen Hospitals St. Jakob für den Besuch der klinischen Vorlesungen über Augenheilkunde sehr günstig belegen. Es wurde ein den damaligen Anforderungen völlig genügendes Haus errichtet und der Bau so beschleunigt, dass es bereits im Sommer 1836 bezogen werden konnte. Ueber der Eingangsthür kündete die Inschrift »Heilanstalt für Augenkranke, durch milde Gaben gestiftet MDCCCXX, erbaut MDCCCXXXVI«. Der Garten, der das Haus umfasste, besaß einen Flächenraum von 5670 Quadratmeter. Er enthielt drei schattige Lauben und einen von einer Buchenhecke überwölbten Gang, damit den Kranken nach Möglichkeit der Aufenthalt in freier Luft gewährt werden konnte. Im ersten Stockwerk waren 16 Betten für arme Augenkranke aufgestellt und im zweiten Stock 9 Zimmer für zahlende Kranke und 2 für den Unterarzt eingerichtet. Im Erdgeschoss befand sich der klinische Untersuchungssaal. In diesem Saal war eine Hausapotheke und eine Sammlung von Augen-Instrumenten untergebracht, die zum großen Theil aus dem Privatbesitz von Ritterich stammte.

In diesem Saale wurden auch nach Schluss der Sprechstunde kleinere Operationen vorgenommen. Die Star-Operationen wurden in den Krankenzimmern selbst ausgeführt.

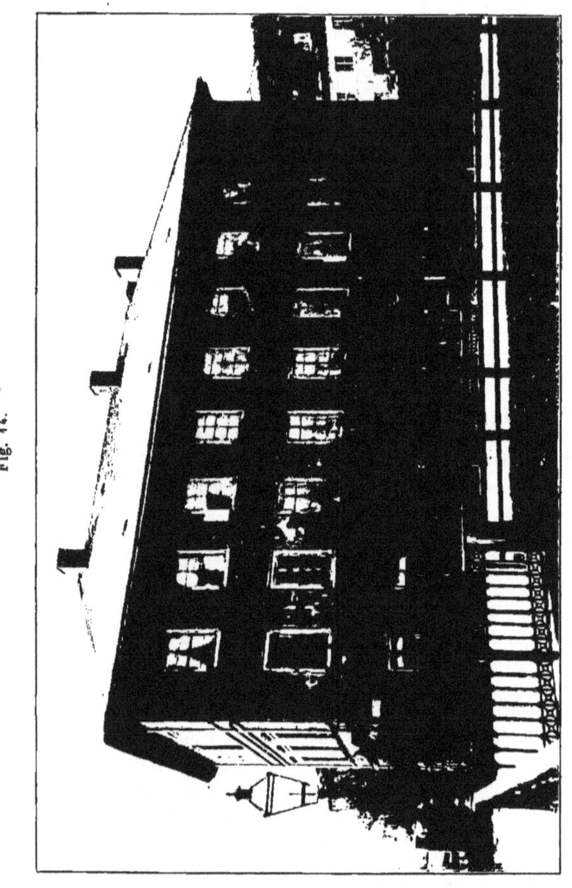

Fig. 14.

Die Zahl der in der Anstalt behandelten Kranken nahm stetig zu und war nach 25jährigem Bestehen auf 16346 angewachsen, während 1280 Kranke in der Anstalt verpflegt wurden. Die Gesammtzahl der Studirenden betrug über 2600.

Nach RITTERICH's Abgange wurde 1853 RÜTE als ord. Prof. der Augenheilkunde und Leiter der Augenheilanstalt berufen. Nach dem unerwarteten Tode RÜTE's, 1867, wurde E. A. COCCIUS, einer der angesehensten Schüler RITTERICH's, zum Professor der Augenheilkunde ernannt. (Sein Nachfolger wurde 1891 HUBERT SATTLER.)

Am 1. Juni des ereignisreichen Jahres 1870 wurde das 50jährige Bestehen der Anstalt feierlich begangen.

In den 50 Jahren ihres Bestehens sind 74254 Augenkranke in der Anstalt behandelt und 5743 Kranke verpflegt worden. In den beiden letzten Jahren, 1868 und 1869, kamen 7898 Patienten zur Behandlung.

§ 527. I.) JUSTUS RADIUS[1]),

am 14. November 1797 zu Leipzig geboren, studirte daselbst, von 1816 ab, die Heilkunde, wurde Magister, habilitirte sich, erwarb 1822 die Doktorwürde und unternahm eine wissenschaftliche Reise nach Frankreich und England. (1, S. v.) In England verweilte er vom November 1822 bis April 1823 und untersuchte im Auftrage des preußischen Kriegsministers die dortigen Behandlungen der ägyptischen Augen-Entzündung.

Im Jahre 1825 wurde er zum a. o. Prof. ernannt, war als praktischer Arzt und Augenarzt wirksam und geschätzt, wirkte auch von 1825—1853 als Arzt am St. Georgen-Krankenhause, wurde später noch ord. Prof. und war thätig bis in's höchste Greisenalter. Am 7. März 1884 ist er verstorben. R. hat im Anfang seiner akademischen Thätigkeit auch Vorlesungen über Augenheilkunde gehalten.

Von seinen zahlreichen Schriften beziehen sich auf unser Fach:

1. Scriptores ophthalmologici minores. Ed. JUST. RADIUS, Phil., med. et chir. Doct., in Acad. Lips. med. P.P.E. . . . Lips. 1826—1830. (3 Bände, 210 + 216 + 217 S.)
2. Handwörterbuch der gesamten Chirurgie und Augenheilkunde, von den Prof. Dr. W. WALTHER[2]) in Leipzig, Dr. M. JÄGER[3]) in Erlangen, Dr. J. RADIUS in Leipzig. L., 1836—1840. (6 Bände von je 600—800 Seiten.)
3. Ueber die sogenannte ägyptische Augen-Entzündung und deren jetzige Behandlung in England. J. d. Chir. u. Augenh. von GRAEFE und WALTHER, V, 297—304, 1823. (GUTHRIE hat doch wohl die Priorität vor WERNECK [XIV, 360] bezüglich der Anwendung des Blausteins auf die Granulationen. ADAM's Geheimnisse werden einigermaßen entschleiert.)
4. Ueber einige Augenkrankheiten, die vorzüglich häufig in England vorkommen (Ebendaselbst VII, 370—389.)
5. Resorption des Stares hat RADIUS (J. d. Ch. u. A. 1843, B. 32, S. 289) auch bei Erwachsenen beobachtet, — HOLSCHER bei angeborenem Star. (Vgl. noch WARNATZ, Ammon's Zeitschr., V, 49—53, 1837.)
6. Die »Historisch-kritische Uebersicht der Leistungen der Augenheilkunde im Jahre 1829« (Ammon's Z. II, 1—75, 1832) kann nach Anlage wie nach Ausführung als mustergültig bezeichnet werden.

---

1) Biogr. Lex. IV, 658.

2) 1796—1859, seit 1829 a. o. Prof. d. Chir. zu Leipzig und seit 1830 Leiter der Poliklinik.

3) 1795—1838, seit 1826 Dir. der chirurgisch-augenärztlichen Klinik zu Erlangen und a. o. Prof., o. Prof. seit 1831.

(I.) J. Radius beabsichtigte, auf den Spuren von A. von Haller und Reuss (XIV, S. 180, 247) wandelnd, die wichtigen Abhandlungen über Augenheilkunde aus dem XIX. Jahrhundert, die nicht bequem zugänglich sind, zu vereinigen. »Sermone usus sum latino, utpote plurimum inter viros doctissimos noto, quare quae alio conscriptae erant commentationes, in latinum idioma transtuli«. (Das würde heutzutage Niemand mehr wagen!)

Seine Sammlung enthält die folgenden Abhandlungen:

I. 1. Baerens, de systemate lentis crystall.
2. Hesselbach, interprete Radio, de tunica retina et zonula ciliari.
3. Leiblein[1], interprete Radio, de systemate lent. cryst. mammalium atque avium.
4. Clemens, de tunica cornea et humore aqueo.
5. Jaeger, de Keratonyxidis usu. (Vgl. XIV, S. 552—553.)
6. Hosp, de trichiasi, distichiasi et entropio. (Verfasser war Schüler von Fr. Jaeger; er erwähnt seines Lehrers gekrümmte Hornplatte, lamina cornea.)

II. 8. Tourtual, de mentis circa visum efficacia.
9. Ph. von Walther, de fistula et polypo sacci lacrimal. (Diss. von F. H. Neiss, Bonn 1822.)
10. Martini, de fili serici in quibusdam viarum lacrim. morbis. (Leipziger Dissert. a. d. J. 1822, seinem Verwandten, H. Theoph. Schmalz, gewidmet. Vgl. XIV, S. 39.)
11. A. Fr. Schmidt, de trichiasi et entropio. Dissert. Berolini 1823.

III. 12. Schopenhauer, theoria colorum physiologica. Der berühmte Verfasser hat seine 1816 deutsch erschienene Abhandlung über das Sehen und die Farben 1829 selber in's Lateinische übertragen.
13. Molinari, de scleronyxidis sequelis earumque cura.
14. Gambarini, observ. in nuperam myopiae aetiol. dynamicam. Diss. Mediolan. 1827, auspice F. Flarero.
15. Schreiber, de morbis chorioïdeae. Diss., Marburg 1824.
16. La Harpe, de longitudine, latitudine et directione canalis lacrim. Gotting. 1827. (Himly.)
17. Kersten, de dacryolithis s. potius rhinolithis, Diss. Berolin. 1827. (R. irrt, wenn er die beiden mitgetheilten Geschichten mit den von Ph. von Walther, J. d. Chir. u. A., beschriebenen identificirt. Es sind 2 Fälle von Nasensteinen aus der Klinik von C. F. Graefe. Vgl. übrigens § 506, IV.)
18. Backhausen, de regeneratione lentis crystall. Diss. Berol. 1827. (Mit Experimenten.)
19. Jacobson, conjunctivae inflammatio impetiginosa. (Aus seiner Berliner Dissertation vom Jahre 1829.)
20. Henr. Christ. Ed. Richter, de hemeralopia. Diss. Jen. 1828.

II. Die sämtlichen zur Augenheilkunde gehörigen Artikel des Handwörterbuches sind von Radius: sie geben ein anschauliches und unparteiisches Bild von dem Zustande unsrer Fachwissenschaft in dem vierten Jahrzehnt des 19. Jahrhunderts.

II.) Carl Gustav Lincke[2]),

geboren 1804 zu Kosmin in der Provinz Posen, studirte von 1828 ab in Leipzig, wandte sich der Ohrenheilkunde zu, die er auch von 1837—1841

---

1) Diese Würzburger Diss. v. J. 1821 war deutsch geschrieben.

2) Biogr. Lexikon III, 712.

als Privatdocent an der Leipziger Universität gelehrt hat, und ist bereits am 13. September 1849 verstorben. Aber eine ausgezeichnete Schrift zur Augenheilkunde hat er verfasst, die Erweiterung seiner Dissertation vom Jahre 1833:

Tractatus de fungo medullari oculi. Conscripsit Carolus Gustavus LINCKE, medicinae et chirurgiae doctor. Additae sunt tabulae quinque lithographicae coloratae. Lipsiae 1834[1]. (166 S. — Gewidmet ist es seinen Lehrern F. JÄGER, ROSAS, RITTERICH, RADIUS, KUHL, STEYER.)

Der Markschwamm des Augapfels, der allerdings, nach LINCKE, nicht blos bei Kindern, sondern auch bei Erwachsenen vorkomme, wird in drei Stadien getheilt: das örtliche, mit dem Zeichen des Katzen-Auges[2]), das der Ausbildung, das allgemeine.

Was als Markschwamm der Regenbogenhaut und des Strahlenkörpers bisher beschrieben worden, rechnet LINCKE, wegen des Ausgangs in dauernde Schrumpfung des Augapfels, sehr richtig nicht zu dieser gefährlichen Krankheit, sondern bezeichnet es als Wucherung des Zellgewebes mit Gefäß-Erweiterung und Verlängerung.

(Diese Fälle sind später von A. VON GRAEFE — A. f. O. XII, 2, 231, 1866, vgl. VII, 2, 37, 1860, — als Granulations-Geschwulst der Iris bezeichnet worden und dürften, abgesehen von den Teleangiektasien der Iris, zur Tuberkulose gehören, was zuerst MACKENZIE (1840, S. 705) ausgesprochen. Vgl. meine Beobachtungen in VIRCHOW's Arch. XL, KNAPP's Arch. I, 2, 144, A. f. O. XIV, 3, 246. In manchen sehr ausführlichen Werken der Neuzeit hat diese Form gar keine Berücksichtigung gefunden.)

Auch der Markschwamm des Sehnerven wird schon, nach FR. JÄGER, (HENR. ROB. DE ZIMMERMANN, diss. inaug. pertractans fungum medull. oculi, Viennae 1832,) beschrieben und Vortreibung des Augapfels sowie Erblindung desselben als Hauptzeichen erwähnt. Endlich auch der Markschwamm der Orbita.

Die Exstirpation des Markschwamm sei vollständig, der Kranke werde längere Zeit genau überwacht, und, wenn nöthig, die Operation wiederholt. (Hier haben wir männliche Grundsätze, grundverschieden von dem unentschlossenen Zaudern des hyperkritischen Fritschi, § 534.)

Den Schluss des Werkes machen eigne Beobachtungen des Verfassers, mit farbigen Abbildungen sowohl des lebenden wie auch des aufgeschnittenen Augapfels: so des Markschwamms der Netzhaut bei einem 8wöchentlichen Kinde, das, 30 Wochen alt, verstorben ist; ferner eines Markschwammes der Orbita. Endlich noch Bilder von Geschwülsten, die den Werken von SAUNDERS, TRAVERS u. a. entnommen sind.

1) A. HIRSCH hat 1877 dieses treffliche, für die Praxis äußerst wichtige Buch, das ich 1869 schon in meinem Markschwamm der Netzhaut gebührend gewürdigt, ganz und gar mit Stillschweigen übergangen.

2) Nomine oculi felini s. aelurophthalmi nuncupatur. (Von αἴλουρος, Katze.)

Dieser Traktat, schon 1835 (von Ammon, Z. IV, S. 221) als Codex des fungus medullaris oculi gepriesen, ist das erste in Deutschland erschienene Werk, welches die krankhaften Geschwülste des Sehorgans einigermaßen befriedigend[1]) dargestellt hat, und für lange Zeit das einzige geblieben.

Erst nach einem Menschenalter, nachdem der Augenspiegel die dunklen Anfänge der im Innern des Augapfels entstehenden Geschwülste aufgehellt, und Virchow's Geschwulst-Lehre die mikroskopische Unterscheidung der verschiedenen Formen festgelegt, sind wieder neue Werke erschienen, von Knapp 1868, Hirschberg 1869; ferner von Fuchs 1882, Gama Pinto 1886, Kerschbaumer 1890, Wintersteiner 1897, Lagrange 1901 u. a.

Zusatz. Kasuistische Mittheilungen über Geschwülste des Seh-Organs von Deutschen Augen-Aerzten, 1834—1850, (die früheren hat Linke gesammelt,):

Mühry, de parasitorum malignorum inprimis ad fungi medullaris oculi historiam symbolae aliquot. Gotting. 1833.

Reuss in Prag, 1835, Melanos. bulbi. (Ammon's Z. IV, S. 198.)

Praël in Braunschweig, Medullarsarcom des Auges, Ammon's Monatsschr. I. 476—487, 1838.

Chelius, Markschwamm der Bindehaut nebst Bemerk. über die Exstirpation des Augapfels, Ammon's Monatsschr. 1839, S. 586.

Rösch in Schwenningen, 1840, Ammon's Monatsschr. S. 27—43, Markschwamm beider Augenhöhlen an einem 8jährigen.

Heyfelder 1840, ebend. S. 390, Markschwamm des Auges bei einem 18-monatlichen.

Cannstatt, 1840, Hannov. Annalen, III, 2. Krebs der Augenlider.

Salomon in Petersburg und Ammon in Dresden. Melanosis bulbi, J. d. Ch. und A. 1848, B. 32, S. 229 fgd. (S. meint, der Fungus beginnt in der Aderhaut; Wardrop, in der Netzhaut. Aber Jeder von beiden hatte eine andre Form vor Augen, — wie es einst auch Rudolfi und Bremser mit den beiden Bandwurm-Arten gegangen ist.)

Ryba, 1842, J. d. Chir. und Augenh., Bd. 32. S. 93, 1842.

v. Ammon, Merkwürdiger Ausgang eines Medullar-Sarkoms des Auges nebst Andeutungen über die Natur dieser Krankheit. Hecker's lit. Annalen d. ges. Heilk. B. XV, S. 1. Auch besonders abgedruckt, Berlin 1829.

Ausgang eines Medullar-Sarcoms des Auges in Atrophie, von Weller und Ammon, Ammon's Z. I, 117—118, 1830. (Vgl. oben, S. 275, § 517.)

(Die Jahre lang andauernde Schrumpfung des Netzhaut-Markschwamms hat A. v. Graefe [Arch. f. O. X, 1, 216, 1864 u. XIV, 2, 119, 1868] veranlasst, die Richtigkeit jener Diagnosen zu bezweifeln. Aber in neuester Zeit hat Th. Leber einen Fall beobachtet, in welchem die in frühester Kindheit aufgetretene Schrumpfung eines an unzweifelhaftem Netzhaut-Gliom erkrankten Auges nunmehr bis zum 11. Lebensjahr sich erhalten hat. Vgl. Frau Dr. Clara Knieper, Graefe's Arch. LXXVIII, 2, S. 310 fgd., 1911.)

§ 528. An der Großherzoglich und Herzoglich Sächsischen Gesamt-Universität zu Jena,

die 1558 begründet worden, wirkten in der ersten Hälfte des 19. Jahrhunderts die folgenden Männer[2]):

---

1) Fritsch's Buch, § 534, kann man dies Lob nicht zuertheilen.

2) Ueber Neubauer, der um 1773 zu Jena Augenheilkunde lehrte, vgl. § 516, II.

1. DIETRICH GEORG KIESER, geb. am 24. August 1779 zu Harburg, wurde 1812 als außerord. Professor der Medicin nach Jena berufen; nach dem Feldzug in Frankreich begann er 1815 seine Vorlesungen wieder und wurde 1824 ord. Professor der Medicin. 1831—1847 leitete er eine medicinisch-chirurgische und ophthalmiatrische Klinik in der über 20000 Patienten behandelt wurden. Er starb am 11. Oktober 1862.

2. KARL WILHELM STARK, geb. 18. Mai 1787 zu Jena. Seit 1815 an der Universität als Ordinarius thätig, wurde er 1838 Direktor der Landesheilanstalten. Gestorben ist er am 15. Mai 1845. Seine Vorträge umfassten die Encyklopädie der Medicin, allgemeine Pathologie und Therapie, Augenheilkunde, allgemeine Chirurgie und gerichtliche Medicin.

3. IGNAZ FRANZ XAVER SCHÖMANN, geb. am 9. Mai 1807 zu Wetzlar, prakticierte längere Zeit unter der Leitung STARK's und SUCKOW's im Fach der Chirurgie, Ophthalmologie und Geburtshilfe; wurde 1835 Privatdocent, 1837 a. o. Professor, 1846 ord. Honorarprofessor. Seit 1838 las er über Chirurgie und Verbandlehre, später auch über Ophthalmologie. Am 16. September 1864 ist er verstorben.

4. FRANZ JORDAN RIED (1810—1895), ord. Prof. für Chirurgie in Jena von 1846—1884, muß wohl die Ophthalmologie mit vertreten haben, bis die letztere 1881 abgezweigt wurde[1]).

1881 erhielt HERMANN KUHNT die ordentliche Professur der Augenheilkunde, seine Nachfolger waren WAGENMANN (1892), danach STOCK (1910); 1898 war der Neubau der Augenklinik fertiggestellt.

DIETRICH GEORG KIESER[2]), einer der Hauptvertreter der naturphilosophischen Richtung, die wir ja nicht übergehen dürfen, wenn wir ein vollständiges und getreues Zeitbild liefern wollen, war merkwürdiger Weise in seinen Arbeiten über Entwicklungsgeschichte des Menschen (1810), über Entwicklungsgeschichte und Anatomie der Pflanzen (1808, 1815) sowie auch in seinem letzten Werk über Psychiatrik (1855) nüchtern und klar; während seine Schriften über innere Medicin (1817), über thierischen Magnetismus (1821—1826) durchaus naturphilosophisch gehalten sind. Stark befangen in naturphilosophischen Träumereien zeigt sich K. auch in seinen augenärztlichen Schriften:

1. Dissertatio de anamorphosi oculi, auctore DIETER. GEORG. KIESER, Goettingae, 1804. (76 S. 4°, mit 2 Kupfertafeln.) Vom Verfasser selber in deutschem Auszug veröffentlicht, HIMLY und SCHMIDT's ophth. Bibl. III, 3, 97—126, 1807.

2. Ueber die Metamorphose des Thier-Auges, Himly und Schmidt's ophth. Bibl. II, 3, 73—124, 1804.

1) Herrn Kollegen STOCK in Jena bin ich zu besondrem Danke verpflichtet, daß er die Daten über 1—4 aus den »Lebensskizzen der Professoren der Universität Jena von 1558 bis 1858, von JOHANNES GÜNTHER« (Verlag von Friedrich Mauke, Jena 1858,) freundlichst für mich ausgezogen hat.

2) Vgl. Biogr. Lexikon III, 470—472. (Bezüglich der Verdeutschung der Diss. befindet sich H. MAGNUS im Irrthum.) Von 1831—1848 war KIESER Vertreter der Universität auf dem Weimar'schen Landtag und hat viel zur Verbesserung des Medicinal-Wesens beigetragen, als Vice-Präsident des Landtags auch am Frankfurter Parlament Theil genommen.

3. Κληροφθαλμος. HIMLY und SCHMIDT's ophth. Bibl., III, 3, S. 79—94. 1807.

4. Ueber die Natur, Ursachen, Kennzeichen und Heilung des schwarzen Staares. Eine von der Gesellschaft der Aerzte und Wundärzte in Amsterdam des Preises würdig erkannte[1]) Abhandlung von DIETERICH GEORG KIESER, Physikus und Brunnenarzt zu Northeim . . . Göttingen 1811. (175 S.)

(I.) In dieser Schrift bringt der Verfasser eine Darstellung der einzelnen Theile des Auges bei den Säugethieren und Vögeln[2]), in der Absicht, »die charakteristischen Differenzen der beiden Klassen, reflectirt im reinsten Spiegel des Organismus, im Auge, nachzuweisen, und in dem Auge jedes dieser Thier-Klassen die dynamischen Entgegensetzungen der beiden Pole des Organismus, des reellen und des ideellen, in dem wechselnden Verhalten des Nervs und des Blutgefäßes wieder zu finden, so dass die einzelnen Theile des Auges die einzelnen Organe desselben abbilden«.

Die senkrecht-ovale Pupille findet sich bei dem Katzengeschlecht, der höchsten Art der Nacht-Thiere, die wagerecht-ovale bei den Thieren mit Huf und den mit gespaltener Klaue (solidungulis und bisulcis), den vollkommensten der Tagthiere. Die Indifferenz der beiden Formen, die Kreisform, findet sich beim Menschen.

Die Differenz der Thier-Formen, im Auge reflektirt, muss sich auch in einzelnen Krankheits-Formen des Menschen wiederfinden. Sind doch die Thiere nichts andres, als die in einer bestimmten Form fixirten Epochen eines jeden Krankheitsumlaufes des Menschenlebens, deren Synthese, als Indifferenz, an der menschlichen Form begriffen wird; und kann der Mensch ja nur erkranken, indem er, depotenzirt, zu einer der schon verlassenen Epochen wieder herabsteigt.

Der Glaskörper entspricht dem positiven Pol, das Kammerwasser dem negativen. Mit dem höhergesteigerten Bildungsprozess muss der erstere zu-, der letztere nebst Krystall-Linse abnehmen. Beim Fisch verhält sich der Durchmesser des Krystalls von dem des Glaskörpers wie 7142 : 1428 und zu dem des Kammerwassers wie 7142 : 1428; beim Menschen verhält sich der Durchmesser des Krystalls zu dem des Glaskörpers beinahe umgekehrt, nämlich wie 1818 : 6318, und zu dem des Kammerwassers wie 1818 : 1363.

II. »Jeder Bildungs-Prozess besteht in wechselnder Expansion und Contraktion, welche auf der untersten Stufe unmerklich hervortreten, sich immer weiter von einander entfernen, und auf der höchsten Stufe des Prozesses sich vereinigen, um zur Indifferenz und durch diese wieder zur Differenz überzugehen«.

»Dieser Wechsel ist zuerst von GOETHE in der vegetativen Welt nachgewiesen worden. Ebenso geht er vor sich in der Thierwelt. Wenn nun das Auge, als die reinste Form, in welcher die beiden Pole des Universum sich trennen, um sich in der schönsten Harmonie wieder zu vereinigen, als individualisirtester Organismus, Repräsentant des Bildungs-Prozesses des Organismus, dem es angehört ist, und die Erscheinungen der wechselnden Expansion und Contraktion am deutlichsten zeigt; so kann nur dies Gebilde allein als Maßstab zur Beurtheilung der Bildungs-Stufe, auf welcher sich der Organismus befindel, angenommen werden.«

1) Der Preis konnte ihm nicht zuertheilt werden, da die Aufgabe (1805) nur für holländische Aerzte gestellt war!

2) Den fötalen Augenspalt am Hühner-Embryon hat KIESER zuerst gefunden (Vermischte Schriften III, 159), was JOH. MÜLLER 1830 ausdrücklich hervorhebt. (von Ammon's Z. I. S. 231.)

III. Κληρόφθαλμος soll Erb-Auge[1] bedeuten, von ὁ κλῆρος, das Loos, das Erbe, und ὀφθαλμός, Auge. (Das Wort hat sich, zum Glück, nicht eingebürgert.)

Bei einem 3jährigen fand K. beiderseits kleines Auge, die Hornhaut von Geburt trübe, bis auf eine rhomboïdale, hellere Stelle in der Mitte, die ein geringes Sehen gestattete. Die Mutter, die gut sah, zeigte die Hornhaut beider Augen durchsichtig, bis auf zwei weißliche Halbkreise, am oberen und unteren Rande.

IV. Verfasser beklagt es, dass, während ein Heer von Sonderschriften über den grauen Star erschienen, ⟨bis 1811⟩ nicht eine einzige[2]) wissenschaftliche über den schwarzen veröffentlicht ist.

Die Heilkunst hat sowohl die Anlage zur Krankheit als auch die Krankheit selber zu beseitigen. Die Anlage zur Krankheit besteht in der Möglichkeit der Entzweiung der beiden Prinzipe des Lebens, des guten und des bösen. Die Krankheit selbst ist abnormes Leben und abnormer Organismus, indem durch selbstische Ausbildung des bösen Prinzips im Leben beide, Leben und Organismus, in eine niedere, dem bösen Princip untergebene versetzt werden.

Schwarzer Star ist diejenige Krankheit, welche die Theile des Auges, die am unmittelbarsten die Funktion des Sehens erzeugen, also Licht-Empfindung hervorbringen, befällt und ihren Sitz in der Netzhaut und deren organischem Gegensatz, der Aderhaut, hat.

Die erste Art der Amaurose, physiologisch eine erhöhte und daher störende Anlage der Krankheit, ist mit erhöhter Sensibilität der Netzhaut, und nothwendig mit verminderter Irritabilität ihres Gegensatzes, der Aderhaut, verbunden. Bei der zweiten Art, der Amaurose als Krankheits-Prozess, wird vermittelst der Ausbildung des bösen Princips das Blutsystem des Auges erhöht, womit nothwendiger Weise das Nervensystem leiden muss: es ist Amaurose mit verminderter Sensibilität und erhöhter Irritabilität.

Bei der ersten Art besteht die Anzeige, die Sensibilität zu vermindern und die Irritabilität zu erhöhen, — durch Verminderung des Licht-Einflusses, durch narkotische Mittel. Bei der zweiten passen auflösende Mittel, Ableitungen.

(Wir haben hier also ein mit persischen Gedanken versetztes vereinfachtes Heilsystem vor uns, das an das von den griechischen Methodikern für die gesammte Medicin aufgestellte einigermaßen erinnert, und das wir schon darum nicht kurzweg als heiteren Blödsinn abthun können, weil, wie Kieser selbst hervorhebt, jene Zweitheilung auf der Darstellung des berühmten Himly [1804, Ophth. Bibl. III, 3, 136] beruht, der die Amaurose in zwei Arten eintheilte, in die durch übermäßige Receptivität und in die durch mangelnde Receptivität des Sehnerven; und diese Eintheilung später in seinem Lehrbuch [II, 405] aufrecht erhalten hat[3]). A. Hirsch [S. 481] wiederholt Himly's Vorwurf, dass Kieser ein Plagiat begangen; aber der letztere hat »seinem verehrten Freunde, dem Hofrath Himly in Göttingen« ausdrücklich die Ehre gegeben.)

Die Zeitgenossen waren mit Kieser's Abhandlung nicht so ganz unzufrieden. (Vgl. Martin Langenbeck, in seiner neuen Bibl. I, S. 52, 1818.) —

1) Erb-Star lese ich bei Weinhold, 1809, (2.) S. 31. Vgl. § 499, II, II.

2) Tuxka von Knzowitz's compilirte Historia amauroseos vom J. 1781 (XIV, S. 388, S. 250) wird also von Kieser nicht mitgerechnet. Und ebenso wenig Herrn Lefebûre's Machwerk, aus dem Jahre 1801. (Vgl. XIV, S. 590.)

3) Natürlich gehört ja die erste Form mehr zur Asthenopie, als zur Amaurose. Diese Verwechselung ist erst in der folgenden Epoche endgültig abgestellt worden.

Wir können Jena nicht verlassen, ohne der Preisschrift von Hassenstein zu gedenken, Commentatio de luce ex quorundam animalium oculis prodeunte et de tapeto lucido, Jenae 1836. Diese Abhandlung gehört zu den Vorarbeiten für die Erfindung des Augenspiegels.

§ 529. In Bayern[1])

wurde die erste Universität 1472 zu Ingolstadt von Ludwig dem Reichen, Herzog von Ober- und Nieder-Bayern, begründet; dieselbe aber 1800 nach Landshut[2]) und 1826 nach München verlegt.

In Landshut wirkte von 1804—1819 als Prof. der Chir. Ph. von Walther (§ 505), der sofort eine Augenklinik begründete und eine umfassende Lehrthätigkeit entfaltete.

Bereits im Sommer-Semester 1805 hielt er einen theoretischen Kurs, Lehre der Erkenntniss und Heilung der Augenkrankheiten nach Richter, Schmidt und Scarpa, und einen klinischen Kurs. Im Winter-Semester 1806/1807 Klinik im Augenkranken-Institut. Vom Winter-Semester 1808/1809 ab, hielt er den theoretischen Kurs nach eignem[3]) Entwurf. Das chir. und Augenkr.-Clinicum hält Walther bis zu seinem Abgang nach Bonn, erbietet sich auch gelegentlich zum Kurs der chirurgischen und Augen-Operationen.

Mit einem Operations-Kurs an seinem Augen-Phantom und an der Leiche beginnt Walther's Nachfolger, F. von Reisinger, zu Landshut, Winter-Semester 1819/1820. Er hält auch das chir. und Augen-Klinikum sowie Vorlesungen über Augen- und Ohrenkrankheiten bis zu seinem Abschied, 1824.

Sein Nachfolger Ekl hält die chir. und Augenkranken-Klinik bis 1826, d. h. bis zur Verlegung der Universität nach München.

Franz R. Reisinger[4]),

geboren zu Coblenz im Jahre 1787, als Sohn des Leibarztes vom letzten Kurfürsten zu Trier, übersiedelte 1794 mit seinen Eltern nach Augsburg, studirte in Landshut, Würzburg und Göttingen, hier namentlich bei Langenbeck d. Ae., und promovirte daselbst 1814 mit der Dissertation (1) »De exercitationibus chirotechnicis et de constructione et usu phantasmatis[5]) in

1) Meinem Freunde O. Eversbusch in München bin ich für Mittheilung der genauesten Listen und der wichtigen Daten zu ganz besondrem Danke verpflichtet. Vgl. auch O. Eversbusch, die Entwicklung der Augenheilk. an der Univ. München, M. 1909.

2) L. hatte 1837 nur 3600 Einwohner.

3) Er ist also früher selbständig geworden, als J. Beer. (Vgl. XIV, 498.)

4) Biogr. Lex. IV, S. 698.

5) φάντασμα, Erscheinung, Bild. Phantoma ist kein griechisches Wort, sondern aus der provençalischen Umbildung fantauma (aus fantasma) in das französische (fantôme) übergegangen. — Phantom ist wohl zuerst in der Geburtshilfe auf die zum Unterricht dienende Nachbildung der bei der Entbindung zu behandelnden Theile angewendet worden und findet sich bei Gabler (1837), bei Guttmann (1909). (In der Sprache der Philosophie sind Phantasmen rein subjektive Trugbilder der Einbildungskraft; Phantome aber solche, bei denen ein äußerer Anlaß mitwirkt.

ophthalmologia«, die er auch deutsch (1a) in den Beiträgen zur Chirurgie und Augenheilkunde (I, 1813, Göttingen,) veröffentlichte.

In den Jahren 1816 und 1817 unternahm er wissenschaftliche Reisen in Deutschland, Frankreich sowie in England, wo er sich besonders an Astley Cooper in London anschloss, und ließ sich dann in Augsburg als praktischer und Wundarzt nieder.

Sein Lehramt in Landshut verwaltete R. mit Eifer und Wärme, wurde auch 1822 zum o. Prof. ernannt; gerieth aber, da er gewohnt war, im Vertrauen auf seinen guten Willen, gradenwegs auf sein Ziel loszugehen, in Fehde mit seinen Kollegen und mit den akademischen Behörden, so dass seine Versetzung als Professor der Geburtshilfe nach Erlangen 1824 durch eine Kgl. Entschließung verfügt wurde, so sehr R. auch hervorhob, dass dadurch sein Ruf als Chirurg und Augenarzt völlig vernichtet werde.

Er nahm auch alsbald seinen Abschied aus dem Staatsdienst und wurde 1826 vom Magistrat in Augsburg mit der Stelle des Oberwundarztes und 1831 mit der Direktion des städtischen Krankenhauses betraut. In diesem Amt und in einer ausgedehnten Privat-Praxis war er unermüdlich thätig bis zu seinem Tode, der am 24. April 1855 erfolgt ist.

Als edler Menschenfreund hat R. eine Reihe von Wohlthätigkeits-Anstalten gestiftet, so 1839 eine Augenheilanstalt für Augenkranke vom Lande[1]), für die er in seinem Testament bedeutende Mittel hinterließ; 300000 fl. vermachte er der Universität München zu einer praktischen Bildungs-Anstalt für Aerzte: als solche entstand die seinen Namen führende Universitäts-Poliklinik.

Die Augenheilkunde hat Reisinger zu fördern gesucht (2) durch eine Verbesserung der Pupillen-Bildung mittelst seines Doppelhäkchens, das ja Jeder von uns noch heute besitzt und manche, wie Kollege Eversbusch, in schwierigen Fällen gern anwenden; sowie (3) durch die Keratoplastik, Versuch zur Erweiterung der Augenheilkunst, indem er auf Grund von Versuchen an Kaninchen mit als erster den Gedanken erörtert, eine unbrauchbare menschliche Hornhaut durch die durchsichtige eines Thieres zu ersetzen. (Vgl. XIII, S. 459, No. 38 und S. 461 No. 73.)

Ferner hat er in den von ihm herausgegebenen Bayrischen Annalen für Abhandlungen, Erfindungen, Beobachtungen aus dem Gebiete der Chirurgie, Augenheilkunst und Geburtshilfe, I, 1, Sulzbach 1824, in welchen auch die Abhandlung über Keratoplastik erschienen ist, noch die folgenden Gegenstände bearbeitet:

(4) Ueber die Anwendung und den Nutzen nasskalter Ueberschläge nach Augen-Operationen.

(5) Sicherung einer radikalen Kur der Striktur des Nasenkanals, als Bedingung der Kur von Thränenwassersucht oder Thränensack-Fistel, durch Anwendung eines bleiernen, gerinnten Stiftes. Vgl. XIV, S. 38.)

1) Damals, vor Einführung der Eisenbahnen, noch wichtiger, als heute.

(6) Die Heilung einer sarkomatösen Ausstülpung des oberen Augenlides durch Ausschneiden eines Stückes der inneren Augenlidhaut. — Zu erwähnen ist noch schließlich:

(7) Ueber das Wirken der chir. Lehranstalt zu Landshut . . . nebst einem Bericht über die chir. ophthalmol. Klinik und Poliklinik, Sulzbach 1823.

(8) (Salzburger) med. chir. Zeitung, 1825, I B., S. 237 fgd., Hyoscyamin und Atropin.

VIII. Schon 1824 hatte Reisinger in seinen Bayrischen Annalen die von Brandes und Runge entdeckten narkotischen Basen des Hyoscyamus und der Belladonna, die hier als Hyoscyamin und Atropin bezeichnet werden, für die Augenheilkunde empfohlen. Jetzt giebt er an, daß bei einer bejahrten Star-Kranken, wo Bilsenkraut-Auszug beträchtliches Brennen und geringe Pupillen-Erweiterung bewirkte, ein Tropfen der Hyoscyamin-Lösung (von 1 Gran in 1 Scrupel, also von 0,05 in 1,25) ohne Brennen kräftige Pupillen-Erweiterung hervorrief. Atropin (Gr. 1 in 2 Scrup. Wasser, also 0,1 in 2,5) war nützlich bei Iritis.

Netzhaut-Lähmung ist, nach seinen Thier-Versuchen, nicht zu fürchten.

Diese Bemerkungen sind ja sehr wichtig gewesen. Aber dass Reisinger Hyoscyamin und Atropin als Mydriatica in die Augenheilkunde eingeführt, wie A. Hirsch (S. 387) angiebt, ist schon darum unrichtig, weil jener ja noch nicht mit den reinen Alkaloïden gearbeitet hat, die erst 1831—1833 entdeckt worden sind. Vgl. § 482.

Anton Ekl[1]),

1781 zu Freising geboren, studirte in Landshut, ging auf Reisen, wurde 1824 Prof. an der Universität zu Landshut und blieb, nach der Verlegung derselben, als Prof. an der chirurgischen Schule zu Landshut zurück, bis zu seinem Tode, der am 13. September 1830 erfolgt ist. Er schrieb Berichte über die chirurgische Klinik zu Landshut, aber nichts über Augenheilkunde.

Die Schrift von der Thränensackfistel, München 1852, ist von einem jüngeren Max August Ekl.

§ 530. Im Jahre 1826 wurde die K. Ludwig Maximilian-Universität von Landshut verlegt nach der herrlichen Kunst-Stadt

München[2]),

die ja auch in unsrer schönen Literatur und in der Wissenschaft damals eine so hervorragende Rolle gespielt hat.

Der erste Professor der Chirurgie war Philipp Wilhelm, der von 1826—1830 chirurgisch-augenärztliche Klinik hielt, auch gelegentlich Augenheilkunde nach eignem Plane las.

1830 wurde Philipp von Walther (§ 505) aus Bonn nach München zurückberufen und hielt das chir. und Augenkranken-Klinikum bis 1836, wo er um

1) Biogr. Lex. II, 274.
2) 1836 hatte München 90000 Einwohner, 1905 aber 539000.

Enthebung von dem Direktorial einkam, da es ihm, durch den Widerstand des Ministerium, nicht gelang, eine musterhafte Klinik für Chirurgie und Augenheilkunde einzurichten. Aber über die Augenkrankheiten las WALTHER bis zu seinem Tode; noch für das Wintersemester 1849/50 hat er diese seine Lieblings-Vorlesung angekündigt.

Zwei Semester (S.-S. 1837, W.-S. 1837/1838) war der Lehrstuhl der chirurgischen und Augenklinik verwaist, dann wurde er wieder für einige Semester von WILHELM, hierauf 1841/1842 von STROMEYER vertreten, von 1865 ab regelmäßig von FRANZ CHRISTOPH VON ROTHMUND (senior), der auch Vorlesungen über Augenheilkunde und Augen-Operations-Kurse hielt. Bis 1871 hatte ROTHMUND sen. die chir. und Augenklinik. Dann trat NUSSBAUM an seine Stelle, der schon seit dem W.-S. 1863/1864 chir. und Augenklinik gehalten, auch über Augenheilkunde und Augen-Operations-Lehre gelesen hatte.

Im Jahre 1854 habilitirte sich AUGUST VON ROTHMUND[1] (jr.), der Sohn von FRANZ CHRISTOPH, für Augenheilkunde an der Universität München; 1859 erhielt er als a. o. Prof. den Lehr-Auftrag für dieses Fach, 1863 wurde er zum ord. Prof. der Augenheilkunde ernannt: er musste sich aber mit einer Privat-Augenklinik behelfen, bis er 1879 eine (mittelmäßige) Univ.-Augenklinik erhielt[2]. Im Jahre 1900 ist der Siebzigjährige in den Ruhestand getreten. Sein Nachfolger O. EVERSBUSCH, der Klinik-Erbauer, hat 1906 die neue Augenklinik eröffnet, eine der schönsten, größten, besten, nicht blos Deutschlands, sondern des ganzen Erdballs.

Als A. VON ROTHMUND 1856/1857 noch die chirurgische Poliklinik im Reisingerianum (§ 529) verwaltete, übernahm er gleichzeitig die Leitung der SCHLAGINTWEIT'schen Augenheilanstalt. Diese und ihr Gründer verdienen eine kurze Betrachtung.

WILHELM AUGUST JOSEPH SCHLAGINTWEIT[3],

geboren am 8. Dezember 1792 zu Regen in Niederbayern, entstammte einfachen Verhältnissen, wurde durch Vermittlung eines Benediktiners dem Gymnasial-Unterricht und dem Studium zugeführt, promovirte 1816 in Landshut mit der Dissertation de Cataractarum origine, bereitete sich danach in Wien und Prag und ferner in einer fast zweijährigen Reise über ganz Deutschland für seine ärztliche Thätigkeit vor und ließ sich dann in München nieder; wurde hierselbst Armenarzt und gründete am 1. Mai 1822 eine Privat-Augenheilanstalt, die er 33 Jahre lang zum Nutzen der Kranken und der Wissenschaft geleitet hat, bis zu seinem Tode, der am 11. August 1854 erfolgt ist.

Die Anstalt von SCHLAGINTWEIT war nur klein; sie enthielt 1852 sechszehn Betten. Aber »718 Star-Blinde wurden in der größten Mehrzahl des Glücks, zu sehen, wieder theilhaftig«, — so heißt es in der

1) Auf seine Verdienste werden wir später eingehen. Vgl. O. EVERSBUSCH, zur Erinnerung an A. VON ROTHMUND, München, 1906 und meinen Nachruf, C.-Bl. f. A. 1906, S. 347.

2) Die »Mittheilungen aus der K. Univ.-Augenklinik, h. v. A. v. R. und O. EVERSBUSCH«, sind 1882 erschienen.

3) O. EVERSBUSCH a. a. O., Biogr. Lexik. V, 220.

Erinnerungs-Schrift von ZIMMERMANN. Unter ROTHMUND's Leitung stieg die Anstalt, die auch dem klinischen Unterricht nutzbar gemacht wurde, von 10 auf 60 Betten; im Jahre 1857/1858 wurden daselbst schon 97 Star-Operationen und 41 Pupillen-Bildungen verrichtet.

SCHLAGINTWEIT gab sich Mühe, die Pupillen-Bildung zu verbessern, durch sein Raphiankistron. (Vgl. XIII, S. 449 u. S. 459, 40 und 41). Endlich hat er auch, zwar nicht als erster[1], aber doch mit großer Klarheit, bei der bösartigen Augen-Entzündung der Neugeborenen »ihre Verhütung durch das Prinzip der prophylaktischen Maaßnahmen als die einzig möglich sichere Heilung dieses zerstörenden Augenleidens« erkannt und den Erlass bezüglicher Vorschriften für das Hebeammen-Personal beantragt. Die Reinlichkeit als Vorbeugung und die ununterbrochene Reinigung des bereits erkrankten Auges als Heilfaktor wird von ihm nachdrücklich eingeschärft.

1. Ueber den gegenwärtigen Zustand der Pupillen-Bildung in Deutschland, München 1818. (Recensirt in LANGENBECK's neuer Bibl. II, 1, S. 13—57, 1819.) Vgl. XIII, S. 449.

2. Erfahrungen über mein Raphiankistron, RUST's Magazin 1820, VIII, und LANGENBECK's neue Bibl. f. Chir. III, 3, 445, 1821.

3. Die bösartige Augen-Entzündung der Neugeborenen, ihre Entstehung, Verhütung und sichere Heilung; nebst Vorschriften für die Hebeammen über ihr Verhalten bei dem ersten Auftreten dieser gefährlichen Augenkrankheit, München 1852.

4. Von seinen Jahresberichten sind 32 Jahrgänge erschienen (1822—1854), die ersten in der (Salzburger) med.-chir. Zeitung, der siebzehnte München 1839, der 32. ebendaselbst, 1854.

§ 531. Auch an den andren bayrischen Universitäten finden wir ausgezeichnete Lehrer, aber die Behörden zunächst nur wenig geneigt, die Augenheilkunde durch Bereit-Stellung der nothwendigen Mittel zu fördern.

Betrachten wir zuvörderst die 1547 vom Fürstbischof JULIUS begründete Julius Maximilian-Universität zu

Würzburg.

Die folgenden genauen Nachrichten entnehme ich der dankenswerthen Arbeit von Prof. HELFREICH in Würzburg: »Zur Geschichte der Augenheilkunde an der Universität Würzburg«. (Centralbl. f. Augenheilk., Dez. 1911.) Nur wenige Bemerkungen über Leben und Schriften der genannten Professoren habe ich beigefügt.

Da 1769 KARL KASPAR SIEBOLD, Oberwundarzt am Julius-Spital, in den Lehrkörper der Universität, als Prof. der Anatomie, Chirurgie und Geburtshilfe, eintrat, war zuerst die Begründung einer chirurgischen Klinik ermöglicht. Eine Reihe von Jahren hindurch hielt S. auch regelmäßig Vorlesungen über Augenkrankheiten, nach PLENCK's Lehrbuch; so noch im Sommer 1800.

1) Vgl. SCARPA 1801, XIV, S. 369, und GIBSON 1807, XIV, S. 207.

In den Jahren 1802—1814 waren es Barthel von Siebold, der Sohn von Karl Kaspar, von 1803 ab Prof. der Chirurgie und Oberwundarzt des Julius-Spitals, ferner Johann Spindler (1777—1840), erst Privatdocent, dann seit 1807 a. o. Prof. der Encyklopädie, Methodologie und Geschichte der Medizin, seit 1812 Prof. der Pathologie, Verfasser einer Abhandlung über die Entzündungen des Auges (Würzburg 1807), und endlich Markard, welche über theoretische Augenheilkunde und über medizinisch-chirurgische Behandlung der Augenkrankheiten lasen, auch über Augen-Operationen.

Von 1816—1833 und dann wieder von 1835—1851 war Kajetan von Textor Prof. der Chirurgie in Würzburg und hat regelmäßig Vorlesungen über Augenkrankheiten gehalten.

Auch der Gründer der naturhistorischen Schule Johann Lucas Schoenlein (1793—1864), seit 1817 Privat-Dozent, von 1820—1830 ord. Prof. der speciellen Pathologie und Therapie und Vorstand der inneren Klinik, hat noch über Augen-Krankheiten gelesen.

Michael Jaeger, der von 1833—1835 mit der Vertretung der Chirurgie in Würzburg betraut war, hat, neben theoretischen Vorlesungen über Ophthalmologie, ausdrücklich chirurgisch-augenärztliche Klinik gehalten. Diese Bezeichnung blieb in der zweiten Periode von Kajetan von Textor (1835—1854), der auch besonderen klinischen Unterricht in der Augenheilkunde ertheilte.

Im Wintersemester 1836—1837 erhielt die Universität von Würzburg durch die Habilitation von Heinrich Adelmann (1807—1884) einen Docenten, der vorwiegend die Augenheilkunde vertrat. Er lehrte theoretische Augenheilkunde und hielt Augenoperations-Uebungen am Phantom und an der Leiche. (1841 wurde er a. o. Prof., 1879 trat er in den Ruhestand.) Von ihm besitzt die jetzige Augenklinik zu Würzburg eine Sammlung selbstgefertigter Aquarell-Bilder der äußeren Augenkrankheiten. Er erfand ein Instrument zur Punktion und Aussaugung des Hypopyon (1852), das zur Anwendung beim Pferde empfohlen wurde, und die transparenten Augenspiegelbilder zum Gebrauch bei Vorlesungen.

Von 1847 ab hielt auch Karl Textor (1815—1880), der Sohn von Kajetan, zuerst als Privat-Docent, dann als a. o.-Professor, eine Reihe von Jahren hindurch (bis 1860) Vorlesungen über Augenheilkunde und Uebungen in den Augen-Operationen.

Von 1853 ab begegnen wir dem glänzenden Namen Heinrich Müller's. (Geboren am 17. Dezember 1820 zu Castell in Unterfranken, seit 1852 a. o., seit 1858 o. Prof. der topographischen und vergleichenden Anatomie, leider schon frühzeitig, am 20. Mai 1864, verstorben.) Berühmt sind seine Untersuchungen über den Bau der Retina des Menschen, Leipzig 1856. Seine gesammelten Schriften hat O. Becker 1872 herausgegeben (I B., 400 S.). H. Müller trug vor über Physiologie des Auges im gesunden und kranken Zustand, über allgemeine Pathologie des Auges, über einzelne Kapitel der Anatomie des Auges mit Rücksicht auf Pathologie; er hielt auch ophthalmologische Kurse und praktische Kurse der Ophthalmoskopie ab.

Der berühmte Ohrenarzt Anton Friedrich von Troeltsch (1829—1890) hat, vor seiner 1860 erfolgten Habilitation für Ohrenheilkunde, zu Würzburg auch augenärztliche Praxis geübt.

Im Wintersemester 1855 ging der Privat-Docent Robert Ritter von Welz (1814—1878) von seiner andersartigen Lehrthätigkeit (über Syphilis, Toxikologie, Zahnheilkunde,) auf das Fach der Augenheilkunde über, das er im Sinne ALBRECHT's VON GRAEFE zu vertreten ausdrücklich ankündigte. Im Jahre 1858 wurde er zum a. o., 1867 zum o. Prof. der Augenheilkunde befördert und erhielt nunmehr den Lehrauftrag für Augenheilkunde, aber keine Augenklinik. Er leistete den ganzen Unterricht in seiner Privat-Klinik.

In dieser Zeit hat auch noch der Vertreter der Chirurgie, Prof. VON LINHARDT, wiederholt die Lehre von Augen-Operationen mit Uebungen angekündigt und vorgetragen. 1870 trat HELFREICH als Privatdocent hinzu.

Im schreienden Gegensatz zu der außerordentlichen Sorgfalt, mit welcher die Lehrer an der Universität Würzburg der Augenheilkunde sich angenommen und sie zu pflegen und zu fördern bemüht gewesen, waren die Einrichtungen, die ihnen zu Gebote standen, geradezu als kläglich und ungenügend zu bezeichnen[1]).

Wie sich aus den Akten des Julius-Hospitals ergiebt, war im Jahre 1807 dem Prof. BARTHEL VON SIEBOLD auf seine Bitte um Ueberweisung eines besonderen Zimmers für Operation und Nachbehandlung von Star-Kranken ein solches von der großherzoglich toskanischen (!) Landes-Verwaltung nur mit dem Vorbehalt bewilligt worden, dass dasselbe, wenn augenblicklich solche Kranke nicht vorhanden wären, auch zur Aufnahme von Wahnsinnigen und andren dringlichen Kranken verwendet werde.

Wie wenig nach Ablauf eines ganzen Menschenalters bei den Behörden die bessere Einsicht und das Streben nach Herstellung würdigerer Zustände gewachsen war, folgt aus der Thatsache, dass im Jahre 1841 die Pflegschaft des Julius-Spitals das von KAJETAN VON TEXTOR gemachte Ansuchen um Herstellung einer eignen Abtheilung für Augenkranke, durch Ueberlassung von zwei Zimmern mit je 6 Betten und entsprechender Einrichtung, nicht nur mit Rücksicht auf die Kosten und den Raum-Mangel abschläglich beschieden, sondern dabei sogar die bisher von dem Oberwundarzt bewirkte Unterbringung von Augenkranken in einigen für andre Zwecke freigehaltenen Zimmern für fernerhin als unthunlich bezeichnet hat.

Es hatte also sein Bewenden bei dem einen ständigen Zimmer; es wurde TEXTOR anheimgegeben, bei zeitweilig größerem Raumbedarf für Augenleidende ein oder das andre der für chirurgische Kranken bestimmte Zimmer durch Entlassung unheilbarer oder besonders langwieriger Fälle frei zu machen.

Als nach VON LINHART's Tode ERNST VON BERGMANN im Winter 1878/1879 die chirurgische Klinik und die Stelle des Oberwundarztes am Julius-Spital übernahm, war die Augen-Abtheilung des letzteren durch zwei Zwischengeschoss-Zimmer dargestellt. Auf den Wunsch VON BERGMANN's übernahm Privat-Docent HELFREICH die operative und sonstige Behandlung der Augenkranken dieser Abtheilung. Bei dem bald darauf erfolgenden Tode des Professor VON WELZ ging dessen Privat-Klinik durch Vermächtniss auf den Staat über, während in Folge dessen die Augen-Abtheilung des Julius-Spitals zu bestehen aufhörte.

Im Jahre 1879 erhielt der Nachfolger des Prof. VON WELZ, JULIUS VON MICHEL, eine staatliche Augenklinik. 1901 wurde sie in den Neubau verlegt. MICHEL's Nachfolger wurde CARL HESS im Jahre 1899.

1) Schon von O. EVERSBUSCH (die Entwicklung d. Augenheilk. a. d. Univ. Landshut-München. 1809) gebührend hervorgehoben.

I. Von den genannten Lehrern aus der Zeit 1800—1850 verdient schon unsre Aufmerksamkeit

I. Karl Kaspar Siebold[1]).

Geboren am 4. November 1736 zu Nideck im Herzogthum Jülich, als Sohn eines Wundarztes, übte er sich bei seinem Vater zwei Jahre sowie drei Jahre lang in französischen Militär-Spitälern, wurde erster Gehilfe des Wundarztes im Julius-Spital, bereiste mit Unterstützung seines Landesfürsten Frankreich, England und Holland, promovirte 1769 und bekleidete die Stelle eines Lehrers der Anatomie, Chirurgie und Geburtshilfe und des ersten Wundarztes mit Auszeichnung ein Menschenalter hindurch. Er starb am 3. April 1807. (Im Jahre 1801 war ihm der Reichs-Adel zu Theil geworden.)

Karl Kaspar Siebold's, der Arzneiwissenschaft Doctors, Hochfürst. Würzb. Hofraths und Leibarztes, der Wundarzneiwissenschaft o. ö. Lehrers, des Hochfürstlichen Julier-Hospitals Ober-Wundarztes... Chirurgisches Tagebuch. Mit 6 Kupfertafeln, Nürnberg 1792, — ein naives, rührendes Werk, dessen Verfasser — seit 25 Jahren Wundarzt d. h. »seit einer Zeit, wo man die Ausübung einer solchen Kunst kaum für die Sache eines ehrlichen Mannes hielt«, — ebenso mit der Sprache ringt, wie er in seiner praktischen Thätigkeit mit dem Unverstand und Vorurtheil der Menschen hatte ringen müssen.

Im Mai 1766 machte S. seine erste Star-Operation an einem 60jähr. Bauer. »Mir hatte ich es zum heiligsten Gesetz gemacht, die Wundarzneikunst in ihrem ganzen Umfang auszuüben . . . Ich sah Daviel's Ausziehung von dem berühmten Pariser Augenarzt Grand Jean[2] 1765 zu Rouen, beim großen le Cat[3]) im dortigen Spital. Durch Selbstübung auf todten Körpern hatte ich dafür, gegenüber dem Verfahren von Berenger und Wenzel, eine gewisse Vorliebe gewonnen«. Das Gesicht wurde nicht vollkommen hergestellt, aber der Mann konnte die Gegenstände deutlich erkennen.

Bei der zweiten Operation wurde der Lappen eckig, doch trat der Krystall leicht aus: 20 Jahre lang hat die 56jährige Frau gut mit dem Auge gesehen. »Doch war ich noch lange nicht mit meiner Geschicklichkeit zufrieden.«

Bei der 3. Star-Operation musste S. stark drücken, es kam eine große Menge gläserner Feuchtigkeit mit hervor, das Auge ging durch Vereiterung verloren. »Ich nahm mir vor, den Schnitt in die Hornhaut grösser zu machen«.

Bei einem 19jährigen Studenten, bei dem der Star nach dem Wurf eines Apfels auf das linke Auge entstanden, kam ein rundlicher, häutiger

1) Biograph. Lexikon, V, S. 390.

2) Abgekürzte Daviel'sche Methode nennt Siebold das Verfahren von Grand Jean, das wir aus B. XIV. S. 102 bereits kennen.

3) § 372.

Körper hervor, den er »mit Gegenwart des Geistes« sofort mittelst der DAVIEL'schen Schere von der gläsernen Feuchtigkeit abtrennte, — mit glücklichem Erfolge. Bei einer 60jährigen kraftlosen Frau erfolgte schon Abends Eiterung. »Bei solchen alten, kachektischen Personen sollte man die Niederdrückung vorziehen«. Bei einem 52jährigen Bauer verletzte er bei der Erweiterung des Schnittes die Iris, so dass viel Blut hervorkam. Er musste sich der Schere zur Erweiterung des Hornhautschnitts bedienen: nach 12 Tagen konnte der Mann gut sehend entlassen werden. Bei der 7. Star-Operation drückte der Gehilfe, so dass eine Portion der gläsernen Feuchtigkeit mit herauskam; es erfolgte aber gute Heilung. Der 8. Star-Ausziehung folgte Entartung des Augapfels. Bei der 9. kam der Star nicht nach Druck und die Ausziehung der zähen Kapsel gelang nur stückweise, mit Verlust einer ziemlichen Portion der gläsernen Feuchtigkeit, die Krystall-Linse sank herunter; der arme Mann erlangte die Sehkraft, wider Erwartung. Eine 31jährige, seit dem 3. Lebensjahre blind, gewann nur geringe Sehkraft und »suchte alles, was sie sah, mit den Händen zu betasten«. Die 11. Ausziehung eines (MORGAGNI'schen) Stares endigte in Eiterung, die 12. und 13., wo der Schnitt zu klein, lieferten unvollkommene Heilung. Bei der 14. Ausziehung wurde die Hornhaut undurchsichtig, da das Messer nicht fein genug schnitt. Einem 19jährigen operirte er den Verletzungs-Star durch Ausziehen mit der Kapsel-Pincette. Die Wunde heilte sehr schön, das Auge war von dem gesunden kaum zu unterscheiden; aber es sah nichts, da durch die Erschütterung auch die Netzhaut gelitten. Aber der Kranke und seine Verwandten waren wohl zufrieden.

Unter den 100 Krankengeschichten des Tagebuchs sind 15 Star-Operationen. Aber die Erfolge des biederen KARL KASPAR SIEBOLD stehen doch weit zurück hinter denen des JAKOB DAVIEL!

II. JOHANN BARTEL VON SIEBOLD[1],

Sohn von KARL KASPAR, am 3. Februar 1744 zu Würzburg geboren, wurde 1797 Adjunkt seines Vaters, 1803 Prof. der Chirurgie und Oberwundarzt des Julius-Spitals, ist aber seiner Thätigkeit bereits am 28. Januar 1814 durch den Tod entrissen worden. Er hat die Keratonyxis für gewisse Fälle warm empfohlen. (Salzburger med.-chir. Z. 1812, No. 17.)

Bedeutungsvoller für unser Fach war

III. KAJETAN VON TEXTOR[2].

Geboren am 28. Dezember 1782 im Marktflecken Schwaben (Oberbayern), studirte er seit 1804 zu Landshut, wo PH. VON WALTHER ihn für die Chirurgie begeisterte, und wurde 1808 zum Doctor befördert. Mit einem

1) Biogr. Lex. V, S. 396.
2) Biogr. Lex. V, S. 635.

Reise-Stipendium der Regierung begab er sich 1809 nach Paris, wo ihn besonders BOYER anzog. Nach zweijährigem Aufenthalt in Paris machte er eine Fußreise durch das südliche Frankreich und die Schweiz nach Pavia, wo er im Winter 1811 den Unterricht SCARPA's genoss; besuchte die Hospitäler Italiens bis nach Neapel und ging darauf nach Wien, wo er unter BEER in den Augen-Operationen sich übte.

Heimgekehrt wurde er zuerst Sekundar-Arzt am allgemeinen Krankenhause zu München und dann 1816 Prof. der Chirurgie in Würzburg. Hier wirkte er schöpferisch auf operativem Gebiet, namentlich dem der Knochen-Resektionen, und brachte mit SCHÖNLEIN, und dem Geburtshelfer d'OUTREPONT, die Universität zu hoher Blüthe, bis das reaktionäre Ministerium täppisch eingriff und ihn mit zahlreichen andren Professoren seiner Stelle enthob.

TEXTOR wurde 1832 als Direktor an die chirurgische Schule zu Landshut versetzt; im Spätherbst 1834 aber wieder nach Würzburg zurückversetzt.

Im Jahre 1835 veröffentlichte TEXTOR seine Grundzüge zur Lehre von den chir. Operationen und wirkte weiter mit unermüdeter Freudigkeit seines Amtes bis 1853, wo er, 70jährig bei völliger Rüstigkeit, der Stelle enthoben wurde. Vorlesungen über Chirurgie hielt er bis zu seinem Tode, der am 7. August 1860 erfolgt ist.

Von seinen Veröffentlichungen zur Augenheilkunde wäre zu nennen:

Ueber Star-Operation. (Deutsche Naturforscher-Versammlung zu Bremen, 21. September 1844. Vgl. Sachs' med. Central-Z. 1844 und Annal. d'Ocul. B. 12, S. 212.)

KAJETAN TEXTOR hat die elfbändige Chirurgie seines Lehrers und Freundes BOYER in's Deutsche übertragen und in dem 1820 gedruckten fünften Bande, der auf S. 232—600 von den Augenkrankheiten handelt, zahlreiche eigne Anmerkungen hinzugefügt.

IV. KARL TEXTOR[1]),

KAJETAN's Sohn, geboren am 19. Januar 1815 in München, machte seine Studien zu Würzburg, erhielt mit seiner Inaugural-Abhandlung (1) »Ueber die Wieder-Erzeugung der Krystall-Linse« Würzburg 1842 (71 S., mit 3 Tafeln,) die Doktorwürde, wurde 1850 a. o. Prof., machte sich 1866 und 1870/1871 durch Behandlung von Verwundeten in Würzburg verdient, wurde 1874 pensionirt und ist am 31. Juli 1880 gestorben.

Von seinen weiteren zahlreichen Arbeiten kommt für unser Fach noch in Betracht

2. »Ueber Ausrottung der Thränendrüse zur Heilung des Thränenträufelns. J. d. Chir. u. Augenh. N. Folge 1846, VI.

3. Hornhaut-Erweichung nach Star-Operation. Aerztl. Congress zu Nürnberg 1845. (Ann. d'Ocul. B. 16, S. 192, 1846).

4. Angeborener Iris-Mangel, J. d. Ch. und Augenh. N. F. VII, 1, 204, 1847.

---

1) Biogr. Lex. V, S. 637.

A.) Kajetan's Sätze zur Star-Operation vom Jahre 1844 sind nicht gerade erfrischend: »Drei Verfahren sind bekannt, die Niederdrückung, die Ausziehung, die Zerstücklung. Die letztere wurde zuerst vor 30 Jahren von Buchhorn ausgeführt; sie hat die Erwartungen nicht erfüllt«. Textor sah von Walther die Niederdrückung durch Hornhaut-Stich ausführen und blieb überzeugt von der Ueberlegenheit dieses Verfahrens: er hat es in jedem Fall geübt, wo Hinderungsgründe fehlten. In der Mehrzahl der Fälle hinterlässt der Hornhaut-Stich nur eine kaum wahrnehmbare Narbe: Textor hatte ebenso gute Resultate[1]), wie die Operateure, welche in Frankreich, in Italien, in Deutschland andre Verfahren angewendet. »Der Erfolg[2]) hängt nicht so sehr von der Operation ab, als von der Konstitution des Kranken und der Nachbehandlung. Die schönsten Operationen geben zuweilen die schlechtesten Erfolge und umgekehrt.«

Das ist gewiss so reaktionär, wie möglich. Die Mehrzahl der großen deutschen Chirurgen in der Zeit von 1800—1850 war für die Niederdrückung und gegen die Ausziehung des Stars. Die Wiedereinsetzung der Ausziehung gehörte zu den Forderungen der Reform-Partei.

B.) Karl Textor beginnt seine Dissertation (1) mit der Geschichte.

Haller sagt »neque amissa renascitur (lens cryst.)«. Die Wieder-Erzeugung (d. h. die theilweise) der Krystall-Linse hat zuerst Vrolik 1801 erkannt. (Vgl. § 539, Zusatz 1.) 1825 legten die Herren Cocteau und Leroy d'Etiolles der Akademie der Medizin in Paris eine Denkschrift vor, in der sie nachwiesen, durch sechs Versuche an Kaninchen, Katzen, Hunden, dass nach Ausziehung der Linse in längerer oder kürzerer Zeit eine mehr oder weniger linsenförmig gestaltete Krystall-Masse wieder erzeugt werde. (J. de physiol. par Magendie, VII, S. 30, 1827; Froriep's Notizen 1827 No. 349.)

Im Jahre 1827 vertheidigte Peter Backhausen zu Berlin seine Diss. de regeneratione crystallina. Er hatte 14 Versuchen, an Kaninchen, angestellt; am 17.—25. Tage die Thiere getödtet, und keine Linsenmasse entdeckt. Aber er hat die Thiere zu früh getödtet und öfters auch die Kapsel, das Organ der Wieder-Erzeugung, ganz oder zur Hälfte mit heraus genommen.

---

1) In seiner deutschen Übersetzung der Chirurgie von Boyer V, S. 529 u. 530, 1820 erklärt Kajetan Textor: »Man kann durch die Keratonyxis sowohl die Zerstückelung als auch die Niederdrückung und die Umlegung verrichten . . . Ich habe bis jetzt die Keratonyxis 75 mal unternommen; 61 mal hatte ich günstigen, 14 mal ungünstigen Erfolg.«

2) Genau dasselbe liest man auch in der berühmten Konkurs-Schrift von Nélaton über die Star-Operation. Paris 1850.

In den Jahren 1827/1828 machte Dr. LOEWENHARDT[1]) in Prenzlau (mit Dr. DAVIDSOHN) Versuche an jungen Kaninchen und fand Wieder-Erzeugung der Linse, wenn die Kapsel nicht zerstört worden. (Veröffentlicht ist dies erst im Jahre 1841, in No. 418 der FRORIEP'schen Notizen.)

1828 erschien die Schrift von W. SÖMMERING (§ 539), welche die Wieder-Erzeugung der Krystall-Linse nach der Star-Operation auf das Bestimmteste nachweist. Seinen Beobachtungen schließt sich die von A. K. HESSELBACH[2]) an. (FRIEDREICH und HESSELBACH's Beitr. z. Natur und Heilkunde, II, 131, 1826.) Einer 26jährigen war von K. K. SIEBOLD erfolgreich der Star durch Niederdrücken operirt worden, sie starb 70 Jahre alt. HESSELBACH fand im linken Auge den hinteren Theil des Glaskörpers flüssig, den vorderen gallertig; unterhalb der Pupille auf dem Faltenkranz den Rest der etwa um $^2/_3$ verkleinerten Star-Linse mit einem kleinen Knochenkern. In dem rechten Auge war der Glaskörper ebenso, die verdickte Kapsel war der Pupille gegenüber durchlöchert, und lag als breiter milchweißer Ring um dieselbe herum; auf dem Faltenkranz lag ein Knochenkern. (Was H. als Kapseltrübung beschrieben, hielt TEXTOR für Krystallwulst. Wohl mit Unrecht. Denn H. spricht nicht von Alkohol-Einwirkung.) KARL TEXTOR benutzt die Thatsache, dass die niedergedrückten Stare nach 44 Jahren noch nicht aufgelöst sind, um die Niederdrückung für eine Palliativ-Operation zu erklären und die Ausziehung des Stars mit seiner Kapsel zu empfehlen, sei es durch Einstoßen einer Lanze in den Star, sei es durch Einbringen einer Sonde zwischen Star und Regenbogenhaut. (Vgl. XIV S. 504 und 505.

»Die Ausziehung in der Kapsel ist die radikale Operation. Nur bei Kindern passt Keratonyxis«.

1832 veröffentlichte (im J. f. Chir. und Augenh. XVII, 521) Prof. MAYER zu Bonn seine Versuche an Kaninchen. Nach Entfernung der Linse aus dem Auge wird dieselbe wieder-erzeugt, von der vorderen Kapsel und zwar von ihrem Umfang aus, also ringförmig, und geringer an Masse, als die ursprüngliche gewesen.

W. WERNECK konnte 1834 (von Ammon's Z., IV, S. 21) bei der anatomischen Untersuchung an vier mit Niederdrückung operirten Augen keine Spur neuerzeugter Linsenmasse finden, wohl aber in beiden Augen eines 57jährigen, fünf Jahre zuvor extrahirten Mannes in dem zurückgebliebenen,

1) SIGISMUND EDUARD L., geb. am 12. März 1794 zu Angermünde, machte als Compagnie-Chirurg die Befreiungskriege mit und wirkte zu Prenzlau als Arzt von 1825 ab ein halbes Jahrhundert hindurch, bis zu seinem 1875 erfolgten Tode. Trotz einer bis auf 12 Meilen im Umkreis ausgedehnten Praxis war er literarisch sehr thätig und veröffentlichte auch 1872 »B. Spinoza in s. Verhältniss zur Philosophie und z. Naturforschung«. (Biogr. Lex. IV, 31.)

2) ADAM KASPAR H. (1788—1856), 1817 Prosektor in Würzburg, 1828 Prof. d. Chir. an d. chir. Schule zu Bamberg, als Lehrer nicht anregend, als Chirurg messerscheu, starb im Elend. (Biogr. Lex. III, 185.)

durchsichtigen Linsenkapsel-Falz eine klare, gallertige, bernsteinfarbige Masse, welche in Weingeist rasch zu einem weißlichen, bröcklichen Ring gerann, jedoch keinen Faserbau zeigte.

Beck (ebend. S. 95)[1] fand 14 Jahre nach erfolgreicher Niederdrückung im Auge einer im 47. Jahre an Gebärmutterkrebs verstorbenen Frau die Kapselreste vereinigt zu einem häutigen Ring, der aber keinen Krystallwulst zeigte; von dem niedergedrückten Star keine Spur. (B. leugnet eine eigentliche Wieder-Erzeugung der Krystall-Linse; giebt aber zu, dass die Linsenkapsel nach der Star-Operation fortfahre, krystallinische Masse abzusondern, und dass daraus der Soemmering'sche Krystallwulst entstehe.)

Prof. Retzius (1837, Tidskrift for Läkare 1837 und Schmidt's Jahrb. 1838,) fand neue Linsenmasse in zwei durch Niederdrückung (und Discission) operirten Augen. Pauli (1834, über den grauen Star . . ., S. 21—24,) hat bei einem Jagdhund und bei einem Stier die Ausziehung verrichtet; der erste wurde nach 163, der letztere nach 211 Tagen getödtet; Pauli fand im linken Auge des Hundes und in beiden des Stieres neue Linsen, die aber nur die Hälfte der alten betrugen. Middlemore (1841, Lancet, S. 181,) beobachtete, dass bei jungen Thieren die Linse sich wieder erzeuge, wenn man die Kapsel nur öffne und die Linse vorsichtig entferne.

Karl Textor d. S. machte mehrere Versuche am Kaninchen und fand einmal, nach 8 Monaten einen klaren, sulzigen Krystallwulst, der in Weingeist rasch gerann. Weit wichtiger sind seine (bezw. seines Vaters) anatomische Untersuchungen star-operirter Augen.

Einer 68jährigen machte Kajetan Textor d. V. 1817 die Niederdrückung auf beiden Augen. Das linke, bei dessen Operation die Kranke gegen die Nadel gefahren, ging verloren: das rechte heilte mit guter Sehkraft. Sechs Jahre später starb sie. Im rechten Auge schwamm der Kern, auf die Größe eines Stecknadelkopfes verkleinert, frei in der hinteren Augenkammer. Die Kapselreste hatten sich an die Uvea angelegt. Nach oben über dem kleinen Ring der Iris lag ein kreideweißer Bogen, der, abgelöst, wie erweichter Knorpel sich verhielt und fast noch ganz die vollkommene Kapsel erkennen ließ. (»Dieser weiche, bogenförmige Körper ist der geronnene Krystallwulst.«) Links Netzhaut-Ablösung.

Bei einem 83jährigen, der 13 Jahre nach der Niederdrückung gut sehend gestorben, lag links die Linse, auf die Hälfte verkleinert, außen-unten (hinter der Iris). In der halbmondförmig zusammengezogenen Kapsel fand man eine erst nach Einwirkung des Weingeistes weißlich sich trübende Masse in Form eines unregelmäßigen Halbkreises. Im rechten Auge war die Linse um $^2/_3$ verkleinert. Die neuerzeugte Linsenmasse bildete einen an zwei Stellen unterbrochenen Kreis.

---

1) Vgl. § 534, III.

Bei einem 81jährigen lagen, 5 Jahre nach der Niederdrückung die auf $^1/_3$ verkleinerten Linsen auf dem Faltenkranz; die neugebildete Linsenmasse bildete links einen nur oben nicht ganz geschlossenen Ring, rechts ein V.

Bei einem 79jährigen fand man auf dem linken Auge, mit dem er sieben Jahre lang nach der Niederdrückung gesehen, die bräunliche Linse bis zur Größe eines starken Stecknadelkopfes verkleinert, Glaskörper und Kapsel klar; als aber das Auge 24 Stunden in Alkohol gelegen, zeigte sich hinter dem Sehloch ein kreideweißer Körper, wie eine Fischlinse. (Das rechte Auge war nach der Operation erblindet.) Eine 77jährige, die rechts vor mehreren Jahren operirt worden, mit Ausgang in Pupillen-Sperre [1], wurde am 19. Mai 1841 auf dem linken Auge durch Keratonyxis, mit gutem Erfolg, operirt, und starb am 2. Dezember 1841. Rechts Netzhautablösung. Links durchsichtiger Glaskörper und Kapsel, und in derselben ein ringförmiger, in Weingeist rasch sich trübender Wulst. Die runde, dem Sehloch entsprechende Oeffnung in der Kapsel war durch eine feine, durchsichtige Haut verschlossen, welche als Scheidewand zwischen Wasser und Glasfeuchtigkeit diente. Der bernsteinähnliche Star, um mehr als die Hälfte verkleinert, fand sich im unteren Theil des Glaskörpers schwimmend [2].

Nach Entfernung der Linse aus dem Auge oder aus ihrer natürlichen Stelle wird wieder eine Krystall-Linse (?) oder wenigstens eine kleine Menge Krystall-Masse neu hervorgebracht. Die Linsen-Kapsel ist die Matrix. Wird die Linse mit samt der Kapsel ausgezogen oder niedergedrückt, so ist Wieder-Erzeugung unmöglich. Es ist dasselbe Verhältniss, wie zwischen Beinhaut und Knochen. Die neu erzeugte Linsenmasse ist klar, gewöhnlich bleibt sie hinter der Iris versteckt. Aber selbst, wenn sie in die Pupille vorragt, beeinträchtigt sie das Sehen nur wenig. Eine gewisse Zeit ist zur Bildung nöthig. Beim Menschen hat man sie früher, als 6 Monate nach der Operation, nicht beobachtet.

Die niedergedrückte Linse wird verkleinert, selten ganz aufgesogen. War sie in der Kapsel niedergedrückt, so bleibt sie viele Jahre ganz unverändert. Die Kapsel löst sich nie auf. Die Risse, welche in die Kapsel bei der Operation gemacht werden, schließen sich durch eine feine Haut, welche die neu erzeugte Linsenmasse vor Auflösung schützt. Daß der von Sömmering sogenannte Krystallwulst nicht aus Resten der alten Linse bestehen könne, beweist seine Durchsichtigkeit und seine von der Kapselgestalt abhängige Form.

---

1) Man bemerkt hier wieder, wie XIV, S. 409 Anm. 1, die häufigen Miss-Erfolge der Nadel-Operation.

2) Es ist heutzutage unmöglich, solche Präparate vom Menschen zu gewinnen. Darum sind jene Beobachtungen für uns so wichtig.

(Die von SÖMMERING und KARL TEXTOR d. J. nachgewiesenen Thatsachen werden in der heutigen Literatur nicht genügend berücksichtigt.)

II. Nach dem Vorgang von Dr. BERNARD in Paris (Revue médicale, déc. 1843) hat TEXTOR d. V. einen 25jährigen, dessen haarfeine Thränenfistel durch längere Zeit fortgesetztes Aetzen nicht zum Schlusse zu bringen war, durch Exstirpation der Thränendrüse vom Thränenträufeln geheilt. (Vgl. XIV, S. 39.)

§ 532. Die Friedrich-Alexander-Universität zu Erlangen,

1743 von Markgraf Friedrich begründet, hatte von 1800 ab die folgenden Lehrer der Augenheilkunde[1]):

1. BERNHARD NATHANAEL GOTTLOB SCHREGER, o. Prof., bis Winter-Semester 1825—1826.
2. FRIEDRICH HILDEBRANDT, o. Prof., von Sommer-Semester 1803 bis W.-S. 1815.
3. MICHAEL JÄGER, a. o. Prof., von S.-S. 1827 bis W.-S. 1832—1833 und ferner S.-S. 1835. (Starb 1838.)
4. DIETZ, a. o. Prof., S.-S. 1833 bis W.-S. 1834—1835. Hatte die »chirurgisch-augenärztliche Klinik« zu leiten.
5. Dr. RIED, Assistent, erhält S.-S. 1838 die stellvertretende Leitung der chirurgisch-augenärztlichen Klinik. Derselbe hielt, als Privatdozent, von S.-S. 1843 bis W.-S. 1846—1847 einen Kursus der Augen-Operationen.
6. L. STROMEYER, o. Prof., W.-S. 1838—1839 bis W.-S. 1840—1841.
7. HEYFELDER, o. Prof., W.-S. 1841—1842 bis W.-S. 1854—1855.
8. THIERSCH, o. Prof., S.-S. 1855 bis S.-S. 1867.
9. Dr. HEYFELDER, Privatdozent, S.-S. 1855 bis W.-S. 1855—1856.
10. HEINEKE, o. Prof., seit W.-S. 1867—1868. —
11. JULIUS MICHEL, 1873 zum a. o., 1874 zum o. Prof. der Augenheilkunde ernannt, W.-S. 1873—1874 bis S.-S. 1879.
12. H. SATTLER, o. Prof., W.-S. 1879—1880 bis W.-S. 1885—1886.
13. O. EVERSBUSCH, o. Prof., W.-S. 1886—1887 bis W.-S. 1900—1901.
14. OELLER, o. Prof., seit S.-S 1901.
15. Dr. KÜMMEL, Privatdozent, seit S.-S. 1910. — Bis 1873 finden sich nicht für jedes Semester, sondern öfters nur alle zwei oder drei Semester Vorlesungen über Augenheilkunde angekündigt.

Bis 1873 hatte die Augenheilkunde kein eignes Institut, sondern war verbunden mit der chirurgischen Klinik.

Im November 1815 hatte BERNH. NATH. SCHREGER dieselbe mit 8 Betten und einem Fonds von 500 Gulden mühselig begründet. Später war sie wohl vergrößert worden und erhielt 1827 von MICHAEL JAEGER den Namen chirurgisch-augenärztliche Klinik wegen der vielen Augenkranken, welche damals die chirurgische Klinik aufsuchten.

1) Den Herren Collegen EVERSBUSCH und OELLER bin ich für diese Mittheilung zu besondrem Dank verpflichtet.

Als Julius Michel den speziellen Lehrauftrag für Augenheilkunde erhielt (15. März 1873), wurde das Institut für Augenheilkunde in gemietheten Räumen untergebracht. Schon 1876 wurde der Antrag gestellt, ein eignes Gebäude zu errichten; neue Pläne hat Sattler ausgearbeitet; aber erst dem Klinik-Erbauer O. Eversbusch[1]) sollte es 1893 gelingen, die neue Augenklinik von Erlangen fertig zu stellen.

Philipp von Walther in München, Textor sr. in Würzburg, vielleicht auch Michael Jäger in Erlangen, haben ihre Kraft vergeblich eingesetzt, um zweckentsprechende Augenheil-Anstalten zu schaffen. Die Zeit dafür war noch nicht gekommen; zwei Menschen-Alter mußten noch vergehen, bis auch in Bayern neue Augenkliniken gebaut wurden, die nicht nur zu den schönsten, sondern auch zu den größten und besteingerichteten gehören, welche der heutige Besucher, selbst wenn er schon vieles gesehen, mit Staunen und Bewunderung betrachtet.

Bernhard Nathanael Schreger (1766—1825), seit 1797 Professor der Chirurgie zu Erlangen, wird von H. Rohlfs zu den deutschen Klassikern der Chirurgie gerechnet.

Friedrich Hildebrandt (1764—1816), seit 1795 Professor der Medizin und Chemie, später auch noch der Physik, in Erlangen, hat ein treffliches Lehrbuch der Anatomie, eines der Physiologie, der Chemie, der Pharmakologie und auch 1786, als er sein Amt als Professor der Anatomie am Colleg. med. zu Braunschweig antrat, eine Schrift de motu iridis verfaßt.

Johann Dietz (1803—1877) praktizierte nach längeren wissenschaftlichen Reisen in seiner Vaterstadt Nürnberg, bekleidete 1832—1834 den Lehrstuhl der Chirurgie zu Erlangen und kehrte dann nach Nürnberg zurück, wo er Direktor der chirurgischen Abtheilung am Krankenhause wurde und ebenso Vorstand der Maximilians-Augenheilanstalt für arme Augenkranke. Bis an sein Lebensende vollführte er, ohne Brille, mit sicherer Hand die Star-Ausziehung.

Franz Jordan Ried (1810—1895), vertrat 1837—1838 seinen erkrankten Lehrer Michael Jäger, habilitirte sich 1839 und wurde 1846 als o. Professor der Chirurgie nach Jena berufen.

I. Michael Jäger[2]),

am 10. August 1795 zu Würzburg geboren, studirte daselbst und erwarb 1819 den Doktor, machte eine wissenschaftliche Reise nach Wien, Berlin, Hamburg, habilitirte sich 1822 und erhielt 1826 die durch Schreger's Tod erledigte Direktion der chirurgisch-augenärztlichen Klinik zu Erlangen, als a. o. Professor. Er erweiterte und verbesserte die Klinik und wurde 1832 zum o. Professor ernannt, wozu er das klassische Programm über Resektion der Knochen schrieb. Außerordentlich thätig war er für das von der Berliner medizinischen Fakultät herausgegebene encyklopaedische Wörterbuch, für Rust's Handbuch der Chirurgie und für das von ihm selber mit Walther und Radius redigirte Handwörterbuch der Chirurgie und

1) Vgl. seine Schrift »Die neue Universitäts-Augenklinik zu Erlangen«. Wiesbaden, 1893.

2) Biogr. Lexikon, III, S. 374.

Augenheilkunde. (Vgl. § 527, I). Sehr gegen seinen Wunsch wurde er 1832, an Stelle des straf-versetzten KAJETAN TEXTOR, zum Professor der Chirurgie in Würzburg ernannt; aber schon nach 2 Jahren wieder nach Erlangen zurückversetzt. Indeß trug er schon den Keim des Todes in sich. Ein Kehlkopf- und Brustleiden machte solche Fortschritte, dass er sich vertreten lassen musste. Am 2. Februar 1838 ist er verstorben.

Von M. JÄGER, der selber (1, S. 15) seine Vorlesungen über Augenheilkunde ausdrücklich erwähnt, dem v. AMMON (in seiner Z. f. O. I, S. 66, 1830) für so manche gründliche Belehrung auf dem Gebiet der Augenheilkunde seinen »öffentlichen Dank« ausgesprochen, haben wir mehrere Veröffentlichungen zur Augenheilkunde.

1. Klinische Beobachtungen über Augen- und Ohr-Krankheiten. (AMMON's Z. f. d. Ophth. V, 1—20, 1837.) Angeborene Kleinheit des Auges kommt vor, auch einseitig, auch mit Kolobom, bei leidlicher Sehkraft; doch kann diese später, in den zwanziger Jahren des Lebens, zu Grunde gehen[1].

Eine 18 jährige zeigt angeborenen gänzlichen Iris-Mangel (Irideremia completa). Der Grund des Auges erscheint braunschwarz. Bei einfallendem hellerem Licht, besonders der Sonne oder einer Kerze, sieht der einige Schritt entfernte Beobachter ein Leuchten, wie das eines dunklen Rubins. Dies ist die Folge des Licht-Reflexes! Im Finstern ist dieses Leuchten nicht vorhanden. — Auch ein Brücken-Kolobom der Iris wird genau beschrieben.

2. Unter M. JÄGER's Einfluss entstand ROSENMÜLLER's Dissertation

de Staphylomate scleroticae, de Cataracta nigra, Erlangen 1830.

M. JÄGER schloss sich der Ansicht von AMMON's an, dass das Lederhaut-Staphylom lediglich auf den Druck zurückzuführen sei, den die in Folge von Aderhaut-Entzündung ergossene Flüssigkeit auf die Lederhaut ausübe. Über den schwarzen Linsenstar vgl. § 520, 1.

3. Nach CARL SCHMIDT (Inaug. Abhandl. über die Hyperkeratosis[2], Erlangen 1830[3]) war es Prof. JÄGER vorbehalten, die erste anatomische Untersuchung der kegelförmigen Hornhaut an zwei menschlichen Augen anzustellen.

Ein 39 jähriger mit angeborener Blindheit[4]) zeigte beiderseits Hornhautkegel; namentlich links ist der Kegel deutlich, der höchste Punkt in der Mitte. Am 2. März 1830 machte JÄGER des Versuches wegen die Punktion mittelst BEER's Star-Nadel durch die Mitte der linken Hornhaut und fand dieselbe weder dick noch der Nadel widerstehend: es stürzte sogleich viel wässrige

1) Vgl. C.-Bl. f. A. 1881, S. 265.

2) Vgl. § 544, XIV, 11, S. 426.

3) Vgl. v. AMMON's Z. f. d. Ophth. I, S. 544—549.

4) Hornhautkegel neben angeborener Blindheit, die später etwas sich besserte, habe auch ich beobachtet.

Feuchtigkeit heraus, die, auf die Zunge gebracht, ziemlich sauer schmeckte. Am 26. Juli d. J. starb der Kranke an Schwindsucht: die anatomische Untersuchung wurde Tags danach durch Prof. Rudolf Wagner, in Gegenwart von Jäger und Fleischmann, ausgeführt. Auf dem Durchschnitt der Hornhaut zeigte sich »das mittlere Drittel dreimal dünner, als gewöhnlich, ähnlich einem Postpapier, und die zwei äußeren Drittel bedeutend verdickt... Die Descemet'sche Haut nicht verdickt. — Die linke Hornhaut ist an den äußeren Teilen etwas verdickt, in der Mitte um die Hälfte verdünnt. Der obere Theil der Descemet und die innerste Lamelle der Hornhaut hängen mit der Grenze der Regenbogenhaut und dem Strahlenband fest zusammen... Wer bei der Punktion in der Mitte einstach; musste die Hornhaut dünn finden, dick dagegen, wer gegen den Rand einstach«. (Ein reiner Fall von Hornhautkegel war dies wohl doch nicht! Dass Hornhautkegel eine Wassersucht bei Verdünnung sei, hat Chelius schon 1818 ausgesprochen. Vgl. § 535, IV.)

4. Klingsohr's Dissertation über die Überhäutung der Bindehaut, Erlangen 1830. Vgl. Ammon's Z. I, S. 67, 1830.

Es besteht Unfähigkeit des Lid-Schlusses (Lagophthalmos), wegen Verkürzung des Oberlides. Die Augapfelbindehaut ist trocken, wie die eines Todten; versucht der Kranke das obere Augenlid zu öffnen, so bildet sich um die untere Seite der Hornhaut herum eine Reihe von 5—6 Falten.

5. Geschichte einer Entzündung der Ader-, Nerven- und Glashaut und ihres Ausganges in das hintere Eiter-Auge in Folge der Niederdrückung des Stars, nebst anatomisch-pathologischer Untersuchung des Auges. Beobachtet von Prof. Jäger in Erlangen, beschrieben von Dr. Franz Rienecker[1]. (Ammon's Z. f. d. O., V, S. 358—363, 1837.) Vgl. § 488, XIV, II, S. 75.

6. Einen Fall von kugelförmigem Lederhaut-Staphylom und ein ringförmiges hat Jäger anatomisch untersucht. (Kincker, die Entzündung der Gefäß-, Nerven- und Glashaut, Würzburg 1834; v. Ammon's Z., V, S. 363 bis 364.)

II. Louis Stromeyer,

der sich selbst als dankbaren Schüler von Friedrich Jäger bezeichnet, ist bereits (§ 493) als der Urheber der Schiel-Heilung durch Muskelschnitt gepriesen worden.

Aus seiner bayrischen Zeit (allerdings aus München) stammt eine interessante Schrift:

Das Korektom[2], ein neues Instrument für die künstliche Pupillen-Bildung und für die Extraction des angewachsenen Staares von Dr. Louis Stromeyer,

1) In seiner Dissertation, Würzburg 1834.

2) Über den Namen vgl. XIII, 445. Das Instrument soll ein Stück aus der Iris schneiden, müsste also Iridektom heißen. — Der einfache Titel ist zu beachten.

Professor in München, früher in Hannover und Erlangen. Augsburg 1842. (II + 8 S., 3 Tafeln.)

Die Operation des stark mit der Iris verwachsenen Stars liefert selten ein glückliches Ergebniß. Früher machte man die Iris-Ablösung mit Rücklagerung des Stars; jetzt ist man zu Wenzel's Operation zurückgekehrt, mit dem Hornhaut-Lappen zugleich einen Iris-Lappen zu bilden: aber dies bietet die größten Schwierigkeiten. Auf dem rechten Auge einer 50jährigen erfolgte nach geräumigem Hornhautschnitt und Kapseltrennung schwieriger Austritt des Stars, mit Glaskörpervorfall, und schließlich Pupillensperre. »In einer unruhigen Nacht fasste Stromeyer die Idee zu der neuen Methode.«

»Die chirurgische Idee, welche dem Instrumente[1]) zu Grunde liegt, besteht in der Durchbohrung der vorderen Augenkammer vermittelst einer Lanze, welche dem Kammerwasser den Abfluss gestattet, und dadurch ein dichtes Anliegen der Iris an die Hornhaut herbeiführt; die darauf vorzuschiebende rautenförmige Starmesserklinge dringt dann gleichzeitig durch Hornhaut und Iris, bildet nach oben einen halbmondförmigen Schnitt durch Hornhaut und Iris und schneidet nach unten die Iris allein horizontal ab, da sich dieselbe zwischen der aufstrebenden Spitze des Starmessers und der oberen schneidenden Kante der Lanze befindet.« Die Operation gelang vollkommen. (Die Lanze hat die Form unsres Schmalmessers. S.'s Gedanken können wir heute, wenn nöthig, mit diesem allein schon ausführen.)

III. Joh. Ferd. Heyfelder[2]),

am 19. Januar 1798 zu Küstrin geboren, trug bereits im Alter von 16 Jahren die Waffen gegen Frankreich, studirte dann Heilkunde in Berlin, Jena, Würzburg, Tübingen, Breslau, bereiste Süddeutschland und Österreich und hielt sich ein Jahr in Paris auf; er hat auch später vielfach als Vermittler zwischen deutscher und französischer Wissenschaft gewirkt. Zuerst Arzt in Trier, Mitarbeiter an der Berliner Encyklopaedie und an Rust's Handbuch, dann 1831 als Regierungs-Kommissar zum Studium der Cholera nach dem Osten Deutschlands, nach Russland, nach Frankreich gesendet, 1833 Medizinalrath in Sigmaringen und Reformator des dortigen Medizinalwesens, wurde er 1841 als Professor der Chirurgie und Augenheilkunde nach Erlangen berufen und wirkte daselbst als unerschrockener Operateur und geschätzter Lehrer. 1854 trat er zurück, wegen Misshelligkeiten mit seinen Fachgenossen, und wirkte in Russland, erst als Oberchirurg in Finnland, dann, als wirklicher Staatsrath, im Lehrfach und am Hospital zu St. Petersburg. Todeskrank wurde er von Heimweh ergriffen und starb zu Wiesbaden am 21. Juni 1869.

---

1) »Dasselbe hat den etwas verbesserten Mechanismus des Jäger'schen Doppelmessers«. Vgl. XIV, 554 sowie auch das Starnadel-Messer von Blasius, § 499, III.

2) Biogr. Lex. III, S. 178.

J. F. Heyfelder hat außer seinen bedeutsamen Schriften über Cholera, chirurgische Narkose, Resektionen und Amputationen, auch etliche nicht unwichtige Mitteilungen zur Augenheilkunde gemacht.

1. Das chirurgische und Augenkranken-Clinicum der Universität Erlangen vom 1. Oktober 1841 bis zum 30. September 1842 von Prof. Heyfelder. (44 S. 8°, S.-A. aus den Heidelberger med. Annalen, 1842.) 153 Augenkranke, 30 Schiel-Operationen, 2 Star-Operationen durch Lederhaut-Stich!
2. Das chirurgische und Augenkranken-Clinicum zu Erlangen vom 1. Oktober 1842 bis zum 30. September 1843, von Dr. Heyfelder, o. ö. Prof. d. Med. und Dir. d. chir. Klinik, Erlangen 1843. (85 S.) 153 Augenkranke, 39 Operationen, 18 Schiel-Operationen, 8 Star-Operationen durch Lederhaut-Stich.
3. Das chirurgische und Augenkranken-Clinicum der Universität Erlangen, vom 1. Oktober 1843 bis zum 30. September 1844, von Dr. Heyfelder, o. ö. Prof. . . ., Berlin 1845. (120 S. 8°, S.-A. a. d. J. d. Chir. u. Augenh., B. 33, S. 554—672.) 159 Augenkranke, 36 Operationen; 17 Star-Operationen durch Lederhaut-Stich, 1 durch Ausziehung.

   Florent Cunier, sonst karg in seinem Lob, zumal gegen Deutsche, rühmt von Heyfelder: Il ne cherche ni à briller ni à éblouir. (Annal. d'Ocul., XIII, 191, 1845.)
4. De l'influence de la commotion sur l'œil. Par le Dr. Heyfelder, Prof. ord. et Dir. de la clin. chir. à Erlangen. Traduit [1]) de l'allemand, sur le manuscrit de l'auteur, par le Dr. Ph. van Meerbeeck d'Anvers. Annal. d'Ocul., XIII, S. 145—157, 1845.
5. Mikroskopische Untersuchungen über die krankhaften Geschwülste, Heidelberger klin. Annalen 1845.
6. Anatomische Untersuchung eines Auges mit Koloboma iridis. Ammon's Z. III, 467, 1833.

(I.) Ein 4jähriger hatte seit 14 Tagen die Sehkraft des rechten Auges verloren. Heyfelder fand Reiz-Zustand, hinter der gesunden Hornhaut einen rundlichen, durchsichtigen, glänzenden Körper, diagnosticirte sofort Vorfall der Linse und extrahirte dieselbe am folgenden Tage durch einen halbmondförmigen Schnitt. Mikroskopisch untersucht, wurde sie gesund befunden. Die Sehkraft ward wieder hergestellt.

(IV.) Heyfelder hebt richtig hervor, dass die Erschütterungen des Gehirns, des Rückenmarks usw. lange beschrieben sind, während man von denen des Seh-Organs gar nicht oder sehr oberflächlich handelt; und giebt sich Mühe, die Erschütterungen der verschiedenen Augentheile, auch die der Netzhaut, zu umschreiben: ein Versuch, der bei dem damaligen Zustand der Wissenschaft nicht recht gelingen konnte.

(V.) Der letzte Satz gilt auch von den mikroskopischen Untersuchungen krankhafter Geschwülste, die Heyfelder mit Dr. Herz unternommen und

---

1) Das Biogr. Lex. rühmt die Fertigkeit, mit der Heyfelder das Französische schrieb und sprach (?).

auch auf den Markschwamm des Auges (ein vorgeschrittenes Netzhaut-Gliom bei einem $1\frac{1}{2}$jährigen Kinde, mit örtlichem Recidiv,) sowie auf einen melanotischen Markschwamm ausgedehnt hatte.

IV. Von FRIEDRICH HEYFELDER's Sohn OSCAR,

geboren 1828, promovirt 1851, haben wir einen Bericht über »das Augenkranken-Clinicum zu Erlangen vom 1. Oktober 1853 bis 1. August 1854«. (S.-A. aus Göschen's deutscher Klinik, 17. S.)

»Die Augenkranken-Klinik verband der klinische Vorstand mit der chirurgischen ... Als eine Art Erweiterung der Augenklinik benutzte ich im Sommersemester meine systematische Vorlesung über Augenheilkunde (mit Krankenvorstellungen).«

Einem 62jährigen Starblinden wurde das rechte Auge durch Ausziehung erfolgreich operirt. Links, wo die Pupille wegen Synechien sich nur wenig erweiterte, wurde der Star durch Lederhautstich umgelegt und, da er immer wieder aufstieg, zerstückelt. Es folgte Entzündung und Hypopyon. (FRIEDRICH JÄGER's Dissertation über Keratonyxis ist 1812, ED. JÄGER's über Star-Operation 1844 erschienen[1]; und 1854 wird noch die Linse eines 62jährigen zerstückelt.)

V. KARL FRIEDRICH CANSTATT[2].

Geboren am 11. Juli 1807 zu Regensburg als Sohn eines Arztes, studirte er in Wien, dann in Würzburg, unter SCHÖNLEIN, und promovirte daselbst 1831 mit der Abhandlung (1) »über den Markschwamm des Auges und das amaurotische Katzenauge«. 1832 begab er sich nach Paris, (zum Studium der Cholera, betheiligte sich aber auch an SICHEL's Klinik[3]), und darauf nach Brüssel, wo er die Leitung eines Cholera-Hospitals übernahm; danach wandte er sich wieder der Augenheilkunde zu und verfasste (2) »Mémoire et observations sur la cause qui entretient l'ophthalmie militaire dans l'armée Belge« (Bruxelles 1834) und 3. »über die Krankheiten der Chorioïdea und den Zusammenhang derselben mit Glaucom«.

1838 ließ er sich in Regensburg nieder, gründete 1841 den Jahresbericht über die Fortschritte der Medizin, der heute noch fortbesteht, und begann sein Handbuch der medizinischen Klinik. Im Jahre 1844 nahm er den Ruf nach Erlangen als Professor der inneren Klinik an; aber bereits 1850 hat das 1846 manifest gewordene Lungenleiden seinem thätigen Forscherleben ein Ende gesetzt.

(I.) CANSTATT's Dissertation, vom Verf. selber als Werk eines Schülers bezeichnet, ist in der Literatur viel besprochen worden.

1) Vgl. XIV, S. 552 u. 557.
2) Biogr. Lex. I, S. 656.
3) AMMON's Monatsschr. II, 231, 1839 und J. d. Ch. u. Aug. B. 27, S. 174, 1838.

»Die Geschichte des Augen-Markschwamms soll nur die Schale sein für die Erörterung der Trübungen.« »Den Sitz von Trübungen im Augen-Innern zu bestimmen, gehört zu den größten Schwierigkeiten«. »Wann sagen wir, dass das Auge getrübt sei? Warum erscheint die Pupille im normalen Zustand schwarz? Und welches sind die durchsichtigen trübbaren Bestandteile des Auges? Darauf antworte ich: 1. Das vollkommene Durchscheinen des normalen Pigments der Aderhaut ist Bedingung des tiefschwarzen Aussehens des Augengrundes. 2. Die Netzhaut ist ein durchsichtiges Gebilde. 3. Alles, was jene tiefschwarze Farbe des Augengrundes verdeckt oder umändert, bedingt Trübung des Auges.«

Glaukom ist Choroïditis. »Dass der bläuliche Teint einer entzündeten Aderhaut, durch die gelbliche und graufarbene Netzhaut, durch Glaskörper und Linse angeschaut, als eine schmutziggrüne Trübung, als Glaukom erscheinen müsse, ist aus den Gesetzen der Farbenmischung erklärbar«[1]). »Die Netzhaut kann ihre durchsichtige Beschaffenheit verlieren und als trüber Körper im Hintergrund des Auges sichtbar werden; dieses ist der Fall im ersten Stadium des Markschwamms der Netzhaut und auch in andren Krankheiten derselben«. »Dem Sichtbarwerden der hohlen Netzhautfläche liegt nicht blos der Mangel des Pigments zu Grunde, wie Beer[2]) meint; ebensowenig kann es als pathognomonisches Zeichen des beginnenden Markschwamms der Netzhaut gelten (nach Bauer[3])), sondern diese Trübung kann viele Arten von Krankheit der Netz- und Aderhaut begleiten. Die Augenkrankheiten mit Trübung zerfallen in zwei Gruppen: die erste, von Krankheiten in und hinter der Netzhaut, zeigte gemeinsam das Sichtbarbleiben des gelben Fleckes; die zweite, von Veränderungen der vor der Netzhaut liegenden durchsichtigen Gebilde, käme das Verschwinden des gelben Fleckes zu«. (?) »Markschwamm ist Hypertrophie des Nerven-, Blutschwamm des Blutgewebes.«

Den der Dissertation beigefügten Brief von Julius Sichel in Paris können wir füglich hier übergehen. Doch möchte ich hinzufügen, dass wenige Jahre später (1839, Ammon's Monatsschrift II, 137) Canstatt ganz richtig betonte: »Scheinbare grauliche Trübung ist bei Mydriasis und selbst bei künstlicher Erweiterung der Pupille constant, wird aber irrthümlich oft für etwas besonderes gehalten.«

(IV.) Über Knochenkrankheiten der Orbita und Exophthalmos von Dr. Carl Canstatt, praktischer Arzt zu Regensburg. (J. d. Chir. u. Augenkr. B. 27, S. 173—240, 1838.)

1) Dieser Irrthum ist noch lange in der Literatur erörtert, angenommen und widerlegt worden.

2) Wir haben XIV, S. 226 gesehen, dass Richter das amaurotische Katzenauge entdeckt, Beer es benannt hat.

3) Diss. sur le fongus médullaire de l'œil, Paris 1830, p. 12.

Die Knochenkrankheiten der Orbita gehören zu den gefährlichsten, die Ursachen sind wenig erforscht, die Zahl der genau aufgezeichneten Krankengeschichten ist gering.

Der Beginn der Entzündung der Orbitalknochen und ihres Periosts ist dunkel. Die Caries bewirkt Fistel, sicher aber öfters Verdrängung des Augapfels. Bei einer 7jährigen wurde der tiefsitzende Abscess eröffnet (links), aber nach 10 Monaten erlag sie dem hektischen Fieber. Die harte Hirnhaut haftete an dem cariösen Stirnbein und war mit Eiter bedeckt. Auf der convexen Oberfläche des mittleren Lappens der linken Gehirnhälfte saß ein weißer Tuberkel von der Größe einer Haselnuss. Ein zweiter Fall wurde durch Eröffnung und Nachbehandlung der Heilung nahe gebracht, Blepharoplastik kann später in Frage kommen. Skrofulose und Syphilis sind die Hauptursachen dieser Caries.

Die Auswüchse der Orbital-Knochen sind einzutheilen in die allgemeine Hyperostose, in die umschriebene Exostose, und in das Osteosarkom[1]).

Exophthalmos wird auch durch Krankheiten innerhalb der Orbita bedingt. »Zuweilen ist bei dem durch Hydatiden bedingten Exophthalmos das hinter dem vorgedrängten Augapfel ausgedehnte Augenlid und die Bindehaut durchscheinend, wenn man sie mittelst einer angezündeten Kerze auf der entgegengesetzten Seite beleuchtet: das lässt mit ziemlicher Sicherheit auf flüssigen Inhalt der hinter[2]) dem Augapfel gelegenen Geschwulst schließen.

Den Schluss machen einige Fälle von Orbitalgeschwülsten, die Canstatt in Paris operieren sah, und ein Fall von ungeheurem Polyp der Nasenhöhle mit Exophthalmos, der nach der Operation (von Prof. Seutin in Brüssel) rasch tödlich endigte.

(V.) Beiträge zur Pathologie der Mydriasis und andrer Neurosen des N. trigeminus und des N. oculomotorius von Dr. K. Canstatt, k. b. Gerichtsarzt zu Ansbach[3]). (Ammon's Monatsschr. II, 97—144, 1839.)

Die Bewegungen der Iris werden durch das Ciliarnerven-System vermittelt; die Wurzeln des letzteren kommen vom ramus ophthalmicus des Trigeminus, vom unteren graden Ast des Oculomotorius und vom Sympathicus, treten in das Ganglion ciliare zusammen und liefern von da aus die feineren Verzweigungen zur Blendung. (In der Physiologie von Joh. Müller waren derzeit schon die physiologischen Thatsachen gegeben[4]).)

1) Ὑπέρ übermäßig, ὀστέον der Knochen.

2) Sanson in Paris hatte dieses Symptom festgestellt.

3) Von diesem Amt Canstatt's ist im biogr. Lexikon nichts überliefert.

4) Ältere Schriften über Irisbewegung: Zinn, de iridis motu, Comment. soc. Gotting. 1757. — Fontana, dei moti dell Iride, Lucca 1765. (Iris nicht direkt durch Licht reizbar. Pupille eng im Schlaf.) Haller, elem. physiol. V, 327. (Vgl. XIV, 435.) Blumenbach, de oculis Leucaethiop. et de iridis motu, Gotting. 1786. Hildebrandt,

Der Opticus bestimmt, der Oculomotorius vermittelt die Iris-Bewegung. Der Wechsel-Akt zwischen Einwirkung des Lichts und Iris-Bewegung hat im Gehirn seinen Kreuzungs-Punkt. Die Iris an und für sich ist nicht reizbar durch Licht. (LAMBERT, FONTANA, CALDANI.)

Ist der Sehnerv und die Netzhaut beider Augen gelähmt, oder hindert organische Krankheit des Gehirns die Fortpflanzung der durch das Licht erregten Empfindung auf die Ursprünge dieses Nerven im Gehirn: so hören die Zusammenziehungen der Regenbogenhaut auf, es besteht amaurotische Mydriasis. Ist Sehnerv oder Netzhaut eines Auges gelähmt, so ist dieses, bei geschlossenem andren Auge, nicht mehr im Stande, die Lichtempfindung zum Gehirn fortzupflanzen: es besteht einseitige amaurotische Mydriasis. Öffnet man in diesem Falle das gesunde Auge, so leitet der gesunde Sehnerv den Lichtreiz zum Gehirn, somit bis zu den Ursprüngen beider Oculomotorii, und kann auf solche Weise sowohl im gesunden wie auch im kranken Auge Zusammenziehung der Regenbogenhaut erregen.

Es giebt auch Fälle, wo das Sehvermögen erloschen ist, und die Regenbogenhaut auf Lichteinfall sich doch noch bewegt: dann besteht noch Licht-Empfindung.

Ist der Oculomotorius gelähmt, so entsteht Mydriasis: das grellste auf der Netzhaut einströmende Licht vermag keine Zusammenziehung der Regenbogenhaut hervorzubringen; dagegen besteht das Sehvermögen fort und ist nur durch die von der Erweiterung der Pupille unzertrennliche Verwirrung des Bildes gestört. Diese Art der Mydriasis ist sehr häufig. Sie ist fast immer mit Lähmung aller oder einiger Zweige des Oculomotorius verbunden. Dies ist keine Reflex-, sondern eine primitive Bewegungs-Neurose, — Mydriasis idiopathica n. oculomotorii.

Es giebt aber auch 3. eine Mydriasis sympathica e Neuralgia N. trigemini und 4. eine Mydriasis N. Sympathici.

---

de iridis motu, Brunsvic. 1786. TREVIRANUS, physiol. Fragmente, 1797. TROXLER, 1803, ophth. Bibl. I, 3. KLUGE, de iridis motu, Straßburg 1806. E. H. WEBER, de iridis motu, Leipzig 1831. (Zwei Theile, mit Appendix.) BUDGE, Bonn 1855, Bewegung der Iris. — L. BACH (Pupillen-Lehre, 1908, S. 43) citirt ECKHARDT (Beitr. z. Anat. u. Physiol. XI, S. 125, 1885) dafür, dass »WHYTT 1751 zuerst die auf Licht erfolgende Pupillen-Bewegung als eine auf Lichteinwirkung auf die Netzhaut erzeugte Reflex-Bewegung aufgefasst habe, welche durch die Ciliar-Nerven auf den Sphincter iridis übertragen werde.« Aber ROBERT WHYTT (1714—1766) zu Edinburgh hat 1751 in »An essay on the vital and other involuntary motions of animals« (§ 7) nur das folgende ausgesagt: »Die Zusammenziehung des Augensterns entsteht nicht von der Reizung der Iris durch Licht, sondern blos von der Sympathie zwischen dieser Haut und der Netzhaut.« Allerdings erklärt er die Nerven für die Träger jener Sympathie. Den ersten entscheidenden Versuch hat MAYO zu London 1823 (in s. anatomical and physiological commentaries) veröffentlicht: Nach Durchschneidung des Sehnerven in der Schädelhöhle einer Taube vermochte er durch Zerrung des Hirn-Endes vom Sehnerven eine Verengerung der Pupille hervorzurufen. Die Reflex-Bewegung wurde 1833 von MARSHALL HALL u. JOHANNES MÜLLER entdeckt. Vgl. des letzteren Physiol., 4. A., I, S. 609, 1844 und oben S. 224, § 507.

Durch Affektion des N. trigeminus scheint die Ernährung, mithin die Funktion der Netzhaut beeinträchtigt werden zu können; in diesem Sinne ist v. WALTHER's Amblyopia e nervo trigemino (§ 506, VI) annehmbar. Alle Fälle von Amaurose durch Verletzung des N. frontalis vom Trigeminus lassen sich ungezwungen aus der gleichzeitigen Erschütterung der Netzhaut oder des Gehirns erklären. (Vgl. § 506, VII.)

Genauere Untersuchung verdienen noch die Fälle von spontanem Leiden des Trigeminus mit einfacher Mydriasis. (Die klinischen Fälle, die CANSTATT anführt, können uns nichts mehr bedeuten, da genaue Funktions-Prüfung und Augenspiegelbefund ja nicht geliefert werden konnten. Aber ein Fall erscheint auch heute noch interessant.)

Ein 26jähriger Goldarbeiter hat seit acht Tagen regelmäßig jeden Morgen um 10 Uhr einen Anfall von Schmerz, welcher die Supraorbital-Gegend einnimmt und nach der Nase ausstrahlt; das Nasenloch dieser Seite sondert mehr ab, als das der andren; die Schmerzen sind lebhaft, reißend: der Anfall dauert jedes Mal bis Nachmittag drei Uhr. Während des Anfalls ist das Gesicht getrübt, und der Kranke genöthigt, die Arbeit liegen zu lassen. Die rechte Pupille ist etwas mehr erweitert, als die linke. Das schwefelsaure Chinin (stündlich 0,1) hat bereits am zweiten Tage die Schmerz-Anfälle vollkommen gehoben, nach achttägigem Gebrauch ist auch die Beeinträchtigung des Sehvermögens verschwunden.

Mydriasis ist keineswegs nothwendig bei Neuralgie des ram. ophthalm. n. trigemini. Das Auge kann ganz unempfindlich sein ohne Verlust des Gesichts. Der Trigeminus hat keinen Anteil an der sensoriellen Funktion des Sehens, wohl aber an der Ernährung des Auges. Fälle von Unempfindlichkeit der einen Hälfte des Gesichts mit Hornhaut-Entzündung und Verdunkelung werden angeführt, wo die Leichen-Öffnung Veränderung des entsprechenden Trigeminus ergab. Ebenso Fälle (aus Müller's Arch. B. 34 u. a.) von Entartung des ganzen linken Trigeminus, Unempfindlichkeit der ganzen linken Kopfseite bei vollem Sehvermögen.

CANSTATT hat in einer großen Zahl von Augenkranken niemals Amaurose aus Leiden des Trigeminus entstehen sehen; Mydriasis darf nicht für Amaurose angesprochen werden; man muss das Auge durch ein Loch im Kartenblatt sehen lassen.

Die Lähmung des Oculomotorius ist weit häufiger, als der Krampf-aber doch bisher nur mangelhaft untersucht. Je nachdem bloß ein, mehrere oder alle Äste gelähmt sind, beobachtet man Verschiedenheit der Symptome. Mydriasis ist fast immer dabei, oft nur allein vorhanden; oft nur Lidfall. Oft ist Lähmung des oberen Augenlids mit Mydriasis verbunden und mit Unvermögen, den Augapfel, der stark nach außen gestellt ist, — durch antagonistische Thätigkeit des äußeren Muskels, welcher seinen eignen Nerv, den Abducens, besitzt. — nach innen, sowie nach oben und nach unten zu rollen. (Luscitas divergens). Der Kranke sieht doppelt, wenn beide Augen geöffnet sind.

Zur Heilung dieser paralytischen Mydriasis haben SERRE D'UZES und SANSON Cauterisation der Hornhaut empfohlen; das wirkt aber nur temporär und ist zu verwerfen, ebenso die von ersterem empfohlene Einführung einer Nadel in's Auge »um die Iris und die Ciliar-Nerven zu kitzeln«[1].

Die elektro-magnetische Rotations-Maschine liefert das kräftigste, zuverlässigste und gefahrloseste Antimydriaticum.

»Es wäre zu wünschen, dass unser Arzneischatz Mittel besäße, welche mit derselben Sicherheit Zusammenziehung der Pupille erregen, mit welcher wir mittelst der Mydriatica Erweiterung zu erzeugen im Stande sind«[2].

§ 533. Noch andre Praktiker, außer SCHLAGINTWEIT, haben unabhängig von den Universitäten, in den Bayrischen Landen die Augenheilkunde gepflegt und gefördert.

I. FRIEDRICH PAULI[3]),

geboren am 3. Februar 1804 zu Landau in der Pfalz, studirte von 1821 ab zu Straßburg und von 1822 ab zu Göttingen, woselbst er 1824 mit der preisgekrönten, auf Experimente gestützten »Comment. physiol. chir. de vulneribus sanandis« die Doktor-Würde erwarb und, wie sein Freund L. STROMEYER berichtet, bei den Studenten in hohem Ansehen stand. In den folgenden Jahren vervollkommnete er seine Kenntnisse zu Berlin und München; ging nach der 1827 zu München bestandenen Staats-Prüfung noch nach Prag, Wien, und Paris und ließ sich 1828 in Landau nieder, woselbst er vierzig Jahre lang als Arzt, Wundarzt, Augenarzt thätig war, bis zu seinem Tode, der am 21. Januar 1868 erfolgt ist.

PAULI, der in der Vorrede zu seinem Hauptwerk (1) erklärt, »ein Arzt kann nur glücklich sein, wenn er an die Wissenschaft sich anlehnt«, war ein recht fleißiger Schriftsteller, auch Recensent, in Schmidt's Jahrbüchern wie in dem bayerischen ärztlichen Intelligenzblatt.

Seine Beurteilung von STROMEYER's Vorschlag der Schiel-Operation nebst seinem eignen vergeblichen Operations-Versuch, dem ersten, der am Lebenden gemacht worden, haben wir bereits kennen gelernt. (§ 494, XIV, II, S. 127.)

Seine hauptsächlichsten Arbeiten zur Augenheilkunde sind die folgenden:

1. Über den grauen Staar und die Verkrümmungen und eine neue Heilart dieser Krankheiten. Stuttgart 1838. (235 S.)

---

1) KOCHANOWSKI in Warschau hat bei innerlichem Gebrauch des Secale Cornutum Heilung beobachtet. (AMMON's Monatsschr. I, S. 301, 1838.)

2) Ein geistreicher Gedanke, zu welchem § 482 (S. 8) zu vergleichen ist.

3) Biogr. Lexikon IV, S. 510. — F. PAULI's Biographie in LANGENBECK's Arch., XII, S. 19—27, 1871) ist von seinem Sohne.

1a. Eine kürzere Darstellung desselben Gegenstandes hat PAULI selber geliefert in der Abhandlung: Sublatio cataractae[1], eine neue Methode, den grauen Staar zu operiren. (AMMON's Monatsschr. I, 97—115, 1838.)

2. Mémoire sur la nature de l'ophthalmie d'Egypte, Stuttgart 1858. (Bei Gelegenheit des ophthalmologischen Congresses zu Brüssel vorgetragen.)

3. Heidelberger med. Annalen 1837, III, S. 225, über Sklerektomie.

4. Untersuchungen und Erfahrungen auf dem Gebiete der Chirurgie, Leipzig, 1844.

(Lähmung des Oculomotorius mit Auswärts-Schielen. — Die gonorrhoische, Neugeborenen und aegyptische Ophthalmie sind ähnlicher, als man denkt. — Die Schiel-Operation sei nicht subconjunctival und werde gleichzeitig auf beiden Augen verrichtet.)

(I.) In seiner Schrift über den grauen Star unternahm PAULI voll Kühnheit eine Reform: er verwarf alle die Haupt- und Neben-Abtheilungen und wollte, nach ST. YVES (§ 359, XIV S. 17, und SCHIFERLI[2]), nur nach der Konsistenz unterscheiden,

1. den harten Star, Phakosleroma,
2. den weichen Star, Phakomalacia,
3. den flüssigen Star, Phakohydropsia[3]).

Diese Eintheilung nebst den Namen wurde von besten Augenärzten der Zeit[4]) rückhaltlos angenommen, z. B. von RÜTE 1845 (S. 746 fgd.), von W. STRICKER 1845 (§ 540), auch im Ausland, z. B. von V. STOEBER, günstig beurtheilt (Annal. d'Ocul. II, 264, 1839); und ist mit gewissen Modifikationen sogar in die klassische Darstellung der Linsenkrankheiten übergegangen, die O. BECKER 1875 in der ersten Ausgabe unsres Handbuchs (V, II, § 23) geliefert hat. Auch H. MAGNUS hat 1876 (in seiner Geschichte des grauen Staares, S. 91) der PAULI'schen Eintheilung seine Anerkennung nicht versagt.

Weniger Glück hatte PAULI, der die Vorliebe für Nadel-Operationen seinen Lehrern HIMLY und LANGENBECK verdankt, mit seiner neuen Star-Operation, der an Stelle der Niederdrückung gesetzten Emporhebung des Stars (sublatio cataractae[5]): Einstich in die Hornhaut, Einschneiden

1) Das Wort heißt Erhebung und Aufhebung, Vernichtung. PAULI braucht die erstgenannte Bedeutung.

2) Theoretisch-praktische Abhandlung über den grauen Staar. Jena und Leipzig 1797.

3) Die Namen sind zusammengesetzt aus φακός, Linsenfrucht, und σκλήρωμα, Verhärtung; μαλακία, Weichheit; ὕδρωψ, Wassersucht. Das Wort Phacomalacie hat übrigens F. A. v. AMMON erfunden oder wenigstens 1829 schon gebraucht. (In s. Abh. über Ophthalmomalacia, J. d. Chir. u. A. XII, S. 108, 112.)

Heutzutage finden sich diese Namen mehr in den medizinischen Wörterbüchern, als in augenärztlichen Lehr- und Handbüchern.

4) PH. v. WALTHER erklärt 1845 (J. f. Ch. u. A., S. 241), dass PAULI's scharfschneidendes, kritisches Pflugeisen das Gebiet der Star-Lehre der Kreuz und Quere nach durchwühlt habe. WALTHER u. PAULI waren Gegner.

5) »Allevatio, ἄρσις, ἔπαρσις, le relèvement« fügt P. noch hinzu, selbst Phacohymenarsis. (Von φακός, Linse; ὑμήν, Haut; ἄρσις, Hebung.)

des Glaskörpers oben, mit der Nadel, Aufhebung der Linse samt Kapsel nach innen-oben.

Pauli meint, dass der aus seinen Verbindungen getrennte Star spezifisch leichter[1]) werde; also, nach der Niederdrückung, gelegentlich wieder aufsteige. (Ähnlichen Ansichten sind wir schon bei den alten Griechen begegnet. XII, S. 334.) Unter 55 Operationen hatte er nur zwei Miss-Erfolge; aber trotzdem keine Nachfolge.

(II.) Auch hier spricht Pauli originale Gedanken von großer Wichtigkeit aus.

»Die sogenannte aegyptische Augen-Entzündung muss nach meiner Ansicht in zwei verschiedene Krankheiten getrennt werden. Die eine ist eine blennorrhagische Conjunctivitis, die allein producirt wird durch das ansteckende blennorrhagische Prinzip, und unterscheidet sich nicht von den akuten Blennorrhagien der Harnröhre und der Scheide.

Die zweite verdankt ihre Entstehung einem specifischen, ansteckenden Princip, das einen blasigen Ausschlag auf der Bindehaut hervorruft und schließlich zur Granulation führt.

Pieringer hat 1841 die Ansteckung der blennorrhagischen Substanz vom Aug' auf Aug' und von der Harnröhre auf das Auge unwiderleglich nachgewiesen.

Vgl. XIV, S. 582. Bezüglich der Übertragung vom Auge auf die Harnröhre hat der Versuch von Pauli (1847) die Priorität vor Thiry's dort erwähntem, welcher zuerst um 1848 veröffentlicht worden.

Aber hier haben wir wieder einen solchen Fall, wo beiden um den Vorrang streitenden die Priorität genommen werden muss.

Ich finde in J. M. A. Schön's Schrift über die gonorrhoïsche Augen-Entzündung (Hamburg, 1834, S. 66): »Dass der von der Schleimhaut des Auges bei dieser (gonorrhoïschen) Ophthalmie abgesonderte Schleim eine ansteckende Kraft äußert, wenn er auf eine gesunde Schleimhaut gebracht wird, habe ich einmal sehr überzeugend bei einem Manne gesehen, in dessen gesunde Harnröhre mittelst eines Bougies derselbe (Schleim) aus den Augen eines an gonorrhoïscher Augen-Entzündung Leidenden gebracht wurde; denn er bekam nach einigen Tagen unter mäßiger Dysurie einen ziemlich copiösen Schleimfluss aus der Harnröhre. (Übrigens sagt Schön nur, dass er den Versuch gesehen; nicht, dass er ihn angestellt habe.)

Pauli hat nun 1847 (J. d. Chir. von Walther und Ammon, VI, S. 353, »über die Natur des Trippers«,) den Eiter vom Auge eines Neugeborenen in die Harnröhre eines 36jährigen, gesunden, (»über diesen Versuch vollkommen unterrichteten und bezahlten«) eingeführt: am 3. Tage zeigte sich der Tripper; er hat 1854 Eiter von Neugeborenen in die gesunde Scheide eines öffentlichen Mädchens, deren Erlaubniß er durch Geld erkauft hatte, eingeführt: am 3. Tage zeigte sich der Tripper.

(Die Beobachtungen sind wichtig, da solche Versuche heutzutage nicht mehr gemacht werden.)

1) »Im Wasser sinken gesunde Linsen unter, auch Sclerome, jedoch nicht immer; allein Wasser und Humor aqueus sind nicht dasselbe«.

Die zweite Krankheit, die allein den Namen der aegyptischen Ophthalmie verdient, ist ganz chronisch und muss einem ganz eigenartigen und von dem blennorrhagischen ganz verschiedenen Princip zugeschrieben werden.

(Einer der competentesten Forscher unsrer Tage, M. Meyerhoff, Augenarzt in Kairo, erklärt 1909 [über die ansteckenden Augenleiden Aegyptens]: »Den Begriff der aegyptischen Augen-Entzündung müssen wir endgültig fallen lassen, da sie sich in verschiedene Augenleiden sondern lässt, die akute katarrhalische Bindehaut-Entzündung, den Eiterfluss, die Körnerkrankheit. Die letztere ist die eigentliche aegyptische Augen-Entzündung.«

Ich selber habe am 28. Februar 1906 in der Berl. med. G. (Verhandl. ders., XXXVII, S. 60,) folgendes geäußert:

»Uebrigens muss man zwei Dinge auseinander halten. Erstlich die Körnerkrankheit. Diese ist ein chronisches Leiden, das fast pandemisch in Aegypten verbreitet ist und natürlich auch in der kühleren Jahreszeit besteht. Zweitens akute eitrige Entzündungen der Bindehaut, welche als Misch-Infektionen hinzutreten und theils auf dem Koch-Weeks'schen Bacillus, theils auf dem Gonokokkus beruhen; diese sind während der Nil-Höhe, d. h. während der heißen Jahreszeit verbreitet«.

Ich möchte doch glauben, dass, wenn man den Ausdruck »aegyptische Augen-Entzündung« überhaupt gebraucht, dieser der letztgenannten Gruppe zukommen dürfte.)

Von den 24 Thesen, mit denen Pauli sein Werkchen schließt, sind ja einige anfechtbar; doch würde diese Erörterung uns zu weit führen.

In Fürth wirkte

II. Dr. G. T. Christoph Fronmüller[1]),

praktischer Arzt und Hospitals-Arzt, »der die Augenheilkunde stets mit besondrer Vorliebe gepflegt, theils da ihn die Klarheit und Sicherheit erfreute, theils da sein (bereits 1814 verstorbener) Vater mit Glück als Augenarzt fungirt hatte«. Von seinen Schriften sind die folgenden zu erwähnen.

1. Ophthalmologische Notizen, 1843, J. d. Chir. u. A., B. 32, S. 174–187. Über Brillengläser. Fronmüller tadelt die Augenärzte, welche dem Optiker die Auswahl der Brillen überlassen, — als ob man dem Apotheker die Dosis anheim gäbe! Er hat sich einen Brillen-Kasten mit 60 der gebräuchlichsten Nummern und ein passendes Gestell beschafft. Hierdurch ist es auch möglich, wenn die beiden Augen verschieden sind, die richtigen Gläser vorzulegen und vollkommene Harmonie des Sehens zu erzielen.

Fronmüller's Verdienst ist in den Annales d'Oculist. (X, S. 283, 1843) ausdrücklich hervorgehoben; wird aber von Donders nicht erwähnt, als derselbe (Acc. u. Refr. 1866, S. 120) die damals üblichen Brillenkasten von Paetz und Flohr sowie von Nachet bespricht. Auch in unsrem Handbuch nicht.

1) Über seine Lebens-Umstände schweigen die üblichen Quellen.

2. Ophthalmologische Notizen, J. d. Chir. u. Augenheilk., 1847, B. 36, S. 274—284. Die Brillengläser-Kur (nach CUNIER). Amblyopie durch Nichtgebrauch wird erheblich gebessert durch methodische Übung, erst mittelst starker, dann mittelst schwächerer Convexbrillen-Gläser. Es gehört dazu auch Charakter-Stärke des Kranken.

3. Ophthalmologische Notizen, AMMON's Monatsschrift f. Med. u. Chir., III, S. 307—318, 1840.

a) Ein 72jähriger, mit Pupillen-Sperre nach der 11 Jahre zuvor verrichteten Star-Ausziehung, erhielt eine künstliche Pupille, indem nach oberem Lanzenschnitt das Iris-Häkchen in einen winzigen Querspalt der Pupille eingesetzt und emporgezogen ward[1]), sowie gute Sehkraft. Zum Lesen brauchte er eine schwache Star-Brille. Setzte er eine schärfere Star-Brille auf, so sah er nach Abnahme derselben für eine Zeitlang alles roth. (Das ist der erste Fall von Erythropsie, Roth-Sehen, der Star-Operirten, auf den wir bisher gestoßen sind.)

b) Ein 58jähriger, der am 15. Mai 1836 die Sonnenfinsternis mit ungeschütztem Auge beobachtete, erlitt eine so starke Blendung des rechten Auges, dass er nur noch schläfenwärts große Gegenstände zur Noth erkennen konnte. Die Pupille reagirte. Nach zwei Monaten Besserung, doch konnte das Auge noch nicht lesen.

c) Ein Knabe mit Kolobom der Regenbogenhaut auf beiden Augen und guter Sehkraft zeigt kleine Augäpfel, längs ovale Hornhaut mit unterer Spitze. (Eine gute Beobachtung.)

4) Beobachtungen auf dem Gebiet der Augenheilkunde. Fürth, 1850. (90 S.) Dieses Heft schien dem Referenten der Annales d'Ocul. (XXIV, 195—204), Dr. F. BINARD, so interessant, dass er es, wenn möglich, wörtlich übersetzt haben würde. Von 1833 bis 1847 hat FRONMÜLLER 4495 Augenkranke behandelt und 120 in die Augenabtheilung des Krankenhauses, die aus einem Zimmer für männliche und einem für weibliche Kranke bestand, aufgenommen. Die Entzündungen bilden $^{3}/_{4}$ der Augenkrankheiten. Zur Ophthalmie der Neugeborenen gehörten 64 Fälle. Vielfach wurde der Arzt zu spät befragt. Die Schuld liegt am Künstler-Stolz der Hebammen. Die Bayerische Instruktion derselben erwähnt diese Krankheit gar nicht! Eine der wichtigsten Veranlassungen für die Entstehung der scrofulösen Augen-Entzündung bilden die Masern.

Über Brillen-Fabrikation. »Die Augengläser gehören ebenso gut zum ophthalmiatrischen Heil-Apparat, als der göttliche Stein des heiligen[2]) Yves oder die Star-Nadel«.

FRONMÜLLER widerlegt den Irrthum über die »gegossenen, ungeschliffenen Nürnberger Gläser«. (§ 524, 4, S. 322.) In Fürth (mit Nürnberg, das $^{1}/_{3}$ leistet), werden jährlich über 300 000 Dutzend Paare von Brillengläsern verfertigt, womit dem Brillen-Bedürfniß eines großen Theiles der Erd-

1) Eine gute Operation, in manchen Fällen die beste.

2) Ob das ein Scherz sein sollte, wie E. JÄGER's pulvis Sancti Yvesii (gesiebter Chaussée-Staub, HIRSCHBERG, therap. Monatshefte, 1888 Febr.)?

bewohner Genüge geleistet ist. In ausländischen Brillenläden finden sie sich oft mit 100facher Preis-Erhöhung.

Langes Verweilen von Glassplittern in der Orbita. Ein dreijähriger war am 20. Februar 1847, mit einem Stück Fensterglas in der Hand, gefallen und hatte sich das rechte Auge verletzt. Das Kind öffnete das Auge nicht mehr. Am 29. März zog FRONMÜLLER zwischen Augapfel und untrer Orbitalwand einen Glassplitter heraus von 9 Zoll Länge und $2^1/_2$ Zoll Breite. Erleichterung trat nicht ein. Erst am 29. April wurde das Kind wiedergebracht, und nun ein über nochmal so großes Glasstück entfernt. Jetzt erfolgte Heilung mit theilweiser Erhaltung der Sehkraft.

Myopia in distans nannte FRONMÜLLER die von KERST in Utrecht beobachteten Fälle[1]), wo gewöhnliche Lettern auf 15—20 Zoll gelesen, aber große Gegenstände, z. B. 3—4 Zoll große Buchstaben auf einer 20 Fuß entfernten Tafel, nicht erkannt wurden. Sein eigner Fall, ein 22jähriger, schielt mit dem linken nach innen und ist schwachsichtig auf diesem; das rechte liest in 10 Zoll mittlere Druckschrift, muss aber, um deutlich in die Ferne zu sehen, sich des Glases + 8 Zoll bedienen. Also genügt es nicht, um Kurzsichtigkeit festzustellen, nur für die Nähe zu prüfen.

(Der Ausdruck Myopia in distans wurde angenommen. A. v. GRAEFE [Arch. f. O. II, 1, 158 fgd., 1855,] hat eine Arbeit unter diesem Titel veröffentlicht, worin er die Erscheinung durch conträre, krampfhafte Accommodation erklären wollte. Dies war wohl Astigmatismus: wogegen die Fälle von KERST und SICHEL wohl leichte Kurzsichtigkeit von 15—20 Zoll hatten, wie [im A. f. O. VI, 1, 68, 1860,] DONDERS hervorgehoben, der seinen Freund GRAEFE lobt, um FRONMÜLLER desto herber zu tadeln[2]). Von diesen beiden Fällen war der von FRONMÜLLER verschieden. Name und Begriff sind wieder aus unsrer Literatur geschwunden.)

Die Asthenopie (Augenmüdigkeit) ist ein häufiges Augenleiden; trotzdem hat es sich erst in der jüngsten Zeit einen selbständigen Platz in den Lehrbüchern der Augenheilkunde erworben, z. B. in dem von RÜTE. Die Asthenopie ist eine Geißel des Fleißes. Sie ist von der Amblyopie, womit sie gewöhnlich verwechselt wird, scharf unterschieden. Nur ein Mittel giebt es, die geregelte Anwendung blauer Convexgläser. (BÖHM hat die Priorität. Vgl. § 495, 9, und § 498, 1.)

Die Wieder-Erzeugung der Linse vgl. § 531, IV u. 539.

Der Einfluss des Gemüths auf die Augenkrankheiten. — Die in hiesiger Gegend üblichen Volks-Augenheilmittel.

Die Glaskugel-Beleuchtung ist bei verschiedenen Gewerben, nicht blos bei Schustern, üblich. Sie wird von den Ärzten verdammt (RAMMAZINI, über die Krankheiten der Handwerker, 1780, S. 105; HIMLY,

1) Vgl. SICHEL, Annal. d'Ocul. 1847, B. XVII, S. 190.
2) Vgl. auch Acc. u. Refr. 1866, S. 274, 294, 594.

Krankheiten des menschlichen Auges, I, S. 5.[1]), aber von den Arbeitern gelobt: und gestattet angenehme, bläuliche Färbung des Lichtes, indem man dem Wasser Kupferoxyd-Ammoniak zusetzt.

Loupe bocal[2]) ist eine mit grünlichem Wasser gefüllte, aus zwei verschiedenen Kugelsegmenten gebildete Glas-Linse mit Blendschirm am Rande; der Brenn-Punkt liegt (um 7 Zoll) weiter ab, als bei der Kugel.

Von den Unfällen bei Augen-Operationen sei nur ein Fall hervorgehoben. Als FRONMÜLLER einem blinden Musiker eine künstliche Pupille herstellen wollte und nach dem Hornhautschnitt den Iris-Haken zum Lostrennen der Iris vom Ciliarband in die Vorderkammer gebracht, verdrehte sich plötzlich der Augapfel convulsivisch nach oben. »Kaum hatte ich Zeit gehabt, den Haken aus dem Auge zu flüchten, als Patient schon mit Schaum vor dem Munde und, von den heftigsten Zuckungen ergriffen, auf dem Boden lag. Weder der Patient noch seine Angehörigen hatten mir früher etwas davon gesagt, dass er von Zeit zu Zeit an epileptischen Anfällen gelitten. Nach einigen Wochen wiederholte ich die Operation, sie ging ohne Zufälle vorüber«.

Das ist ein Seiten-Stück zu dem berühmten Fall von AMMĀR. (XIII, S. 227.) Einen Fall von plötzlicher Ohnmacht der Kranken, so dass er die Star-Nadel schleunigst wieder ausziehen mußte, berichtet Durante Scacchi. (Subsidium medicum, Urbino, 1596, S. 96.)

§ 534. Baden

hat, trotz seiner Kleinheit, zwei Universitäten.

An der Albert-Ludwigs-Universität zu Freiburg i. Br., welche 1456 von Erzherzog Albrecht von Österreich begründet worden, blieb die Augenheilkunde allerdings bis 1871 mit der Chirurgie verbunden. Aber im ersten Drittel des 19. Jahrhunderts hat den chirurgischen Lehrstuhl ein Professor eingenommen, der für die Augenheilkunde bedeutendes leistete.

KARL JOSEPH BECK[3]),

zu Gengenbach in Baden am 27. Juni 1794 geboren, verlor früh seinen

1) L. HIRSCH, Berufs-Krankheiten des Auges, 1910, gedenkt der Schuster und der Schuster-Kugeln nicht mehr.

2) F. findet den Namen sonderbar. »Pokal, als Bocal bei Maaler 1561 gebucht und bei Hans Sachs als Pocal gebraucht, im 16. Jahrh. entlehnt aus ital. boccale (frz. bocal, Becher), das man auf spätlateinisch baucalis = gr. βαυκάλιον, Gefäß zurückführt«. (KLUGE, etym. Wörterbuch der deutschen Sprache, 1910, S. 354. — Damit übereinstimmend LITTRÉ, dict. de la l. frc., I, S. 362, 1889; DIEZ, etym. Wörterb. d. rom. Spr. I, 72, 1869; Glossar. med. et infim. latinit. I, S. 607, 1883, woselbst es heißt: Alexandrinorum et Aegyptiorum vox fuit.

3) Biogr. Lex. I, S. 350. — Bericht über die chir. ophth. Klinik zu Freiburg während der letzten 9 Jahre unter Leitung des Geh. Hofrath BECK nebst dessen Lebensbeschreibung, h. von Dr. J. SCHWÖRER, Prof. d. Geburtskunde zu Freiburg. Freiburg 1839. (Auszug daraus in AMMON's Monatsschr. 1839, S. 90—93.)

Vater, der Arzt und Physikus in jener kleinen Reichsstadt gewesen; kam 1799 mit seiner Mutter nach Freiburg, bezog 1808 die dortige Universität und danach die zu Tübingen, diente 1813 als stellvertretender Regimentsarzt, vollendete seine Studien und Prüfungen, trat 1815 wieder als Regimentsarzt ein und machte den Feldzug von 1815 mit. Im Jahre 1817 unternahm er, unter Beibehaltung seines Gehalts, zusammen mit seinem Freunde CHELIUS, eine größere wissenschaftliche Reise.

Er besuchte Wien, Berlin, Göttingen, Würzburg und Paris und studirte hauptsächlich Chirurgie und Augenheilkunde (unter ZANG, BEER, FRIEDRICH JÄGER, — GRAEFE, RUST, — TEXTOR, — DUPUYTREN).

Am 15. Mai 1818 erhielt er die Berufung als a. o. Professor und Assistent an der chirurgisch-geburtshilflichen Klinik zu Freiburg, 1819 wurde er Ordinarius und Kreis-Hebearzt (Lehrer und Inspektor des Hebeammen-Wesens), 1829 Direktor der chirurgischen Klinik und hat als Operateur und Lehrer eine hervorragende Thätigkeit entwickelt. A. HIRSCH, S. 388, giebt an, dass er seit 1821 Professor der Augenheilkunde zu Freiburg gewesen. Doch scheint dies ein Irrthum zu sein.

Allerdings pflegte BECK neben der Chirurgie mit Vorliebe die Augenheilkunde vorzutragen. Mehr als zwei Drittel der Operationen, die er als Leiter seiner Klinik vollzog, waren Augen-Operationen.

Im Jahre 1832 hat er, mit Hilfe einiger Kollegen, die vom Ministerium beschlossene Schließung der Hochschule verhindert. Aber bald, seit Juni 1835, begann er an Heiserkeit und Lungenblutung zu kränkeln und ist, trotz einer Reise nach dem Süden, seinem Leiden schon am 15. Juni 1838 erlegen.

Als BECK 1829 das Direktoriat der chirurgischen Klinik erhielt, hat er die letztere sofort, durch Versetzung seiner Privat-Augenheilanstalt in das Hospital, zu einer chirurgisch-ophthalmologischen Klinik erweitert und auch eine ambulatorische Ordinations-Stunde hinzugefügt, indem er dort auch den Zahlungsfähigen unentgeltlich Rat ertheilte, um seinen Schülern die Gelegenheit zur Kranken-Beobachtung zu erweitern.

Seine chirurgischen Veröffentlichungen (Verwachsung der Finger, Krankheiten des Gehör-Organs, Kropf, Amputation, Ligatur,) sollen nur genannt werden.

Die augenärztlichen sind:

1. Handbuch der Augenheilkunde zum Gebrauch bei seinen Vorlesungen von KARL JOSEPH BECK, der Arzneiwissenschaft Doctor, und o. Professor an der Universität zu Freiburg. Heidelberg 1823. (438 S.) Zweite Aufl. 1832.
2. Abbildungen von Krankheitsformen aus dem Gebiet der Augenheilkunde und von einigen augenärztlichen Werkzeugen, mit erläuterndem Text. Als Atlas zu seinem Handbuch der Augenheilkunde. Mit 17 Kupfertafeln. Heidelberg und Leipzig, 1835. (Erschien auch unter dem Titel: Ophthalmologischer Atlas, nach den in seiner Praxis ihm vorgekommenen Augenkrankheiten. . . . Heidelberg, 1834.)

3. Sacra natalicia Leopoldi, m. Badarum ducis . . . indicit C. Jo. BECK, additur De oculi mutationibus, quae cataractae operationem sequuntur observatio adnexis corollariis, Friburgiae 1833. (Deutsch von BEGER, in v. AMMON's Z. f. Ophth. IV, S. 95—118, 1834.)
4. Über die Entstehung der Cataracta centralis capsularis anterior mit einer Abbildung, in v. AMMON's Monats-Schrift für Medizin, Augenheilkunde und Chirurgie I, 1, S. 1—10, 1838.
5. Über Blepharoplastik, v. AMMON's Monats-Schrift, I, S. 24—50, 1838.
6. Amaurose bedingt durch abnorme Beschaffenheit der Sehnerven. v. AMMON's Z. f. d. O. IV, S. 90—94, 1835.
7. Tuberkulöse Entartung des Hirnanhangs als Ursache von Diplopie und Strabismus. Ebendaselbst IV, 401—412.
8. Amaurose, bedingt und begleitet von materiellen Abweichungen. Ein Beitrag zur Lehre von der Amaurose. Ebendaselbst V, S. 191—215, 1837. (Aber die damalige, nur makroskopische Untersuchung des Sektions-Befundes lieferte doch noch keine genügende Aufklärung.)
9. Über das Total-Staphylom der Hornhaut. In TEXTOR's Neuem Chiron, I. B., 2. Heft, S. 41, 1823. Vgl. das Handbuch (1), S. 214.

(I.) Wer die geschichtliche Bedeutung eines älteren Lehrbuches richtig erfassen will, muss auch um die zeitgenössische Beurtheilung desselben sich kümmern.

Die durch scharfe Kritik berühmte Salzburger medizinisch-chirurgische Zeitung (1824, No. 17, I, S. 288—300) erklärt folgendes: »Abgesehen davon, dass der Verf. sich zu sehr in Arten und Unterarten verloren, hat er den Zustand der Ophthalmiatrik auf der rühmlichen Höhe erfasst, wo er jetzt steht, und mit seiner großen literarischen Kenntniß ihre Fortschritte Schritt für Schritt mit den einschlägigen Förderern belegt.«

Und der zweiten Auflage, vom Jahre 1832, hat AMMON in seiner Zeitschrift, II, S. 427) folgendes nachgerühmt: »Unparteiische Würdigung der Leistungen aller Ophthalmologen, Berücksichtigung der pathologischen Anatomie des Auges, der operativen Vorschläge des In- und Auslandes, eine fließende, fast durchgängig sehr concinne und stets klare Darstellung, eine gründliche und anständige Polemik, wo sie nothwendig ist, Gewissenhaftigkeit und Treue in den literarischen Nachweisungen.«

Dem heutigen Beurtheiler empfiehlt sich das Handbuch durch klare Sprache und bündige Darstellung. Naturphilosophische Bemerkungen sind sparsam. (»Die Narkotica, die stickstoff-kohlenstoffhaltigen Substanzen, jene Thiere unter den Pflanzen«. — Das Staphyloma corneae entsteht »durch das gestörte polare Verhalten der Iris und Hornhaut, durch das Verwachsen dieser Gebilde«.)

BECK's Bestreben ging dahin, die Gegenstände »methodisch zu ordnen.« So theilt er die Augenkrankheiten in drei Klassen ein:

I. Dynamische Krankheiten mit auffallenden Veränderungen in den Kräfte-Verhältnissen, geringeren der Mischung und Struktur. Hierher rechnet er 1. die Entzündungen, a) der mucösen Theile (Blepharophthalmitis, Conjunctivitis, Dakryocystitis); b) der fibrösen (Periorbitis, Sclerotitis, Retinitis); c) der serösen (Corneitis, — nach dreifachem Sitz, im Bindehautblättchen, in den Lamellen, in der DESCEMET'schen Schicht, — Iritis, Chorioïditis, Capsulitis, Hypopyon, bei dem er durch frühzeitige Operation, mit RICHTER und WARDROP, sich auszeichnet,); d) der parenchymatösen (Encanthis, Dacryoadenitis.)

2. Neurosen (Spasmus plp., iridis, bulbi, Mydriasis, Strabismus, Amaurosis[1]), Amblyopia, Diplopia, Myopia, Presbyopia).

II. Organische Krankheiten: a) Hypervegetationen, b) Mischungsänderungen (Hornhaut-Flecken, Cataracta, Glaucoma), c) Schwinden des Augapfels und seiner Theile.

III) Mechanische Krankheiten (Ankylo- und Symblepharon, Atresia pupillae, Synechia ant., S. post., Wunden und Fremdkörper).

Heutzutage finden wir solche Systeme künstlich und unpraktisch.

BECK verlangt Ambidextrie, hat sie also besessen; erörtert die Star-Operationen genau und lässt die Ausziehung zu bei reinem, hartem Linsenstar ohne alle Complication.

Aber aus dem Bericht über die chirurgisch-ophthalmologische Klinik ergiebt sich, dass BECK in den 9 Jahren 132 Mal die Scleronyxis ausgeübt (mit 116 Erfolgen), Keratonyxis 13 Mal (mit 10 Erfolgen), Reclination 32 Mal (mit 30 Erfolgen), Discission 94 Mal (mit 93 Erfolgen). Nur in einem Falle wurde die Extraction ausgeführt, vom Assistenten Dr. SCHWÖRER, mit gutem Erfolge. — Grade in der Vertheilung der Star-Fälle auf Ausziehung und Niederlegung finde ich in dieser Zeit-Periode öfters einen Widerspruch zwischen Lehre und Übung, bei mehr als einem Chirurgen.

(II.) Die Abbildungen sind naturgetreu, entstammen der klinischen wie privaten Praxis und sollen einerseits »dem didaktischen Zweck genügen, andrerseits wissenschaftlich Interessantes mittheilen«. Zur erstgenannten Gruppe gehören die Abbildungen der Bindehaut-Röthung, welche den Gürtel um die Hornhaut frei lässt, der Röthung um die Hornhaut bei Entzündung der DESCEMET'schen Haut. Ferner von Iritis, Star-Anfang, Keratitis, Pannus, Ektropium, Vereiterung der Hornhaut nach Discission, Folgen einer verunglückten Extraction, Staphyloma, variolöse Augen-Entzündung.

Zur zweiten Gruppe gehören die Darstellungen von Augen-Geschwülsten, klinische wie anatomische. Darunter ist ein Fall von doppelseitigem Markschwamm des Auges (der Netzhaut) bei einem 2jährigen Knaben; die ver-

---

1) Die Definition der Amaurose als Beschränkung oder vollkommene Aufhebung des Sehvermögens, die durch den abnormen Zustand des Sehnervengebildes hervorgebracht wird, hat dem Recensenten vom Jahre 1824 nicht gefallen; uns gefällt sie besser.

schiedenen Stadien sind dargestellt, auch die Verbreitung in die Schädelhöhle. Ferner die »Melanose« und der depascirende Krebs der Augen, der bis zur Zerstörung beider Augen und der Gesichtsknochen fortschreitet und in die Schädelhöhle eindringt.

(III.) Eine Kranke, die im 16. Lebensjahre von einem französischen Augenarzt mittelst Star-Ausziehung auf dem linken Auge operirt worden, anfangs mit gutem Erfolge, doch mit schließlichem Ausgang in Erblindung, dann im 32. Lebensjahre von BECK mittelst der Niederlegung des rechten Stars (durch Scleronyxis) mit dauerndem Erfolge, und die im 46. Lebensjahre an Gebärmutter-Krebs verstorben war, zeigte bei der anatomischen Untersuchung das folgende:

Rechts Kapsel verdickt, getrübt, an der Zonula haftend, mit der Uvea nicht verwachsen; die in der Mitte der vorderen und hinteren Kapsel angelegte Öffnung gestattet dem Licht weiten Zutritt. Kein Krystallwulst. Keine Spur der Linse. Im linken Auge zwei Aderhaut-Staphylome.

(IV.) BECK hat bei der ständigen Cataracta capsularis anterior centralis, sowohl wenn sie unmittelbar nach der Geburt vorkam, als auch wenn sie nach Ophthalmia neonatorum auftrat, eine entsprechende Trübung in der Hornhaut, bzw. der DESCEMET'schen Haut, beobachtet.

(BECK meint, dass eine Flocke der Kapsel-Pupillenhaut zurückbleibe und an einem Theil der Descemet'schen Haut sich anhefte. — ARLT hat die Hornhaut-Durchbohrung als Ursache aufgedeckt, vgl. unser Handbuch VI, 2, IX § 103, und vor ihm schon WELLER, § 524, II.)

(V.) Arthritische Verknöcherung der inneren Karotis bewirkte die Erblindung (durch Glaucom).

Unter BECK's Nachfolgern ist der bedeutendste L. STROMEYER, von 1842—1848 Professor der Chirurgie zu Freiburg.

Ferner sei noch erwähnt

der Privatdocent FRITSCH,

über dessen Lebens-Umstände allerdings in den üblichen Quellen nichts enthalten ist. Von seinen Veröffentlichungen nenne ich:

1. Die bösartigen Schwammgeschwülste des Auges und seiner nächsten Umgebung, Freiburg 1843. (462 S.)
2. Über die Wirksamkeit einiger Arzneimittel gegen Augenleiden, besonders gegen gewisse Formen der Augen-Entzündung. J. d. Chir. u. A., B. 36, S. 62—150 und S. 223—273, 1847.

(I.) FRITSCH hat in der Widmung[1]) sein Buch als »schwache Arbeit«

[1]) Sein Werk über die Schwammgeschwülste ist gewidmet »Sr. Hochfürstlichen Durchlaucht Karl Egon, Fürsten zu Fürstenberg etc. Dem erhabenen Beschützer der Wissenschaften und Künste«. — »Die allbekannte große Munificenz meines Hochfürstlichen Gönners verschaffte mir die Gelegenheit, eine Reise im Jahre 1836

ganz richtig bezeichnet. Es fehlt die Schärfe und Knappheit[1]). Allerdings werden schließlich Schwammgewächse im Innern des Augapfels, solche auf der äußeren Oberfläche und solche in der Orbita unterschieden. Für die ersteren ist die Ausrottung des Augapfels die letzte Zuflucht; aber bisher ist noch kein Fall lange genug beobachtet worden. »Bei den Melanosen dürfte die Exstirpation immer weit weniger drängen, als man annimmt«. (!)

(II.) Calomel als feinstes Pulver wurde auf das Auge angewendet von Emmons in Kentucky (1827[2]), von Dupuytren (Revue méd., 1829, I, 374) mittelst eines Federkieles eingeblasen, von Mayor und Fricke (Hamburg) mit einem Pinsel aufgetragen, von Lauer mit dem Finger, der an den Pinsel klopft, eingestäubt. (Med. Verein-Z. f. Preußen 1842, No. 23). — (Aber Herrn Fritschi's Register hat ein Loch. Schon in Graefe's Repert., 1817, S. 142, wird die örtliche Anwendung von Calomel-Pulver gegen Hornhautflecke empfohlen; u. S. 207 überhaupt das Einblasen der Augenpulver, das Auftragen mittelst eines Miniatur-Pinsels erörtert. [Vgl. § 486, II.])

Calomel wirkt günstig gegen scrofulöse Augen-Entzündung, aber auch gegen andre. Dupuytren hat auch gegen Augentripper das zwei Mal tägliche Einblasen von einigen Gran Calomel empfohlen, Schindler es gebilligt; Fritschi bestätigt die gute Wirkung an dem Fall eines Stud. med. (!) Ebenso bei der Augen-Eiterung der Neugeborenen. Doch hält Fritschi es für gewagt, bei sehr stürmischen Fällen der Art allein auf das Calomel sich zu verlassen.

Die neue Zeit beginnt im schönen Freiburg mit Wilhelm Manz, der 1861 für Augenheilkunde sich habilitirte, — während auch der damalige Privat-Dozent der Chirurgie Albert Schinzinger Vorlesungen über Augenkrankheiten hielt, — 1863 zum a. o., 1871 zum ord. Professor der Augenheilkunde ernannt wurde, 1867 eine kleine klinische Anstalt, 1877 eine neue Augenklinik erhielt und eine ausgezeichnete Lehrthätigkeit entfaltete, bis er 1901, im Alter von 68 Jahren und bei voller Rüstigkeit, in den Ruhestand getreten. Im Jahre 1909 wurde unter seinem Nachfolger Axenfeld der moderne Erweiterungsbau der Augenklinik bezogen. (Vgl. den Nachruf auf W. Manz von Th. Axenfeld, Klin. M. Bl. 1911, I, 718—725.)

§ 535. In der Ruprecht-Carls-Universität zu Heidelberg,

der ältesten von Deutschland, die 1386 durch Kurfürst Ruprecht I. von der Pfalz begründet worden, ist schon 1818, zusammen mit der chirurgischen, die Augenklinik begründet worden. Ihr Begründer und ruhmreicher Leiter war

zu meiner Ausbildung machen zu können. Möchte es mir einigermaßen gelungen sein, durch diese schwache Arbeit zu zeigen, wie groß — wenn auch ohnmächtig — mein Bestreben war, der Gnade meines durchlauchtigsten Fürsten und Gönners mich würdig zu zeigen!« Dieser Satz zeigt uns Herrn F. nicht gerade von einer vortheilhaften Seite.

1) Wie viel besser ist der bereits 1834 erschienene Traktat von Lincke? (§ 527, II.)

2) Medical Recorder 1826 (?) No. 35, S. 216, und Froriep's Notizen 1827, S. 272.

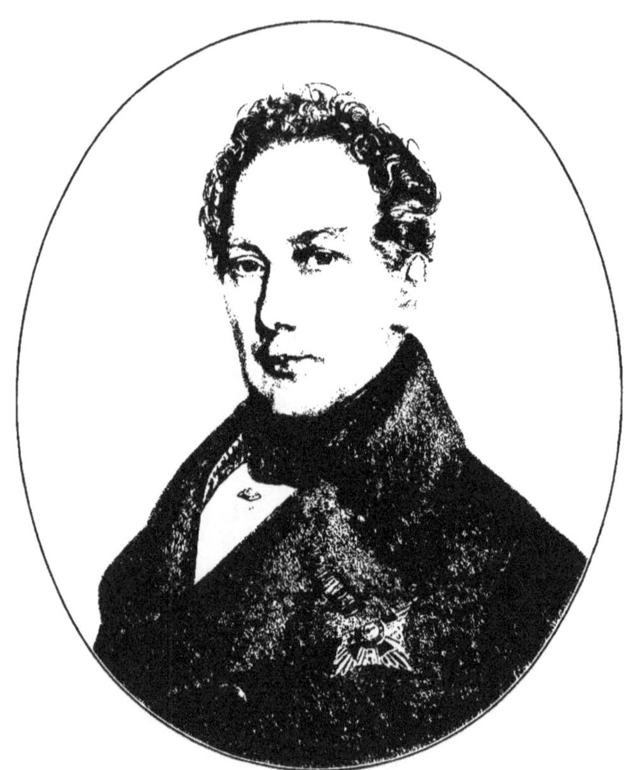

M. J. Chelius.

Verlag von Wilhelm Engelmann in Leipzig.

Maximilian Joseph Chelius[1].

Am 16. Januar 1794 als Sohn eines Arztes geboren, bezog er schon mit 15 Jahren die Universität Heidelberg, wurde mit 18 Jahren (1812) Doktor, besuchte München und Landshut, wo damals Ph. v. Walther lehrte, machte 1813 den Feldzug nach Frankreich als Regiments-Arzt mit und, nachdem er in Wien (unter Beer, Rust u. A.) sich weiter fortgebildet, auch den Feldzug von 1815. Hierauf besuchte er Göttingen, Berlin, Halle, Leipzig, Jena, Würzburg, Paris. Schon 1817 erhielt er den Ruf nach Heidelberg als außerordentlicher Professor der Chirurgie, 1819 die ordentliche Professur.

Sofort gründete er, bezw. die Regierung nach seinen Vorschlägen, die chirurgische und ophthalmologische Klinik[2]), die unter seiner Leitung bald eines weit verbreiteten Rufes sich erfreute.

Wie für die Chirurgie, so namentlich auch für die Augenheilkunde, war Chelius der bedeutendste Vertreter in Südwest-Deutschland und hat 47 Jahre lang Generationen von Schülern gebildet sowie ärztlichen Rath und operative Hilfe ertheilt.

Im Jahre 1827 erhielt er den Titel Geh. Hofrath, 1866 den Adel, nachdem er 1864 in den Ruhestand getreten. Als Consulent war er noch thätig bis zu seinem Tode, der am 17. August 1876 erfolgte ist.

Von Chelius' Schriften war die berühmteste sein Handbuch der Chirurgie, von dem 8 Auflagen (1822—1857) und ferner Uebersetzungen in 11 Sprachen erschienen sind.

Für die Augenheilkunde kommen in Betracht:

1. Ueber die Errichtung der chirurgischen und ophthalmologischen Klinik zu Heidelberg und Uebersicht der Ereignisse in derselben vom 1. Mai 1818 bis zum 1. Mai 1819. Heidelberg 1819.
2. Drei klinische Berichte für die Zeit von 1819—1827.
3. Das chirurgische und Augenkranken-Klinikum der Universität Heidelberg in den Jahren 1830—1834 von M. J. Chelius. Aus den med. Annalen (I, 1) besonders abgedruckt. Mit 4 Steindrucktafeln. Heidelberg 1835. (123 S.)
4. Ueber die durchsichtige Hornhaut des Auges, ihre Funktion und ihre krankhaften Veränderungen. Carlsruhe 1818. (12°, 88 S.)
5. Handbuch der Augenheilkunde zum Gebrauch bei seinen Vorlesungen, von Maximilian Joseph Chelius, der Medicin und Chirurgie Doktor, großherzogl. bad. geheimen Rathe, Commandeur des großherzogl. bad. Zähringer Löwen-Ordens, Ritter des K. bayrischen Verdienst-Ordens vom heil. Michael, des K. dänischen Danebrog-Ordens und des großherzogl. hess. Ludwigs-Ordens, ordentlichem öffentlichen Professor der Chirurgie und Augenheilkunde, Direktor der chirurgischen und Augenkranken-Klinik zu Heidelberg; der K. russ. Universität zu Wilna, der K. Universität zu Pest, des Vereins für Heilkunde in Preußen und des Vereins großherzogl. bad. Aerzte zur Förderung der Staats-

---

1) Biogr. Lex. II, S. 2.

2) Durch den Doppelnamen hat er sogleich und als einer der ersten unter den deutschen Chirurgen die Bedeutung der Augenheilkunde anerkannt. Vgl. den Titel von 1.

Arzneikunde; der Wetterau'schen Gesellschaft für gesammte Naturkunde und der medizinisch-chirurgischen Gesellschaft zu Bruges, der K. K. Gesellschaft der Aerzte in Wien, des ärztlichen Vereins zu Hamburg und der Gesellschaft für Naturwissenschaften zu New-Orleans Ehrenmitgliede; der K. Akademie der Medizin von Frankreich, der anatomischen Gesellschaft zu Paris, der Gesellschaft schwedischer Aerzte zu Stockholm, der K. Gesellschaft der Medizin zu Kopenhagen, der K. Akademie der Medizin von Belgien, des Cercle medico-chirurgical zu Brüssel, der medizinisch-chirurgischen Gesellschaft und der Gesellschaft für praktische Medizin zu Berlin, der Gesellschaften für Naturwissenschaft und Heilkunde zu Heidelberg, Dresden und Freiburg, der rheinischen Naturforscher-Gesellschaft zu Mainz, der physikalisch-medizinischen zu Erlangen und Jassy und der Senkenberg'schen naturforschenden Gesellschaft zu Frankfurt a. M. Mitglied und Correspondenten. Stuttgart 1839—1843, 2 Bde. (436 u. 552 S.).

6. Die Lehre von den Staphylomen des Auges. Heidelberg 1858.
7. Jod-Augensalbe gegen Hornhautflecke. Ammon's Monatsschrift f. Med., Augenh. u. Chir. II, S. 582, 1839.
8. Ueber Pannus und Pterygium. Ebens., S. 584.
9. Ueber Behandlung des Carcinom der Augenlider. Ebend., S. 585.
10. Ein Fall von Markschwamm der Bindehaut. Ebend., S. 586.

7—10 sind nur Auszüge, die der Herausgeber, v. Ammon, aus dem Handbuch v. Chelius gemacht hat.

(1). »Da der Zweck eines klinischen Instituts überhaupt dreifach ist, nämlich Heilung der Kranken, Unterricht der Studirenden und Förderung der Wissenschaft; so halte ich es für meine Pflicht, von Zeit zu Zeit öffentliche Rechenschaft abzulegen.« Außer vier großen Zimmern für chirurgische Fälle waren zwei für Augenkranke zweckmäßig eingerichtete vorhanden. Die Summe der Augenkranken im ersten Jahre (1818/9) betrug 44, die Zahl der Augen-Operationen 6, davon 5 Star-Operationen durch Reclination und 1 Pupillen-Bildung. (Das sind für unsre Begriffe gar dürftige Zahlen!)

(2). In den Jahren 1830—1834 war die Zahl der Augenkrankheiten 1376. Von den 76 Star-Operationen geschahen 60 durch Reclination (mit 50 Heilungen), 16 durch Zerstückelung, keine durch Ausziehung. Zwei Fälle von Pustula maligna der Lider werden genau beschrieben, der erste bei einem Metzger, der zweite bei einem Schäfer; bei dem letzteren wurde die Ursache in dem Schlachten eines an Milzbrand gefallenen Hammels erkannt. Der Ausgang war beide Male günstig.

(4). Die Hornhaut geht aus der Lederhaut hervor, ist aber ein eigenartiges Gebilde. Das Kammerwasser ist die Nahrung der Hornhaut, es wird von ihr eingesogen, zu ihrer Ernährung zersetzt und verdunstet auf ihrer Oberfläche. Es bedingt ihre Durchsichtigkeit. Das Kammerwasser wird in der hinteren Kammer abgesondert (von den Strahl-Fortsätzen), in der vorderen aufgesogen (von der Hornhaut).

Die Hornhaut habe keine Gefäße und keine Nerven, der Star-Schnitt ist schmerzlos. Die Hornhaut entspreche der Epidermis, die Iris dem Rete Malpighi. Durch Verminderung des Kammerwassers sinkt die Hornhaut zusammen, der Rand zuerst, die Lamellen verwachsen und werden mit phosphorsaurem Kalk durchsetzt. So entsteht der Greisenbogen. (XIV, S. 183.) Gefäße der Hornhaut sind wahre Verlängerungen derjenigen der Binde- und Lederhaut. Die reine Corneïtis ist der Scrofulose eigen. Mitunter bleibt ein feines Gefäßnetz zurück; aber nicht blos oberflächliche, sondern auch tiefe Gefäße werden unterschieden.

Bei Ueberfüllung der Vorderkammer ist entweder die Absonderung des Kammerwassers normal, die Aufsaugung gehemmt: oder die Absonderung vermehrt, die Aufsaugung normal: aber die Störung des einen Prozesses kann die des andern nach sich ziehen. So bei Iritis, wo WARDROP das Ablassen des Kammerwassers mit Erfolg geübt hat. So will BEER das Total-Staphylom der Hornhaut erklären.

Der Hornhautkegel ist eine Wassersucht bei Verdünnung.

Star-Reste werden in der Vorderkammer rascher und leichter aufgesogen. Der weiche Star entsteht durch hydrogenisirende, der harte durch oxydirende Processe, — wie v. WALTHER durch Versuche mit der galvanischen Säule am frischen Auge guillotinirter Menschen nachgewiesen. (Salzburg, Med.-chir. Ztg. 1803, Nr. 97. Vgl. § 506, 3.)

(5). In der Einleitung zu seinem Handbuch der Augenheilkunde, das 1846 von dem recht kritischen WILHELM ROSER als »das umsichtigste und vielseitigste unter den neueren« anerkannt wurde, giebt CHELIUS eine kurze Geschichte dieses Faches[1]) und bringt hier den folgenden Satz: »Der allgemeine Eifer für das Studium der Augenheilkunde bei allen gebildeten Nationen in den neuesten Zeiten hat die herrlichsten Früchte getragen und durch den fortdauernden Wettstreit ist die Augenheilkunde in den letzten Dezennien zu einer Ausbildung und namentlich zu einer Feinheit der Diagnose emporgekommen, in der ihr kein andrer Theil des ärztlichen Wissens gleichgestellt werden kann . . .«

»Die mannigfaltigen Krankheiten des Auges lassen sich nach demselben Prinzip, welches wir als Eintheilungsgrund der chirurgischen Krankheiten aufgestellt haben, am füglichsten eintheilen: 1. in dynamische, 2. in organische. Die erste Klasse begreift die Entzündungen und die Neurosen; die zweite alle diejenigen Krankheiten, welche in Veränderung der normalen Form, Richtung, Mischung und Struktur der zum Auge gehörigen Theile bestehen.« (Also ähnlich, wie bei BECK, § 534, wenn gleich nicht identisch.)

Die Augen-Entzündungen werden eingetheilt: 1. nach Charakter und Verlauf, 2. nach Verschiedenheit der ergriffenen Gebilde, 3. nach Verschiedenheit der Ursache.

1) Mit denjenigen Fehlern, die von einem Buche in das andre übertragen wurden und bis zu unsern Tagen Giltigkeit gehabt.

1. Es giebt reine, erethische und torpide. 2. Es giebt Entzündung der Lidhaut, der Bindehaut, der Hornhaut, der Iris, der Kapsel und der Linse . . . 3. Nach den Ursachen unterscheidet Chelius idiopathische, symptomatische, spezifische und sympathische Augen-Entzündungen.

Die idiopathischen sind Folgen äußerer Schädlichkeiten. Die symptomatischen sind Reflex allgemeiner Krankheit; ist diese Krankheit spezifischer Natur, so wird die Augen-Entzündung eine spezifische genannt. Die sympathischen Augen-Entzündungen sind die Folge eines consensuellen Wechselverhältnisses, in welchem das Auge mit irgend einem andren kranken Organ steht, z. B. die Augen-Entzündung beim Zahnen. In genauer Beziehung zur sympathischen Augen-Entzündung steht die metastatische, welche durch Versetzung irgend eines Krankheitszustandes auf das Auge entsteht.

Die allgemeinen Blut-Entziehungen sind bei jeder heftigen Augen-Entzündung nothwendig, durch hinreichend starken Aderlass am Arm; bei Augen-Entzündung, die mit Störung der Cirkulation im Unterleib zusammenhängen, ist Aderlass am Fuss zweckmäßig.

»Die Extraktion ist von allen Operations-Methoden des grauen Stars die schwierigste. Nur folgende Fälle sind als indicirend für die Extraktion zu betrachten: 1. feste Stare, besonders bei älteren Leuten; 2. gehörig geformte Augen und Lider; 3. Fehlen jeder allgemeinen Complikation und jeder besonderen Vulnerabilität.

Dies sind überhaupt die günstigsten Fälle. Das Resultat wird auch bei einer andren Operation um so eher glücklich sein. Der Reklination durch die Lederhaut muss eine größere Zweckmäßigkeit und ein weiterer Wirkungskreis zugeschrieben werden.«

Zusätze. 1. Das biographische Lexikon hervorragender Aerzte des 19. Jahrhunderts, herausgegeben von Prof. J. Pagel, (Berlin 1901, S. 319,) hat nicht unsrem M. J. v. Chelius eine Besprechung gewidmet, sondern nur dessen Sohn Franz v. Chelius (1822—1899), der mehrere Jahre lang, während der letzten Zeit der klinischen Thätigkeit seines Vaters, alle in der Klinik vorkommenden Operationen, also auch die an den Augen, verrichtet hat und bis 1873 zu Heidelberg als außerordentlicher Professor der Chirurgie thätig gewesen, dessen Sonderschrift über das Staphylom der Hornhaut (Heidelberg 1847) wir noch später besprechen werden.

2. Zu Heidelberg wirkte auch

G. H. Heermann[1]).

Im Jahre 1807 zu Blomberg in Lippe-Detmold geboren, war er 1833 Assistent an der Irrenheilanstalt zu Siegen, von 1835—1840 Privatdocent und Assistent am akademischen Hospital zu Heidelberg und ging 1840 als außerordentlicher Professor nach Tübingen. Hier hob er den klinischen Unterricht.

1) Biogr. Lex. III, 140.

Aber schon nach einem Jahre mußte er wegen eines Brustleidens Urlaub nehmen und ist im Frühjahr 1844 zu Rom verstorben. Aus seinen Schriften ergiebt sich, dass er in Paris genaue Studien gemacht.

Von seinen Veröffentlichungen sind zwei für uns bemerkenswerth, die übrigens beide in HELMHOLTZ's physiol. Optik (I. und II. Aufl.) nicht erwähnt werden:

1. Ueber die Bildung der Gesichts-Vorstellungen aus den Gesichts-Empfindungen. Mit 18 lithographirten Tafeln. Hannover 1835. (207 S.)
(Im theoretischen Abschnitt dieser Epoche werden wir darauf eingehen.)

2. Ueber die Träume der Blinden[1]). Beobachtungen und Reflexionen. Ein Beitrag zur Physiologie und Psychologie der Sinne. v. Ammon's Monatsschrift f. Med., Augenh. u. Chir. I, S. 116—180, 1838. (Mit 1 Tafel.)

(II) Auch auf das Seelen-Leben lässt sich die Methode der Erfahrung anwenden. 101 Fälle werden mitgetheilt. Gesichts-Vorstellungen in den Träumen kommen auch bei vollkommener Amaurose vor.

Bei dieser ist die Markhaut zerstört. Der Sehnerv schwindet auch da, wo die Blindheit vom Auge ausgeht. (Fälle der Art sind mitgetheilt von WARDROP, Morb. anat. of the eye II, 162; ACKERMANN, Blumenbach's med. Bibl. 3, 2, S. 377; KARL WENZEL[2]), de penitiori cerebri structura, S. 117 und 112—114, 1811; ANDRAL, Clinique méd. V, S. 119 u. 123, 128; MAGENDIE, J. de physiologie. III, 381; LIEUTAUD, histor. anatom. med. III, obs. 188 u. 191; MECKEL, pathol. Anat. II, 1, S. 23.)

Vf. hat selber zwei Fälle beobachtet.

Bei einem 52jähr., der im Alter von 12 Jahren das linke Auge durch Eindringen eines großen Bohrers völlig verloren hatte, fand er den linken Sehnerv vom Augapfel bis zur Kreuzung stark verdünnt (auf $^1/_4$); ferner bei einer 38jähr., nach siebenjähriger Blindheit des rechten Auges durch Lederhaut-Staphylom, eine deutliche, wenn auch wenig ausgesprochene Verdünnung des rechten Sehnerven zwischen Augapfel und Kreuzung. Die Verdünnung jenseits der Kreuzung war zweifelhaft, obwohl theilweise Kreuzung im Chiasma für den Menschen erwiesen ist.

Von der Integrität der Markhaut und des Sehnerven hängt die Fortdauer der Träume mit Gesichts-Vorstellungen nicht ab; ihr Sitz ist das Gehirn.

Aber unter den ganz Erblindeten war keiner, der, vor dem fünften Jahre erblindet, die Traumbilder erhalten hätte[3]). Es bedarf also eines

---

1) Eine neuere Arbeit über diesen Gegenstand, über das Traumleben der Blinden von F. HITSCHMANN, findet sich in der Zeitschr. f. Psych. u. Physiol. d. Sinnes-Organe, VII, S. 387; vgl. C.-Bl. f. A. 1896, S. 600. Vgl. auch v. WALTHER, § 508.

2) KARL WENZEL (1769—1827), 1812 zum Direktor u. Professor der medizinisch-chirurgischen Special-Schule zu Frankfurt a. M. ernannt.

3) »Auch dem Traume der Blindgeborenen wird Licht und Farbe fehlen«. HIMLY, in s. ophth. Bibl. 1803, II, 1, S. 198.

eigenthümlichen, oft und längere Zeit wiederholten äußeren Reizes, um Nerven und Gehirn so zu stimmen, dass später jeder beliebige, auch innere Reiz, ebenso wie der dem Sinnes-Organ eigentlich entsprechende äußere Reiz, Gesichtsvorstellungen hervorbringe.

Noch nach 16jähriger Blindheit, bei einer 38jährigen, wurden Hallucinationen des Gesichtssinns beobachtet. Den Träumen der Blindgeborenen fehlen die Gesichts-Vorstellungen.

Eine 66jähr. wurde am 14. Februar 1837 von linksseitiger Körperlähmung befallen, ohne Störung des Bewusstseins, aber mit Sehstörung. Beide Augen konnten nicht über die Mitte der Lidspalte nach links bewegt werden. Jedes der beiden Augen zeigt »Hemiopsie mit senkrechter durch die Mitte gehender Trennungslinie, so daß es Gegenstände nur in der rechten Hälfte des Gesichtsfeldes sieht.« Es fand sich ein großer Erweichungsherd im oberen, hinteren Theil der rechten Hemisphäre.

(Also ein früher, wichtiger Fall sowohl für die gleichgerichtete Ablenkung beider Augen, die zuerst von Prevost [De la déviation conjugée, Thèse de Paris 1868,] beschrieben worden, wie auch für die gleichseitige Halbblindheit, die sogenannte Hemianopsia homonyma. In der ersten Auflage unsers Handbuches V, S. 936, 1877, fehlt der Fall, wird aber in der zweiten erscheinen.)

3. Neben dem außerordentlichen Professor und dem Privat-Docenten zu Heidelberg verdient noch ein Student Erwähnung, der allerdings später großes geleistet hat.

Adolf Kussmaul,

am 22. Februar 1822 zu Graben bei Karlsruhe geboren, studirte 1840 bis 1845 zu Heidelberg und veröffentlichte schon als Student die von der Fakultät (November 1844) preisgekrönte Schrift: Die Farben-Erscheinungen im Grunde des menschlichen Auges (Heidelberg 1845, 108 S.), die ihm 1847 hohes Lob von dem so kritischen W. Roser eintrug und auch heute noch unsre Beachtung verdient[1].

Den Augenspiegel hat Kussmaul zwar nicht erfunden, aber — er war nahe daran. Denn zunächst geht er darauf aus, die Ursachen zu suchen,

1) Von 1857 ab Professor zu Heidelberg, Erlangen, Straßburg. Von seinem klassischen Werk über die Störungen der Sprache (1877) werden wir noch später Kenntniss nehmen. — Als Kussmaul nach mehrjähriger, praktischer Thätigkeit 1854 zu Würzburg promovirte, wählte er zum Gegenstand seiner Dissertation »Untersuchungen über den Einfluß, welchen die Blut-Strömung auf die Bewegung der Iris und andrer Theile des Kopfes ausübt.« Diese Untersuchungen sind auch in den Verhandlungen der physikalisch-medizinischen Gesellschaft zu Würzburg (B. VI, S. 1—42) erschienen. — Da wir an dieser Stelle von der Arbeit des Studiosus Kussmaul sprechen; so habe ich sein Bild aus der Studenten-Zeit beigefügt, für das ich der Frau Oberstleutnant Oster, Kussmaul's Tochter, zu besondrem Danke verpflichtet bin. Das Bild des Professor Kussmaul verdanke ich seinem Schwiegersohn, Excellenz V. von Czerny.

welchen der gesunde Augengrund seine schwarze Farbe verdankt: das war dieselbe Untersuchung, von der aus 1851 H. HELMHOLTZ sofort zur Erfindung des Augenspiegels gelangt ist.

KUSSMAUL zeigt zunächst, dass nicht blos die brechenden Theile des Auges vollkommen durchsichtig sind, sondern auch die frische Netzhaut, (bei einem Hingerichteten, bei Wirbelthieren,) mit Ausnahme des Sehnerven-Eintritts, der Blutgefäße, des gelben Flecks. »Unter gewöhnlichen Umständen ist es uns im Leben nicht möglich, ein von der Netzhaut reflektirtes Bild zu Gesicht zu bekommen, wie wir etwa beim SANSON'schen Versuch die von der Hornhaut und den beiden Linsenflächen reflektirten Bilder sehen. Wenn übrigens die Netzhaut ein sichtbares Bild zu reflektiren vermöchte, so würde es uns durch Pupille und Linse als ein umgekehrtes[1]), tief in der Höhle des Auges liegendes und äußerst schwach beleuchtetes Bild, welches größer wäre, als das auf der Netzhaut erzeugte, erscheinen müssen.«

Fig. 15.

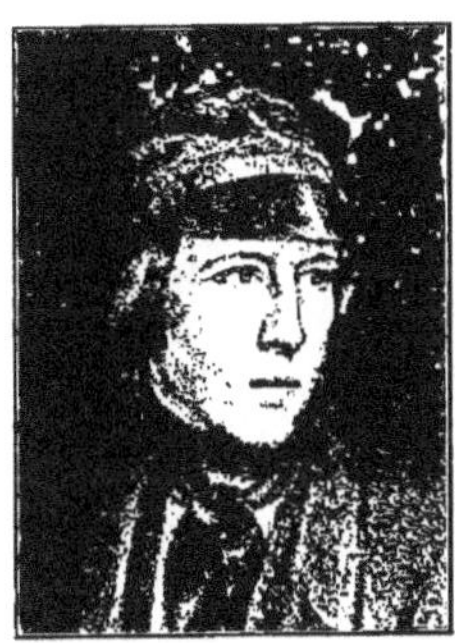

Studiosus Adolf Kussmaul (1840—45.)

Fig. 16.

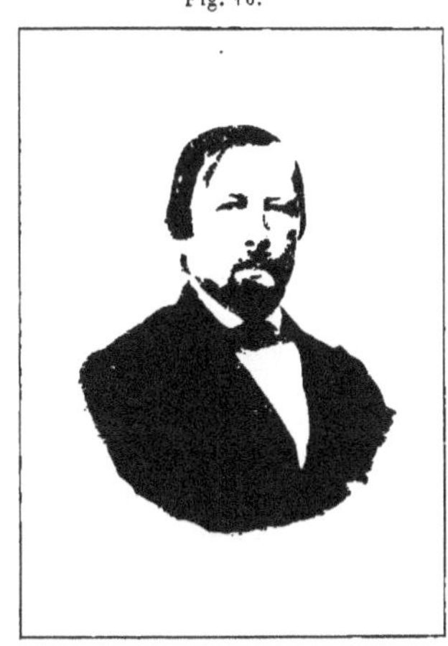

Prof. Adolf Kussmaul (1868.)

1) Dies ist ein Fehler gegen die Optik. — Als ich 1900 (Berlin. Klin. W., Nr. 3,) in meiner Abhandlung über »die Entwicklung der Augenheilkunde im neunzehnten Jahrhundert« angab, »daß 1845 KUSSMAUL ausführte, es wäre physikalisch unmöglich, die in der Brenn-Ebene des Auges befindliche Netzhaut wahrzunehmen«: da hat der alte KUSSMAUL mit jugendlicher Frische (ebendas. Nr. 7) gegen mein in der That nicht genaues Citat Einspruch erhoben, mir aber gleichzeitig einen sehr liebenswürdigen Brief geschrieben. In m. Einführung (II, 1, S. 9, 1901) bin ich ihm gerecht geworden.

Die pigmentlose Aderhaut ist roth durch das Blut. Nimmt man einem frisch getödteten, weissen Kaninchen das Auge rasch heraus, so erscheint der Augengrund in den nächsten Augenblicken noch, bei auffallendem und bei durchfallendem Licht, von rosenrother Farbe; doch in weniger, als einer Minute erbleicht dieselbe zu einem gelblichen und röthlichen Weiss: und diese Farbe zeigt jetzt die herausgenommene Aderhaut, aus der das Blut größtentheils ausgeflossen.

Besitzt die Aderhaut Pigment, so ist ihre Farbe von dem Blut und dem Pigment bedingt. Die Pigmentlage auf der Innenfläche der Aderhaut ist bei Neugeborenen zart, bei Kindern braun, bei Erwachsenen schwarz, bei Greisen wieder heller. Das Pigment in der Aderhaut wird erst einige Zeit nach der Geburt abgesetzt; auch dieses vermindert sich im späteren Lebensalter wieder.

Eine vom Pigment durchdrungene, blutreiche Aderhaut mit dünner Pigmentschicht an der Innenfläche, erscheint dunkelblau (beim schwarzen Kaninchen); mit dicker, tiefbraun oder schwarz. Im vorgerückten Alter erscheint die Aderhaut hellbraun. Wird ein menschlicher Augapfel, dessen Aderhaut reichlich Pigment und Blutkörperchen enthält, mit dem hinteren frei präparirten Theil gegen das Sonnenlicht gewendet, so erscheint uns der Augengrund roth. Wird einem sterbenden schwarzen Kaninchen schnell der noch blutende Augapfel herausgeschnitten, der hintere Umfang frei präparirt und gegen die Sonne gehalten; so erscheint der Augengrund, der bei auffallendem Licht schwarzblau war, jetzt bei durchfallendem Lichte rosenroth, aber nach wenigen Augenblicken bräunlich. Das Blut in den Gefäßen der Aderhaut bedingt die rothe Farbe des Augengrundes bei durchfallendem Licht; die braune Farbe des Pigments verschwindet vor der rothen des Blutes und erscheint erst, wenn das Blut aus den Gefäßen abgeflossen.

Die Behauptung, dass die Pigmentschicht alles Licht, das in's Innere des Auges gelange, resorbiert, geht zu weit. Hält man die Pupille des rein präparierten Augapfels von einem schwarzen Kaninchen gegen das Licht, so sieht man auf der hinteren Fläche des Augapfels ein verkehrtes Bild der gegenüberliegenden Gegenstände in braunröthlichem Licht.

Die hintere Abtheilung der Augapfelhöhle wird nur wenig beleuchtet. Wenn die Lichtstrahlen durch die Pupille auf den hinteren Theil der Augenhöhlenwand angelangt sind, so wird der größte Theil von dem schwarzen Pigment, ein kleiner Theil, der durch das Pigment geht, von den dahinter liegenden Gebilden absorbirt. Da die Netzhaut in der Brenn-Ebene steht, so kann uns von keinem Punkt der hinteren Augenhöhlenwand ein bestimmtes Bild erscheinen. Die schwarzbraune Wand der wenig beleuchteten hinteren Abtheilung der Augapfelhöhle muss uns durch die enge Pupille rein schwarz erscheinen.

Der Augengrund eines schwarzen Kaninchens erscheint uns gleichförmig dunkelblauschwarz. Diese Farbe bleibt, wenn wir die Hornhaut fortnehmen. Nehmen wir aber noch die Linse fort, so erscheint uns sogleich die weisse Eintrittsstelle des Sehnerven, seine strahlenförmige Ausbreitung, die Netzhautgefäße. Ebenso, wenn man den Brennpunkt hinter die Netzhaut verlegt, durch Ablassen von etwas Glasfeuchtigkeit. MERY's Erfahrung mit der in's Wasser getauchten Katze (XIII, 379) suchte K. zu benutzen, »um die Eintrittsstelle des Sehnerven im Auge des lebenden Menschen sichtbar zu erhalten, was für die Diagnose mancher Krankheiten des Augengrundes sehr großen Werth hätte«. Aber mit einer planconkaven Linse, deren Conkavität genau nach dem Halbmesser der menschlichen Hornhaut ausgehöhlt war, vermochte er nichts zu sehen.

Bei der Untersuchung von drei erfolgreich mit Keratonyxis operirten sah er nur bei einem »in der Tiefe nach innen den weissen Fleck, welcher der Papille entspricht«. Dies zeigt, wie gering die Beleuchtung der hinteren Augapfelhöhle und wie schwach das Reflexions-Vermögen der Papilla.

(Nun, den letzten, entscheidenden Schritt hat KUSSMAUL nicht gemacht, die Beleuchtung des Augeninnern durch Licht, das scheinbar von der Pupille des Beobachters ausgeht; aber ein wenig mehr hat er doch gefunden, als HELMHOLTZ in seiner physiol. Opt. [1867, S. 190] ihm zugesteht; und seine Abhandlung hätte vielleicht doch verdient, in ARTHUR KÖNIG's Neudruck der Schriften über die Erfindung des Augenspiegels [Hamburg u. Leipzig 1893] aufgenommen zu werden. K. ist in der ganzen Welt-Literatur der erste, der darauf ausgegangen ist, den Sehnerven-Eintritt im Auge des lebenden Menschen zu sehen, und der ihn auch im aphakischen Auge, wenngleich nur andeutungsweise, gesehen hat. Auch MAUTHNER ist, in seiner vortrefflichen Ophthalmoskopie [1868, S. 11], unsrem K. nicht ganz gerecht geworden. Einer aber hat KUSSMAUL besser gewürdigt, das war VAN TRIGT, der 1859 unter DONDERS' Aegide eine Schrift über den Augenspiegel[1]) verfasst hat. Dieser erkennnt KUSSMAUL ein doppeltes Verdienst zu, einmal dass er als erster richtig die Frage gestellt, warum die Pupille schwarz erscheine; sodann, dass er sich bemüht habe, aus MERY's alten Versuchen, die fast 150 Jahre brach gelegen, für die Praxis Nutzen zu ziehen. An einer Stelle, wo es selten gesucht wird, nämlich in MEYER's Konversations-Lexicon [XI, S. 879, 1905] wird KUSSMAUL's Abhandlung »als die wichtigste aller Vorarbeiten zum Augenspiegel« bezeichnet.)

44 Jahre nach dem Erscheinen seiner studentischen Preis-Arbeit hat der damals 77jährige KUSSMAUL selber in seinen sonnigen »Jugend-Erinnerungen eines alten Arztes[2])« humorvoll sich folgendermaßen geäußert: »Ich

1) Uebersetzung von SCHAUENBURG, 2. Aufl., 1859, S. 9—11.
2) Stuttgart 1899.

beschrieb (in meiner Schrift) den Augenspiegel, den ich construirt hatte, und sagte den Nutzen vorher, den er haben müsse, wenn es gelänge, den Augengrund sichtbar zu machen. Mit meinem Augenspiegel ging es mir, wie dem bekannten spanischen Edelmann mit seiner Stute. Es war die beste in dem Reiche Karls V., worin die Sonne niemals unterging. Das herrliche Thier hatte nur einen Fehler, man konnte auf ihm nicht reiten, es war todt. Mein Augenspiegel war der beste von der Welt, denn es gab nur einen, den meinigen, aber er hatte den Fehler, man konnte damit nicht sehen. ... Die Fakultät überschüttete mich mit Lob ... Ich wusste es besser. Grade an dem Angelpunkt war ich gescheitert.« —

Im zweiten, pathologischen Abschnitt seiner Abhandlung betont KUSSMAUL die Schwierigkeit der Diagnose des Sitzes von Trübungen im Auge.

Bei Albinismus ist der vollkommene Pigmentmangel Ursache des rothen Glanzes vom Augengrunde, zumal auch durch die pigmentlose Iris und die dünne Lederhaut eine gewisse Menge von Licht in die Tiefe des Auges dringt[1]). (Einen Fall von Nachdunklung, im 19. Lebensjahr, erzählt HERZIG in der med. Z. des V. f. Heilk. i. Pr., 22. Juni 1836.)

Bei ausgedehnter Trübung und Verdickung der Netzhaut entsteht das Bild des amaurotischen Katzenauges. (XIV, S. 226 u. § 508, § 532, V, I.)

Die grünliche Trübung des Glaukoms ist noch unerforscht. »Man hat das Glaukom eigensinnig als Krankheit, statt als Symptom, betrachtet.« Bei dem Markschwamm entsteht das Bild des amaurotischen Katzenauges; bei dem melanotischen erscheint ein Gefäßnetz auf schwarzem oder grauem Grunde. Durch eine anscheinend gutartige Geschwulst war bei einer 28jährigen der Augapfel vorgeschoben, aber nicht entartet: von vorn betrachtet, erschien der Augengrund rein schwarz; ließ man aber das Licht vom Fenster seitlich auf das Auge fallen, so schien der Grund prächtig roth erleuchtet. (Hier haben wir die erste Querdurchleuchtung[2]) des Auges.)

5. Da MAXIMILIAN JOSEPH CHELIUS eines so langen Lebens sich zu erfreuen hatte und 47 Jahre als Professor der Chirurgie wirkte, so ist es gekommen, dass zu Heidelberg derselbe Mann, der sozusagen das wissenschaftliche 19. Jahrhundert eingeleitet, auch noch bis in die Reformzeit hinein thätig war, und dass seine Amtierung maßgebend wurde für die zeitlichen Verhältnisse der Einführung des neuen, spezialistischen Universitäts-Unterrichtes.

HERMANN KNAPP, geboren 1832 zu Dauborn in Hessen-Nassau, habilitirte sich im Winter 1859/60 für Augenheilkunde an der Universität Heidelberg und hielt vom Sommer 1861 ab klinische Vorträge. Aber für die Einrichtung und Unterhaltung der Klinik musste er selber sorgen. 1862 wurde die Augenklinik

---

1) Von DONDERS durch Versuch bestätigt. (Einführung II, 1, S. 5.)

2) Die erste, mit künstlicher, fokaler Beleuchtung, um eine solide Geschwulst im Augeninnern zu entdecken, ist von mir 1868 angedeutet. (Klin. Monatsblätter f. Augenh., S. 164.) Doch war CANSTATT oder vielmehr SANSON 1838 (§ 532, V, IV) schon mit der Querdurchleuchtung des Orbital-Inhalts bei Exophthalmos voraufgegangen.

eingerichtet, mit einem Staatszuschuss von 1000 Gulden. Seine weiteren Anträge fanden zunächst keine Berücksichtigung. Erst, als Professor Max. Jos. v. Chelius, der Direktor der chirurgischen und ophthalmologischen Klinik, 1864 in den Ruhestand getreten, erhielt Knapp 1865 als außerordentlicher Professor einen Lehr-Auftrag für Augenheilkunde und einen Staatszuschuss von 3000 Gulden. Seine praktische und Lehrtätigkeit war sehr bedeutend.

Im Frühjahr 1868 wurde ein Neubau der Universitäts-Kliniken beschlossen, auch einer Augenklinik. Aber gleichzeitig erbat Knapp seine Entlassung für den Herbst 1868. Wenn auch die neue Augenklinik zu Heidelberg, wie O. Becker versichert, schließlich ganz nach Knapp's Plänen gebaut worden ist, — begonnen wurde der Bau erst im Frühjahr 1876 und vollendet im April 1878.

O. Becker wirkte in Heidelberg von 1860 bis zu seinem Tode (1890), Th. Leber von 1890 bis zu seinem Rücktritt (1910), darnach Wagenmann.

Vgl. 1. O. Becker, die Univ.-Augenklinik zu Heidelberg. Wiesbaden 1888. (113 S.) 2. Th. Leber, Die Gründung der Heidelberger Univ.-Augenklinik. Heidelberg 1903. 3. Hirschberg, C.-Bl. f. pr. Augenhk., Mai 1911. (Nachruf für Knapp.)

6. Die zum deutschen Reich gehörige freie Stadt Straßburg im Elsass hatte 1566 eine Akademie begründet, 1621 eine Universität. Die widerrechtliche Angliederung Straßburg's an Frankreich vom Jahre 1681 konnte der Stadt das deutsche Wesen nicht rauben, für dessen Erhaltung grade die Universität kraftvoll eingetreten ist. So haben wir auch schon (§ 422) die Universität Straßburg zur Zeit Lobstein's als eine deutsche kennen gelernt. Im Jahre 1793 wurde sie durch Convents-Beschluß aufgehoben, dann unter Napoleon I. neu begründet und in fünf Fakultäten gegliedert. Also war sie in der ersten Hälfte des 19. Jahrhunderts eine französische Hochschule, deren Leistungen wir später betrachten werden,

Nachdem 1871 Straßburg dem deutschen Kaiser-Reich wiedergewonnen worden, wurde 1872 die deutsche Universität zu Straßburg neu begründet. Ludwig Laqueur aus Festenberg in Schlesien wirkte daselbst von 1872 als a. o., von 1877 als o. Professor der Augenheilkunde u. Direktor der Augenklinik, die 1889—1891 einen Neubau erhielt; nach seinem Rücktritt (1907) Otto Schirmer und nach dessen Abgang E. Hertel.

§ 536. An der K. Württembergischen Karls-Universität zu Tübingen,

1477 von Graf Eberhart im Bart begründet, haben in der uns beschäftigenden Zeit die folgenden Männer Augenheilkunde gelehrt:

1. Als Nachfolger von Sigwart[1]), und schon zu dessen Lebzeiten thätig, Carl Friedrich Clossius (geb. 1768, gest. 1797), 1790 und 1791 Oberstabschirurgus bei der preußischen Armee, von 1792 ab als Extraordinarius, von 1795 ab als Ordinarius.

2. Dann hat dessen Nachfolger Johann Heinrich Ferdinand Autenrieth (geb. 20. Oktober 1772 in Stuttgart, gest. 1835,) als Ordinarius von 1797 bis 1808 Chirurgie, Geburtshilfe und Augenheilkunde gelehrt.

3. Hierauf Ludwig Froriep (geb. 1779, gest. 1847) von 1808—1815.

4. Leopold Sokrates Riecke (geb. 1790, gest. 1848) Extraordinarius 1820, Ordinarius 1827.

---

1) Vgl. XIV, S. 191.

5. Endlich von 1843 ab Paul Victor Bruns (geb. 1812, gest. 1883) als Ordinarius der Chirurgie[1]).

1864 habilitirte sich Albrecht Nagel für Augenheilkunde, wurde 1867 außerordentlicher, 1874 ordentlicher Professor des Faches und Direktor der (1875) neu errichteten Augenklinik. Nach seinem Tode (1895) folgte ihm Gustav Schleich.
Clossius und Bruns haben nichts augenärztliches veröffentlicht.

Aber genauere Beachtung verdient

Heinrich Friedrich Autenrieth[2]).

Am 20. October 1772 zu Stuttgart geboren, studirte er an der Karls-Akademie, dann, nach der Promotion, zu Pavia, unter Scarpa und Peter Frank, und begleitete seinen Vater über Hamburg nach Baltimore, praktizirte $1/2$ Jahr in Amerika (Lancaster) und überstand dort glücklich das Gelbfieber. Nach $1 1/2$jähriger Abwesenheit kehrte er zurück und wurde 1797 zum ordentlichen Professor der Anatomie, Physiologie, Chirurgie und Geburtshilfe ernannt und mit Besorgung des Klinikum betraut. Als 1805 eine neue Klinik erbaut wurde, gab er an Prof. Hiller die Chirurgie und Geburtshilfe ab und leitete die neue Klinik von 1805—11.

In seinem »Handbuch der empirischen Physiologie« (1801—1802) vertrat er die Rechte des Experiments. Mit Reil gründete er das Archiv für Physiologie. Als Kliniker zeichnete er sich durch Scharfblick aus. (Das »Handbuch der speziellen Nosologie« kam erst nach seinem Tode heraus.) Unübertrefflich war er als Lehrer der gerichtlichen Medizin. Im Jahre 1814 wurde ihm der Adel verliehen, 1819 das Amt des Kanzlers der Universität übertragen. Als solcher war er auch Mitglied der Ständeversammlung und trat kräftig für das von ihm als richtig Erkannte ein.

Dieser für seine Zeit bedeutende und vielseitige Mann hat der Augenheilkunde nur beiläufig seine Aufmerksamkeit zugewendet.

Dass er empfahl, die in die Hornhaut eingedrungenen Stahlfunken heraus eitern zu lassen, — allerdings fand sich 1802 Niemand zu Tübingen, der ihm einen solchen aus seinem eigenen Auge hätte entfernen können, — haben wir schon erfahren und nicht gebilligt. (1802, Schmidt und Himly's ophth. Bibl. II, 1, 72—87. Vgl. unsern B. XIV, S. 327, Anm. 2.)

Im Jahre 1808 äußerte er die vage Vermuthung, daß Glaukom von einer Erkrankung der Aderhaut abhängen könne. (Versuche über die praktische Heilkunde, Tübingen 1808, I, S. 310.)

Autenrieth hat aber die Sklerektomie erdacht. (Vgl. Diss. inaug. med.-chir. de pupilla artificiali in sclerotica aperienda, quam praeside J. H. F. de Autenrieth mense Jul. publice defendet L. Schmidt, Tübingen 1814.)

---

1) Herrn Collegen Schleich bin ich für diese Daten und für eine Uebersicht der augenärztlichen Schriftstellerei der erwähnten Lehrer zu besondrem Dank verpflichtet.

2) Biogr. Lex. I, S. 231.

AUTENRIETH hatte beim Anblick eines in Folge von Blattern durch Staphylom beider Augen Erblindeten den Gedanken erfasst und die Ausführbarkeit durch Versuche an lebenden Katzen zu erproben sich bemüht. Er trennte die Bindehaut am Rande der Hornhaut ab und entfernte, $1\frac{1}{2}'''$ von jenem entfernt, mittelst eines Trepans von $\frac{5}{4}'''$ Breite, des Messers und der Schere ein Stück aus den drei Häuten. Es bildete sich ein kleiner Vorfall des Glaskörpers. Die Heilung erfolgte befriedigend. Nach 14 Tagen wurden die Katzen getödtet. Die Bindehaut deckte meistens das Loch, das einen durchsichtigen Fleck darstellte.

Danach machte Prof. v. GÄRTNER in Tübingen 6 Versuche an lebenden Thieraugen, indem er einen Lederhautlappen mit dem Starmesser bildete, mit einer eigenen Pincette fasste und mittelst der Schere abtrug und die Bindehaut über den Defekt pflanzte. Die Ergebnisse waren ähnlich denen von AUTENRIETH. (Vgl. J. S. WEBER,[1] Diss. inaug. sistens observationes quasdam in coretodialysin et pupillam in sclerotica aperiendam.)

Prof. RIECKE hat dann Thierversuche über Keratektomie und Keratoplastik angestellt, die auch nicht günstig ausfielen. (Vgl. die Dissertation von MOESNER, de conformatione pupillae artificialis, Tübingen 1823.)

Die auf diese nicht sonderlich gelungenen Thierversuche begründeten Versuche am Menschen verliefen unglücklich. (BEER's Versuche enthält FROCHAUX, Diss. de format. pup. artif., Viennae 1818; GUTHRIE's finden sich in seiner Schrift Treatise on the operation of an artificial pupil, London 1819, S. 203. Die von AMMON, ULLMANN, BLASIUS, PAULI haben wir schon kennen gelernt. Solche von MÜLLER sind in Rust's Magazin der Heilkunde, 1824, XIV, S. 471, veröffentlicht.)

Der erste, dem die Hornhaut-Ueberpflanzung, wenigstens chirurgisch, am Thiere gelungen ist, war BENEDIKT STILLING. (§ 517.)

§ 537. Zu den Württembergern gehört auch

GOTTLOB FRIEDRICH HÖRING[2]),

der, 1813 zu Willsbach bei Weinsberg geboren, im Jahre 1838 zu Tübingen den Doktor errang. Seine Dissertation, die von der Tübinger Fakultät mit dem Preise gekrönte Arbeit »über die Wirkungen des Broms« war »seinen theuren Oheimen Dr. DRECHSLER, Dr. CARL JÄGER und Dr. FRIEDRICH JÄGER zu Wien« gewidmet. Er hat dann 1830—1840 in Wien bei seinen beiden Oheimen studirt und dort auch das Material für seine Arbeit über den Star gesammelt. Im Jahre 1841 hat er sich in Heilbronn niedergelassen, ist 1855 Oberstabsarzt geworden, später Medizinalrath und daselbst 1884 verstorben.

---

1) Geb. 1792, 1822 kurze Zeit Privat-Docent in Tübingen.

2) Derselbe steht nicht im biogr. Lexikon, das nur seinen Bruder (oder Vetter, Friedrich H. und dessen Sohn kennt. Ich verdanke die Nachrichten über sein Leben der bewährten Freundlichkeit des Herrn Kollegen SCHLEICH in Tübingen.

Wir haben von ihm:

1. Recherches sur le siège et la nature de la cataracte. Mémoire qui a remporté le premier prix au concours des Annales d'Ocul. pour 1841—1842. Annales d'Ocul. VIII, 13—39, 69—85, 109—127, 187—201, 257—278, 1842/3.
2. Ueber den Sitz und die Natur des grauen Stars. Eine von der Redaktion der Annal. d'Ocul. zu Brüssel gekrönte Preisschrift, Heilbronn 1844. (Karl und Friedrich Jäger gewidmet.)
3. Cysticercus der Bindehaut. Med. Corr.-Blatt, Annales d'Ocul. II, S. 71, 1839.
4. Ueber die Dislaceratio[1] capsulae. Württemberger Correspondenzbl. 1841, Nr. 8, S. 57—58. (Nach Friedrich Jäger, mit dem Häkchen.)
5. De l'emploi de l'appareil de rotation électro-magnétique dans les maladies de l'œil, par le docteur Hoering de Heilbronn (Württemberg). Traduit de l'allemand sur le manuscript de l'auteur par le docteur F. Binard. Annal. d'Ocul. XVI, S. 220—226, 1846. (Angeblich erfolgreich gegen Amaurose nach Typhus u. a.)
6. Iritis syph. Med. Corr.-Blatt, Annal. d'Ocul. XXX, 158, 1854. In zwei Fällen wo Hg und Kj erfolglos, war Terpentin-Öl innerlich, nach Empfehlung von Dr. Hubert in Homburg, recht wirksam.

I. G. Höring stützt sich, gegenüber den Behauptungen Malgaigne's (§ 540, 1), auf Thatsachen, fremde wie eigene. In Wien hat er unter 211 Fällen von Star allein 38 Kapsel-Stare gefunden. Kapsel-Star kommt vor sowohl angeboren, wie auch durch Verletzung oder durch Entzündung. Der häutige Star ist eine Umbildung der ganzen Linse in eine Haut nach mehr oder minder vollständiger Auflösung der Linsenmasse. Der eigentliche Linsen-Star zerfällt in zwei Klassen, Erweichung und Verhärtung. Die Erweichung beginnt meist an der Oberfläche, die flüssigen Stare beruhen auf Vermehrung und Veränderung der Morgagni'schen Feuchtigkeit. Die halbharten Stare beginnen mit Verhärtung des Kernes und erweichen sich an der Oberfläche. Alle harten Stare beginnen im Linsenkern. Malgaigne konnte keine Kapselstare finden, weil er seine Untersuchungen nur an alten Leuten anstellte.

II. Friedrich Höring,

1793 zu Willsbach bei Weinsberg geboren, war erst in der Lehre bei seinem Oheim, einem Wundarzt, studirte dann in Tübingen und darauf in Wien bei seinen Oheimen, den beiden Jäger, wirkte dann als Chirurg und Augenarzt in Schwaigern, in Neuenstadt und schließlich in Ludwigsburg, wo er von 1837—1863 Oberamtsarzt war und am 10. Dezember 1867 gestorben ist. Wegen seiner augenärztlichen Verdienste hat er den persönlichen Adel erhalten. Geschrieben hat er nur wenig; aber doch, wie fast jeder damals,

Ueber Myotomia ocularis. (Württemberger Correspondenzblatt 1841, den 15. Febr., S. 55). — Vgl. noch

Geschichte eines Glas-Splitters, welcher beinahe 6 Jahre in der vorderen Augenkammer verweilt hatte und durch die Operation von Dr. Carl Jäger entfernt ward, erzählt von Dr. Höring in Neuenstadt. (Mitth. d. Württemberger ärztl. V. I, 1, 1833, S. 186, u. Ammon's Z. III, 103).

[1] Dislaceratio, die Zerreißung. (Heutzutage ist dieser Name bei uns durch discissio, Spaltung, verdrängt.)

III. Karl Friedrich Höring,

der Sohn von Friedrich, 1822 geboren, ließ sich 1846 in Ludwigsburg nieder und gründete 1859 eine Privat-Augenheilanstalt, die erste in Württemberg. Von ihm haben wir:

1. Mittheilungen aus der Augenheilkunde für den prakt. Arzt von Hofrath Dr. v. Höring, k. Württ. Oberstabsarzt, Stuttgart 1877.

2. Bericht über die 25jähr. Wirksamkeit der Privat-Augenheilanstalt zu Ludwigsburg von Hofrath Dr. v. Höring, Oberstabsarzt a. D., Stuttgart 1885. (25000 Augenkranke, 820 Star-Operationen; darunter eine Reklination!)

Die Stuttgarter Augenheilanstalt[1]) für Unbemittelte wurde 1868 von Prof. Berlin begründet. Jetzt, im Jahre 1911, hat Stuttgart, mit mehr als 260000 Einwohnern, acht Augenheilanstalten (mit 65, 37, 66, 42, 17, 17, 4, 77, zusammen 265 Betten,) und mit 12 Augenärzten. Diese stattlichen Zahlen mögen als Beispiel dienen, um die Entwicklung der Augenheilkunde in Deutschland zu veranschaulichen.

§ 538. Das benachbarte

Frankfurt a. M.[2]),

damals freie Reichs-Stadt des deutschen Bundes von 1816—1866), verdient unsre Beachtung, obwohl es die erstrebte Universität auch heute, unter preußischer Regierung, noch nicht erlangt hat[3]).

Die Stiftung des Dr. Senckenberg zum Besten der Arzneikunde und der Krankenpflege[4]) vom Jahre 1776 hat ja wissenschaftliches Leben geweckt und gehegt, bis auf den heutigen Tag. Aber mit der Augenheilkunde war es (nicht blos um 1700, s. XIV, S. 168, sondern sogar noch) um 1775 so schlecht bestellt, dass der Star-Operateur von auswärts hergeholt werden musste. (XIV, S. 210.)

Im Jahre 1845 wurde eine Augenheilanstalt durch Dr. L. Appia[5]), G. Passavant und W. Stricker errichtet und durch freiwillige Beiträge erhalten. Ihr erster (recht magerer) Bericht erschien im J. d. Chir. u. Augenh. 1847, B. 36, S. 588—599. Der zweite Bericht erschien 1848 im J. d. Chir. u. Augenh. B. 38, S. 308—312, und ist auch nicht viel fetter geworden. (19 Star-Operationen, 17 mit der Nadel, 2 mit dem Messer.)

1851 hat Appia über 68 Star-Operationen in der Augenheilanstalt berichtet, darunter waren 27 eigene. (Schweizer J. f. Med., Chir. u. Geburts-

1) Für diese Zahlen bin ich Herrn San.-Rath Dr. Krailsheimer in Stuttgart, einem meiner ehemaligen Assistenten, zu Dank verpflichtet.

2) 1800 zählte es 40000 Seelen, 1837 an 46000, 1867 schon 78000, 1904 aber 312000.

3) Zur Zeit des Rhein-Bundes, 1812, wurde eine medizinisch-chirurgische Spezial-Schule zu Frankfurt a. M. errichtet, und Prof. Karl Wenzel mit ihrer Leitung betraut. Vgl. § 535, 2, II, S. 383.

4) Vgl. die Geschichte der Heilkunde und der verwandten Wissenschaften in der Stadt Frankfurt a. M. Nach den Quellen bearbeitet von Wilhelm Stricker D. M., Frankfurt a. M. 1847. (368 S.)

5) Geb. den 13. Oktober 1818 zu Hanau. Armenarzt.

hilfe, Annal. d'Ocul. XXX, S. 105.) Er betrachtet die Nadel-Operation und die Ausziehung als gleichwerthig, aber bevorzugt die letztere und hatte in zwei Dritteln der Fälle vollkommenen Erfolg, d. h. die Fähigkeit zu lesen.

Dr. Moritz Schmidt sen. aus Frankfurt a. M., der Uebersetzer von Haffmann's Beiträgen zur Lehre vom Glaukom (1862, A. f. O. VIII, 2, 124 bis 178) hat mir 1868 noch manche Anekdoten aus der ersten Zeit dieser Augenheilanstalt erzählt, die ich aber lieber übergehen will.

§ 539. Zu Frankfurt a. M. wirkte seit 1819

D. Wilhelm Sömmering

als Arzt und Augenarzt. Wir haben ihn schon (im § 464, 3) als Vf. des »Horizontal-Schnittes vom menschlichen Auge« (1818) und in § 522 als ersten Schilderer eines Blasenwurms im menschlichen Auge kennen gelernt. Jetzt müssen wir seine für uns wichtigste Schrift betrachten, welche einen bedeutsamen Gegenstand zum ersten Male monographisch bearbeitet hat:

Beobachtungen über die organischen Veränderungen im Auge nach Star-Operationen von Wilhelm Sömmering, Med. u. Chir. Dr., mit 3 Steindrucktafeln Frankfurt a. M., 1828. (89 S.)

Nur wenige Beobachtungen sind bisher in der Literatur verzeichnet. Nur drei von ihm mittelst der Niederlegung operirte Star-Augen hat Scarpa[1]) nach dem Tode untersucht, (einen 60jährigen 1 Jahr, eine 40jährige 3 Jahre, einen 57jährigen $3\frac{1}{2}$ Jahre nach der Operation,) und Verkleinerung des Stars (auf $\frac{1}{3}$, auf den Kern von Stecknadelkopf-Größe) festgestellt: Beobachtungen, die ihn veranlassten, von der damals vorzugsweise beliebten Ausziehung wieder abzugehen und statt ihrer seiner Rücklagerung fast allgemeinen Eingang zu verschaffen.

Acrel fand in dem Auge eines Bauern, das nach der Niederlegung des Stars gut gesehen, den niedergedrückten Star vollkommen aufgelöst und geschwunden. (Chir. Vorfälle. Aus dem Schwedischen von Murray, Göttingen 1777, I, 219). Earle operirte einem blindgeborenen Knaben von 17 Jahren den Star durch Lederhautstich und fand, 5 Monate später, in dem geöffneten Auge keine Spur von dem Star vor. (A new mode of operating cataract 1801, Himly's ophth. Bibl. I, 1, S. 146.)

(Aber hier hätte die Anmerkung von J. Beer [Augenkr., II S. 363, 1817,] angeführt werden sollen: »Ich habe bis jetzt keine Gelegenheit versäumt, solche Augen nach dem Tode auf das sorgfältigste zu untersuchen, in welchen beim Leben die Depression oder Reclination des Stares vorgenommen worden war, und unter diesen befanden sich solche, die man schon vor 20 und mehr Jahren operirt hatte; aber beinahe in allen fand ich die feste, unauflösbare, meist merklich verkleinerte Linse mit und ohne Kapsel; häutige Stare schienen sehr

---

1) Malattie degli Occhi 1801, S. 183. Die genauere Ausführung habe ich nach dem Original gemacht. Soemmering giebt nur Andeutungen.

wenig verschrumpft zu sein, aber sie hatten ihre zähe Consistenz völlig verloren und waren zu einem festen, weissen Klumpen geworden, nirgends fand ich an ihnen eine Spur von Maceration.«

Vf. theilt nun acht eigene Beobachtungen mit und auch möglichst treue Abbildungen), was man bisher versäumt habe. (Aber man hat es nicht ganz versäumt[1].)

1. Bei einem 34jährigen, bei dem sechs Monate zuvor der Star niedergelegt worden, mit gutem Erfolg für die Sehkraft, war (1814) die Pupille beweglich, die Iris trichterförmig zurückgesunken und zitternd. $8\frac{1}{2}$ Jahre nach der Operation starb der Kranke an Wassersucht. 24 Stunden nach dem Tode wurde das Auge untersucht. Unter Wasser[2]) erschien die Iris merklich trichterförmig nach hinten vertieft. Das Auge wurde vorsichtig in eine vordere und hintere Hälfte getrennt. Auf den Ciliar-Fortsätzen nach unten und außen lag ein graulich weißes Körperchen von der Größe eines Mohnsamens, der Rest der zusammengerollten Linsenkapsel, von der durchsichtigen Glashaut leicht zurückgehalten. Das Auge wurde in Weingeist gelegt. »Zu meinem großen Erstaunen fand ich am andern Tag zwei weißliche getrübte halbmondförmige Segmente, welche über die Hälfte der Uvea verdeckten, aber die Pupille frei ließen . . . Die erst völlig durchsichtigen, dann wie Eiweiss geronnenen Wülste waren wohl kein Rest der Star-Linse, da Fragmente derselben schwerlich so klar geblieben wären.«

2. Bei einem 83jährigen reklinirte Soemmering den rechten Kapsel-Linsenstar: keine Entzündung, mittelmäßiges Sehen. Tod nach 13 Monaten. Der harte, braungelbe, rissige Linsenkörper hielt nur noch 2‴ im Durchmesser (statt 4‴) und lag auf dem unteren Theil des Faltenkranzes, vom Rande der Iris bis etwas über den Rand der Netzhaut hinaus, ziemlich unbeweglich in einer Grube des Glaskörpers, von einem Gewebe verdickter Fäden umsponnen. Die dunkel schwarzbraune Uvea erschien völlig rein und die Pupille so hell, dass man durch sie und die Hornhaut ganz deutlich hindurchsehen konnte. Unter starkem Weingeist zeigte sich indess auch bald ein vorher unsichtbarer, allmählich sich trübender ringförmiger Wulst. Er hatte nicht ganz die Breite des Iris-Ringes; nach der Mitte zu verlief sich sein unregelmäßig ausgezackter Rand in eine spinngewebige, durchscheinende Haut, die gerade hinter der Pupille lag. Diese Haut, worin der Wulst sich be-

1) Vgl. Hesselbach, in seinen u. Friedreich's Beiträgen zur Natur- u. Heilkunde. Nürnberg 1826, S. 126: »Bemerkungen über die Operation des grauen Stares«, mit 1 Kupfertafel. Diese Arbeit haben wir bereits (§ 531, III, b) bei Gelegenheit von Karl Textor's Dißertation »über die Wieder-Erzeugung der Krystall-Linse«, Würzburg 1842, berücksichtigt.

2) »Einem einfachen Mittel, um die Refraktion der Cornea aufzuheben und dadurch die wahre Lage der Iris im uneröffneten Auge zu sehen.« Vgl. Dr. Petit's Arbeit vom Jahre 1723, XIII, S. 418.

fand, saß rings an der Zonula fest und lag, als vollkommene Scheidewand zwischen wässeriger und gläserner Feuchtigkeit, $^1/_2'''$ hinter der Uvea, und hatte keinen Zusammenhang mit der letzteren.

In diesem Fall waren also während 13 Monaten nur die äußeren Schichten des Stars aufgelöst, der harte Kern hatte im Glaskörper eine örtliche Verdichtung bewirkt. Die Scheidewand scheint aus den Resten der Linsenkapsel zu bestehen, welche in der Mitte durch ein neu erzeugtes Fadengewebe sich wieder vereinigt hatten. »Den ringförmigen Wulst kann ich auch nur für ein neu erzeugtes Gebilde erkennen. Er war vollkommen durchsichtig und wurde erst im Weingeist getrübt . . . Sollte es nicht eine von den wieder geheilten Kapsel-Resten neu erzeugte Linsen-Substanz sein?«

3. und 4. Einem 74jährigen reklinirte Soemmering im Juli 1821 den rechten Star, im September den linken, mit befriedigendem Erfolg für die Sehkraft. Der Operirte konnte mit Starbrille von 5" 9''' sein Gesangbuch lesen. Nach zwei Jahren Tod. Die Star-Linse war in beiden Augen auf 2''' verkleinert. Auf dem linken Auge, wo die Entzündung nach der Operation etwas stärker gewesen, schien die Glashaut mehr verdickt, und die Linse lag fester darin. Der Krystallwulst erschien, wie in den anderen Fällen; aber auf dem rechten Auge nur in der unteren Hälfte.

Die recidivirende Entzündung, durch den Druck der nicht resorbirten Star-Linse auf Faltenkranz und Netzhaut, ist es, welche gar häufig für rheumatisch oder gichtisch ausgegeben und mit Laudanum, mit innerlichen und äußerlichen antarthritischen Mitteln schulgerecht, aber vergebens bekämpft wird.

5. und 6. Zwei in Sublimat-Lösung aufgehobene Augen erhielt Soemmering von Dr. Emden in Frankfurt. Der letztere hatte einer 73jährigen auf beiden Augen den Star mit gutem Erfolg reclinirt. Die Operirte ging nach 8 Tagen wieder aus. Auf dem linken stieg der Star wieder auf, weshalb Emden die Operation nach drei Monaten wiederholte. Es blieb zwar der Rand des Stars unten hinter der Pupille sichtbar, indess sah die Frau ganz gut, bis zu ihrem drei Jahre später erfolgten Tode.

Bei der Untersuchung dieses linken Auges fand sich die ganze Star-Linse der Größe nach ziemlich unverändert, jedoch höckriger, vom Rande der Netzhaut bis etwas über den unteren Pupillar-Rand hinaus, von einigen Fäden in ihrer Lage erhalten, noch ganz von ihrer Kapsel umgeben. Darum war Aufsaugung unmöglich.

Auf dem rechten Auge hatte das wieder hergestellte Gesicht durch eine schwache, aber andauernde Entzündung allmählich wieder abgenommen, bis es, ein halbes Jahr vor dem Tode, durch einen heftigen Entzündungs-Anfall gänzlich verloren ging, obgleich die Pupille stets rein und schwarz erschien. Nach Fortnahme der Hornhaut und Iris zeigte sich gleichsam eine zweite mit Pupille versehene Iris; das ist die Kapsel mit Krystallwulst. Unten am Rande des Strahlenbandes eine Grube, worin die niedergedrückte Linse gelegen hatte: rings um dieselbe ist die Netzhaut gefaltet, mit der Aderhaut verwachsen und beide von einem dichten Schleier überzogen. Dies membranöse Gewebe reicht bis zum unteren Rande des ovalen Löchelchens in der Kapsel und erstreckt sich andrerseits über einen großen Theil der Netzhaut im Augengrunde. Dies ist die Hauptursache des allmählichen Wiederaufhebens der Sehkraft. Von der Linse fand sich keine Spur. (»Sicherlich ist sie aufgelöst«, sagt S. Aber er hat das Auge erhalten, nachdem es schon geöffnet war und lange in Sublimat-Lösung gelegen hatte. Mir scheint es nicht unmöglich, dass der Linsen-Rest verloren gegangen.)

7., 8. Dr. Stiebel hatte bei einem starblind geborenen Kind die Keratonyxis versucht: rechts entstand Pupillen-Sperre, links blieb der Star unverändert. Nach 2 Jahren wurden von Sömmering und Stricker die Augen frisch untersucht.

Fig. 17.

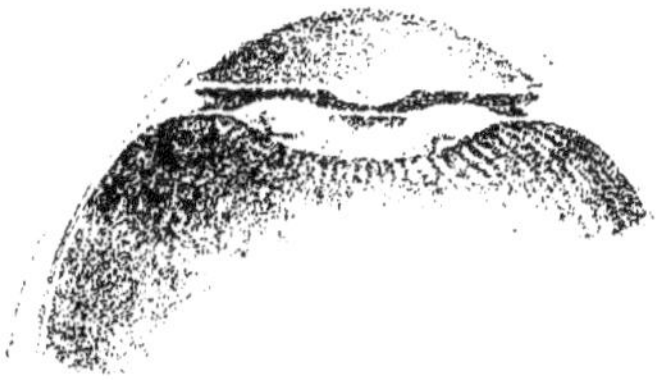

Nach Taf. III, Fig. 5 des Werkes von Soemmering. Ideale Darstellung des vergrößerten, senkrechten Durchschnitts eines Auges, in welchem sich nach Entfernung der Linse der ringförmige Krystall-Wulst besonders regelmäßig ausgebildet hat.

»Das Auffallendste bei diesen Untersuchungen war mir die im frischen Auge durchsichtige, gallertige, erst im Weingeist als weisse, käsige Masse sichtbar werdende Substanz . . . Hat die in der Mitte geöffnete Kapsel die blasenartige Spannung verloren, so fällt sie zusammen und bildet einen flachen, hohlen Ring; durch die in ihr sich wieder erzeugende Linsen-Substanz schwillt dieser auf und nimmt die Form eines ringförmigen Wulstes an. Dieser Krystall-Wulst ist also nichts anderes, als eine theilweise sich regenerirende Linse.«

Zusatz 1. Die erste Beobachtung eines solchen Krystall-Wulstes hat Prof. Vrolik zu Amsterdam gemacht. Dieselbe ist 1801 von Dr. Buchner (in seiner Schrift »Waarneming van eene entbinding der Crystalvogten«, Amsterdam 1801, S. 5 u. 25) veröffentlicht und 1832 von Vrolik selber (J. d. Chir. u. Augenh. XVIII, S. 549) in einem Briefe an Prof. Mayer, Vf. der Arbeit »über die Reproduktion der Krystall-Linse« (J. d. Chir. u. Augenh. XVII, wieder veröffentlicht worden. Einer Frau von 70 Jahren hatte Buchner die Stare niedergedrückt. Bis zum hohen Alter von 81 Jahren hatte sie gute Sehkraft mit Hilfe von Brillen. Nach ihrem Tode wurden die Augen präparirt, geöffnet und dann in Fruchtbranntwein gelegt. Dieser trübte die Linse sofort, den Glaskörper zunächst nur wenig. Es zeigte sich ein unregelmäßiger Ring von (reproducirter) krystallinischer Masse, mit offenem Centrum. (Die Priorität hat wohl Hoin 1758: XIV, S. 65.)

Zusatz 2. FRONMÜLLER (§ 533, II, IV) giebt 1850 geschichtliche Bemerkungen über den Krystall-Wulst. (Vgl. dazu TEXTOR jun. § 531, III, B). FRONMÜLLER selber extrahirte 1833 einem Pfründner den harten Linsen-Star des linken Auges mit ziemlichem Erfolg für die Sehkraft. Zwölf Stunden nach dem 1843 erfolgten Tod des Operirten machte F. den Perpendikulär-Durchschnitt (wohl den frontalen) durch den Augapfel. An der Traubenhaut war rings um die Pupille ein unregelmäßig ausgezackter, ziemlich durchsichtiger, etwas opalisirender Wulst sichtbar. Nachdem der Augapfel einige Tage in Weingeist gelegen, sprangen nunmehr doch die Weingeist-Trübungen stark in die Augen: sie bildeten einen an einzelnen Stellen unterbrochenen, weissen, ringförmigen Wulst.

Zusatz 3. Mit SÖMMERING's Figur stimmt die von O. BECKER (Atlas der topogr. Anat. d. Auges, III, 2, 1874,) ziemlich genau überein.

SÖMMERING's Krystall-Wulst hat sich allerdings in der Wissenschaft erhalten; aber seine sorgsamen Untersuchungen sind doch wohl nicht genau genug studirt und berücksichtigt worden.

In der ersten Auflage unseres Handbuchs (III, S. 250, 1874) sagt F. ARLT: »Zwischen dem peripheren Theil der vorderen und hinteren Kapsel (des ideal geheilten, star-operirten Auges) können verschieden mächtige Reste trüber Linsensubstanz eingeschlossen sein. (Krystallwulst von SÖMMERING.)«

Aber SÖMMERING fand den Krystallwulst klar, (erst im Weingeist getrübt), und betrachtet ihn als eine von der Kapsel (d. h. ihrem Epithel-Belag) neugebildete Linsen-Substanz. Ob und in wie weit er Recht hatte, sollte auch am frischen Präparat nachgeprüft werden, das ja allerdings heutzutage gar nicht mehr beliebt ist.

CARL HESS hat in der zweiten Auflage unsres Handbuches (VI, II, S. 300, 1905) in dem als SÖMMERING'scher Krystallwulst bezeichneten Ring sowohl Rindenreste wie auch Kapsel-Epithelwucherungen zugelassen; während R. GREEFF annimmt, dass es sich ausschließlich um zurückgebliebene Linsenmassen handle. (Die pathol. Anat. d. Auges [in ORTH's Pathol. Anat.], Berlin 1902—1906, S. 483 u. S. 531.) Den Nachweis der Regeneration, d. h. einer rudimentären Linsen-Neubildung im Krystall-Wulst, hat A. ELSCHNIG neuerdings geliefert. (Klin. Monatsschr. f. Augenh. 1911, April-Heft, S. 444—451, mit 4 Abbildungen.)

§ 540. WILHELM STRICKER[1],

geboren am 7. Juni 1816 zu Frankfurt a. M., studirte 1835—39 auf der med.-chir. Akademie zu Dresden, ferner an den Universitäten zu Göttingen und zu Berlin, wo er promovirte, bereiste als Begleiter eines Kranken Italien und Sicilien, besuchte 1840/1 wieder die Berliner Kliniken und auch die Pariser, wurde unter die Frankfurter Aerzte aufgenommen und war von 1841 bis 44 Assistent v. AMMON's in Dresden; bereiste darauf noch einmal Italien und prakticirte schließlich in Frankfurt a. M., auch als Armen- und Spitals-Arzt; 1854 wurde er auch Buchwart der Senckenberg'schen Sammlungen und ist am 5. März 1891 verstorben.

1) Vgl. PAGEL, Biogr. Lex. d. 19. Jahrh., 1901, S. 1670, und A. HIRSCH, Biogr. Lex. V, S. 563 bis 564.

W. Stricker war ein sehr fruchtbarer und vielseitiger Schriftsteller. Für uns kommen hauptsächlich in Betracht:

1. Die Krankheiten des Linsensystems auf physiologischen Grundlagen. Fünf Bücher. Eine gekrönte Preis-Schrift von Wilhelm Stricker, M. D., Frankfurt a. M., 1845. (110 S.)
2. Studien zur Geschichte der Augenheilk., Virchow's Arch. B. 47, 1869.
3. Der Ritter Taylor, J. f. Chir. u. Augenh., B. 32, 1843. (Vgl. XIV, S. 289.)
4. Statistik der Blindheit in England. J. d. Chir. u. Augenh. B. 34, S. 487, 1845.
   Samuel Crompton, Wundarzt an Hensham's Blindenanstalt in Manchester, nimmt in England 21000 Blinde an, wovon ein Drittel vermeidbar. Die meisten unvermeidlich Blinden sind es geworden durch Pocken und Ophth. neon. Unter 150 Blinden waren 18 durch Pocken, 31 durch Ophthalmie erblindet. Bei Geimpften hat er nie Erblindung durch Pocken beobachtet. (Hier haben wir zwei Sätze, welche Schriftsteller unsrer Tage neu entdeckt zu haben glauben.)
5. Schon als Studiosus med. in Göttingen hat Stricker 1838 in Ammon's Monatsschrift I, 67—75 veröffentlicht: 3 Fälle von Melanosis bulbi nach der französ. Diss. von Dr. Röderer, de la Mélanose en général et de celle de l'œil en particulier, Straßburg 1835. Enthält 2 Fälle der melanotischen Iris-Geschwulst, von Stoeber und von Aronsohn.

Fig. 18.

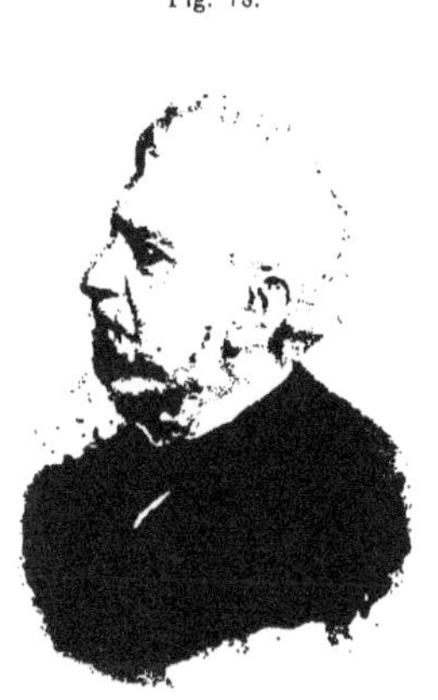

Wilhelm Stricker.

I. Malgaigne, Chirurg des Krankenhauses Bicêtre, das 2000 Greise von 50—90 Jahren beherbergt, hatte 1840 einen Brief an die königliche Akademie der Medizin zu Paris gerichtet, worin er auf Grund eigner Untersuchung von 25 Star-Augen erklärte: 1. Ich habe niemals gesehen, dass der Star vom Linsenkern anfängt. 2. Ich habe niemals die Kapsel getrübt gefunden. 3. Immer fängt die Trübung in den weichen Schichten an, welche der Kapsel benachbart sind und gewöhnlich gegen den Umfang des Krystalls. In der großen Mehrzahl der Fälle ist, wenn die Trübung vollständig geworden an der vorderen und an der hinteren Fläche, der Kern ganz klar geblieben. In andren seltneren Fällen nimmt der Kern eine bräunliche Farbe an, vertrocknet, wird zerreiblich und dann wirklich trübe.

Diese Behauptungen veranlassten die Schriftleitung der Annales d'Oculistique für das Jahr 1841/2 die folgende Preisfrage zu stellen: Déterminer par des recherches d'anatomie pathologique le siège et la nature de la cataracte. S'attacher surtout à l'examen critique de l'opinion récemment émise par Mr. Malgaigne.

Vier Arbeiten waren eingegangen, zwei des Preises für würdig erklärt worden[1]) die von Höring (§ 537, I) und die von Stricker, welche in der That die ersten umfangreicheren Versuche über die Pathologie der Star-Bildung darstellen[2]).

Allerdings, mehr als ein Versuch ist die Schrift von Stricker wohl nicht; sie enthält nichts eigenes, ist aber gut geschrieben und vollständig. Sie enthält: Beschreibung der Linse, ihre Gewebelehre, Entwicklung, Ernährung, Wieder-Erzeugung. Hierauf folgt eine geschichtliche Uebersicht der verschiedenen Ansichten über Sitz und Wesen des grauen Stars; sodann Untersuchungen über die Ursachen und das Wesen der Katarakt, wo Stricker die Pauli'sche Eintheilung (§ 533, I, 1) in Phakoskleroma, Phakomalakia und Phakohydropsia annimmt. Den Schluss macht die Betrachtung des angeborenen Stares.

Zusatz. Zwei Aerzte aus Frankfurt könnten hier noch genannt werden, die eigene Arbeiten für unser Fach veröffentlicht haben:

I. Jacob Emden, geboren zu Frankfurt 1796, promovirte 1818 zu Göttingen mit der Dissertation de raphiancistro (s. XIII, S. 459, Nr. 42), wurde 1823 unter die Frankfurter Aerzte aufgenommen, war Arzt am jüdischen Hospital und für die jüdischen Krankenkassen und starb am 13. April 1860. (Biogr. Lex. II, 281.)

II. Gustav Passavant, geboren am 28. Januar 1815 zu Frankfurt a. M., von 1850—1885 Chirurg am Senckenberg'schen Bürger-Spital, gestorben am 28. August 1893. (Pagel's biograph. Lex., S. 1261.) Passavant war ein fruchtbarer Schriftsteller auf dem Gebiete der Chirurgie, der auch 1869 (im Arch. f. O. XV, 1, 259—264) eine »Methode der Korelyse« veröffentlicht hat. (Hornhaut-Stich, Fassen der Iris mit der Pincette, um durch sanftes Anziehen ihre Verwachsung am Pupillenrande zu lösen. 50 Operationen ohne nachtheilige Folgen.) — Die Operation war schon 1797 von Arnemann vorgeschlagen, 1857 von Streatfield, 1860 von Weber eingeführt. Doch ist sie nicht durchgedrungen. (Vgl. Ophth. Hosp. Rep., Okt. 1857; Arch. f. O. VII, 1, 1, 1860 u. VIII, 1, 354; Czermak-Elschnig, augenärztl. Operationen, II, 283, 1908.)

§ 541. Die Großherzoglich Hessische Ludwigs-Universität zu Gießen,

1607 von Landgraf Ludwig V. begründet, war in der uns beschäftigenden Epoche (1800—1850) auf dem Gebiet der Augenheilkunde gar wohl versehen.

Der Liebenswürdigkeit des Herrn Kollegen Vossius verdanke ich die folgende Liste der Vorlesungen über Augenheilkunde, welche zu Gießen in der ersten Hälfte des 19. Jahrhunderts gehalten wurden:

1) Eine ehrenvolle Erwähnung erhielt Dr. Hégésippe Duval, Arzt in Argentan (Dép. de l'Orne). — Auf Malgaigne's Verdienste werden wir später zurückkommen.

2) Vgl. Magnus, Geschichte d. grauen Stars, 1876, S. 64.

1808/09	Balser, Ueber die Augenkrankheiten.
1813	Hegar, Ophthalmologische Klinik.
1830/31 1831	Rau[1], Augenheilkunde, nach Beck.
1834 1834/35 1835	Geh. Med.-Rath Balser, Klinischer Unterricht in der Augenheilkunde.
1835/36	Professor Dr. Wernher, Die Lehre von den Augen-Operationen mit Uebungen am Phantom.
	Geh. Med.-Rath Prof. Dr. Balser, Klinischer Unterricht in der Augenheilkunde.
1836 1836/37 1837 1837/38 1838	Geh. Med.-Rath Prof. Dr. Balser, Klinischer Unterricht in der Augenheilkunde.
1838/39	Privatdocent Dr. Wetter: Augenheilkunde nach Beck und nach eigenen Heften.
	Prof. Dr. Wernher: Ueber Augenkrankheiten und Augen-Operationen.
	Geh. Med.-Rath Dr. Balser: Klinischer Unterricht in der Augenheilkunde.
1839	Privatdocent Dr. Wetter: Specielle Pathologie und Therapie der Augenkrankheiten, verbunden mit einer Uebersicht der praktisch-wichtigsten anatomischen und physiologischen Lehren vom Sehorgan, mit akiurgischen Demonstrationen.
	Balser: Wie 1836—1838.
1839/40 1840	Balser: Wie 1836—1838.
1840/41	Prof. Dr. Wernher: Augenheilkunde.
	Balser: Wie 1836—1838.
1841	Balser: Wie 1836—1838.
1841/42	Repetent Dr. Wetter: Augenheilkunde.
	Balser: Wie 1836—1838.
1842	Balser: Wie 1836—1838.
1842/43	Repetent Dr. Wetter: Augenheilkunde.
	Balser: Wie 1836—1838.
1843	Privatdocent Dr. Winther: Die operative Augenheilkunde.
	Balser: Wie 1836—1838.
1843/44 1844	Balser: Wie 1836—1838.
1844/45	Prof. Dr. Wetter: Augenheilkunde.
	Assistenzarzt Dr. Winther: Praktischer Kursus in Augenoperationen und Augenkrankheiten.
	Balser: Wie 1836—1838.
1845	Assistenzarzt Dr. Winther: Augen-Operationslehre.
	Balser: Wie 1836—1838.
1845/46	Balser: Wie 1836—1838.

1) W. Rau ging schon 1834 als Professor nach Bern und wird bei den Augenärzten der Schweiz später berücksichtigt werden.

1846 »Der Direktor der inneren Klinik« ertheilt den Unterricht in der Augenheilkunde.
1846/47 Prof. Dr. WETTER: Augenheilkunde.
1847 Prof. Dr. WETTER: Augenheilkunde.
1847/48 Privatdocent Dr. WINTHER: Ophthalmologie mit einem praktischen Kursus.
1848 Prof. Dr. WETTER: Augenheilkunde mit Demonstrationen.
1848/49 Privatdocent Dr. WINTHER: Augenoperations-Kursus.
1849 Außerordentl. Prof. Dr. WETTER: Augenheilkunde mit Demonstrationen.
1849/50 außerordentl. Prof. Dr. WINTHER: Ophthalmologie.
1850 außerordentl. Prof. Dr. WETTER: Augenheilkunde.

Wie man sieht, war in der ersten Hälfte des 19. Jahrhunderts den Studenten an dieser kleinen Universität reichliche Gelegenheit zum Erlernen der Augenheilkunde gegeben. (Ueber Prof. GENOLD's Versuch einer akademischen Lehrthätigkeit aus dem Jahre 1866 steht eine Bemerkung am Schluß unsres § 498.)

Eine ophthalmologische Universitätsklinik zu Gießen wurde am 1. Januar 1877 eröffnet, und der neu ernannte ordentl. Prof. HUBERT SATTLER mit ihrer Leitung betraut. Mit den großen Mängeln der ersten Einrichtung hat uns SATTLER's Nachfolger, Prof. A. v. HIPPEL, der 1879—90 in Gießen wirkte, bekannt gemacht; auch dass 1880 ein Umbau erfolgt ist. (Bericht über die Ophth. Univ.-Klinik zu Gießen, Stuttgart 1881, 94 S.)

Eine neue, ausgezeichnete und geräumige Augenklinik hat HIPPEL's Nachfolger, Prof. AD. VOSSIUS, erhalten.

I. GEORG FRIEDRICH WILHELM BALSER, am 1. April 1780 zu Darmstadt geboren, studirte in Gießen, Jena und in Wien besonders unter SCHMIDT und BEER, war schon von 1805 ab Ordinarius in Gießen bis zu seinem Tode, der am 5. Januar 1846 erfolgt ist. Obwohl er die innere Klinik verwaltete, hatte er doch hauptsächlich als Augenarzt sich einen Ruf erworben. Geschrieben hat er nichts, außer seiner Dissertation.

II. ADOLF WERNHER[1]), geboren am 20. März 1809 zu Mainz, studirte von 1825 an in Gießen, Heidelberg, Berlin, Halle, wurde 1832 Doktor in Gießen, bildete sich 2 Jahre lang in Paris und London fort, ließ sich in Offenbach nieder, wurde aber bereits 1834 zum außerordentlichen Professor in Gießen, 1837 zum ordentlichen Professor der Chirurgie und Direktor der chirurgischen Klinik ernannt. In der Klinik behandelte er die operativen Augenfälle, (BALSER die andern,) und musste später noch die pathologische Anatomie und nach BALSER's Tode das ganze akademische Hospital verwalten. Ein Augenleiden (Ansteckung mit Trachom 1859) beschränkte seine operative, nicht aber seine literarische Thätigkeit. 1878 trat er in den Ruhestand, zog sich nach Mainz zurück, und ist am 14. Juli 1883 daselbst verstorben.

Sein Handbuch der allgemeinen und speciellen Chirurgie (4 B., Gießen 1846—1857) ist durch Klarheit und Vollständigkeit ausgezeichnet. Sehr

---

1) Biogr. Lex. VI, S. 246—248.

interessant ist auch für uns seine Jubiläumsschrift »das erste Auftreten und die Verbreitung der Blattern in Europa bis zur Einführung der Vaccination, das Blattern-Elend des vorigen Jahrhunderts« (Gießen 1882, 99 S.): obwohl sie über die Pocken-Blindheit nur allgemeine Angaben, nicht Zahlen-Belege[1]) bringt.

Adolf Wernher hat mir persönlich mitgetheilt, dass er lediglich dem ebenso kühnen wie umsichtigen Eingreifen A. v. Graefe's, namentlich den wiederholten Punktionen des verdünnten Grundes der Hornhautgeschwüre, die Erhaltung seiner Sehkraft verdankte; er hat bei seinem längeren Verweilen in v. Graefe's Augenklinik (1859, 1860, 1861) eine große Vorliebe für die neuere Augenheilkunde gewonnen und alles, was in seinen Kräften lag, aufgeboten, um eine ordentliche Professur der Augenheilkunde in Gießen zu begründen.

In der unter Wernher's Leitung verfassten Dissertation von Weber, über die Xerosis conjunctivae (Gießen 1849), ist durch mikroskopische Untersuchung eine Umwandlung der Bindehaut in Narbengewebe mit Schrumpfung nachgewiesen und somit Arlt's Befund vom Jahre 1845 (Prager Vierteljahrsschr. III, S. 46) bestätigt worden.

III. Wetter ist um 1880 verstorben, nachdem er schon lange seine Lehrthätigkeit eingestellt.

IV. Ludwig Franz Alexander Winther[2]), geboren zu Offenbach 1832, studirte von 1831 ab zu Gießen, erlangte dort 1837 den Doktorgrad und die Assistenz an der medizinisch-ophthalmologischen Klinik (unter Balser); besuchte 1841 Wien und Paris zu seiner weiteren Ausbildung, habilitirte sich 1842 zu Gießen und versah die Stelle des Assistenten an der medizinischen wie an der chirurgischen Klinik bis 1848; dann wurde er zum außerordentlichen, 1867 zum ordentlichen Professor der pathologischen Anatomie ernannt und ist am 26. April 1871 verstorben.

Wir haben von ihm:

1. Untersuchungen über den Bau der Hornhaut und des Flügelfells. Mit 5 Steintafeln. Gießen 1856.
2. Lehrbuch der Augenheilkunde, I. Hälfte. Gießen 1859.
3. Experimental-Studien über die Pathologie des Flügelfells. Erlangen 1866.

Obwohl Arlt bereits 1845 das Flügelfell richtig erklärt hat durch Anzerrung der Bindehaut an ein vernarbendes Geschwür der Hornhaut, wollte Winther dasselbe von Verschließung oder Thrombose einer Ciliar-Vene ableiten, da es ihm gelungen war, durch Unterbindung derjenigen Ciliar-Vene, die einen geraden Augenmuskel durchbohrt, ein Flügelfell an dem entsprechenden Hornhautbezirk zu erzeugen. A. v. Hippel (Berl. klin. W. 1868, No. 17) und Storgoneff (in s. Inaug.-Diss., Moskau 1871,) haben Winther's Versuche wiederholt, mit negativem Erfolge. (Vgl. Th. Sämisch, in der ersten Auflage unseres Handbuches, IV, 1, § 82.)

1) Vgl. Berlin. klin. W. 1873, Nr. 5.
2) Biogr. Lex. VI, S. 301.

§ 542. Zu dem Wirkungskreise der Universität Gießen gehört noch

Heinrich Küchler[1]).

Geboren am 23. April 1811 zu Darmstadt, studirte er von 1828 ab in Gießen, später in Paris, kehrte 1834 nach Darmstadt zurück und eröffnete daselbst 1835 eine Augenheilanstalt.

Zwei Mal in seinem Leben hat dieser hoch veranlagte Mann bittres Unrecht erdulden müssen: einmal durch die Regierung, die ihn wegen seiner Betheiligung an den Bewegungen der patriotischen Burschenschaft zu Gießen verhaften ließ und drei Jahre lang in elender, feuchter Einzelzelle gefangen hielt, wodurch der Grund zu seinem, ihn Lebenslang quälenden Hüftweh gelegt wurde; und zweitens durch seinen »Kollegen« Gustav Simon, der Küchler's Schrift vom Jahre 1855, »Exstirpation eines Milztumors«, in gehässiger und, wie wir heute klar sehen, durchaus ungerechtfertigter Weise angegriffen hat.

Küchler hatte nach seiner Freilassung 1839 seine Augenheilanstalt sofort wieder eröffnet[2]), 1840 den ersten Jahresbericht derselben veröffentlicht, 1844 das Mathilde Landkrankenhaus begründet, unausgesetzt auf dem Gebiet der Chirurgie, der Augenheilkunde, des öffentlichen Sanitätsdienstes gearbeitet. 1862 wurde er Medizinal-, später Geh. Obermedizinalrath, war 1866 und 1870/71 für die Verwundeten thätig und ist nach $1\frac{1}{2}$jährigem, sehr schmerzhaftem Blasenleiden am 29. März 1873 verstorben. 30000 selbst geführte Krankengeschichten aus seiner Privat-Praxis hat er hinterlassen.

Küchler war ein geschickter, mit Ambidextrie begabter, unternehmender Chirurg von großer Thatkraft und erstaunlicher Organisations-Begabung. Ein vielseitig praktisches Leben hat ihn bewegt, wie er selber erklärt (V, S. 1): »nur die Ordnung half ihm, in erstohlenen Ruhestunden auf seine Lieblings-Gedanken zurückzukommen.«

Seine Arbeiten haben entschiedene Fortschritte gezeitigt, wenn auch nicht alle seine Vorschläge sich bewährt haben.

1. Schriftnummer-Proben für Gesichtsleidende. Darmstadt 1843.
2. Horngeschwülste des Augapfels. J. d. Ch. u. A., B. 33, S. 58—75, 1844. (Es sind Dermoïde.)
3. Ueber die operative Heilung des Exophthalmus, namentlich über die Ausrottung fester Geschwülste aus der Augenhöhle. J. d. Ch. u. A., B. 35, S. 29 bis 62, 1846.

1) Biogr. Lex. III, 562—563. — Sein Landsmann Adolf Weber, geb. 1829 zu Darmstadt, also noch vor Winther, gehört schon ganz und gar zum Kreise von A. v. Graefe und wird deshalb in einem folgenden Abschnitt behandelt werden.

2) Unter großen Schwierigkeiten, »Wir hatten beide (Kranke u. Arzt) kein Geld zur Verpflegung, konnten also an Operation nicht denken«, schreibt er von einem Fall aus dem Anfang des Jahres 1839. (J. d. Ch. u. A., B. 34, S. 176.)

4. Eine neue operative Heilmethode der Hornhaut-Staphylome, gegründet auf Erfahrung über deren Entstehung. J. d. Ch. u. A., B. 34, S. 169—178, 1845.
4a. Eine neue operative Heilmethode der sämmtlichen ocularen Hornhaut-Staphylome. Braunschweig 1853. (Vgl. § 544, woselbst der Gegenstand genau erörtert ist.)
5. Die Quer-Extraktion des grauen Staares der Erwachsenen, von Obermedizinalrath Dr. H. Küchler, Ritter des Verdienstordens Philipps des Großmüthigen. Dirigenten des Mathilden Landkrankenhauses und Vorstand einer Heilanstalt für operative Augenkranke zu Darmstadt. Erlangen 1868. (37 S.)

I. In der ersten Auflage unsres Handbuches (III, 1, S. 6) erklären SNELLEN und LANDOLT: »Leseproben wurden in den Jahren 1854 durch ALFRED SMEE entworfen.« (The eye in health and disease. London 1854, p. 70.) Das ist eine irrige Prioritäts-Ertheilung wie ich 1894 (C.-Bl. f. A. S. 320) nachgewiesen.

In der zweiten Auflage unsres Handbuches IV, 1, S. 471, 1904 sagt unser verehrter Herr Kollege E. LANDOLT: »Der Gedanke, Buchstaben und Lesestücke zur Bestimmung der Sehschärfe zu benutzen, ist ein so naheliegender, dass es dazu keines besondren Kopfzerbrechens bedurfte«.

Damit werden wir aber unsrem KÜCHLER nicht gerecht, der diesen Gedanken zuerst erfasst und ausgeführt hat: nunmehr war es erst gelungen, die Veränderungen der Sehschärfe eines und desselben Auges ziffernmäßig festzustellen und zwei verschiedene Augen bezüglich der Sehschärfe mit einander zu vergleichen, — wenigstens in der augenärztlichen Praxis. Ich behaupte, alles übrige war danach ganz leicht.

KÜCHLER's gut gedruckte Proben entsprechen etwa SnXL' bis herab zu Sn $2^1{}_2$'; sie werden dem Kranken vorgelegt, d. h. für nähere Entfernungen benutzt, und haben den Zweck:

»1. Die Sehschärfe (Gesichtsstärke) an Kranken überhaupt zu messen; 2. die verschiedene Sehschärfe eines und desselben Kranken zu verschiedenen Zeiten zu messen.« »Abweichungen in den Lichtverhältnissen der Atmosphäre u. dgl. sind in der Krankengeschichte anzumerken.«

SMEE hat gar kein Verdienst auf diesem Gebiet. Der erste, welcher eine vollständig brauchbare Sammlung von Sehproben veröffentlicht hat, war ED. v. JÄGER in Wien (1854).

Der Erste, welcher die Normal-Entfernung jeder Reihe seiner Schriftproben zugefügt hat, war STELLWAG VON CARION zu Wien 1855. (Sitz.-Ber. der K. Akad. d. Wissensch. zu Wien, 12. April 1855.) Allerdings finde ich bei ihm den einzelnen Buchstaben nahezu gleich zehn Bogen-Minuten[1]).

SNELLEN in Utrecht war der Erste, welcher (1862) auf Grund des kleinsten Gesichtswinkels (1") Probebuchstaben ausgeführt, so dass die Dicke jedes Striches des quadratischen Buchstabens gleich einer Bogen-Minute, der ganze Buchstabe etwa gleich 5 Bogen-Minuten: und auch die Normal-Entfernungen hinzugefügt hat.

Das Weitere gehört nicht mehr der Geschichte der Wissenschaft, sondern der praktischen Technik an.

1) Im C.-Bl. f. A. (a. a. O.) ist ein Druckfehler (Bogen-Sekunden) zu verbessern.

III. Eine 18jährige fand Küchler in einem Erbarmen erregenden Zustand, da man die Geschwulst, welche das sehende Auge auf die Backe verschoben, mit der Rust'schen Schmierkur behandelt und sie ungeheilt aus dem Hospital entlassen hatte.

Einem 34jährigen ist das rechte Auge seit 2 Jahren nach innen unten aus der Höhle verdrängt und fernsichtig geworden, durch eine knorpelharte Geschwulst. Die Augenlidspalte wurde verlängert, das obere Lid zurückgeschlagen und das knollige Gewächs aus der Augenhöhle ausgerottet, der Augapfel zurückgeschoben, — in 10 Minuten. Das Gewächs ist einer Kartoffel nicht unähnlich, mit vielen Knollen; von der Größe eines Hühner-Eies, auf dem Durchschnitt wie weisses Wachs. Heilung erfolgte mit Anwachsung des oberen Lids und einem überhäuteten Hornhautbruch unten. Das Auge zählt die Finger.

Bei einer 54jährigen war das linke Auge nach außen unten aus der Höhle gedrängt, durch eine weichere Geschwulst, schon seit 5 Monaten blind, die Hornhaut sandig getrübt. Die Ausrottung war schwieriger, (dauerte 7/4 Stunden,) bröckliche Massen umgaben den Sehnerven, der blinde Augapfel wurde mit entfernt.

»Es war bis auf die neueste Zeit fast etwas Unerhörtes, dass man Geschwülste hinter dem Augapfel wegholt, ohne diesen zu verletzen oder gar auszurotten . . . Doch bin ich nicht der erste. (Vgl. Hope, Philosoph. transact., deutsche Uebersetzung, III Th., 1776 u. Richter's chirurg. Bibl. IV, S. 343, 1777; Höring, Württemberg. Korresp.-Blatt 1842, Nr. 17.)«

Küchler verbreitet sich über die Diagnose und kommt dabei zu Sätzen, von denen wir heute einige nicht billigen. »Wenn man ewig dabei wollte stehen bleiben, nur durch Chemie und Mikroskopie in der gewöhnlichen Praxis eine Geschwulst wieder zu erkennen, so sähe das sehr traurig um die Praxis aus, denn diese verlangt Schnelligkeit und Präcision im Handeln wie im Erkennen.« Man darf nicht warten, bis der Augapfel durch Verdrängung blind geworden. Die Schiel-Operationen haben uns Muth gemacht. Ein Schnitt, der vom Lid gedeckt wird, ist unbedenklich. Man darf ihn sogar zur Diagnose wagen. Ein Einstich ist von Rosas, bei Gelegenheit einer mit Flüssigkeit gefüllten Balggeschwulst; die probatorische Punktion zur Gewebs-Untersuchung von Adelmann empfohlen; man soll aber auch die kleine Mühe nicht scheuen, durch Erweiterung der Augenlidspalte und Zurückschlagen des Lides die Operations-Stelle vorher sich anschaulich zu machen.

(5.) Bezüglich der Geschichte der Quer-Extraktion wollen wir mit unsrem Küchler nicht rechten, dass er von seinem Vorgänger Frère Côsme (um 1752) keine Ahnung gehabt. (Vgl. XIII, S. 470.)

Küchler selbst, dem »die ganze heute in der Star-Operation herrschende Richtung nicht gefällt, dem es unchirurgisch scheint, den Starschnitt und seine Dimensionen, wie ein Damenschneider, den Maaßen des Kernes anzupassen«, ist von seiner eignen Querspaltung des Staphyloma ausgegangen (4); hat (unter Narkose) einen Querschnitt von $5^1/_2'''$ durch den Quer-Meridian der Hornhaut (von Sehnenfalz bis Sehnenfalz) verrichtet, die Kapsel mit dem Häkchen eröffnet, die Linse entbunden und einen festen Verband (Binoculus, darüber Wattpolster und einige gegipste Gaze-Binden) angelegt. In der ersten Reihe von 28 Operationen hatte er die folgenden Erfolge: 18 gute, 5 mäßige, 4 Mal schwächeres Sehen, 1 Verlust.

»Die feine Quernarbe steht in keinem Verhältniss zur Erleichterung der Technik und Heilung.« Nachahmer kat Küchler nicht gefunden.

§ 543. Die Universität zu

Marburg in Hessen,

welche 1527 von Philipp dem Großmüthigen begründet wurde, hat allerdings erst 1873 ein Ordinariat für Augenheilkunde erhalten.

Aber der Lehrstuhl für unser Fach war in der ersten Hälfte des neunzehnten Jahrhunderts doch nicht verwaist geblieben[1]).

Christoph Ullmann (1773—1849), 1804 außerordentlicher, 1807 ordentlicher Professor der Anatomie, 1805 der Chirurgie, las von 1805 ab ein dreistündliches Kolleg über Augenheilkunde, hielt auch im Wintersemester 1819/20 chirurgisch-ophthalmologische Klinik ab, nebst Vorlesung, und so fort bis 1830.

In Ammon's Zeitschr. II, S. 123—139, hat er ophthalmologische Beobachtungen veröffentlicht: künstliche Pupillen-Bildung in der Sklerotica[2]) (natürlich ohne Erfolg); spontaner Vorfall einer getrübten Linse und Ausziehung derselben mit Erhaltung einiger Sehkraft. (Vf. verweist auf die drei Fälle von Himly und Chelius in ders. Z. I, 261.)

1840 tritt Prof. Sonnenmayer auf den Plan, der Vf. des (XIV, S. 207 erwähnten) Buches über die Augenkrankheit der Neugeborenen, das allerdings mehr Inhalt, als Gehalt besitzt; er liest Augenheilkunde und Operations-Kurs und hat 1845 die Universitäts-Augenklinik, während Dr. Robert, der seit 1833 (neben Hasse, Adelmann, Hüter) über Augenheilkunde vorträgt, eine ophthalmologische Privat-Klinik besitzt.

Von Robert haben wir die Abhandlungen:

1. Ueber subkutane Durchschneidung des Orbicularis und die Canthoplastik zur Heilung der Blepharophimosis, nebst Bemerkungen über die subkutane Durchschneidung der Sphinkteren überhaupt, J. d. Ch. u. A., B. 32, S. 27—37, 1843. (Vgl. Ammon's Arbeit über diesen Gegenstand, § 516, 28.)

2. Angeborene Geschwulst der Sklerotica und Cornea des linken Auges bei gleichzeitig angeborener Missbildung des rechten äußeren Ohres und Naevus der linken Wange. (Ebendas., S. 38—42.) Es war ein haar-tragendes Dermoid.

Hüter hat eine Abhandlung »über Ophthalmia intermittens in Hinsicht auf ihr Vorkommen und Zusammenhang mit Wechselfieber« 1828 im J. d. Ch. u. A. B. 12, S. 271—290, veröffentlicht.

---

1) Die Liste von Roser's Vorgängern und ihren Vorlesungen verdanke ich Herrn Bibliothekar Dr. Fabricius.

2) S. 123 muss das Alter des Kranken mit 33 Jahren irrig angegeben sein, da er später immer als Knabe bezeichnet wird.

1845 beginnt ULLMANN's Nachfolger, Prof. ZEIS, dessen Verdienste um die Augenheilkunde wir schon kennen gelernt (Literatur zu § 492 u. § 519), Vorträge über unsre Wissenschaft zu halten.

1851 tritt an Stelle von ZEIS ein Mann, der zur Vervollkommnung der Augenheilkunde sehr wesentlich beigetragen.

WILHELM ROSER[1]),

geboren zu Stuttgart am 26. März 1817, erhielt von seinem Vater, dem Staatsrath v. Roser, der selber ein Stück Naturforscher, nämlich ein eifriger Entomologe war, und von seiner Mutter, einer geborenen Vischer, die trefflichste Erziehung, an der auch sein Onkel, der Dichter Ludwig Uhland, sich betheiligt hat. Seit 1834 studirte er zu Tübingen, wo es allerdings damals mit dem medizinischen Unterricht (eines RAPP, GMELIN, AUTENRIETH, v. RIECKE, HEERMANN) kläglich genug aussah, wurde 1838 approbirt und 1839 promovirt, begab sich auf die lang ersehnte wissenschaftliche Reise, die ihn nach Würzburg zu TEXTOR führte, nach Halle zu KRUKENBERG, nach Wien zu SKODA und ROKITANSKY und nach Paris[2]), woselbst er ein fleißiger Schüler von CRUVEILHIER, VELPEAU, MALGAIGNE und ANDRAL wurde.

Im Jahre 1841 habilitirte er sich zu Tübingen für Chirurgie.

Bereits in diesem Jahr, als junger Privat-Docent, begründete er mit seinen Studiengenossen und Freunden WUNDERLICH und GRIESINGER[3]) das Archiv für physiologische Heilkunde, das in seinem Programm eine förmliche Kriegserklärung an die Vertreter der alten naturphilosophischen und naturhistorischen Schule enthielt und die Physiologie und pathologische Anatomie zur Grundlage der praktischen Heilkunde machen wollte. Ihr Palladium war die Physiologie von JOH. MÜLLER (1833—1844). In diesem Archiv hat ROSER selber sehr wichtige Beiträge, auch zur Augenheilkunde, veröffentlicht.

Seine chirurgischen Werke, Handbuch der anatomischen Chirurgie 1844, Allgemeine Chirurgie 1845, Chirurgisch-anatomisches Vademecum 1847[4]), die er in frischer, freudiger Schaffenskraft so rasch vollendete, haben viele Auflagen und große Verbreitung erlangt.

---

1) I. PAGEL, biogr. Lexikon hervorragender Aerzte des 19. Jahrh. 1901, S. 429. II. KARL ROSER, »WILHELM ROSER, ein Beitr. z. Gesch. d. Chirurgie,« Wiesbaden 1892, mit Nekrolog von Prof. Dr. R. U. KRÖNLEIN. Enthält auch ROSER's Vortrag aus d. Jahre 1855 »Die Pathologie als Naturwissenschaft«.

2) 1844 folgte eine mehrmonatliche Reise nach London, Paris, Berlin.

3) »Der vor einem halben Jahrhundert spöttisch ihnen beigelegte Titel ,der drei schwäbischen Reformatoren' mag ihnen ruhig erhalten bleiben, er wird heute für sie ein schmückendes Beiwort darstellen.« (II, S. 23.)

4) Die 3. Aufl. vom Jahre 1863 findet sich in meiner Bücher-Sammlung; auf der Innenseite des Deckels steht: J. HIRSCHBERG, cand. med., Berlin 1865.

Das Werkchen enthält auch einen Abschnitt über die Augen-Gegend und darin ROSER's Anschauungen über die Thränenleitung und über die Klappen-Wirkung beim Glaukom.

Es müssen bittere Erfahrungen gewesen sein, die den begeisterten Lehrer und Forscher 1846 bewogen haben, auf seine Privatdocentur zu verzichten und als Oberamts-Wundarzt nach Reutlingen zu gehen.

Aber 1851 wurde er der akademischen Laufbahn wieder zugeführt, zu Marburg als ordentlicher Professor der Chirurgie, und ist hier, in seiner zweiten Heimat, als erfolgreicher Lehrer und Forscher ein ganzes Menschenalter hindurch thätig gewesen.

Ostern 1888 kam für den 71jährigen der herbe Moment, wo er von seiner geliebten Klinik Abschied nehmen musste. Am 15. Dezember 1888 ist er an Hirnblutung verstorben.

Fig. 19.

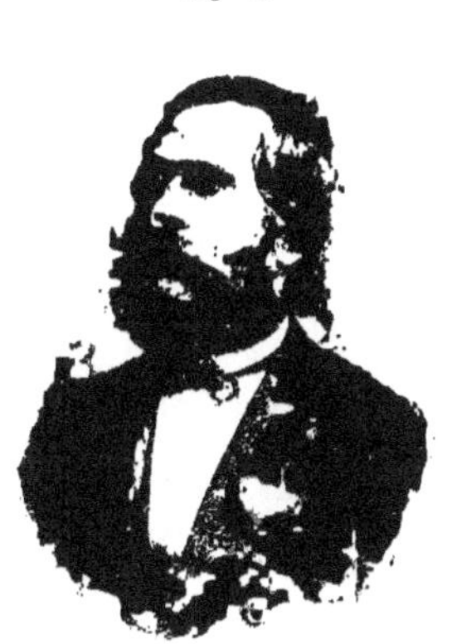

Wilhelm Roser.

Roser war vornehm und frei, offen und gerade, knapp und kurz, — nicht aller Welt Freund und wollte es auch nicht sein. Seine Hünen-Gestalt, die Niemand vergisst, der sie gesehen, war getragen von Selbstbewusstsein.

Dankbar müssen wir es anerkennen, dass Roser, der nicht nur offiziell die Augenheilkunde vertrat, sondern auch bedeutende Leistungen auf diesem Gebiet aufzuweisen hatte, selbst auf Errichtung einer eigenen Augenklinik und Professur gedrungen hat. Am 15. Juli 1870, 5 Tage vor Graefe's Tode, erhielt dessen damaliger Assistent, Stabsarzt Dr. Schmidt-Rimpler, die Ernennung und April 1871, als er sein Amt antrat, auch eine Klinik von 6 Betten, deren Anzahl allmählich vergrößert wurde; endlich 1885 die neue Universitäts-Augenklinik mit 44 Betten. (Vgl. Schmidt-Rimpler, Kl. M.-Bl. f. A. 1911, S. 728.) Seine Nachfolger waren Uhthoff (1890), Hess (1896), Bach (1900).

Roser's Eigenthümlichkeit auf unsrem Gebiete bestand darin, kritisch, ja revolutionirend zu wirken, und, indem er die Leistungen der Engländer und Franzosen[1]) den Deutschen vorhielt, die Ontologie und das traditionelle Dogma zu bekämpfen.

Von augenärztlichen Schriften hat Roser die folgenden verfasst:

1. Die Lehre vom Hornhaut-Staphylom. Marburg 1851, 4°, 44 S.
2. Ueber die sogenannte Specificität der Ophthalmien. Arch. f. physiol. Heilk., 1847, S. 101.

1) Auch Wunderlich hat in dem Nachruf auf Griesinger geklagt, dass an ihren Lehrern in Tübingen alle die großen Leistungen der Engländer und Franzosen spurlos vorübergegangen zu sein schienen.

3. Thränen-Absorption und Thränen-Fisteln. Ebendaselbst 1851, S. 549 u. 1857, S. 259.
4. Zur Lehre von der Chorioïditis. Ebend. 1852, S. 312.
5. Ueber einige Operationen am Augenlid. Ebend. 1853, S. 507.
6. Ueber Hypopyon-Keratitis. Arch. f. Ophth. 1856, II, 2, S. 151.
7. Ueber Klappenwirkung beim sogenannten Glaukom. Arch. f. physiol. Heilk. 1859, S. 128.
8. Zur Behandlung der granulösen Augen-Entzündung. Ebend. 1863, S. 377—378.

Zwei Krankheits-Zustände, welche die in Rede stehende Zeit besonders beschäftigten, haben Roser's bessernde Hand erfahren, das Staphylom und die specifischen Ophthalmien. Beide sind von solcher Wichtigkeit gewesen, dass eine systematische, geschichtliche Betrachtung geboten scheint.

§ 514. Geschichte des Staphyloma.

Das Staphyloma hat unsren Vorgängern in der ersten Hälfte des 19. Jahrhunderts noch viel Kopfzerbrechen verursacht, eine ganze Bibliothek monographischer Arbeiten hervorgerufen, die allerdings in keinem Handbuch unsrer Tage mehr zu finden ist, und einen literarischen Streit veranlasst, der fast so heftig war, wie der um die beste Star-Operation oder Pupillen-Bildung[1]).

»Seit Celsus«, heißt es 1838 im Berliner encyklop. Wörterbuch der med. W., XVII, S. 52, »haben insbesondere Galen, Aëtius, Paul v. Aegina, Actuarius, Forest, Sennert, Sebastian Melli, Gorter, Coward, Woolhouse, W. Read, St. Yves, Maître Jan, Platner, Hörle, Günz, Mauchart, Sauvages. Janin, Bernstein, Bell, Schmalz, le Febure, Richter, Scarpa, Clemens, Beer, Wardrop, Demours, Meckel, Beck, Weller, Riemann, Hoffbauer, Glaser, Heider, Benedict, Spangenberg, Walther und Rau das Staphylom beschrieben und definirt; aber die Widersprüche in den Meinungen der meisten dieser Schriftsteller waren Ursache, dass man fast bis auf die jüngste Zeit sich keinen rechten Begriff vom Staphylom machen konnte.« Freilich gehörte auch vor der Einführung der Schutzpocken-Impfung, sagt Beer, »das Total-Staphylom zu den gewöhnlichen Augenkrankheiten; denn man konnte kaum eine Viertelstunde auf einer unsrer besuchtesten Straßen verweilen, ohne wenigstens einen Staphylomatösen erblickt zu haben.« (1817, Augenkr. II, 214). Dies ergänzt sich Ph. v. Walther 1849, mit den Worten: »Seitdem die variolöse Ophthalmie größtentheils geschwunden ist, sind die Staphylome seltener, gewissermaßen pathologische Raritäten geworden.«

Heutzutage, wo wir solche Zustände nur ausnahmsweise sehen, wo die pathologische Anatomie und die eingebürgerte Lehre von der Drucksteigerung Klarheit geschaffen, hat dieses Gebiet ja viel von seinem Inter-

1) »Schnöde Weise und wirkliche Verdrehung der Worte« hat M. J. Chelius S. 43) dem Prof. Philipp v. Walther und »hochfahrenden Ton« (S. 36) dem Prof. Wilhelm Roser vorgeworfen.

esse verloren: eine Monographie über Staphylom wird in unsern Tagen höchstens noch für eine Encyklopädie der Heilkunde geschrieben, wie die von GAYET im Jahre 1882.

Aber die geschichtliche Betrachtung kann das, was unsren Vorgängern Mühe machte, nicht kurzer Hand überschlagen, zumal bei einem Kapitel, das seit Jahrtausenden bearbeitet worden ist.

Eine vollständige und genaue Geschichte des Staphyloma ist übrigens noch nie veröffentlicht worden. (Ueber die älteren Ansichten berichten GÜNZ und MAUCHART 1748; etwa 80 Jahre später hat RAU, 1847 F. CHELIUS (der Sohn) die Liste bis auf seine Zeit fortgeführt; 1877 A. HIRSCH eine fleißige Zusammenstellung geliefert, die auch mir von Nutzen gewesen ist.)

Die alten Griechen, die den Namen gegeben, haben in ihrem Kanon (XII, 381) eine kurze, aber ganz verständliche Staphylom-Lehre überliefert: »Vorfall ist Vordrängen der Regenbogenhaut und entsteht in Folge von Durchfressen oder Zerreissen der Hornhaut. Wenn er klein ist, so dass er dem Kopf einer Fliege gleicht, wird er eben als Fliegenkopf bezeichnet. Wenn er aber weiter sich vergrößert, ähnlich der Beere einer Weintraube, so heißt er Beerengeschwulst (Staphyloma); wenn er ganz groß wird, so dass er vor die Lider vorfällt, Apfel. Wenn endlich dieser mit einer Schwiele sich überzieht, wird er Nagel benannt.« (Diese Definition hat in der weiteren Literatur den Vorrang behauptet.)

Derselbe PAULOS, der dies (III, 22, 25) überliefert, hat auch (VI, 19) eine Staphylom-Abtragung beschrieben, und AETIOS eine noch elegantere. (XII, S. 442.)

An dieser zweiten Stelle hat nun PAULOS noch eine etwas andre Definition: »Staphylom ist eine Buckelung der Hornhaut, die zusammen mit der Regenbogenhaut ihre Spannung verloren, einmal durch Entzündung, einmal durch Zerreissung«. (Also ist VI, 19 aus einer andren Quelle abgeschrieben, als III, 22!)

AETIOS giebt folgende Erklärung (VIIc. 36): »Staphylom heißt erstlich die Krankheit, wo die Hornhaut sich vorwölbt und eine Hervorragung bewirkt, welche der Beere einer Weintraube gleicht, ohne Hornhaut-Zerreissung; und zweitens, wenn unter Zerreissung der Hornhaut ein großer Vorfall der Regenbogenhaut eingetreten ist. In jenem ersten Fall erscheint der Wulst weisslich, im zweiten blau oder schwarz. Wenn aber (dies) Staphylom sehr groß wird, so dass es außen die Lider überragt und sich verhärtet hat, indem die Hornhaut selbst kreisförmig rings umher vernarbt und jenes so geartete Gebilde einschnürt, so nennt man es Nagel, da es vollkommen dem Kopf eines Balken-Nagels gleicht.«

Uebrigens möchte ich den ersten Fall doch nicht als Hornhautbruch, der ja fast nie länger in diesem Zustand verharrt, sondern als stark schwieliges Hornhaut-Staphylom erklären. Die Kenntnisse der Griechen hatten ihre Grenzen, namentlich, da ihnen die pathologische Anatomie abging. Aber sie verdienen nicht den herben Tadel von Sauvages. (1768, I, 165).

Beiläufig will ich noch drei Punkte betreffs der griechischen Literatur hervorheben: I. In den hippokratischen Schriften wird nicht das Wort Staphyloma, wohl aber geschwürige Zerstörung der Hornhaut und Heraustreten der Sehe erwähnt. (Prorrh. II, 19, vgl. unsern § 37). »Die mittlere, dünne Haut ragt, wenn Durchbruch erfolgt ist, wie eine Blase (κύστις) hervor.« (De locis in homine IV, Foes. 408, 54.)

2. Die Beschreibung des Celsus »von dem, was die Griechen σταφύλωμα nennen«, stimmt mit der des Aetios überein, ist aber sehr mittelmäßig: diesem Schriftsteller fehlte jede Einsicht in die Anatomie, — was allerdings mehreren ärztlichen Schriftstellern aus dem 18. Jahrhundert nicht klar geworden.

Celsus empfiehlt die Geschwulst zu unterbinden, bis sie abfällt, oder aus dem Gipfel des Wulstes ein linsengroßes Stück auszuschneiden. Mittelmäßig ist auch Alex. Trall. und Pseudo-Galen. (Vgl. unsren § 179 und mein Wörterbuch S. 99 u. 85.)

3. Galen erwähnt in seinen echten Schriften des Staphyloma, aber nirgends genau. An einer Stelle (v. d. Geschwülsten, c. 17, B. VII, S. 732) scheint er auf die beiden Arten hinzudeuten, wenn er sagt: »Von den sogenannten Staphylomen sind die einen durch die Lagerung, die andern durch die Beschaffenheit krankhaft.« (Τὰ δὲ σταφυλώματα καλούμενα, τὰ μὲν τῇ θέσει μόνον, τὰ δὲ τῇ διαθέσει παρὰ φύσιν ἐστίν. Diese einfache und klare Stelle hat den ärztlichen Schriftstellern aus dem 18. Jahrhundert viel Kopfzerbrechen verursacht.)

Der Kanon der Araber (XIII, 135 u. 136) unterscheidet und beschreibt an zwei verschiedenen Stellen 1. die Vorwölbung der Hornhaut, 2. die der Regenbogenhaut; und giebt von der letzteren vier Unterarten: Ameisenkopf, Fliegenkopf, trauben- (beeren-)förmige Erhebung, Nagel. Uebrigens kommen kleine Variationen dieser vier Arten vor.

Nach dem Wiedererwachen der Augenheilkunde galt auch noch im Wesentlichen der griechische Kanon, wie er von Paulos überliefert worden.

Maître-Jan (1707, IIc. 18) beschrieb in einem besonderen Kapitel das Staphylom oder Vorfall der Uvea und zwar in vier Arten. Die erste und hauptsächliche hat eine breite Grund- und abgerundete Oberfläche, heißt, von der Aehnlichkeit mit einer halben (!) Weinbeere, Staphyloma raisinière) und hat zwei Unterarten: die eine ist Hervorwölbung der verdünnten und erschlafften Hornhaut durch das Kammerwasser und zeigt im Geschwürs-Stadium dunkle, nach der Vernarbung weissglänzende Färbung: die zweite besteht in dem Iris-Vorfall aus der ganz aufgebrochenen Hornhaut. Die zweite vergrößerte Art ist melon (pommette), die dritte an der Grundfläche eingeschnürte Helos (clavus, clou); die vierte kleinste Myiokephalon (tête de mouche). Zur Operation räth er nur im Nothfall und hat sie nur einmal durch Unterbindung ausgeführt.

St. Yves (1722, IIc. 11: XIII, S. 17) giebt zwei Ursachen für das Staphylom an: 1. Vorfall der hinteren Hornhaut-Schichten nach Zerstörung der vorderen, durch den Antrieb (impulsion) des Kammerwassers: 2. Trennung der Hornhaut (oder des angrenzenden Gürtels der Lederhaut, und Erhebung der ausgetretenen Uvea. St. Yves ist kühner in der Operation, als Maître-Jan: er macht nicht die Unterbindung des Staphylom, wie die Alten, sondern hebt dasselbe mittelst einer Fadenschlinge empor und schneidet es aus. Er scheut auch nicht eine zurückbleibende Fistel. (Was er als traumatisches Staphylom der Augapfel-Bindehaut beschreibt, dürfte Verschiebung der Linse unter die Bindehaut gewesen sein.) Also die Erkenntniss der Wirkung des Kammerwassers, die ihm meistens zugeschrieben wird, gehört schon dem Maître-Jan an; aber das Lederhaut-Staphylom hat St. Yves zuerst angedeutet. Das sind die ersten Ergänzungen des griechischen Kanon über Staphyloma. Mit den beiden Franzosen stimmt unser Heister überein. (Instit. Chir. 1739, S. 625.)

Als die Star-Ausziehung entdeckt und regelmäßig ausgeführt wurde, ward der nach derselben öfters beobachtete, größere Iris-Vorfall auch als Staphylom bezeichnet: so schon von J. Daviel selber in seiner Hauptarbeit. (XIII, S. 493.)

Um die Mitte des 18. Jahrhunderts beginnen die Monographien über Staphylom. Die erste war von Günz (Febr. 1748, XIV, S. 203). Der gelehrte Vf. will nur die erste Form von Aetios gelten lassen: niemals oder sehr selten falle die Uvea vor die Hornhaut, Staphylom sei Vorfall oder Vorwölbung der Hornhaut. Mauchart hat diese Ansicht widerlegt, Haller dieselbe für unrichtig erklärt. (Disput. chir. select. 1755, I, S. 625). Aber sie fand Beifall bei dem Systematiker Sauvages, dessen literarischer Einfluss nicht unbedeutend gewesen. Es heißt in dessen Nosologia methodica (1768, II, 165): »Staphyloma, clou. Est cystis aquosa a corneae proptosi et dilatatione, vel ab uveae herniâ trans foramen corneae elapsâ. Aliud est staphyloma Gunzii, cui convenit prima definitio, aliud Staphyloma Veterum, quod impossibile et fictitium videtur Gunzio, optimis rationibus in hac opinione suffulto.«

Weit wichtiger, als die von Günz, ist Mauchart's Diss. de staphylomate (Tübingen, Dez. 1748, vgl. XIV, S. 188), — offenbar durch die Schrift von Günz veranlasst und zu ihrer Widerlegung bestimmt.

Nachdem Mauchart die ganze Literatur erörtert, stellt er die folgende Definition auf: »Staphylom ist eine meist weiche, häutige Anschwellung nach außen, entweder in der Hornhaut oder in der Lederhaut hervorragend; sie entsteht entweder, wenn diese Häute widernatürlich verdünnt sind, aus ihrer Erhebung, Vordrängung und Anspannung durch das Kammerwasser allein, oder durch die andrängende Gefäßhaut (Uvea), oder aber durch die vollständige Durchbohrung derselben Häute und das dadurch bewirkte Hervorbrechen der Gefäßhaut. Nach Größe, Gestalt, Farbe, Zahl, Zeichen ist es verschieden, die Hornhaut und den Augapfel und die Sehkraft störend und zerstörend.

Der Name Staphylom, ursprünglich für eine Art der Hervorragung in der Hornhaut bestimmt, hat hier durch Synekdoche (Mitdarunterverstehen) eine weitere Bedeutung gewonnen.«

Die Verschiedenheiten, Arten, Unterarten werden folgendermaßen festgestellt: Staphylom der Hornhaut, der Lederhaut, totales, partielles. Einfaches (eines in einem Auge), vielfaches (zwei oder mehrere in einem Auge). Racemosum (traubenartig, brombeerförmig). Das geschlossene, wenn nur die Hornhaut gedehnt oder in die Hornhautdehnung noch die Uvea vorgefallen ist; das offene, wenn die Hornhaut durchbohrt und die Uvea vorgefallen ist. Das kleinste (Fliegenkopf), das mittlere (eigentliches Staphylom), das größte (Apfel), das schwielige (Nagel). Das einfache, das complicirte. Das durchsichtige, das trübe. Das frische, das alte. Das gutartige, das bösartige. Das mit geschwächter, das mit vernichteter Sehkraft.

Diese Liste erinnert ja an die Aufzählung der Meistersinger-Weisen. Ph. v. Walther (Augenkrankh., § 1545, 1849,) hatte wohl Recht, eine solche Zusammenstellung für unnatürlich und begriffsverwirrend zu erklären. Die von Mauchart beigebrachten drei Fälle beweisen, wie gering doch des tüchtigen Mannes klinische Erfahrung gewesen.

Außer Unterbindung und Abtragung des Staphyloms empfiehlt Mauchart bei totalem, nach Woolhouse, den Kreuzschnitt und Entfernung aller Feuchtigkeiten und inneren Häute, — also, was heutzutage Exenteratio bulbi (Ausweiden des Augapfels) genannt wird.

Der dritte ist August Gottlieb Richter. (Observ. de staphylomate, Novi Comm. Soc. R. scient. Gott. VI ad a. 1775, Gott. 1776 und deutsch in der Chir. Bibl. III, 4, S. 641—647, 1776). Eigentlich ist es nicht eine Monographie, sondern nur eine Vorlesung.

Richter beschränkt sich, da er Staphyloma sclerae und St. partiale corneae noch nicht gesehen, auf Staphyloma totale corneae, das er sehr häufig, namentlich nach der letzten Blattern-Epidemie, beobachtet hat. Die bisherige Ansicht, dass es eine widernatürliche Ausdehnung der Hornhaut mit Erweiterung der Vorderkammer darstelle, sei irrig.

»Ich habe oft dergleichen Staphylome aufgeschnitten; immer floss sehr wenig wässerige Feuchtigkeit aus, und die Hornhaut senkte sich danach wenig oder gar nicht; immer fand ich die Hornhaut widernatürlich dick, 1‴ und mehr. — Einige Male habe ich ganz frische, eben entstehende Staphylome aufgeschnitten. Immer war die Hornhaut dick, aber auch so weiss und weich, dass ich gleichsam wie durch Speck schnitt . . . Die mit dem Staphylom behaftete Hornhaut ist nicht widernatürlich ausgedehnt, sondern nur verdickt . . . auch mit der Regenbogenhaut verwachsen.«

Später trete öfters Verhärtung der Substanz ein. »Therapeutisch hat die von Janin vorgeschlagene Spießglanz-Butter alle Erwartungen übertroffen.« (Vgl. XIV, S. 91.)

In seinen Anfangsgründen der Wundarzneikunst (1790, III c. 6) hat Richter diese Sätze wiederholt und hinzugefügt, dass das Total-Staphylom der Hornhaut nur durch die Verdickung der Hornhaut von dem Leukom sich unterscheide; die partiellen und traubenartigen hat er nur kurz berührt, von dem Staphylom der Lederhaut erwähnt, dass bisweilen »krebshaftes Auge« gefolgt sei, und therapeutisch die Spießglanz-Butter und für die größten und schlimmsten Formen den Kreuzschnitt der Hornhaut und Entleerung der Feuchtigkeit empfohlen.

Also hat Richter doch die Lehre vom Staphylom nicht so erheblich gefördert wie sein Lobredner Rohlfs es ihm nachrühmt. (XIV, S. 222.)

Schon Richter hatte eingeräumt, dass es auch Staphylome durch Erweiterung der hinteren Augenkammer geben möge. Diesen Satz bildete Scarpa[1]) weiter aus: es gäbe zweierlei Arten oder vielmehr Stadien des Staphyloma, solche von Substanzwucherung der Hornhaut, und solche von Ausdehnung derselben. C. F. Graefe, Jüngken, Andreae, v. Ammon unterscheiden Verdickungs- und Extensions-Staphylome.

Jetzt kommen wir zu der vierten und wichtigsten Sonderschrift, die schon in den Anfang des 19. Jahrhunderts fällt, »J. Beer's Ansicht der staphylomatösen Metamorphosen des Auges und der künstlichen Pupillen-Bildung«, Wien 1805. (Vgl. XIII, S. 456, 29.) »Staphylom heißt mir jedes ungewöhnliche, nicht zum Zwecke des Auges gehörige und durch Ausdehnung gesetzte, jedoch genau begrenzte Hervorragen, Hervordrängen der eigenthümlichen Membranen des Augapfels an irgend einer Region desselben.«

Durch Jenner's wohlthätige Entdeckung ist zwar das häufigste ursächliche Moment der staphylomatösen Metamorphosen beseitigt; aber es bleibt noch die scrofulöse Ophthalmie. Wollen wir die Ausbildung einer Krank-

---

1) Scarpa, c. XVII, S. 218. »Die Lehre von Richter ist thatsächlich richtig für das frische Staphylom der Kinder. Aber dieselbe lässt Ausnahmen zu bezüglich der Dicke der Hornhaut für das alte Staphylom, das bis zu einem erheblichen Volum angewachsen ist und aus den Lidern hervorragt.« — Scarpa hat das hintere Lederhaut-Staphylom entdeckt. XIV, S. 374.

heilsform in ihrer Geburt erblicken, so müssen wir erst die Bedingungen ihrer Genese erkennen. »117 Mal, — 15 Mal, da ich staphylomatöse Augen nach dem Tode untersucht, und 102 Mal, da ich das Staphylom bei Lebenden wegschnitt, — habe ich die Hornhaut vollkommen mit der Iris verwachsen gefunden.«

Die erste Bedingung ist Entzündung der Membran (der Hornhaut), die zweite Cohäsions-Verminderung oder Aufhebung, so dass Verwachsung der Regenbogenhaut mit der Hornhaut oder der Aderhaut mit der Lederhaut eintritt.

»Die letzte Bedingung der Staphylom-Bildung beruht auf einem Missverhältniss zwischen Sekretion und Resorption der wässerigen Feuchtigkeit, so dass die erstere fortbesteht, die letztere aufhört; und dass dieses Missverhältniss in der Verwachsung der Regenbogenhaut mit der Hornhaut oder des Strahlenkörpers mit der Lederhaut begründet sei.«

Die Sekretion der wässerigen Feuchtigkeit kommt einzig und allein in der hinteren Augenkammer zu Stande, die Resorption größtentheils in der vorderen[1]).

(Hier haben wir einen neuen Fund, einen neuen Gedanken, der ein halbes Jahrhundert später, durch die Ausbildung der Glaukom-Lehre, erst volle Würdigung gefunden.)

»Die Heilung des Staphyloms geschieht durch Wegschneiden des Staphyloms an seiner Grundfläche, — ungeachtet Richter glaubte, dass der Augapfel darüber stets verloren gehen müßte. Mit dem dreieckigen Star-Messer wird die untere Hälfte des Hornhaut-Randes abgetrennt, mit der Daviel'schen Scheere der obere, das Auge mit Heftpflaster geschlossen, auch das gesunde, der Kranke auf den Rücken gelagert.« Unter 102 Operationen ist nur drei Mal der Augapfel verloren gegangen, bei unfolgsamen Kranken.

Gegen Partial-Staphylom hat B. mit Erfolg die Iridektomie geübt: die Empfehlung dieses Eingriffs wurde von Quadri, Vetch, Heiberg, später auch vom jüngeren Chelius und von Steinberg wiederholt. (Q., malattie degli Occhi 1818—1824; V., diseases of the eye, London 1820, S. 63; H., comm. de Koremorphosi, Christian. 1829; Ch., das Staphylom 1847, S. 48; St., Fragm. z. Ophth., Mainz 1844.)

In seinem Lehrbuch (1817, § 67 fgd., § 175 fgd.) hat J. Beer dieselbe Lehre vorgetragen und erklärt, dass »die Ausrottung der staphylomatösen

---

1) Diese Anschauung wird von Mackenzie (1830, S. 508) Herrn F. Ribes zugeschrieben. Aber, dessen »Mémoire sur les procès ciliaires« erschien erst 1817, Mém. de la Soc. Méd. d'Emulation VIII, 459, — also 12 Jahre nach Beer's Sonderschrift. Dass der Ciliarkörper das Kammerwasser absondert, ist alte wie neue Lehre. Vgl. einerseits Haller, Elementa physiol. V, S. 412, 1763, und andrerseits Th. Leber, in unserm Handbuch II, 2, § 97, 1903, (und wegen des Abflusses § 111).

Gebilde des Auges ihm in 216 Fällen bisher noch nicht ein einziges Mal einen gefährlichen oder nur gefahrdrohenden Ausgang genommen«. (Da hatte er die drei im Jahre 1805 von ihm veröffentlichten Fälle offenbar vergessen.)

Wiederholt sich die Berstung des Augapfels öfter, dann wird das Staphylom leicht bösartig.

Außer dem totalen Hornhaut-Staphylom, dem kugel- und dem kegelförmigen, und dem partiellen, welch' letzteres stets zur Erblindung führt, wenn es mit variköser Verbildung der Blutgefäße verbunden ist, erörtert J. Beer daselbst den Hornhaut-Bruch (Keratocele), den Vorfall der Regenbogenhaut und das Staphylom derselben, (einen ständigen veralteten Vorfall der Regenbogenhaut,) und beschreibt (mit naturgetreuen, farbigen Abbildungen) das Trauben-Staphylom der Iris, das maulbeerförmig ist und ein Aggregat von Regenbogenhaut-Staphylomen darstellt; ferner Myiokephalon, Helos, Melon, wobei er merkwürdiger Weise das beerenförmige übergeht, da der für diese Hauptform ursprünglich gewählte Name Staphyloma nunmehr die allgemeine Bedeutung angenommen hat.

Uebrigens entsprachen seine Abbildungen des Helos und des Melon nicht den Beschreibungen des griechischen Kanon. Immerhin ist es bemerkenswerth, dass die Namen des letztern sich bis in den deutschen Kanon vom Anfang des 19. Jahrhunderts erhalten haben.

Beer's Ansicht, dass die staphylomatöse Hervorwölbung durch den Druck des Kammerwassers hervorgerufen werde, wurde bekämpft durch Ph. v. Walther[1] und W. Rau[2], welche hauptsächlich nur Substanz-Wucherung der Hornhaut gelten ließen, von Karl Joseph Beck[3]), der »durch das gestörte polare Verhalten der Iris und Hornhaut das Verwachsen dieser Gebilde und durch die in denselben vorherrschende produktive Tendenz« die Genese des Staphyloms — erklären wollte, sowie von F. A. v. Ammon[4]), der die Hauptursache des Staphyloms in der Metamorphose der Hornhaut findet; hingegen angenommen von Rosas[5]), ferner von Weller[6]), der zwei Arten des Total-Staphylom unterscheidet, die gewöhnliche, wo Eiterung der Hornhaut das primäre, und eine seltene, die mit heftiger Entzündung der Iris beginnt und später Ent-

1) Abhandl. aus dem Gebiet der Chirurgie und Augenheilkunde. Landshut 1810, S. 80.

2) Ueber die Erkenntniss, Entstehung u. Heilung der Staphylome d. menschlichen Auges, ein Versuch. Heidelberg 1828. Es ist die Erstlings-Arbeit eines jungen Privat-Docenten zu Giessen, sehr fleißig aber nicht gehaltreich: die fünfte Monographie über Staphylome.

3) Neuer Chiron, 1821, I, S. 29 u. Handb. d. A., S. 214, 1823.

4) Zeitschr. f. Ophth. I, VII, S. 80—102, 1830.

5) Handbuch II, S. 749, 1830.

6) Kr. d. Auges, Wien 1831, S. 383. (Berlin 1830, S. 423.

zündung und Vereiterung der Hornhaut hervorruft[1]), und endlich von W. MACKENZIE[2]).

Eine wesentliche Verbesserung der Staphylom-Lehre verdanken wir T. WHARTON JONES. (1838, The London med. Gaz. N. S. I, S. 847, u. Ophth. Med. and Surgery, 1865, S. 269 fgd.).

»Der Iris-Vorfall aus einem größeren, geschwürigen Substanz-Verlust ist zunächst ein Sack der Regenbogenhaut, der von dem Kammerwasser in Spannung gehalten wird und Staphyloma iridis heißt; aber allmählich bedeckt sich die freiliegende Außenfläche mit einem undurchsichtigen, festen Gewebe von der Beschaffenheit des Narben-Gewebes; und dieses verschmilzt an der Grundfläche der Hervorragung mit der gesunden Hornhaut. Das ist das Partial-Staphylom. Die Entstehungsweise des Total-Staphyloms ist ganz ebenso, nur gradweise verschieden. Ist die ganze Hornhaut oder der größere Theil derselben zerstört, wie das vorkommt in der gonorrhoischen, eitrigen, sehr oft auch in der variolösen Ophthalmie und in der der Neugeborenen; so fällt die Iris vor und ihre freiliegende Oberfläche bedeckt sich allmählich mit einem dichten, narbenähnlichen Gewebe oder mit einer Pseudocornea von größerer oder geringerer Dicke, während eine Schicht von Lymphe an ihrer Hinterfläche sich absetzen kann. Indem die Pupille im Laufe dieses Prozesses verschlossen wird, vermag das Kammerwasser in der hinteren Augenkammer sich wieder anzusammeln; durch seinen Druck wird die Iris mit ihrem pseudocornealen Ueberzug ausgedehnt in Gestalt eines Tumors an der Vorderseite des Augapfels, und ein Total-Staphylom ist das Ergebniss.

Bisweilen ist nur der centrale Theil der Hornhaut zerstört, während ein Ring ihres Umfangs noch zurückbleibt. Die staphylomatöse Verdrängung hat dann die Gestalt einer kleinen Kugel, die an der Vorderfläche einer größeren haftet; oder, wenn die Hornhaut an ihrer Verbindung mit der Pseudocornea dem Druck des Kammerwassers nachgegeben, und besonders, wenn die Krankheit zum Strahlenkörper sich ausgedehnt hat, so erscheint die Vorderseite des Augapfels hervorragend in Form eines abgestumpften Kegels (konisches Staphylom).

Die Pseudocornea ist sowohl in dem partiellen wie in dem totalen Staphylom von varikösen Gefäßen durchzogen. Hornhaut und Regenbogenhaut verwachsen nicht flächenhaft um ein Staphylom zu bilden.«

In seinem Lehrbuch hebt WHARTON JONES hervor, dass seine Anschauung zwar von Einzelnen bekämpft, aber von Professor ROSER in einer trefflichen Sonderschrift vertheidigt worden sei. Uebrigens spricht WHARTON

1) Es giebt solche Fälle, welche mit glaukomatöser Uveïtis beginnen und unter dichter Trübung der Hornhaut, aber ohne Vereiterung derselben, zum kleinkugligen Staphylom führen; sie sind aber sehr selten.

2) Dis. of the eye, 1830, S. 507 fgd.

Jones mit keiner Silbe von anatomischen Untersuchungen. Solche sind dann in den vierziger Jahren von verschiedenen, hauptsächlich deutschen Forschern (Hawranek[1], Arlt[2], Hasner[3], Sichel[4], Frerichs[5]), angestellt worden und haben im wesentlichen eine Bestätigung der Ansicht von Jones geliefert.

»Die Lehre vom Hornhaut-Staphylom, nach dem gegenwärtigen Standpunkt der Wissenschaft zusammengefasst, von W. Roser[6], Professor der Chirurgie in Marburg, Marburg 1851 (44 S.), ist die sechste Monographie eine interessante Schrift, obwohl sie, wie der Vf. selber zugesteht, »keine neuen Ideen oder Thatsachen mittheilt.«

Die Unvollkommenheit unsrer Kenntnisse über das Staphylom muss den Ophthalmologen zum Vorwurf gemacht werden. Sie haben die pathologische Anatomie des Auges vernachlässigt, die von den Anatomen (Andral, Rokitanski) ihnen überlassen war.

»Mit der Vernachlässigung der Anatomie von Seiten der Augenärzte stand im engsten Zusammenhang jene ontologische Betrachtungsweise, jene Anhänglichkeit an die alten Krankheitsbegriffe und Krankheitsbilder, wobei von vornherein die größte Neigung da war, das traditionelle Dogma anzunehmen und dasselbe in der Natur bestätigt zu finden. Die Ontologie setzte also die Richtigkeit des Krankheitsbildes Staphylom, d. h. die Existenz Einer ganz bestimmten Krankheit unter diesem Namen voraus und stellte die Frage: Was ist das Wesen des Staphyloms? Mit dieser Fragestellung war schon die ganze Untersuchung auf den Weg des Irrthums geführt. Statt so zu fragen, hätte man ganz voraussetzungslos untersuchen müssen, durch welche Mechanismen sich Vortreibungen an der vorderen Seite des Augapfels entwickeln, welche anatomischen Eigenschaften diesen Vortreibungen zukommen, und welche Verschiedenheiten dabei beobachtet werden.

(Beide Vorwürfe sind übertrieben[7], namentlich für die Zeit der Abfassung von R.'s Schrift, d. h. für das Jahr 1851. Die bereits angestellten anatomischen Untersuchungen muss er ja selber anführen. Wenn Staphylom damals eben begrenzte Vortreibung bedeutet, so handelt es sich ja nur um einen Wortstreit. Hasner hatte 1847 schon seine Untersuchung genau in dem

---

1) Oest. med. Wochenschr. 1844, IV, S. 1127.

2) Prager Vierteljahrsschr. f. Heilk. 1844, S. 79.

3) Entwurf einer anat. Beschreibung der Augenkr., Prag 1847, S. 147.

4) Arch. général. de méd. 1847, Juillet et Août.

5) Hannover. Annal. d. Heilk. 1847, VII, Heft 4.

6) Ich habe diese schon hier folgen lassen, weil sie sich ganz an die vorige anschließt. Zeitlich war ihr die von Ph. v. Walther voraufgegangen.

7) Allerdings, Dr. Stellwag, damals Sekundar-Augenarzt am allg. Krankenhaus zu Wien, hat 1850 (J. d. Chir. u. A., S. 489) darauf hingewiesen, »wie weit die Lehre von den Krankheiten des Seh-Organs durch Vernachlässigung der pathologischen Anatomie . . . hinter den übrigen Zweigen der Heilwissenschaft zurückgeblieben ist.«

von ROSER geforderten Sinne geführt. »Noch immer stehen sich zwei Ansichten schroff gegenüber: 1. Staphylom sei festgewordener Iris-Vorfall, 2. es sei Substanzwucher der mit der Iris verwachsenen Hornhaut. Meist geht man von vollendeten Formen aus. . . . Räthlicher wäre es, der Entwicklung des Processes zu folgen. . . . Die alten Namen werden mit Pietät festgehalten und mit ihnen der Irrthum. . . . Das kugelförmige Staphylom entsteht durch Zerstörung der Hornhaut, Verschließung der Pupille, Ausdehnung der Iris durch die hebende Wirkung des Kammerwassers und Ueberziehung derselben mit einer Pseudomembran. Kam es bei rascher Abstoßung der Hornhaut nicht zur Verwachsung der Pupille, so erfolgt nicht Staphylom, sondern Abflachung des Augapfels, indem die Iris mit der Kapsel oder nach Entleerung der Linse mit der Glashaut verwächst.« Endlich hatte 1849 PH. v. WALTHER auch genau dasselbe gesagt, wie W. ROSER. Wenn somit K. ROSER, im Anschluss an diese Arbeit seines Vaters, behauptet, dass letzterer hier seiner originellen Methode der Naturforschung einen großen Theil seiner Erfolge zu danken habe; so hätte er dessen Vorgängern einen Theil des Ruhmes lassen müssen.)

W. ROSER erklärt also, daß WHARTON JONES 1838 »der Confusion ein Ende bereitet hat[1]).

Es giebt Uebergangs-Stufen zwischen Iris-Vorfall und Partial-Staphylom, sowie zwischen letzterem und dem totalen. Die entschiedene Kugelform des Total-Staphylom findet sich da, wo die ganze Hornhaut verloren gegangen; die entschiedenste Kegelform, wo eine centrale Durchbohrung der Hornhaut das Einwachsen des ganzen Pupillar-Randes herbeigeführt hat; vielleicht spielt auch Vortreibung der Linse eine Rolle.

ROSER giebt folgende Uebersicht der zum Staphyloma opacum gerechneten Formen.

»1. Die vollständige Pseudocornea mit folgenden Haupt-Variationen:
   a) Wassersucht der hinteren Kammer. Pseudocornea ausgedehnt und meist verdünnt; das gewöhnliche sphärische Total-Staphylom. Ist die Sclerotica durch das Wasser besonders vorgetrieben, so heißt es Staphylom des Ciliarkörpers. Zeigt die Pseudocornea mehrfache Erhabenheiten, so heißt es Staphyloma racemosum.
   b) Verwachsung der hinteren Kammer. Pseudocornea verdickt; Verdickungs-Staphylom, soll vorzüglich bei Kindern vorkommen. Ist Aderhaut-Exsudat vorhanden neben der Verwachsung der hinteren Kammer, so haben wir BEER's konisches Total-Staphylom.

2. Die nur partielle Pseudocornea, Partial-Staphylom.
   a) Mit Vorwölbung der Hornhaut im Umfang der Pseudocornea. Uebergang zum Total-Staphylom.
   b) Ohne gleichzeitige Vortreibung der Hornhaut. Uebergang in Prolapsus iridis.

1) Aber W. ROSER selber war fünf Jahre hindurch Ketzer gewesen! In seiner anat. Chir. (1843, S. 59) erklärte er Staphylom für eine Vortreibung der Hornhaut.

3. Die Ausdehnung der zugleich getrübten Hornhaut allein ohne Theilnahme der Iris, das Pseudo-Staphylom:
   a) Hornhaut unverletzt. Uebergang zum sogenannten Staphyloma pellucidum.
   b) Hornhaut durch Ulceration verdünnt, Übergang zum sogenannten Hornhautbruch.«

Eine monographische Bearbeitung (die siebente) hat auch Ph. v. Walther 1849 in seiner Augenheilkunde (II, S. 400—453) dem Staphylom, seiner alten Liebe vom Jahre 1810 und 1822, gewidmet. (Auch schon im J. d. Ch. u. A. 1845, B. 34, 1, S. 489—555.)

»Gemäß der beliebten . . . Eintheilungs-Manier und Arten-Bildnerei glaubte man zuletzt in die voll aufgehäufte Masse Licht und Ordnung zu bringen, wenn man das Staphylom als einen Gattungs-Begriff behandelte und demselben als erste Sippschaft die Hornhaut-Staphylome, als zweite die Iris-Staphylome, als dritte die Lederhaut-Staphylome unterordnete. In jeder dieser Sippschaften kamen mehrere Arten und Unterarten vor . . . So entstand die folgende Eintheilung: Staphylom I der Hornhaut a) das partielle, b) das totale: 1. das opake, α) globose, β) konische; 2. das durchsichtige, α) globose, β) konische, γ) ovale: II der Iris: 1. das einfache, 2. das racemose; III der Sklerotica: 1. das vordere, 2. das hintere, 3. das ringförmige.

Obgleich dieses nosologische Schema logisch richtig gebildet, . . . so ist doch diese Zusammenstellung unnatürlich und begriffsverwirrend. Das opake und das durchsichtige Staphyloma, aus ganz verschiedenen krankhaften Bildungs-Prozessen hervorgehend, können unmöglich zwei gleichgestellte Arten derselben Krankheitsgattung darstellen . . . Der widernatürlich gebildete Gattungsbegriff Staphyloma muss aufgelöst und die vermeintlich unter ihm enthaltenen Arten jede für sich als selbständig anerkannt oder in andere passende Krankheits-Gattungen verwiesen werden.«

So richtig diese kritischen Bemerkungen, so wenig annehmbar sind Ph. v. Walther's eigene Gedanken über die Bildung und das Wesen des Staphylom. Was sagt uns das Folgende? »Die staphylomatöse Wiedervereinigung von Hornhaut und Regenbogenhaut muss als regressive Metamorphose (zum Fötalzustand, wo es noch keine Vorderkammer gab,) betrachtet werden.« Aber einzelne Sätze sind doch beachtenswerth.

»Die von Beer zuerst aufgestellte üble Prognose der mit der Zeit eintretenden cancrösen, medullarsarkomatösen oder fungösen Metamorphose des Total-Staphylom habe ich in keinem Fall bestätigt gefunden[1].«

---

1) Rau spricht noch 1828 und Desmarres sogar noch 1847 von der krebsigen Entartung der Staphylome durch Reizung und Reibung. Ph. v. Walther leugnet dieselbe 1845 und W. Roser 1851. — Jüngken hat noch 1869 mir einen langen

Die Operation erfordert nur die Fortnahme der mittleren Hälfte.

Bei dem Staphylom der Lederhaut ist (analog dem totalen der Hornhaut,) immer die Lederhaut mit der Aderhaut verwachsen, aber die erstere verdünnt; sie finden sich in der vorderen Hälfte der Lederhaut und sind häufig mit Glaukom verbunden. Es giebt auch ein ringförmiges. Das Staphylom des Strahlenkörpers wurde 1810 von Ph. v. Walther entdeckt und 1822 beschrieben (J. d. Chir. III, 1, S. 38—45 mit 3 Abbildungen. Vgl. § 506, VI.)

Die Monographie des jüngeren Chelius (Franz) — es ist die achte — »über das Staphylom der Hornhaut, Heidelberg 1847«, können wir übergehen, da der Vf. nur die Ansichten seines Vaters (Max. Joseph) wiedergiebt, und wenden uns also zu der Schrift des letzteren, der neunten Monographie, »zur Lehre von den Staphylomen des Augapfels, Heidelberg 1858, (80 S., mit 1 Taf.)« Dieselbe trägt das Motto:

Non minus est virtus, quam quaerere, parta tueri;

und will das, was an der alten Lehre wahr und begründet ist, nach 40jähriger eigener Beobachtung gegen die neue von Wharton Jones in Schutz nehmen. Es ist also eine ausgesprochen konservative, wenn nicht reaktionäre Streitschrift.

Neu sei bei Wharton Jones, gegenüber Beer, nur das Narbengewebe. Es gebe keine veralteten Iris-Vorfälle. Die staphylomatöse Vertreibung beginnt sich erst zu zeigen, nachdem der Iris-Vorfall sich abgeflacht hatte. Wenn die ganze Iris vorfällt, tritt Schrumpfung des Augapfels ein. Ebenso wenig giebt es ein bleibendes Staphyloma racemosum.

Beer hat zuerst anatomisch nachgewiesen, dass bei dem Total-Staphylom der Hornhaut die Iris innig mit der Hinterfläche desselben verwachsen und verdünnt ist. Die mikroskopischen Untersuchungen der sogenannten Pseudocornea stimmen nicht überein. (Lebert 1845, Traité de physiologie pathologique, II, S. 17; Frerichs, Hannöversche Annalen 1847, S. 428; Sichel, Archives générales de Médecine, 1848, Juli; Szokalski, Gazette méd. de Paris, 1847, Juni; Hairion[1], Etudes microscopiques sur le Staphyloma, Bruxelles 1850). Arnold fand in dem von Chelius exstirpirten Total-Staphylom, dass die staphylomatöse Hornhaut in ihren wesentlichen Schichten und Formbestand-

---

Vortrag darüber gehalten, als er mir einen Fall von Total-Staphylom zur Operation überwies. — Uebrigens hat vielleicht schon Aëtios an krebsige Staphylome gedacht, da er nur diejenigen zu operiren räth, die nicht bösartig sind (μὴ κακοήθων). Etwas unbestimmt spricht auch Mauchart von dem bösartigen Staphyloma. (Malignum, sive mali moris, quod de septica, contagiosa participat natura.) Deutlicher sagt Richter, dass bisweilen krebshaftes Auge auf Staphylom der Lederhaut gefolgt sei. Vgl. übrigens § 486, 4a (C. F. Graefe).

1) Hairion findet gar drei Formen oder Phasen, das fibröse, das epitheliale und das sarcomatöse oder fibroplastische Staphylom.

theilen mit der normalen Hornhaut übereinstimme !), dass die Descemetis überall fehle, wo die Hornhaut mit der Iris verwachsen war.

Rückständig ist auch die zehnte Monographie, das Prachtwerk, »Die Hornhaut-Beere, Staphylom der Hornhaut, von FRIEDRICH PHILIPP RITTERICH, Professor der Ophthalmiatrik in Leipzig, Leipzig 1859«, (Fol., 30 S., mit 6 Tafeln), da der abgedruckte Aufsatz schon vor mehr als dreißig Jahren fast vollendet gewesen, somit nur mit der Zahl des Erscheinungs-Jahres, nicht mit dem Inhalt in das Reform-Zeitalter der Augenheilkunde hineinrückt. —

Bezüglich der Therapie des Staphylom wurde die Aetzung, namentlich mit Spießglanz-Butter, von JANIN eingeführt, von RICHTER[1], BEER[2], GUTHRIE[3], BECK[4] und WELLER[5] empfohlen; von SCARPA[6], WARE[7], ROSAS[8], verworfen.

Bei dem Total-Staphylom wurde das Verfahren des CELSUS[9], aus der erhabensten Stelle ein linsengroßes Stück herauszuschneiden, von SCARPA angerathen, von BEER u. A. die totale Ausschneidung.

Die Ausziehung der Linse aus einem Querschnitt des Staphyloms vollführte WHARTON JONES, um die Abgeschlossenheit der hinteren Augenkammer aufzuheben, die Wieder-Erzeugung des Kammerwassers zu hindern, und Staphylom zu verhüten, allerdings nur in einem Fall, von noch frischer Entzündung, in der Absicht, dem besseren Auge, mit Hornhaut-Geschwür und Iris-Vorfall, die Reizung zu ersparen. (Ebenso HASNER 1847, S. 193).

Im Jahre 1841 hat KÜCHLER[10] dies Verfahren dringend empfohlen zur Heilung des Staphylom, und die Wunde längere Zeit offen gehalten. (Ein Fall, wo ich A. v. GRAEFE diese Operation bei einem Jüngling ausführen sah, wird mir ewig unvergesslich bleiben, weil unheilbare sympathische Erblindung danach eingetreten ist!)

1) Siehe oben.

2) Staphylomat. Metamorph., S. 43.

3) Operat. Surgery London 1823, S. 173. (Kali causticum.)

4) Handb., S. 324.

5) Augenheilk., S. 424.

6) Traité, 1821, II, S. 224.

7) Transact. of the Lond. med. S. I, 1810.

8) II, S. 753.

9) DOHLHOFF behauptet 1823, dass »das von CELSUS angerathene Verfahren noch jetzt das fast allgemein übliche sei, mit geringen Abänderungen«. (Die Augenheilk. d. CELSUS, J. d. Ch. u. A., V, 417.) — Vgl. unsern § 179.

10) a) Heidelberg. med. Annal. 1841, VII, S. 411; b) WALTHER' u. v. AMMON's J. 1845, N. F. IV, 169; c) Neue operative Heilmethode der sämmtlichen wahren Hornhaut-Staphylome, Braunschweig 1853. »Wenn man ein Hornhaut-Staphylom spaltet, die Linse ganz oder stückweise aus der Spalte entfernt, die Wunde eine der Größe der Verbildung entsprechende Zeit offen läßt; so geschieht dadurch ein Einsinken der Hornhaut und ein Zurückbilden des Staphyloms, ohne dass ein Verlust oder eine bedeutende Umfangs-Verminderung des Augapfels dadurch gesetzt werde«.

Arlt hat (in der ersten Auflage unsres Handbuches, 1874, III, ii, § 122) Küchler's Operation ebensowenig gebilligt, wie das Einziehen eines Fadens durch die Grundfläche des Staphylom[1]), die Vetch 1820 gegen Total-Staphylom eingeführt, Delarue 1823 aufgenommen und Flarer noch 1842 warm empfohlen hatte. (V.; Diseases of the eye, London 1820. Vgl. J. d. Ch. u. A. III, S. 558, 1822. D., Maladies des yeux, Paris 1823. S. 173. F., Gazetta med. di Milano, 1842, S. 7.)

Bekanntermaßen hat noch A. v. Graefe ein ähnliches Verfahren geübt. (Arch. f. O. VI, i, 125, 1860). »Wo keine Neigung zur sympathischen Entzündung besteht, und die kosmetischen Rücksichten außerordentlich in die Wagschale fallen, lassen sich ektatische Augen dadurch verkleinern, dass man einen Faden durch Lederhaut und Glaskörper zieht und so lange (1—4 Tage) liegen läßt, bis leichte Chemosis als Zeichen einer beginnenden eitrigen Aderhaut-Entzündung auftritt.« Der Faden wird grade durch den Ciliarkörper eingeführt und zwischen Punktion und Contrapunktion eine Brücke von 3''' gelassen. Der Collaps wird »nicht durch Aussickern von Flüssigkeit herbeigeführt, sondern durch eitrige Aderhaut-Entzündung« und ist — deshalb zu verwerfen! —

Die Umgestaltung, welche die Staphylom-Lehre in der Reform der Augenheilkunde erfahren, durch Hinzufügung des Moments der Drucksteigerung, wird uns in einem folgenden Abschnitt beschäftigen. (Vgl. unser Handbuch, erste Ausgabe, IV, 1, 187, 1875.)

Die Namen, welche den Ablauf der Jahrtausende überdauert haben, sind bereits XII, S. 281 und 382 genügend erklärt[2]).

Es verlohnt nicht, alle Irrthümer der ärztlichen Literatur zu widerlegen. Der Anfang der vielfach angeführten Sonderschrift von W. Rau aus dem Jahre 1824: »Unter der Benennung Staphylom, Trauben-Auge, von σταφύλη, Traube, Weinbeere, und ὄμμα, Auge«, wimmelt nur von Fehlern.

Selbstverständlich heißt σταφύλωμα wörtlich die Traubigkeit oder die Traubengeschwulst, obwohl Beerengeschwulst ja bezeichnender gewesen wäre. Doch wird diese Benennung dem griechischen Sprachgefühl nicht widersprochen haben, da bereits in den hippokratischen Schriften das geschwollene Zäpfchen das einer gestielten Weinbeere gleicht, als σταφυλή bezeichnet wird.

Der Name ist offenbar von den Alexandrinern geschaffen worden. Celsus fand ihn vor und schrieb ihn mit griechischen Buchstaben, ohne überhaupt eine lateinische Uebersetzung zu versuchen. Dies haben die Neulateiner gethan: Con. Henricus Mathisius aus Brügge, der Uebersetzer von des Aktuarius' Heilkunst (1554), schuf den Ausdruck uvatio (von uva, Traube), den Pieter van Foreest, der »batavische Hippokrates«, 1610 auf den Hornhautbruch anwen-

1) Diese Operation an sich wurde zuerst von Woolhouse, dem sie ein Asien-Reisender mitgetheilt (XIV, S. 185), 1717, dann wieder von Pellier de Quengsy 1813 (XIV, S. 94), und endlich noch einmal in unsren Tagen von Rollet (1906) empfohlen.

2) Vgl. auch XII, 214, 15, die Stellen aus Dioskurides, dem ältesten, uns erhaltenen griechischen Arzt, der das Staphylom erwähnt.

dete, während HIERON. CAPIVACCIO, 1552—1586 Professor zu Padua, die Form uveatio[1]) vorgezogen hat. Diese lateinischen Worte sind der Vergessenheit anheimgefallen.

Der arabische Kanon (des 'ALĪ B. 'ĪSĀ) hat Vorwölbung der Traubenhaut (nutū' el 'inabija'; somit finden wir in der mittelalterlich-lateinischen Uebersetzung desselben elevatio uveae; in der des HUNAIN (von DEMETRIUS) egressio uveae.

Nach dem Wiedererwachen der Augenheilkunde kamen auch Namen aus der Volks-Sprache auf, so bei MAITRE-JAN raisinière, pommelte, clou, tête de mouche.

»Das Staphylom, zu deutsch Polter-Auge«, so beginnt die Sonderschrift von W. ROSER, 1851; schon einige seiner deutschen Vorgänger hatten das Wort als volksthümlichen Namen erwähnt. Es ist schwer zu sagen, was das bedeuten soll. In keinem der mir zugänglichen deutschen Wörterbücher ist dies Wort verzeichnet, selbst nicht in dem von Jacob und Wilhelm Grimm, VII, 1889; auch nicht in dem fast 1000 Seiten starken Sonderwerk von Dr. M. Höfler, dem »deutschen Krankheitsnamen-Buch«, München 1899. Dagegen bringt GRIMM's W. VII, S. 1993 u. 1997: Polz-Auge = Glotz-Auge (aus Aventin, XVI. Jahrh.); und bolzende (d. h. glotzende) Auge, nach BARTISCH[2]) und HANS SACHS, im II. B., S. 236 (1860). Vielleicht ist Polter-Auge volksmäßige Umbildung aus Polz-Auge.

Zusatz. Der Hornhaut-Kegel, der durch den Namen »Staphyloma pellucidum« mit dem Staphylom in Beziehung gesetzt worden, ist zuerst beschrieben von (DUDDEL (1), TAYLOR (2), dann von LYALL (3), WARDROP (4), TRAVERS (5) in England, — lange Zeit glaubte man, dass er dort besonders häufig vorkomme, — von SCARPA (6), in Italien, von LEVEILLÉ (7), DESMOURS (8), SICHEL (9), in Frankreich, von HIMLY (10), v. WALTHER (11), J. M. A. SCHOEN (12), v. AMMON (13) in Deutschland.

Vgl. 1. XIV, S. 130; 2. XIV, S. 305; 3. Edinb. med. u. surg. J. 1811 und de staphylomate pellucido conico, Petropol. 1816; 4. Morbid anat. I, 117; 5. XIV, S. 357; 6. XIV, S. 373; 7. französische Übersetzung von SCARPA, II, 179; 8. XIV, 350; 9. XIV, 306; 10. Ophth. Bibl. I, 2, 345; 11. J. d. Chir. u. Aug., B. 35, 1; 12. RUST's Magazin B. 24, S. 136 und in seiner pathol. Anat. des Auges, S. 101; 13. v. AMMON's Zeitsch. I, 1,122 u. a. a. O.

Vgl. ferner C. SCHMIDT (M. JÄGER), über die Hyperkeratosis, Erlangen 1830, v. AMMON's Zeitschrift I, 4, 544. (Als Hornhaut-Verdickung war der Fehler von einigen [ADAMS, HIMLY] irriger Weise aufgefasst worden.) Vgl. weiter W. ADAMS, J. of sc. and arts, London 1817, No. 4; RADIUS, im J. d. Chir. u. Aug. 1823, VII, 570; ELWERT in RUST's Mag. 1829, XXXI, 79; ROSAS, med. Jahrb. d. öst. St., B. XI, 162; GESCHEIDT in v. AMMON's Zeitschrift II, 4; HEYFELDER und SEILER, ebenda VI, 1; EDMONSTONE, Ophthalmia, Edinburg 1806, S. 184; drei Fälle von Hyperkeratosis, v. AMMON's Zeitschr. f. Ophth., B. 2, 439; IV, 1, 189, 207; JAMES H. PICKFORD, on the conical cornea, Dublin 1844.

---

1) Ueber das neulateinische Wort uvea des STEPHANUS ANTIOCHENUS, vom Jahre 1127, vgl. XIII, S. 155.

2) Vgl. unsren B. XIII, S. 347.

Die heutige Lehre vom Hornhautkegel siehe in der ersten Ausgabe unsres Handbuches, IV, 1, S. 316, 1875, und Encycl. fr. d'opht. V, S. 1009—1017, 1906. An letztgenannter Stelle ist auch die neuere Literatur über diesen Fehler zusammengestellt.

Von den operativen Behandlungsweisen seien nur der geschichtlichen Vollständigkeit halber erwähnt die Punktion der Hornhaut (WARDROP 1808), die Beseitigung (Zerstückelung) der Linse (W. ADAMS, 1817), die Verzerrung der Pupille (TRAVERS 1824, TYRREL), die Iridodesis (CRITCHETT 1858), die doppelte Iridodesis zur Bildung einer Schlitz-Pupille (BOWMAN), die Iridektomie (A. v. GRAEFE, A. f. O., IV, 2, 1858), ferner das Fortschneiden der Spitze (FARIO[1], 1840; BADER 1872).

Fruchtbar war nur die Abflachung der Kegelspitze durch Ätzung, wie SICHEL zuerst 1842 (J. d. Ch. u. A., B. 33, S. 108) sie angegeben, A. v. GRAEFE (A. f. O., XII, 2, 1866, sowie 1869, V. d. Berl. med. G.) sie ausgebildet, GAYET (1879) sie vervollkommnet hat[2]. —

Der Name Kerato-Konus (von κέρας, Horn, und κῶνος, Kegel), also Hornhaut-Kegel, cornea conica, stammt von AMMON; Staphyloma conicum pellucidum von SCARPA; Hyperkeratosis von HIMLY. Zuckerhut-Hornhaut, sugarloof cornea, findet sich bei den Engländern.

Abbildungen bei TAYLOR, DEMOURS, WARDROP, GESCHEIDT, WELLER und von AMMON, in dessen klinischen Darstellungen III, Fig. 13—21).

Die Verdünnung der Hornhaut-Mitte wurde anatomisch nachgewiesen von M. JÄGER, 1830 (§ 532, I, II) und von WALKER, Principles of ophth. surg., London, 1834, S. 80.

CHELIUS wies darauf hin, dass die normale Hornhaut des Menschen in der Mitte überhaupt am dünnsten sei, und fand, dass bei Hornhautkegel eine ferne Lichtflamme 50—60 Mal gesehen wurde.

Ein Ungenannter (Salzburger med. chir. Z., 1819, No. 98) behauptete, dass der Kegel durch Zerreißen der Descemet'schen Haut in der Mitte entstehe, — wodurch ja thatsächlich wohl die spätere Trübung der Spitze entstehen mag.

§ 545. Zur Geschichte der specifischen Ophthalmien.

Schon die alten Griechen haben als Ursache der Augen-Entzündung einerseits äußere Einwirkungen, andrerseits einen scharfen Fluss angenommen: »entweder von Blut allein, oder von der Galle allein, oder vom Schleim, und zwar von scharfem oder von salzigem oder sonst wie beschaffenem, oder aus verschiedenen und auch gemischtem entsteht der Fluss.« (XII, S. 372.) Die schwarzgallige Art, die hier (bei AKTUARIUS) ausgelassen ist, findet sich in andren Darstellungen, z. B. in der sogenannten Augenheilkunde des ALEX. TRALL. (S. 174, vgl. § 226.) Mit Recht sagt H. MAGNUS (Augenheilkunde der Alten, S. 505, 1901): »Diagnose und Therapie der Ophthalmie mag für unsre antiken Collegen oft genug eine recht heikle Sache gewesen sein.«

1) NEUMEISTER's allg. Repertor. der med. Journalistik, April 1840. S. 143.

2) Vgl. auch m. Mittheil., 25j. Jahresbericht, 1895, S. 38, u. Berl. klin. W., 1902. (Kauterisation mit nachfolgender Taetowirung, Rund-Brennung, Rund-Färbung.)

Die systematischen Araber haben die Lehre der Griechen übernommen und die Ophthalmien eingetheilt in solche, die von äußeren Ursachen, und solche welche von innerer Materie herrühren; die letztere kommt von einer der vier Dyskrasien, der blutigen, galligen, schleimigen, schwarzgalligen. (XIII, S. 129.) Die Behandlung hat die Ursache zu berücksichtigen.

Diesen Grundgedanken finden wir auch noch nach dem Wieder-Erwachen der Augenheilkunde vor, wenngleich die Ausführung im Einzelnen sich anders gestaltet, da die griechische, grob humoral-pathologische Lehre von den vier Dyskrasien gestürzt ist, und die iatrochemische von den Schärfen an ihre Stelle getreten ist.

Maître Jan hat (1707, S. 346) erklärt: »Die äußeren Ursachen bewirken die falsche Ophthalmie (Taraxis), die sich allerdings zur wahren und selbst zur Chemosis steigern kann. Krankhaftes Blut, heißes und scharfes, kann die wahre Ophthalmie erzeugen, je nachdem die feuchte oder die trockene, und sogar, wenn es sehr krankhaft ist, die Chemosis.«

St. Yves (1722, S. 177) findet, dass die Ursachen der Ophthalmie entweder äußere oder innere sind; das Blut ist die Quelle der letzteren, sei es zu reichlich, zu dick, zu dünn. Er beschreibt 14 Arten von Ophthalmie.

Plenck (1777, S. 70) unterscheidet die traumatische (O. violenta), die consensuelle, deren Ursache im Abdomen oder sonst wo liegt, die idiopathische, deren Ursache im Auge sitzt, die metastatische (acrimoniosa), die von Versetzung einer Schärfe entsteht, wie die catarrhalische, venerische, variolöse u. s. w. 23 Arten zählt er auf.

Nach Richter (1790, III, § 9, vgl. XIV, S. 220,) gründet sich die wichtigste Kur-Anzeige auf die Ursache der Ophthalmie: er erwähnt, außer der traumatischen, die gallige, ferner die von versteckter Lustseuche, die von gestopftem Tripper, die skrofulöse, die von Blattern, Masern, die gichtische, die rheumatische.

Beer's berühmtes System der Augen-Entzündungen (1813, I, S. 26 fgd., 453 fgd., vgl. XIV, S. 327—335,) unterscheidet idiopathische Augen-Entzündungen, die bei einem vollkommen gesunden Individuum entstehen, und sympathische, d. h. diejenigen Modificationen, welche die Augen-Entzündung erleidet, wenn das befallene Individuum nicht mehr gesund ist: hier behandelt er die variolöse Augen-Entzündung, die morbillöse, scarlatinöse, die venerische (gonorrhoische und syphilitische), psorische, cachektische, gichtische, skrofulöse, scorbutische. Bei den sympathischen Ophthalmien muss neben den örtlichen Erscheinungen auch der Allgemein-Zustand berücksichtigt werden.

Dieses System Beer's fand allgemeine Anerkennung und Annahme, nicht blos in Deutschland bei seinen Schülern, sondern auch bei bedeutenden Augenärzten in Frankreich und in England.

Ph. v. Walther, Beer's Schüler, der aber schon vor seinem Lehrer geschrieben (1810, § 505, II, II), findet die reinen Entzündungen des Auges seltner, als die mit Dyskrasie gemischten, und stellt unter den letzten die folgenden Haupt-Typen auf: Bindehaut-Entzündung, katarrhalische, skrofulöse, blennorrhoische, exanthematische; arthritische Lederund Aderhaut-Entzündung, syphilitische Horn- und Regenbogenhaut-Entzündung u. a. m.

Benedict in Breslau (1823—1824, § 501) bewahrt einfach Beer's Eintheilung der Augen-Entzündungen in idio- und in sympathische.

Rosas in Wien (1830, XIV, 559) macht insofern einen Fortschritt, als er die anatomische Grundlage der einzelnen Augen-Entzündungen, die Beer schon angedeutet hatte, mehr in den Vordergrund bringt: er spricht von Bindehaut-Entzündungen und theilt diese in idiopathische und symptomatische; von vorderer Augapfel-Entzündung (Hornhaut-, Regenbogenhaut-Entzündung) und von hinterer und wendet auch auf diese die nämliche Eintheilung an.

Fischer in Prag (1846, XIV, 566) ist noch genauer. Er theilt die Bindehaut-Entzündung ein in reine, neben der traumatischen, und in dyskrasische, und die letzteren in katarrhalische, wozu auch die Blennorrhöe gehört, erysipelatöse, skrofulöse, exanthematische; die Hornhaut-Entzündung in reine und dyskrasische, und rechnet zur letzteren die rheumatische und die skrofulöse; die Regenbogenhaut-Entzündung in die reine und die dyskrasische und rechnet zur letzteren die rheumatische, gichtische und syphilitische.

Weller (1830, § 524) hat eine etwas andre Formel: er spricht von reinen Entzündungen — der Lider, der Bindehaut, Hornhaut, Regenbogenhaut, Netzhaut, des ganzen Augapfels: und von den specifischen, welchen specifische Krankheits-Ursachen zu Grunde liegen, die in einem eigenthümlichen dyskrasischen Zustand des Körpers oder in einem miasmatischen oder kontagiösen Gift bestehen.

Da die Entzündung im ersten Zeitraum einer specifischen Augen-Entzündung nur selten sehr bedeutend ist, so darf man mit dem entzündungswidrigen Verfahren nicht zu weit gehen. »Im zweiten Zeitraum der Entzündung, in welchem gegen die specifische Krankheit zu Felde gezogen werden muss, bedenke der Arzt vor Allem, dass er nur selten im Stande ist, letztere bald aus dem Körper zu entfernen. Er wird nicht glücklich in der Behandlung sein, wenn er damit anfängt, die Gicht, den Rheumatismus, die Scrofeln u. s. w. aus dem Körper i. a. zu vertilgen; vielmehr das Seh-Organ schon zerstört sein, bevor auch selbst die besten Mittel im Stande waren, den eigenthümlichen Krankheits-Prozess des Körpers insoweit zu mindern, dass das im Auge haftende Leiden hier erlischt.... Aus jenem Grunde äußern auch zur schnellen Heilung specifisch entzündlicher Krankheiten des

Auges die örtlichen Mittel, die Hautreize sowie die ableitenden ... einen so mächtigen Einfluss[1].«

Chelius (1839, § 535) theilt die Augen-Entzündung in idiopathische, welche Folgen äußerer Schädlichkeit sind, und in symptomatische, welche Reflexe allgemeiner Krankheit darstellen, und specifische genannt werden, wenn eben jene Krankheit specifischer Natur ist; in genauer Beziehung zur sympathischen steht die metastatische Augen-Entzündung.

Jüngken (1831, § 487) theilt die Augen-Entzündungen 1. in idiopathische, 2. in sympathische oder specifische, die von einer andren, im Körper vorhandenen Krankheit erzeugt oder unterhalten werden, 3. in symptomatische, wo das Augenleiden als Symptom einer andren Krankheit erscheint. Die Schwäche der Eintheilung liegt auf der Hand, da eine scharfe Grenze zwischen 2. und 3. nicht existirt.

Merkwürdiger Weise hat Rüte (1845, § 483), wohl der exakteste Augenarzt dieser Zeit-Epoche, die Jüngken'sche Eintheilung getreulich beibehalten, wenn auch im einzelnen besser ausgeführt. Doch hat er bereits 1838 (in 1.) anerkannt, dass es nicht immer so unbedingt möglich sei, wie Jüngken und Sichel vorgeben, die specifische Natur der Augenkrankheit aus dem bloßen Ansehen zu erkennen.

Die von Roser so herb getadelte »deutsche« Auffassung findet sich übrigens nicht nur bei Deutschen, sondern auch bei Engländern, und bei den besten von ihnen.

James Wardrop[2]) erklärt, dass die Entzündung jedes Gewebes vom Auge eine bestimmte Reihe von Symptomen hat. Es giebt auch Entzündungs-Formen, die ihren Charakter nicht der Eigenthümlichkeit des entzündeten Gewebes verdanken, sondern einem specifischen Krankheitsgift: so die Ophth. gonorrh., syph., scrof., arthrit., rheumat.

Den großen William Mackenzie (1830), der allerdings Beer's Schüler gewesen, möchte ich nicht, wie Hirsch, einfach zu seinen Anhängern rechnen; er hat den von Ph. v. Walther eröffneten Weg weiter und erfolgreicher fortgeführt. »Die Kenntniß von den entzündlichen Krankheiten des Auges ist stark gehemmt worden durch die Gepflogenheit, sie alle unter dem Namen der Ophthalmie zusammenzuwerfen und somit sowohl den Sitz der Krankheit als auch die besondere Natur derselben zu übersehen. Das war auch schädlich für die Behandlung.«

---

1) Solche Grundsätze lehrte auch A. v. Graefe, der betonte, dass rasche Heilung der Augen-Entzündung ein wichtiges Mittel sei, um die Skrofulose schneller zu beseitigen. Auch seine Schüler. (Therapeutische Monatshefte, 1888, Febr.) Nur legten sie mehr Werth auf die örtlichen, als auf die ableitenden Mittel.

2) Ueber die rheumatische Augen-Entzündung, Medico-chir. Transact. XI, 1, übersetzt von Heincke, in Langenbeck's neuer Bibl. f. Chir. u. Augenh. III. 702.

Sein System ist das folgende:

I) Bindehaut-Entzündung; 1. absondernde (katarrhalische, kontagiöse oder aegyptische, leukorrhoïsche der Neugeborenen, gonorrhoïsche). 2. skrofulöse, 3. erysipelatöse, 4. variolöse, 5. morbillöse, 6. scarlatinöse.

II) Lederhaut-Entzündung, rheumatische.

III) Hornhaut-Entzündung, skrofulöse.

IV) Regenbogenhaut-Entzündung, 1. rheumatische, 2. syphilitische, 3. skrofulöse, 4. arthritische. Ferner Aderhaut-, Netzhaut-Entzündung u. a. m.

Oft sind die Augen-Entzündungen zusammengesetzt[1]), wie die katarrhalisch-rheumatische und katarrhalisch-scrofulöse.

Wir sehen also, unsre wissenschaftlichen Großväter haben, — was ideal berechtigt, praktisch aber selbst heute noch, trotz aller bakteriologischen Entdeckungen, schwer durchführbar scheint, — den aetiologischen Standpunkt vertreten, während wir den anatomischen Sitz und Charakter des Leidens in den Vordergrund stellen und die bewiesene (oder vermuthete) Ursache der Krankheit ihrem Namen als Beiwort hinzufügen, z. B. Iritis syphilitica.

Freilich fehlt bei den Älteren nicht der Versuch einer Lokalisation. Schon Jüngken versetzte die katarrhalische Ophthalmie in die Bindehaut, die rheumatische in die fibrösen und serösen Häute des Auges, Lederhaut und Descemet, die syphilitische in die Regenbogenhaut u. s. w. Nach Ph. v. Walther zeigt jede dyskrasische Augen-Entzündung eine besondere Lokalisation in einem bestimmten Gewebe des Auges.

Wie stand es nun mit der von Roser so gepriesenen Reform der Ophthalmie-Lehre, welche die Wissenschaft Velpeau[2]) zu danken hat?

»Zu derselben Zeit«, sagt R., »in welcher der Unsinn Broussais'scher Blutegel-[3]) und Hunger-Kuren auch in Deutschland einzureißen drohte ..., wurde, gleichsam als Revanche, das Contagium deutscher Augen-Ontologie[4])

1) Das hat übrigens schon Beer hervorgehoben.

2) Auf seine Leistungen und seinen wissenschaftlichen Kampf mit J. Sichel werden wir später zurückkommen. (Erwähnt haben wir Velpeau schon § 495, 6.)

3) Vgl. § 488.

4) Dieses Lieblingswort Rosen's (von τὸ ὄν, das Seiende, und λόγος, Begriff, Lehre, abgeleitet,) findet sich allerdings nicht in den ärztlichen Wörterbüchern, weder in den alten noch in den neuen, außer bei Gadler. — »Ontologie heißt der Theil der Metaphysik, der es mit dem Sein zu thun hat.« (Kirchner's Wörterbuch der philos. Grundbegriffe, 1907, S. 407.) »Dans la médicine, la doctrine qui, opposée à la doctrine physiologique, ne rattache pas les phénomènes pathologiques aux ph. réguliers de la vie«, lautet die Erklärung von E. Littré (Dict. de la langue fr., III, S. 827, 1889), die aber nicht völlig mit Rosen's Begriff übereinstimmt. Schon Broussais (1772—1838), Oberarzt am Militär-Hospital Val de Grâce zu Paris, seit 1831 Professor der allgemeinen Pathologie, hat das Wort im verächtlichen Sinne gebraucht; die hergebrachten Krankheitsformen der Schule erklärte er für Phantasie-Gebilde u. Ontologien. (H. Haeser, Gesch. d. Med., II, S. 883, 1881.)

von J. SICHEL[1]) nach Frankreich verschleppt und in nicht unbedeutender Ausdehnung dort verbreitet. Die Folge war ein langer wissenschaftlicher Kampf zwischen SICHEL und seinen Anhängern auf der einen und VELPEAU, dem berühmten Haupt der anatomischen Schule, auf der andren Seite... Wir können ihn heute als völlig abgeschlossen ansehen... Die Natur und VELPEAU's tüchtige Beobachtung haben ihr Recht behauptet«.

In der deutschen Ophthalmologie, in der die Lehre von der Specificität der Ophthalmien ihren vaterländischen Boden hat, wurde bis jetzt von jenem Streit wenig Notiz genommen.

Zwei Fragen erheben sich jetzt:

1. Ist an jener Eintheilung der Augen-Entzündungen in katarrhalische, rheumatische, gichtische, abdominelle u. s. w. und an den für diese Entzündungen aufgestellten pathognomonischen Symptomen und specifischen Krankheitsbildern etwas Wahres, oder ist gar nichts, oder nur wenig Wahres daran?

2. Ist jene Lehre, dass man bei den Ophthalmien weit mehr mit allgemeinen, konstitutionellen, also mit antirheumatischen, antiarthritischen, antiskrofulösen, antiabdominellen Mitteln ausrichte, als mit örtlichen, ist diese Lehre durch die Erfahrung bestätigt oder widerlegt?

Da es Augen-Entzündungen giebt, bei denen sich durch Injektion der tieferen Gefäße, ein rother Ring um die Hornhaut bildet, so nahm man mit PH. v. WALTHER an, dass dies eine Sclerotitis andeute, und zwar eine rheumatische, da die Lederhaut ein faseriges Gebilde wäre. Aber es ist keine Sclerotitis, sondern lediglich ein Symptom der Keratitis oder Iritis. BEER's rheumatische Augen-Entzündung (I, 400), ist eine oberflächliche Keratitis, die er ja richtig von der Conjunctivitis getrennt; die WARDROP's hingegen eine tiefsitzende, Entzündung der Wasserhaut, also Iritis. Die gichtische Augen-Entzündung ist Chorioïditis.

Eine Unterscheidung zwischen der idiopathischen und der katarrhalischen Bindehaut-Entzündung ist nicht mehr haltbar. SICHEL's Lehre von der abdominellen oder venösen Augen-Entzündung ist von VELPEAU geradezu für lächerlich erklärt worden.

Die alten traditionellen Krankheitsbilder sind also aufgelöst, die darauf gebauten Indikationen müssen also gleichfalls fallen. Dagegen muss die Augenheilkunde das neuerdings an's Licht gebrachte Gesetz anwenden, dass viele oberflächliche Entzündungen, besonders der Schleimhäute, durch Ätzung mit Höllenstein geheilt werden. Das wirksamste Augenwasser ist die Auflösung von Höllenstein.« »Seine Anwendung hat sich von mir aus, im

1) S. hat »die Frage, ob die verschiedenen Augen-Entzündungen anatomisch-pathologische Charaktere zeigen, und ob man auf diese Basis die Unterscheidung ihrer Arten gründen könne, als gelöst« ansehen wollen.

Jahre 1829/30 in den Pariser Spitälern verbreitet«, sagt Velpeau 1840 und wiederholt Roser im Jahre 1846.

Hier zeigt sich die Schwäche der ja sehr wichtigen und bemerkenswerthen Arbeit von W. Roser: sie ist nicht unparteiisch; auf der einen Seite wird der ganze Schatten, auf der andren das ganze Licht angebracht.

Die Anwendung der Höllenstein-Lösung gegen Augen-Eiterfluss war schon 1827 von C. F. v. Graefe gepriesen worden, an einer Stelle, die für den Chirurgen Roser leicht zu finden war, nämlich im J. d. Chir. u. Aug. X, S. 379[1]), sodann von Prof. Busch in Berlin 1837, v. Ammon's Monats-Schrift 1838, I, S. 191. Ferner erklärt William Mackenzie 1826, dass er 1817 bei J. Beer die rasche Heilung der katarrhalischen Ophthalmie nur durch örtliche Reizmittel beobachtet, und daß er selber als souveraines Heilmittel in den schleimig-eitrigen Entzündungen der Bindehaut die Einträuflung einer Lösung des Höllensteins (von etwa 0,2 : 30,0) erprobt habe. (Med. u. physical. J., LVI, S. 327, London 1826; diseases of the eye, 1830, S. 375.) Im Jahre 1832 hat Dr. Behr in Bernburg (v. Ammon's Z., II, S. 499) mitgetheilt, dass Guthrie (The Lancet, Juli 1831) in der Augenheilanstalt zu Westminster in London eine Salbe aus 0,2 Höllenstein auf 4,0 Ung. simpl. bei Entzündungen der Bindehaut mit ausgezeichnetem Erfolge anwende, auch bei der der Neugeborenen und beim Augentripper; Walker in Manchester bedient sich hauptsächlich der von Mackenzie empfohlenen Lösung, auch für das Hornhautgeschwür. (The Lancet, Aug. 1831.) Behr selber verwendet schwächere Lösungen (0,1 : 30,0), »auch bei den Bindehautgeschwüren der Hornhaut, welche schon nach wenigen Tagen eine andre Ansicht gewähren[2]).«

Beer hat die Haupt-Typen der Augen-Entzündung mit wunderbarer Genauigkeit geschildert, aber für die von Roser getadelten Formen der sympathischen Entzündungen »pathognomonische« Zeichen nicht behauptet. Rüte hat in diagnostischer und Weller in therapeutischer

1) Vgl. unsren § 486,II.

2) »Der Höllenstein ist 1816 von Scarpa, 1817 von Beer, 1820 von Vetch, 1823 von C. F. Graefe, 1826 von Mackenzie bei Augenkrankheiten empfohlen worden.« J. d. Chir. u. Augenh. 1837, Bd. 26, S. 542. (Nach Petrequin, Gaz. des hôpitaux, 1837.) Aber die Aelteren gebrauchten nur den Höllenstein-Stift zum Betupfen der Lidrandgeschwüre (St. Près, Scarpa, Beer), oder auch der Hornhautgeschwüre und des Iris-Vorfalls (Scarpa), sogar des Gerstenkorns (St. Yves, Lefebüre), und die Lösungen zur Einspritzung in den Thränensack (Richter, Janin, Beer), auch gegen Flecke der Hornhaut und Phlyktaenen, gelegentlich beim Eitertriefen der Augenlider. (Vgl. Tittmann, top. Arzneimittel gegen Augenkr., 1804, § 95, S. 128—130 und C. F. Graefe, Repert. augenärztl. Heilformeln, 1817, S. 146.) Zur Beschränkung der Bindehaut- Absonderung und Eiterung haben den Höllenstein eingeführt Mackenzie, Carl F. Graefe, Guthrie, Busch. Die Vervollkommnung des Verfahrens rührt her von Desmarres und A. v. Graefe. Velpeau's örtliches Verdienst für seine Stadt Paris soll nicht bestritten werden; aber eine Priorität kommt ihm nicht zu. — Vgl. noch Annal. d'Ocul. VII, 45. 105, 249. 1842.

Hinsicht den richtigen, kritischen Standpunkt schon gewahrt, lange vor VELPEAU. Man könnte sagen, ROSER habe sich einen Gegner erst künstlich geschaffen und ihn dann mit leichter Mühe besiegt.

§ 546. ROSER's kleinere Schriften zur Augenheilkunde.

III. 1. Der wahre Mechanismus der Thränen-Ansaugung beruht auf der Thränensack-Erweiterung durch den Musculus orbicularis. (Nach ROSER stammt diese Theorie von GEOFFROY ST. HILAIRE[1]; HYRTL hat in seiner topographischen Anatomie, I, 150[2], sich dafür ausgesprochen.) 2. Auf Verletzung der Thränenröhrchen braucht Thränenträufeln nicht zu folgen. 3. Die Ursache der Thränenschlauch-Erweiterung ist nicht, wie HASNER annimmt, immer eine vollkommene Verwachsung im Thränen-Nasenkanal, da man öfters den Inhalt des erweiterten Sacks, durch geeigneten Druck, in die Nase entleeren kann. 4. Granulationen des Thränensacks hat ROSER, wie HASNER, nie gesehen, wohl aber Divertikel, und meint (irrig), dass man die letzteren, nur von außen betrachtet, für Granulationen genommen habe. 5. Die lippenförmige Thränensack-Fistel, die nie von selbst heilt, hat DELPECH durch Kauterisation, DIEFFENBACH durch Überpflanzen eines brückenförmigen Lappens beseitigt. 6. Die innere Lippenfistel des Thränensacks, zwischen Thränensack und Nase ist herstellbar. (REYBARD hat in 29 Fällen 28 Mal die Heilung erzielt. Vgl. MALGAIGNE's Revue, April 1848[3]). 7. Das Katheterisiren des Nasenkanals verwarf ROSER. 8. Die Prognose bei der Operation der Thränensack-Fistel ist äußerst schlecht. 9. Die Verödung des Thränenschlauchs scheint irrational, aber die Kranken befinden sich danach ganz leidlich.

IV. Chorioïditis ist in der That, wie PH. v. WALTHER schon 1810 ausgesprochen, eine häufige Krankheit; nur wird sie gewöhnlich anders bezeichnet, als Ophthalmia arthritica, venosa, Iritis arthritica, Glaucoma u. s. w.

Es ist unrichtig, die Aderhaut-Entzündung (mit seröser Ausschwitzung) als gichtische Augen-Entzündung zu bezeichnen.

Der Entzündung des weißen Ciliarrings (Orbicul. ciliar., ligam. ciliare), die v. AMMON 1830—1832 beschrieben[4]), hat BÉRARD 1844[5]) den Namen Kyklitis gegeben, 1847 die Entzündung in den Ciliarkörper verlegt, womit HASNER's Darstellung übereinstimmt. Dabei möge es verbleiben. Bei

1) (1771—1844), seit 1809 Prof. der Zoologie in der med. Fakultät zu Paris, Verfasser von Philosophie anatomique (1818), Ph. zoolog. (1830) und Hist. nat. des mammifères.

2) 1. Aufl., 1846; in der 7., vom J. 1871, I, S. 204.

3) Siehe auch XIII, S. 30. TOTI, der 1904 die alte Operation des ARCHIGENES wieder neu belebt hat, nennt sie Dakryocystorrhinostomie, d. h. Thränensack-Nasen-Vermündung. (Von δάκρυ, Thräne; κύστις, Sack; ῥίς, Nase; στόμα, Mund.

4) Vgl. § 516 u. § 507.

5) v. WALTHER's und AMMON's J. 1844, III, 405.

Chorioïditis ist der Strahlenkörper und auch die Regenbogenhaut häufig mit entzündet. Es giebt aber auch eine vorzugsweise den Ciliarkörper befallende Entzündung. Auf der äußeren Seite der Aderhaut wurde weit seltner eine Ausschwitzung beobachtet, als auf der inneren. Ausschwitzung der Aderhaut drückt auf die Netzhaut. Quecksilber und Jodkali kann Heilwirkung entfalten. Hydrops der Aderhaut (Ware 1813, Wardrop 1818,) drückt Netzhaut und Glaskörper nach vorn. Eine solche Chorioïditis ist häufig an den Augen der Pferde, bei der sogenannten Mondblindheit. (Roser tadelt die Thierärzte [Müller, Veterinär-Ophthalmologie, Mainz 1841], dass sie von dieser Aderhaut-Entzündung nichts wüssten. Aber Duddel, der Augenarzt, hat dieselbe schon 1736 ganz richtig und sachgemäß beschrieben. Vgl. XIV, S. 131.)

Einmal sah Roser die vorgetriebene Netzhaut mit sichtbarem Blutgefäß bei einem Kranken mit subakuter Aderhaut-Entzündung: dies ist wohl Beer's amaurotisches Katzen-Auge [1]).

Glaukom ist Ausschwitzung von der Aderhaut. Die bläulichen Hervorragungen der Lederhaut sind nicht von Varikosität der Aderhaut bedingt. Die starke Erweiterung der Pupille nach Chorioïditis beruht wohl auf »atrophischem Schwinden« der Regenbogenhaut. Die Lehre von der Auflösung des Glaskörpers bedarf der Revision, Roser hält sie aber für Hydrops der Aderhaut. Die Cholestearin-Krystalle (Synchysis scintillans) stammen aus der Linse, also aus der hinteren Augenkammer [2]).

Schrumpfung des Augapfels entsteht durch narbige Stränge im Innern. Die Behandlung der Aderhaut-Entzündung erheischt Antiphlogose und Paracentese.

V. Lappen-Unterfütterung bei Blepharoplastik. Seitenschnitte bei Kolobom. Die Blepharophimosen-Operation ist oft schwieriger, als man denkt, wegen der Bindehaut-Verkürzung. Ein ≻-Schnitt war wirksam.

VI. Hypopyon ist in der Regel nicht von Iritis, sondern von Keratitis bedingt. »Es giebt eine Art von Hornhaut-Geschwüren, die ich Hypopyon-Geschwüre nenne, mit ring- oder sichelförmiger Trübung des Randes, nicht selten nach Verletzungen, mehr der Fläche nach sich ausbreitend« . . .

Es ist eine der häufigsten und gefährlichsten Augenkrankheiten der Erwachsenen. Bald tritt Hypopyon hinzu. Die Iritis ist sekundär. Die pustulöse Keratitis der Kinder, mit der sich auch Hypopyon verbinden kann, ist gutartiger.

Es muss eine besondre Ursache haben, dass eine leichte Verletzung — durch Steinsplitterchen, Eisenfunken, Ähren-Granne, — bei älteren Leuten eine so um sich greifende Hypopyon-Keratitis erzeugt. Diese sucht Roser

1) Die Beobachtungen andrer, z. B. Sichel's, der einzelne hervorragende Netzhaut-Falten deutlich fluktuiren sah, — bezweifelt Roser!

2) Hier hat R. sich geirrt.

in einer krupösen Blut-Krase, (hat also das richtige, die örtliche Infektion, besonders durch Thraenensackleiden, noch nicht getroffen,) macht auf das fast epidemische Auftreten, auf die Ähnlichkeit mit dem Panaritium aufmerksam und erklärt, eine richtige Therapie noch nicht gefunden zu haben.

(Jedenfalls ist das Krankheitsbild, welches A. v. Graefe als torpides Hornhaut-Infiltrat, Th. Saemisch (1862, 1870) als Ulcus corneae serpens bezeichnet hat, hier zum ersten Mal ganz genau umschrieben.)

VII. Das in den Glaskörper gedrungene Transsudat der vorderen Aderhaut-Partie erzeugt einen auffallenden intraokularen Druck, und dieser scheint nicht selten so stark zu werden, dass er auch die Venenstämmchen der Netz- und Aderhaut zusammendrückt und vermöge der eintretenden Klappenwirkung ihre Entleerung hemmt.

Da die Gefäße an der Wand des Auges hinlaufen, da sie sogar die Wand des Augapfels großentheils schief durchbohren, so scheint eine Klappenwirkung bei gesteigertem intraocularen Druck unvermeidlich. Die Arterien vermögen in das prallgefüllte Auge noch Blut hineinzuschaffen; aber die comprimirten Venen lassen es nicht oder nur unvollkommen zurück⟨fließen⟩; daher der Puls in den Netzhaut-Arterien, die Stase in der Netzhaut u. s. w. Die günstige Wirkung der Iridektomie beruht auf Aufhebung des Klappen-Mechanismus.

(Roser wollte die anatomische Bezeichnung Cyklitis an die Stelle der ontologischen Glaukom setzen. Damit hat er kein Glück gehabt.)

VIII. Die Lösung von schwefelsaurem Kupfer (℈i auf ℥i, d. h. also 3,75 : 30,0) mit dem Pinsel in die Retrotarsalfalte, hinter das umgekehrte obere Augenlid eingebracht, wirkt vollständiger, vielseitiger, tiefer, also auch wohl sicherer, als die Behandlung mit dem Stift.

Die Anwendung einer Kupfer-Vitriolsalbe (℈i auf ℥i, d. h. also 1,25 : 30,0) welche der Kranke sich jeden Abend zwischen die Augenlider streicht oder streichen lässt, zeigt sich als nützliches Hilfsmittel der Kur, namentlich wenn die Kranken nicht häufig zum Arzt kommen können.

(Viele von uns werden solche Kupfer-Salben[1] für diesen Zweck verordnet haben, ohne des freundlichen Gebers zu gedenken.)

§ 547. Zum Wirkungskreis von Marburg gehört auch

Benedikt Stilling[2].

Geboren am 22. Februar 1810 im kurhessischen Städtchen Kirchhain, als Sohn eines kleinen Wollhändlers, entschied er sich schon im 6. Lebensjahr

1) Lösungen der Art, jedoch von dem Lapis divinus (Kupfer-Alaun, XIV S. 12), wurden schon von St. Yves, Richter, Schmucker, Thieden, Karl Graefe, Beer, Benedict angewendet. (Karl Graefe's Repertoir. S. 150, 1817.)

2) B. S., Gedächtnissrede von Prof. Dr. Kussmaul, Straßburg 1879 (71 S.); Biogr. Lex. V, 541.

für den ärztlichen Beruf, bezog 1828 die Universität Marburg und promovirte 1832 mit der Dissertation (1) »de pupilla artificiali in sclerotica conformanda«; deutsch (1a) in von AMMON's Z. f. d. O. III, S. 445—500, unter dem Titel »Neue Versuche über die Verpflanzung der Hornhaut, Keratoplastik«.

Im Jahre 1833 wurde er Assistent in ULLMANN's Klinik zu Marburg, erfand die Gefässdurchschlingung, eine neue Methode der Blutstillung, studierte den Prozess der Thrombus-Bildung, gab den Studenten Privatissima über Chirurgie und hatte nur den einen glühenden Wunsch, dereinst Professor der Chirurgie zu werden. Aber, da ihm aus konfessionellen Gründen die akademische Laufbahn verschlossen war, nahm er die Ernennung zum Kreisgerichtswundarzt in Kassel an, die ein intimer Freund des Ministers HASSENPFLUG[1]) durchgesetzt hatte, — um einen so ausgezeichneten Arzt bei sich zu haben. In Kassel gewann STILLING eine große Praxis, doch stiess jede Beförderung auf Widerspruch des Kurfürsten; ja 1840 sollte STILLING auf ein Dorf (Eiterfeld!) bei Fulda versetzt werden und nahm desshalb seinen Abschied aus dem Staatsdienst. So blieb er als Arzt in Kassel[2]) bis an sein Lebens-Ende (28. Januar 1879) und hat als Wundarzt wie als Anatom Vorzügliches geleistet. Er hat zuerst in Deutschland, als alle großen Chirurgen sich noch davor scheuten, glückliche Ovariotomien ausgeführt und die extraperitoneale Methode dieser Operation erfunden; ein großes dreibändiges Werk über die Harnröhren-Striktur verfasst, die vasomotorischen Nerven gefunden, die Leistung des Sympathicus aufgeklärt und »40 Jahre Arbeit der Architektonik unsres Seelen-Organs« gewidmet. Vier von seinen Werken über den Bau des Rückenmarks und des Gehirns wurden von der Pariser Akademie mit Preisen gekrönt; das über die Varols-Brücke erhielt, auf Empfehlung von CLAUDE BERNARD, den Monthyon-Preis.

Fig. 20.

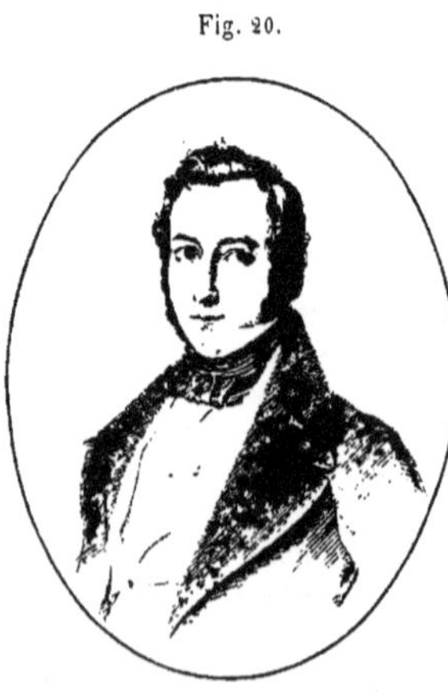

Benedikt Stilling (1839).

1) »Die kurhessische Verfassung von 1830 hatte zwar auf dem Papier alle Bekenntnisse vor dem Gesetz gleich gestellt, in Wirklichkeit aber war noch kein Jude vom Staat angestellt worden«. (KUSSMAUL, S. 8).

2) Wissenschaftliche Reisen machte er nach Paris, nach Italien, nach London, Edinburgh, Wien.

Auf Stilling möchte ich die Worte anwenden, die ein ausländischer Gelehrter später einmal über einen Andren geschrieben: »Wie reich muss Deutschland an Männern sein, wenn man diesem Forscher, der eine Zierde zweier Lehrstühle sein konnte, niemals mit einem Lehr-Auftrag bedacht hat!«

Von B. Stilling's Leistungen für die Augenheilkunde ist zunächst seine Dissertation (1) zu erwähnen.

Stilling hatte den Gedanken, ob es nicht möglich sei, aus Binde-, Leder-, Ader-, Netzhaut ein Stückchen auszuschneiden, ohne die Hyaloides zu verletzen und ein Stückchen Hornhaut in diese künstliche Oeffnung zu verpflanzen, wo doch, im Falle der Verwachsung, die Hyaloides wieder mit einer serösen Fläche, der Descemetschen Haut, in Berührung käme. Dies führte er aus, den 19. Dezember 1832, an einem Kaninchen; das Hornhautstück heilte an, nach $1/2$ Jahr lag es wie ein Stückchen durchsichtigen Glases auf der künstlichen Lederhaut-Pupille; die darunter ergossene Lymphe hinderte, in das Innere hineinzuschauen.

»Weder Reisinger, noch Moesner noch Dieffenbach war es gelungen, auch nur die eben getrennte Hornhaut mit demselben Wundrand zu vereinigen. Möchten doch Dieffenbach und andre Meister unsrer Kunst eine nochmalige Revision der Keratoplastik vornehmen«.

Dieffenbach (1830, Ammon's Z., I, S. 172) ist die Ueberpflanzung der Hornhaut nie gelungen. Auch nicht, wenn er bei dem Kaninchen den oberen Lappenschnitt anlegte, den Scheitel des Lappens mit haarfeiner Naht an den Rand annähte; den Schnitt beiderseits nach abwärts fortsetzte, noch zwei Nähte anlegte, die unterste Verbindungsbrücke trennte und auch hier zwei Nähte anlegte. — Er möchte eine Hornhaut auf die andre verpflanzen, ohne die Vorderkammer zu öffnen.

Weder Strauch in St. Petersburg (Casper's W. 1840 No. 27) noch Marcus in Greifswald (Schmidt's Jahrbücher 1841, B. 39 S. 89) sind über Vorschläge und neue Instrumente hinausgekommen. Feldmann (J. d. Ch. und A., Bd. 33, S. 201—215, 1844) hat bei Thier-Versuchen Anheilung, aber nie Durchsichtigkeit der eingepflanzten Hornhaut erlangt.

2. Blindheit in Folge einer die Sehnerven comprimirenden Geschwulst von Dr. Stilling, Hilfsarzt am Landkrankenhaus zu Marburg. (Ammon's Z. f. O., III, 465, 1833.) Eine 42jährige gesunde und kräftige Bauersfrau fiel mit einem Brett voll gebackenen Brotes rücklings auf der Straße nieder, scheintodt brachte man sie nach Hause. Nach einer Stunde waren Bewusstsein und Bewegung wiedergekehrt, die Sehkraft indess verloren. Pupillen weit und nicht beweglich, drückender Stirnkopfschmerz. Tod nach 24 Stunden. Eine walnussgroße, blaurothe Geschwulst bedeckte den Türkensattel: sie bestand aus der äußeren Haut der rechten Karotis welche da, wo sie aus dem Sinus cavern. heraustrat, geborsten war. (In unsrem Handbuch XI, I, § 31, ist dieser Fall nicht angeführt.)

3. Cilien im Auge, HOLSCHER's Annalen 1839 B. 4., H. 3.

4. Ein Wort über angeborene Spaltungen in der Iris, Iridoschisma, Coloboma iridis. (HOLSCHER's Hannoversche Annalen, 1837, I, 1, S. 107 und AMMON's Z. 1837, V, 1, 462—466.) An dem einen Auge bestand ein Brücken-Kolobom.

5. Zur Nerven-Physik, Vortrag g. in der physiol. Sektion b. d. Vers. d. Naturforscher und Aerzte zu Pyrmont, September 1839. (AMMON's Monatsschr. III, 162—174, 1840.)

Die sympathischen Nerven haben keinen andren Zweck, als die Gefäße zu bewegen, und durch sie deren Inhalt, das Blut. Die Gefäßwände sind Hohlmuskeln. Alle Interkostal-Ganglien enthalten dreierlei Nervengattungen: 1. musculo-motorische, 2. vasomotorische[1]), 3. sensitive, die sämmtlich vom Rückenmark herkommend, hier dem Willen entzogen und in eigenthümliche Reflex-Verbindung gesetzt werden.

Nicht alles ist richtig, was STILLING damals aufstellte, z. B. sollte Aufhebung des Reflexes vom fünften Nerven in die Centraltheile des Sehapparates Blindheit bedingen.

§ 548. Rückschau.

Ich bin zu Ende mit Deutschland's Augen-Aerzten aus den Jahren 1800—1850 und ihren Leistungen. Vielleicht hat mein Bestreben, möglichst vollständig und möglichst genau zu sein, manchem Leser des Guten zu viel gebracht. Aber einer Pflicht dürfen wir uns nicht entziehen, gerecht zu sein, also ihnen das Wort zu verstatten.

Wie haben Jene sich selbst beurtheilt? Der große HIMLY in Göttingen hat 1816 (in d. Vorrede z. s. Bibl. f. Ophth.) »unverhohlen erklärt, dass er hoffe nicht parteiisch für Deutschland zu sein, wenn er glaube, der Zweig der Augenheilkunde sei bis jetzt noch in Deutschland in der vollkommensten Blüthe vor allen andren Nationen, mehr als in irgend einem andren Zweige der Heilkunde in ihrem ganzen Umfange, und es gelte desshalb jetzt der deutsche Maaßstab für Ophthalmologie«.

Im Jahre 1825 rühmt der (damals allerdings erst 26jährige) Dr. F. A. AMMON zu Dresden: »Auf deutschem Boden hat diese Kunst (der Oculistik) eine Höhe erreicht, die wohl mit Recht der Culminationspunkt genannt werden könnte ... In einer Geschichte der Augenheilkunde, welche wir leider noch immer entbehren, muss Deutschland fast ganz allein als die Pflegerin dieser Kunst für das letzte Decennium angesehen werden, und

1) Name und Begriff sind von STILLING. Gewöhnlich wird die Entdeckung der vasomotorischen Funktionen des Hals-Sympathicus dem großen CLAUDE BERNARD ganz zugeeignet, dem ja allerdings das hauptsächliche Verdienst dabei zukommt. Leçons sur la physiologie et la pathologie du système nerveux, Paris 1858.)

in dieser Hinsicht wird und muss deutscher Fleiß[1]) in seinem verdienten Glanze strahlen.« (J. d. Chir. u. Augenh. VII, S. 39 u. 53.)

Während der bescheidene LINCKE zu Leipzig 1834 als die Begründer einer neuen Augenheilkunde im 19. Jahrhundert SCHMIDT, HIMLY, BEER, SCARPA, DEMOURS, SAUNDERS, TRAVERS, WARDROP namhaft macht; erklärt in demselben Jahr der weitgereiste Dr. P. J. PHILIPPS zu Berlin, (in der Vorrede der Übersetzung von SICHEL's allgemeinen Grundsätzen der Augenheilkunde):

»Die Augenheilkunde hat bei weitem den größten Aufschwung durch deutsche Beurteilung, durch deutsches Genie erhalten ... Dieser Ruhm wächst noch, wenn man durch eigne Erfahrung zu der Überzeugung gelangt ist, wie so ausschließlich er uns zukommt ... Kein Wunder, wenn wir dies Gebiet, wie ein National-Gut streng bewachen.«

Fünf Jahre später (1839) hat Prof. MAXIMILIAN JOSEPH CHELIUS zu Heidelberg, in der Blüthezeit seines Lebens und auf der Höhe seines Ruhmes, (in s. Handb. d. Augenheilk.) die Worte von HIMLY fast genau wiederholt: »Deutschland's Verdienst muss in dieser Hinsicht (d. h. in der Ausbildung der Augenheilkunde und Verfeinerung ihrer Diagnose,) offenbar am höchsten gestellt und, ohne der National-Liebe zu sehr zu schmeicheln, deutscher Maaßstab in der Augenheilkunde noch als der gültigste betrachtet werden«.

Im Jahre 1843 schreibt Dr. WARNATZ zu Dresden (HAESER's Arch. f. d. g. Med. IV, S. 68): »Wir behaupten nicht zu viel, wenn wir sagen, dass unser Vaterland die Wiege der neueren Augenheilkunde ist.«

Im Jahre 1846, gegen Ende seiner langen und ruhmreichen Laufbahn, hat der geistreiche PHILIPP VON WALTHER zu München den folgenden Satz ausgesprochen: »BEER war das Haupt einer wohldisciplinirten ärztlichen Schule, welche für Deutschland und durch dasselbe für die ganze kultivirte Welt der Mittelpunkt der neuen wissenschaftlichen Entwicklung der Augenheilkunde geworden und bisher annoch geblieben ist.«

Und ziemlich gleichzeitig meint FRIEDRICH PAULI zu Landau: »Deutschland ist das Vaterland der Augenheilkunde«.

Der unparteiische Geschichts-Schreiber sammelt und registrirt diese Aeußerungen, als Ueberzeugungen der Männer von damals, ohne sie vollkommen zu theilen; muss aber doch betonen, dass wir diesen deutschen Chirurgen und Augenärzten aus der ersten Hälfte des 19. Jahrhunderts zum Aufbau der heutigen Augenheilkunde weit mehr verdanken, als aus den meisten der heutigen Darstellungen hervorgeht. Darum war es nothwendig gewesen, die Quellen genau zu berücksichtigen.

---

1) Dass jüngere Gelehrte fleißig gearbeitet haben, erhellt aus folgender Thatsache: Von den durch die Annales d'Oculistique, eine französische Zeitschrift, im Anfang der vierziger Jahre preisgekrönten sechs Abhandlungen waren fünf von Deutschen (BEGER, WARNATZ, RIGLER, STRICKER, HÖRING): einem Franzosen (DUVAL) war eine ehrenvolle Erwähnung zu Theil geworden.

Im Ganzen haben die Professoren der Chirurgie an den deutschen Universitäten in der ersten Hälfte des 19. Jahrhunderts ihre Pflicht, die Augenheilkunde als einen Theil der Chirurgie durch Praxis, Lehre und Forschung mit zu vertreten, entsprechend dem Stande der Wissenschaft und den äußeren Verhältnissen, in durchaus befriedigender Weise erfüllt; sie haben, als zur Zeit der Reform jüngere Forscher speciell für Augenheilkunde sich habilitirten, die letzteren nach Kräften gefördert und möglichst bald selbständig zu machen sich bemüht, — mit sehr wenigen Ausnahmen.

Der Widerstand lag meist nicht bei den Fakultäten, sondern bei den Regierungen und namentlich in der Kargheit der bewilligten Mittel. Erst 1873, d. h. 3 Jahre nach Albrecht von Graefe's Tode, war der Sieg in Preußen und Deutschland vollendet.

In andren Ländern hat es noch länger gedauert; in manchen hat auch der Anfang des 20. Jahrhunderts noch nicht die berechtigten Forderungen erfüllt.

www.ingramcontent.com/pod-product-compliance
Lightning Source LLC
Chambersburg PA
CBHW020904210326
41598CB00018B/1769

* 9 7 8 3 7 4 2 8 1 3 6 1 9 *